OCLUSIÓN SIMPLE Y SU APLICACIÓN EN LA REHABILITACIÓN ADHESIVA DEL DESGASTE DENTARIO AVANZADO

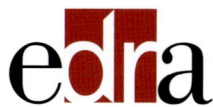

Oclusión simple y su aplicación en la rehabilitación adhesiva del desgaste dentario avanzado

Propiedad de:
© 2024 Grupo Asís Biomedia, SL
Plaza Antonio Beltrán Martínez, n.º 1, planta 8 - letra I
(Centro Empresarial El Trovador)
50002 Zaragoza - España

Dirección editorial: Miguel Martín-Romo
Gestión y edición del proyecto editorial: Gema Yagüe Utrilla
Diseño de cubierta: Jacob Gragera Artal
Ilustración: Laura Suárez Suárez
Maquetación: Marisa Lanuza Cabañero, Nieves Marín Ortiz

ISBN: 978-84-19156-79-2
DL: Z 1755-2024

Diseño y maquetación:
Grupo Asís Biomedia, SL - www.grupoasis.com

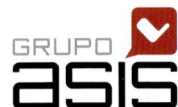

edra es un sello de Grupo Asís

Advertencia:
Las ciencias de la salud están sometidas a constantes cambios evolutivos, del mismo modo que la farmacología y el resto de las ciencias también lo están. Así pues, es responsabilidad ineludible del clínico, basándose en su experiencia profesional, la determinación y comprobación de la dosis, el método, el periodo de administración y las contraindicaciones de los tratamientos aplicados a cada paciente. Ni el editor ni el autor asumen responsabilidad alguna por los daños o perjuicios que pudieran generarse a personas, animales o propiedades como consecuencia del uso o la aplicación correcta o incorrecta de los datos que aparecen en esta obra.

Impreso por: Cevagraf Imprenta Cooperativa y Ecológica, Rubí (Barcelona), España, febrero 2025

José M.ª Suárez Feito

OCLUSIÓN SIMPLE

Javier Casas
Carlota Suárez-Feito
Cristina Suárez
Richard Ansong
Alberto Díaz

y su aplicación en la rehabilitación
adhesiva del desgaste dentario avanzado

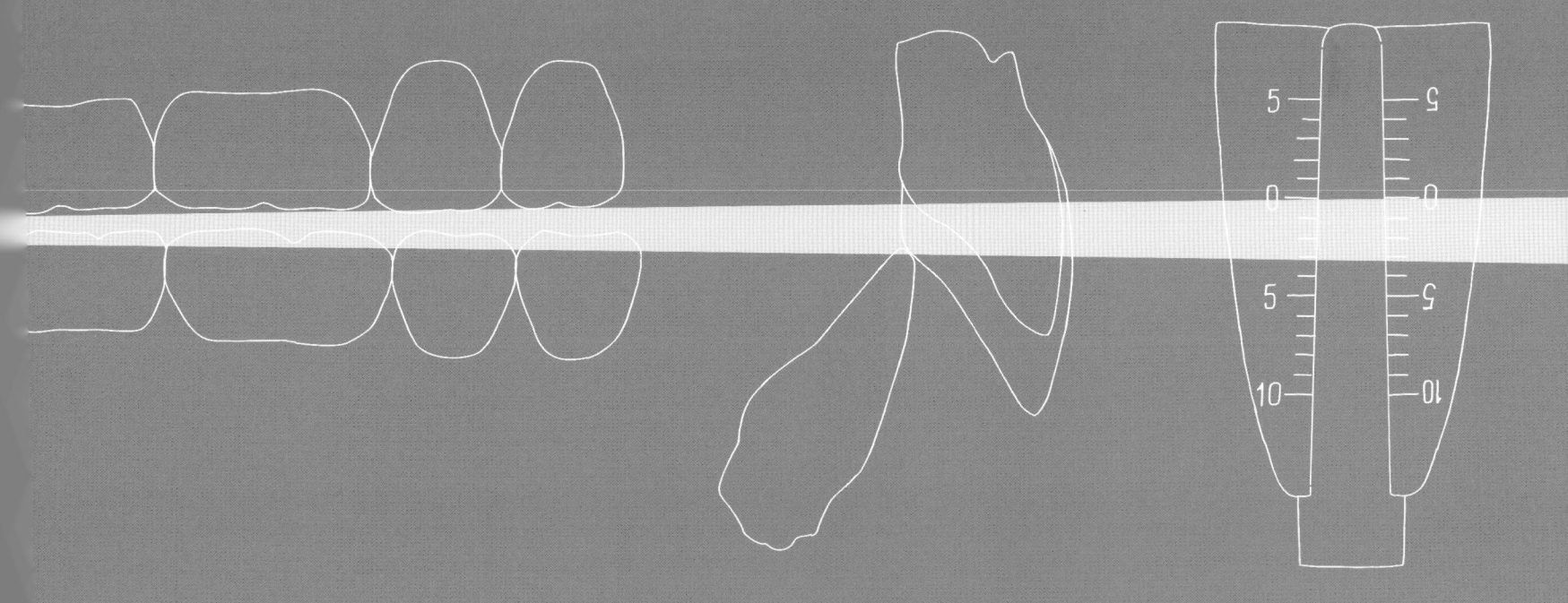

edra

A mis padres, José M.ª y Priscila

AUTOR Y COORDINADOR

JOSÉ MARÍA SUÁREZ FEITO

Licenciado en Medicina y Cirugía. Universidad de Oviedo.

Doctor en Medicina y Cirugía. Universidad de Oviedo.

Especialista en Estomatología. Universidad de Oviedo.
Degree of Master of Clinical Dentistry in Prosthodontics (MClinDent).
University of London. King´s College.

Fellowship in Prosthodontics Univeristy of Washington (Seattle USA).

Master en Operatoria y Estética Dental. Universidad Internacional de
Cataluña.

Profesor del Master de Estética de la Universidad Internacional de
Cataluña.

Autor y coautor de artículos recientemente publicados en revistas
internacionales.

Leading Faculty & Director Dawson Academy Spain.

Práctica privada en Oviedo limitada a prostodoncia y estética dental.

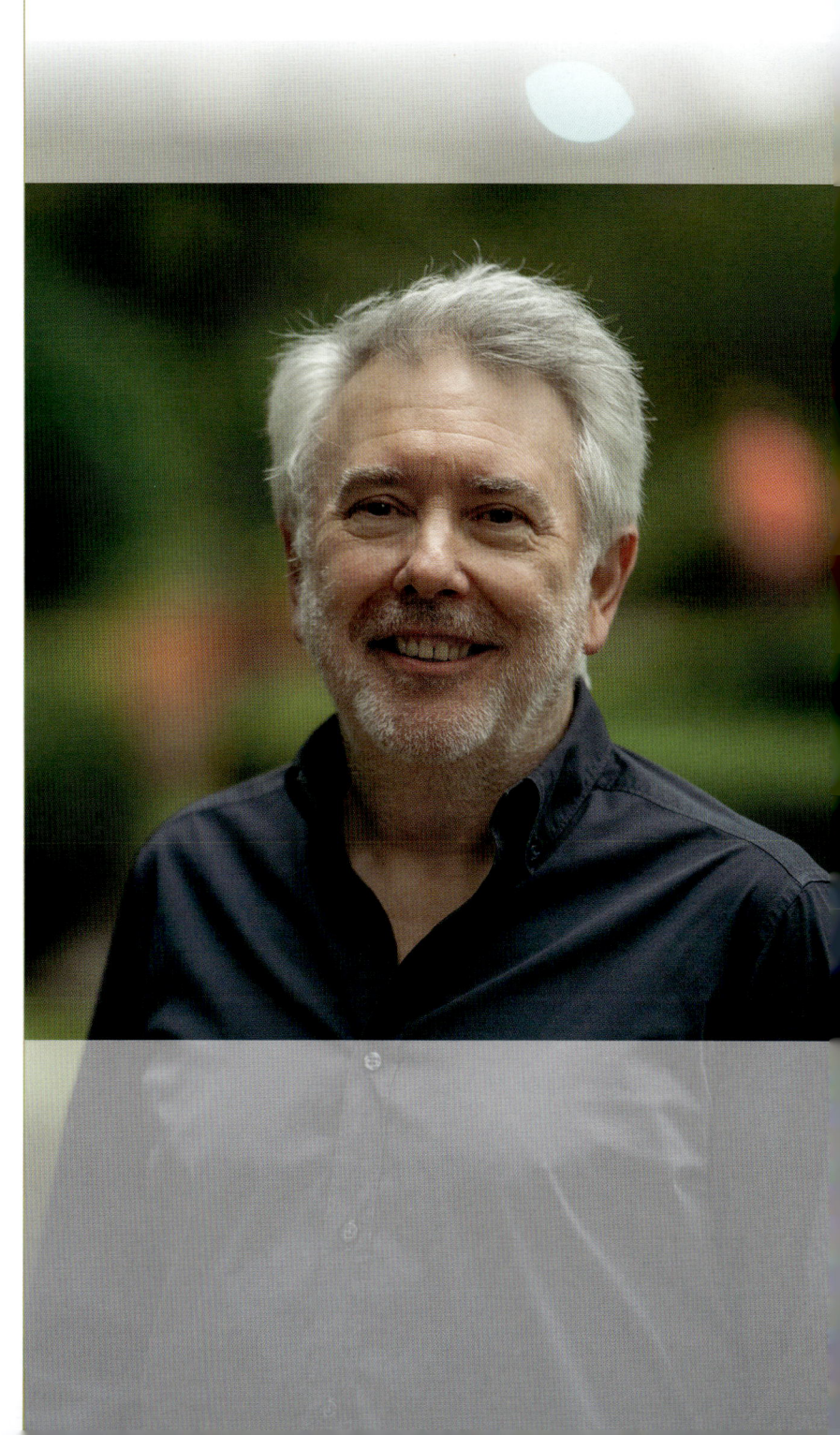

COAUTORES

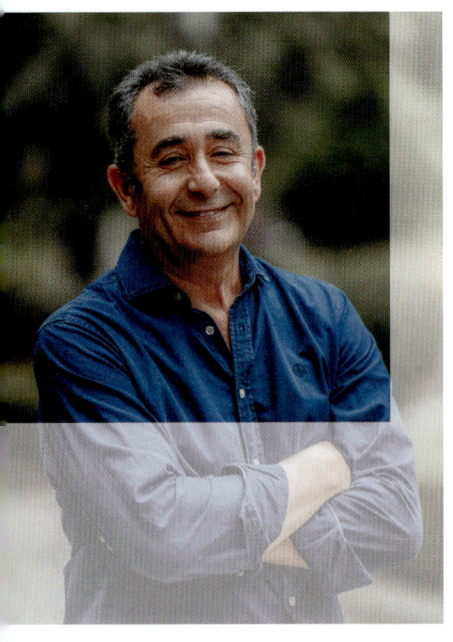

Javier Casas Terrón

Licenciado en Medicina (Universidad de Alicante) y en Odontología (Universidad de Valencia).

Doctor en Odontología (Universidad de Valencia).

Master en Prótesis y Tecnología Estomatognática (Universidad de Valencia).

Profesor asociado de Prostodoncia y Oclusión de la Facultad de Odontología y Medicina de la Universidad de Valencia.

Dictante de numerosos cursos sobre estética, materiales cerámicos y rehabilitación oral e implantes.

Carlota Suárez-Feito Tuero

Licenciada en Odontología en la Universidad Cardenal Herrera de Valencia (2005-2010).

Máster de Prótesis en la Universidad de Valencia (2010-2011).

Máster en Odontología Restauradora y Estética en la Universidad Internacional de Cataluña (2011-2013).

Certificate in Prosthodontics. University of Washington Graduate Prosthodontics, Seattle, WA (2013-2016).

Master of Science in Dentistry (MSD).

University of Washington Graduate Prosthodontics, Seattle, WA (2013-2016).

Profesora colaboradora en Dawson Academy España.

Práctica privada en Oviedo dedicada a la prostodoncia y estética dental.

Dictante de cursos y congresos a nivel nacional e internacional.

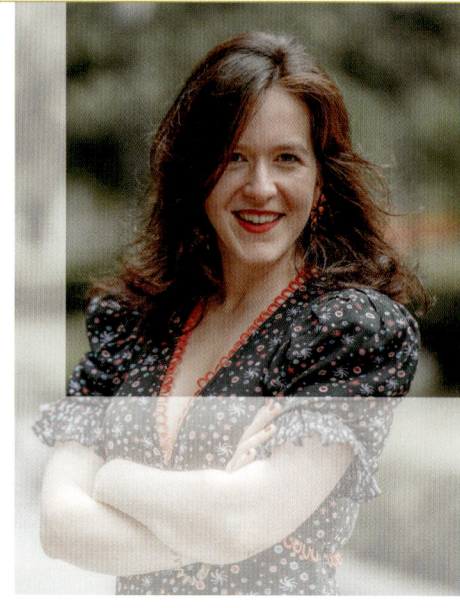

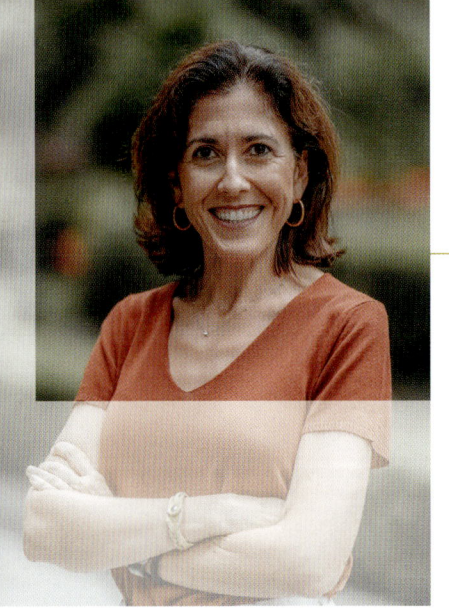

Cristina Suárez Tuero

Licenciada en Odontología. Universidad de Santiago de Compostela.

Doctora en Odontología. Universidad de Murcia.

Master en Prótesis Estomatológica. Universidad de Valencia.

Master de especialización en Ortodoncia. Universidad de Valencia.

Práctica exclusiva de ortodoncia en Alicante.

Miembro activo de la Sociedad Española de Ortodoncia (SEDO) y de la Asociación Española de Especialistas en Ortodoncia (AESOR).

Dictante de numerosos cursos sobre odontología interdisciplinar.

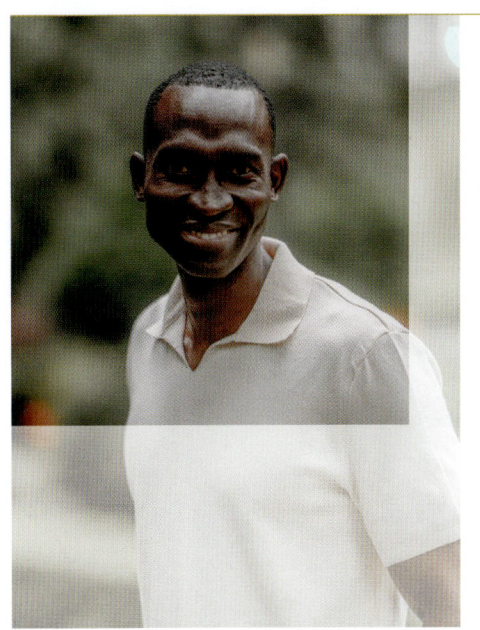

Richard Ansong

BA, Interdisciplinary Biology and Chemistry. Queens College. City University of New York (2001-2004).

Doctor of Dental Surgery (DDS). Columbia University College of Dental Medicine, New York, NY (2004-2008).

Certificate in Prosthodontics. University of Washington Graduate Prosthodontics, Seattle, WA (2008-2011).

Master of Science in Dentistry (MSD). University of Washington Graduate Prosthodontics, Seattle, WA (2008-2011).

Fellowship in Dental Implantology (Dr. Dennis Tarnow). Columbia University College of Dental Medicine, New York, NY (2013-2015).

Práctica privada en Oviedo dedicada a la prostodoncia y estética dental.

Dictante de cursos y congresos a nivel nacional e internacional.

Alberto Díaz López

Técnico de laboratorio en prótesis dental.

Durante 11 años, director técnico del laboratorio de prótesis dental LAB 3D (Oviedo).

En la actualidad, director técnico del laboratorio de prótesis dental CDT (Custom Dental Technologies, Oviedo), especializado en prótesis adhesiva, fija e implantosoportada.

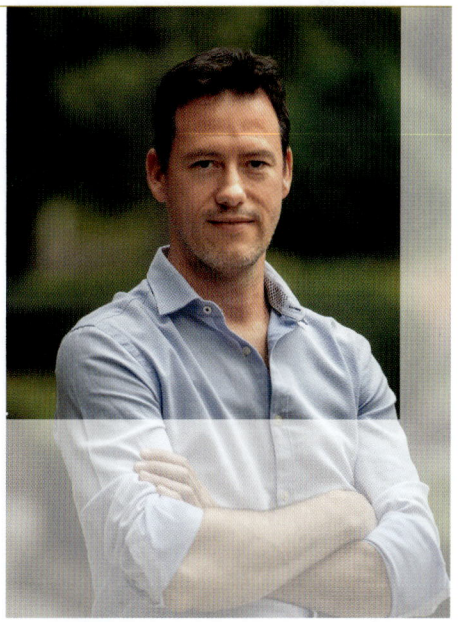

AGRADECIMIENTOS

A todos los colegas y mentores que he tenido la oportunidad de conocer a lo largo de mi vida profesional y que han compartido conmigo, además de sus conocimientos, también su amistad. Todos ellos forman parte del alma de este libro.

Por orden cronológico:

- Prof. Dr. José Ramón Casado Llompart (Catedrático de Prótesis Estomatológica, Universidad Complutense Madrid).
- Dr. Guy E. Haddix (†) (Former faculty member of the Pankey Institute, USA).
- Dr. Peter E. Dawson (†) (Founder of the Dawson Academy, USA).
- Dr. Subir Banerji (Faculty King's College London, UK).
- Dr. Miguel Roig (jefe del Departamento de Odontología restauradora, Universidad Internacional de Cataluña).
- Dr. Luis Jané (director del Máster Universitario en Odontología Restauradora y Estética —MORE—), Universidad Internacional de Cataluña)
- Dr. Luis Valdés, Dr. Kilian Molina, Dr. Joan de Ribot (profesores del MORE, Universidad Internacional de Cataluña),
- Dr. Ian Bucle (Former clinical director Dawson Academy UK)
- Dr. John Cranham (Former clinical director Dawson Academy USA
- Dr. Drew Cob (Former faculty Dawson Academy USA)
- Dr. DeVitt Wilkerson (Expert faculty Dawson Academy USA)
- Dr. Leonard Hess (Clinical director Dawson Academy USA)

También a los Dres. Pablo de la Cuadra y Fernando Peyrallo, excelentes profesionales y líderes de opinión, por su amistad y apoyo durante los cursos de oclusión y la elaboración de este manuscrito.

Mención especial al profesor Dr. Alberto Sicilia, con el que he tenido el privilegio de haber compartido una larga y plena trayectoria profesional basada en la búsqueda de la excelencia durante mas de 25 años. Una parte importante en la motivación detrás de la decisión de escribir este libro tiene mucho que ver con su constante estímulo a lo largo de todos estos años.

A mi esposa Susana, por estar ahí con su infinita paciencia y comprensión durante la elaboración de este libro.

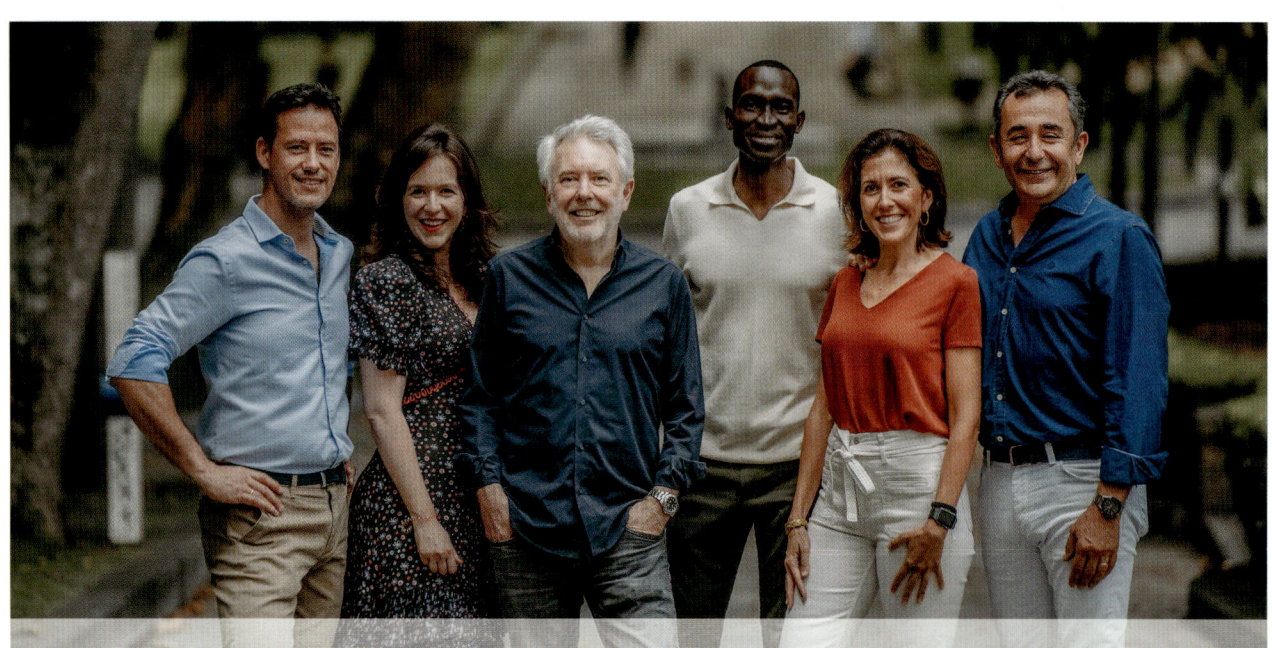

PRESENTACIÓN

En la actualidad existen algunos aspectos de la oclusión que son controvertidos y todavía siguen generando mucha confusión, cuando el odontólogo tiene que rediseñar un nuevo esquema oclusal, en el momento de efectuar tratamientos restauradores extensos, como ocurre con los pacientes con desgaste dentario severo. Por ello, con este libro pretendemos mostrar cómo el dentista general puede llegar a rehabilitar (no solamente restaurar) de forma predecible, pacientes con desgaste dentario extenso, mediante un protocolo basado en la aplicación de conceptos de oclusión simplificados y de fácil comprensión, pero que están basados en la evidencia científica y en la experiencia clínica de los autores. Así pues, aspectos tales como la utilización de la controvertida posición de relación céntrica, la dimensión vertical, el tipo de contactos oclusales y la función de los dientes anteriores serán analizados en profundidad. También mostraremos cómo utilizar los articuladores y arcos faciales de forma optimizada, sin necesidad de ajustes complejos y registros sofisticados. Haremos especial hincapié en la utilización del *mock-up* de transición que, una vez adherido a la estructura dentaria remanente, servirá de prototipo para evaluar, además de la estética, el nuevo diseño oclusal. Mediante un capítulo dedicado a materiales dentales mostraremos cuáles son los más idóneos para utilizar en este tipo de pacientes a partir de una amplia revisión bibliográfica. La protección de las restauraciones, una vez finalizado el tratamiento mediante férulas oclusales ante posibles eventos de parafunción durante el sueño, también será analizada en profundidad. Dado que el papel de articular muestra exclusivamente la foto final de los contactos oclusales, sin mostrarnos los porcentajes de carga o la secuencia de los mismos durante la máxima intercuspidación, dedicaremos un capítulo a la utilización del *Occlusense* (dispositivo de análisis digital de la oclusión) que nos permitirá poner de manifiesto dicha información, de forma simplificada y accesible al odontólogo.

José María Suárez Feito

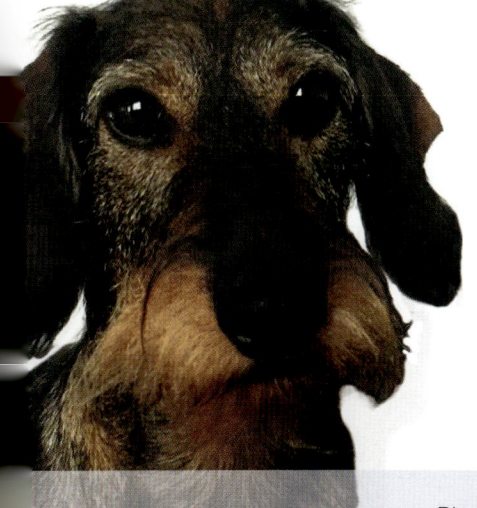

Blas ha acompañado al autor en este proyecto apasionante no exento de retos. Sirva esta imagen como pequeño homenaje.

PRÓLOGO

La oclusión ha sido y sigue siendo uno de los temas más controvertidos en la odontología. Comprender e integrar las múltiples variables que determinan el éxito de una rehabilitación dental es una responsabilidad ineludible para el clínico comprometido. Sin embargo, desentrañar estos conceptos requiere una mente lúcida, un espíritu inquisitivo y una voluntad perseverante, capaz de entrelazar ideas, desafiar dogmas y reorganizar con practicidad el conocimiento científico de la anatomía, la fisiología y la conducta humanas en un contexto que avanza decididamente hacia la mínima invasión y la adopción de nuevas tecnologías.

Al sumergirse en las páginas de este extraordinario libro del Dr. José María Suárez Feito, resulta inevitable evocar la célebre reflexión de Einstein: "*Si no puedes explicarlo de manera sencilla, es que no lo has entendido bien*". Lograr esta claridad en la exposición de un tema tan complejo exige poseer una visión holística, equilibrada y, a la vez, pragmática. La presente obra, fruto de una vida dedicada al estudio, la reflexión y al ejercicio de la profesión, destila con maestría un vasto acervo de conocimientos, presentados de manera que puedan ser comprendidos tanto por el clínico experimentado como por el estudiante que apenas comienza a vislumbrar los desafíos que la práctica le deparará.

Hace más de veinte años, el Dr. Suárez me compartió una reflexión que aún resuena contundentemente: "*Para entender la oclusión, hay que sufrirla*". Esta afirmación, tan poderosa como reveladora, solo puede entenderse plenamente cuando se ha presenciado, con frustración, cómo un paciente (a menudo inconscientemente) destruye un trabajo ejecutado con meticulosa precisión.

El texto que tienes ante ti, estimado lector, trasciende su valor como compendio de saber académico. Es una verdadera obra de arte que cristaliza conceptos fundamentados en el mayor rigor científico y que, asimilados con discernimiento, se convertirán en aliados imprescindibles en tu práctica clínica. A lo largo de sus páginas, serás testigo de una extensa colección de casos clínicos resueltos impecablemente con la coherencia y maestría de sus autores, quienes integran flujos de trabajo mínimamente invasivos y los últimos avances tecnológicos, en perfecta sintonía con los principios expuestos.

Te felicito por disponerte a explorar esta obra, y te aseguro que el tiempo que dediques a su estudio no solo te aportará claridad y una mayor comprensión de esta fascinante área de la odontología, sino que también te ahorrará muchas dificultades al ayudarte a prevenir omisiones que podrían comprometer tus tratamientos.

Mi más sincera enhorabuena al Dr. Suárez Feito por ofrecer a la comunidad odontológica un legado invaluable, lleno de sabiduría, pasión y una dedicación admirable.

Ricardo Mitrani

ÍNDICE

1

DESGASTE DENTARIO. TIPOS DE DESGASTE. COMPLICACIONES. TRATAMIENTO RESTAURADOR

José María Suárez Feito

El término desgaste dentario hace referencia a la pérdida de la superficie de la estructura dentaria por causas diferentes a la caries, los traumatismos dentarios o los trastornos del desarrollo (Mehta *et al.*, 2012).

La incidencia del desgaste dentario ha aumentado considerablemente en las últimas décadas, especialmente en sujetos jóvenes como consecuencia del consumo de bebidas ácidas, aunque también debido al propio envejecimiento de la población (Lussi *et al.*, 2015).

En realidad, **el desgaste dentario no es más que un proceso fisiológico e irreversible que ocurre como consecuencia natural del propio envejecimiento** (Bartlett y O'Toole, 2020). En un sujeto normal este desgaste es de aproximadamente 0,02-0,04 mm por año (Lambrechts *et al.*, 1989). Se considera que el desgaste es ya patológico cuando el paciente empieza a ser consciente de la presencia de limitaciones estéticas y funcionales, así como por la aparición de molestias intraorales (Hanif *et al.*, 2015). El hecho de que el desgaste fisiológico se produzca a lo largo de la vida, hace que una mayor longevidad suponga ya de por sí un factor de riesgo en la propia progresión del mismo (van´t Spijker *et al.*, 2009). Si tenemos en cuenta la mayor esperanza de vida de la población y la importancia de mantener la dentición natural durante el mayor tiempo posible, el desgaste excesivo puede limitar la calidad de vida de los pacientes y supone un reto para el clínico desde el punto de vista restaurador para detener su progresión y, a su vez, restablecer la función y la estética perdidas.

En el proceso de desgaste dentario participan diversos mecanismos como la erosión, la atrición, la abrasión y la afracción.

TIPOS DE DESGASTE DENTARIO

EROSIÓN

Se define como la **pérdida de sustancia dentaria por un proceso químico en el que no participan las bacterias**, donde **la presencia de ácidos** daría lugar a la pérdida de estructura de la superficie dentaria (Mehta *et al.*, 2012). El origen químico de la erosión puede ser exógeno o endógeno.

En cuanto al **origen exógeno** cabe destacar, entre otros, la presencia de ácidos en frutas, zumos, bebidas energéticas y carbonatadas y en el vino (Poggio *et al.*, 2017; Lussi, 2012) que daría lugar a una considerable reducción del pH oral (Fernández *et al.*, 2022). También la ingesta de medicaciones de naturaleza ácida como la aspirina, vitamina C y preparados que contienen hierro (Giunta, 1983). A su vez, hay que tener en consideración ciertos procesos que cursan con reducción de la secreción de saliva (xerostomía) y que contribuyen a reducir su efecto tampón sobre los ácidos presentes en la cavidad oral (Milosevic, 1998).

El **origen endógeno** del ácido más común es la presencia en la cavidad oral del jugo gástrico como consecuencia de una hernia de hiato, gastritis y reflujo gastroesofágico (RGE) (Milosevic, 1998). El contenido en este jugo de encimas proteolíticas como la pepsina y la tripsina contribuyen también a degradar la matriz orgánica de la dentina (Schlueter *et al.*, 2010). Los trastornos alimenticios como la bulimia y la anorexia también constituyen otra fuente endógena de ácido (Spreafico, 2010).

Las características generales del patrón de desgaste por erosión son las siguientes (Cardoso *et al.*, 2000; Watson y Burke, 2000):

- El desgaste se localiza en las **caras oclusales** y en las **caras vestibulares y linguales** (Fig. 1.1a).
- Las **facetas de desgaste son cóncavas, satinadas, bien definidas y con bordes redondeados** (Fig. 1.1b). La **dentina se encuentra a un nivel más bajo que el esmalte.** En el caso de haber obturaciones antiguas, estas sobresalen del resto de la estructura dentaria remanente debido a la propia resistencia de los materiales restauradores a la acción de los ácidos.
- Las **facetas de desgaste no ocluyen con las de los dientes antagonistas** (Fig. 1.2).

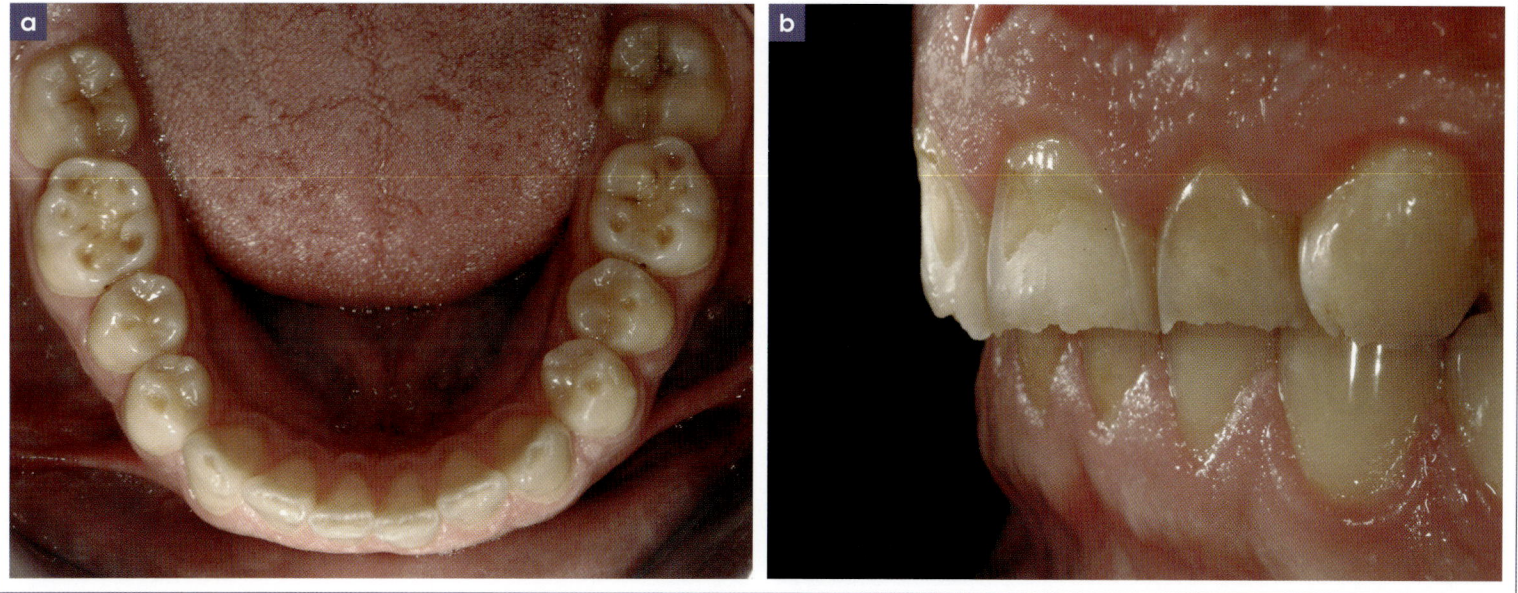

FIGURA 1.1 a) Se pueden apreciar las facetas cóncavas y de bordes redondeados en las caras oclusales. b) Desgaste localizado en las caras vestibulares de los dientes anteriores.

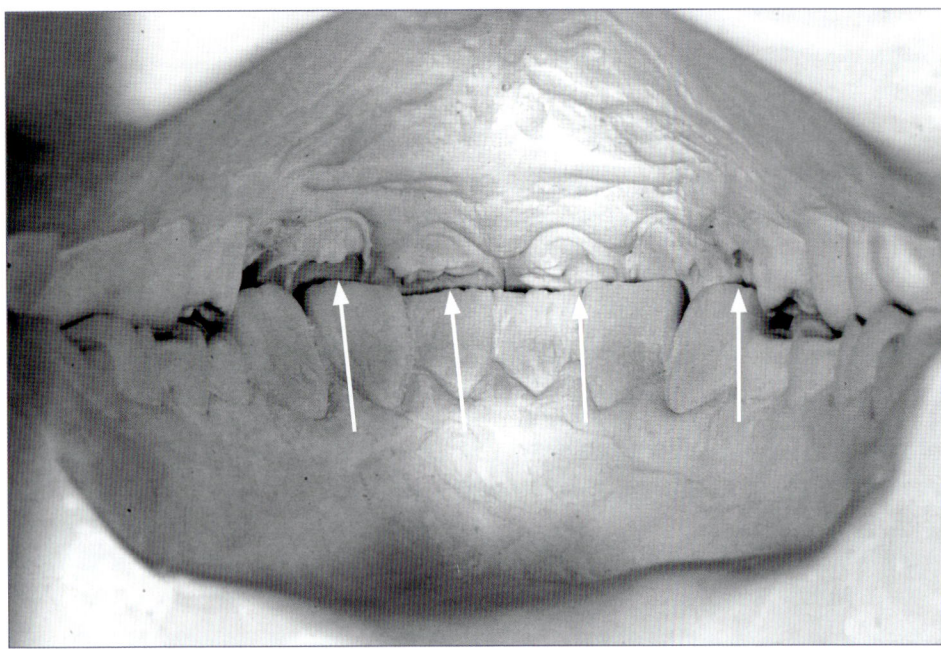

FIGURA 1.2 Las flechas indican cómo al articular los modelos de escayola hay ausencia de contacto entre los dientes anteriores como consecuencia de la pérdida de estructura dentaria debido al desgaste.

Aunque las características generales descritas son representativas de la erosión, dependiendo de la procedencia del ácido la localización de los desgastes puede variar de unos individuos a otros (Figs. 1.3-1.5).

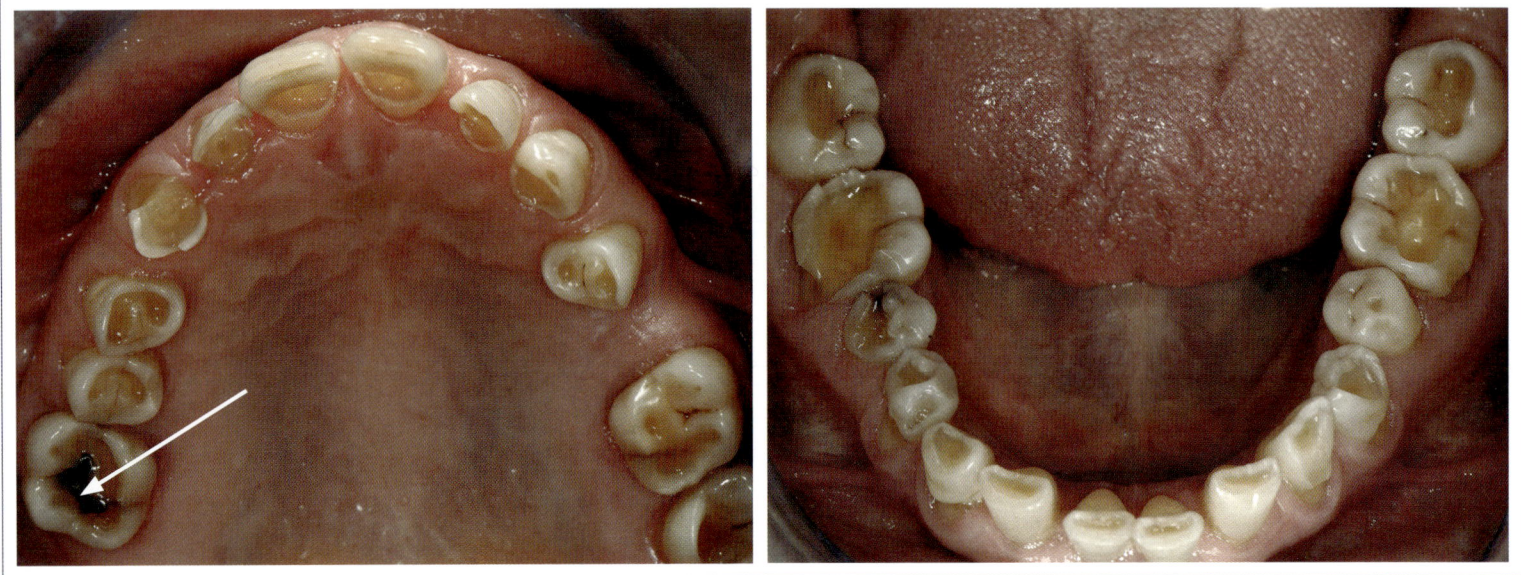

FIGURA 1.3 Patrón típico de desgaste dentario por erosión de origen endógeno debido al reflujo gastroesofágico en un paciente de 72 años de edad. La flecha señala la presencia de una amalgama antigua que sobresale por encima de la estructura dentaria remanente.

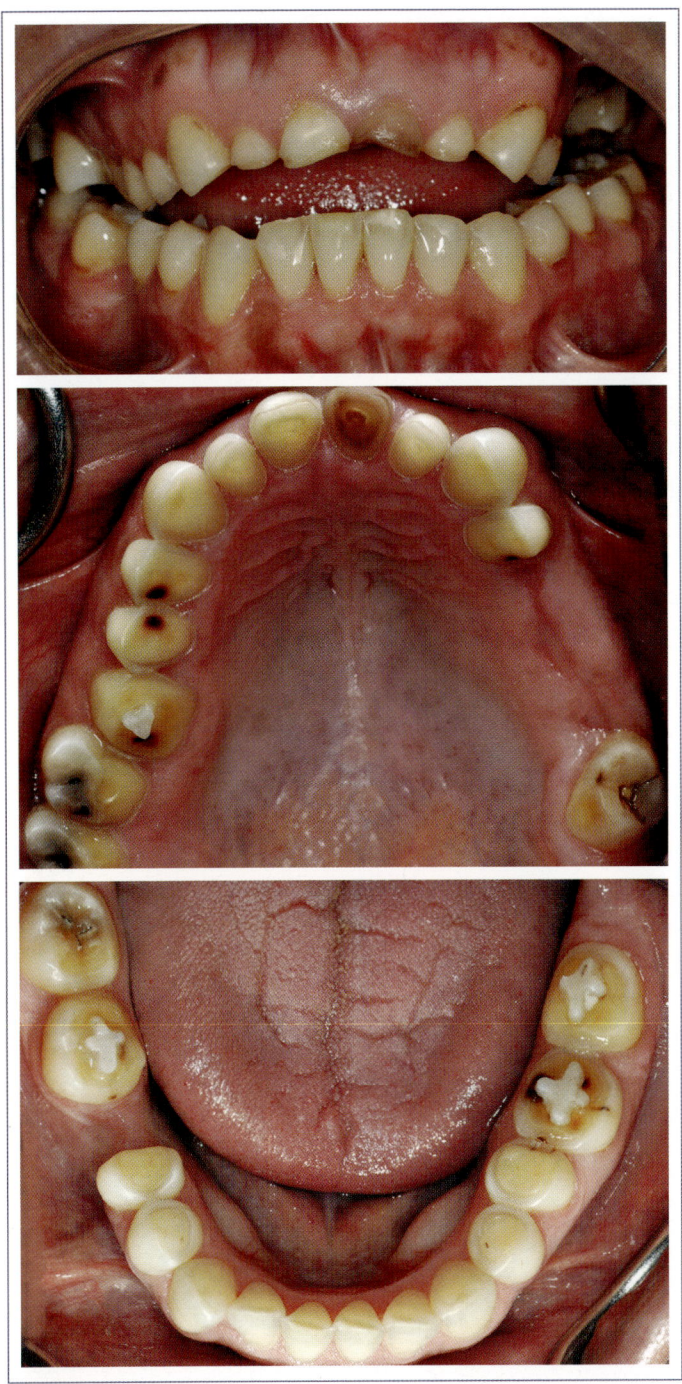

FIGURA 1.4 Gran desgaste por erosión de origen endógeno en una paciente con bulimia de 35 años de edad. Debido a este intenso desgaste, se puede apreciar cómo las restauraciones antiguas de composite presentes sobresalen de manera significativa sobre la estructura dentaria.

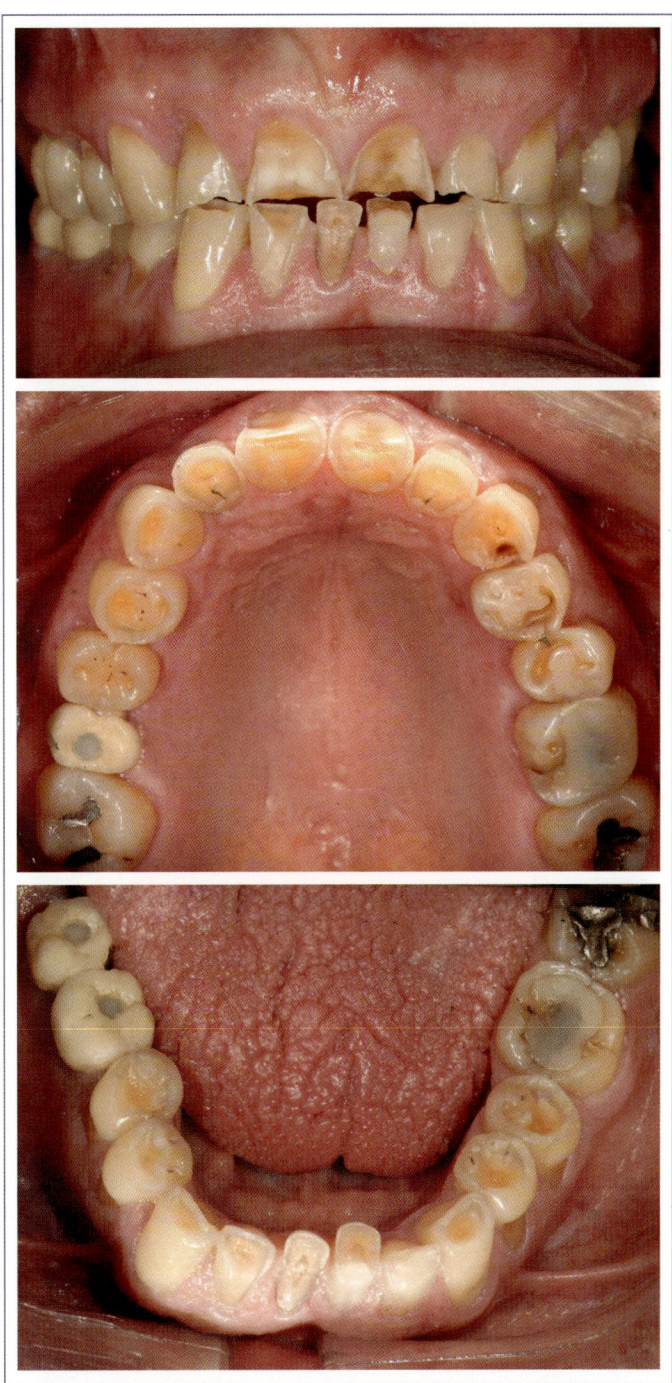

FIGURA 1.5 Desgaste dentario por erosión de origen exógeno en un sujeto de 66 años de edad. El paciente, durante años, mantuvo el hábito de trocear naranjas en gajos con la piel, para seguidamente morder y chupar la pulpa con los dientes anteriores.

ATRICIÓN

En la atrición, la pérdida de estructura dentaria se produce como consecuencia de un proceso mecánico por el contacto entre superficies de dientes antagonistas (Mehta *et al.*, 2012). Aunque en cierta medida la atrición se puede considerar fisiológica como consecuencia de la propia función masticatoria, cabe esperar que dicha atrición se intensifique ante la presencia de movimientos parafuncionales.

Aunque no existe una base científica concluyente sobre el papel que desempeña la parafunción en el desgaste dentario por atrición, se podría atribuir a dos posibles orígenes:

- La existencia de **discrepancias oclusales**, que darían lugar a respuestas neuromusculares de origen propioceptivo, reorientando así la posición de la mandíbula y evitando concentrar fuerzas excesivas en aquellos dientes en los que se producen los contactos prematuros (Clark y Adler, 1985; Spear, 1997; Dawson, 2007).
- La presencia de **bruxismo**, que se puede producir durante la vigilia o durante el sueño. La actividad parafuncional que ocurre durante la vigilia está asociada a la estimulación del sistema nervioso central por altos niveles de estrés, mientras que aquella que se produce durante el sueño en la actualidad se la relaciona con las disfunciones del sueño (Lobbezoo *et al.*, 2018; Polmann, 2021).

Independientemente del origen de los movimientos parafuncionales responsables de la atrición, hay que tener en consideración que el impacto producido por la duración, la dirección, la frecuencia y la intensidad de las fuerzas generadas es un factor que se debe tener en consideración en el pronóstico de las posibles restauraciones. Por ello, el diseño de un nuevo esquema oclusal en este tipo de pacientes debe estar planteado para reorientar y redistribuir dichas fuerzas y, así, reducir en lo posible su efecto negativo.

Las características generales del patrón de desgaste por atrición son las siguientes (Watson y Burke, 2000; Spear, 2015) (Fig. 1.6):

- El desgaste se produce en las **caras oclusales y las palatinas de dientes anteriores**.
- **Las puntas de las cúspides y los bordes incisales se aplanan**. El desgaste de la dentina y el esmalte se produce al mismo ritmo. En ocasiones, se puede observar que dichas facetas muestran una ligera concavidad en la dentina, aunque siguen estando rodeadas de esmalte. Ello podría ser debido a que, una vez expuesta la dentina por la atrición, al ser esta más blanda que el esmalte se vuelve más vulnerable a la acción de los ácidos y otros componentes abrasivos de la propia dieta (Chu *et al.*, 2002).
- Las facetas de desgaste **son planas, brillantes y con bordes afilados**. Las restauraciones antiguas, en caso de haberlas, se desgastan al mismo ritmo que la estructura dentaria.
- Las facetas de desgaste coinciden con las facetas de los dientes antagonistas.

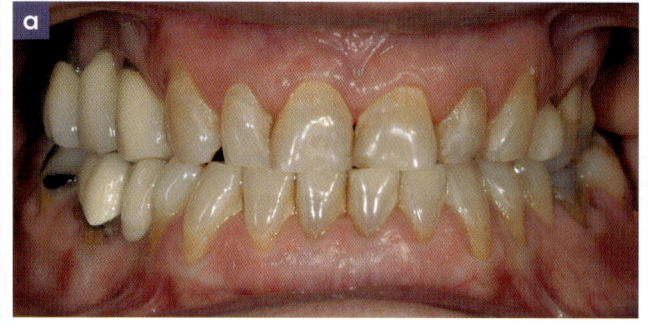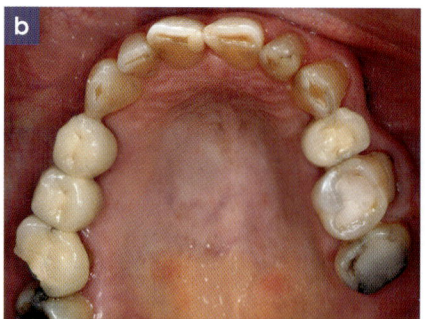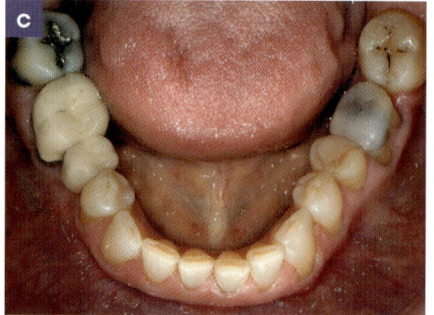

FIGURA 1.6 Paciente de 61 años con atrición. a) Se puede observar que las facetas de desgaste coinciden con las de los dientes antagonistas. b,c) Los bordes incisales y las puntas de las cúspides se aplanan, de forma que se pueden apreciar ligeras concavidades en las facetas de los bordes incisales que podrían estar relacionadas con el efecto de la dieta sobre la dentina expuesta a medida que el esmalte desaparece por el efecto de la atrición.

ABRASIÓN

En la abrasión, la pérdida de estructura dentaria **es también de origen mecánico**; sin embargo, se produce **por la acción de objetos ajenos a la cavidad oral sobre la superficie dentaria** (Litonjua *et al.*, 2003).

El propio cepillado de los dientes en combinación con la pasta dental podría considerarse como una de las causas más frecuentes de abrasión, dando lugar a lesiones en forma de "V" en las caras vestibulares y cervicales de los dientes. Los sujetos con **recesiones gingivales (con el cemento y la dentina expuestos) presentan mayor riesgo de abrasión al ser estos tejidos menos resistentes que el esmalte** (Leven y Ashley, 2023). Las superficies más comúnmente afectadas son las de **los caninos y los premolares** al ser zonas de transición durante el cepillado y, también, los dientes más prominentes (Fig. 1.7).

El efecto de las pastas dentales blanqueadoras sobre la superficie dentaria puede tener un efecto más abrasivo que las convencionales. La moda recientemente introducida de utilizar pastas blanqueadoras que contienen carbón puede ser altamente dañina debido al carácter abrasivo de algunas de ellas. Se le atribuye al carbón activo la capacidad de impedir que el flúor remineralice el esmalte debido a la afinidad que este tiene por los iones de flúor (Greenwall *et al.*, 2019).

Los hábitos asociados a la introducción en la cavidad oral de ciertos objetos (fumadores en pipa, palillos de dientes, onicofagia, instrumentos musicales, morder lapiceros, etc.) son también algunas de las causas más comunes de abrasión. El patrón de desgaste asociado a este tipo de hábitos suele estar presente en los **bordes incisales y caras oclusales** (Hanif *et al.*, 2015).

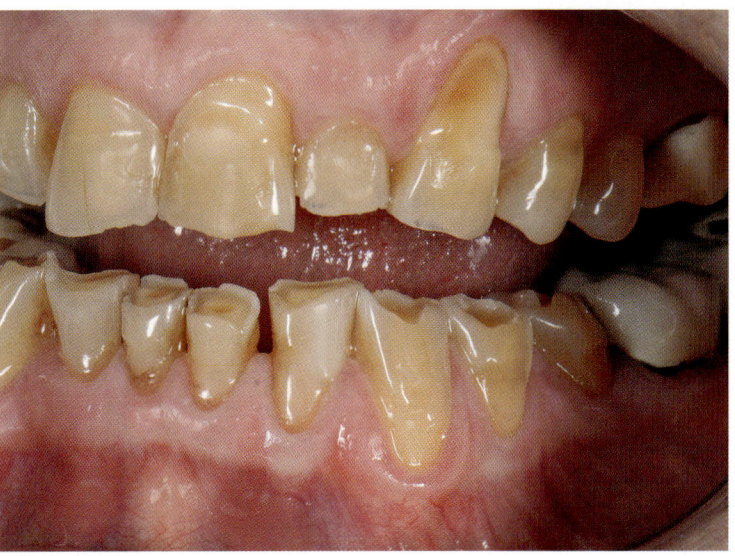

FIGURA 1.7 En este paciente se puede apreciar una marcada abrasión en la cara vestibular del 2.3, 2.4, 3.5, 3.4, 3.3 y 3.2, además de otros mecanismos de desgaste dentario asociados (erosión y atrición).

La presencia de restauraciones de cerámica sin pulir o glasear, especialmente en asociación con hábitos parafuncionales y el consumo excesivo de bebidas ácidas, puede dar lugar a un nivel de abrasión muy significativo en los dientes naturales antagonistas (Mehta *et al.*, 2016) (Fig. 1.8).

Así pues, el patrón de desgaste por abrasión observado nos permitirá establecer el origen del mismo.

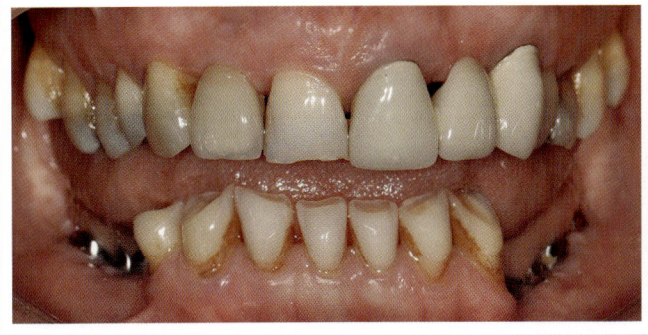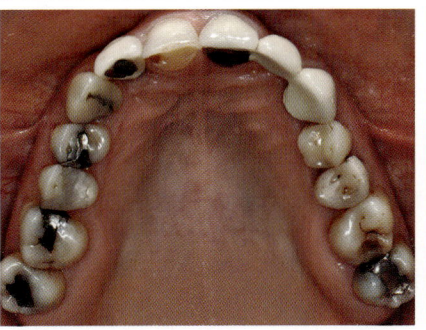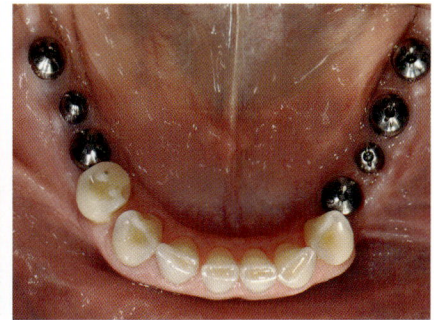

FIGURA 1.8 Ejemplo de desgaste dentario por abrasión. En este paciente de 61 años, la presencia de restauraciones de cerámica en los dientes anteriores superiores, asociada a la utilización durante años de un removible posterior inferior mal ajustado, dio lugar al desgaste de los dientes anteriores inferiores como consecuencia de la abrasión generada por la fricción de la cerámica durante la propia función masticatoria.

AFRACCIÓN

Se define como la **pérdida de estructura dentaria a nivel cervical como consecuencia de fuerzas de tensión y compresión** (Mehta *et al.*, 2012). Por este motivo, las lesiones por afracción se las conoce también como **"lesiones por estrés cervical"** (Braem *et al.*, 1992). El tipo de fuerzas generadas pueden ser estáticas o dinámicas y originarse tanto durante la parafunción como, incluso, durante la función. La tensión creada a nivel cervical debilitaría la hidroxiapatita de los prismas de esmalte, lo que daría lugar a la exposición de dentina por encima de la unión amelocementaria y generaría lesiones características en forma de cuña con bordes agudos (Sarode y Sarode, 2013) (Figs. 1.9, 1.10).

A su vez, la extensión de las lesiones estaría relacionada con la magnitud, duración, dirección, frecuencia y localización de las fuerzas que participan en este proceso (Grippo *et al.*, 2012). **No hay estudios concluyentes sobre el papel del estrés oclusal en este tipo de lesiones** (Antonelli *et al.*, 2013) y **se observa que con frecuencia están asociadas a otros procesos de desgaste dentario como la abrasión (cepillado dental), la erosión y la atrición, por lo que algunos autores prefieren llamarlas "lesiones cervicales de origen no cariogénico"** (Grippo *et al.*, 2004) (Fig. 1.11). Milosevic (1998), sin embargo, recomienda que, en aquellos dientes en los que están presentes estas lesiones en cuña o incluso cuando se observan fallos recurrentes de restauraciones cervicales, deberíamos buscar facetas de desgaste u otros signos de trauma oclusal y llevar a cabo un ajuste oclusal al mismo tiempo que se realizan de nuevo las restauraciones.

> Según Bartlett y O´Toole (2021), la erosión es la causa más común de desgaste dentario en la que además de la presencia de ácido también interviene un componente mecánico.

La realidad es que el desgaste dentario es un proceso multifactorial, por lo que no es frecuente encontrar pacientes con patrones de desgaste tan específicos que nos permitan relacionar claramente dicho desgaste con ninguno de los mecanismos previamente descritos de forma aislada. Lo más frecuente es encontrar sujetos en los que se encuentren, en mayor o menor medida, características combinadas de dichos mecanismos en función de la presencia de diversos factores de

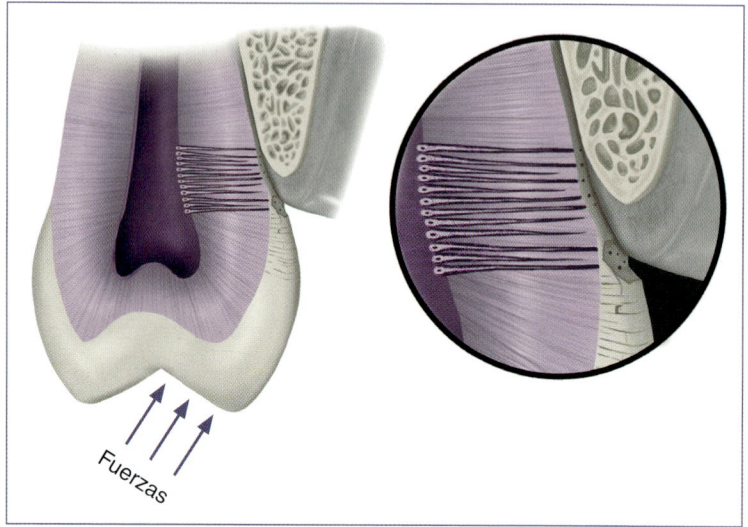

FIGURA 1.9 Ilustración que representa de forma esquemática la formación de lesiones en cuña como consecuencia de la tensión generada a nivel cervical que debilita la hidroxiapatita de los prismas de esmalte.

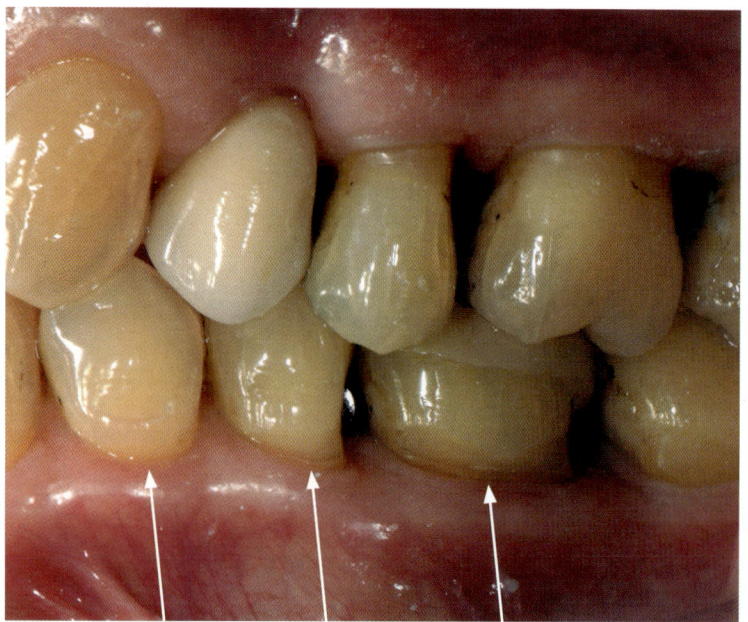

FIGURA 1.10 Lesiones por afracción a nivel de la unión amelocementaria.

riesgo como la dieta, aspectos oclusales, funcionales y parafuncionales, además de la edad del paciente (Dietschi, 2023) (Fig. 1.12).

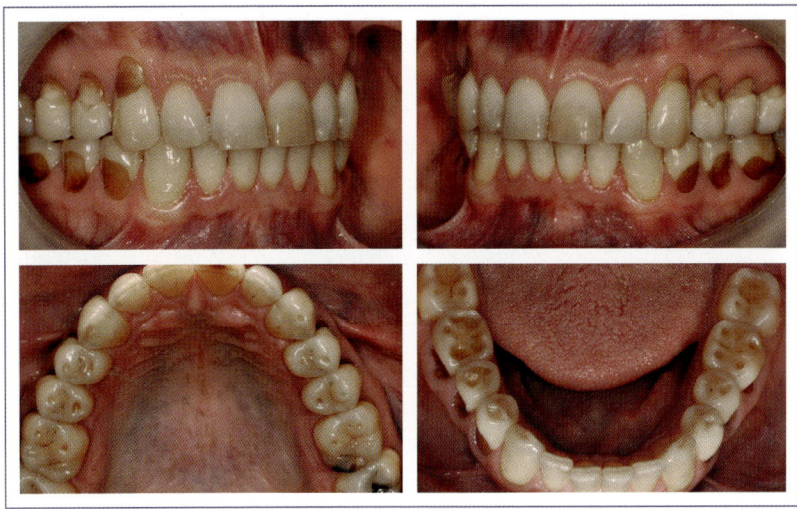

FIGURA 1.11 Paciente de 42 años; se pueden observar lesiones cervicales de origen no cariogénico. En este caso podrían estar originadas por la existencia de fuerzas de tensión que generan stress cervical en la unión amelocementaria, la presencia de RGE y la acción del cepillado dental.

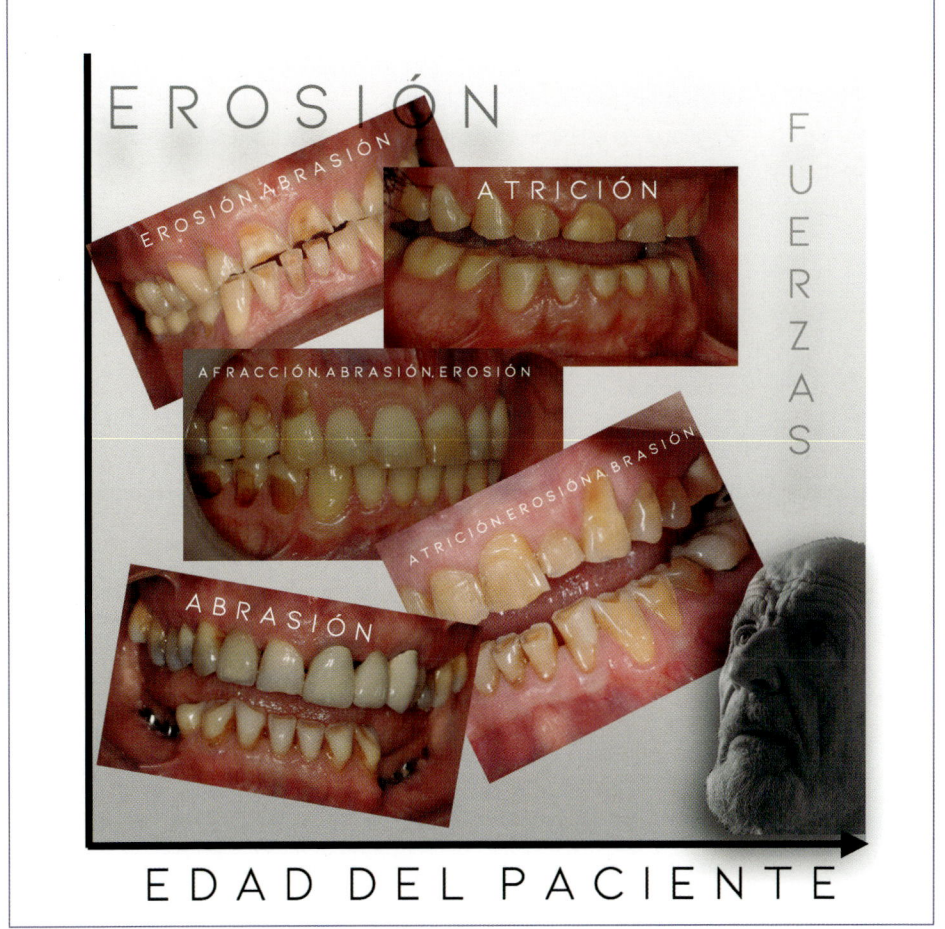

FIGURA 1.12 El desgaste dentario es un proceso multifactorial. Montaje de imagen con Shutterstock,bg_knight, id 1456238.

¿CÓMO IDENTIFICAR EL COMPONENTE DE ATRICIÓN EN UN PACIENTE CON DESGASTE DENTARIO ANTES DEL TRATAMIENTO RESTAURADOR?

Aunque el desgaste dentario es un proceso multifactorial en el que la erosión es una constante presente en la mayoría de los casos, muchos clínicos asumen que la causa principal del desgaste dentario avanzado se debe fundamentalmente al componente de atrición, lo que les genera inseguridad a la hora de tomar la decisión de llevar a cabo el tratamiento restaurador con garantías de éxito. También hay que tener en consideración que, **con frecuencia, la presencia del ácido además de la atrición puede contribuir a que la progresión del desgaste sea más rápida, complicando así la interpretación del papel de que dicha atrición ha desempeñado en la progresión del desgaste**.

Según la experiencia clínica de los autores, la erosión y la atrición son las causas más frecuentes de desgaste dentario avanzado; y en un porcentaje importante de los casos observados el componente de atrición es relativamente menor. Por ello, es importante distinguir entre ambas puesto que en el caso de la erosión el riesgo biomecánico es prácticamente inexistente desde el punto de vista restaurador, pero no ocurre lo mismo con la atrición, en la que este riesgo es mucho mayor (Fig. 1.13). En el caso de la atrición se requerirá crear unas condiciones oclusales que permitan reorientar las fuerzas oclusales en el caso de que después del tratamiento restaurador siga presente dicha atrición (aunque sea ocasional) y, así, reducir en lo posible la presencia de complicaciones a corto, medio y largo plazo.

Aunque puede haber sujetos que solamente pueden mostrar erosión y otros únicamente atrición, lo habitual es encontrarnos ante pacientes que presentan ambos procesos conjuntamente. En estos últimos, para identificar el nivel de atrición presente en el desgaste, algunos autores (Spear, 2008) aconsejan evaluar las caras oclusales. Si tenemos en consideración que el ácido tiene muy poco impacto sobre los materiales restauradores, ante la presencia de facetas brillantes en los contactos oclusales de las restauraciones (especialmente amalgamas y oro), podríamos confirmar la presencia de atrición y atribuirle la causa principal del desgaste (Fig. 1.14). Por el contrario, la ausencia de desgaste en las superficies oclusales de las restauraciones nos haría pensar más en un componente de erosión.

Atrición (mecánico)	Erosión (químico)
■ Las facetas son planas, brillantes y con bordes afilados	■ Las facetas son en copa, satinadas y con bordes redondeados
■ Las facetas de desgaste coinciden con las facetas antagonistas.	■ Las facetas de desgaste no coinciden con las facetas antagonistas.

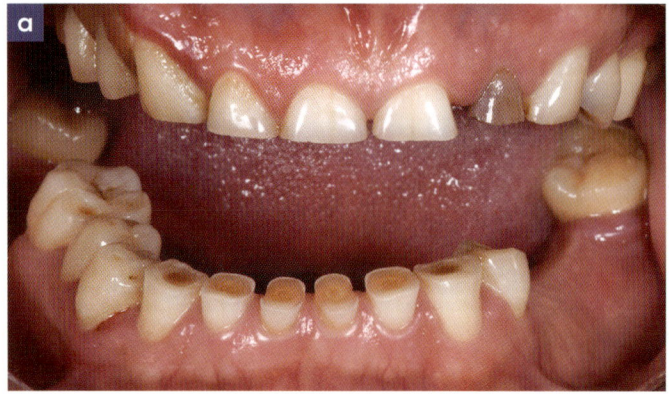
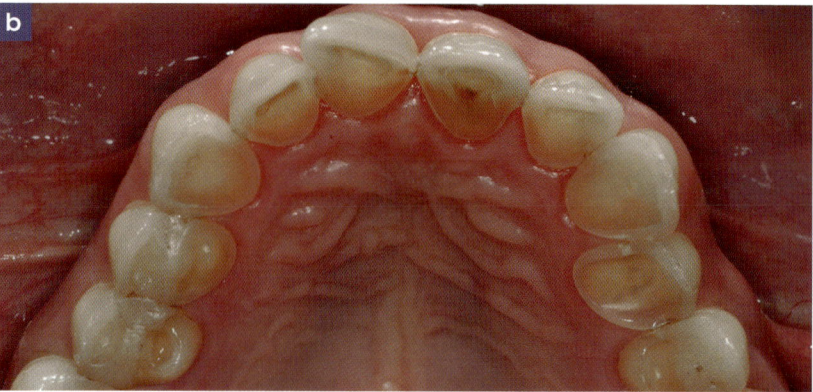

FIGURA 1.13 a) Signos generales característicos de la atrición. b) Signos generales característicos de la erosión

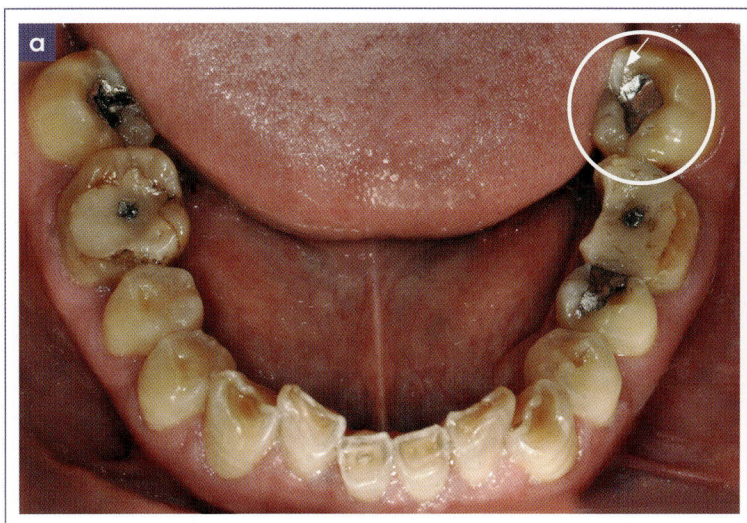
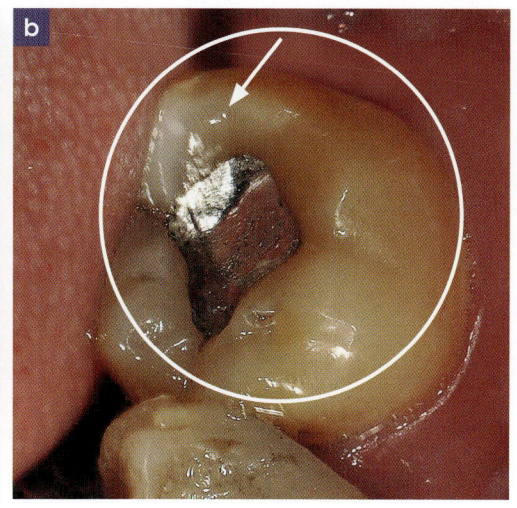

FIGURA 1.14 Faceta brillante labrada en una amalgama antigua en el 3.7 en un paciente con desgaste dentario por atrición. a) Visión de la arcada. b) Detalle.

COMPLICACIONES DEL DESGASTE DENTARIO

La pérdida progresiva de esmalte y dentina va a dar lugar a una serie de complicaciones estéticas, funcionales, biológicas y estructurales.

COMPLICACIONES ESTÉTICAS

Debido al desgaste de los dientes anteriores (Watson y Burke, 2000), con frecuencia se produce una erupción compensatoria del complejo dentoalveolar, lo que dara lugar a una sonrisa gingival y a unas coronas clínicas cortas. En aquellos casos en los que la progresión del desgaste es tan rápida que no se produce erupción compensatoria, puede haber ausencia de exposición dentaria tanto en reposo como al hablar. A su vez, los bordes incisales pueden ser irregulares e incluso, en ocasiones, la línea de sonrisa puede estar invertida (Fig. 1.15).

La decoloración dentaria suele ser frecuente y está asociada a la pérdida del esmalte y a la infiltración de la dentina por pigmentos procedentes de ciertos alimentos y bebidas (Fig. 1.16).

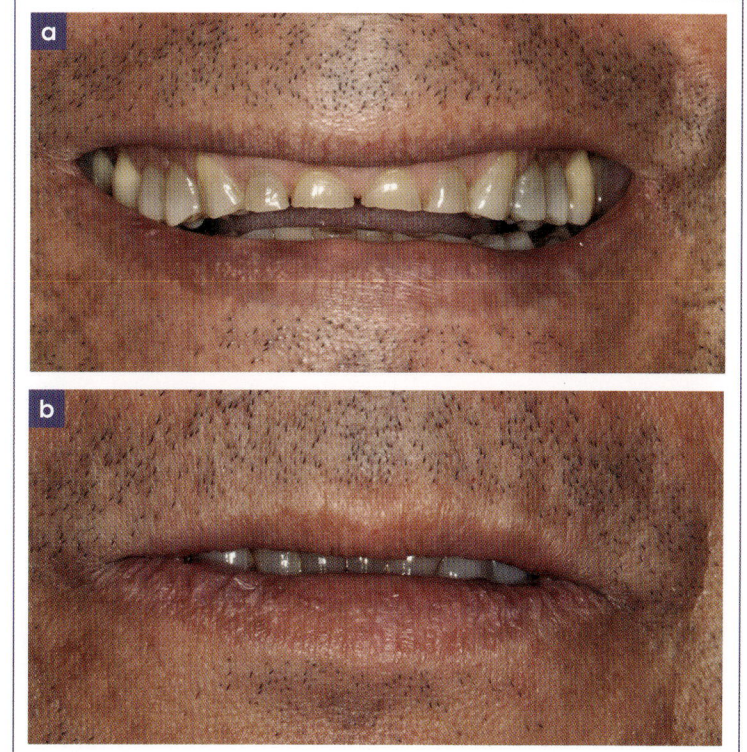

FIGURA 1.15 a) Se muestra el acortamiento de las coronas clínicas como consecuencia de la erupción compensatoria y la línea de sonrisa invertida. b) Ausencia de exposición de los dientes superiores en reposo en el mismo paciente.

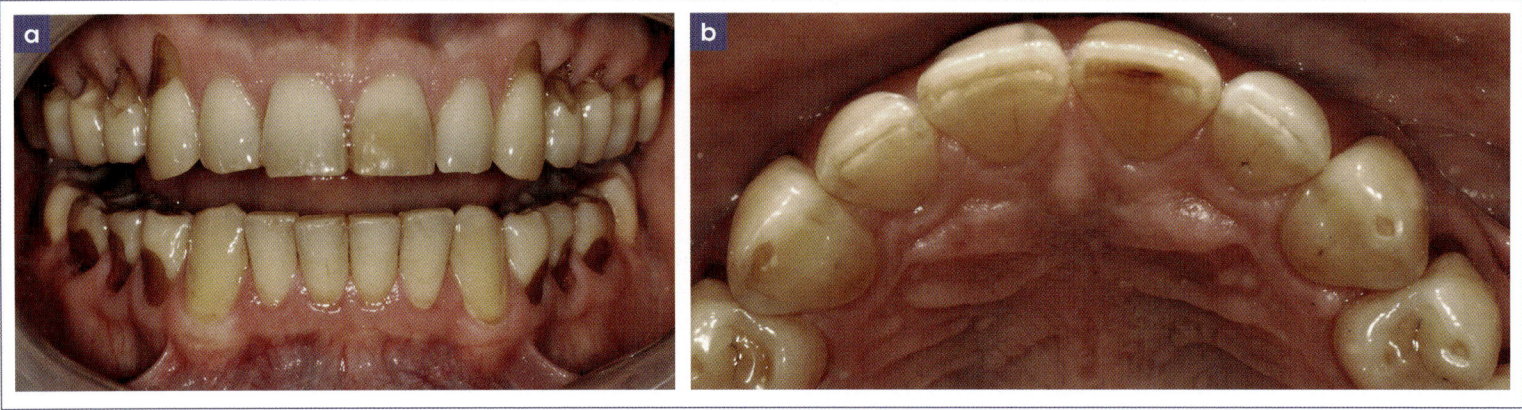

FIGURA 1.16 a) Infiltración de la dentina expuesta a nivel cervical por pigmentos presentes en la cavidad oral. b) La decoloración presente en los dos tercios incisales del 2.1 podría haber sido originada a partir de la infiltración de la dentina expuesta de su borde incisal.

Las complicaciones estéticas se consideran el motivo fundamental por el que los pacientes con desgaste dentario suelen acudir a la consulta (Mehta *et al*, 2023).

COMPLICACIONES FUNCIONALES

La alteración de los patrones funcionales (pérdida de la guía anterior y la protección canina) genera sobrecarga horizontal en los dientes posteriores, lo que provocará fracturas cuspídeas y de las restauraciones existentes (Muts *et al.*, 2014) (Fig. 1.17). A su vez, la presencia de

bordes cortantes en los dientes como consecuencia del desgaste por la pérdida de estructura dentaria puede limitar la función masticatoria y generar lesiones en la mucosa lingual y yugal (Leven y Ashley, 2023).

COMPLICACIONES BIOLÓGICAS

La presencia de sensibilidad dentinaria acompaña con frecuencia a la evolución del desgaste (Carvalho *et al.*, 2015) y es, a su vez, una de las razones de motivo de consulta por parte de estos pacientes. Si la progresión del desgaste no se detiene a tiempo, pueden producirse **lesiones pulpares irreversibles**, que en ocasiones se ponen

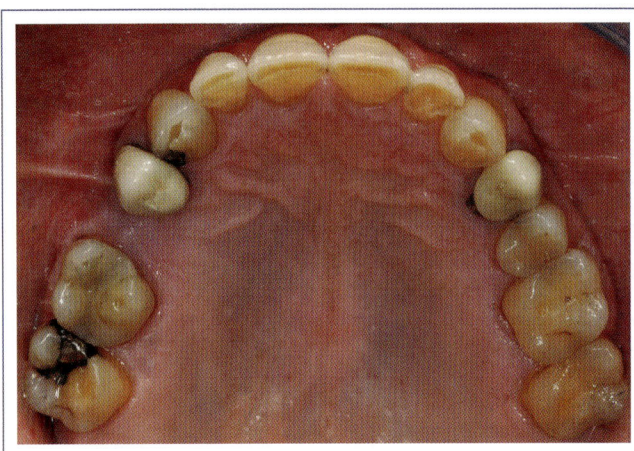
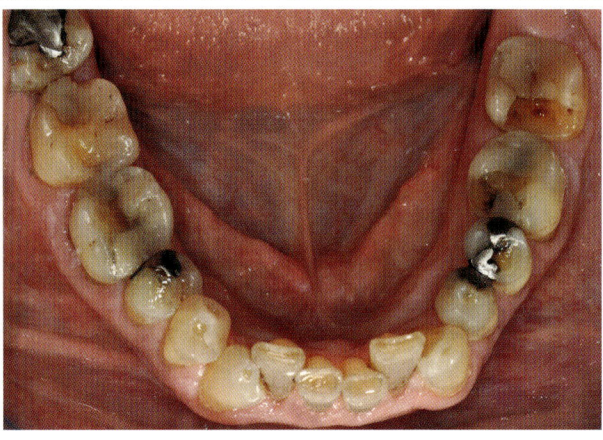

FIGURA 1.17 Desgaste dentario por atrición y erosión. El paciente refiere la presencia de fracturas de repetición de las restauraciones posteriores de composite.

de manifiesto durante un chequeo radiológico rutinario (Prabakaran, 2022) (Fig. 1.18). La necesidad de llevar a cabo tratamientos de conductos contribuirá aún más a debilitar estructuralmente estos dientes ya de por sí deteriorados por el desgaste.

COMPLICACIONES ESTRUCTURALES

A medida que el desgaste progresa y la corona clínica se acorta, se produce una erupción compensatoria del reborde alveolar para mantener la dimensión vertical de oclusión (DVO), lo que supone un reto a la hora de generar el espacio necesario para restablecer los nuevos parámetros estéticos y funcionales del paciente sin que suponga mayor sacrificio de estructura dentaria o la necesidad de realizar tratamientos de conductos (Coulter y McCracken, 2018) (Fig. 1.19).

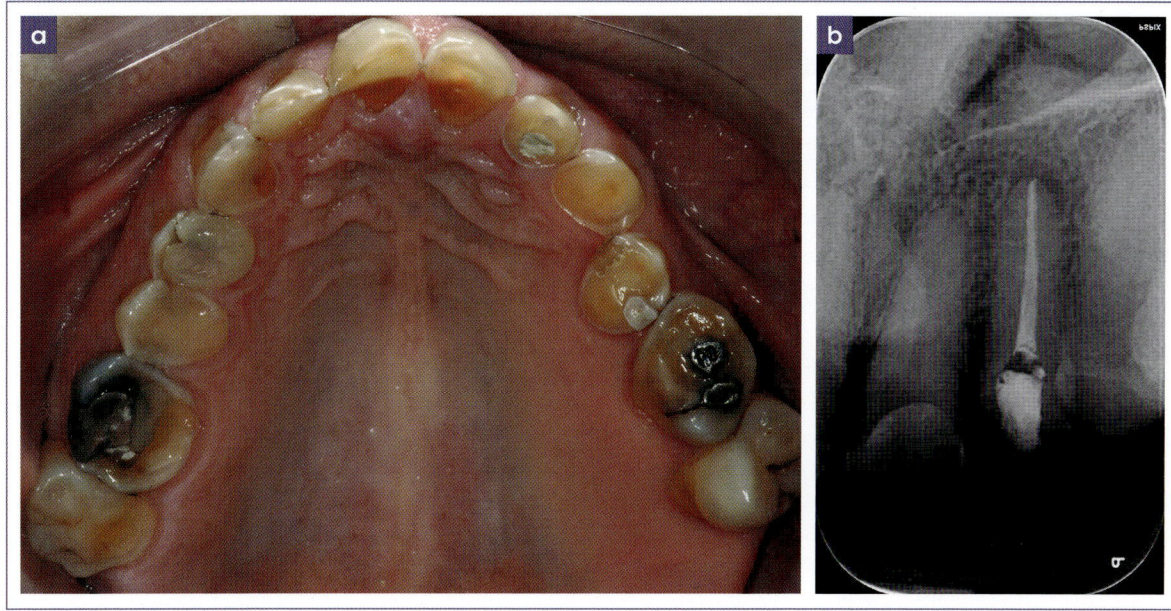

FIGURA 1.18 a) Lesión irreversible de la pulpa dentaria en un paciente con desgaste dentario por erosión. Será necesario llevar a cabo un tratamiento de conductos. b) Imagen radiológica.

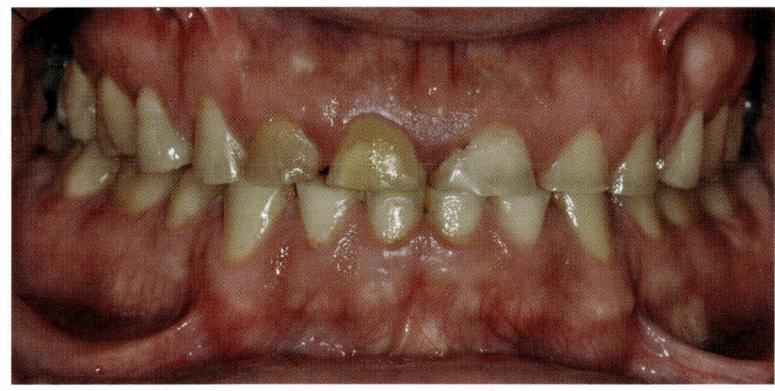
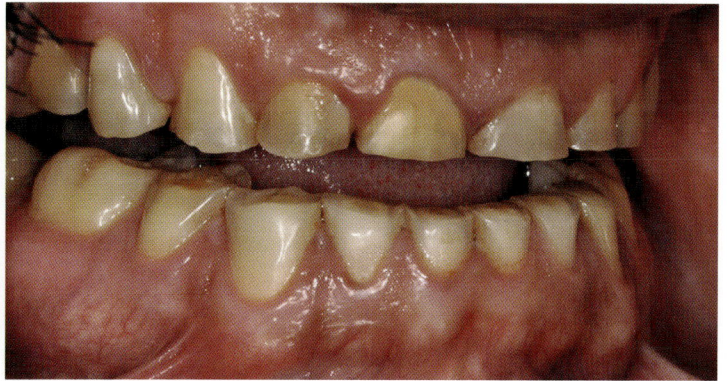

FIGURA 1.19 Reducción del espacio restaurador como consecuencia de la erupción compensatoria en un paciente con atrición intensa.

¿CUÁNDO HAY QUE TRATAR EL DESGASTE DENTARIO?

Lo primero de todo es **relacionar la edad del paciente con la rapidez y la intensidad del desgaste.** Si consideramos que este es adecuado para su edad, podríamos afirmar que el desgaste es fisiológico y por lo tanto no precisaría tratamiento alguno. Por el contrario, si valoramos que el desgaste es avanzado en relación con la edad del paciente, podríamos establecer que este es patológico y, por lo tanto, sería necesario instaurar la terapia restauradora (Fig. 1.20).

Entre estas dos situaciones extremas podemos encontrarnos con sujetos que presentan **signos incipientes de desgaste dentario** como **ligera pérdida de esmalte** en forma de pequeñas lesiones en copa y pequeñas facetas. En ellos, el objetivo sería frenar su progresión estableciendo medidas preventivas para tratar de detener la evolución del desgaste, además del seguimiento periódico del mismo para evaluar la efectividad de dichas medidas (imágenes intraorales, impresiones digitales de ambas arcadas, modelos de estudio, etc.) (Watson, 2009; Mehta y Banerji, 2020).

Si el **desgaste progresa y se llega producir una ligera exposición de la dentina** en algunos puntos, además de las medidas preventivas y del seguimiento periódico, es necesario introducir procedimientos restauradores mínimamente invasivos de carácter aditivo que eviten sacrificar estructura dentaria sana y que a su vez sean fáciles de reparar (Dietschi y Argente, 2011).

Cuando el desgaste es avanzado (patológico), sus consecuencias estéticas, funcionales, biológicas y estructurales pueden reducir significativamente la calidad de vida del paciente e incluso dar lugar a la pérdida definitiva de algunos de los dientes afectados. En este caso, en ocasiones, es necesario llevar a cabo procedimientos más complejos en los que, además de emplear técnicas mínimamente invasivas, puede ser preciso incluir protocolos que implican una mayor reducción de la estructura dentaria remanente para proporcionar mayor retención y estabilidad a las restauraciones (Mehta *et al.,* 2023).

> Independientemente del tratamiento restaurador, en ningún caso este previene el proceso de desgaste, sino que simplemente modifica su velocidad, localización e intensidad. Por ello, cabe esperar la necesidad de reparaciones con el paso del tiempo.

En cualquier caso, antes de comenzar el tratamiento restaurador es imperativo establecer el origen del desgaste e instaurar las medidas preventivas (según cada tipo de desgaste) que, a su vez, también tendrán que ser mantenidas una vez finalizado este.

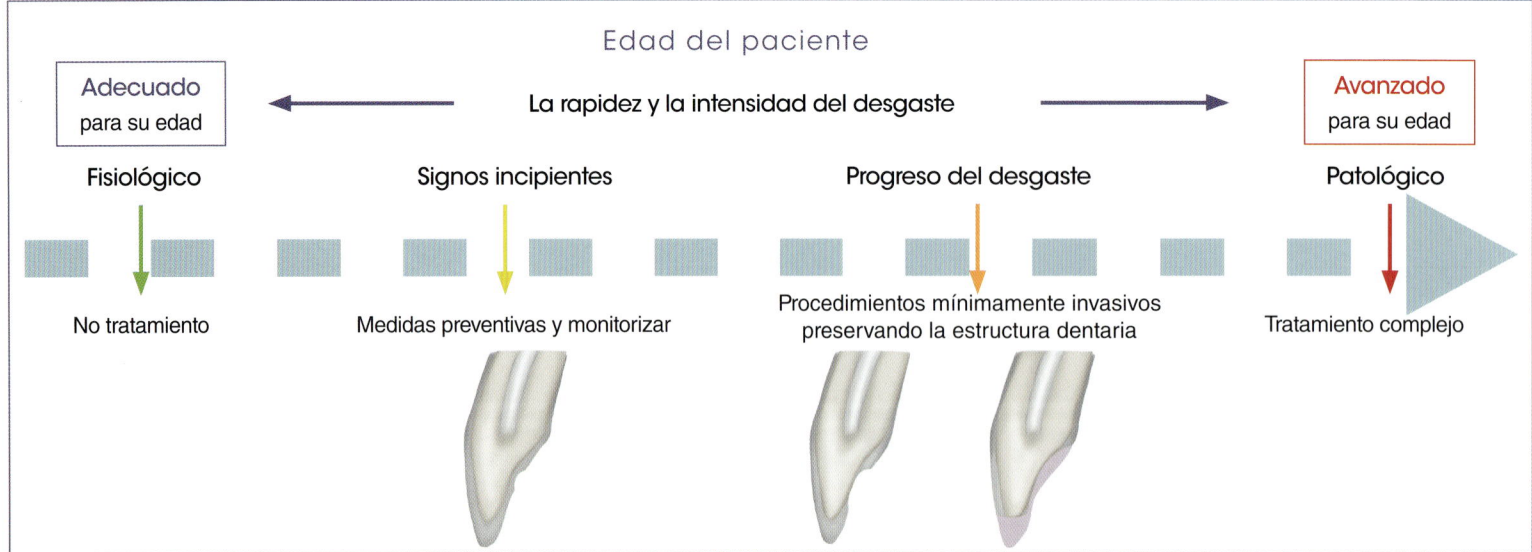

FIGURA 1.20 Influencia de la edad y la intensidad del desgaste en las decisiones clínicas.

TRATAMIENTO RESTAURADOR DEL DESGASTE DENTARIO AVANZADO

Con la idea de proteger los dientes de la progresión del desgaste, **hasta hace relativamente poco tiempo el tratamiento de elección en este tipo de pacientes consistía en la aplicación de protocolos de prótesis fija convencional basados en la realización de** **restauraciones de recubrimiento total (generalmente de metal porcelana), en ocasiones acompañados de tratamientos de conductos, colocación de postes intrarradiculares y alargamientos coronarios** (Kois, 2009; Song *et al.*, 2010), procedimientos todos ellos que implicaban incluso un mayor sacrificio de estructura dentaria y que generaban en muchas situaciones aún más daño que el creado por el propio desgaste (Burke *et al.*, 2011) (Fig. 1.21).

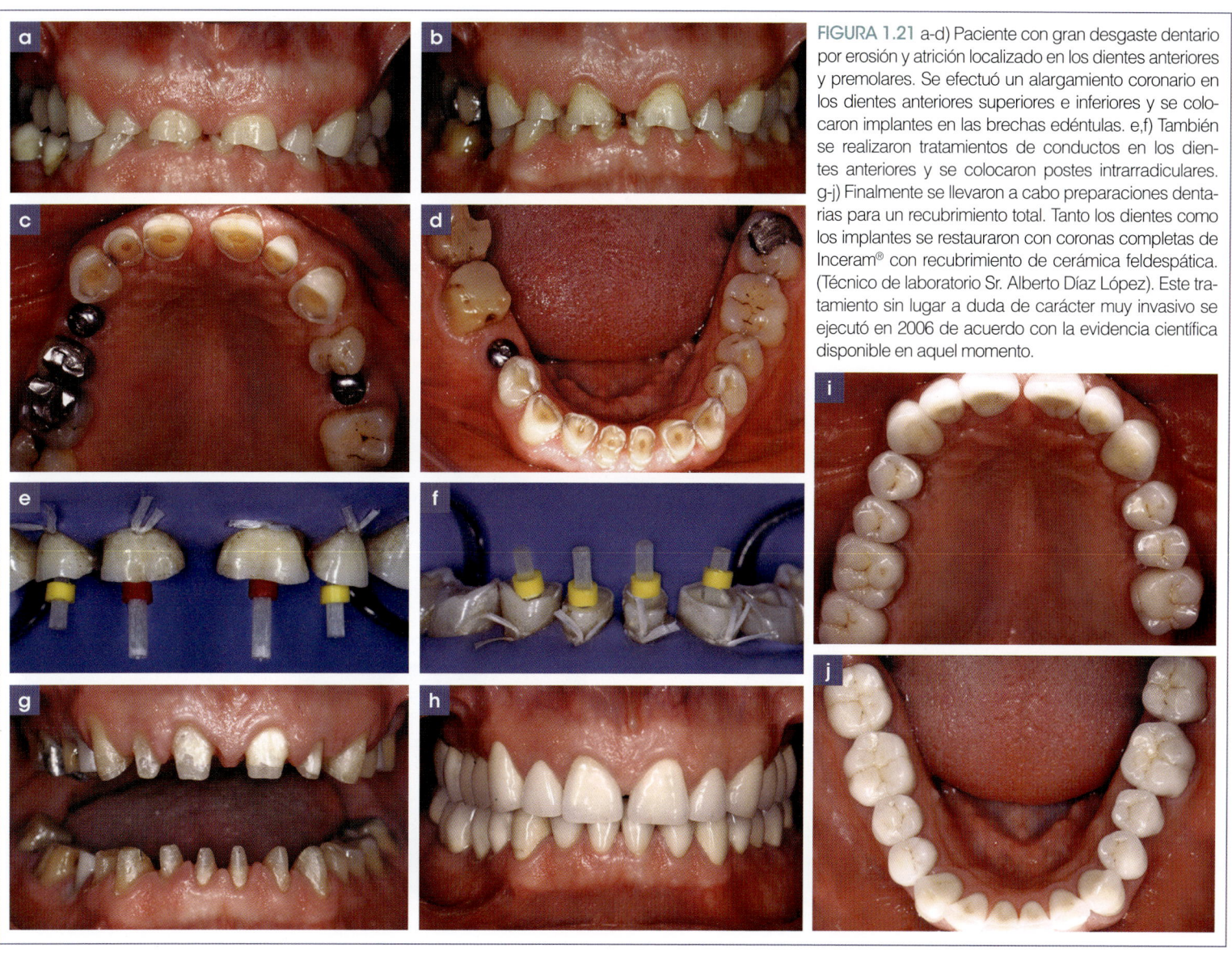

FIGURA 1.21 a-d) Paciente con gran desgaste dentario por erosión y atrición localizado en los dientes anteriores y premolares. Se efectuó un alargamiento coronario en los dientes anteriores superiores e inferiores y se colocaron implantes en las brechas edéntulas. e,f) También se realizaron tratamientos de conductos en los dientes anteriores y se colocaron postes intrarradiculares. g-j) Finalmente se llevaron a cabo preparaciones dentarias para un recubrimiento total. Tanto los dientes como los implantes se restauraron con coronas completas de Inceram® con recubrimiento de cerámica feldespática. (Técnico de laboratorio Sr. Alberto Díaz López). Este tratamiento sin lugar a duda de carácter muy invasivo se ejecutó en 2006 de acuerdo con la evidencia científica disponible en aquel momento.

Hay que tener en consideración que **los dientes naturales mediante una óptima combinación de esmalte y dentina desarrollan un perfecto equilibrio entre rigidez, resistencia y elasticidad** (Stokes y Hood, 1993), por lo que todos los procedimientos restauradores convencionales que impliquen eliminar el esmalte dentario contribuyen a romper este equilibrio haciendo el muñón más flexible y debilitando biomecánicamente su estructura.

Según Levy (2009), las estructuras dentarias se comportan como órganos sensoriales mediante una compleja red de mecanorreceptores periodontales e intradentarios que permiten modular estímulos sensoriales de presión, tensión y vibración, y también minimizar mediante acciones reflejas el estrés que reciben dichas estructuras a lo largo de la vida de los individuos (Fig. 1.22a). Aunque se pensaba que los primeros eran los más importantes, Loewstein y Rathkamp (1955) destacaron la importancia de los mecanorreceptores intradentarios en la función sensorial táctil, al observar que el umbral de los estímulos táctiles en dientes endodonciados era un 57 % más elevado que en los dientes vitales (Fig. 1.22b). Por este motivo, **una vez se pierden los mecanorreceptores intradentarios en los dientes desvitalizados, inconscientemente se pueden utilizar fuerzas masticatorias de mayor intensidad** que las habituales que den lugar a fracturas catastróficas de esos dientes (Aquilino y Kaplan, 2002), lo que adquiere especial relevancia en pacientes con desgaste dentario por atrición.

A su vez, las preparaciones dentarias extensas, además de debilitar el diente biomecánicamente, pueden afectar también la mecanorrecepción intradentaria dado que al penetrar en la dentina durante dicha preparación se cortan numerosos túbulos dentinarios contribuyendo así a mermar considerablemente la capacidad de minimizar las acciones reflejas que permiten proteger los dientes vitales de fuerzas adversas (Levy, 2009).

A corto y medio plazo, este tipo de tratamientos invasivos, además del sacrificio innecesario de estructura dentaria, puede dar lugar a complicaciones biológicas (lesiones irreversibles de la pulpa), mecánicas (fracturas radiculares) y estéticas (recesiones gingivales con exposición de los márgenes de las restauraciones) (Vailati y Belser, 2008) (Fig. 1.23). Las complicaciones mecánicas conducen inevitablemente en la mayoría de las ocasiones a la pérdida precoz de dientes y, finalmente, a la colocación de implantes.

Además del alto coste biológico y económico y la ausencia de estudios clínicos bien diseñados, este hecho hace que la rehabilitación de pacientes con desgaste dentario avanzado mediante el empleo de coronas completas (especialmente de metal porcelana) no esté justificado (Mesko *et al.*, 2015).

Smales y Berekally (2015), en un estudio retrospectivo a 10 años, observaron que la supervivencia acumulada de las coronas de metal porcelana era del 74,5 % mientras que para los composites directos era del 62,0 %. Sin embargo, los fallos de los composites permitían su sustitución o reparación mientras que las restauraciones de porcelana requerían tratamientos de conductos o extracciones.

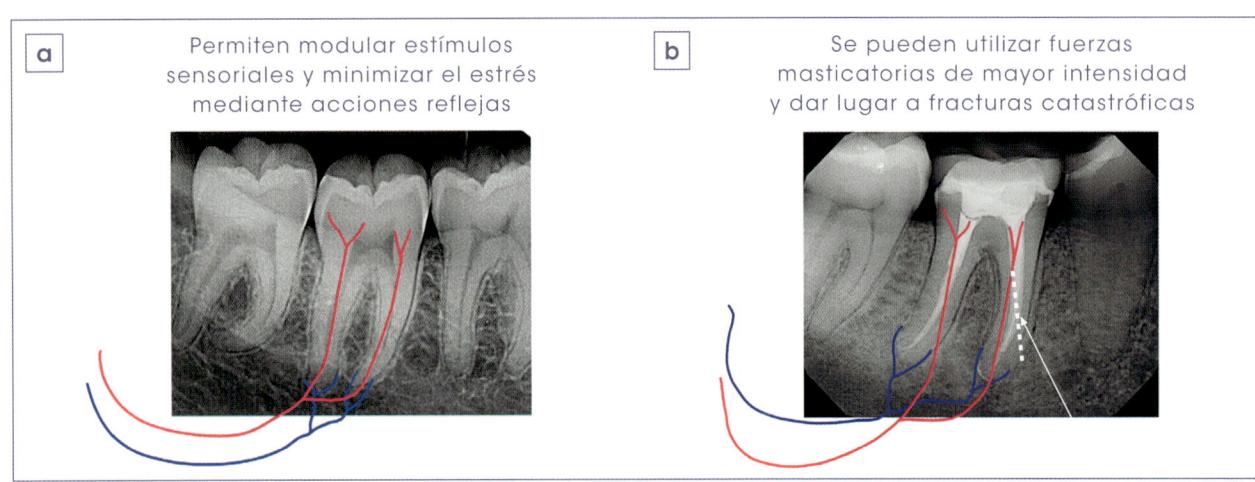

a Permiten modular estímulos sensoriales y minimizar el estrés mediante acciones reflejas

b Se pueden utilizar fuerzas masticatorias de mayor intensidad y dar lugar a fracturas catastróficas

FIGURA 1.22 Representación esquemática de los mecanorreceptores intradentarios y periodontales. a) En un diente íntegro. b) En un diente desvitalizado, el umbral de los estímulos táctiles es un 57 % más elevado que en los dientes vitales, lo que permite utilizar fuerzas de mayor intensidad que, a su vez, favorece la aparición de fracturas.

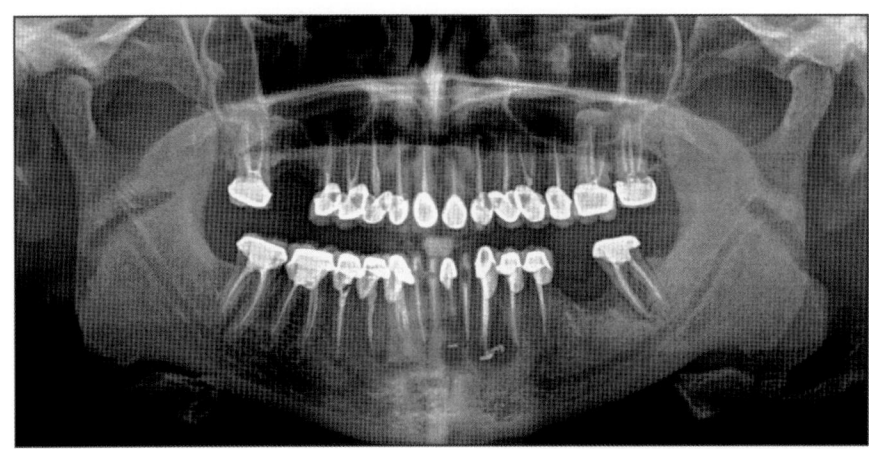

FIGURA 1.23 Ortopantomografía en la que se muestran algunas de las complicaciones biológicas como consecuencia de un tratamiento restaurador extremadamente invasivo en un sujeto de 34 años con desgaste dentario previo. El paciente acude a la consulta para una segunda opinión, debido a la repetitiva presencia de complicaciones biológicas y estructurales que ya se empezaron a producir al poco tiempo de finalizar el tratamiento restaurador. El tiempo transcurrido desde la ejecución del tratamiento hasta nuestra visita fue de casi 4 años.

En la actualidad, la evolución de las técnicas de adhesión y de los materiales dentales permite llevar a cabo la rehabilitación del desgaste dentario avanzado mediante procedimientos aditivos que requieren mínima o incluso ninguna sustracción de estructura dentaria. Con ello se permite dejar abiertas otras opciones restauradoras en el futuro, lo que se considera como un "concepto restaurador dinámico" (Loomans *et al.*, 2017).

En la literatura se recogen diferentes técnicas basadas en el empleo de restauraciones directas e indirectas de composite, disilicato de litio, polímeros infiltrados de cerámica y técnicas combinadas (Crins *et al.*, 2021) y, aunque no hay hasta el momento una amplia evidencia científica disponible al respecto, algunos estudios ponen de manifiesto el buen comportamiento de las mismas. Estudios a corto, medio y largo plazo (Hamburger *et al.*, 2011; Attin *et al.*, 2012; Milosevic y Burnside, 2016; Taübock *et al.*, 2021) mostraron un comportamiento clínico excelente después de la utilización de composites directos en la rehabilitación de pacientes con desgaste dentario intenso (Fig. 1.24).

Edelhoff *et al.* (2019), en un estudio prospectivo para evaluar el comportamiento clínico de 183 *onlays* oclusales de disilicato de litio monolítico adherido en la rehabilitación de 7 pacientes con un gran desgaste, mostró una supervivencia del 100 %. Igualmente, Fradeani *et al.* (2021), en otro estudio llevado a cabo en 45 pacientes de similares características rehabilitados con restauraciones adheridas de disilicato de litio, la tasa de supervivencia acumulada fue del 99,15 % a los 10 años (Fig. 1.25).

Vailati *et al.* (2013), en un estudio a largo plazo en 12 pacientes con erosión intensa llevada a cabo para valorar el comportamiento clínico de la restauración de dientes anteriores restaurados con la técnica sándwich, no encontró evidencia de fallos completos o extensos y la aceptación estética y funcional a los 6 años fue del 94,6 % (Fig. 1.26).

En un estudio retrospectivo reciente, Ferrando *et al.* (2023) observaron que la rehabilitación de pacientes con desgaste intenso mediante una combinación de 212 restauraciones indirectas adheridas de cerámica vítrea y composite mostraba una tasa de supervivencia del 90,1 % al cabo de 5 años.

Loomans *et al.* (2017) consideran que, a pesar de no disponer de una evidencia científica contundente, se deberían seguir las siguientes recomendaciones a la hora de rehabilitar pacientes con desgaste intenso:

- El tratamiento restaurador debe ser lo más conservador posible, involucrando el menor número de dientes para conseguir el resultado clínico deseado.
- **Siempre que sea posible**, las preparaciones dentarias se deben limitar únicamente a la creación de pequeños pocitos, biseles o *chamfers* con el objetivo de facilitar el correcto asentamiento de las restauraciones (Fig. 1.27).
- Asumiendo que el paciente tenga buena higiene, **la selección de los materiales y técnicas restauradoras dependerá de varios factores como las expectativas, las demandas estéticas y el perfil de riesgo del paciente**. De la misma forma, las habilidades técnicas y conocimientos del clínico junto a los condicionantes económicos del paciente son factores que se deben tener en consideración.

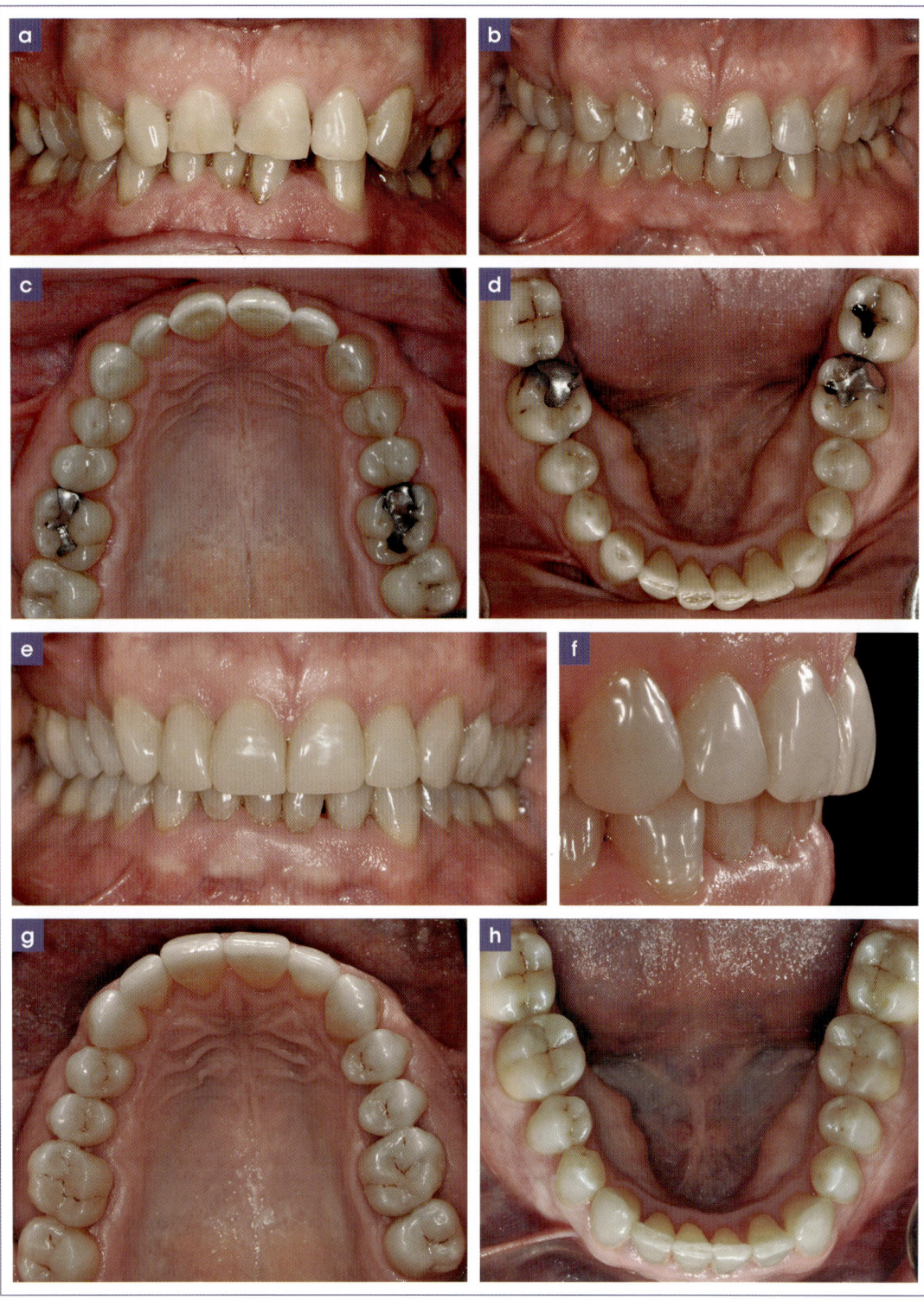

FIGURA 1.24 Rehabilitación mediante la utilización de composite inyectado de un paciente con desgaste dentario por atrición y malposición dentaria una vez finalizado el tratamiento de ortodoncia. (Tratamiento de ortodoncia realizado por el Dr. Guillermo Ibaseta. Gijón).

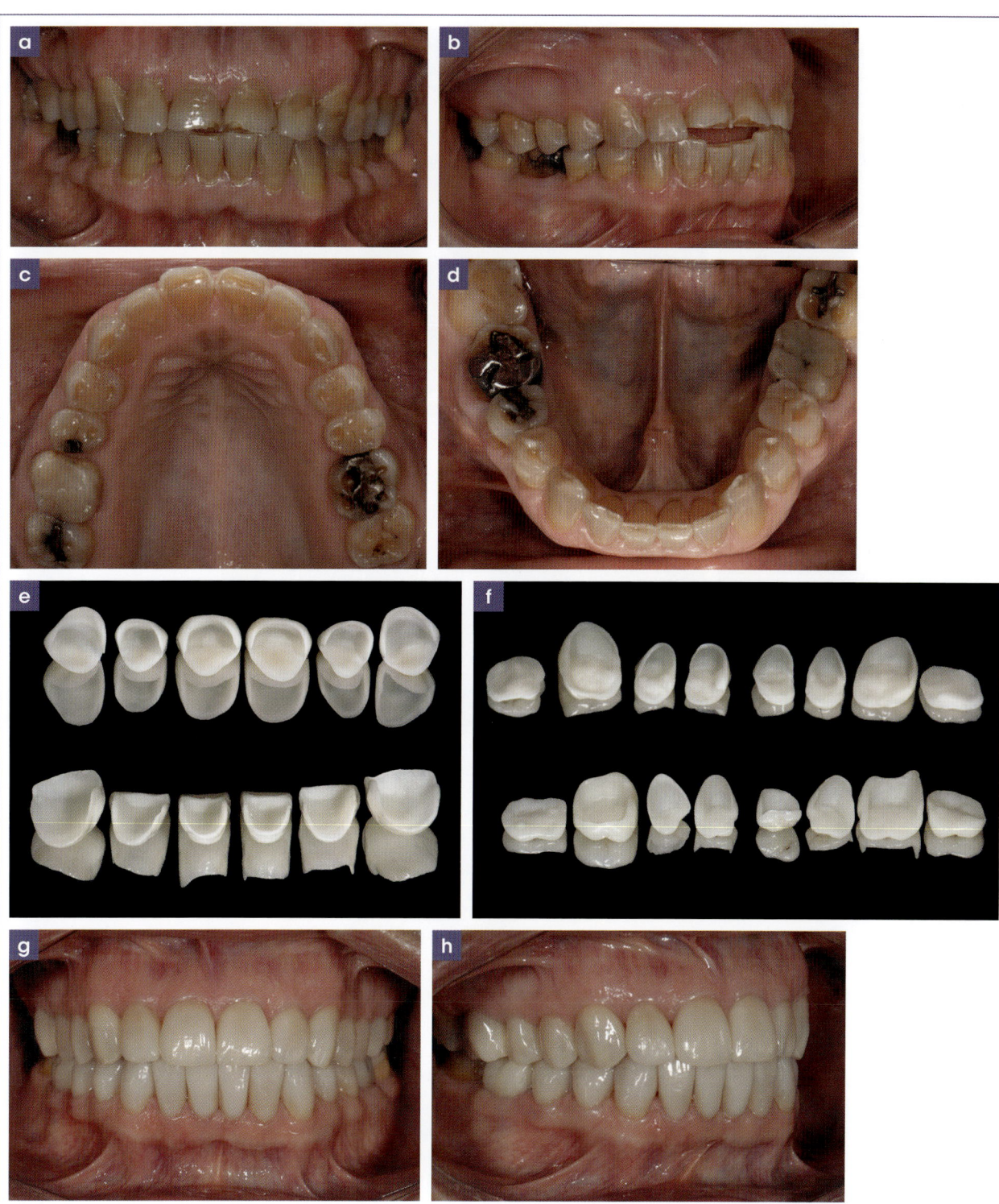

FIGURA 1.25 a) Paciente con desgaste dentario por erosión y decoloración asociada por tetraciclinas. b-d) Una vez efectuado el tratamiento de ortodoncia (realizado por la Dra. M.ª Menéndez del Rey, Oviedo). e,f) Restauraciones parciales de disilicato de litio (carillas vestibulares en dientes anteriores inferiores, carillas en V en dientes anteriores superiores, carillas oclusovestibulares en premolares y primeros molares superiores e inferiores, y carillas oclusales en los últimos molares superiores e inferiores.

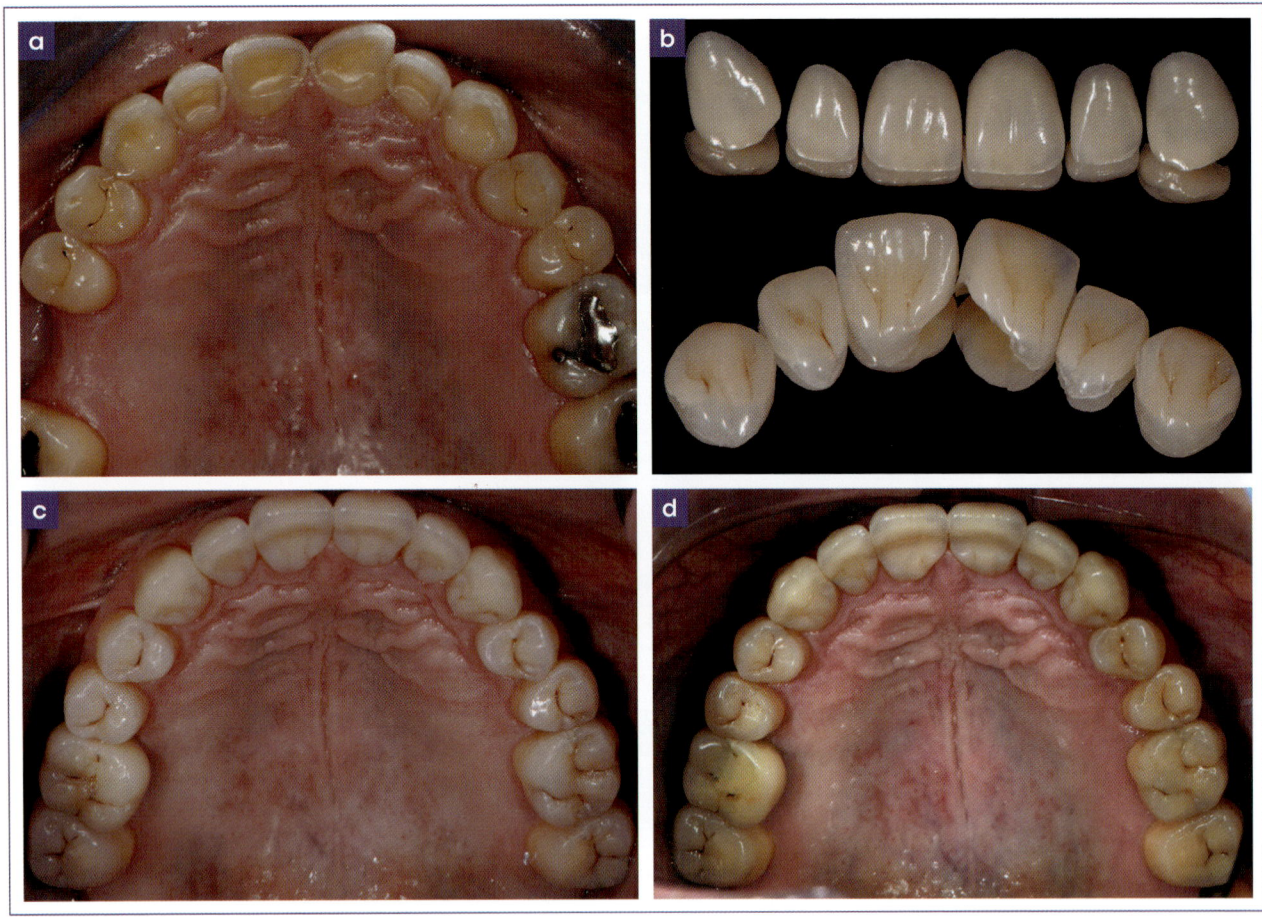

FIGURA 1.26 a) Paciente con desgaste intenso por erosión y atrición en los dientes anteriores y moderado en los posteriores. b) Carillas linguales de Adoro® Ivoclar y carillas vestibulares de disilicato de litio. c) Dientes anteriores restaurados con técnica sándwich y los posteriores con carillas oclusovestibulares de Adoro® Ivoclar y una restauración implantosoportada en el 1.6. d) El seguimiento a los 13 años muestra únicamente un ligero desgaste de la cara lingual de los dientes anteriores superiores. En una ocasión al cabo de 8 años hubo un aflojamiento de la corona implantosoportada.

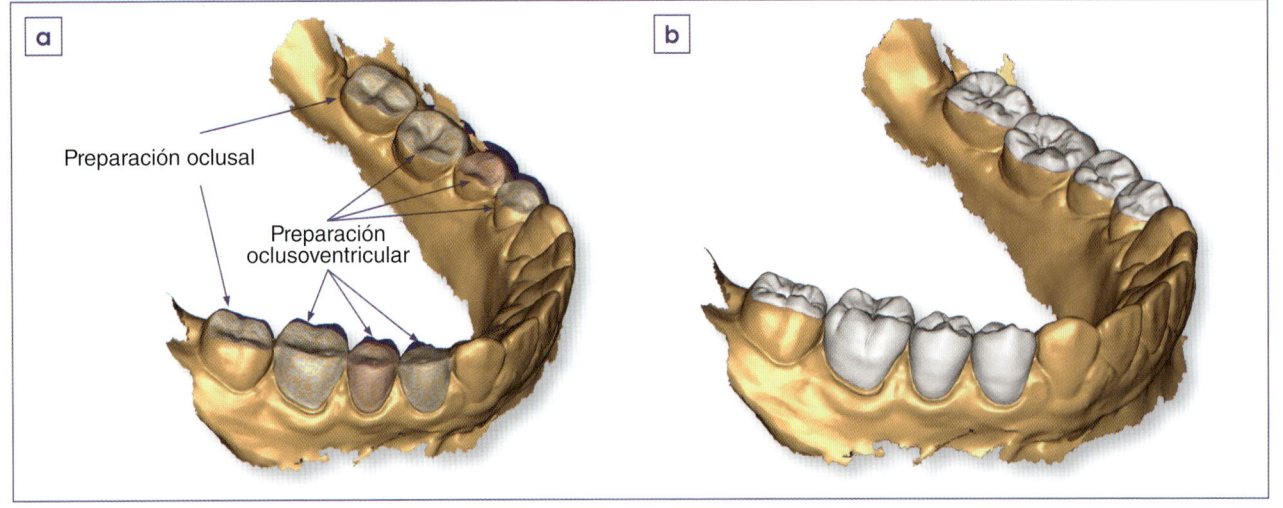

Preparación oclusal

Preparación oclusoventricular

FIGURA 1.27 Se muestra la preparación mínimamente invasiva de premolares y molares inferiores. En los premolares y primeros molares por motivos estéticos se llevaron a cabo preparaciones oclusovestibulares mínimamente invasivas y en los últimos únicamente oclusales (table tops).

A pesar de las limitaciones de los protocolos convencionales, en absoluto hay que descartar su utilización. Estarían indicados en aquellas situaciones en las que las características de la estructura dentaria remanente no permitan aplicar de forma predecible los protocolos de adhesión. Un ejemplo sería aquellos sujetos con fallos recurrentes de restauraciones de composite o los pacientes de edad avanzada (con desgaste dentario) que suelen ser portadores de restauraciones antiguas, ya de por sí más invasivas. A su vez, también estaría indicado en individuos con altas demandas estéticas en los que puede ser necesario realizar preparaciones más extensas para alcanzar los resultados deseados (Fig. 1.28).

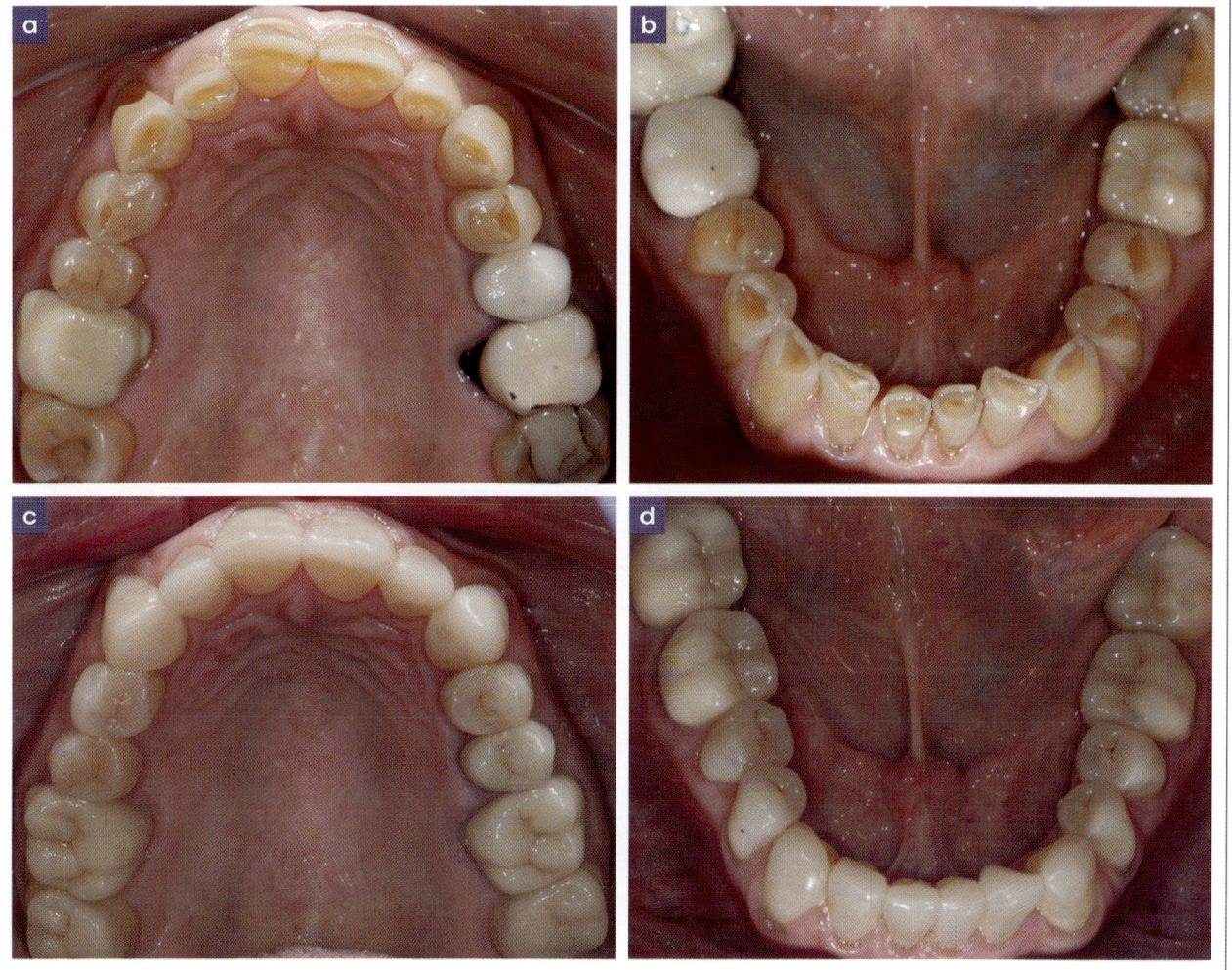

FIGURA 1.28 a,b) Paciente de 64 años con desgaste dentario avanzado por erosión y atrición y a su vez portador de coronas completas antiguas de metal porcelana. c,d) Rehabilitación final en la que se puede observar la sustitución de las coronas completas antiguas por otras de circonio, *onlays* de disilicato de litio en 2.7 y 3.7 y restauraciones directas de composite en el resto de los dientes.

BIBLIOGRAFÍA

1. Antonelli JR, Hottel TL, Garcia-Godoy F. Abfraction lesions--where do they come from? A review of the literature. J Tenn Dent Assoc. 2013. 93:14-19.

2. Aquilino SA, Caplan DJ. Relationship between crown placement and the survival of the endodontically treated teeth. J Prosthet Dent 2002; 87:256-263.

3. Attin T, Filli T, Imfeld C, Schmidlin PR. Composite vertical bite reconstructions in eroded dentitions after 5·5 years: a case series. J Oral Rehabil. 2012 Jan;39(1):73-79.

4. Bartlett D, O'Toole S. Tooth Wear: Best Evidence Consensus Statement. J Prosthodont. 2020; 30:20-25.

5. Braem M, Lambrechts P, Vanherle G. Stress-induced cervical lesions. J Prosthet Dent. 1992; 67:718-722.

6. Burke FJ, Kelleher MG, Wilson N, Bishop K. Introducing the concept of pragmatic esthetics, with special reference to the treatment of tooth wear. J Esthet Restor Dent. 2011; 23:277-293.

7. Cardoso AC, Canabarro S, Myers SL. Dental erosion: diagnostic-based noninvasive treatment. Pract Periodontics Aesthet Dent. 2000; 12:223-228.

8. Carvalho TS, Colon P, Ganss C, Huysmans MC, Lussi A, Schlueter N, Schmalz G, Shellis RP, Tveit AB, Wiegand A. Consensus report of the European Federation of Conservative Dentistry: erosive tooth wear--diagnosis and management. Clin Oral Investig. 2015; 19:1557-61.

9. Chu FC, Yip HK, Newsome PR, Chow TW, Smales RJ. Restorative management of the worn dentition: I. Aetiology and diagnosis. Dent Update. 2002; 29:162-8.

10. Clark GT, Adler RC. A critical evaluation of occlusal therapy: occlusal adjustment procedures. J Am Dent Assoc. 1985; 110:743-50.

11. Coulter J, McCracken G. Complications in Managing tooth wear; exploring a potential pitfall of using the Dahl approach – A case study. Dent Update 2018; 45:320-326.

12. Crins LAMJ, Opdam NJM, Kreulen CM, Bronkhorst EM, Sterenborg BAMM, Huysmans MCDNJM, Loomans BAC. Randomized controlled trial on the performance of direct and indirect composite restorations in patients with severe tooth wear. Dent Mater. 2021; 37(11):1645-1654.

13. Dawson PE. Functional Occlusion. From the TMJ to smile design. Mosby 2007.

14. Dietschi D, Argente A. A comprehensive and conservative approach for the restoration of abrasion and erosion. Part I: concepts and clinical rationale for early intervention using adhesive techniques. Eur J Esthet Dent. 2011; 6:20-33.

15. Dietschi D. Tooth wear. Interceptive treatment approach with minimally invasive protocols. Quintessence Publishing. 2023.

16. Edelhoff D, Güth JF, Erdelt K, Brix O, Liebermann A. Clinical performance of occlusal onlays made of lithium disilicate ceramic in patients with severe tooth wear up to 11 years. Dent Mater. 2019; 35:1319-1330.

17. Fernández CE, Brandao ACS, Bícego-Pereira EC, Del Bel Cury AA, Cury JA, Tenuta LMA. Effect of pH and titratable acidity on enamel and dentine erosion. Clin Oral Investig. 2022; 26:5867-5873.

18. Ferrando Cascales Á, Sauro S, Hirata R, Astudillo-Rubio D, Ferrando Cascales R, Agustín-Panadero R, Delgado-Gaete A. Total Rehabilitation Using Adhesive Dental Restorations in Patients with Severe Tooth Wear: A 5-Year Retrospective Case Series Study. J Clin Med. 2023; 12:5222.

19. Fradeani M, Bacherini L, Turrini R, Buda M. Minimally Invasive Prosthetic Procedure (MIPP): Up to 12-Year Survival of Full-Mouth Rehabilitations in Patients with Severely Worn Dentition (Managed with Lithium Disilicate Ceramic Restorations). Int J Periodontics Restorative Dent. 2021; 41:799-808.

20. Giunta JL. Dental erosion resulting from chewable vitamin C tablets. J Am Dent Assoc. 1983; 107:253-256.

21. Greenwall LH, Greenwall-Cohen J, Wilson NHF. Charcoal-containing dentifrices. Br Dent J. 2019; 226:697-700.

22. Grippo JO, Simring M, Coleman TA. Abfraction, abrasion, biocorrosion, and the enigma of noncarious cervical lesions: a 20-year perspective. J Esthet Restor Dent. 2012; 24:10-23.

23. Grippo JO, Simring M, Schreiner S. Attrition, abrasion, corrosion and abfraction revisited: a new perspective on tooth surface lesions. J Am Dent Assoc. 2004; 135:1109-1118.

24. Hamburger JT, Opdam NJ, Bronkhorst EM, Kreulen CM, Roeters JJ, Huysmans MC. Clinical performance of direct composite restorations for treatment of severe tooth wear. J Adhes Dent. 2011; 13:585-593.

25. Hanif A, Rashid H, Nassim M. Tooth surface loss revisited: Classification, etiology, and management. J Rest Dent 2015; 337-343.

26. Kois DE. Clinical case report: full-mouth rehabilitation of a patient with GERD. Compend Contin Educ Dent. 2009; 30:38-40.

27. Lambrechts P, Braem M, Vuylsteke-Wauters M, Vanherle G. Quantitative in vivo wear of human enamel. J Dent Res.1989; 68:1752-4.

28. Leven AJ, Ashley M. Epidemiology, aetiology and prevention of tooth wear. Br Dent J. 2023; 234:439-444.

29. Levy JH. Teeth as sensory organs. Vistas: Complete and predictable dentistry 2009; 14:19.

30. Litonjua LA, Andreana S, Bush PJ, Cohen RE. Tooth wear: attrition, erosion, and abrasion. Quintessence Int. 2003; 34:435-46.

31. Lobbezoo F, Ahlberg J, Raphael KG, Wetselaar P, Glaros AG, Kato T, Santiago V, Winocur E, De Laat A, De Leeuw R, Koyano K, Lavigne GJ, Svensson P, Manfredini D. International consensus on the assessment of bruxism: Report of a work in progress. J Oral Rehabil. 2018; 45:837-844.

32. Loewenstein WR, Rathkamp R. A study on the pressoreceptive sensibility of the tooth. J Dent Res. 1955; 34:287-94.

33. Loomans B, Opdam N, Attin T, Bartlett D, Edelhoff D, Frankenberger R, Benic G, Ramseyer S, Wetselaar P, Sterenborg B, Hickel R, Pallesen U, Mehta S, Banerji S, Lussi A, Wilson N. Severe Tooth Wear: European Consensus Statement on Management Guidelines. J Adhes Dent. 2017; 19:111-119.

34. Lussi A, Megert B, Shellis RP, Wang X. Analysis of the erosive effect of different dietary substances and medications. Br J Nutr. 2012; 107:252-62.

35. Mehta SB, Banerji S. The prevention of tooth wear. Dent Update 2020; 47:813-820.

36. Mehta SB, Banerji S, Millar BJ, Suarez-Feito JM. Current concepts on the management of tooth wear: part 4. An overview of the restorative techniques and dental materials commonly applied for the management of tooth wear. Br Dent J. 2012; 212:169-77.

37. Mehta SB, Francis S, Banerji S. A Guided, Conservative Approach for the Management of Localized Mandibular Anterior Tooth Wear. Dent Update. 2016; 43:106-108.

38. Mehta SB, Loomans BAC, van Sambeek RMF, Pereira-Cenci T, O'Toole S. Managing tooth wear with respect to quality of life: an evidence-based decision on when to intervene. Br Dent J. 2023; 234:455-458.

39. Mesko ME, Sarkis-Onofre R, Cenci MS, Opdam NJ, Loomans B, Pereira-Cenci T. Rehabilitation of severely worn teeth: A systematic review. J Dent. 2016; 48:9-15.

40. Milosevic A. Toothwear: aetiology and presentation. Dent Update. 1998; 25:6-11.

41. Milosevic A, Burnside G. The survival of direct composite restorations in the management of severe tooth wear including attrition and erosion: A prospective 8-year study. J Dent. 2016; 44:13-9.

42. Muts EJ, van Pelt H, Edelhoff D, Krejci I, Cune M. Tooth wear: a systematic review of treatment options. J Prosthet Dent. 2014; 112:752-9.

43. Poggio C, Gulino C, Mirando M, Colombo M, Pietrocola G. Preventive effects of different protective agents on dentin erosion: An in vitro investigation. J Clin Exp Dent. 2017; 9:e7-e12.

44. Polmann H, Réus JC, Massignan C, Serra-Negra JM, Dick BD, Flores-Mir C, Lavigne GJ, De Luca Canto G. Association between sleep bruxism and stress symptoms in adults: A systematic review and meta-analysis. J Oral Rehabil. 2021; 48:621-631.

45. Prabakaran P. Wear away; Causes, diagnosis, prevention and management: A review. Int J Orl Health 2022; 2:1-7.

46. Sarode GS, Sarode SC. Abfraction: A review. J Oral Maxillofac Pathol. 2013; 17:222-227.

47. Schlueter N, Hardt M, Klimek J, Ganss C. Influence of the digestive enzymes trypsin and pepsin in vitro on the progression of erosion in dentine. Arch Oral Biol. 2010; 55:294-299.

48. Smalles RJ, Berekally TL. Long-term survival of direct and indirect restorations placed for the treeatment of advanced tooth wear. Eur. J. Prosthodont. Restor. Dent. 2007; 15:2-6.

49. Song MY, Park JM, Park EJ. Full mouth rehabilitation of the patient with severely worn dentition: a case report. J Adv Prosthodont. 2010; 2:106-10.

50. Spear FM. Occlusal considerations for complex restorative Therapy. In: McNeil C. Science and practice of occlusion. Quintessence 1997. p. 437-455.

51. Spear FM. Managing the worn dentition: Part 1. Advanced Estheics & Interdisciplinary Dentistry 2008; 4:4-19.

52. Spear F. Treating the worn dentition. Course manual. Scottsdale. Arizona. 2015.

53. Spreafico RC. Composite resin rehabilitation of eroded dentition in a bulimic patient: a case report. Eur J Esthet Dent. 2010; 5:28-48.

54. Stokes AN, Hood JA. Impact fracture characteristics of intact and crowned human central incisors. J Oral Rehabil. 1993; 20:89-95.

55. Tauböck TT, Schmidlin PR, Attin T. Vertical Bite Rehabilitation of Severely Worn Dentitions with Direct Composite Restorations: Clinical Performance up to 11 Years. J Clin Med. 2021; 10:1732.

56. Vailati F, Belser UC. Full-mouth adhesive rehabilitation of a severely eroded dentition: the three-step technique. Part 1. Eur J Esthet Dent. 2008; 3:30-44.

57. VAILATI F, GRUETTER L, BELSER UC. Adhesively restored anterior maxillary dentitions affected by severe erosion: up to 6-year results of a prospective clinical study. Eur J Esthet Dent. 2013; 8:506-30.

58. VAN'T SPIJKER A, RODRIGUEZ JM, KREULEN CM, BRONKHORST EM, BARTLETT DW, CREUGERS NH. Prevalence of tooth wear in adults. Int J Prosthodont. 2009; 22:35-42.

59. WATSON ML, BURKE FJ. Investigation and treatment of patients with teeth affected by tooth substance loss: a review. Dent Update. 2000; 27:175-183.

2

¿CÓMO RESTABLECER UN NUEVO ESQUEMA OCLUSAL?

José María Suárez Feito

A pesar de su importancia, la oclusión todavía es un tema controvertido que implica cierto grado de confusión por parte de clínicos y estudiantes, que podría atribuirse a diversos motivos como la gran diversidad de conceptos oclusales, la variada terminología existente para hacer referencia a algunos aspectos importantes de la misma, y la oferta de cursos de oclusión con filosofías estrictas y procedimientos complejos heredados del pasado y que dificultan integrar los conceptos aprendidos de regreso a la realidad clínica del día a día.

Históricamente los conceptos de oclusión partían de una concepción mecanicista del aparato masticatorio (AM) y con poco sustento científico, que se basaban más bien en interpretaciones personales y, en ocasiones, empleaban estrategias clínicas complejas para alcanzar los objetivos de una teórica oclusión ideal que ni siquiera existía en la realidad (Türp *et al.*, 2008). Aunque en la actualidad todavía existen defensores de la utilización de procedimientos oclusales complejos, no existe información científica que lo justifique (Koyano *et al.*, 2012).

El objetivo de este capítulo es mostrar cómo restablecer un nuevo esquema oclusal en la rehabilitación de pacientes con desgaste dentario mediante procedimientos simples, pero basados en la evidencia científica y que, utilizados de forma precisa y reproducible, nos van a permitir reducir tanto fallos técnicos como la necesidad de múltiples ajustes una vez finalizada la rehabilitación. Para ello responderemos a varias preguntas:

- ¿Qué relación maxilomandibular vamos a utilizar?
- ¿Cuál será la nueva posición del borde incisal superior y del borde incisal inferior?
- ¿Cómo restablecer el espacio restaurador? ¿Hay que aumentar siempre la dimensión vertical oclusal (DVO)?
- ¿Cómo rediseñar el plano oclusal y qué tipo de contactos y anatomía oclusal vamos a establecer?
- ¿Cómo restablecer la función de los dientes anteriores? La guía anterior.

Los vídeos de este capítulo, a excepción del vídeo 2.6, están cedidos gentilmente por BiteFX® (https://bitefx.com/).

¿QUÉ RELACIÓN MAXILOMANDIBULAR VAMOS A UTILIZAR?

Dado que la oclusión cambia como consecuencia del desgaste dentario, también lo hará la posición de la mandíbula con respecto al maxilar a medida que este progresa, por lo que, a la hora de diseñar el nuevo esquema oclusal, necesitaremos utilizar un nuevo punto de referencia estable a partir del cual podamos relacionar de forma predecible ambas arcadas dentarias, al menos, durante el proceso restaurador.

A la hora de establecer esa nueva relación maxilomandibular tenemos que considerar dos posiciones básicas:

- **Máxima intercuspidación (MI)**. Hace únicamente referencia al máximo engranaje dentario entre ambas arcadas dentarias, independientemente de la posición condilar (Koyano *et al.*, 2012) (Fig. 2.1a).
- **Relación céntrica (RC)**. Hace referencia exclusivamente a la posición que ocupan los cóndilos en la cavidad glenoidea, independientemente del engranaje dentario (Fig. 2.1b).

Aunque estas MI y RC son dos posiciones conceptualmente diferentes, están estrechamente relacionadas, puesto que al producirse la MI, los cóndilos ocuparán forzosamente una posición determinada

Según Wiskott (2011), en términos generales el concepto de RC tiene un doble significado:

- Una relación fisiológica cóndilo-fosa optimizada.
- Una posición clínica reproducible.

dentro de la cavidad glenoidea que varía de unos sujetos a otros (Fig. 2.2a). Podría ocurrir que la posición de máximo engranaje dentario (MI) en algunos individuos coincida con esa posición optimizada de los cóndilos en la cavidad glenoidea (RC), si bien esta coincidencia no es frecuente y está descrito que se produce solamente en menos de un 10 % de la población (Keshvad y Winstanley, 2000). La trascendencia que ello tiene desde el punto de vista clínico es que cuando efectuamos restauraciones pequeñas que involucran segmentos poco extensos de la oclusión, la propia anatomía que proporcionan el resto de las superficies oclusales de los dientes intactos permitirá relacionar entre sí los modelos de trabajo en el laboratorio y elaborar dichas restauraciones. Es decir, **estaremos utilizando la posición de MI**. Ahora bien, cuando tenemos que restablecer el espacio restaurador y

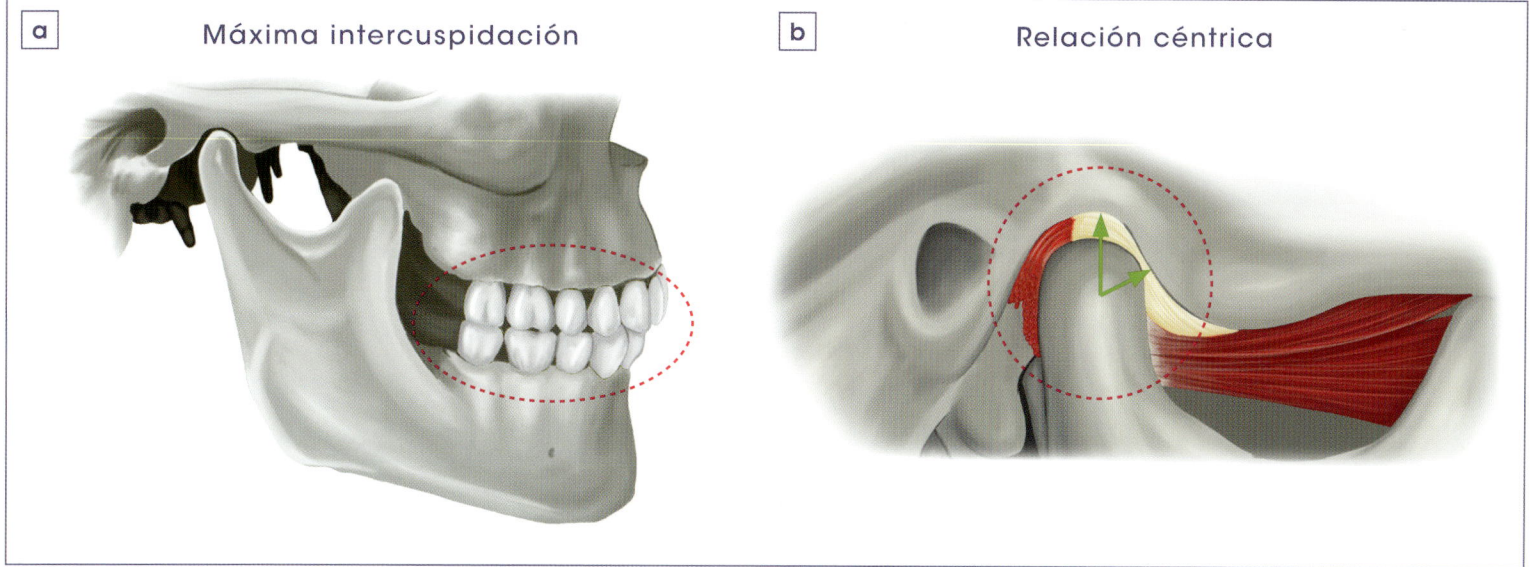

| a | Máxima intercuspidación | b | Relación céntrica |

FIGURA 2.1 a) La posición de máxima intercuspidación (MI) se determina a partir del engranaje dentario. b) La posición de relación céntrica (RC) se determina a partir de la posición condilar en la fosa glenoidea.

generar un nuevo esquema oclusal, como ocurre en el caso de los pacientes con desgaste dentario intenso, la única referencia anatómica de que disponemos para relacionar entre sí ambas arcadas dentarias es dicha **posición condilar optimizada (RC)** (Fig. 2.2b).

El concepto de RC surgió hace más de 100 años de la necesidad de tener una posición mandibular de referencia en la construcción de dentaduras completas y, desde entonces, sigue siendo uno de los aspectos más controvertidos de la odontología (Wiens *et al.*, 2018) tanto en cuanto a su definición como a la forma de registrarla (Jasinevicius *et al.*, 2000; Orozco *et al.*, 2008). Tal controversia gira en torno a la posición que tiene que ocupar la cabeza del cóndilo en la cavidad glenoidea. Según la primera definición de RC introducida por McCollum, los cóndilos estarían en la posición más retruida (Palaskar *et al.*, 2013). Este concepto estuvo vigente durante décadas con ciertas modificaciones hasta que, finalmente y tras experimentar diversos cambios, se estableció que esta posición sería la más anterior y superior. Así, Dawson (1973), basándose en la interpretación de las características anatómicas de la articulación temporomandibular (ATM) observadas en numerosas disecciones llevadas a cabo en la Universidad de Florida, estableció que se alcanzaba la RC cuando el complejo cóndilo-disco estaba correctamente alineado en la posición más superior y

contra la eminencia, independientemente del contacto dentario y de la dimensión vertical. Posteriormente, incorporó el término de medial a su definición.

La novena edición del *Glosario de Términos Prostodóncicos* (GTP, 2017) define la RC como "La relación maxilomandibular, independiente del contacto dentario, en la que los cóndilos articulan en la posición anterosuperior contra la vertiente posterior de la eminencia articular; en esta posición, la mandíbula se limita a movimientos de rotación puros; desde esta relación maxilomandibular no forzada, el paciente puede hacer movimientos verticales laterales o de protrusiva; es una posición clínica de referencia útil y repetible".

Quizás la definición que mejor sustenta y permite entender el concepto de RC desde el punto de vista de la anatomía y la fisiología articular es: **"aquella posición de los cóndilos cuando los músculos elevadores están contraídos y los pterigoideos laterales relajados y con el disco correctamente alineado"** (Cairns, 2018).

Aunque el término de RC es el más utilizado, otros como el de **"posición ortopédica", "posición condilar fisiológica", "posición asentada de los cóndilos"** etc., también se utilizan para hacer referencia a esta posición condilar. Algunos autores (Zonnenberg *et al.*, 2021; Fornai *et al.*, 2022) cuestionan el termino de RC desde el punto de vista

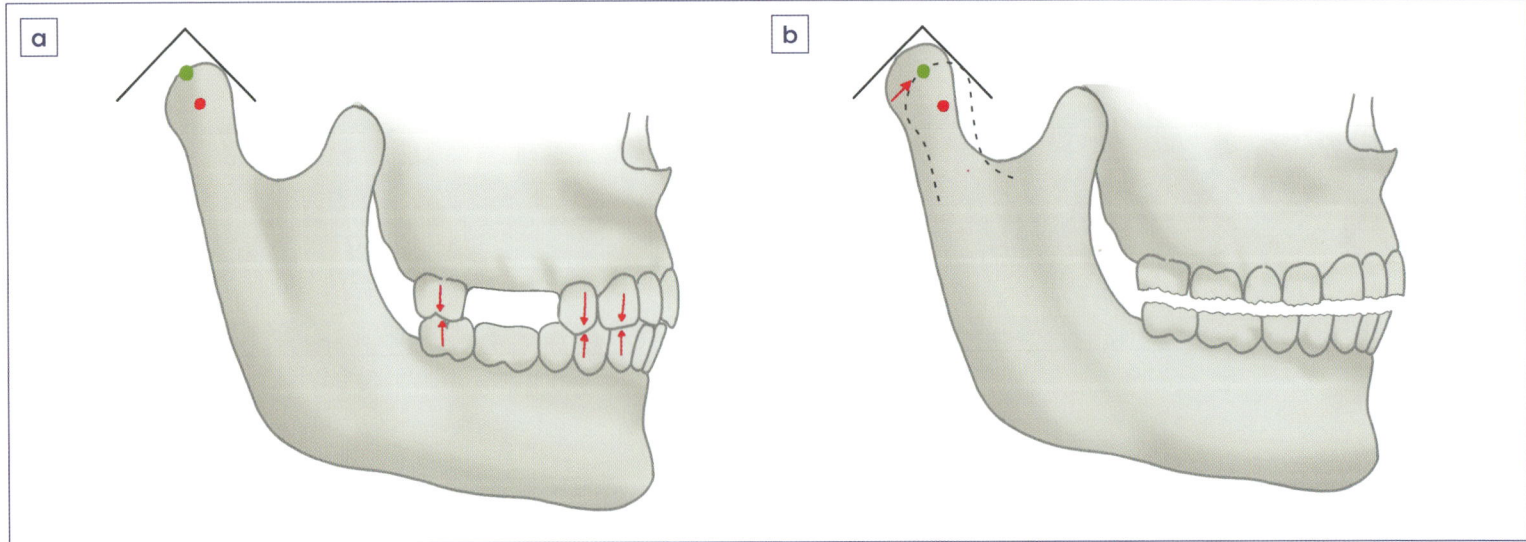

FIGURA 2.2 a) Cuando restauramos segmentos pequeños de la oclusión utilizaremos la posición de MI, dado que hay suficientes dientes remanentes para relacionar ambas arcadas dentarias. b) En pacientes con desgaste dentario para los que tenemos que restablecer el espacio restaurador y generar un nuevo esquema oclusal, utilizaremos la posición condilar de RC para relacionar ambas arcadas dentarias.

semántico e incluso práctico y consideran que este debería revisarse y, en su lugar, utilizar el de "posición de referencia".

Sin embargo, para no introducir nueva terminología y dado que todavía no se ha producido dicha revisión, seguiremos empleando el término de RC por ser el más conocido y utilizado hasta el momento.

A pesar de la incertidumbre que genera en muchos clínicos la capacidad de reproducir la posición de RC, hay estudios que ponen de manifiesto que, en ausencia de dolor orofacial e independientemente de la técnica utilizada para determinarla, en la mayoría de los sujetos esta es reproducible (Zonnenberg *et al.*, 2021). Piehslinger *et al.*, (1993) descubrió que la capacidad de reproducción de la posición de RC estaba dentro de un margen de 0,02 mm en el 85 % de los sujetos estudiados, tanto en aquellos que eran sintomáticos como en los asintomáticos y, por ello, propone la utilización del término "área de posición de referencia".

Para comprender y entender mejor cuándo es necesario utilizar esta posición, cómo determinarla y registrarla, mostramos a continuación un breve recordatorio de algunos aspectos de la anatomía de la articulación y de los músculos masticatorios (Duminil, 2016; Farfán *et al.*, 2016).

LA ARTICULACIÓN TEMPOROMANDIBULAR

En un corte sagital de la ATM (Fig. 2.3), podemos observar que tanto las superficies articulares por parte de la eminencia del temporal como del cóndilo mandibular son convexas. A su vez, tanto la eminencia articular como la parte anterior del cóndilo están cubiertas de fibrocartílago, que es una estructura preparada para recibir carga.

Entre ambas superficies se encuentra el disco articular con forma de lente bicóncava, compuesto por fibrocartílago que es avascular y con una ligera inervación en su periferia. Por ello, también está preparado para recibir carga mientras acompaña al cóndilo en todos los movimientos mandibulares.

La parte posterior de la articulación, denominada zona retrodiscal o bilaminar, está altamente vascularizada e inervada, es decir, no está preparada para recibir carga, por lo que la compresión por parte del cóndilo puede dar lugar a diversas alteraciones (Okeson, 2013).

En el cuello del cóndilo mandibular y la parte anterior del disco se insertan los fascículos superior e inferior del pterigoideo lateral.

Si tenemos en cuenta que solamente la eminencia y la parte anterior del cóndilo mandibular están recubiertas de fibrocartílago y que el disco articular está interpuesto entre ambas superficies articulares, podemos entender que cuando actúan los músculos elevadores la dirección de las fuerzas llevarán los cóndilos hacia arriba y hacia adelante.

Desde una perspectiva tridimensional (Fig. 2.4), podemos observar que ambos cóndilos mandibulares forman un ángulo de 90° con la rama mandibular y presentan dos polos, uno medial y otro lateral. Si tenemos en cuenta que ambas superficies articulares por parte del cóndilo y la eminencia del temporal son convexas, es fácil comprender que la misión del disco articular es proporcionar congruencia entre ambas. Dado que este se encuentra firmemente unido mediante

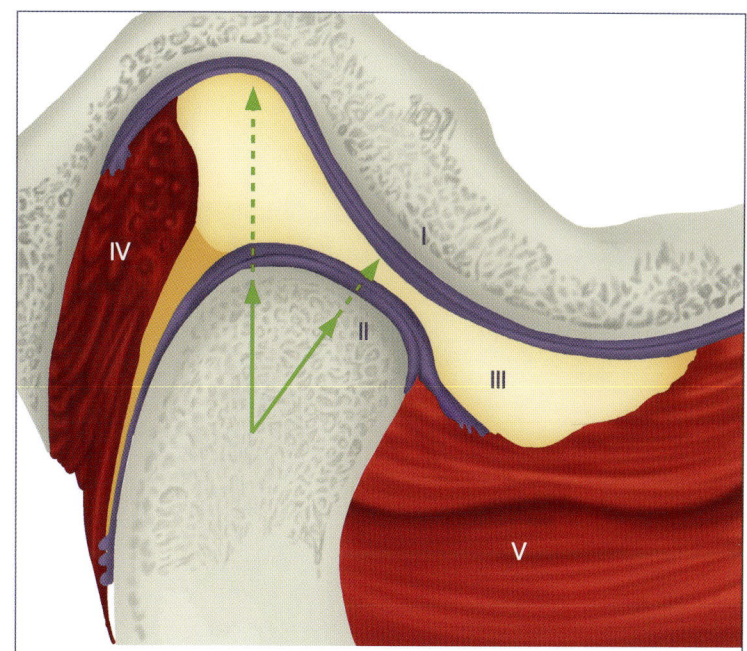

I   Superficie articular del temporal
II Superficie articular del cóndilo mandibular
III Disco articular
IV Zona retrodiscal
V   Pterigoideo lateral

FIGURA 2.3 Corte sagital de la ATM.

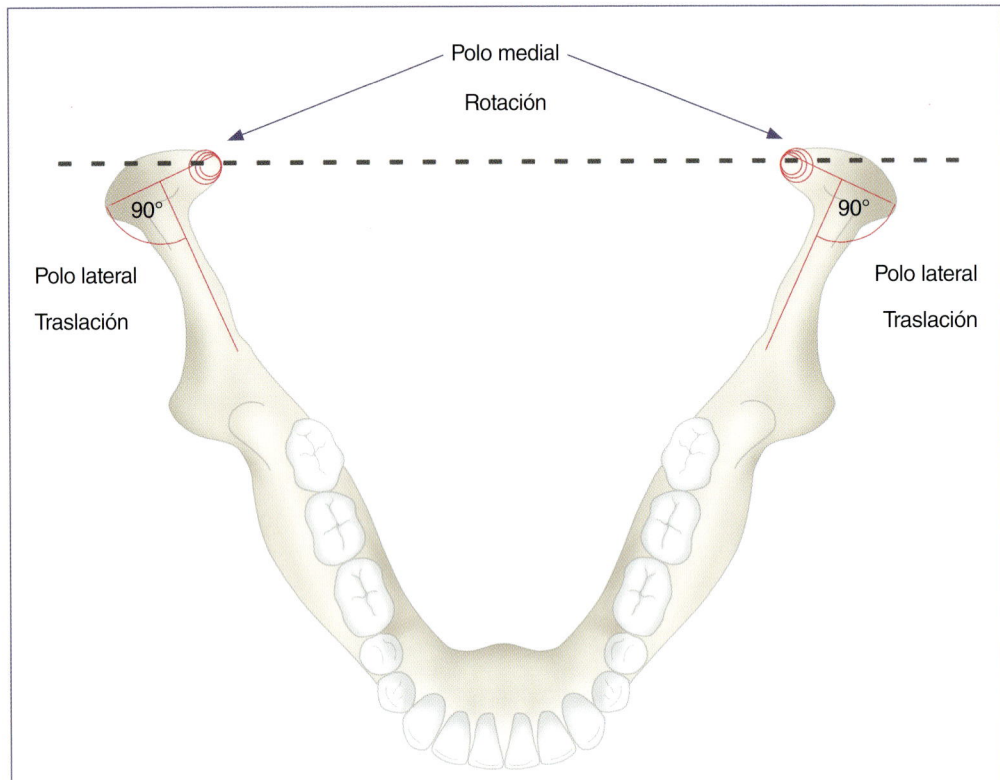

Polo medial

Rotación

90°   90°

Polo lateral   Polo lateral

Traslación   Traslación

FIGURA 2.4 Se puede observar el ángulo de 90° que forma la cabeza del cóndilo con la rama mandibular. Además de producirse en el polo medial el movimiento de rotación, en él se concentran todas las fuerzas a través de su íntima relación con la pared medial de la fosa cuando los cóndilos están correctamente asentados en dicha fosa. A nivel del polo lateral se producen los movimientos de traslación.

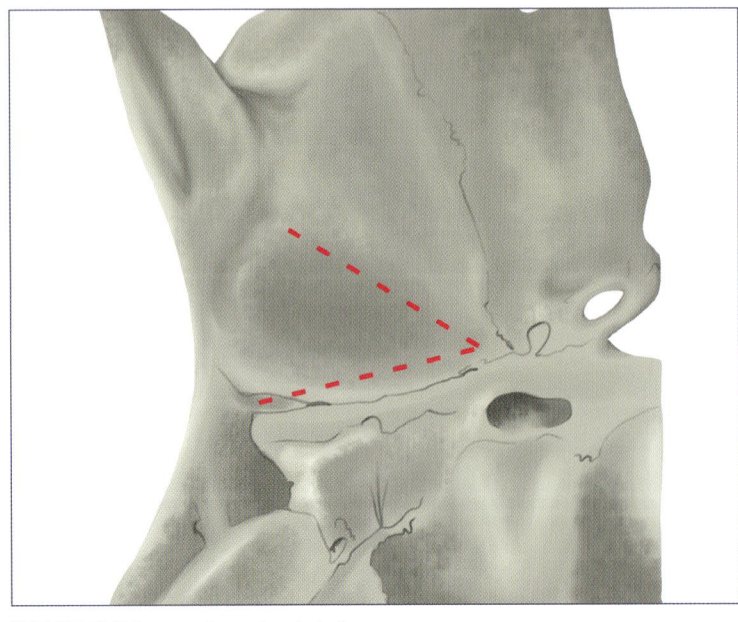

FIGURA 2.5 Forma triangular de la fosa.

ligamentos a ambos polos condilares, puede permanecer alineado sobre la superficie articular del cóndilo durante los diferentes movimientos mandibulares. A su vez, el diseño triangular de la fosa articular (Fig. 2.5) permite que en RC los polos mediales se encuentren en íntima relación con la pared medial de la fosa, concentrando así todas las fuerzas en esta posición a través del disco correctamente interpuesto entre ambas superficies articulares.

Mientras que los movimientos de rotación de la mandíbula se producen a nivel del polo medial, los de traslación ocurren en el polo lateral, de forma que las fuerzas se desplazan a esta porción del cóndilo (Vídeo 2.1). Sin embargo, es importante tener en consideración que la estabilidad a largo plazo de la articulación dependerá, en gran medida, de la integridad del disco sobre el polo medial (Dawson, 1995). Por todo ello, en RC los cóndilos, además de ocupar la posición más anterior y superior en la fosa, tendrán su polo medial en íntima relación con la pared medial de dicha fosa a través del disco articular.

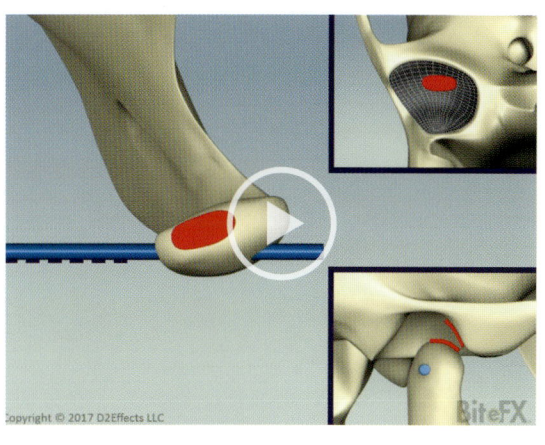

VÍDEO 2.1
Movimiento de
rotación y traslación
de la mandíbula.

LOS MÚSCULOS MASTICATORIOS

Existen tres grupos de músculos masticatorios:

■ **Elevadores:** temporal, masetero superficial y profundo y pterigoideo interno (Fig. 2.6).

■ **Depresores:** suprahioideos (vientre anterior y posterior del digástrico) e infrahioideos (Fig. 2.7).

■ **Posicionadores:** fascículos posteriores del temporal y pterigoideo lateral (Fig. 2.8c).

Desde el punto de vista práctico y para una mejor comprensión del concepto de RC, conviene brevemente recordar que los **músculos elevadores tienen sus fibras orientadas para llevar los cóndilos hacia arriba y hacia adelante cuando estos se contraen** (Fig. 2.9). Por el contrario, **el pterigoideo lateral es un músculo posicionador responsable de orientar la mandíbula en el espacio y facilitar el proceso de máxima intercuspidación en ese 90 % de sujetos en los que la MI no coincide con la posición de RC**. Podríamos decir que el pterigoideo lateral actúa como un elemento de protección desviando la mandíbula para evitar contactos prematuros cuando se produce el cierre mandibular por la acción de los músculos elevadores. La activación del pterigoideo lateral se produce por la estimulación de los mecanorreceptores intradentinarios y periodontales de los dientes que presentan dicho contacto prematuro (Levy, 2018). De ellos parte la información propioceptiva hacia la corteza cerebral a través del núcleo mesencefálico del trigémino, que responderá con acciones voluntarias o reflejas que minimizan el estrés que reciben los dientes que presentan dicho contacto prematuro durante las funciones básicas como la

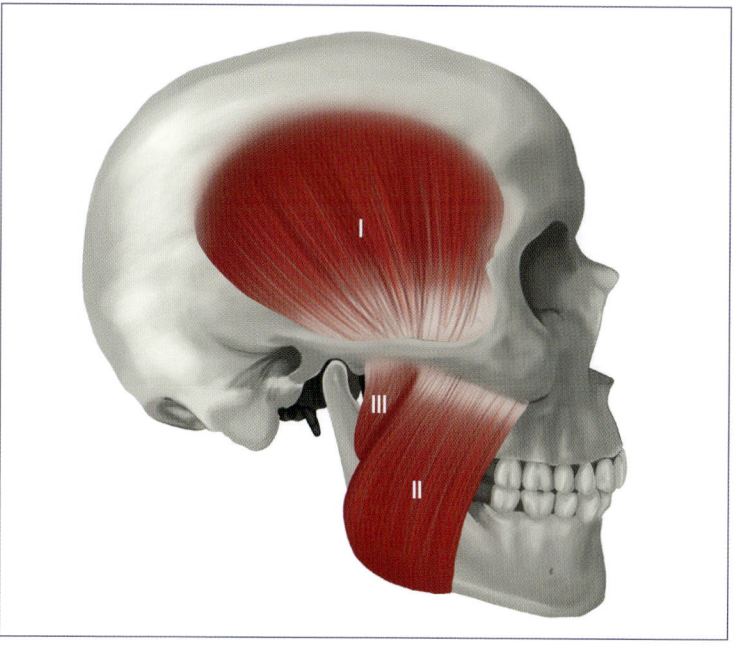

FIGURA 2.6 Músculos elevadores. I) Temporal. II) Fibras superficiales del masetero. III) Fibras profundas del masetero. El músculo pterigoideo interno ocupa la parte interna de la mandíbula (es el músculo en espejo del masetero).

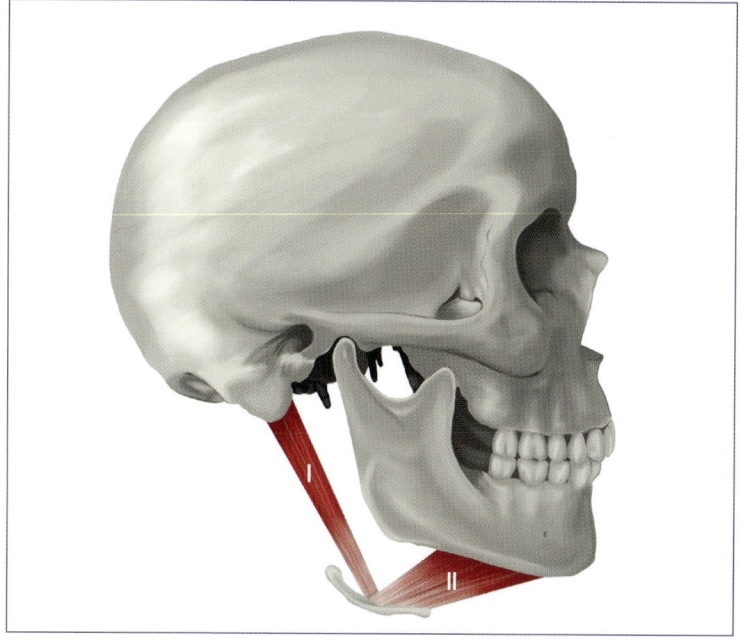

FIGURA 2.7 Músculos depresores. I) Vientre posterior del digástrico. II) Vientre anterior del digástrico.

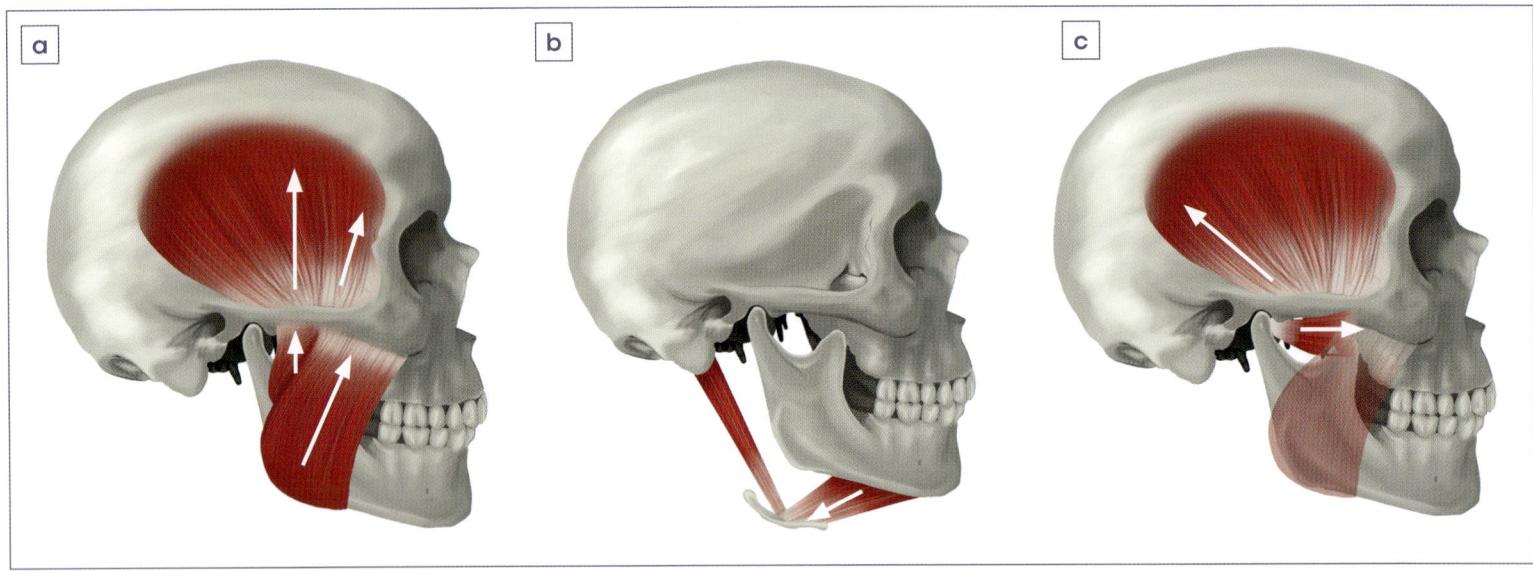

FIGURA 2.8 Las contracciones de las diferentes fibras musculares de los músculos elevadores llevan los cóndilos hacia arriba y hacia adelante durante el cierre mandibular. a) Debido a su orientación, las fibras anteriores del temporal y superficiales del masetero llevan los cóndilos hacia adelante (junto a las fibras del pterigoideo interno), mientras que la orientación de las fibras medias del temporal y profundas del masetero los llevan hacia arriba. b) La contracción de las fibras del vientre anterior del digástrico da lugar al movimiento de apertura. c) La contracción de las fibras posteriores del temporal desplaza la mandíbula hacia distal (p. ej., contactos indeseables distalizantes de las caras linguales de dientes anteriores). La contracción de las fibras del pterigoideo lateral desplaza la mandíbula hacia adelante.

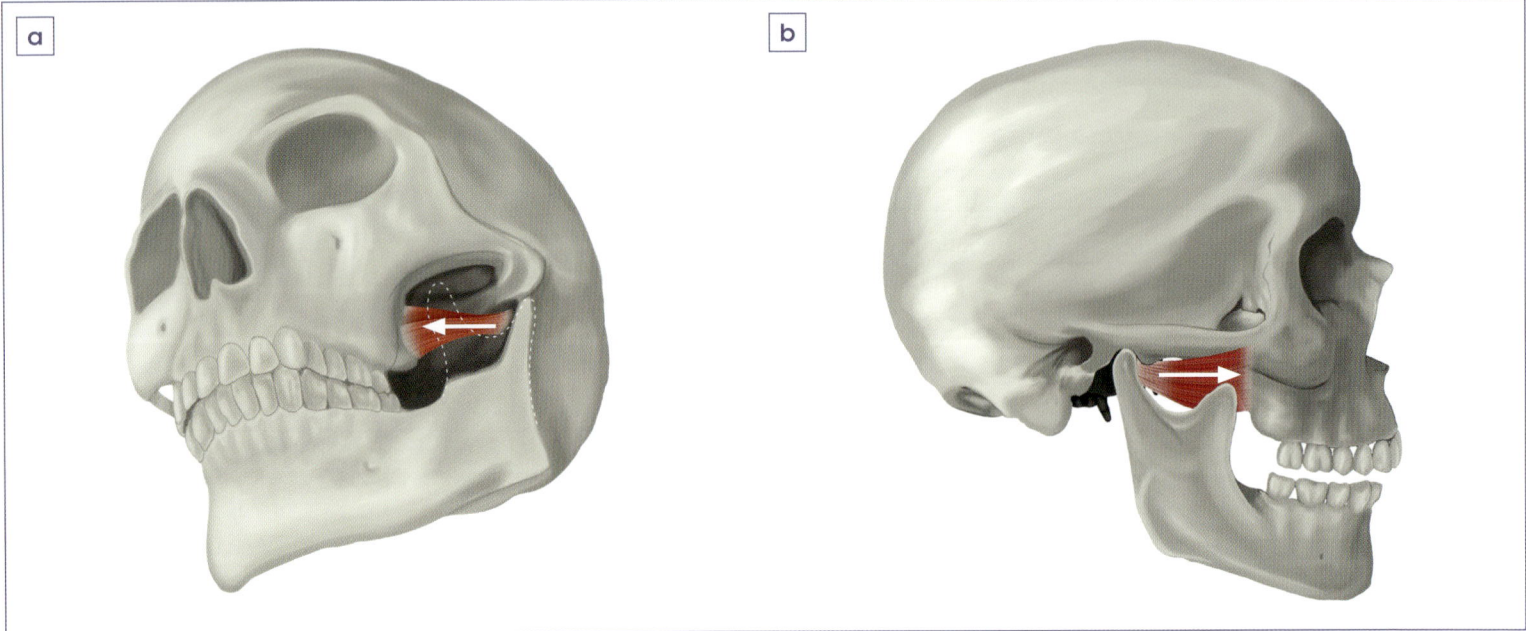

FIGURA 2.9 Las fibras del pterigoideo lateral, al estar dispuestas de delante a atrás y de dentro afuera (desde la apófisis pterigoides al cuello y disco articular) orientan la posición de la mandíbula en el espacio hacia delante mediante su contracción.

apertura y cierre, masticación, deglución, etc. Ello permitirá distribuir las fuerzas entre un mayor número de estructuras dentarias (Vídeo 2.2).

Podríamos decir que la posición de MI está programada neuromuscularmente en virtud de engramas que podemos modificar mediante diferentes procedimientos que permiten evitar los contactos prematuros que dan lugar a dichas acciones reflejas (Greene, 2018; Levy, 2018). Así pues, el proceso de determinación y registro de la posición de RC implica eliminar todo contacto dentario que rompa dichos engramas e interrumpa la acción de los pterigoideos laterales, permitiendo a los músculos elevadores cumplir libremente con su misión de llevar los cóndilos a esa posición más superior y contra la eminencia.

A pesar de la polémica en torno a la posición de RC y de no existir estudios concluyentes sobre su utilización, diversos autores (Magne *et al.*, 2007; Johansson *et al.* 2008; Fradeani *et al.*, 2012; Muts *et al.*, 2014; Fradeani, 2016; Koubi *et al.*, 2018; Kattadiyil *et al.*, 2021 a,b) mencionan su empleo como posición de referencia estable para establecer una nueva posición maxilomandibular durante la rehabilitación de los pacientes con desgaste intenso. Su alto grado de estabilidad biológica y capacidad de reproducción (Wassell y Steele, 1998; Pokorny *et al.*, 2008; Galeković *et al.*, 2017) permiten que se pueda utilizar de forma razonablemente predecible durante el proceso rehabilitador.

Recientemente, Goldstein (2022) estableció que hay suficientes datos e información científica para afirmar que la RC es una posición de referencia reproducible que puede utilizarse en los procedimientos restauradores. Sin embargo, hay muy poca evidencia científica que permita establecer cuál es la posición exacta que debe ocupar el cóndilo en relación con la fosa.

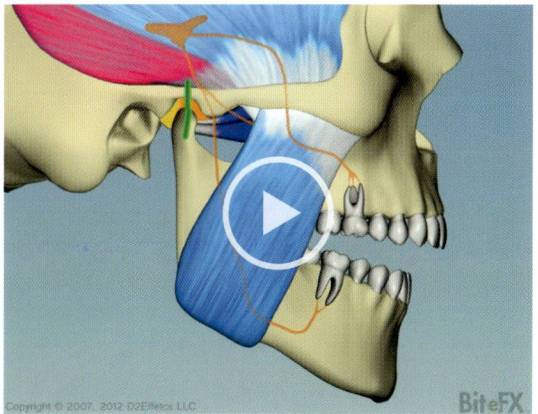

VÍDEO 2.2
Respuesta refleja a partir de la estimulación de los mecanorreceptores a nivel del contacto prematuro.

¿QUÉ OCURRE CON LA RC CUANDO NO HAY ESTABILIDAD MUSCULAR Y/O ARTICULAR?

El concepto de RC, como hemos descrito previamente, **implica estabilidad muscular y/o articular**, y ello solamente ocurre en articulaciones anatómica e histológicamente sanas, lo que permite su determinación y registro en clínica de forma relativamente sencilla y predecible.

En ocasiones, nos encontramos ante articulaciones que han experimentado cambios estructurales de carácter adaptativo que modifican mínima o significativamente la forma en que se relacionan los diferentes componentes articulares. Ello ocurre especialmente en los desplazamientos del polo medial, cambios óseos degenerativos etc., y por lo tanto la determinación y registro de la posición de RC no podría efectuarse de forma fiable.

> Para este tipo de articulaciones es necesario alcanzar un cierto grado de estabilidad estructural previa al inicio del tratamiento restaurador, antes de poder determinar y registrar la nueva posición condilar y utilizarla como referencia de forma predecible.

Dawson (1995) introdujo el concepto de **posición de céntrica adaptada (PCA)** para hacer referencia a la nueva relación maxilomandibular razonablemente estable que se alcanza cuando las articulaciones estructuralmente deterioradas se han adaptado a un nivel tal que permiten aceptar presión firme cuando los cóndilos están en la posición más superior y contra la eminencia. Ahora bien, el grado de estabilidad que se alcanza a largo plazo en el caso de PCA no es comparable al de una articulación estructuralmente sana y, por lo tanto, hay que informar al paciente de que caben esperar ciertos cambios articulares con el paso del tiempo que pueden dar lugar a variaciones en la oclusión y que se requerirá futuros ajustes. Sin embargo, se puede utilizar como posición condilar estable a partir de la cual se puede reconstruir la oclusión, aunque asumiendo las posibles variaciones futuras de la misma.

Por todo ello, es necesario dedicar especial atención durante la exploración completa del paciente a las ATM y la musculatura asociada y así poder identificar posibles signos o síntomas que pongan de manifiesto la presencia de problemas musculares o articulares que, si previamente no son resueltos, puedan comprometer el establecimiento de una posición condilar estable (RC o PCA) a la hora de rediseñar el nuevo esquema oclusal en este tipo de pacientes.

La presencia de chasquidos articulares durante la exploración no nos debe intimar, simplemente hay que identificar si su causa es debida a desplazamientos del polo lateral o del polo medial. Así. mientras que **los desplazamientos del polo lateral tienen un buen pronóstico**, no ocurre así con los desplazamientos del polo medial. Recordemos que, en la posición de RC, el disco estará interpuesto entre ambas superficies articulares de polo lateral a polo medial, el cual tiene una relación íntima con la pared medial de la fosa, lugar donde se concentra la carga en esta posición; de ahí la **importancia de mantener el disco sobre el polo medial para permitir su estabilidad**. Recordemos también que los movimientos de rotación se producen en el polo medial y los de traslación se producen en el polo lateral.

Básicamente y sin entrar en detalle, durante la exploración podemos identificar el tipo de desplazamiento del disco; así, **en el caso de los desplazamientos del polo lateral el chasquido se produce durante el movimiento de traslación (Vídeo 2.3) y en los desplazamientos del polo medial este se pone de manifiesto en el movimiento de rotación, es decir, durante aproximadamente los primeros 18° del movimiento de apertura** (recomendamos para más información el libro de Dawson, 2008).

Una vez que se produce el desplazamiento del polo medial, la evolución que puede experimentar la articulación puede variar desde la formación de un pseudodisco sobre la propia zona retrodiscal, hasta la perforación de dicha zona, lo que dará lugar a cambios óseos degenerativos con un remodelado importante de las superficies articulares, asociado generalmente con la presencia de mordidas abiertas.

Un aspecto importante de la exploración es la utilización del **test de carga** mediante la aplicación de presión en la articulación, bien sea empleando la **técnica bimanual de Dawson** (Dawson, 1995) o mediante la utilización de **laminillas de Long** (Cairns, 2018) (Fig. 2.10). La aparición de tensión indica problemas musculares (extracapsular por contractura del pterigoideo lateral) y la presencia de dolor nos orienta hacia problemas intraarticulares (intracapsular) (Fig. 2.11).

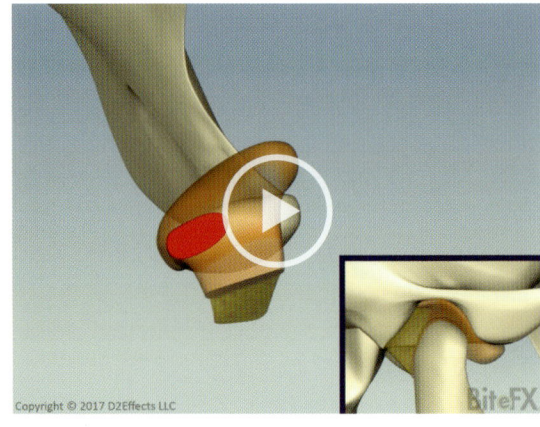

Copyright © 2017 D2Effects LLC

VÍDEO 2.3
Chasquido producido como consecuencia del desplazamiento del polo lateral.

Si el test es negativo y una vez verificado que la posición de los cóndilos es estable (RC), se puede seguir adelante con el plan de tratamiento y su ejecución. Si se produjese tensión, al tratarse de problemas musculares, estaría indicado utilizar placas oclusales parciales anteriores que permiten separar de forma simple los dientes posteriores y romper los engramas adquiridos permitiendo el asentamiento de los cóndilos (RC) (Fig. 2.12a,b). La aparición de dolor nos obliga a un abordaje distinto que, aunque también requiere la utilización de placas oclusales, estas deben cubrir al menos una de las arcadas de forma completa para evitar concentrar las cargas en la articulación (Fig. 2.12c).

Está demostrado que la presencia de contactos únicamente a nivel de los dientes anteriores da lugar a un aumento de la carga en las articulaciones del 60 %, mientras que cuando hay también contacto posterior esta carga se reduce hasta el 5 % (Smith *et al.*, 1986) (Figs. 2.13, 2.14).

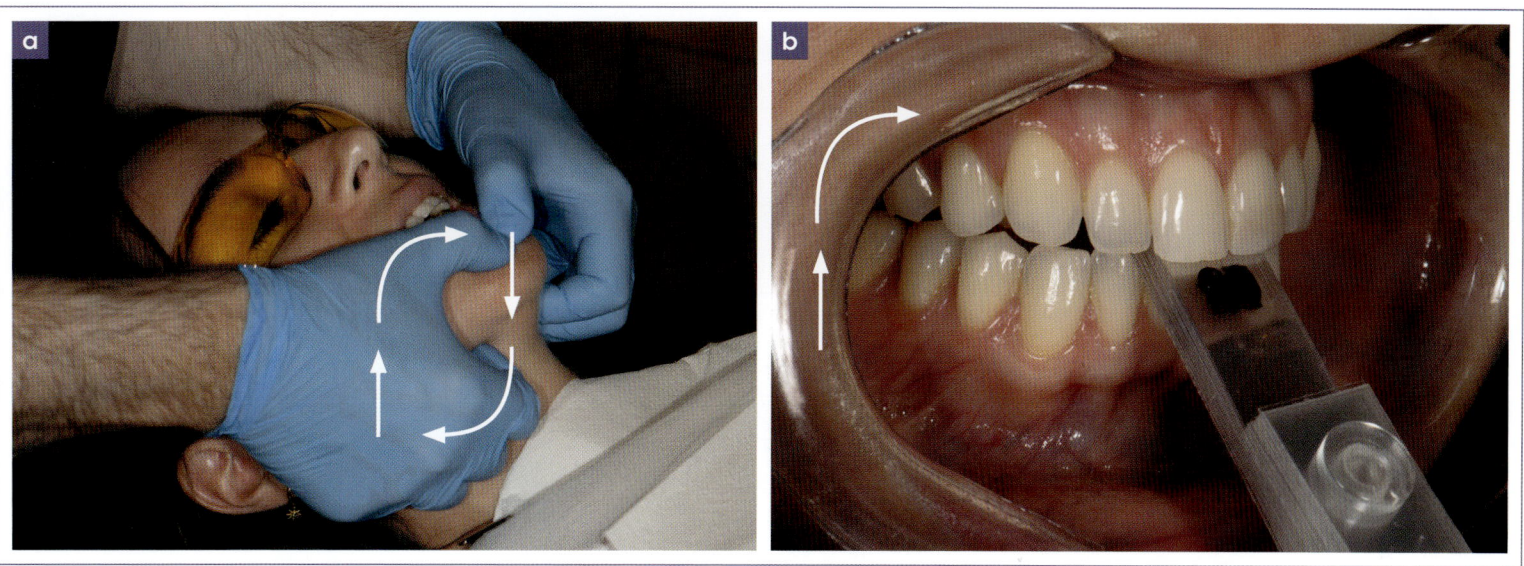

FIGURA 2.10 a) Aplicación del test de carga utilizando la técnica bimanual de Dawson. Mediante un componente de rotación generado al aplicar la carga colocando adecuadamente los pulgares en el mentón y el resto de los dedos entre el ángulo y la mitad posterior de la rama horizontal de la mandíbula, se dirige la carga a la articulación en sentido anterosuperior. b) Interponiendo las laminillas de Long entre el borde incisal de los incisivos inferiores y la cara palatina de los incisivos superiores indicamos al paciente que apriete, y serán los propios músculos elevadores los que efectuarán la carga de la articulación en sentido anterosuperior.

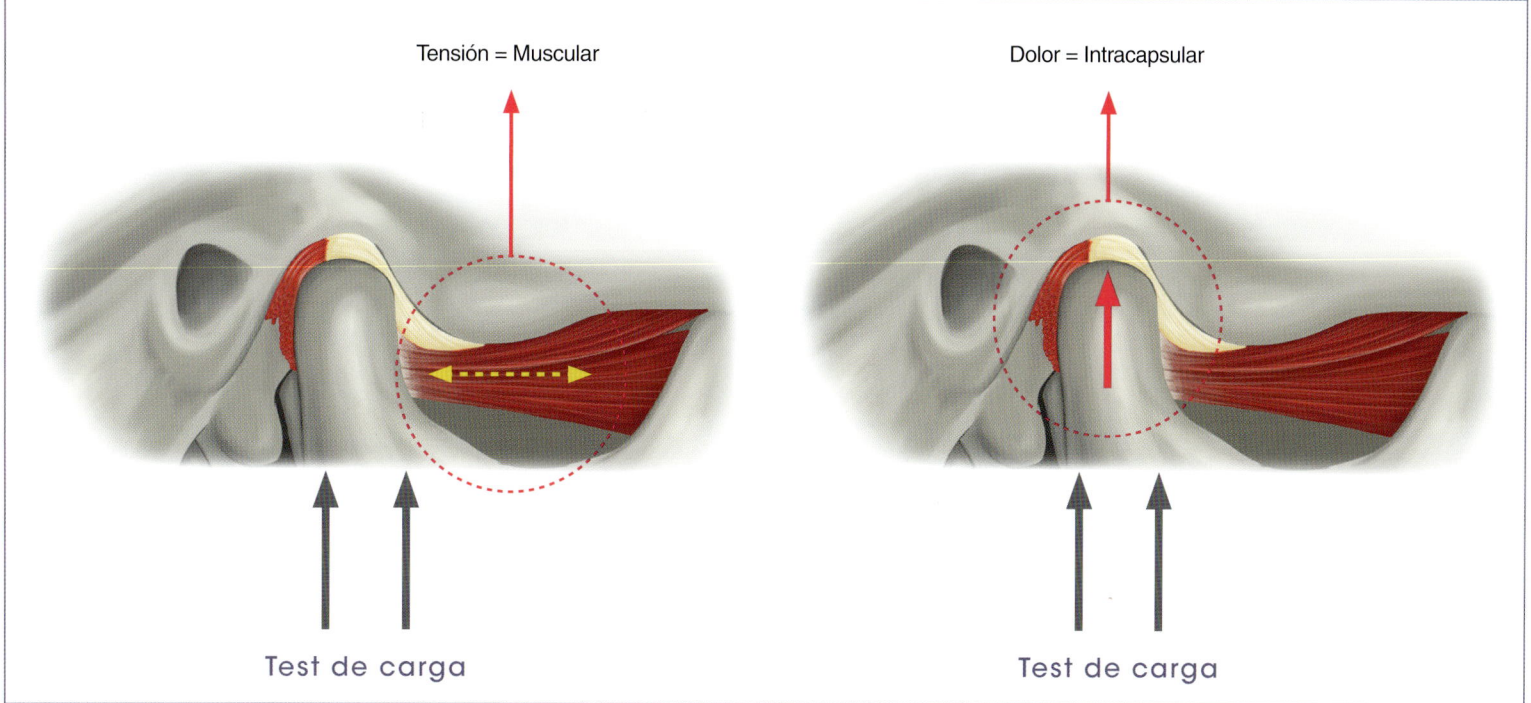

FIGURA 2.11 Test de carga positivo.

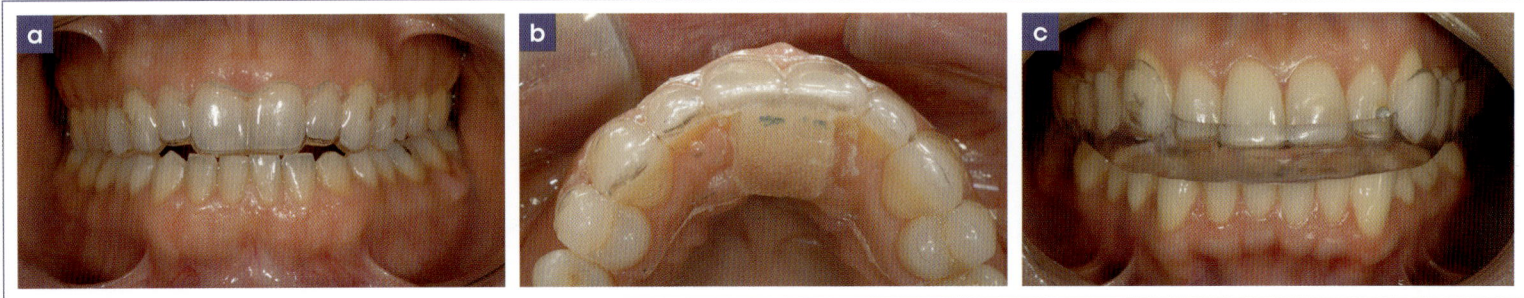

FIGURA 2.12 a) Placa oclusal de apoyo anterior. b) Vista oclusal en la que se muestran los contactos limitados únicamente a los incisivos centrales inferiores en las placas con contacto de apoyo anterior. c) Placa oclusal completa del maxilar superior.

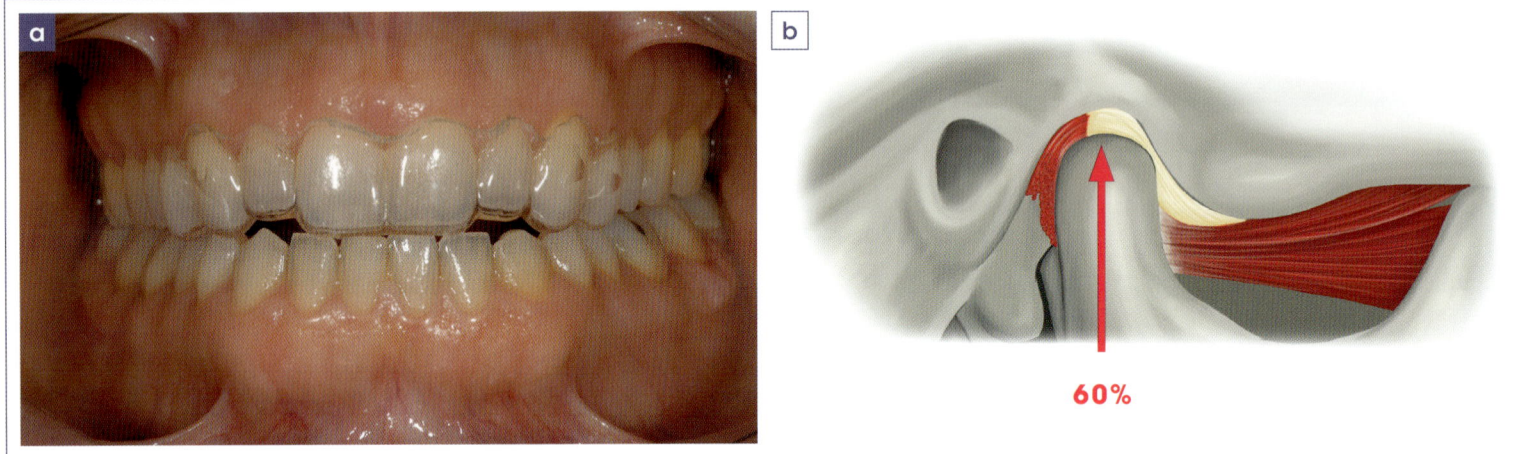

FIGURA 2.13 Las placas oclusales con contacto solamente en los dientes anteriores aumentan la carga en las articulaciones hasta un 60 %.

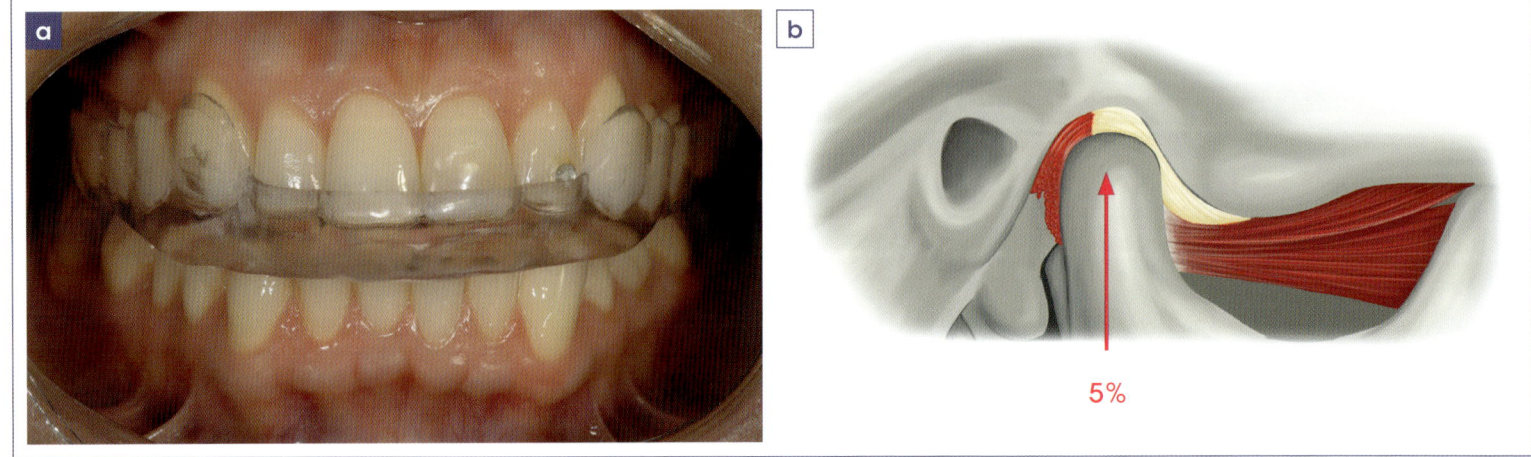

FIGURA 2.14 Las placas oclusales con contacto oclusal completo entre ambas arcadas reducen la carga en las articulaciones hasta el 5 %.

SITUACIONES EXTRACAPSULARES E INTRACAPSULARES POSIBLES

Dada la importancia que tiene establecer una posición condilar estable como punto de referencia cuando es necesario crear una nueva relación maxilomandibular (Wilkerson, 2019), como ocurre en la rehabilitación de los pacientes con desgaste dentario, es fundamental conocer su situación muscular (extracapsular) y/o articular (intracapsular) antes de comenzar el plan de tratamiento. Se pueden dar cinco situaciones posibles (Cobb, 2017) que se describen a continuación.

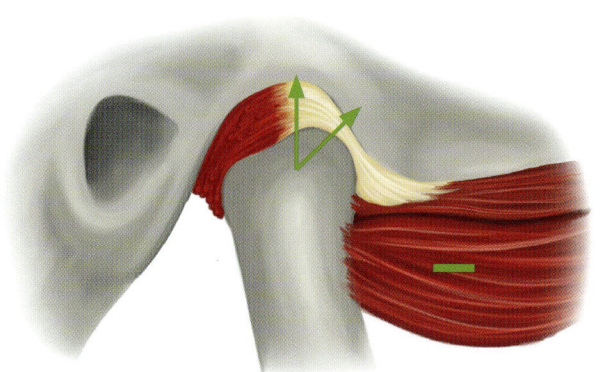

1 Articulación normal

La posición de RC se puede determinar, verificar y registrar fácilmente.

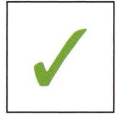 La posición condilar es estable.

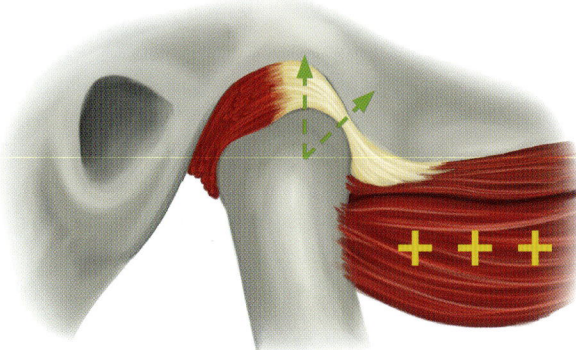

La posición condilar puede no ser estable.

2 Articulación normal con el disco articular correctamente posicionado, pero hay problemas musculares

En estas situaciones el objetivo será eliminar la sintomatología y desprogramar el paciente previamente durante varias horas o días. Seguidamente determinaremos y verificaremos la posición condilar estable (RC) antes de comenzar el plan de tratamiento. La utilización de dispositivos con apoyo únicamente anterior que mantengan los sectores posteriores fuera de contacto está especialmente indicada en este tipo de situaciones.

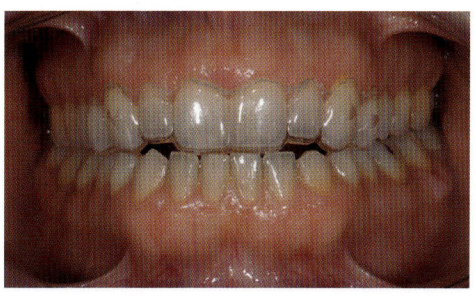

Placa oclusal con contacto anterior.

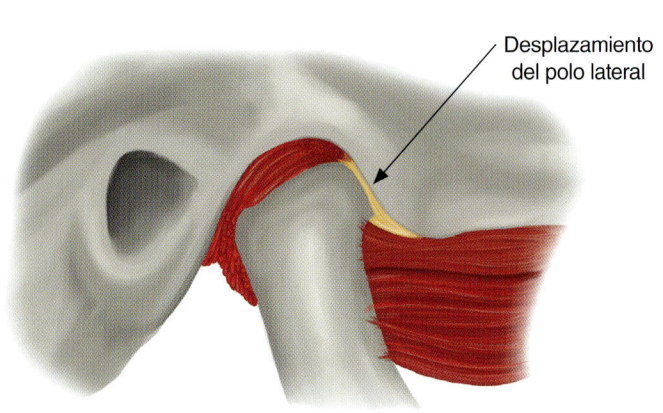

Desplazamiento del polo lateral

La posición condilar no es estable.

3 Desplazamientos del polo lateral

El desplazamiento del polo lateral es relativamente frecuente en la población. El objetivo en estos pacientes es evitar que el desplazamiento de este polo siga progresando y el polo medial se mantenga estable en el tiempo. Por ello, establecer unas correctas relaciones oclusales en la rehabilitación es fundamental para una mejor distribución de fuerzas sobre los diferentes componentes del aparato masticatorio (AM) y en especial en las ATM. En caso de estar asociado un componente muscular o de no ser posible determinar y verificar una posición condilar estable, estaría indicado utilizar una placa oclusal de arcada completa. En estos casos estaría contraindicado el uso de dispositivos con contacto únicamente anterior por lo expuesto previamente.

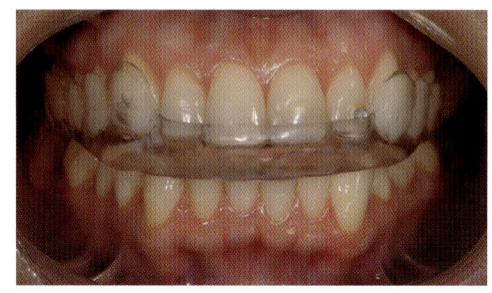

Placa oclusal con contacto en toda la arcada.

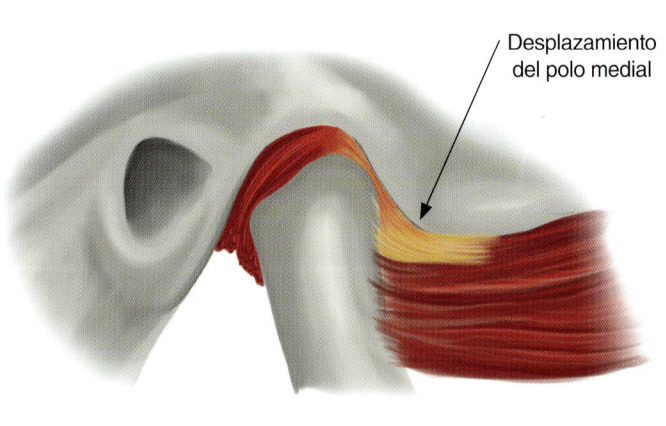

Desplazamiento del polo medial

La posición condilar no es estable

4 Desplazamientos del polo medial

Aunque mucho menos frecuente, cuando esta situación se produce, generalmente se desencadena dolor durante el test de carga debido a la presión ejercida sobre los tejidos retrodiscales por la cabeza del cóndilo. En estos casos estaría siempre indicado la utilización de una placa oclusal de arcada completa para facilitar la formación de un pseudodisco y así obtener una posición condilar estable (PCA) que tiene que ser verificada mediante el test de carga y la presencia de contactos estables en la placa. Seguidamente se podrá ya efectuar el plan de tratamiento.

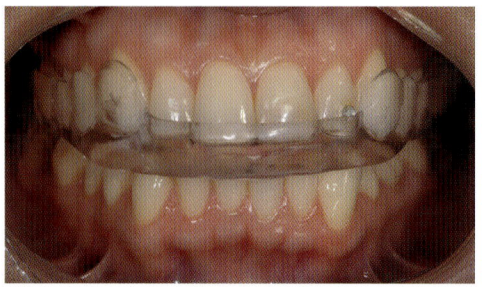

Placa oclusal con contacto en toda la arcada

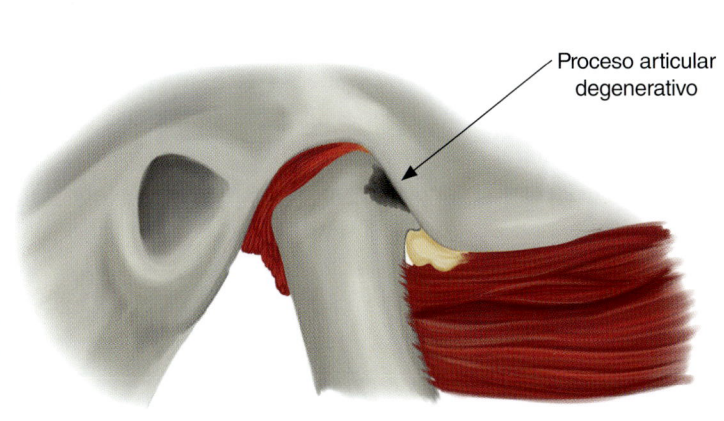

Proceso articular degenerativo

La posición condilar no es estable.

5 Procesos articulares degenerativos

Si la formación de un pseudodisco no es posible y se produce la perforación de los tejidos retrodiscales, ello dará lugar a cambios degenerativos de las superficies articulares con remodelado de las mismas. La presencia de mordida abierta como consecuencia de dichos cambios es también una constante asociada. En estas situaciones también está indicada la terapia con placas oclusales completas que puede durar incluso meses y requerir numerosos ajustes. Ello facilitará una mejor distribución de fuerzas, lo que contribuirá a estabilizar definitivamente el proceso de remodelación ósea con la formación de una nueva cortical y dando lugar a una nueva "posición condilar estable". Un test de carga negativo y la presencia de contactos sin cambios en la placa oclusal durante varios meses nos permiten confirmar la estabilidad necesaria en la articulación y así comenzar el plan de tratamiento restaurador.

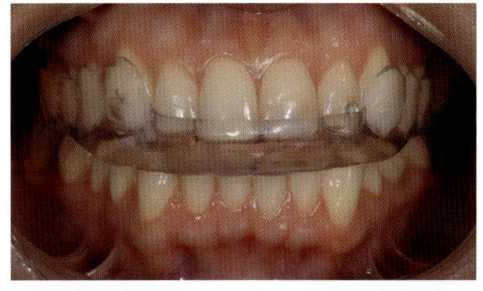

Placa oclusal con contacto en toda la arcada.

Recordemos que tanto el caso de los desplazamientos discales, pero sobre todo en los desplazamientos del polo medial, como en los procesos articulares degenerativos, aunque podemos lograr estabilidad articular y verificar la PCA y efectuar el tratamiento restaurador, es importante informar al paciente de los posibles cambios en la oclusión que pueden ocurrir con el paso del tiempo, por lo que puede ser necesario realizar futuros ajustes.

Aunque lo más habitual en los pacientes con desgaste dentario es encontrarnos ante alguna de las tres primeras situaciones, es muy importante saber identificar si estamos ante alguna de las dos últimas antes de comenzar el plan de tratamiento. Debido al alto grado de inestabilidad articular que estas encierran, no identificarlas puede significar el comienzo de un fracaso anunciado.

Durante el resto del libro por motivos prácticos utilizaremos siempre el término de RC para hacer referencia a la posición condilar estable (independientemente de que pudiera tratarse de una posición de céntrica adaptada PCA).

DETERMINACIÓN DE LA POSICIÓN DE RC Y SU REGISTRO

Según lo expuesto previamente, interrumpiendo el contacto dentario eliminaremos la información propioceptiva y, por tanto, la actividad del pterigoideo lateral. Aunque en la literatura odontológica se recogen diversos procedimientos para determinar esta posición (Lundeen, 1974; Hickman y Cramer, 1998; McKee, 2005; Santosa *et al.*, 2006; Kattadiyil *et al.*, 2021 a,b) solamente mostraremos aquellos que además de evitar el contacto dentario permitan a los cóndilos ocupar la posición más superior y anterior por la acción de los músculos elevadores de acuerdo con lo establecido en la novena edición del GTP (GTP, 2017).

Técnica bimanual de Dawson

Esta técnica bimanual fue introducida por Dawson (1973) y está basada en mantener separados los dientes de ambas arcadas mientras el paciente realiza movimientos de apertura y cierre de 2 a 3 mm en posición supina hasta confirmar que dichos movimientos se producen libremente y sin desviaciones. El proceso de desprogramación comienza desde el momento en que los dientes pierden el contacto. El hecho de que en esta técnica el operador se posicione por detrás del paciente colocando los pulgares de ambas manos en el mentón y el resto de los dedos a ambos lados del ángulo y el borde inferior de la mandíbula puede hacer pensar que estamos llevando a la mandíbula a una posición concreta. Sin embargo, **es muy importante tener en cuenta que mientras el paciente realiza pequeños movimientos de apertura y cierre sin contacto dentario, los dedos de ambas manos simplemente acompañan el movimiento de forma pasiva. Lo que está ocurriendo es que al perder el contacto dentario se desactiva el pterigoideo lateral, permitiendo la libre acción de los músculos elevadores al llevar los cóndilos a su posición más superior y anterior en la fosa.** Una vez que observamos que dichos movimientos se efectúan sin desviación alguna, es cuando aplicamos carga orientando esta hacia arriba y hacia adelante a través de la correcta posición de los dedos en el ángulo de la mandíbula y en el mentón. Como hemos mencionado previamente, no debería haber ningún tipo de tensión o dolor durante el test de carga. Podríamos considerar entonces que estamos en RC. Por todo ello, mediante esta técnica se determina en primer lugar la posición de RC de forma pasiva y seguidamente se confirma mediante el test de carga. Para realizar el registro de RC con esta técnica, se utiliza una galleta de cera calentada previamente (Fig. 2.15).

Está demostrado que la técnica bimanual de Dawson es altamente predecible (McKee, 1999; Tarantola *et al.*, 1997) aunque requiere una curva de aprendizaje elevada y en ocasiones el proceso de desprogramación requiere más tiempo. Desde el punto de vista práctico, y con la idea de simplificar la determinación, verificación y registro de RC, mostraremos la utilización de dispositivos que pueden ayudar a lograr este objetivo de forma predecible como las laminillas de Long, el *jig* de Lucia y algunas modificaciones de este último.

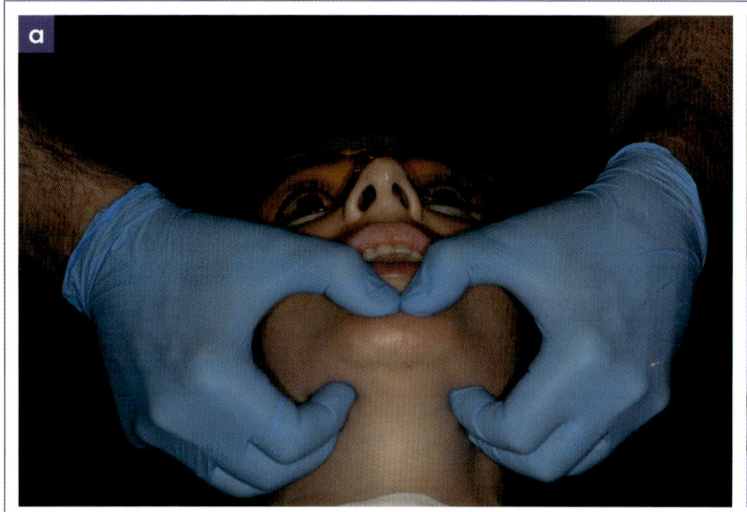
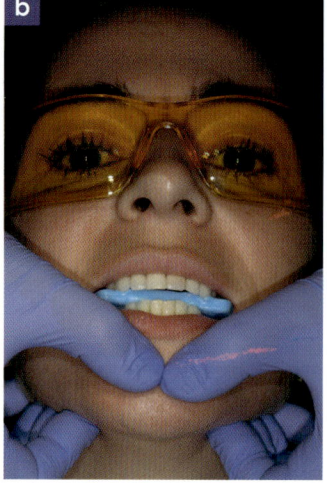

FIGURA 2.15 a) Correcta colocación de las manos durante la técnica bimanual de Dawson. La determinación de la posición condilar de la RC es pasiva y su verificación es activa (test de carga). b) Registro de la RC con una galleta de cera.

Laminillas de Long

Las laminillas de Long fueron introducidas en 1973 (Long, 1973) para la determinación de la posición de RC y en los procedimientos de ajuste oclusal, y desde entonces diversos autores hacen referencia a su utilización de forma rutinaria (Golsen y *Shaw*, 1984; Huffman y Regenos, 1989; Santosa *et al.*, 2006).

A pesar de sus detractores, si se utiliza de forma adecuada es un método sencillo y práctico para determinar y registrar la posición de RC (Vídeo 2.4, Fig. 2.16).

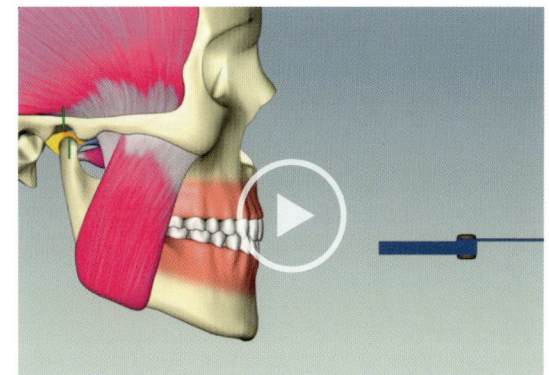

VÍDEO 2.4
Proceso de desprogramación con la utilización de las laminillas de Long.

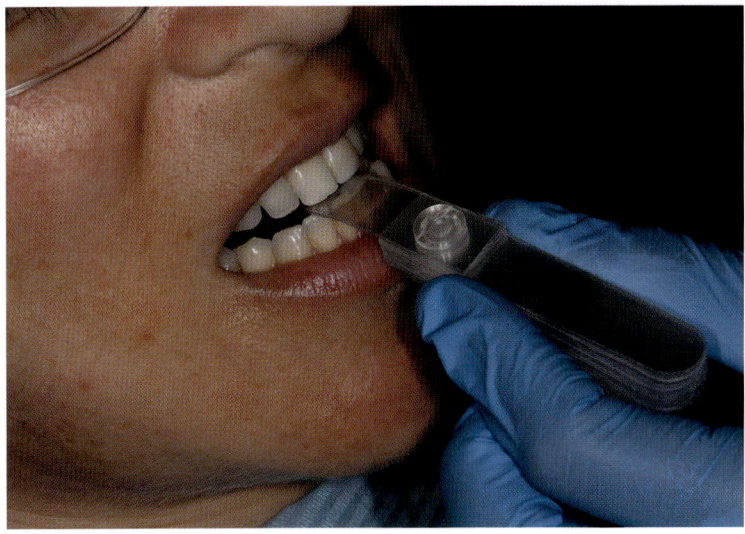

FIGURA 2.16 Paciente durante el proceso de desprogramación.

En esencia se trata de un dispositivo constituido por un número determinado de láminas rectangulares de unos 20 mm de ancho de acetato o de plástico. El grosor de cada lamilla es de 0,1 mm. Por ello, el número de laminillas empleadas en el proceso de desprogramación nos da una idea exacta de los milímetros de apertura que generamos a nivel de los dientes anteriores desde el primer contacto en RC (Fig. 2.17): así, 10 laminillas serían 1 mm; 20 laminillas, 2 mm, etc. (véase el Capítulo 3 para una descripción de la técnica de utilización paso a paso).

Jig de Lucia

Lucia (1964) describió la utilización de un plano inclinado de resina autopolimerizable fabricado directamente sobre los incisivos centrales superiores para registrar la posición de RC. El objetivo era separar los dientes de ambas arcadas dentarias para romper los engramas

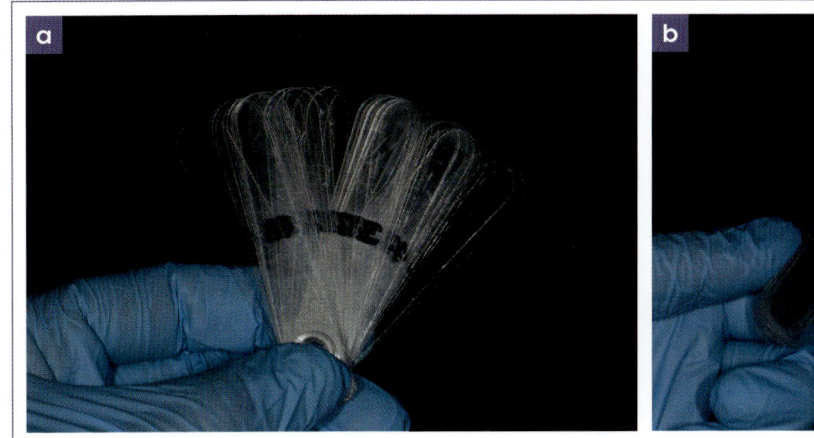
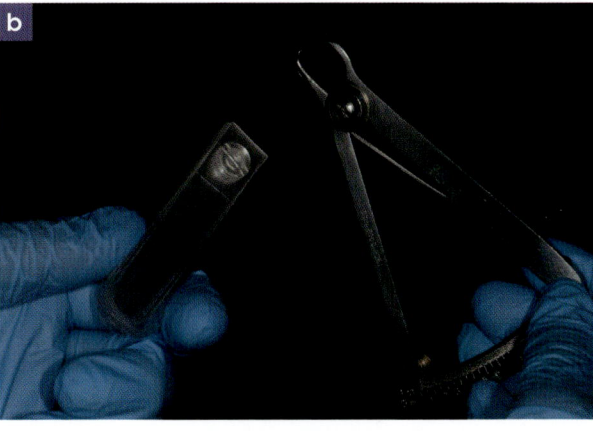

FIGURA 2.17 Laminillas de Long. a) Las laminillas están numeradas. b) Están calibradas para tener un grosor de 0,1 mm (Huffman Numbered Leag Gauge® Huffman Dental products).

adquiridos e interrumpir así la actividad del pterigoideo lateral. Con el tiempo, el plano inclinado se sustituyó por una superficie plana pero perpendicular al borde incisal de los incisivos inferiores para evitar la posible distalización de los cóndilos durante el proceso de desprogramación muscular (McKee, 2005) (Vídeo 2.5).

En la literatura se recogen diversas formas de elaborar el *jig* de Lucia (Shillingburg *et al.*, 1997; Piccin *et al.*, 2020; Calamita, 2022) de forma directa con resina autopolimerizable, godiva de baja fusión, cera, etc.; en la actualidad existen *jigs* de resina prefabricados (Lucia jig® Great Lakes Dental Technologies, Lucia jig® AD2 Advanced Dental Technologies) que pueden individualizarse de forma sencilla en cada paciente con godiva de baja fusión, polivinilsiloxanos (PVS) y polímeros termoplásticos entre otros (Fig. 2.18) (véase el Capítulo 3 para una descripción detallada de su utilización paso a paso).

Modificaciones del *jig* de Lucia

En ocasiones, no es posible romper los engramas musculares para determinar y verificar directamente la posición de RC al cabo de 15-20 minutos en la misma visita utilizando los procedimientos previamente mencionados. Por ello, puede ser necesario utilizar otros dispositivos que, actuando bajo los mismos principios, permiten al paciente su uso durante 24 horas sin riesgo de que sean aspirados mientras duerme. El más utilizado por los autores es el B splint parcial anterior (Upadya, 2014) (Fig. 2.19). Este dispositivo puede elaborarse fácilmente directamente en clínica de forma analógica a partir de un modelo de escayola y una plancha de acetato al vacío y resina autopolimerizable (Fig. 2.20, Vídeo 2.6).

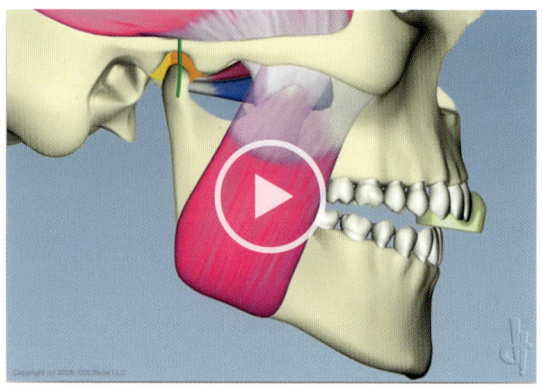

VÍDEO 2.5
Funcionamiento del *jig* de Lucia.

También se puede diseñar virtualmente a partir de una impresión digital y seguidamente fabricado de forma impresa o fresada.

En el primer supuesto, necesitamos disponer de una máquina termoconformadora a presión (Ministar S®SCHEU Dental), planchas termoplásticas de 1,5 mm de grosor, resina de ortodoncia autopolimerizable (Self-curing orthodontic resin kit BMS® BMS DENTAL) y un modelo superior de escayola del paciente.

Puede utilizarse durante un periodo que puede variar entre 48 horas a 15 días, permitiendo así un tiempo mayor de desprogramación y seguidamente determinar y verificar la posición de RC. Es importante tener en consideración que este dispositivo **está contraindicado en sujetos que presenten desplazamientos discales del polo lateral o del polo medial** por los motivos previamente expuestos en este capítulo (véase una descripción más detallada de su utilización en el Capítulo 3).

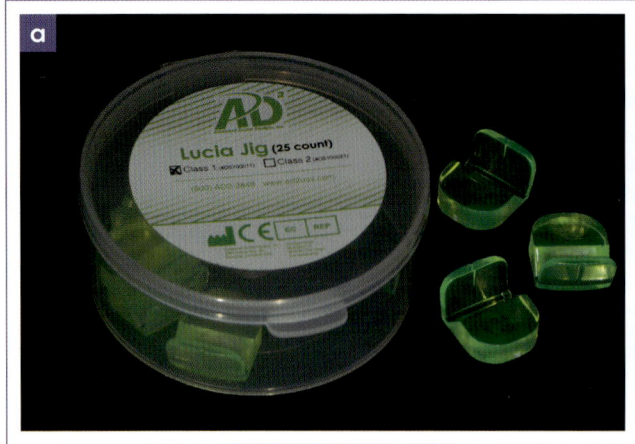
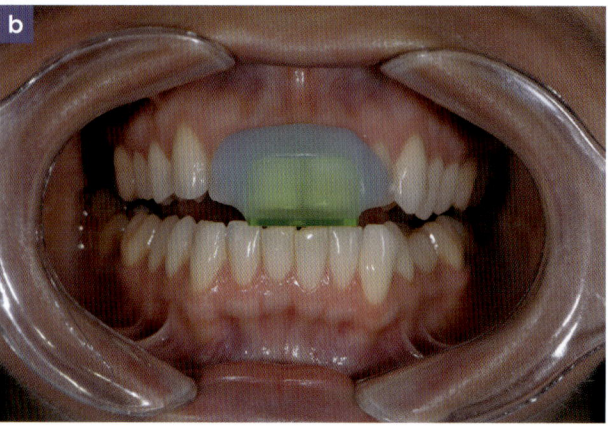

FIGURA 2.18 a) *Jig* de Lucia prefabricado (Lucia jig® AD2 Advanced Dental Products). b) *Jig* de Lucia individualizado con un material termoplástico (Luxaform,® DMG).

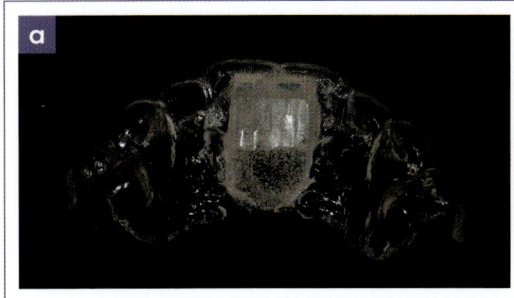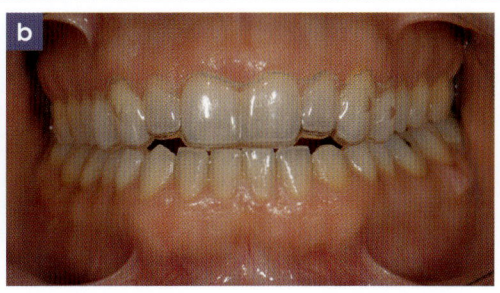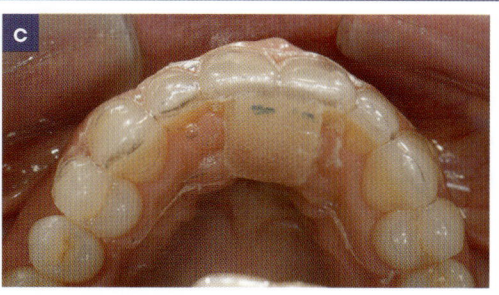

FIGURA 2.19 B splint parcial anterior. a) Plancha de acetato al vacío que cubre las caras oclusales y vestibulares de los dientes anteriores desde el 1.4 al 2.4 con una plataforma de resina autopolimerizable que permite únicamente el contacto de los dos incisivos centrales inferiores (en ocasiones se incluye también el contacto de los incisivos laterales). b) Visión frontal del B splint en boca. c) Visión oclusal que muestra el contacto realizado.

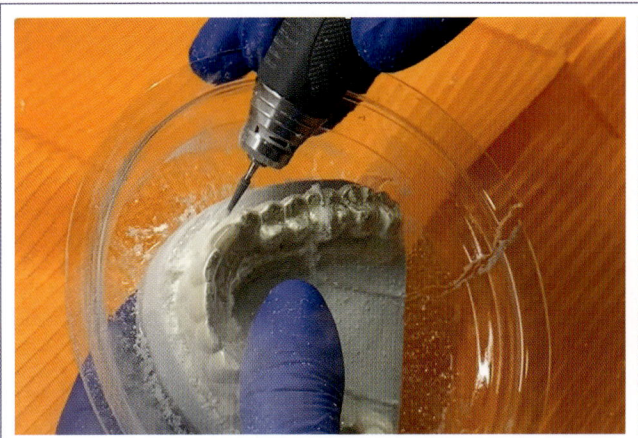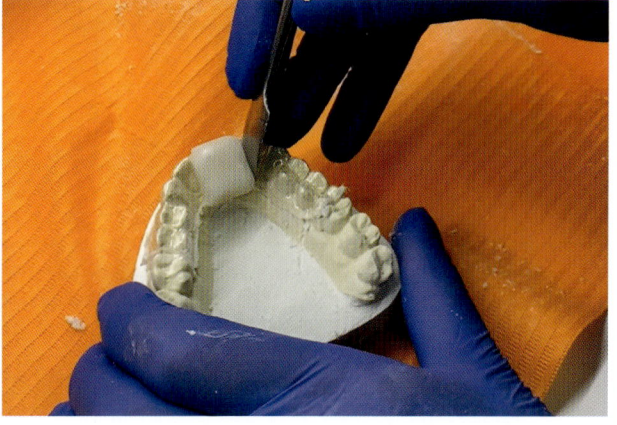

FIGURA 2.20
Elaboración del B splint en clínica mediante la utilización de un modelo de escayola, una plancha de acetato al vacío y resina autopolimerizable.

VÍDEO 2.6
Elaboración del B splint.

¿CUÁL SERÁ LA NUEVA POSICIÓN DE LOS BORDES INCISALES SUPERIOR E INFERIOR?

Después de confirmar la relación maxilomandibular, el restablecimiento de la posición de los bordes incisales de los dientes anteriores superiores e inferiores es, quizás, el paso más importante desde el punto de vista funcional a la hora de rediseñar el nuevo esquema oclusal. Dado que, en la mayoría de los pacientes con desgaste dentario, la estética de los dientes anteriores se ve afectada en mayor o menor medida, parece razonable comenzar la planificación de la rehabilitación de estos pacientes con un nuevo diseño de su sonrisa que satisfaga sus expectativas estéticas y, a partir de ahí, determinar los nuevos parámetros funcionales y restauradores.

En el diseño simplificado de una nueva sonrisa en relación con los dientes anteriores tendremos en cuenta cuatro aspectos básicos (Figs. 2.21-2.25):

- La posición del borde incisal superior (Fig. 2.21).
- Los niveles gingivales (Fig. 2.22).
- Las proporciones áureas (Fig. 2.23).
- La proporción entre anchura y longitud (Fig. 2.24).

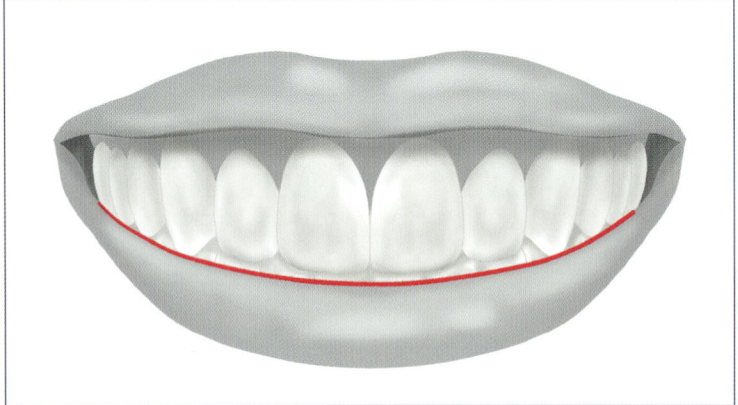

FIGURA 2.21 La posición del borde incisal superior debe seguir la curvatura del labio inferior y determinará la longitud de los dientes anteriores y las características estéticas de la sonrisa.

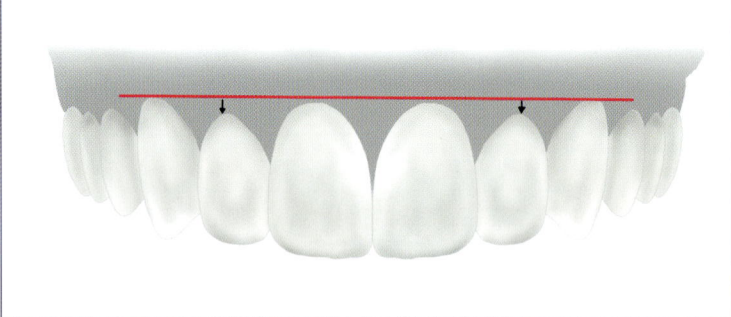

FIGURA 2.22 Niveles gingivales. Los contornos gingivales de los incisivos centrales y los caninos deberían estar al mismo nivel. Los contornos gingivales de los incisivos laterales deberían estar 0,5-1 mm por debajo de los contornos gingivales de caninos y laterales. En los pacientes con desgaste dentario los niveles gingivales están en la mayoría de las ocasiones desplazados hacia incisal debido a la erupción compensatoria del complejo dentoalveolar (Bitter, 2007).

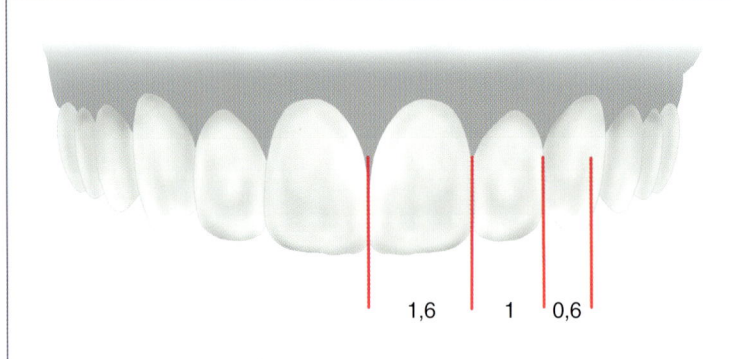

1,6   1   0,6

FIGURA 2.23 Proporciones áureas. Los incisivos centrales, al estar en el medio de la sonrisa, son los dientes más prominentes, aunque también los más anchos, seguidos de los caninos y luego los incisivos laterales. Sin embargo, en una visión frontal los anchos aparentes de los dientes se irán haciendo cada vez más estrechos desde la línea media hacia distal. Según la fórmula geométrica de la proporcionalidad, cada uno de los dientes anteriores debe ser ligeramente menor de un 40 % de su inmediato mesial. Las proporciones áureas no son más que una referencia, no son una fórmula rígida (Rufenacht, 1990).

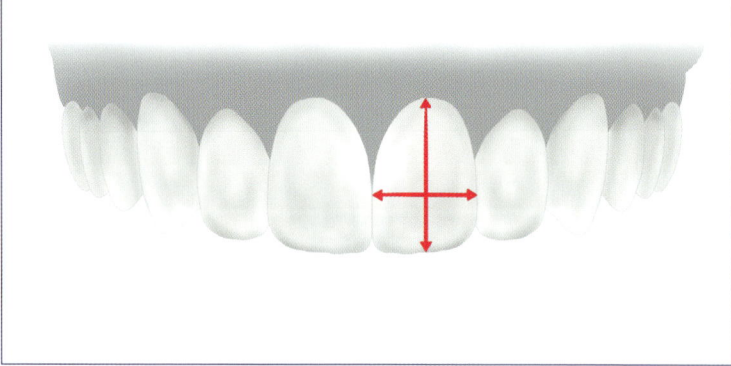

FIGURA 2.24 Proporción entre anchura y longitud. Idealmente debería ser del 80 %. En la mayoría de los pacientes con desgaste dentario los incisivos centrales y (como consecuencia de la erupción compensatoria) la proporción de los incisivos centrales está alterada, por lo que adquiere una forma más cuadrada. Los niveles gingivales, a su vez, estarán desplazados hacia incisal (Rosentiel *et al.*, 2000).

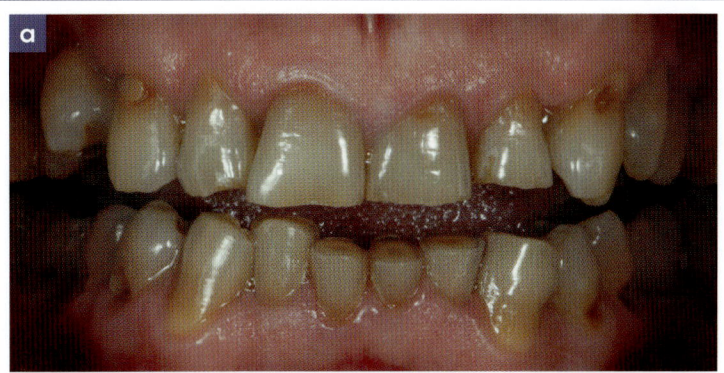

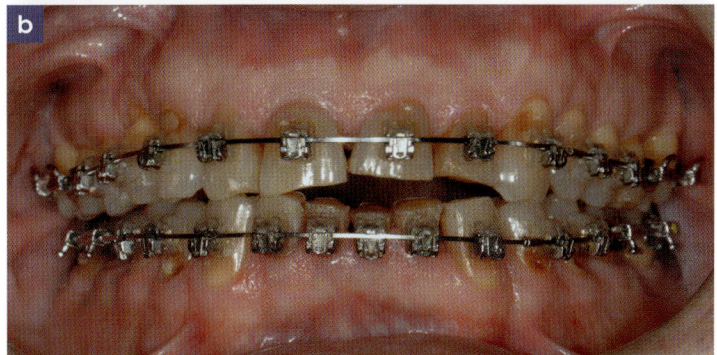

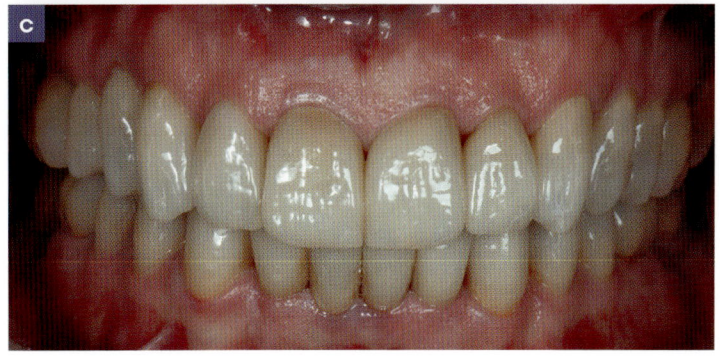

FIGURA 2.25 a) Paciente con desgaste dentario en el que se puede apreciar la alteración de los niveles gingivales, proporciones áureas y la proporción anchura longitud. b) Durante el tratamiento de ortodoncia (tratamiento de ortodoncia realizado por los Dres. Llaca, Oviedo). c) Aspecto final de la rehabilitación mediante restauraciones adhesivas de disilicato de litio.

POSICIÓN DEL BORDE INCISAL SUPERIOR

La posición del borde incisal superior representa el punto de partida estético y funcional de la nueva longitud que tendrán los dientes anteriores superiores y dependerá de factores individuales como la posición de los labios en reposo y en sonrisa, el *envelope of function* (EOF) (información detallada en *¿Cómo restablecer la función de los dientes anteriores?*) y la zona neutra. Entendemos por zona neutra el corredor en el que las fuerzas generadas por la lengua están en equilibrio con aquellas generadas por la mejilla y los labios (Buckle, 2017a). No hay esquema oclusal que pueda estabilizar los dientes si estos se encuentran en una relación de desventaja con las fuerzas musculares que actúan sobre ellos (Vídeo 2.7).

Por ello, la posición del borde incisal superior debe colocarse estratégicamente en el espacio, tanto en posición vertical como horizontal (Wolf, 2017).

Posición vertical del borde incisal superior

> La posición **vertical** del borde incisal superior determinará la longitud de los dientes anteriores y las características estéticas de la sonrisa.

Utilizaremos la **posición del labio en reposo** como punto de partida para establecer la posición del borde incisal (Fig. 2.26). Según Vig y Brundo (1978), la exposición ideal varía entre **1-3 mm según la edad**. El aumento de laxitud de los tejidos con el paso de los años contribuirá a reducir la exposición de los dientes en reposo. En los pacientes con desgaste dentario buscaremos una exposición en reposo de **al menos 1 mm después del tratamiento**.

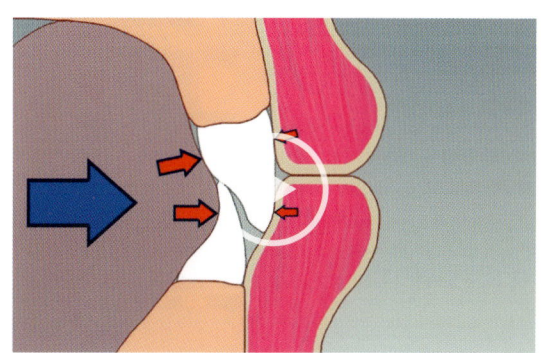

VÍDEO 2.7
Zona neutra.

La **posición de la "I"** es otra referencia que nos ayuda a determinar, además de la posición del borde incisal, la longitud de los dientes y la posición del borde incisal. Le indicaremos al paciente que emita el sonido "i, i, i..." de forma mantenida forzando los labios. Dependiendo de la edad, el borde incisal de los incisivos superiores debe ocupar entre el **50 y el 70 %** del espacio existente entre el borde inferior del labio superior y el borde superior del labio inferior (Fig. 2.27). **Después de la restauración de los dientes anteriores con desgaste dentario**, estos deben ocupar como mínimo el **50 % del espacio interlabial** (Pound, 2006).

En los pacientes con desgaste dentario, la posición del borde incisal superior puede ser razonablemente aceptable para la edad del paciente. Sin embargo, la **proporción anchura-longitud puede ser desfavorable**. Mediante la intrusión del complejo dentoalveolar con ortodoncia podemos facilitar la creación de una nueva relación anchura-longitud más favorable tras la restauración ubicando el borde incisal en la nueva posición deseada.

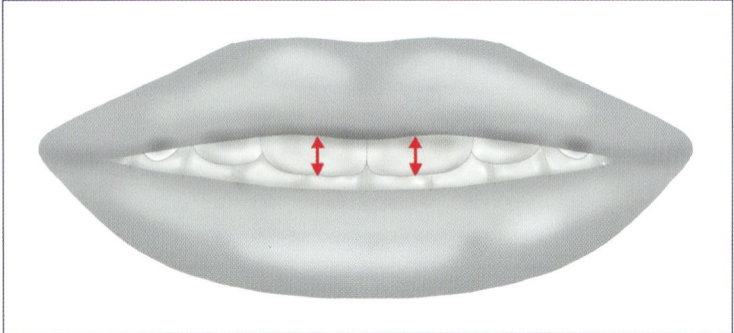

FIGURA 2.26 La exposición del borde incisal superior con los labios en reposo varía entre 1 y 3 mm dependiendo de la edad.

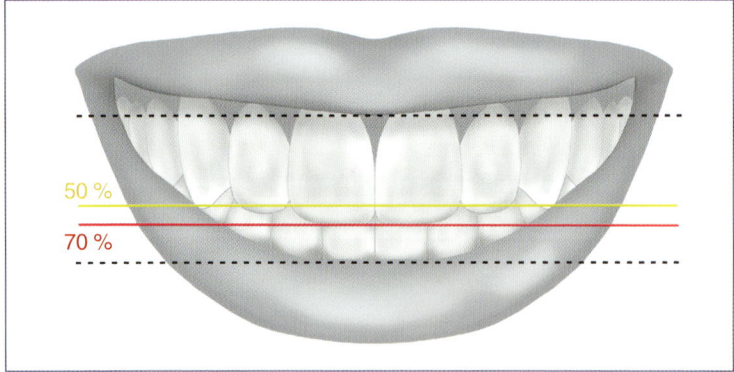

FIGURA 2.27 En la posición de la "I" dependiendo de la edad del paciente la posición del borde incisal superior debería ocupar entre el 50 % y el 70 % del espacio interlabial.

POSICIÓN HORIZONTAL DEL BORDE INCISAL SUPERIOR

La posición horizontal del borde incisal superior debe estar en equilibrio entre la zona neutra y el EOF (*envelope of function*).

Zona neutra

E
O
F

Zona neutra

a) Si el borde incisal se encuentra demasiado posicionado hacia vestibular, puede interferir con la trayectoria de cierre del labio inferior y también con el labio superior, haciendo que el paciente tenga que mover sus labios alrededor del borde incisal cada vez que quiera poner ambos en contacto para producir el sellado labial. Esta situación con frecuencia genera fatiga de la musculatura perioral e incomodidad durante la función una vez finalizada la rehabilitación (Hess, 2014).

b) Si el borde incisal se encuentra muy lingualizado, puede interferir con el EOF al reducir el espacio entre este y el arco de cierre de los incisivos inferiores (Cranham, 2006).

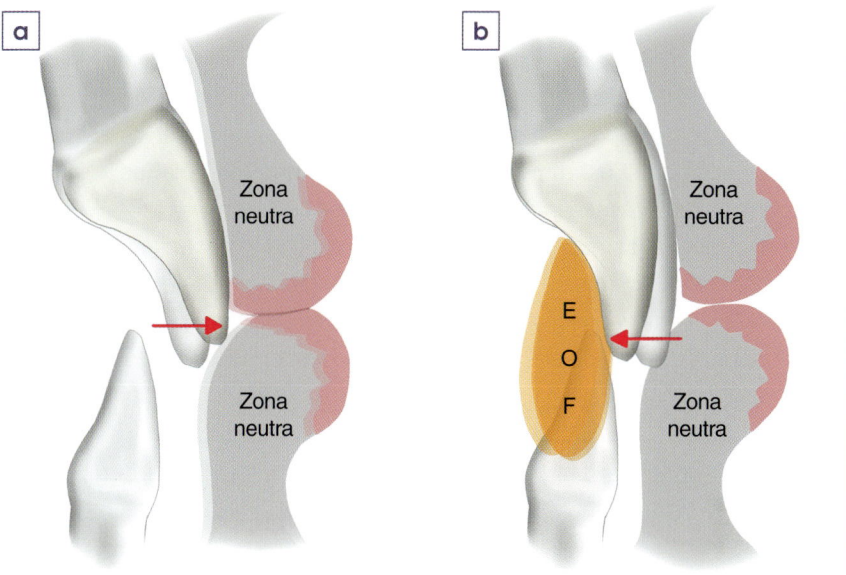

Idealmente, el borde incisal debería contactar sin esfuerzo alguno con el borde interno del bermellón del labio tanto en sentido horizontal como vertical durante la pronunciación de sílabas que contienen la /f/ o la /v/. La dificultad a la hora de pronunciar dichas sílabas indicaría que la posición del borde incisal no es correcta (Hess, 2016).

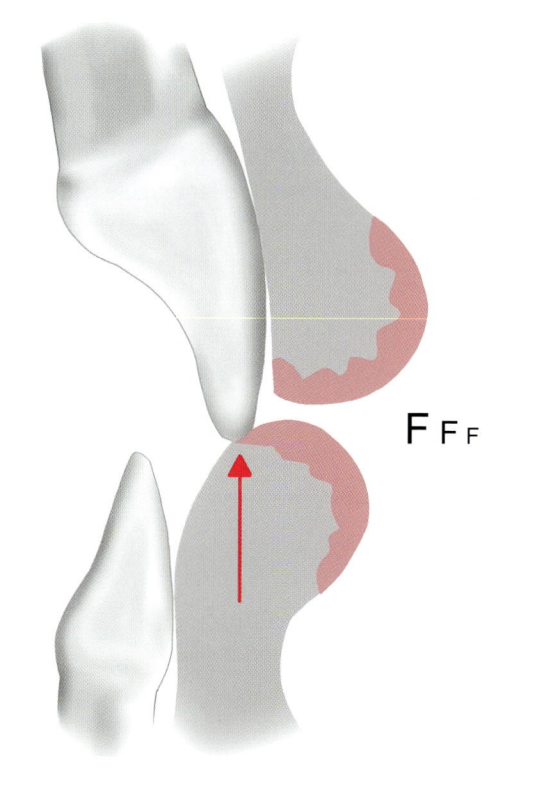

La situación ideal de la posición del borde incisal sería aquella en la que los incisivos superiores tendrían la longitud suficiente para poder crear una guía anterior dentro de los límites dictados por el *envelope of function* y la zona neutra, y proporcionar a su vez la estética deseada y una correcta fonética (Hess, 2013).

POSICIÓN DEL BORDE INCISAL INFERIOR

Al igual que con los incisivos superiores, comenzamos valorando la posición del borde incisal inferior con los labios en reposo. Según Vig y Brundo (1978), la exposición de los incisivos inferiores con los labios en reposo varía entre **0,3 mm a los 30 años y 3 mm a los 70 años** (Fig. 2.28). Como consecuencia del desgaste, con frecuencia se produce una erupción compensatoria de los incisivos inferiores aumentando considerablemente su exposición, y dependiendo de la edad del paciente, puede ser necesario reposicionar estos apicalmente mediante ortodoncia antes de efectuar el tratamiento restaurador.

Idealmente en sentido vertical, el borde incisal inferior de derecha a izquierda debe ser recto con las puntas de los caninos ligeramente por encima de los incisivos laterales o a su mismo nivel (Tarantola, 2010) (Fig. 2.29).

La posición del borde incisal de los incisivos inferiores está también en relación con la pronunciación de la /s/ cuando estos adquieren su más íntima relación con los bordes incisales superiores al permitir el paso forzado de aire entre ambos (más información en *Repercusiones fonéticas aumento de la DVO*).

Desde el **punto de vista funcional**, **la posición del borde incisal inferior junto a la posición condilar estable (RC)** representa el punto de partida de la guía anterior y es un factor determinante para mantener la estabilidad oclusal (Fradeani, 2004) (Fig. 2.30).

El borde incisal inferior está formado por las superficies que se crean entre las líneas ángulo vestibulares y linguales de los dientes anteriores inferiores (Fig. 2.31). Cuando establecemos un nuevo borde incisal inferior, especialmente en los pacientes con desgaste dentario, el objetivo es que dichas superficies constituyan una **plataforma plana** que ocluya con los **bordes incisales de los dientes anteriores superiores** al final del movimiento de protrusiva o al final del movimiento de lateralidad cuando la punta del canino inferior sobrepasa la cara vestibular de la punta del canino superior hasta entrar en contacto los bordes incisales de los incisivos centrales (*cross over*) (Tarantola, 2010) (véase el Capítulo 6).

Cada uno de los dientes anteriores inferiores, además de la plataforma, tienen que tener **ángulos línea vestibulares definidos (ángulos guía)** que serán los responsables de mantener los contactos en el máximo engranaje dentario (MI=RC) y actuar de guía sobre las caras linguales de los dientes anteriores superiores durante los movimientos de protrusiva y lateralidad (Fig. 2.31). La pérdida de estos ángulos guía es el comienzo del desgaste progresivo y de la inestabilidad de la guía anterior.

Un error bastante común durante la restauración de los incisivos inferiores es crear bordes incisales sin meseta y sin ángulos línea definidos, lo que por una parte generará una sensación de artificialidad y, por otra, puede afectar la estabilidad oclusal (Fradeani, 2004).

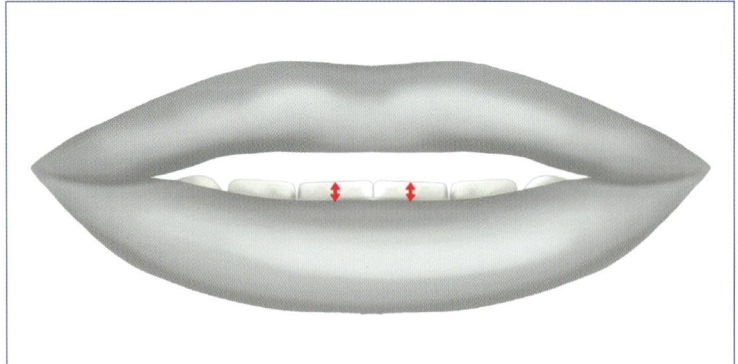

FIGURA 2.28 Exposición ideal de 0,3 mm del borde incisal de los incisivos inferiores en reposo en un sujeto joven.

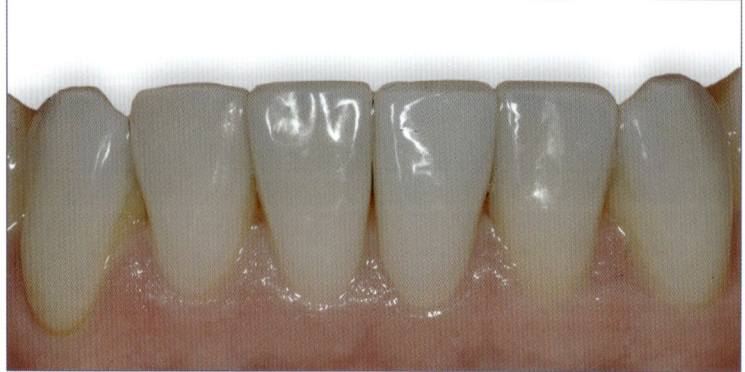

FIGURA 2.29 Restauraciones adhesivas en las que se muestra el borde incisal inferior recto con caninos al mismo nivel de los incisivos.

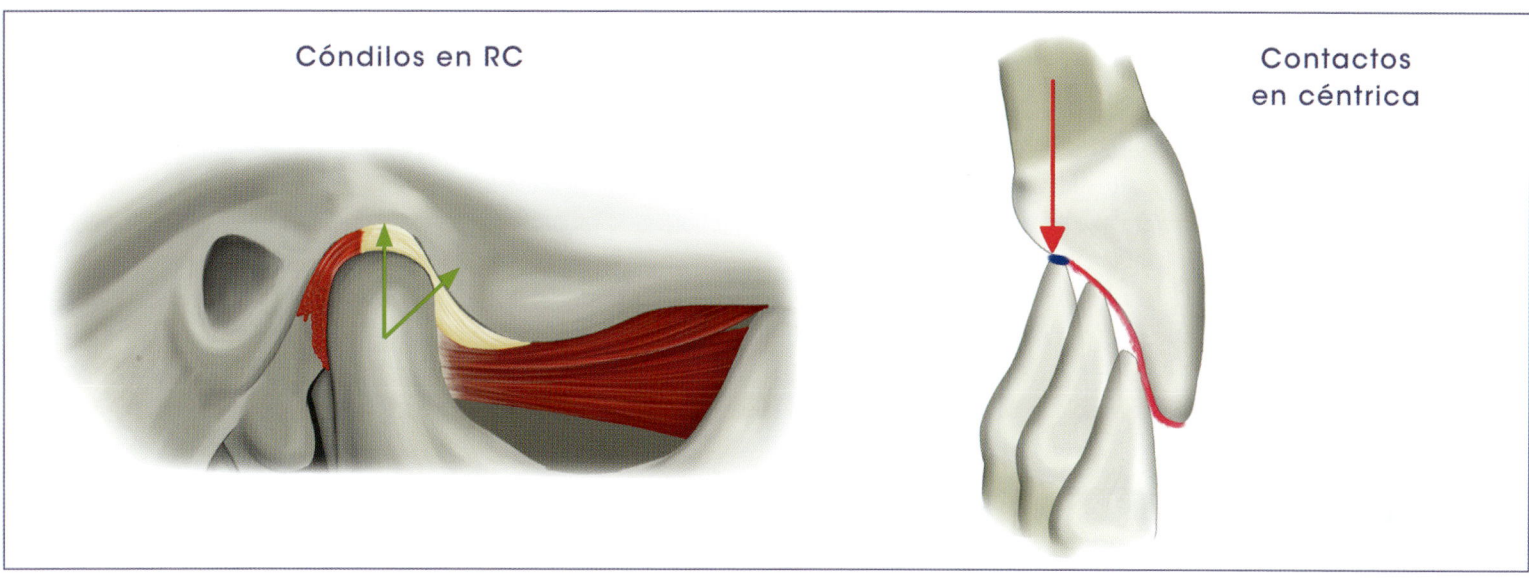

FIGURA 2.30 Ilustración en la que se muestra el contacto simultáneo entre el borde incisal de los incisivos inferiores y la cara palatina de los incisivos superiores (contacto azul) y los cóndilos en RC. Esta posición representa el punto de partida de la guía anterior (línea roja).

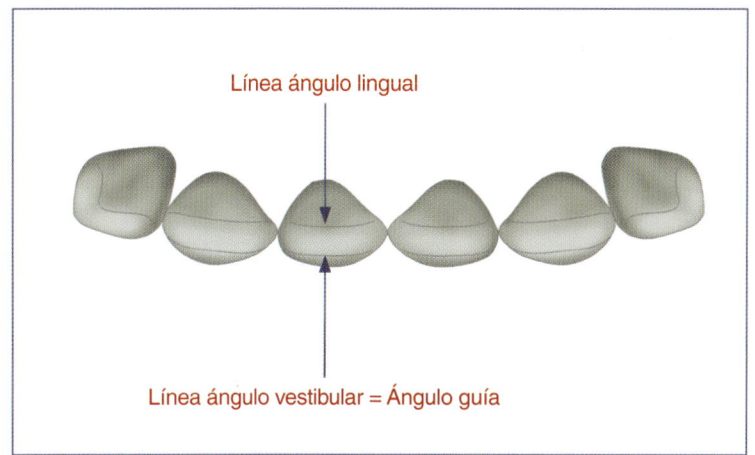

FIGURA 2.31 El borde incisal se genera entre las líneas ángulo vestibular y lingual. En la rehabilitación de los pacientes con desgaste dentario este debe ser una plataforma plana.

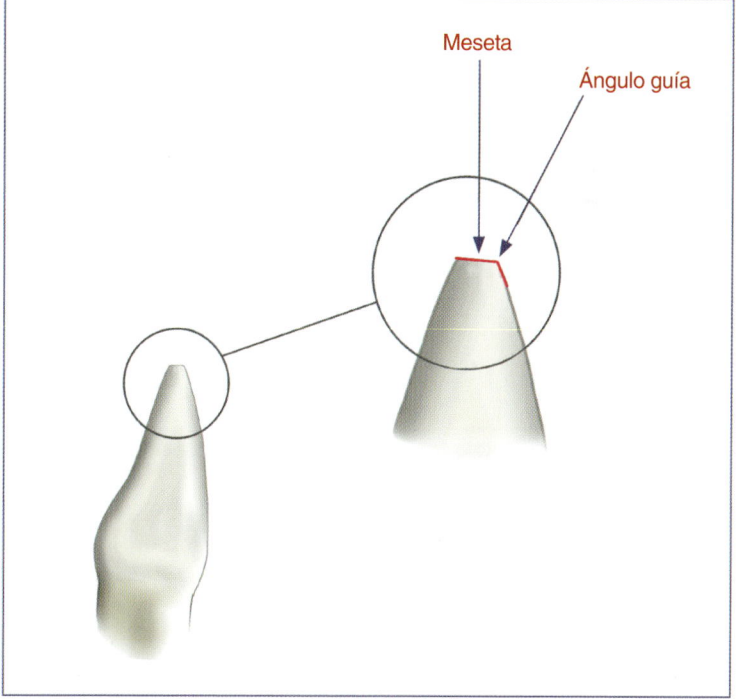

FIGURA 2.32 Las líneas ángulo vestibulares de cada diente son los responsables del contacto en céntrica y la guía durante los movimientos. La plataforma proporciona estabilidad cuando los bordes incisales superiores e inferiores entran en contacto.

¿CÓMO RESTABLECER EL ESPACIO RESTAURADOR? ¿HAY QUE AUMENTAR SIEMPRE LA DVO?

La pérdida de espacio restaurador que se produce en este tipo de pacientes es una consecuencia de la **erupción compensatoria del proceso dentoalveolar** que acompaña al desgaste dentario como mecanismo de adaptación del aparato masticatorio en respuesta a la pérdida progresiva de estructura dentaria para mantener el contacto oclusal y la dimensión vertical de oclusión (DVO) (Davis, 2002; Abduo, 2012) (Fig. 2.33). Si bien el proceso descrito se produce cuando el desgaste progresa de forma lenta, cuando la causa es muy agresiva el mecanismo de compensación dentoalveolar no acompaña al mismo

ritmo a la pérdida de estructura dentaria y, por lo tanto, no se puede mantener la DVO (Barlett *et al.*, 1997).

Aunque en el pasado (Fradeani *et al.*, 1992; Dyer *et al.*, 2001) se han utilizado procedimientos para restablecer el espacio restaurador como alargamientos coronarios, tratamientos electivos de conductos y colocación de postes, estos no estaban exentos de complicaciones estructurales, biológicas y estéticas dado su carácter invasivo; a esto a su vez había que sumar su alto coste (Smales y Berekally, 2015). Por ello, la evolución de los conceptos de adhesión, materiales

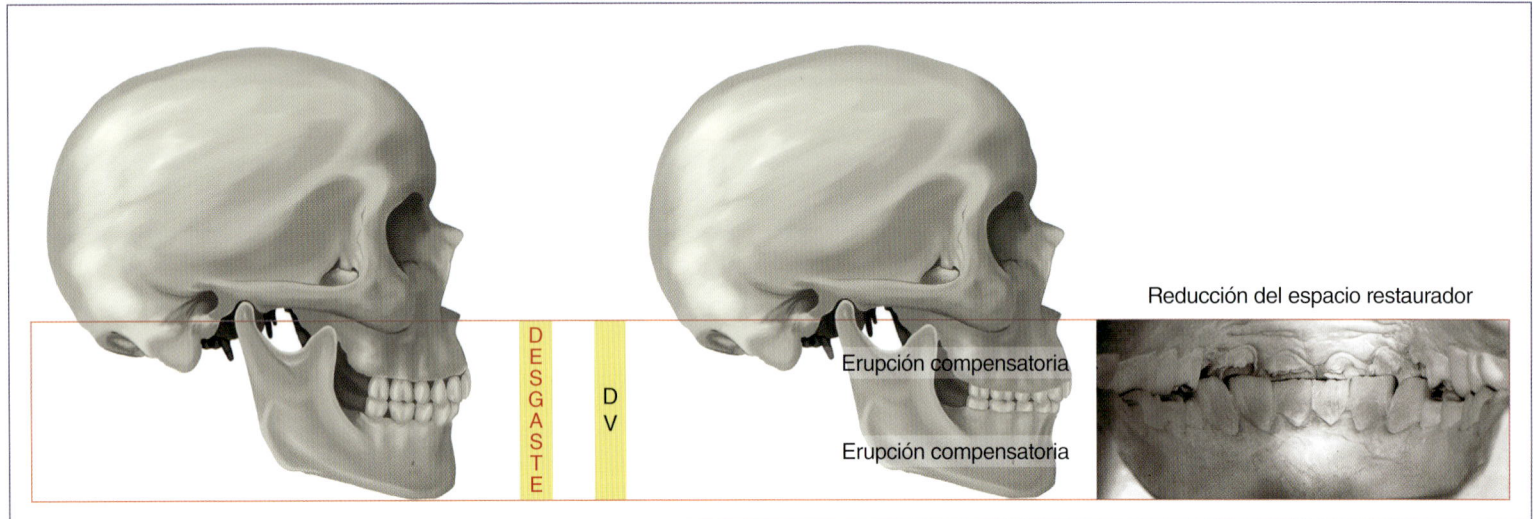

FIGURA 2.33 El desgaste dentario da lugar a una erupción compensatoria del reborde alveolar para mantener la DVO a la vez que se reduce el espacio restaurador.

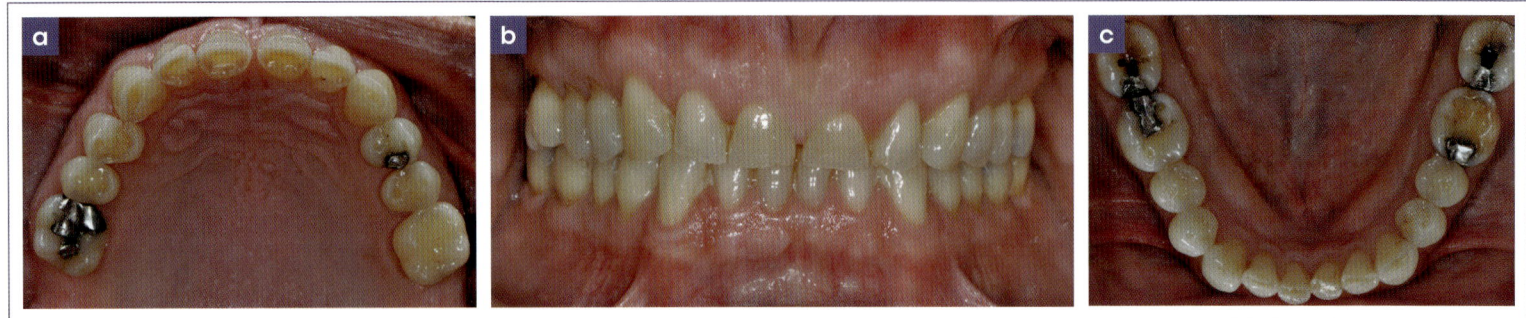

FIGURA 2.34 Paciente con desgaste dentario generalizado por atrición y erosión. Se puede apreciar la erupción compensatoria con alteración de los niveles gingivales en los dientes anteriores y pérdida de espacio restaurador. a) Visión oclusal de la arcada superior. b) Visión frontal. c) Visión oclusal de la arcada inferior.

restauradores y procedimientos de ortodoncia en los últimos años (Meyers, 2013; Mesko *et al.*, 2016; Chatoo, 2022) nos permiten en la actualidad resolver este tipo de situaciones clínicas de una forma más sencilla, menos invasiva y a un coste menor.

Desde una perspectiva mínimamente invasiva y con la idea de preservar al máximo la estructura dentaria remanente, los procedimientos empleados para el restablecimiento del espacio restaurador vendrán determinados por el grado de armonización de la estética dentofacial que precisa el paciente y su estrecha relación con las necesidades funcionales de los dientes anteriores, así como por el diseño del nuevo esquema oclusal y por el grosor necesario que debe tener el material restaurador.

ARMONÍA DENTOFACIAL Y FUNCIÓN DE LOS DIENTES ANTERIORES

El alto grado de compromiso generalmente presente entre la estética y la función de los dientes anteriores en los pacientes con desgaste dentario implica la búsqueda de un equilibrio entre la cantidad de alargamiento necesaria de los mismos para proporcionar estética y el diseño de unas nuevas relaciones funcionales (Vence, 2007). A **mayor necesidad de alargar los dientes anteriores, mayor espacio restaurador necesitaremos para reducir la sobremordida y proporcionar un mayor resalte**. Con ello disminuiremos el ángulo de disoclusión y crearemos el espacio suficiente para evitar interferencias con el EOF

(Kois y Philips, 1997) (Figs. 2.35, 2.36). A su vez, desde el punto de vista biomecánico, conseguiremos una mejor distribución de fuerzas sobre los materiales restauradores reduciendo de forma notable la posibilidad de fracturas adhesivas o cohesivas de los mismos. Esto es especialmente importante en aquellos sujetos con desgaste dentario intenso que presentan patrones funcionales horizontales (Keough, 2003) y en los que vamos a incrementar de forma considerable la longitud de los dientes anteriores mediante procedimientos de adhesión (Figs. 2.37, 2.38). Está descrito que el aumento de la longitud de los bordes incisales puede llegar a incrementar hasta 2 o 3 veces el riesgo de fracturas (Gürel *et al.*, 2013).

DISEÑO DEL NUEVO ESQUEMA OCLUSAL Y GROSOR DEL MATERIAL RESTAURADOR

El nuevo espacio restaurador será el necesario para poder rediseñar un nuevo esquema oclusal y dotar a su vez al material restaurador del grosor mínimo que proporcione suficiente resistencia a la fractura. Aunque los materiales restauradores utilizados en la actualidad en este tipo de situaciones nos permiten trabajar con espesores muy finos, su resistencia a la fractura vendrá también condicionada por el tipo de sustrato dentario sobre el que se van a llevar a cabo los procedimientos de adhesión. Dado que las mayores fuerzas de adhesión se consiguen sobre esmalte, un sustrato con mayor porcentaje de dicho esmalte permitirá utilizar restauraciones más finas y, por consiguiente, la

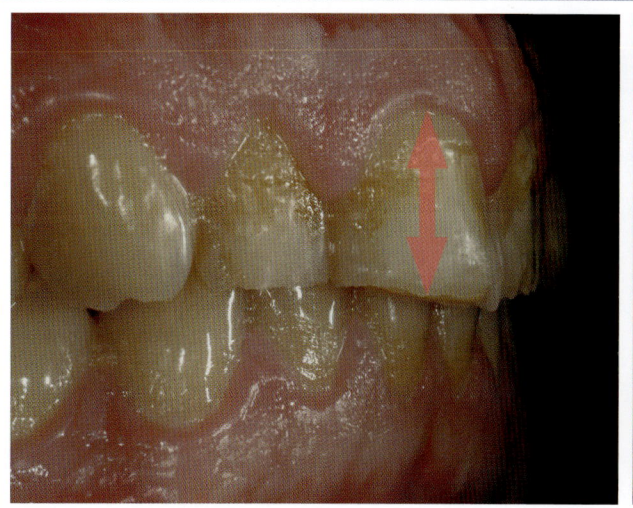 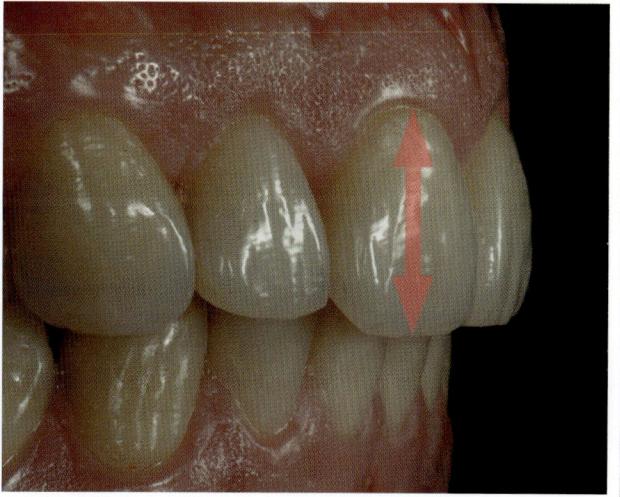

FIGURA 2.35 Al generar espacio restaurador, además de mejorar la biomecánica de los dientes anteriores, nos va a permitir alargar su longitud de forma predecible.

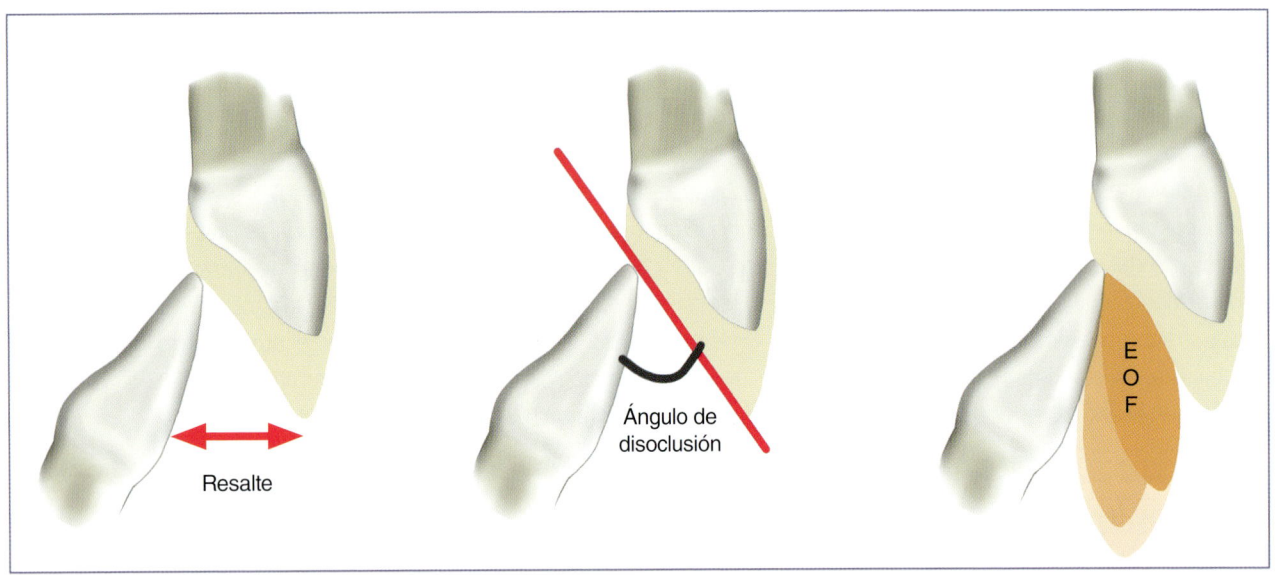

FIGURA 2.36 Al generar espacio restaurador se reduce la sobremordida y se incrementa el resalte, lo que permite reducir el ángulo de disoclusión y generar también más espacio, evitando así interferir con los movimientos funcionales de la mandíbula (EOF).

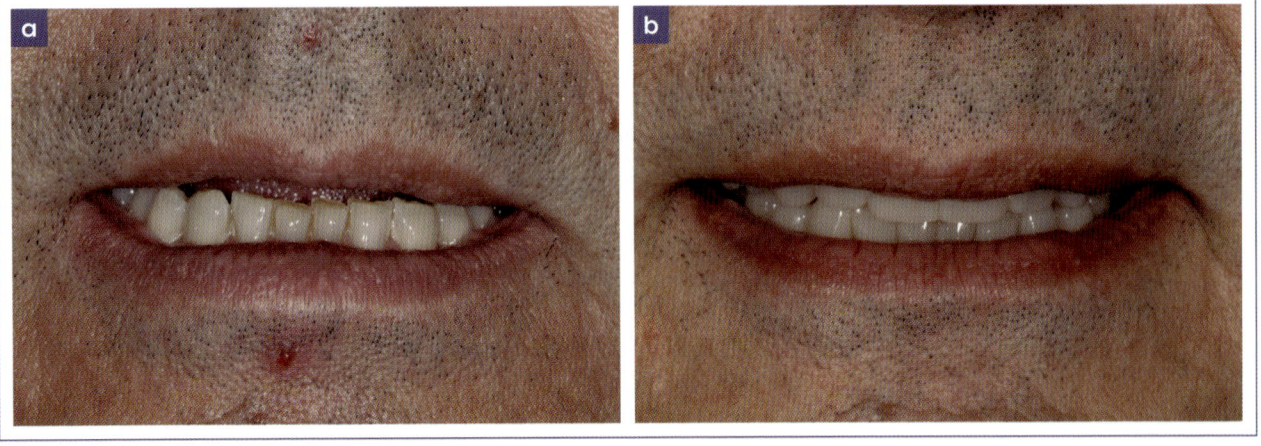

FIGURA 2.37 a) Antes del tratamiento con los labios en reposo se aprecia la ausencia de exposición de los dientes superiores. b) Incremento de la longitud de los dientes anteriores superiores en reposo después del aumento de la DVO con las restauraciones.

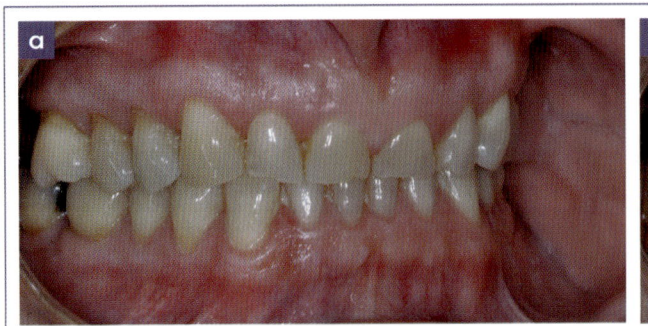
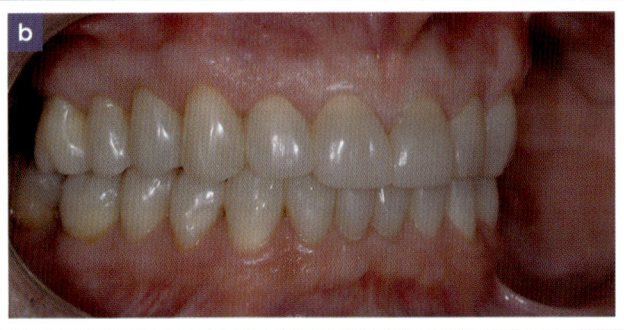

FIGURA 2.38 a) Antes del tratamiento se puede apreciar una proporción anchura longitud desfavorable, marcada sobremordida y ausencia de resalte. b) Nuevas proporciones anchura longitud, aumento del resalte y reducción de la sobremordida una vez finalizado el tratamiento restaurador.

necesidad de menor espacio restaurador (Fradeani, 2016) (Fig. 2.39). Por el contrario, un sustrato con mayor presencia de dentina requerirá un mayor grosor de material restaurador para compensar la reducción de las fuerzas de adhesión y no comprometer su resistencia a la fractura (Fig. 2.40).

PROCEDIMIENTOS PARA GENERAR ESPACIO RESTAURADOR DE FORMA MÍNIMAMENTE INVASIVA

Es obvio que el aumento de la DVO permite generar espacio restaurador en la rehabilitación de los pacientes con desgaste dentario, aunque en muchas ocasiones implica la necesidad de restaurar innecesariamente al menos una arcada de forma completa para cumplir con los

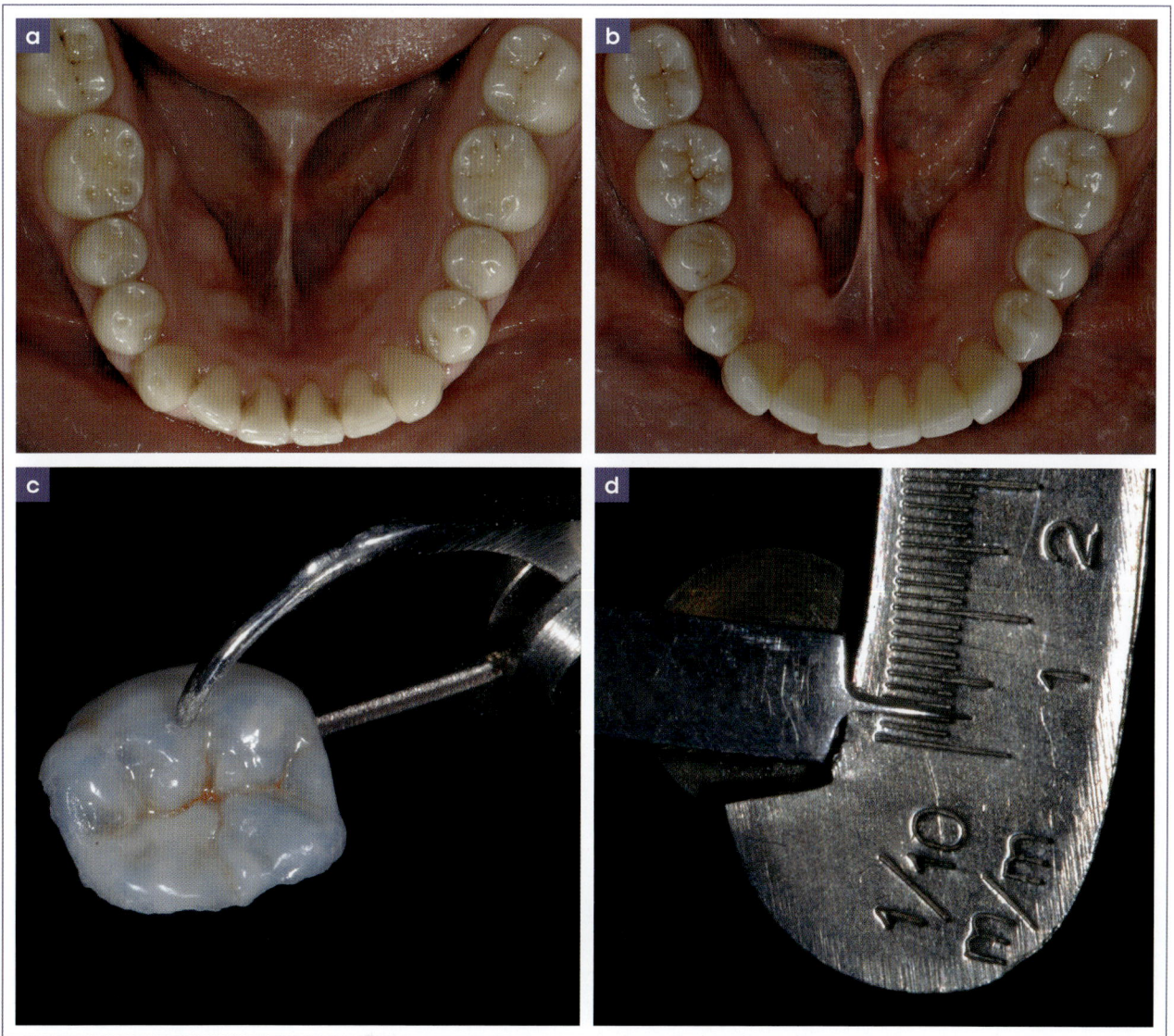

FIGURA 2.39
a) Desgaste dentario con predominio de esmalte.
b) Aspecto final de las restauraciones ultrafinas de disilicato de litio.
c,d) Una de estas restauraciones en la que se muestra el grosor de 0,3 mm.

objetivos del tratamiento restaurador (Buckle, 2017). De ahí, que esta opción no debe emplearse de forma indiscriminada en todos los pacientes, y en especial en aquellos en los que el desgaste es más manifiesto en los sectores anteriores. En la literatura están descritos procedimientos para generar espacio restaurador de forma menos invasiva como el concepto Dahl (Dahl, 1975) y la intrusión del complejo dentoalveolar mediante ortodoncia (Bellamy *et al.*, 2008). Esta última opción permite generar espacio restaurador sin aumentar la DVO concretamente en aquellos pacientes con desgaste localizado en los dientes anteriores y con ausencia de espacio restaurador. En ocasiones puede ser necesario combinar el aumento de la DVO con una intrusión ortodóncica del complejo dentoalveolar para, además de generar espacio restaurador adicional, mejorar también la proporción anchura-longitud de los dientes anteriores, así como sus niveles gingivales.

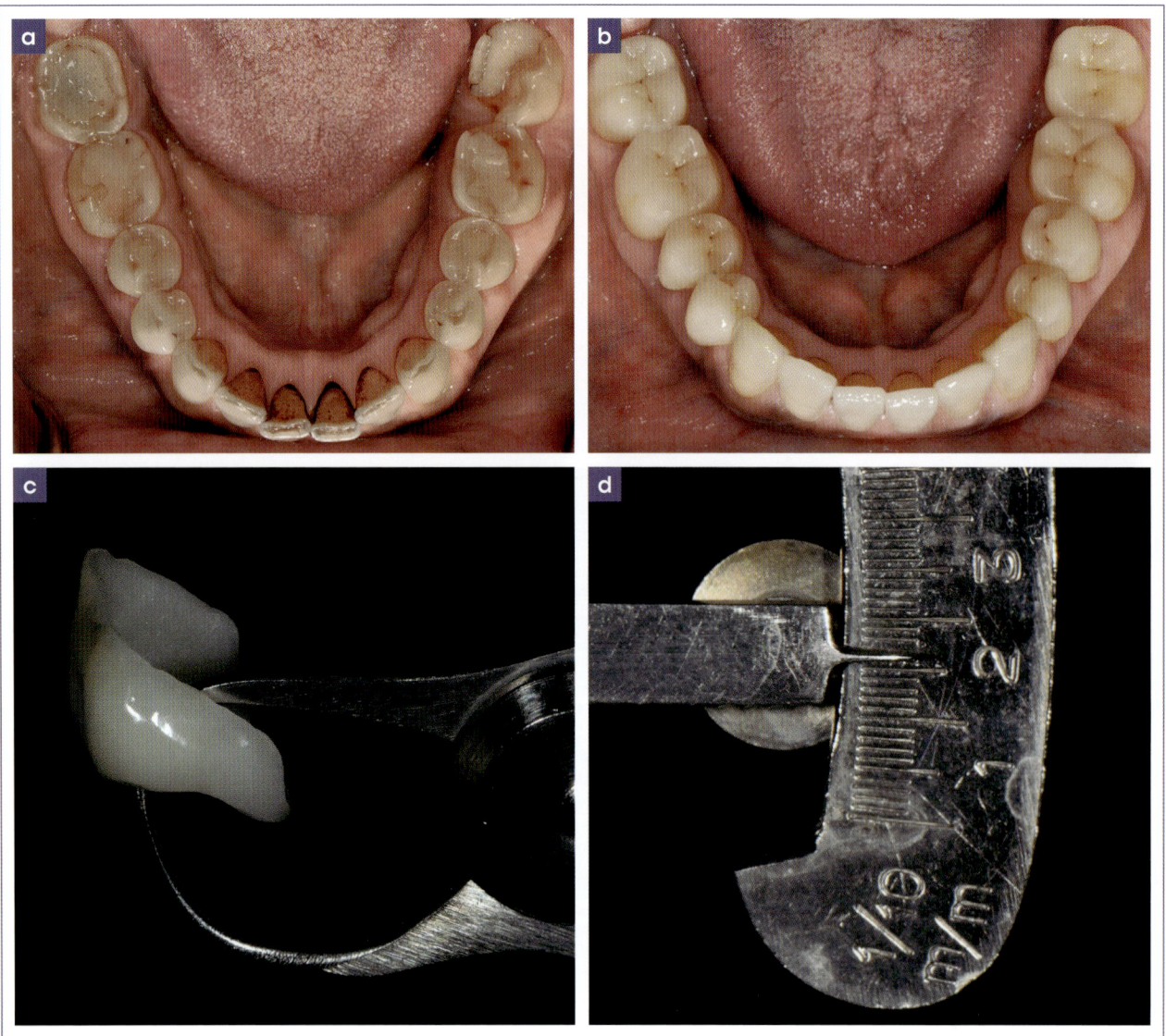

FIGURA 2.40 a) Desgaste intenso con amplia exposición de dentina en los molares. b) Restauraciones oclusovestibulares de disilicato de litio. c,d) Una de las restauraciones en la que se muestra el grosor de 2 mm en oclusal.

Concepto Dahl

Fue introducido por Dahl en 1975 (Dahl, 1975; Poyser *et al.*, 2005) con la idea de revertir la erupción compensatoria localizada que se producía a nivel de los dientes anteriores para generar espacio restaurador de forma selectiva y evitar procedimientos más invasivos. Inicialmente se utilizaba una férula seccional de cromo-cobalto o acero inoxidable en las superficies linguales de los dientes anteriores superiores. Su mecanismo de acción consiste en una combinación de intrusión del complejo dentoalveolar anterior, erupción pasiva de los dientes posteriores y asentamiento de los cóndilos en la fosa (RC) debido a la acción desprogramadora del propio dispositivo al restringir el contacto únicamente a nivel de los dientes anteriores. En la actualidad los defensores de este concepto sustituyen los dispositivos utilizados inicialmente por la adición de composite en las superficies linguales de los dientes anteriores superiores (Mizrahi, 2006; Magne *et al.*, 2007). Si bien la aplicación de este concepto está relativamente extendida en el Reino Unido y en los países escandinavos, se han descrito resultados adversos; además, la evidencia científica disponible al respecto es limitada (Goldstein y Campell, 2022) y no permite establecer conclusiones definitivas en cuanto a la estabilidad a largo plazo de la nueva posición y de las propias restauraciones.

Intrusión ortodóncica

Mediante la intrusión compensatoria con ortodoncia (Bellamy *et al.*, 2008), podemos llevar el complejo dentoalveolar a su posición original y recrear el espacio restaurador necesario para restablecer la estética y la función perdidas mediante la utilización de restauraciones adhesivas que requieran mínima e, incluso en algunos casos, ninguna preparación dentaria. Con frecuencia nos encontramos con pacientes que presentan un desgaste intenso localizado en los dientes anteriores (Kokich, 2008), con un desgaste mínimo o incluso ausente en los dientes posteriores. La intrusión dentoalveolar estaría especialmente indicada en estas situaciones para evitar involucrar más dientes en el tratamiento restaurador y evitar aumentar de forma innecesaria la DVO.

Generalmente es necesario el control tridimensional del movimiento dentario no solamente para generar espacio restaurador, sino también para permitir la restauración de los dientes implicados con el mínimo sacrificio de estructura dentaria (Chatoo, 2022).

Caso clínico 1. Desgaste dentario intenso por atrición y erosión en el sector anterior

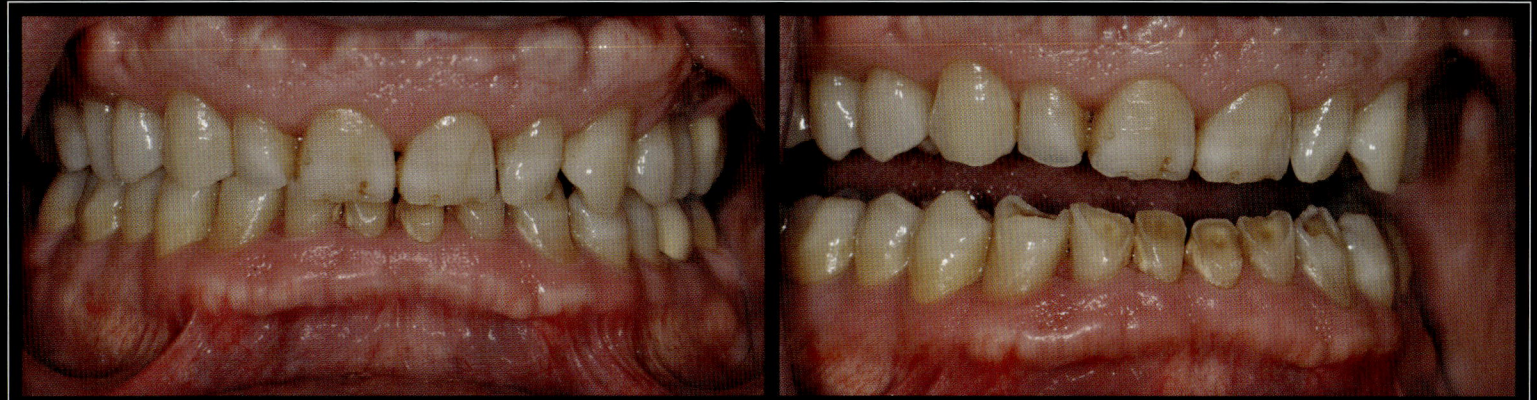

FIGURA 2.41. Paciente de 66 años con desgaste dentario intenso por atrición y erosión localizado en los dientes anteriores superiores e inferiores.

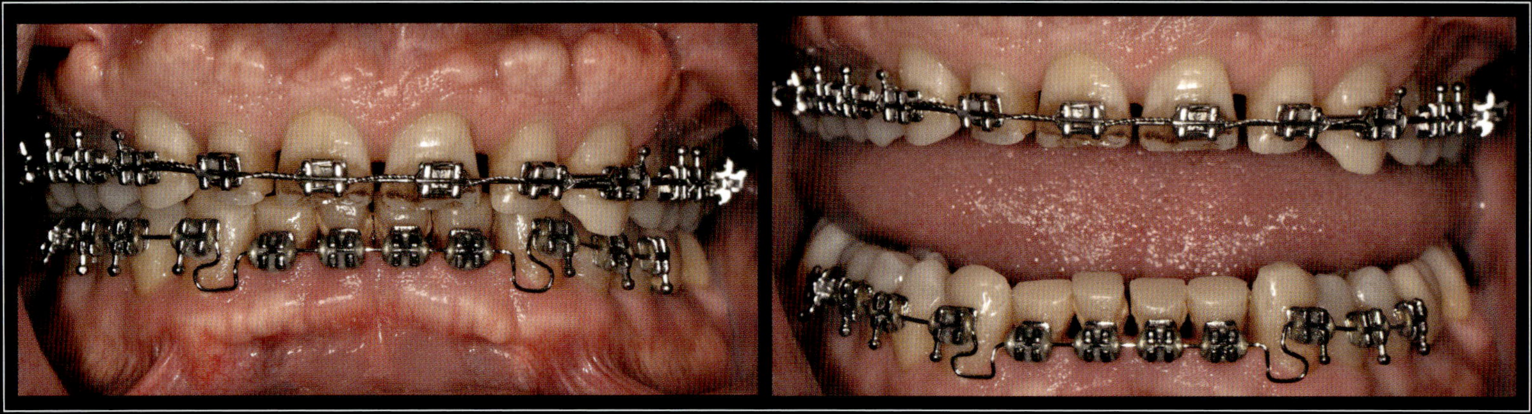

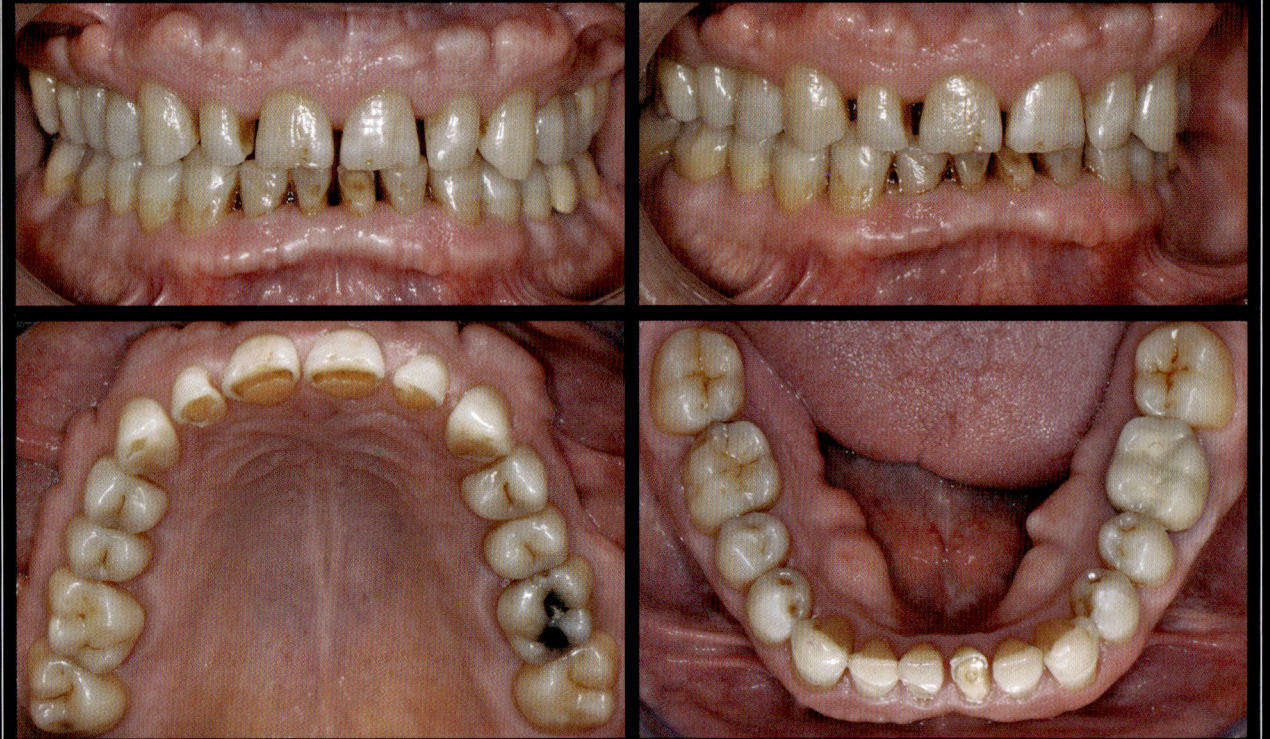

FIGURA 2.42 Mediante Intrusión ortodóncica y vestibulización de los dientes anteriores se ha generado espacio restaurador y mejorada la posición de los niveles gingivales. Tratamiento de ortodoncia realizado por el Dr. José M.ª Morillón, Gijón.

FIGURA 2.43 Una vez retirada la aparatología, se puede apreciar la ausencia de desgaste en los dientes posteriores.

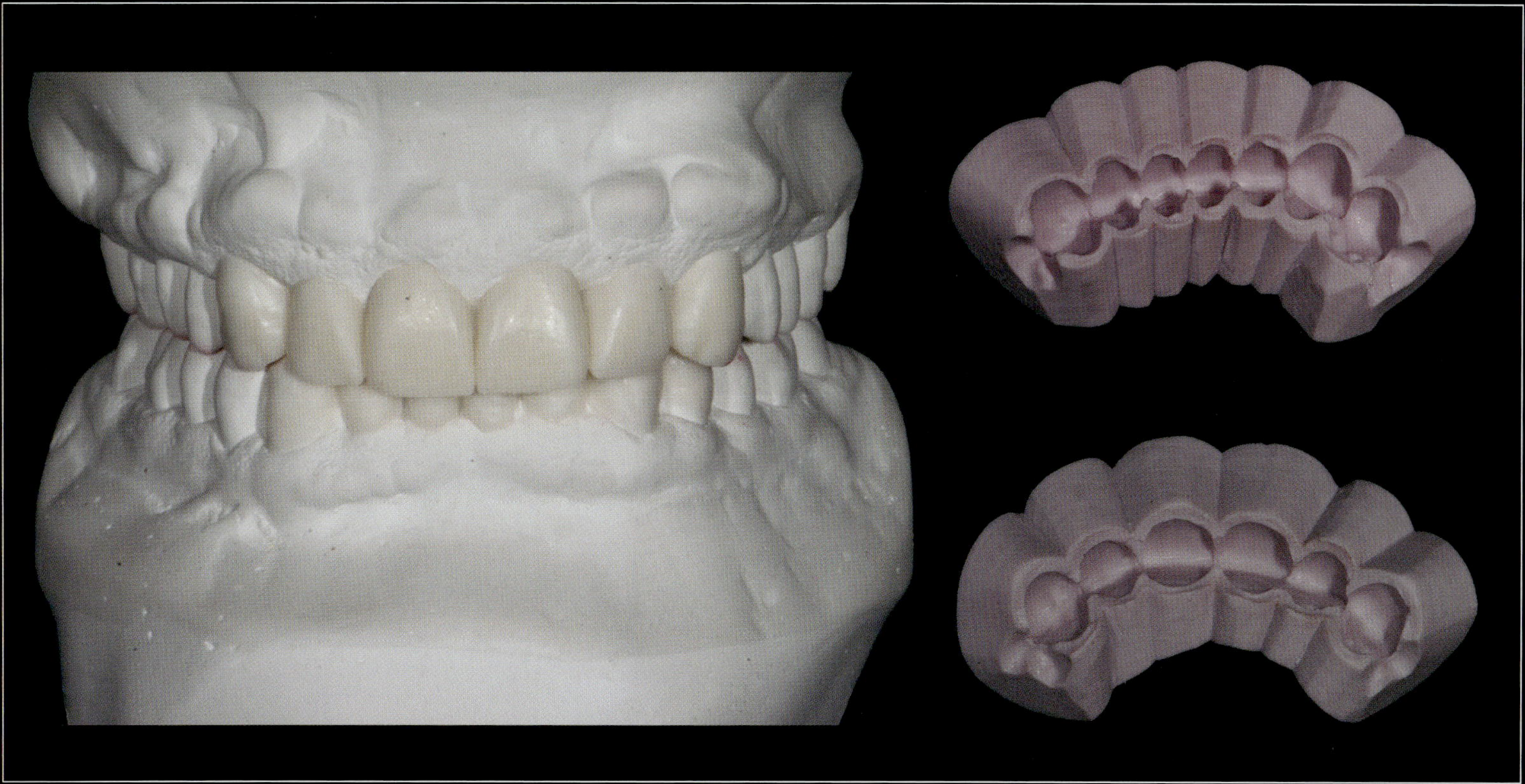

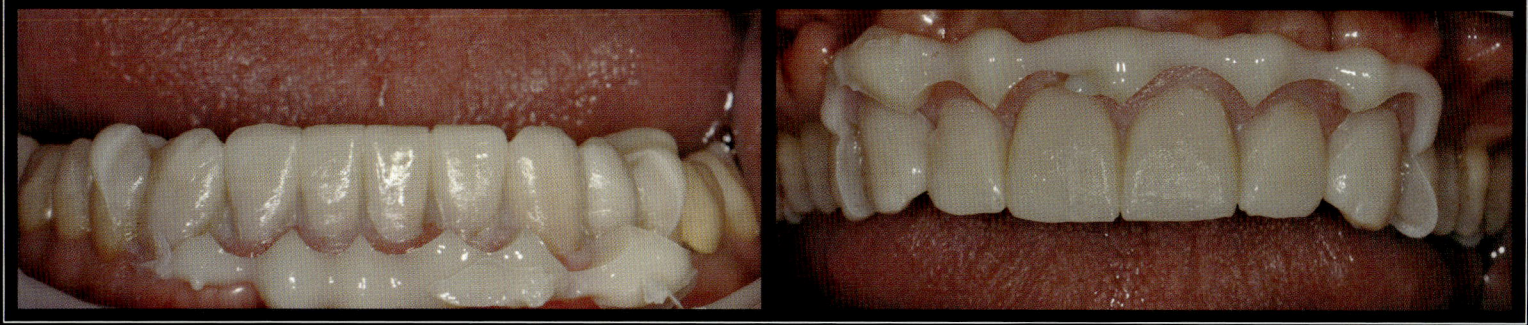

FIGURA 2.44 Encerado de diagnóstico y elaboración de llaves de silicona para elaborar el *mock-up* de transición.

FIGURA 2.45 *Mock-up* de transición inmediatamente después de retirar las llaves de silicona. Para hacer este *mock-up* se procedió previamente al grabado total y aplicación de adhesivo sobre la superficie dentaria. Se utilizó una resina bisacrílica para su elaboración (Protemp 4® 3M).

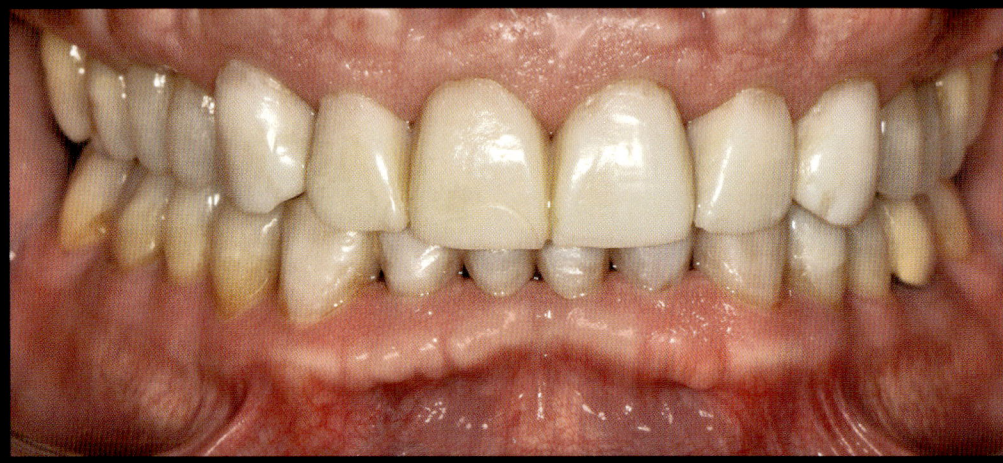

FIGURA 2.46 Vista frontal del *mock-up* de transición después de 2 meses en la cavidad oral. Durante este periodo se evaluó la estética y la función antes de continuar con las restauraciones definitivas.

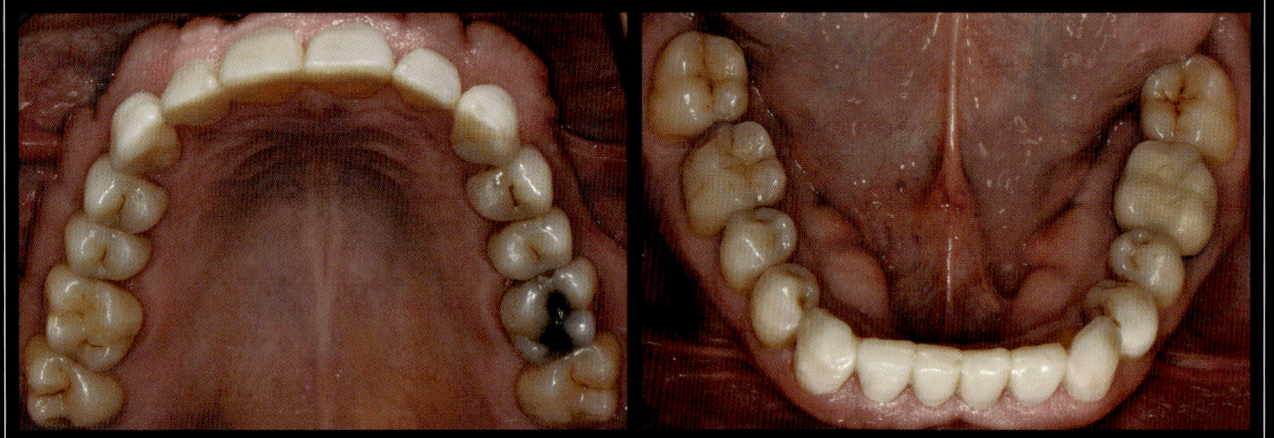

FIGURA 2.47 Vistas oclusales del *mock-up* de transición al cabo de 2 meses en la cavidad oral. Durante este periodo de tiempo no se observó la presencia de desgastes o fracturas en el *mock-up*. Tampoco el paciente manifestó la presencia de sensibilidad o dificultad para masticar.

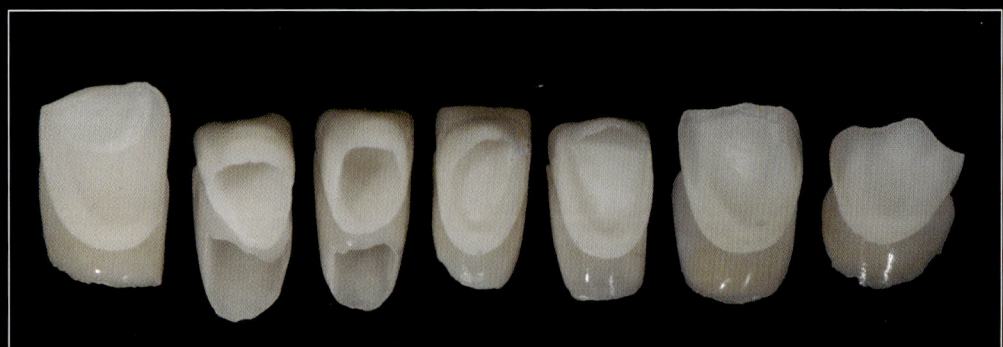

FIGURA 2.48 Restauraciones anteriores inferiores de disilicato de litio (e.max® Ivoclar). Carillas vestibulares, carillas en V y carillas 360°.

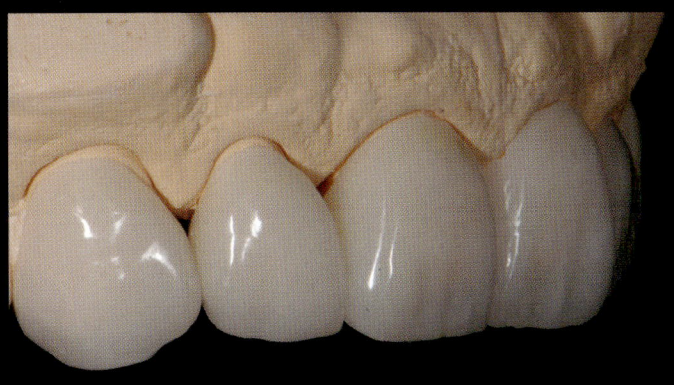
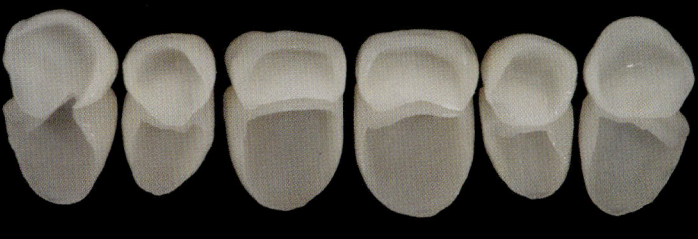

FIGURA 2.49 Carillas en V de disilicato de litio para restaurar los dientes anteriores superiores.

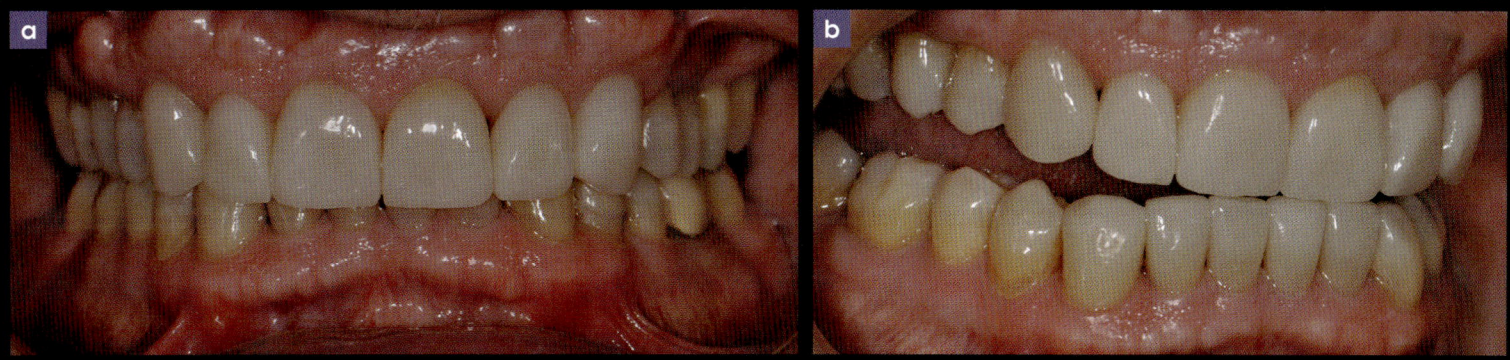

FIGURA 2.50 Restauraciones finales en las que podemos observar los niveles gingivales. a) Vista frontal. b) Vista lateral.

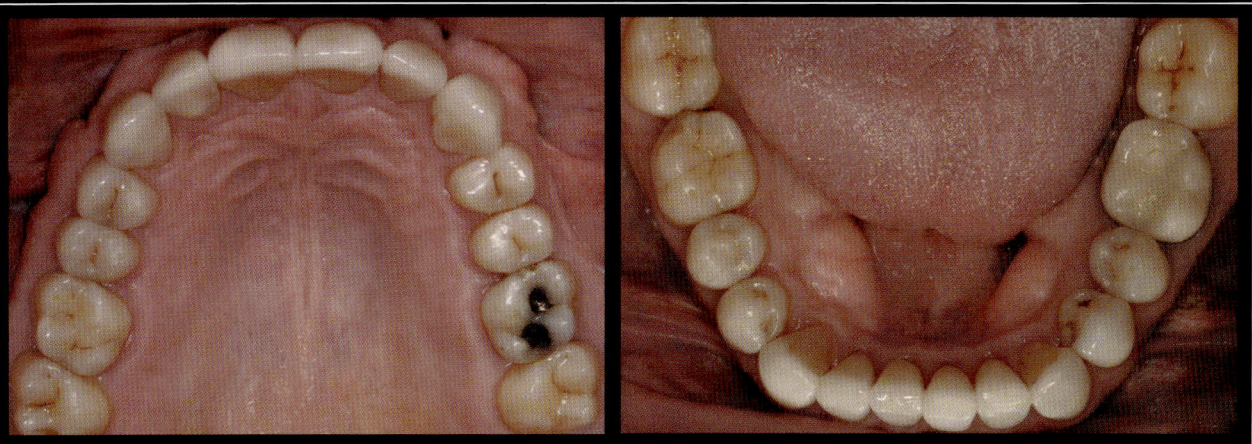

FIGURA 2.51 Vistas oclusales del tratamiento una vez finalizado.

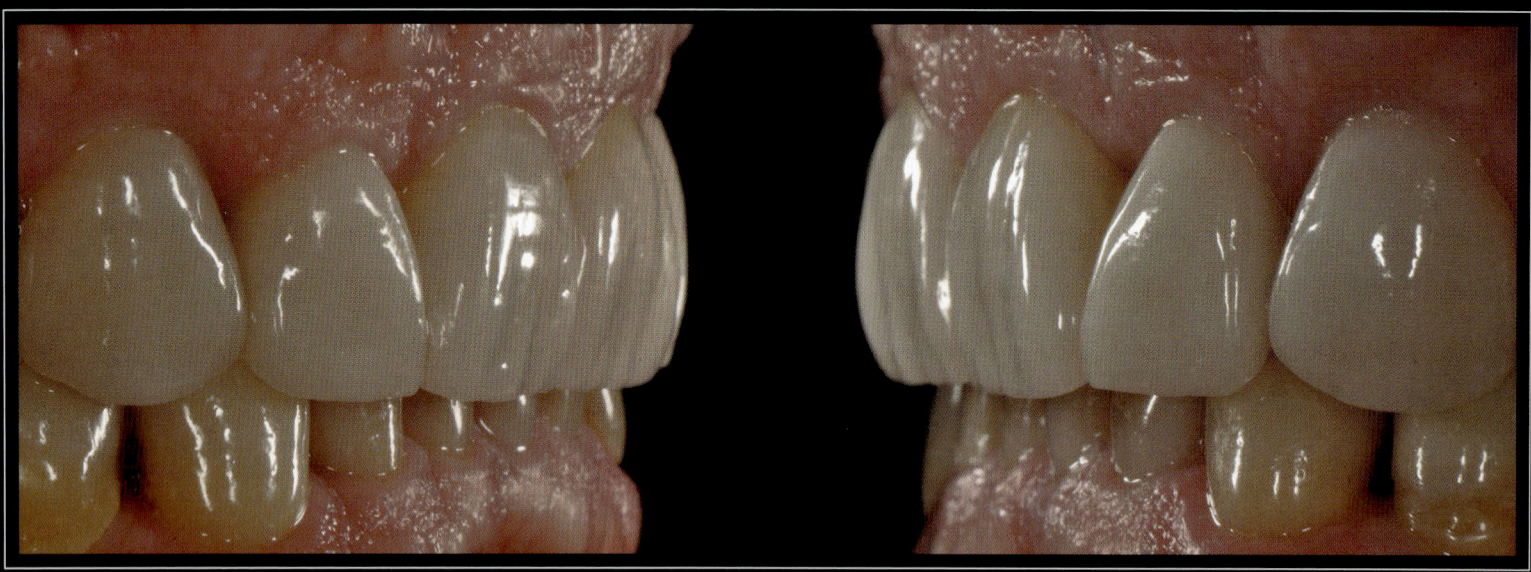

FIGURA 2.52 Vistas laterales donde se puede apreciar la nueva sobremordida, resalte y longitud de los dientes anteriores. Restauraciones realizadas por el técnico de laboratorio Alberto Díaz López, CDT.

AUMENTO DE LA DIMENSIÓN VERTICAL DE OCLUSIÓN (DVO)

Si el aumento de la DVO es la opción para generar espacio restaurador, no debe efectuarse de forma arbitraria y tiene que estar basado en un diagnóstico certero de las necesidades estéticas, funcionales y restauradoras de cada paciente desde una perspectiva mínimamente invasiva. Ello nos va a permitir definir el incremento suficiente que permita satisfacer dichas necesidades sin sobrepasar la capacidad de adaptación del AM y sin involucrar en el tratamiento restaurador dientes que no lo necesitan. En ocasiones, la intrusión del complejo dentoalveolar mediante ortodoncia no es suficiente para proporcionar el espacio necesario por lo que es preciso también aumentar la DVO. También con frecuencia, aun siendo necesario el tratamiento de ortodoncia como medio de generar espacio restaurador y así realizar tratamientos menos extensos e invasivos, el rechazo a dicho tratamiento por parte de muchos pacientes nos deja como única opción el aumento de la DVO.

Consideraciones generales acerca del aumento de la DV

Se suele relacionar la dimensión vertical (DV) con la distancia entre dos puntos de referencia fijos en los dientes anteriores. Sin embargo, más bien habría que pensar en dos dimensiones verticales diferentes, una con los dientes en MI (Fig. 2.53a) y otra cuando se produce el primer contacto dentario (contacto prematuro) en el arco de cierre cuando los cóndilos están en RC (Fig. 2.53b). En esta última DV, lo normal es que los dientes anteriores estén fuera de contacto y, por lo tanto, sea mayor que la primera. Esta diferencia entre ambas representa el componente vertical del deslizamiento desde el primer contacto en RC hasta MI (Fig. 2.53b).

Debido a la propia geometría de la mandíbula (Spear, 2006), una separación de **3 mm a nivel de los dientes anteriores incrementaría aproximadamente 1 mm la longitud del masetero y del pterigoideo interno**. Por ello, si hay una prematuridad que generase una discrepancia entre la posición de MI y la RC con un asentamiento condilar en la fosa de 1 mm, debido a la proximidad entre la articulación y el masetero, se produciría un acortamiento de la longitud del masetero y del pterigoideo interno de aproximadamente 1 mm.

Según Dawson (2008), la DVO vendría determinada por la repetición de la longitud de contracción de los músculos elevadores cada vez que los dientes de ambas arcadas entran en máximo contacto. Por ello, si en la rehabilitación de un paciente con desgaste dentario utilizásemos el espacio restaurador generado desde ese primer contacto con los cóndilos en RC, teóricamente no estaríamos aumentando la DVO, puesto que no estaríamos incrementando la longitud de contracción de los músculos elevadores (Fig. 2.53b).

En ocasiones, el espacio restaurador que se genera a partir del primer contacto en RC no es suficiente y puede ser necesario abrir aún más la DV. Entonces sí estaríamos aumentando la DVO del paciente y por lo tanto alargando la longitud de contracción de los músculos elevadores. Por ello, cabría esperar la presencia de ciertos signos o síntomas de carácter adaptativo por parte del AM.

Posibles respuestas de adaptación del AM al incremento de la DVO

Respuestas musculares y de la ATM

El aumento de la DVO (Wassell y Steele, 1998) más allá de la longitud de contracción de los músculos elevadores se puede asociar a la aparición de cefaleas, dolor o tensión muscular y problemas articulares. Dichos síntomas son de carácter transitorio y desaparecen en el transcurso de 1 a 2 semanas (Abduo, 2012).

Según Moreno-Hay y Okeson (2015), el incremento moderado de la DVO puede dar lugar a la aparición de síntomas articulares leves en algunos pacientes, pero la propia capacidad de adaptación hace que estos sean pasajeros y sin mayores complicaciones.

Siempre que las ATM estén estables y no presenten signos o síntomas previos a dicho aumento, el riesgo de la aparición de problemas en las mismas es mínimo. Por ello, **una valoración detallada del estado articular durante la exploración completa es fundamental antes de iniciar el tratamiento, y si fuera necesario, instaurar la terapia correspondiente de forma reversible con férulas de descarga antes de seguir adelante con el mismo** (Johansson *et al.*, 2008).

En relación con la aparición de sintomatología muscular, siempre que el aumento de la DVO se efectúe acompañado de un esquema oclusal con contactos bilaterales simultáneos y guía anterior, dicha sintomatología muscular ocurre en menos de un 5 % de la población y **generalmente desaparece en un plazo de 15 días** (Helsing, 1984; Bloom, 2006).

Algunos de estos problemas musculares que ocurren después del aumento de la DVO, con frecuencia están asociados a diferencias en

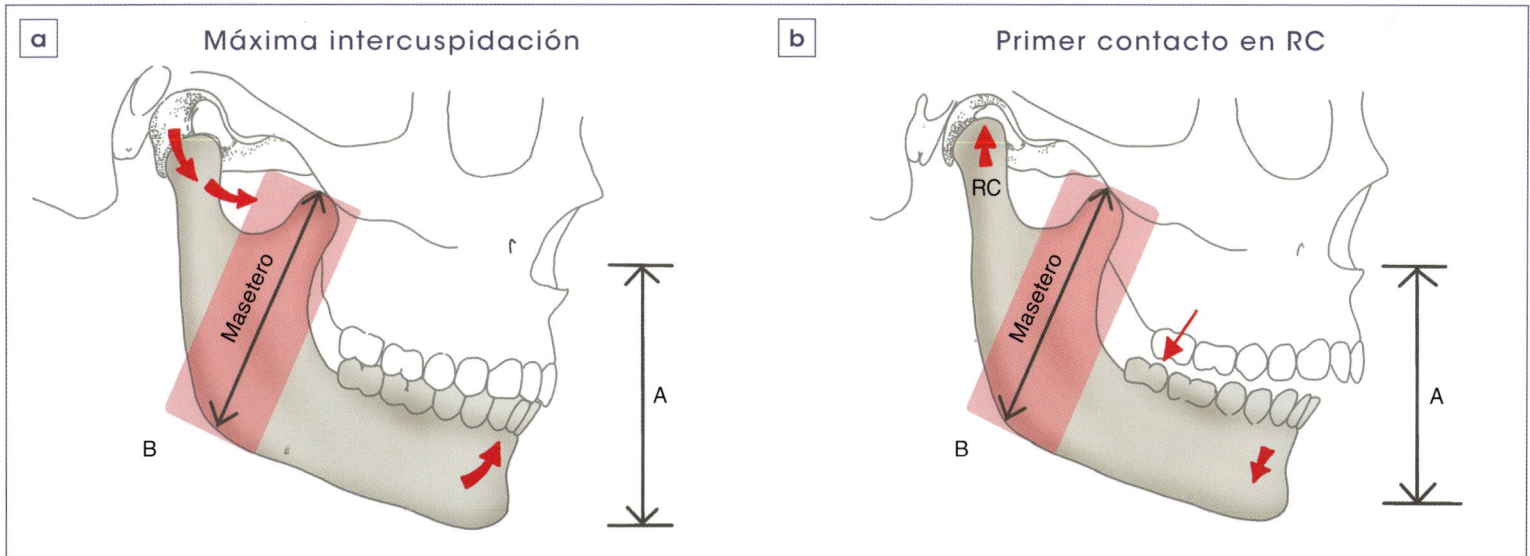

FIGURA 2.53 a) En MI el cóndilo no está asentado en la fosa. b) Primer contacto en RC, el cóndilo está asentado en la fosa. En ambas situaciones la longitud del masetero es la misma dado que por cada 1 mm de asentamiento de los cóndilos en la fosa la longitud del masetero se acorta 1 mm.

la intensidad en los contactos entre ambos lados de la arcada al finalizar el ajuste de las restauraciones provisionales (generalmente por cansancio por parte del paciente y/o el dentista). Ello hace que cada vez que el paciente ocluya fuerce el contacto en el lado donde éste es menos intenso aumentando así la actividad muscular de dicho lado pudiendo generar molestias. Una vez reajustada la oclusión hasta obtener contacto simultáneo entre ambas arcadas estas molestias suelen desaparecer (Fig. 2.54).

Respuestas fonéticas

También, como parte del proceso de adaptación tras el incremento de la DVO, cabe esperar posibles repercusiones fonéticas relacionadas con la **pronunciación de la "S"**, aunque estas con frecuencia están más relacionadas con los cambios que efectuamos en los bordes incisales y las caras linguales de incisivos superiores que con el propio incremento de la DVO. Si tenemos en cuenta la presencia de propioceptores periodontales e intradentinarios, cabe esperar cierta capacidad de adaptación mediante reprogramación neuromuscular, aunque en ocasiones es necesario realizar ciertos ajustes hasta conseguir su normalización (Spear, 2006). Así encontramos que durante la pronunciación de la "S":

- Los sujetos de **clase I adelantan la mandíbula,** aproximando los bordes incisales de los incisivos inferiores a los bordes incisales de los incisivos superiores en una posición ligeramente inferior y lingualizada con respecto a estos últimos (Fig. 2.55a, b).
- Los individuos de **clase II mantienen la mandíbula en una posición retruida,** generando los sonidos entre los bordes incisales inferiores y las superficies linguales superiores (Fig. 2.55c,d).
- Los pacientes de **clase III no adelantan la mandíbula y mantienen ambos bordes incisales en la misma posición de borde a borde cuando ocluyen que durante la pronunciación de la "S"** (Fig. 2.55e,f).

Los ajustes necesarios serían:

- En la **clase I**, si es preciso hacer ajustes y para no alterar el largo establecido de los dientes anteriores superiores por razones estéticas, generalmente efectuaremos las modificaciones en el borde incisal inferior. Sin embargo, cabe la posibilidad de eliminar el contacto de céntrica. Para recuperar nuevamente este contacto habría que añadir al cíngulo de los incisivos superiores.
- En la **clase II** al mantenerse la mandíbula en una posición retruida para generar los sonidos entre los bordes incisales inferiores y las

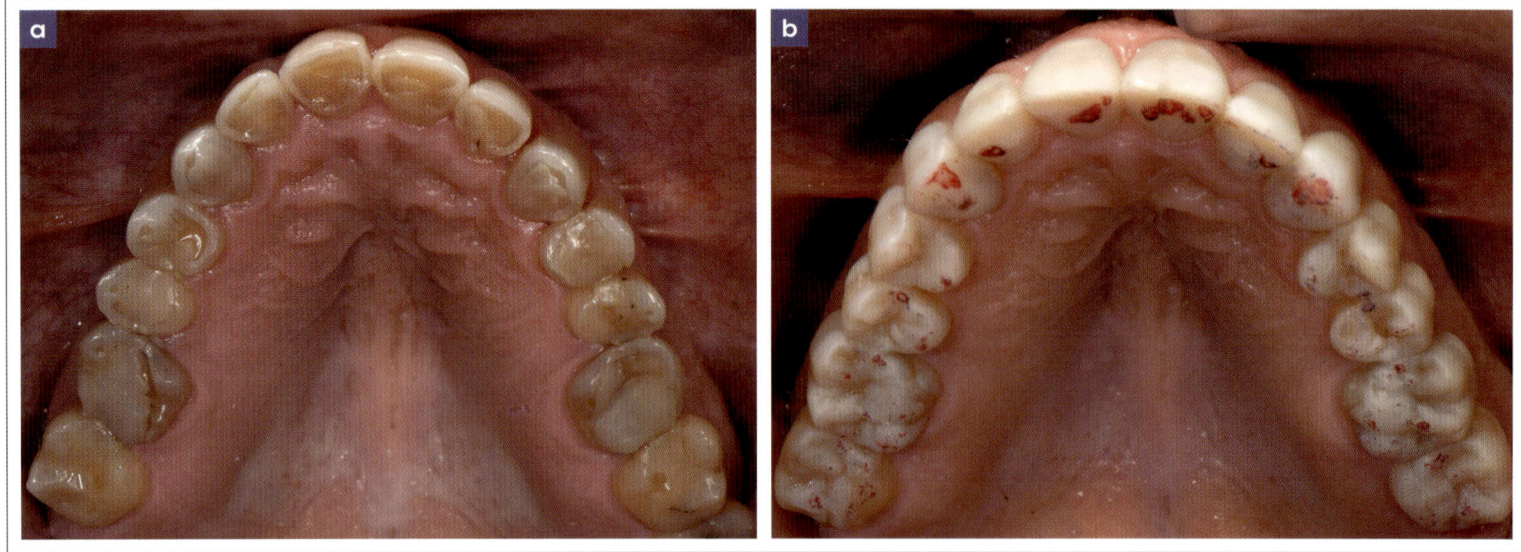

FIGURA 2.54 a) Paciente con desgaste dentario. b) *Mock-up* de transición tras el aumento de la DVO en la rehabilitación del paciente. Se muestra una distribución uniforme de los contactos una semana después de su colocación. El paciente no manifestó ningún signo ni síntoma de inestabilidad oclusal.

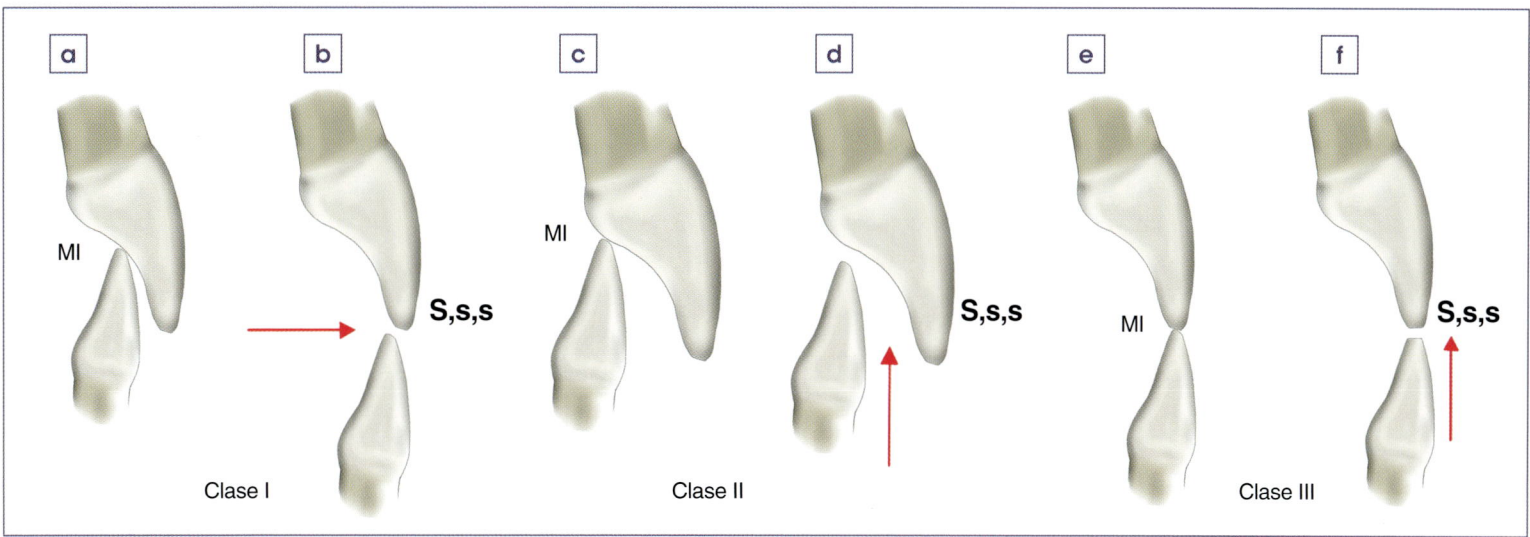

FIGURA 2.55 Durante la pronunciación de las "S": a,b) Clase I. desplazamiento mandibular de adelantamiento. c,d) Clase II, movimiento vertical en posición retruida. e,f) Clase III, desplazamiento vertical del borde incisal inferior en relación con el borde incisal superior.

superficies linguales superiores, el ajuste sustractivo efectuado en cualquiera de ambas localizaciones va a dar lugar a la pérdida de los contactos en céntrica. Por ello, la única opción viable no es otra que **cerrar la DVO** para no perder los contactos de céntrica en los dientes anteriores.

■ En la **clase III** al coincidir la posición de oclusión de borde a borde con la de la pronunciación de la "S" aún efectuando el ajuste en los bordes incisales inferiores, es preciso cerrar la DVO.

Para identificar aquellos contactos no deseados que dificultan la emisión de los sonidos que contengan la "S", con el paciente de pie, le indicamos que diga sesenta y seis, sesenta y siete de manera repetida. En caso de existir problemas durante su pronunciación, repetimos nuevamente el proceso anterior pero ahora interponiendo un papel de articular de 8 micras (Arti-fol® Bausch). Observamos las marcas que se generan, efectuamos el ajuste sustractivo sobre las mismas y valoramos seguidamente la mejoría experimentada. Los ajustes deben realizarse con cautela y de forma progresiva evitando eliminar contactos de céntrica de forma innecesaria, por lo que puede ser preciso repetir este proceso varias veces hasta obtener los resultados deseados (Calamita, 2022). Como hemos mencionado, en ocasiones, puede ser necesario añadir material restaurador si algún contacto de céntrica se

pierde (clase I). En las clases II y III puede ser necesario cerrar la DVO si la adaptación no se llega a producir en el plazo de 4 semanas.

Lo más frecuente es que en el plazo de una semana al efectuar una nueva verificación la adaptación se haya producido. Si fuese preciso repetimos nuevamente los ajustes. Tenemos que tener claro que antes de continuar con el proceso restaurador definitivo las dificultades fonéticas tienen que estar resueltas (Fradeany, 2004).

Respuestas en la estabilidad a largo plazo de la nueva DVO
Como hemos dicho previamente, hay autores (Dawson, 2008) que sostienen que la DVO viene determinada por la longitud de contracción de los músculos elevadores cada vez que los dientes de ambas arcadas entran en contacto como consecuencia del equilibrio existente entre las fuerzas eruptivas de los propios dientes y la contracción de los músculos elevadores. Por ello en aquellas situaciones en las que sobrepasamos su longitud de contracción, se produciría una intrusión del complejo dentoalveolar recuperando nuevamente la DVO

inicial en el transcurso de 6 meses (Dahl, 1985). Desde el punto de vista clínico, aunque ello ocurra, en la mayoría de las ocasiones pasará inadvertido por el paciente.

Otros autores (Ormianer y Gross, 1998) consideran que cualquier aumento de la DVO iría acompañada de mínimas variaciones de la misma debido a mecanismos adaptativos de relajación y cambios en la longitud muscular, descartando a su vez una recuperación de la DVO inicial por intrusión dentoalveolar.

> En cualquier caso, y asumiendo que pudiese haber cierta recuperación de la DVO en algunos pacientes, lo importante es que en la mayoría de las situaciones el resultado del tratamiento sea satisfactorio.

¿Cuánto podemos aumentar la DV y cuánto necesitamos aumentarla realmente?

Aunque no existen directrices claras y objetivas para establecer un aumento ideal de la DVO más allá de la longitud de contracción de los músculos elevadores, parece ser que la DV, más que de un valor fijo establecido, se trataría de un **rango de adaptabilidad neuromuscular fisiológica** que permitiría cierto aumento de la longitud muscular, aunque dentro de algunos límites (Ormianer y Palty, 2009). Por ello y como medida de precaución, lo ideal sería minimizar el incremento de

la longitud muscular siempre que sea posible. Según Abduo y Lyons (2012), un **incremento de la DVO hasta 5 mm** es un procedimiento seguro. Recordemos que utilizando el espacio que se genera a partir del primer contacto con los cóndilos en RC estaríamos trabajando dentro de la longitud de contracción de los músculos elevadores (Fig. 2.53b).

A lo largo de los años, se han utilizado procedimientos basados en el espacio libre interoclusal, placas de descarga, estimulación eléctrica nerviosa transcutánea (TENS), fonética etc., para determinar la DVO, aunque ninguno de ellos permite establecer esta de forma exacta. Ello indicaría la capacidad de adaptación de la DVO y la no existencia de una única correcta DVO que hay que reproducir en cada individuo (Spear, 2006). Parece lógico pensar que **más bien existe un espacio óptimo y no un punto exacto donde establecer la DVO,** lo que implicaría la necesidad de tomar decisiones de cierto riesgo al respecto dependiendo de la experiencia de cada clínico (Rebibo *et al.*, 2009).

Rebibo *et al.* (2009), introdujo la regla de los tercios con la intención de proporcionar una idea aproximada de los cambios que se producen en las relaciones incisales y el espacio restaurador disponible según incrementamos la DVO en el articulador. Un aumento de 3 mm a nivel del puntero incisal daría lugar a la creación de un espacio aproximado de 2 mm entre el borde incisal de incisivos inferiores y la cara lingual de los incisivos superiores y 1 mm en los últimos molares. A su vez, se reduciría la sobremordida aproximadamente 2 mm e incrementaría el resalte 1,3 mm (Fig. 2.56).

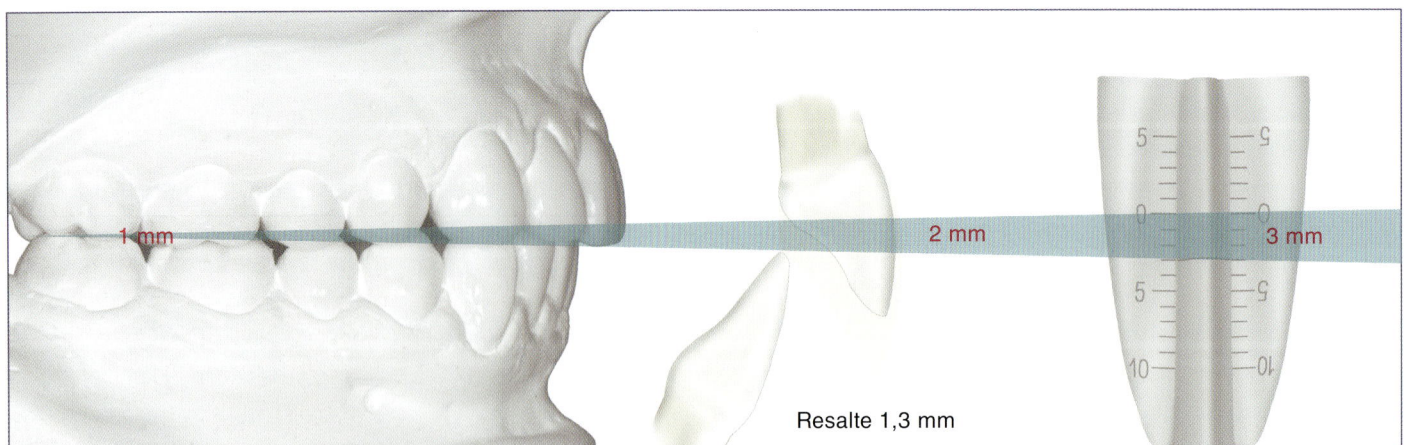

FIGURA 2.56 Un aumento de 3 mm en el puntero daría lugar a un aumento aproximado de 2 mm entre los incisivos y 1 mm en los últimos molares. A su vez, se genera un resalte aproximado entre los dientes anteriores de 1,3 mm.

¿Cómo determinar la DVO en el paciente?

Como mencionamos previamente, con frecuencia el deterioro de los dientes anteriores es el motivo principal de la consulta en los pacientes con desgaste dentario. Por ello, un punto de partida razonable para determinar cuánto es necesario aumentar la DVO sería establecer primeramente en el paciente de forma tentativa la longitud que deberían tener estos dientes anteriores para satisfacer sus demandas estéticas. Ello lo haremos directamente en la cavidad oral del paciente con cera blanca o composite (información más detallada en el Capítulo 5). Y luego, desde una perspectiva mínimamente invasiva, evaluaremos el espacio restaurador necesario que permita proporcionar suficiente grosor al material restaurador y a su vez satisfacer las demandas estéticas sin comprometer la función (véase información más detallada en el Capítulo 5). Y si es preciso aumentar la DVO no hacerlo más allá de lo estrictamente necesario para evitar incrementar la longitud de contracción de los músculos elevadores. Existen dos posibilidades:

- Que podamos utilizar el espacio restaurador que se genera a partir del primer contacto con los cóndilos asentados en la fosa glenoidea en la posición de RC.

- Que el espacio restaurador que se genere a partir del primer contacto en RC no sea suficiente, siendo por ello necesario incrementar la DV más allá de ese primer contacto para generar más espacio restaurador y así alcanzar los objetivos estructurales, estéticos y funcionales desde una perspectiva mínimamente invasiva.

Espacio restaurador suficiente a partir del primer contacto

En este caso es posible utilizar el espacio restaurador que se genera a partir del primer contacto con los cóndilos asentados en la fosa glenoidea en la posición de RC (Fig. 2.57). En aquellos pacientes que presentan desgaste intenso más localizado a nivel anterior, pero que afecta de forma mínima los sectores más posteriores, esta podría ser una forma de generar espacio restaurador sin aumentar realmente la DVO. **No estaríamos por ello aumentando la longitud de contracción de los músculos elevadores** y no cabría por tanto esperar ningún mecanismo de adaptación por parte del AM. Además, con ello evitamos en muchas ocasiones restaurar dientes que no lo necesitan.

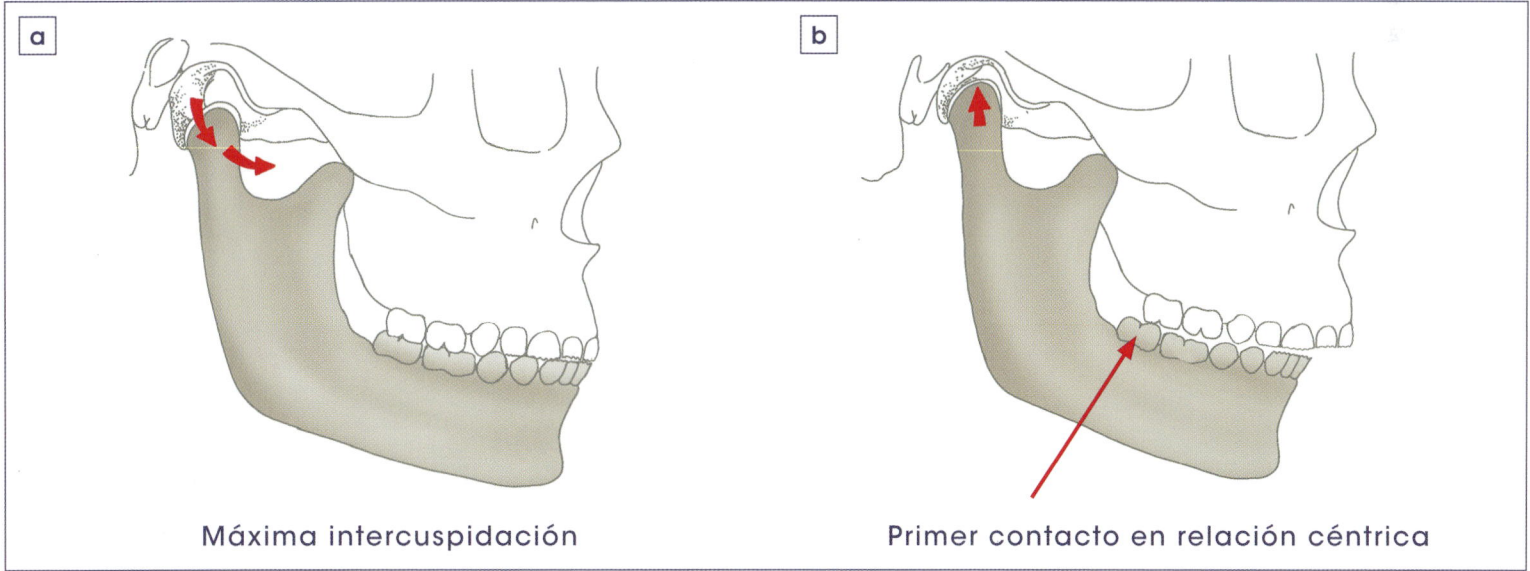

Máxima intercuspidación

Primer contacto en relación céntrica

FIGURA 2.57 a) En MI los cóndilos se encuentran hacia abajo y hacia adelante en la fosa. b) Primer contacto entre el 1.7 y el 4.7 con los cóndilos asentados en la fosa en RC creándose espacio restaurador a partir de ese primer contacto.

Caso clínico 2. Rehabilitación adhesiva de paciente joven con desgaste dentario generalizado por erosión intensa en los dientes anteriores aunque mantiene intactos los últimos molares

Se presenta un paciente de 25 años con desgaste dentario intenso por erosión, más marcada a nivel de los dientes anteriores, aunque los últimos molares (1.7, 2.7, 3.7 y 4.7) se mantienen intactos. Se utilizó el espacio restaurador generado a partir del primer contacto entre el 1.7 y el 4.7 con los cóndilos en RC. Por ello, la nueva DVO establecida se mantiene dentro de la longitud de contracción de los músculos elevadores y no cabría esperar ningún mecanismo de compensación.

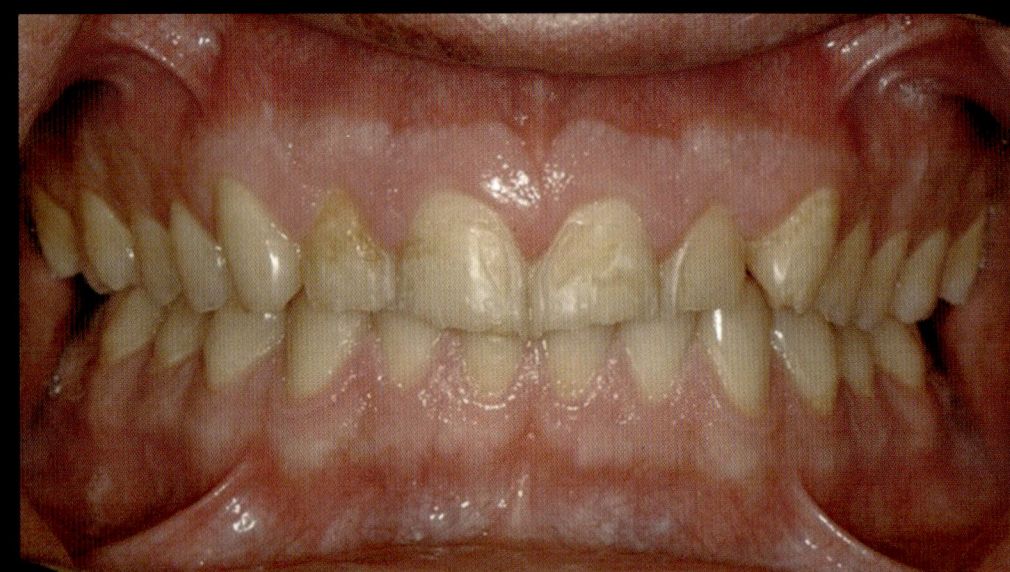

FIGURA 2.58 Vista frontal en la que se aprecia el desgaste vestibular con pérdida extensa de esmalte y exposición dentinaria.

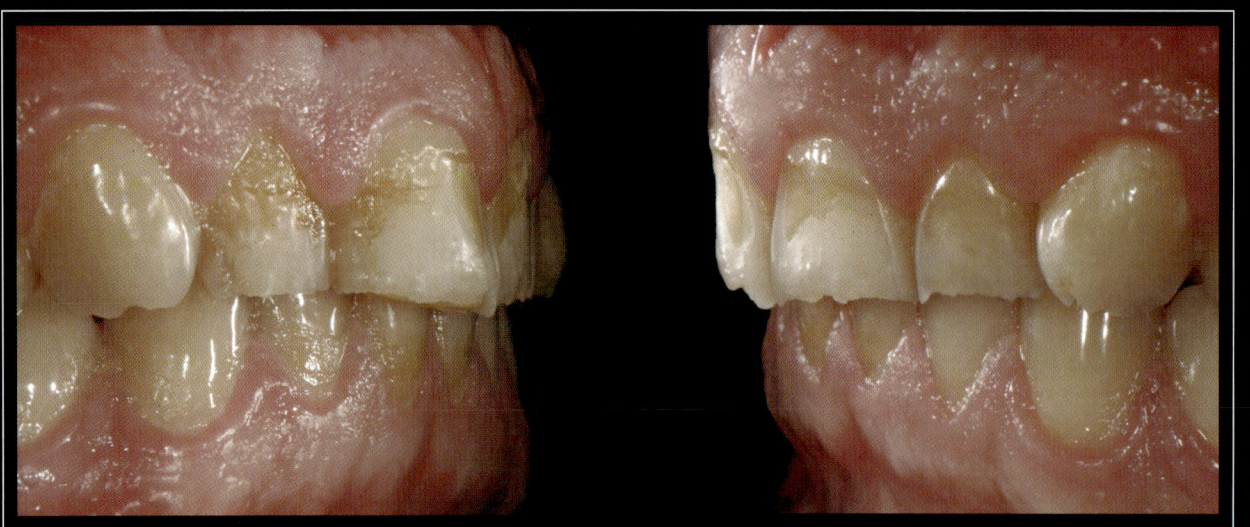

FIGURA 2.59 Vistas laterales de los dientes anteriores superiores donde se aprecia la pérdida significativa de esmalte vestibular con acortamiento coronario y ausencia de resalte.

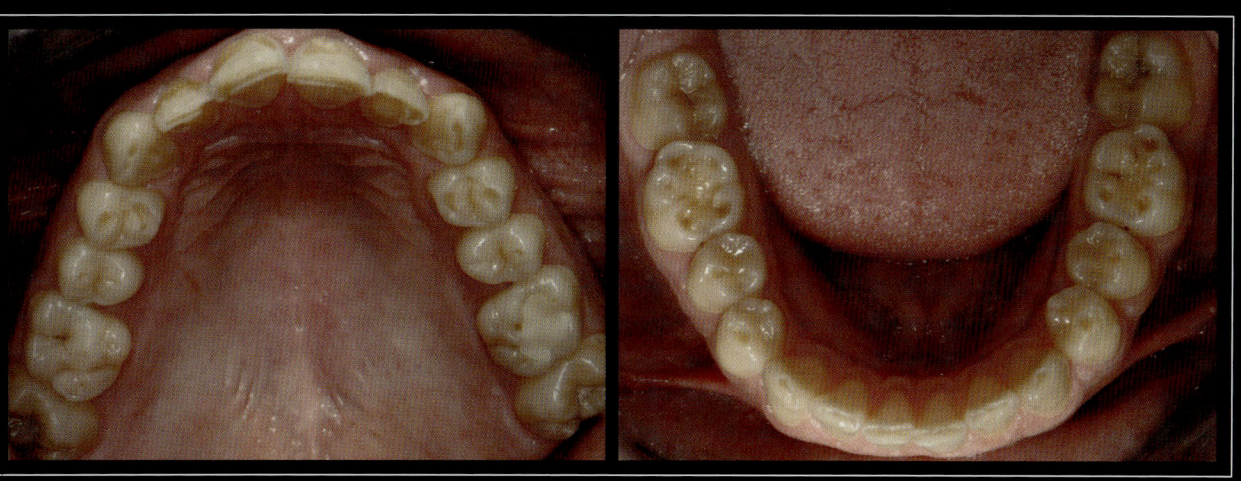

FIGURA 2.60 Las vistas oclusales muestran el marcado desgaste palatino de los dientes anteriores superiores, aunque menos manifiesto en los sectores posteriores y en los incisivos y caninos inferiores.

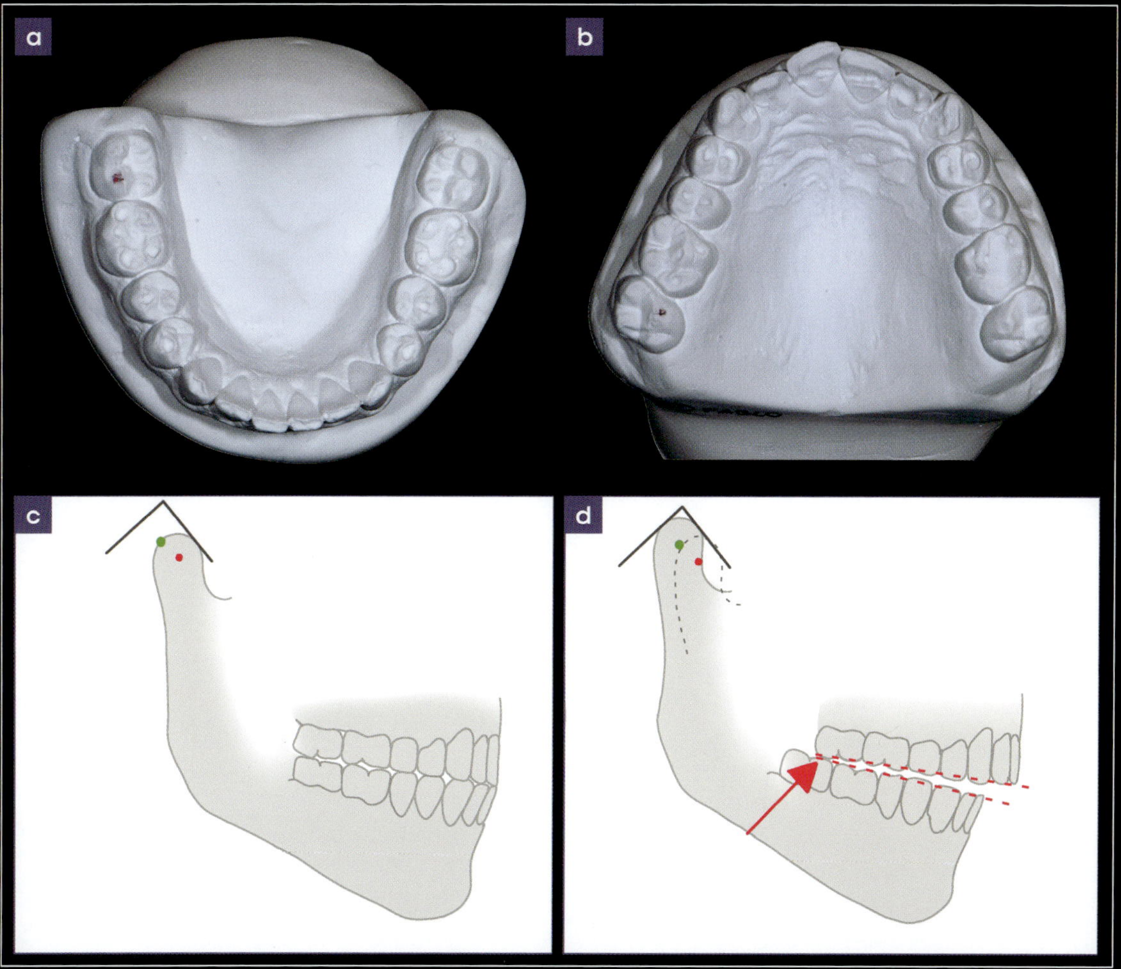

FIGURA 2.61 a,b) Primer contacto en RC entre el 1.7 y el 4.7. c,d) Representación esquemática del primer contacto en RC y la creación de espacio restaurador a partir del mismo.

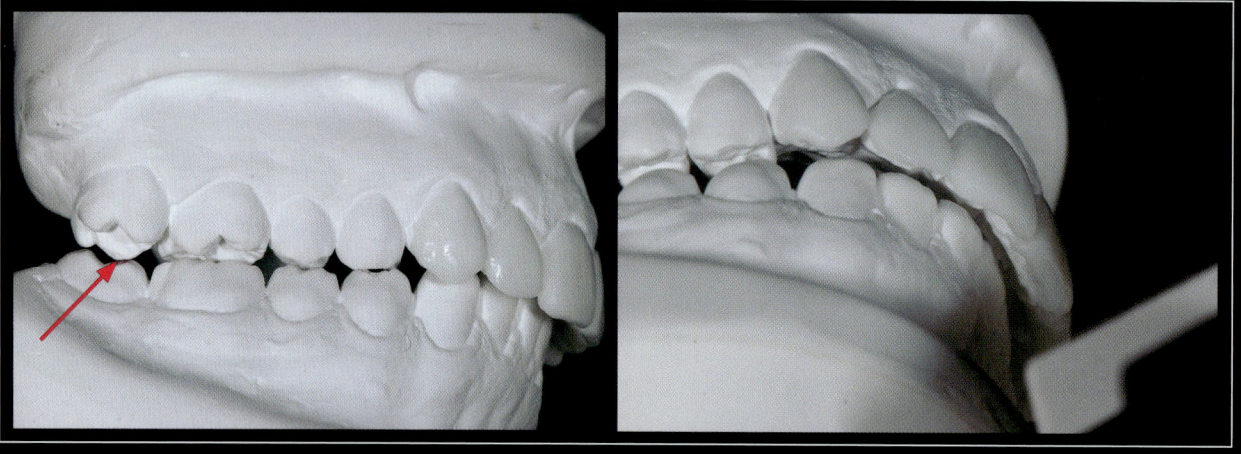

FIGURA 2.62 Espacio restaurador generado a partir desde el contacto prematuro entre el 1.7 y el 4.7. Encerado de las caras vestibulares de los dientes anteriores.

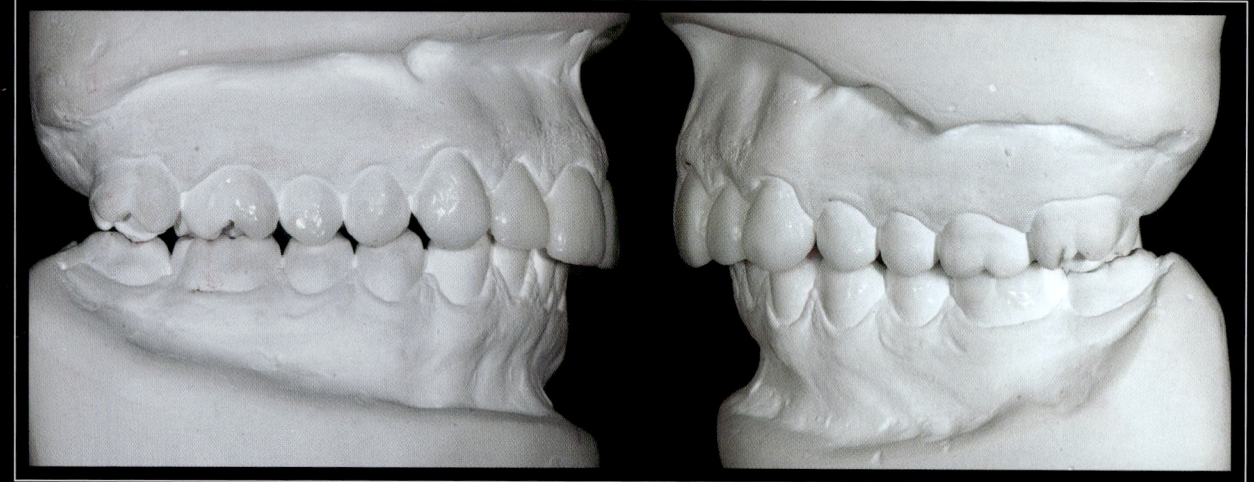

FIGURA 2.63 Encerado de diagnóstico completo una vez verificada la función y la estética mediante el *mock-up* emocional.

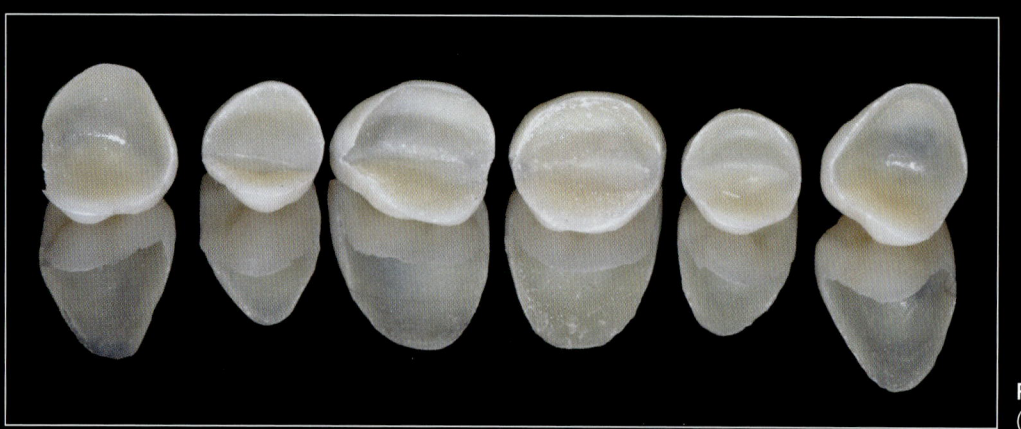

FIGURA 2.64 Carillas indirectas en "V" de composite (Adoro®, Ivoclar, Vivadent).

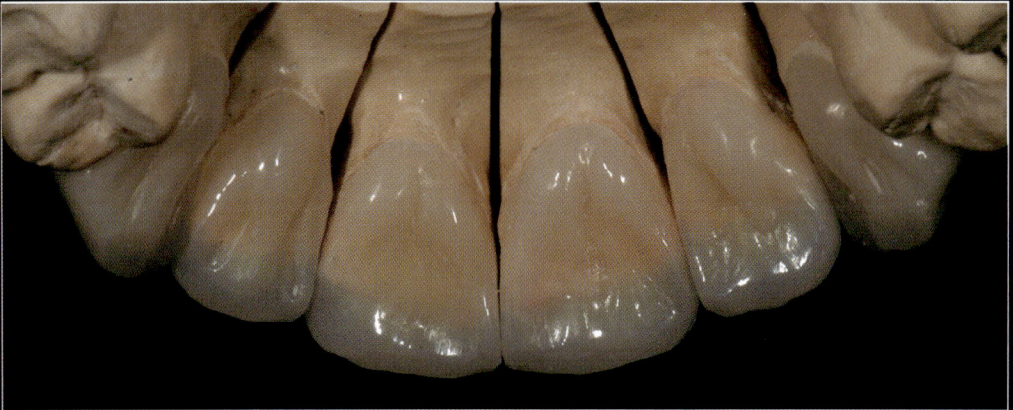

FIGURA 2.65 Vista palatina de las restauraciones en el modelo de trabajo.

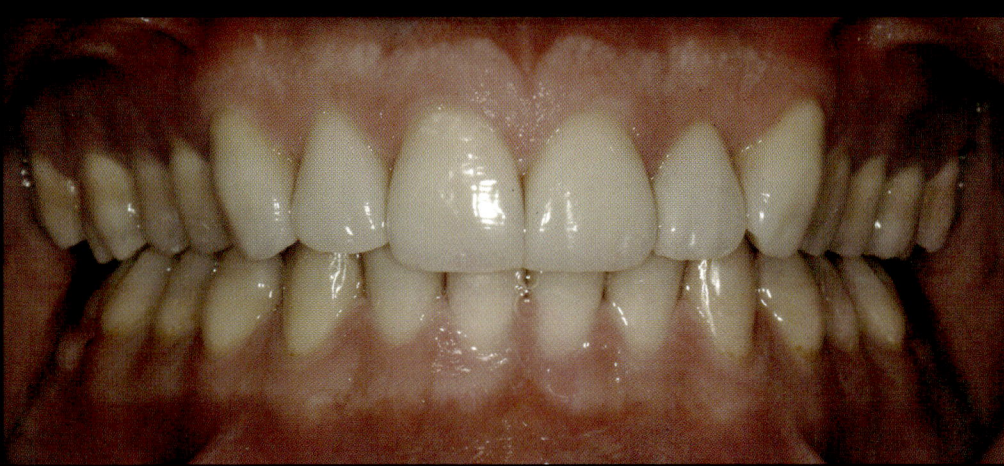

FIGURA 2.66 Vista frontal una vez finalizado el tratamiento.

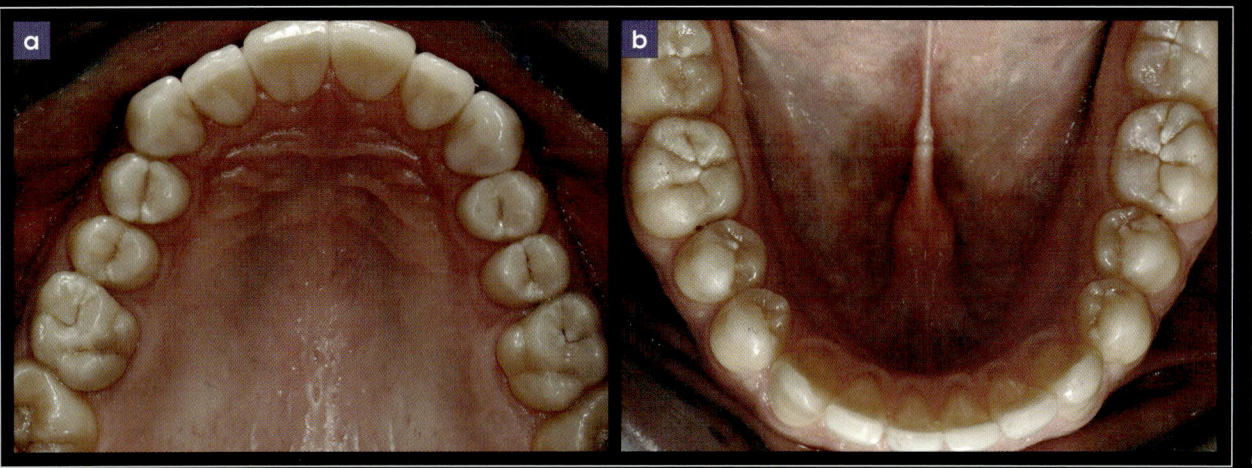

FIGURA 2.67 a) Vista oclusal de la arcada superior restaurada con carillas en "V" indirectas de composite en los dientes anteriores superiores y composites directos en los dientes posteriores. b) Vista oclusal de la arcada inferior donde se utilizaron únicamente restauraciones directas de composite.

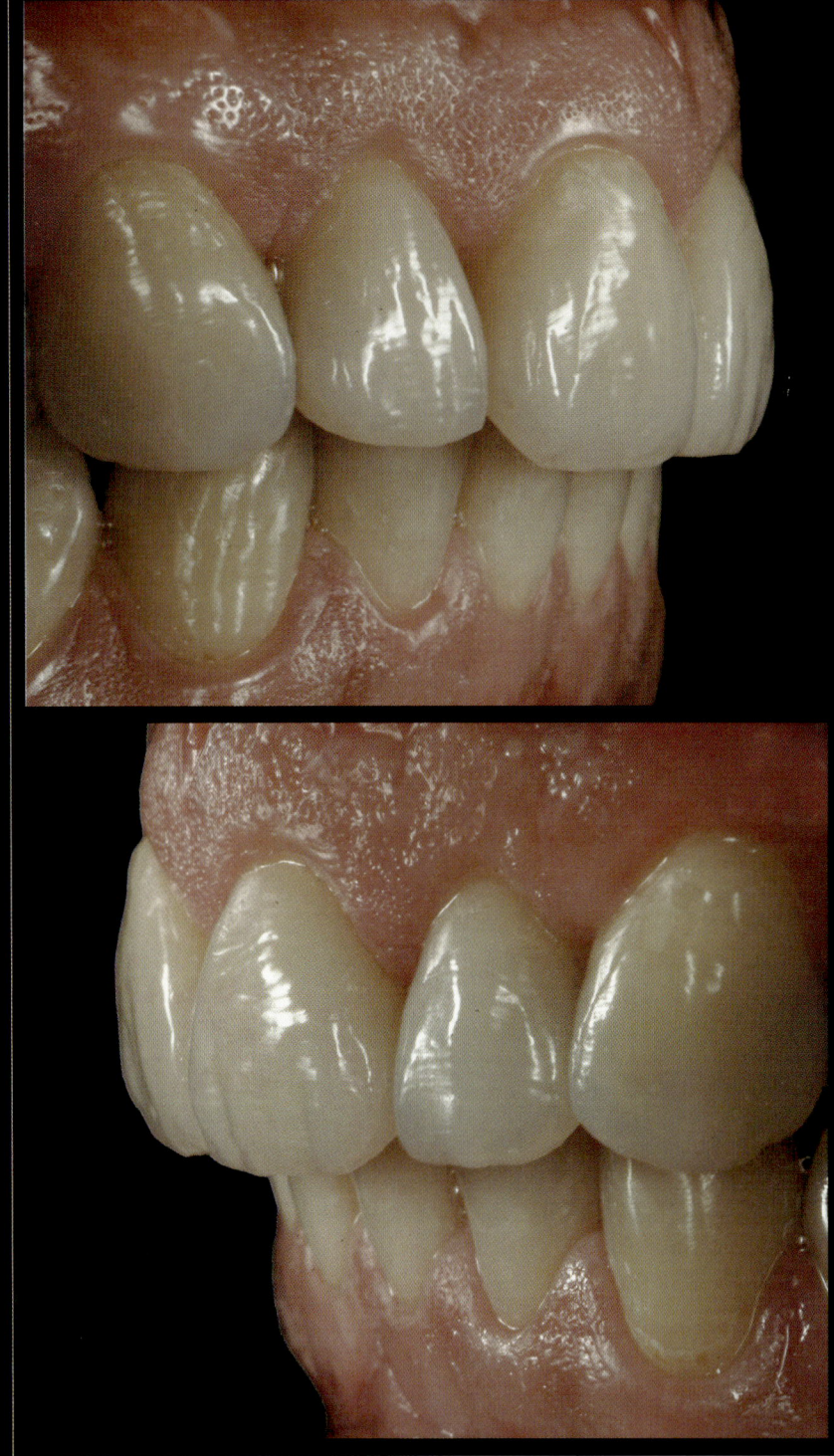

FIGURA 2.68 Se aprecia la sobremordida y el resalte obtenidos, así como la respuesta de los tejidos blandos tras la restauración de los contornos y perfiles de emergencia en los dientes anteriores. Restauraciones realizadas por el técnico de laboratorio Alberto Díaz López, CDT.

Espacio restaurador insuficiente a partir del primer contacto

Si el espacio restaurador que se genera a partir del primer contacto en RC no es suficiente, será necesario incrementar la DV más allá de ese primer contacto para generar más espacio restaurador y así alcanzar los objetivos estructurales, estéticos y funcionales desde una perspectiva mínimamente invasiva. Esta situación se da con frecuencia en pacientes con desgaste intenso que involucra también los sectores posteriores. Por lo tanto, la nueva DVO establecida implicaría alargar la longitud de contracción de los músculos elevadores y cabría la posibilidad de esperar respuesta adaptativa por parte del AM (Fig. 2.69).

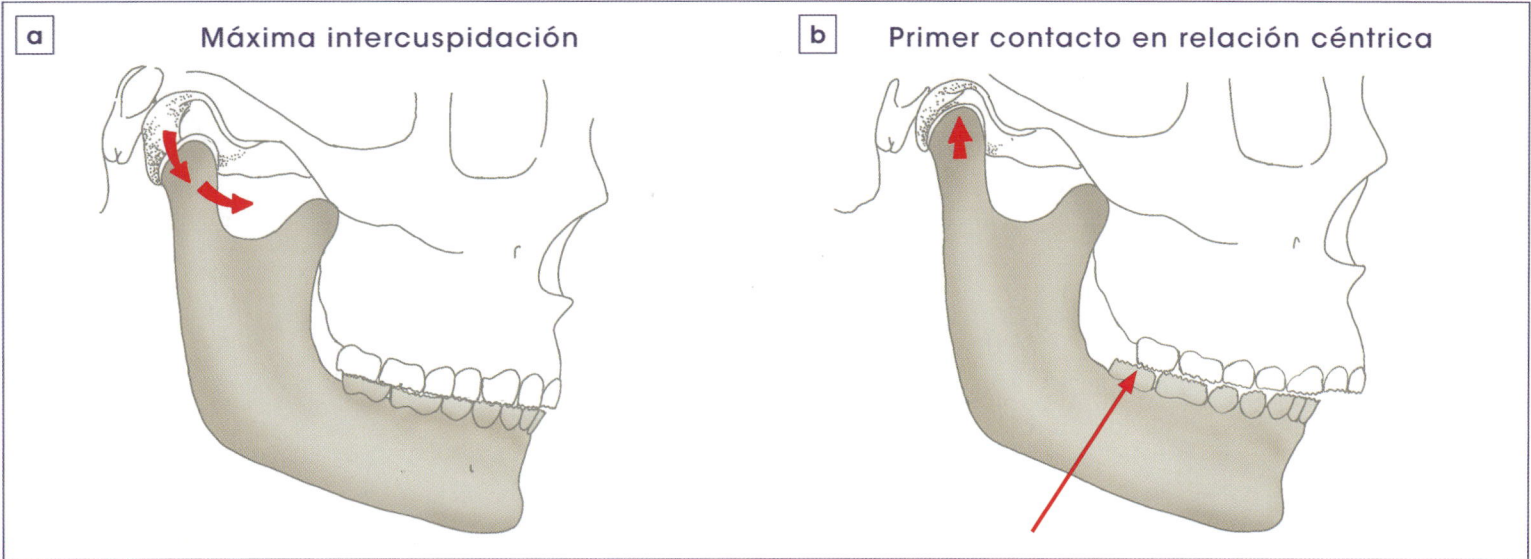

a Máxima intercuspidación

b Primer contacto en relación céntrica

FIGURA 2.69 a,b) Aunque se crea espacio a partir del primer contacto en RC este no es suficiente para alcanzar los objetivos estéticos, funcionales y restauradores desde una perspectiva mínimamente invasiva. Por ello, es necesario incrementar la DV más allá del primer contacto en RC.

Caso clínico 3. Rehabilitación adhesiva con desgaste dentario intenso generalizado (sector anterior y posterior)

Se muestra la rehabilitación adhesiva de una paciente de 59 años con desgaste dentario intenso generalizado por erosión y atrición con amplia exposición de dentina que involucra a dientes anteriores y posteriores. El primer contacto en RC se produce entre el 2.7 y el 3.7. Para generar espacio restaurador utilizando procedimientos mínimamente invasivos y evitar así sacrificar más estructura dentaria a nivel posterior, se incrementó la DVO más allá de aquella que se genera a partir del primer contacto en RC.

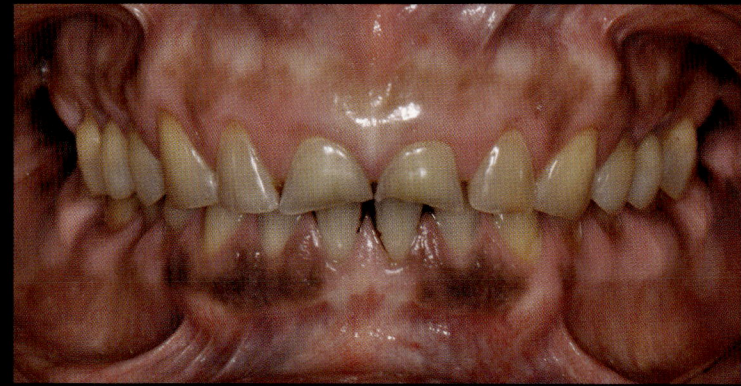

FIGURA 2.70 Vista frontal donde se muestra el acortamiento de los dientes anteriores como consecuencia del desgaste.

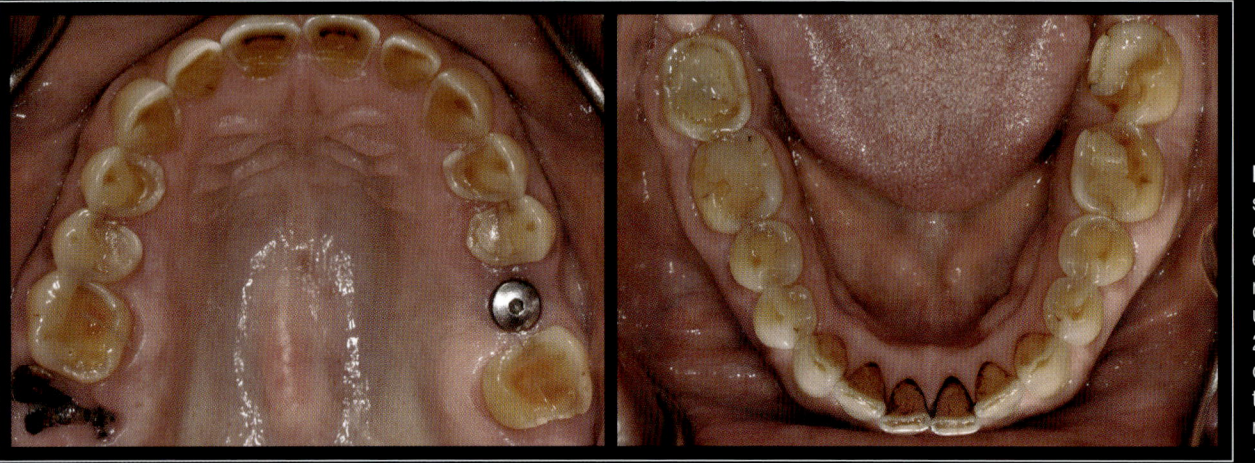

FIGURA 2.71 Vistas oclusales donde se muestra el desgaste generalizado por erosión y atrición, un resto radicular y la presencia de un implante en posición del 2.6. La paciente era portadora de un implante osteointegrado que nunca se había restaurado desde hacía 12 años.

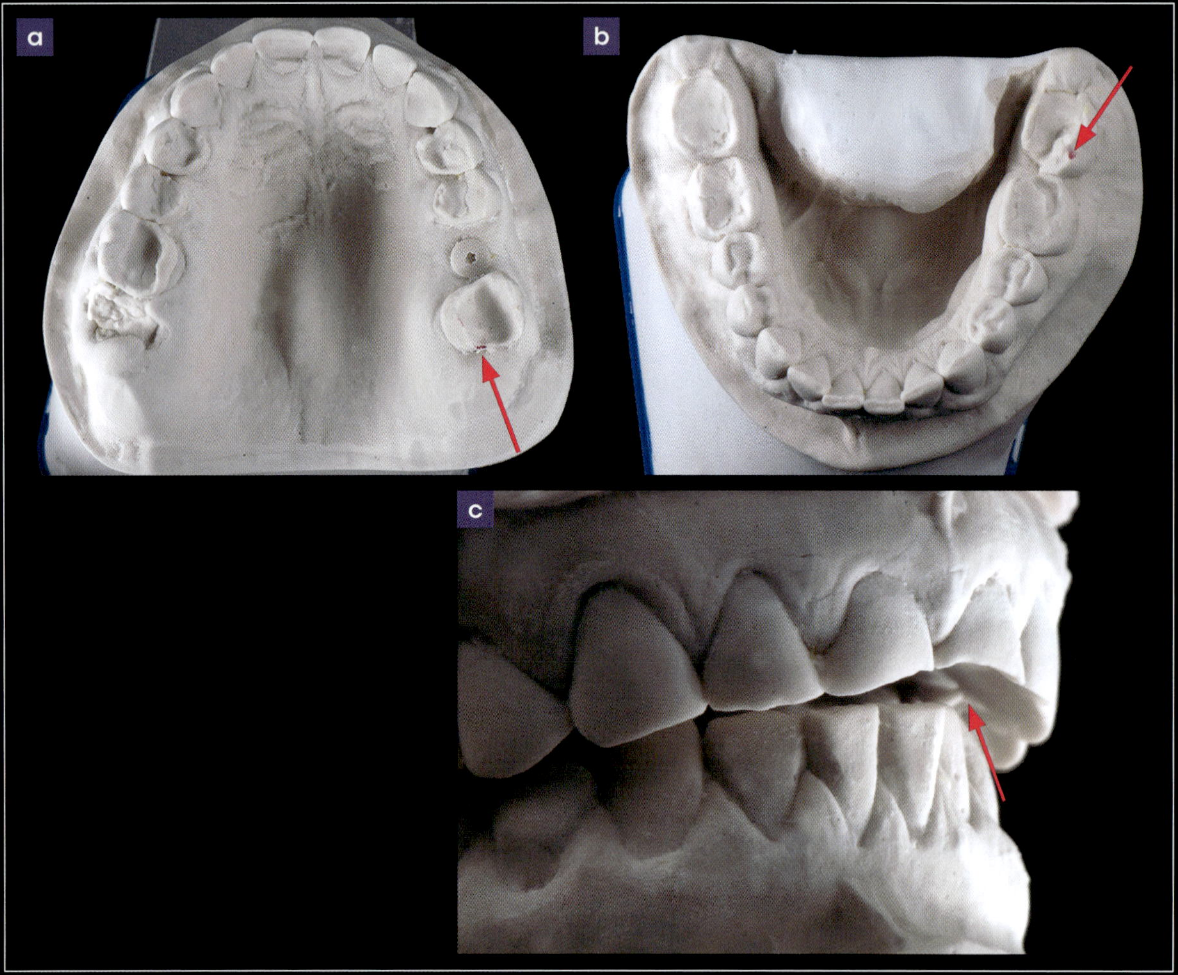

FIGURA 2.72 a,b) Modelos montados en articulador en RC donde se aprecia el espacio restaurador disponible a nivel de los dientes anteriores. c) Se puede observar cómo, a pesar de generar más espacio restaurador a nivel de los dientes anteriores, no hay suficiente espacio disponible en los sectores posteriores, salvo que se aumente la DVO más allá del primer contacto.

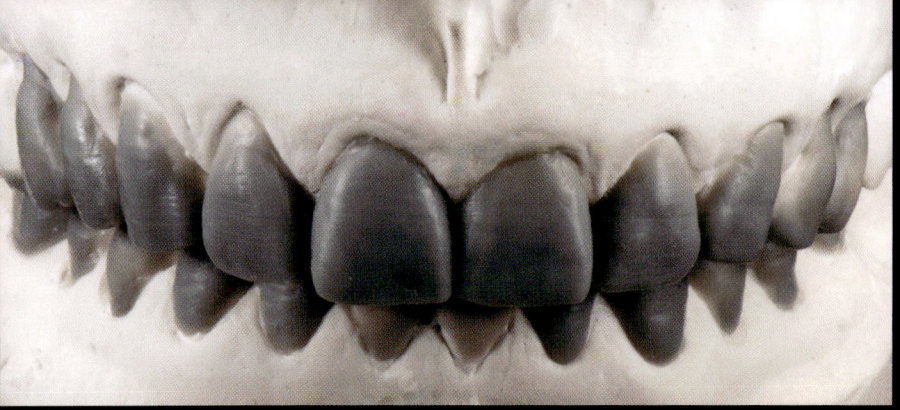

FIGURA 2.73 Encerado diagnóstico.

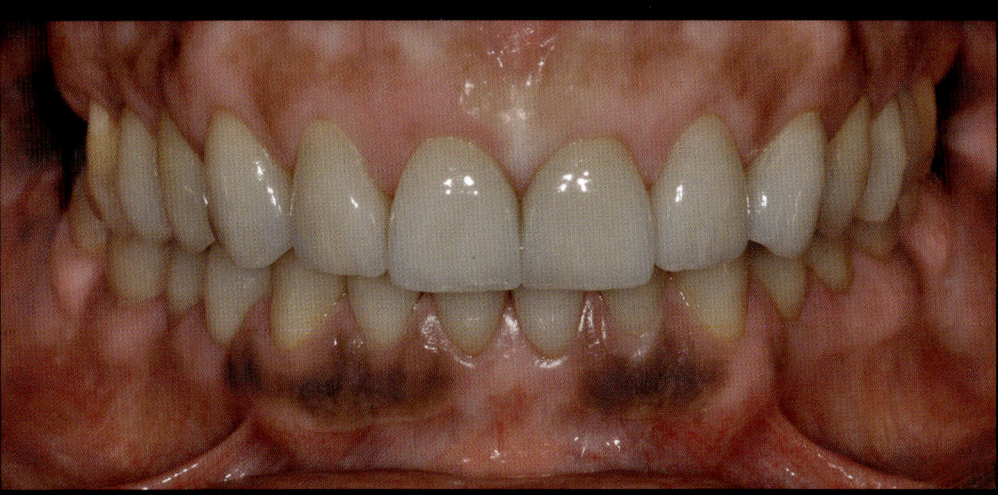

FIGURA 2.74 Vista frontal del tratamiento finalizado.

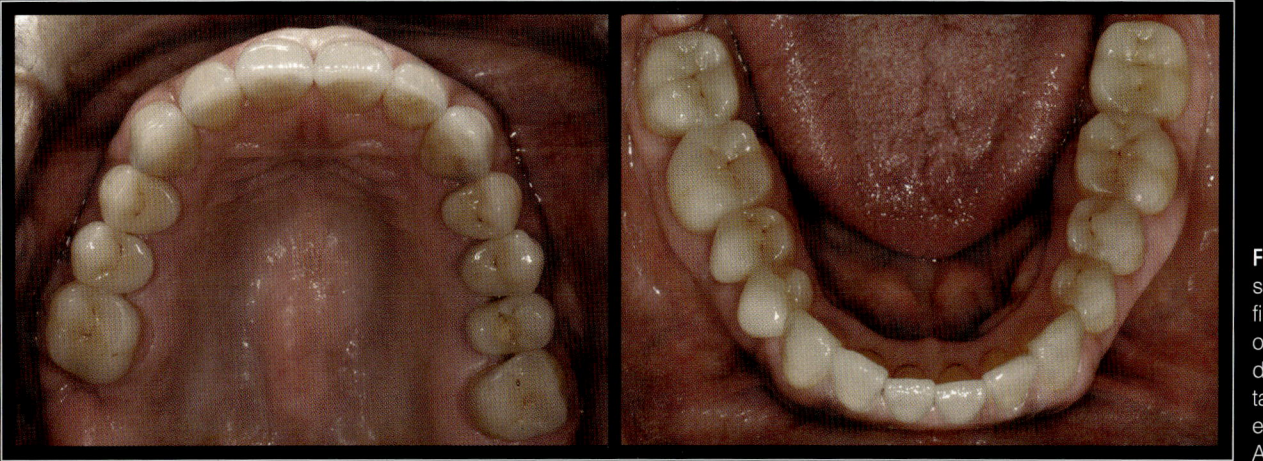

FIGURA 2.75 Vistas oclusales de las restauraciones finales en las que se puede observar el restablecimiento de la anatomía oclusal. Restauraciones realizadas por el técnico de laboratorio Alberto Díaz López, CDT.

También es bastante común encontrarnos con pacientes con desgaste intenso en los dientes anteriores, aunque reducido o en ocasiones prácticamente inexistente en los sectores posteriores. Aunque desde el primer contacto en RC se puede generar cierto espacio, debido a la intensidad del desgaste de dichos dientes anteriores, este podría no ser suficiente. Si bien la opción más conservadora para crear más espacio sería la intrusión mediante ortodoncia, con frecuencia esta opción es rechazada. En estos casos estaría indicado aumentar la DV más allá de la longitud de contracción de los músculos elevadores e involucrar al menos una arcada completa en el tratamiento, por lo que sería necesario un mayor número de restauraciones.

Caso clínico 4. Rehabilitación adhesiva de paciente con desgaste dentario intenso en el sector anterior y moderado en el posterior

Mostramos la rehabilitación adhesiva de un paciente de 47 años con desgaste dentario intenso por erosión y atrición a nivel de dientes anteriores superiores e inferiores, pero moderado en los posteriores. Dicho desgaste se acompaña también de erupción compensatoria dentoalveolar a nivel anterior, si bien la movilidad labial es reducida no mostrando los contornos gingivales de los dientes anteriores durante el máximo despliegue labial. A pesar de que el primer contacto en RC se produce a nivel de los últimos molares, no se genera el suficiente espacio restaurador a nivel de los dientes anteriores. Dada la presencia de restauraciones antiguas de amalgama en los dientes posteriores se optó por aumentar la DV más allá del contacto en RC y restaurar los sectores posteriores mediante procedimientos de adición.

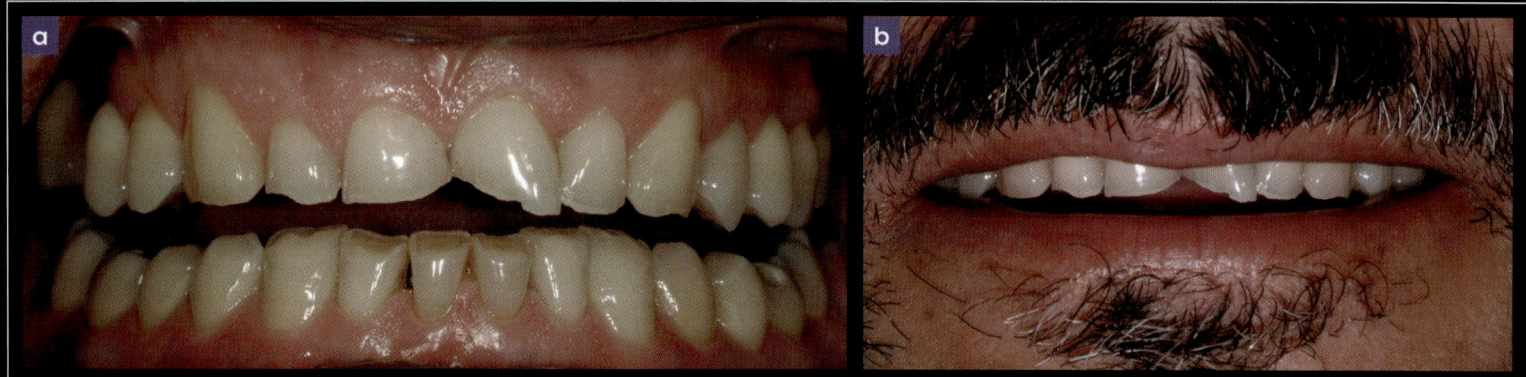

FIGURA 2.76 a) Vista frontal donde se pone de manifiesto el desgaste dentario por erosión y atrición y la erupción compensatoria con márgenes gingivales irregulares de los dientes anteriores. b) Se aprecia también ausencia de exposición de los márgenes gingivales en máxima sonrisa.

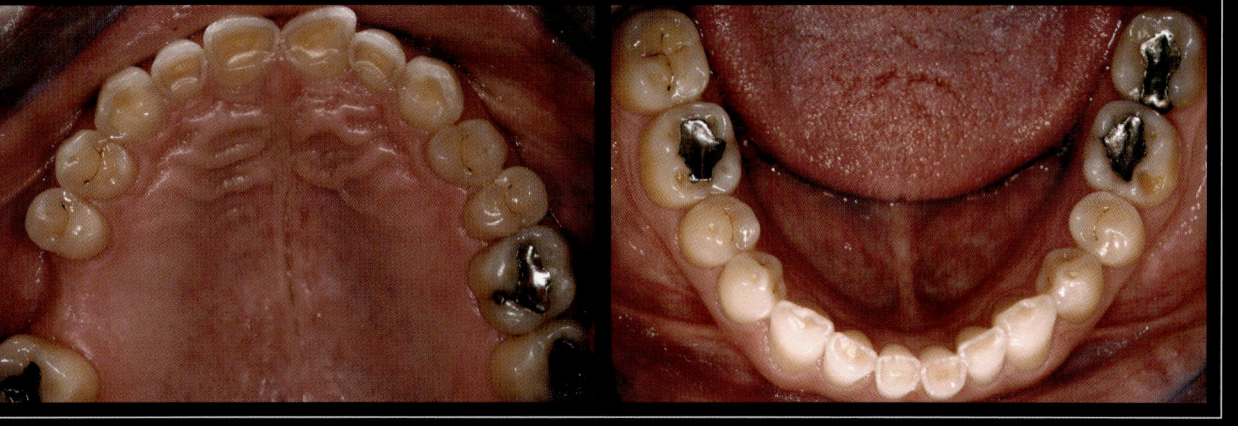

FIGURA 2.77 Vistas oclusales donde se puede apreciar el desgaste por erosión y atrición con amplia exposición dentinaria en los incisivos superiores e inferiores. Los dientes posteriores muestran ligero desgaste y restauraciones antiguas de amalgama.

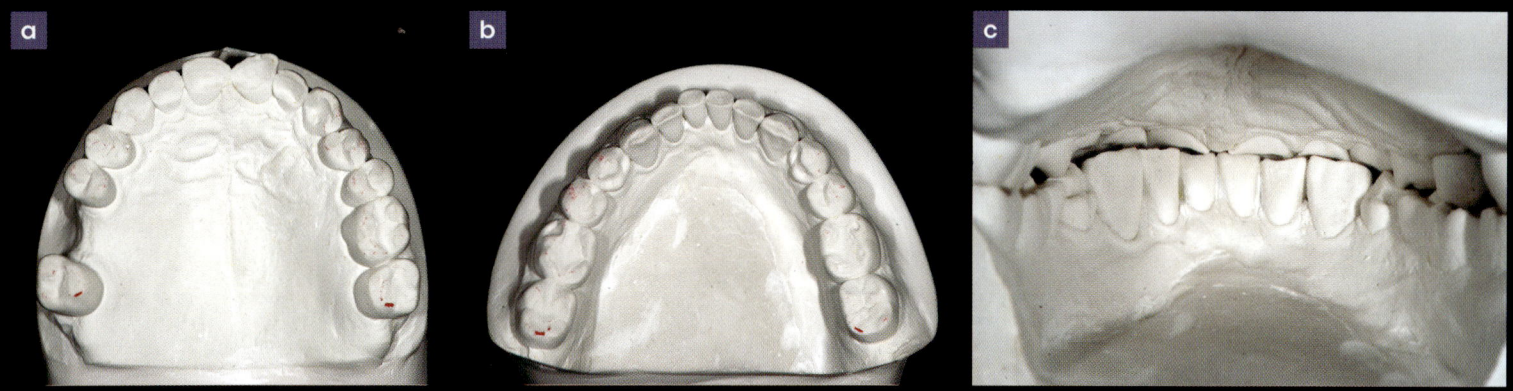

FIGURA 2.78 a,b) Se muestran los primeros contactos en RC. c) Se aprecia el reducido espacio restaurador disponible desde el primer contacto.

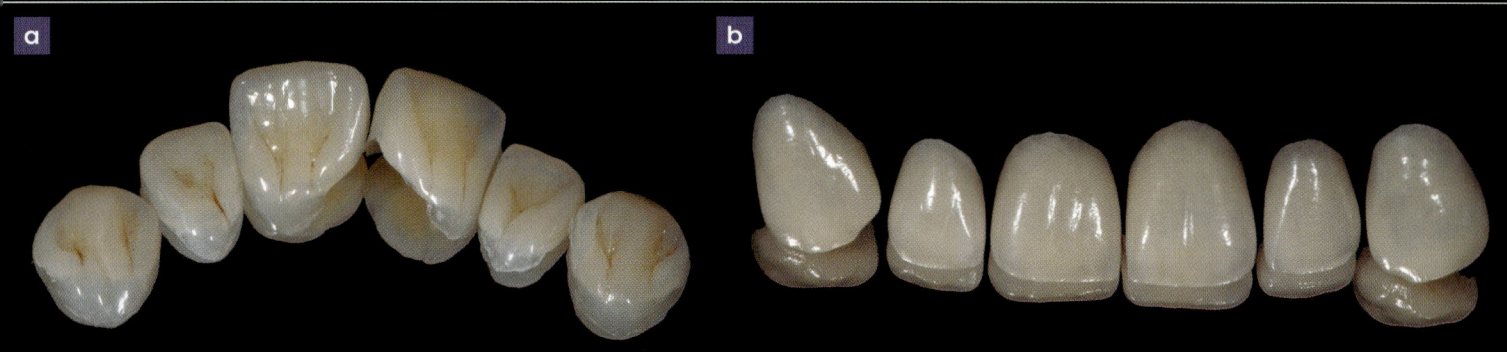

FIGURA 2.79 a) Carillas palatinas de composite procesado en el laboratorio (Adoro® Ivoclar, Vivadent). b) Carillas vestibulares feldespáticas.

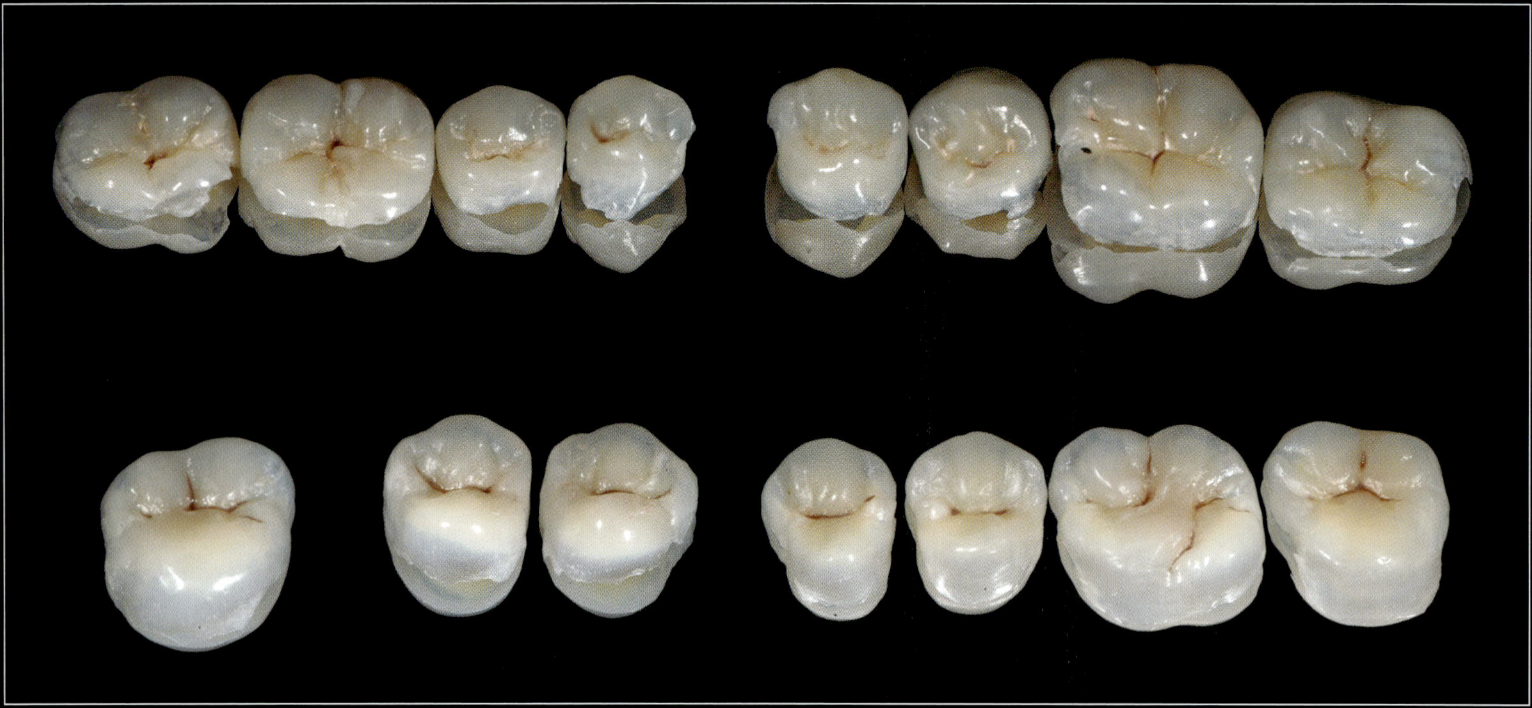

FIGURA 2.80 Carillas oclusovestibulares de composite procesadas en el laboratorio (Adoro® Ivoclar, Vivadent).

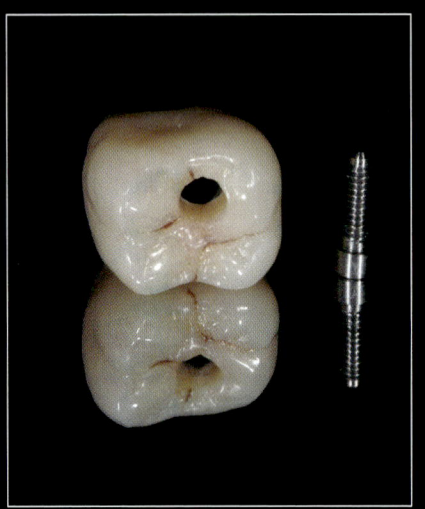

FIGURA 2.81 Restauración implantosoportada de composite procesado en el laboratorio (Adoro®, Ivoclar, Vivadent).

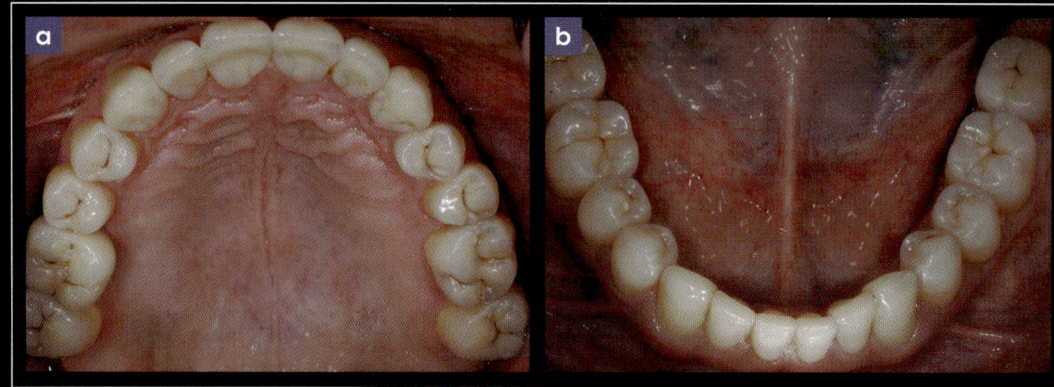

FIGURA 2.82 a) Dientes anteriores restaurados mediante la técnica sándwich: carillas palatinas indirectas de composite y carillas vestibulares feldespáticas. Dientes posteriores: carillas oclusovestibulares indirectas de composite y corona implantosoportada en el 1.6. b) Dientes anteriores, composites directos. Dientes posteriores, carillas oclusovestibulares indirectas de composite.

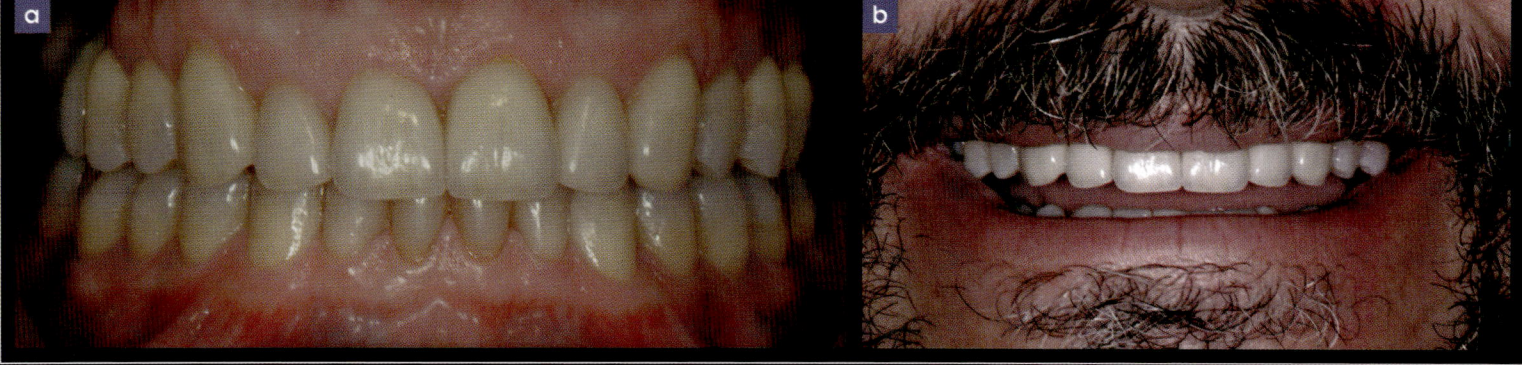

FIGURA 2.83 a) Márgenes gingivales irregulares. Sin embargo, no hay exposición de los mismos en máxima sonrisa. b) Ausencia de exposición de los márgenes gingivales en máxima sonrisa una vez finalizada la rehabilitación.

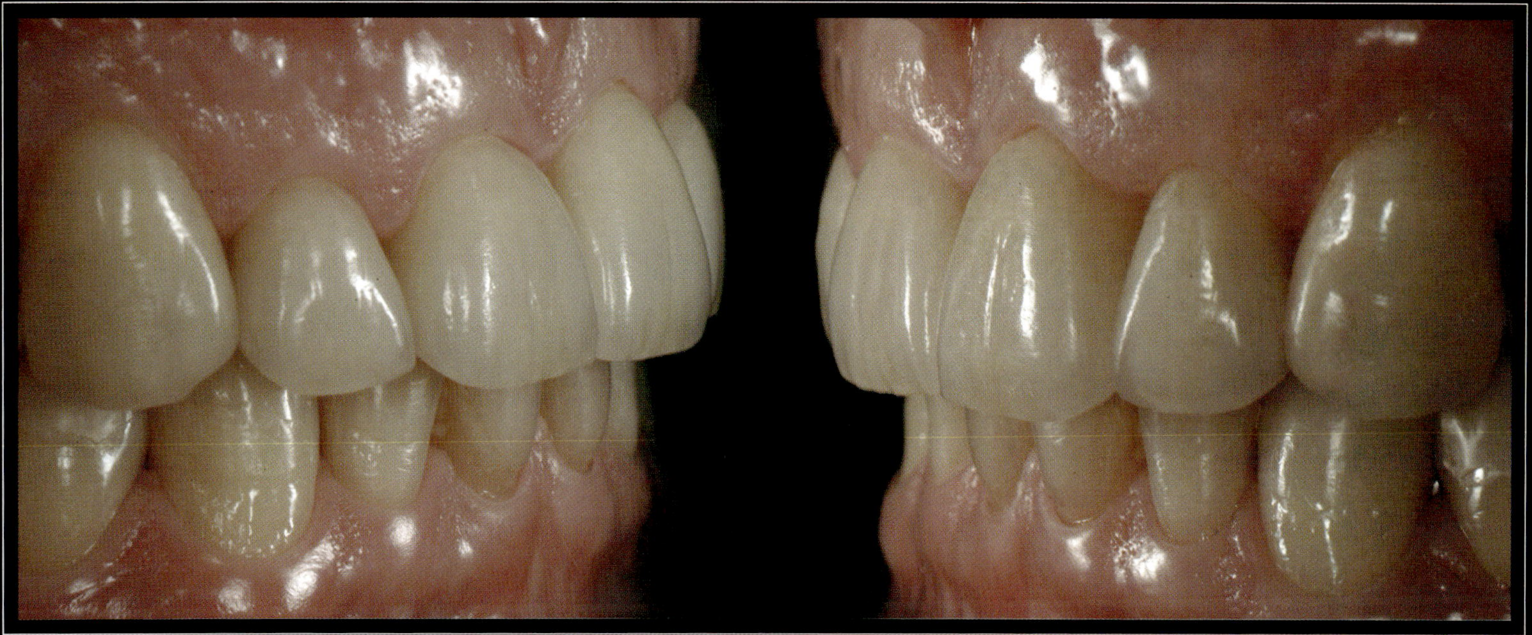

FIGURA 2.84 Visión lateral de los dientes anteriores una vez finalizada la rehabilitación donde podemos observar la sobremordida y el resalte final. Restauraciones realizadas por el técnico de laboratorio Alberto Díaz López, CDT.

¿CÓMO REDISEÑAR EL PLANO OCLUSAL Y QUÉ TIPO DE CONTACTOS Y ANATOMÍA OCLUSAL VAMOS A ESTABLECER?

PLANO OCLUSAL Y CURVAS DE SPEE Y WILSON

La definición más extendida del plano oclusal es la del Glosario de Términos Prostodónticos (**2005**), que lo define como el plano establecido entre las superficies oclusales e incisales de los dientes. Realmente no es un plano como tal sino el resultado del promedio de la curvatura de dichas superficies (Fig. 2.85).

El objetivo fundamental del restablecimiento de un nuevo plano oclusal durante la rehabilitación de los pacientes con desgaste dentario es la de facilitar la disoclusión de los dientes posteriores mediante la guía anterior durante los movimientos de lateralidad y protrusión (Dawson, 2007). A su vez, el plano oclusal debe estar estéticamente posicionado en la cara del paciente, de tal forma que haya una exposición dental adecuada en sentido vertical, tanto cuando el paciente se ríe como cuando está en reposo y debe estar paralelo al horizonte desde una visión frontal (Fig. 2.86).

Aunque la combinación de la inclinación condílea junto con la guía anterior es lo que determina la facilidad con la que se produce dicha disoclusión, el diseño del plano oclusal es también un factor determinante de la misma.

En prostodoncia, se le ha dado desde siempre mucha importancia a la orientación del plano oclusal, pero donde adquiere más relevancia es en los pacientes edéntulos. La curva anteroposterior de Spee y transversal de Wilson como parte del plano oclusal surgieron como mecanismo de compensación para proporcionar contactos bilaterales en las dentaduras completas en los pacientes desdentados. Con ello se buscaba cierto grado de armonía entre la guía condílea y la orientación de dichas curvas en sentido frontal y anteroposterior. Sin embargo, la presencia de estas curvas en la dentición natural es cuestionada como criterio de normalidad (Wiskot, 2011); en ortodoncia, incluso se busca un plano oclusal plano y la presencia en el mismo de una mínima curva al finalizar el caso se considera un fallo del tratamiento (Andrews, 1972). Según Klineberg y Jagger (2004) no hay evidencia científica que permita relacionar la orientación del plano oclusal con la función o el resultado de la prótesis fija.

En la rehabilitación de pacientes dentados las curvas de Spee y Wilson tienen más bien carácter simbólico y su objetivo será el de facilitar la

separación de los dientes posteriores en combinación con la guía condílea y la guía anterior mediante la reducción al máximo de su curvatura.

La curva anteroposterior de Spee se define como la línea imaginaria que parte de la punta del canino inferior y pasa por las cúspides vestibulares de premolares y molares, borde anterior de la mandíbula hasta alcanzar la parte anterior del cóndilo (Fig. 2.87a). En la rehabilitación

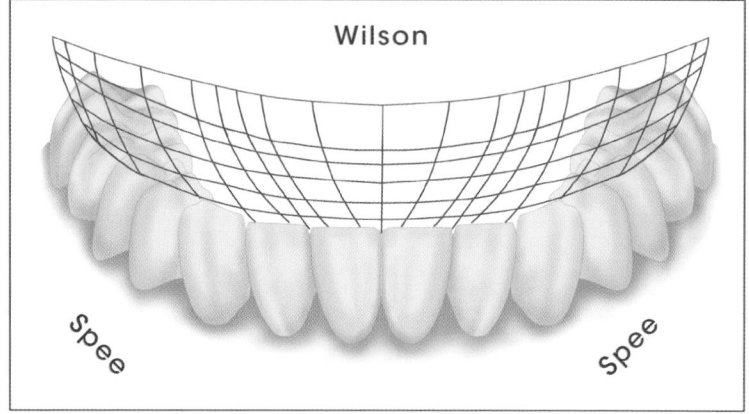

FIGURA 2.85 Interpretación esquemática clásica del plano oclusal.

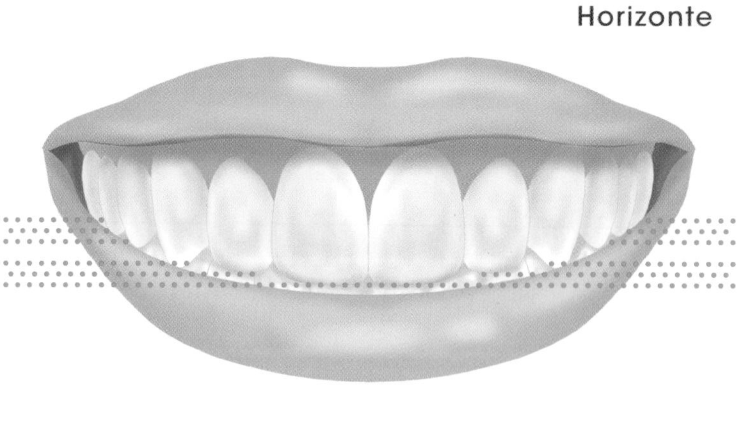

FIGURA 2.86 El plano oclusal tanto en reposo como en sonrisa tiene que ser paralelo al horizonte.

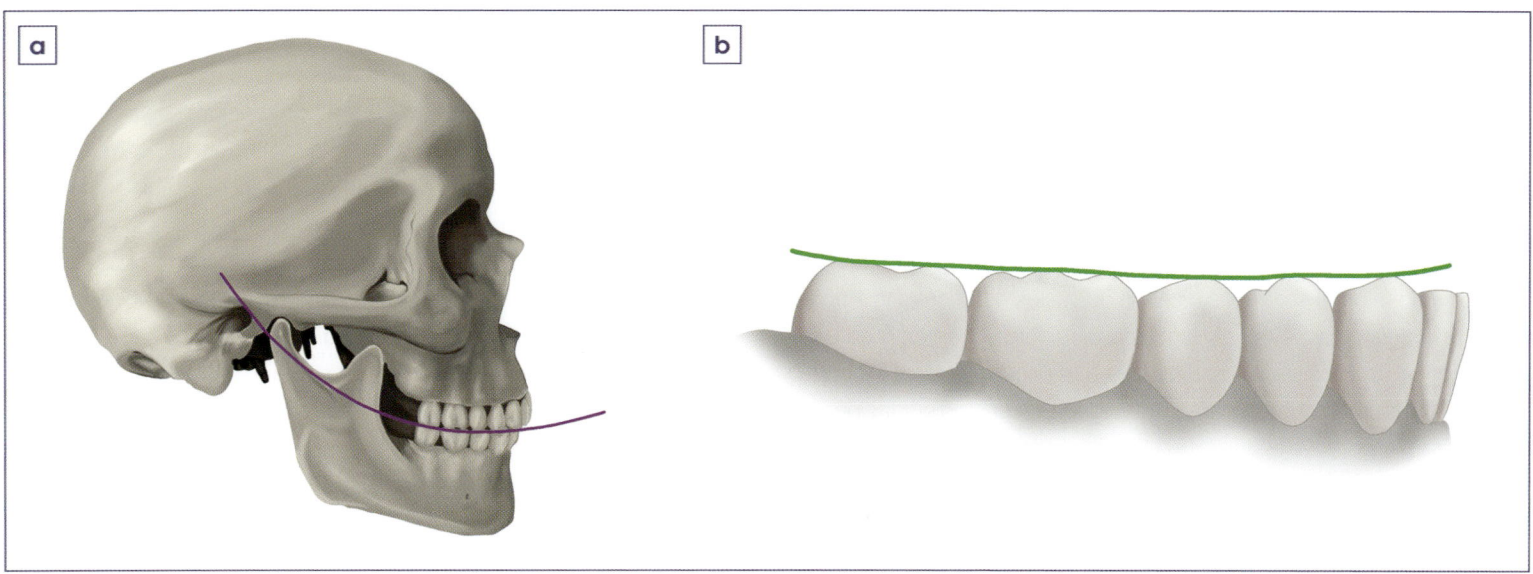

FIGURA 2.87 a) Interpretación clásica de la curva de Spee y su aplicación en la construcción de dentaduras completas. b) Interpretación simplificada de la curva de Spee en la rehabilitación de pacientes con desgaste dentario.

de los pacientes con desgaste dentario tratamos de minimizar esta curvatura y simplemente colocaremos la **punta del primer premolar inferior ligeramente por debajo de la punta del canino, y el resto de las cúspides irán prácticamente en línea recta, o generando mínima curvatura** (Fig. 2.87b). Con ello, además de facilitar la disoclusión, desde el punto de vista estético mantendremos una transición visual armónica del plano oclusal.

La curva transversal de Wilson viene determinada por el contacto entre las puntas de las cúspides vestibulares de premolares y molares derechos e izquierdos en sentido frontal (Fig. 2.88a). Al colocar las cúspides linguales en una posición más inferior que las cúspides vestibulares, además de evitar interferencias durante los movimientos de lateralidad, se favorece también la colocación del bolo en la tabla oclusal durante la masticación. Sin embargo, a diferencia de la interpretación clásica de esta curva, en la rehabilitación de los pacientes con desgaste dentario colocamos las cúspides linguales en una posición ligeramente inferior a las vestibulares (Fig.2.88b).

Por todo ello, en la rehabilitación de los pacientes con desgaste dentario, para facilitar la disoclusión de los dientes posteriores mediante la guía anterior y la guía condílea, reduciremos al mínimo las curvas de Spee y Wilson (Keough, 2003; Wiskott, 2011; Racich, 2015).

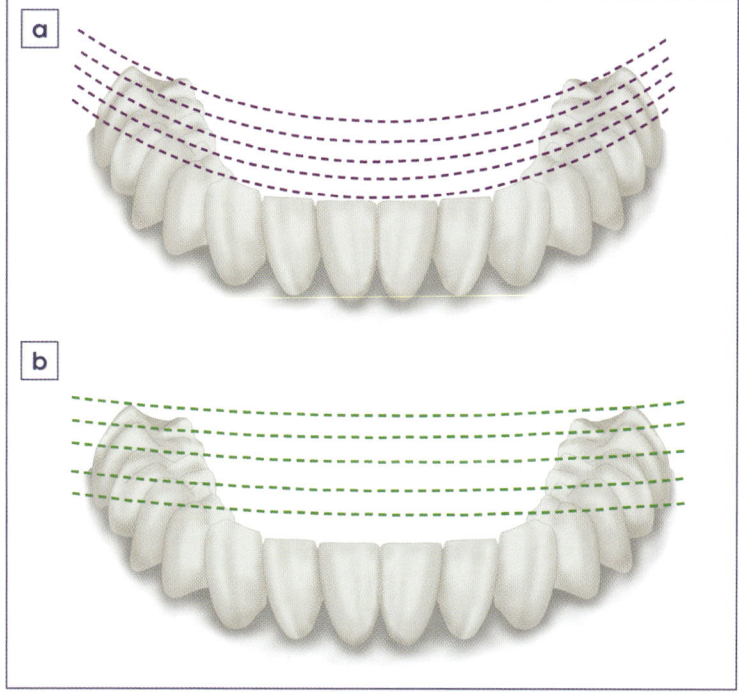

FIGURA 2.88 a) Interpretación clásica de la curva de Wilson. b) Interpretación simplificada de la curva de Wilson en la rehabilitación de los pacientes con desgaste dentario.

DISEÑO OCLUSAL Y TIPO DE CONTACTOS

El diseño de una nueva anatomía oclusal y el tipo de contactos siempre han sido también otro aspecto controvertido en rehabilitación oral y no existe hasta el momento una evidencia concluyente sobre cuáles deberían ser sus características. Algunos de los diseños propuestos raramente existen en la naturaleza de forma habitual y obedecen a objetivos de una teórica oclusión ideal (Türp *et al.*, 2008).

Un ejemplo típico serían los diseños oclusales con contactos tripódicos que defienden la utilización de una relación cúspide fosa con apoyo en tres puntos entre las vertientes cuspídeas y la fosa. Su objetivo sería proporcionar estabilidad y obtener una mejor distribución de fuerzas a lo largo del eje longitudinal de los dientes (Solnit y Curnutte, 1988). Según los defensores de este diseño oclusal, al evitar el contacto de las puntas de las cúspides se evitaría su desgaste, lo que a su vez reduciría la aparición de fuerzas laterales y facilitaría la trituración de los alimentos en la tabla oclusal. Sin embargo, no existe una evidencia concluyente que permita afirmar que este diseño oclusal proporcione ventaja alguna desde el punto de vista clínico o funcional (Fig. 2.89).

También y de forma empírica, se han utilizado satisfactoriamente diseños oclusales en los que se simplificaba al máximo sus componentes funcionales, como se ha observado a partir del seguimiento a largo plazo de numerosos casos clínicos (Schuyler, 1963; Weimberg y Kruger, 1985). Básicamente, con este diseño se buscaba un contacto por diente en una relación cúspide fosa o cresta marginal en una superficie plana de **0,5 a 1 mm de diámetro**. Ello permitiría distribuir las fuerzas a lo largo del eje longitudinal de los dientes y proporcionaría cierto grado de libertad en céntrica (Fig. 2.90).

La posible falta de eficiencia masticatoria atribuida a este diseño no está justificada, dado que el efecto mortero (fosa) y pistilo (punta cuspídea) cumplirían convenientemente con la función de aplastar y triturar el bolo alimenticio (Gerber *et al.*, 1990).

Desde el punto de vista clínico es más fácil de establecer, ajustar, y mantener en el tiempo que los esquemas oclusales con apoyos tripódicos (Becker, 2011).

Ante la ausencia de una evidencia concluyente al respecto y desde un punto de vista práctico para simplificar en lo posible el proceso rehabilitador, proponemos la utilización de un diseño oclusal con las características descritas en los siguientes apartados.

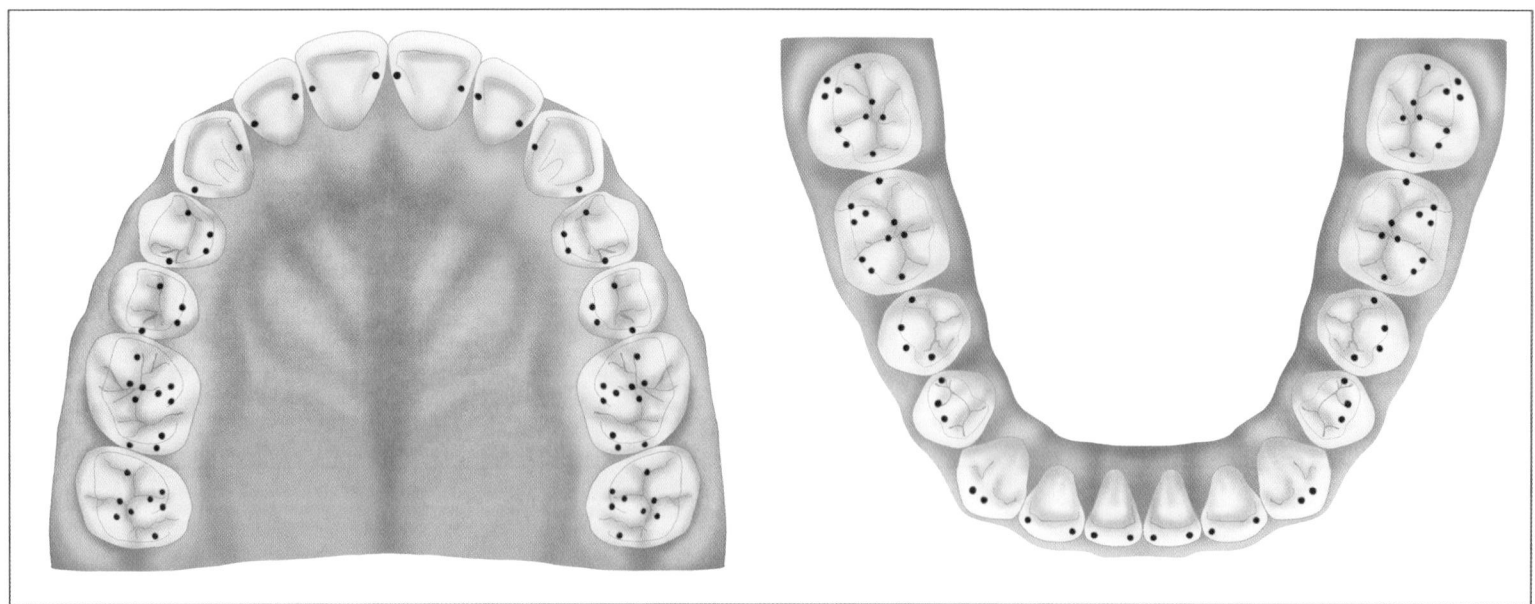

FIGURA 2.89 Diseño oclusal con apoyos tripódicos. Los contactos se producen entre las vertientes cuspídeas y las vertientes de las fosas.

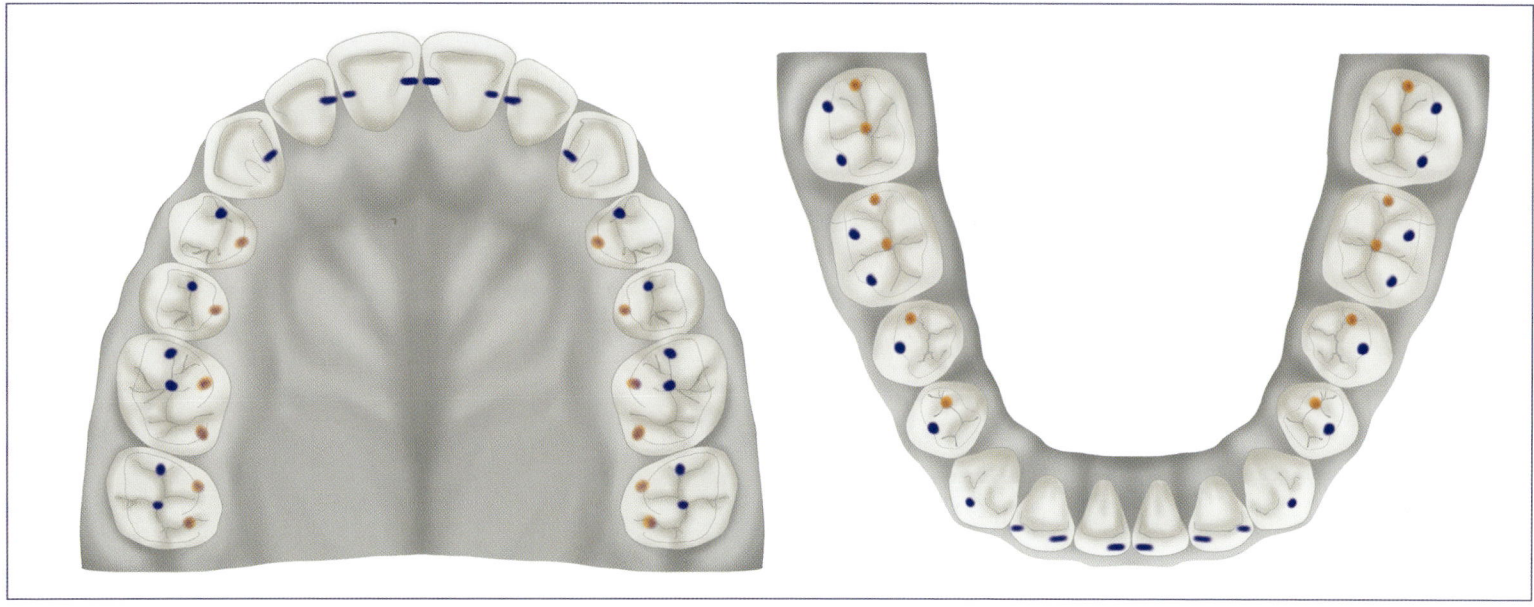

FIGURA 2.90 Esquema oclusal basado en una relación punta de cúspide fosa o cresta marginal.

Contacto punta de cúspide a cresta marginal o cresta triangular

Idealmente, buscaremos que **las puntas de las cúspides vestibulares de molares y premolares inferiores ocluyan con las crestas marginales de molares y premolares superiores, así como también en las crestas transversales y fosas de molares superiores**. De esta forma, la propia posición y angulación de dichas cúspides facilitará la distribución de fuerzas a lo largo del eje longitudinal de los dientes maxilares y mandibulares, además también de facilitar el ajuste oclusal de las restauraciones. Aunque también podríamos permitir contacto entre las cúspides linguales de los dientes posteriores superiores y las crestas triangulares/fosas y crestas marginales de los molares inferiores, debido a la inclinación vestibular de los dientes posteriores maxilares, dichas cúspides podrían ocupar una posición más baja con respecto al plano oclusal y dar lugar más fácilmente a interferencias durante los movimientos excursivos. Este es un aspecto a tener en consideración en la rehabilitación de pacientes con desgaste dentario con patrones de parafunción más horizontales en los que reducimos considerablemente la sobremordida y aumentamos el resalte disminuyendo así el grado de disoclusión (Figs. 2.91, 2.92).

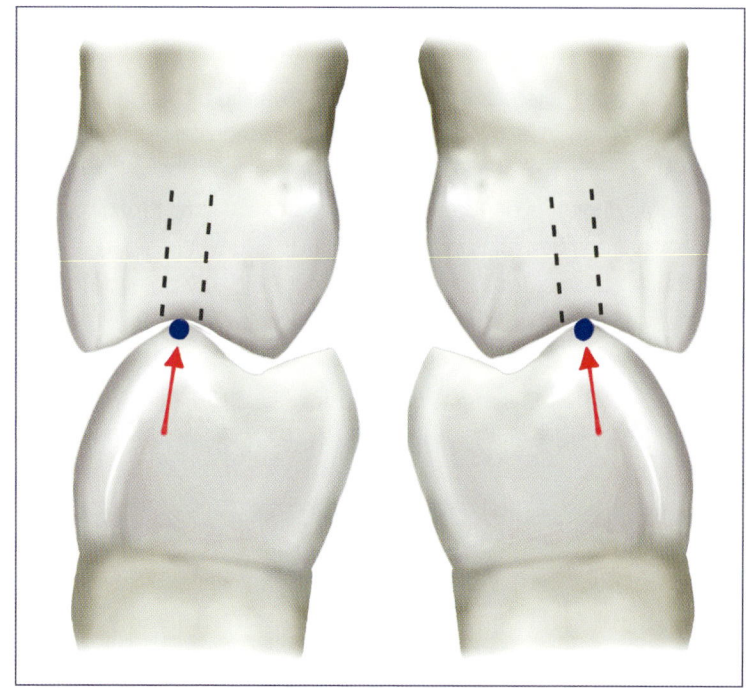

FIGURA 2.91 Contacto entre la punta de las cúspides vestibulares inferiores y las crestas marginales superiores y triangulares superiores.

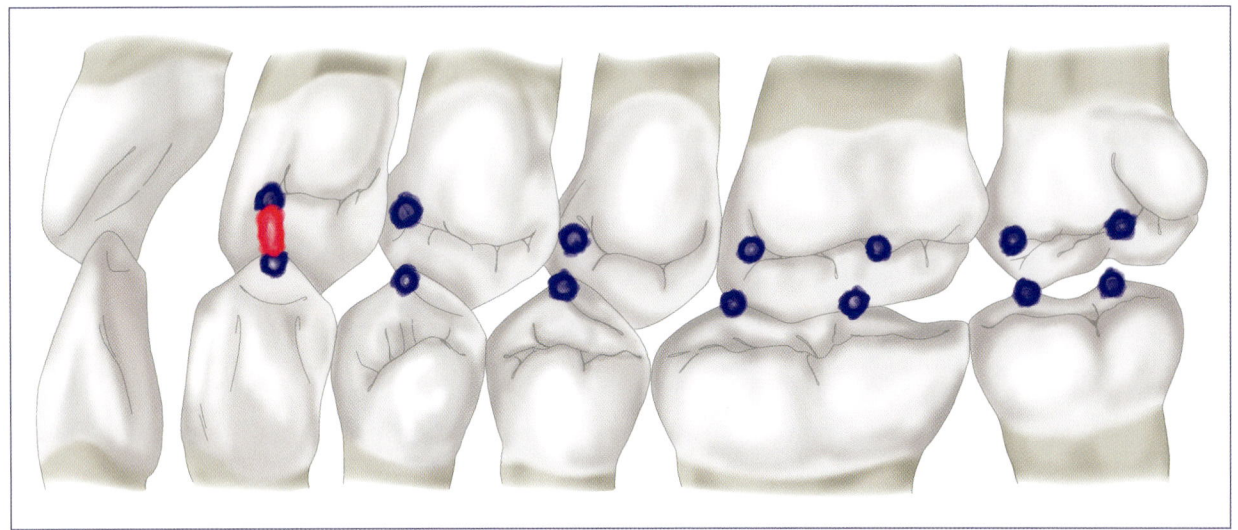

FIGURA 2.92 Distribución de los contactos en las crestas marginales y crestas triangulares de premolares y molares superiores. Ello facilita la salida de las cúspides de las fosas.

Aunque la utilización de forma satisfactoria de diseños oclusales en los que se omite el contacto de las cúspides palatinas en dientes ferulizados se menciona en algunas publicaciones (Dawson, 1989; Keough, 1992), no existe evidencia científica de que ello pueda contribuir a generar inestabilidad vestibulolingual en dientes sin ferulizar.

Según Wiskott y Belser (1995), la estabilidad mesiodistal viene dada por los contactos interproximales a través de las fibras transeptales del ligamento periodontal, mientras que la estabilidad vestibulolingual estaría garantizada por el propio equilibrio en el que se encuentran las estructuras dentarias dentro de la zona neutra. Cualquier modificación de los contornos dentarios iniciales con las restauraciones podría interferir con la zona neutra alterando dicha estabilidad y potencialmente cambiar la posición de los contactos establecidos (Fig. 2.93).

En los dientes anteriores, el contacto se establecerá entre el ángulo labio incisal de los incisivos inferiores y las caras linguales de los incisivos superiores. La intensidad del contacto de los dientes anteriores cuando se produce la intercuspidación máxima debe ser ligeramente inferior al contacto a nivel de premolares y molares los cuales recibirán toda la carga en esta posición. Con el paciente en posición vertical al interponer una lámina Shimstock de 8 micras (Hanel Shimstock-Foil 8μ® Coltene) entre la cara lingual de los incisivos superiores y el borde incisal de los incisivos inferiores, este debe poder desplazarse entre ambos, si bien la intensidad del contacto debe ofrecer cierta resistencia (véase el Capítulo 6) (Fig. 2.94).

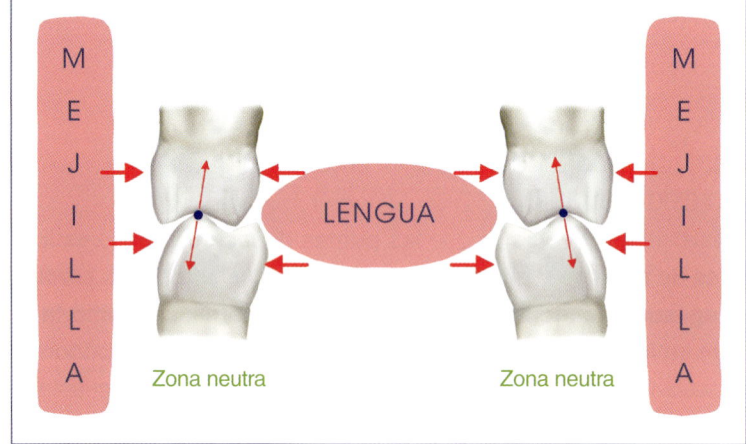

FIGURA 2.93 La lengua y la mejilla proporcionan la estabilidad vestibulolingual siempre que el contorno de los dientes restaurados esté en equilibrio con la zona neutra.

Área de contacto

El área de contacto tendrá de 0,5 a 1 mm de diámetro, lo que proporciona cierta libertad en el contacto de céntrica y permite acomodar mediante ajustes sencillos dicho contacto a posibles variaciones de la posición condilar con el paso del tiempo (Fig. 2.95). El seguimiento de casos clínicos durante el transcurso de los años ha mostrado que este tipo de contactos se mantienen en la misma relación establecida

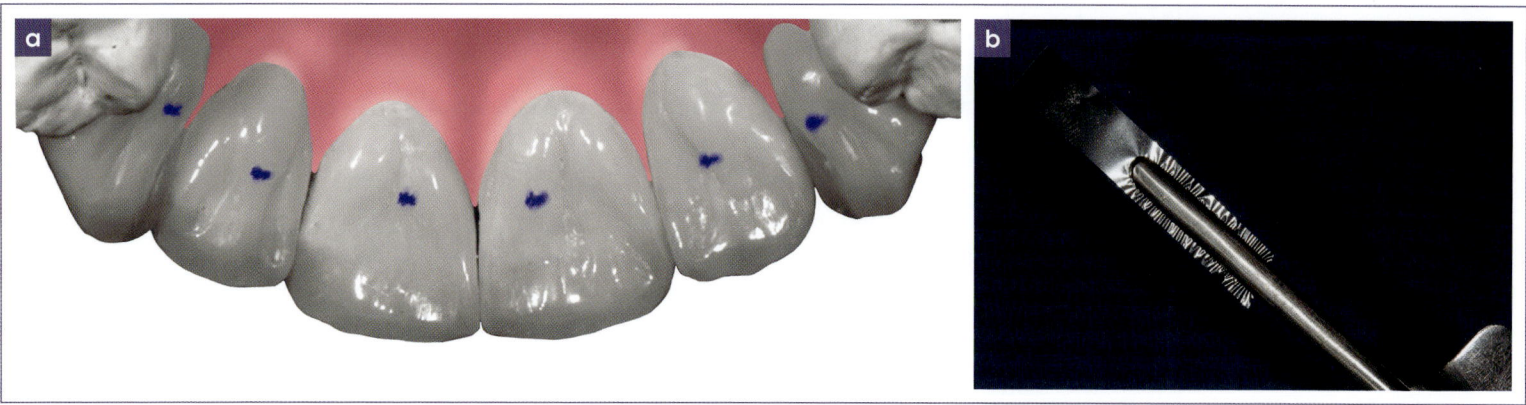

FIGURA 2.94 a,b) La lámina Shimstock de 8 µ debe pasar entre los incisivos superiores e inferiores ofreciendo cierta resistencia.

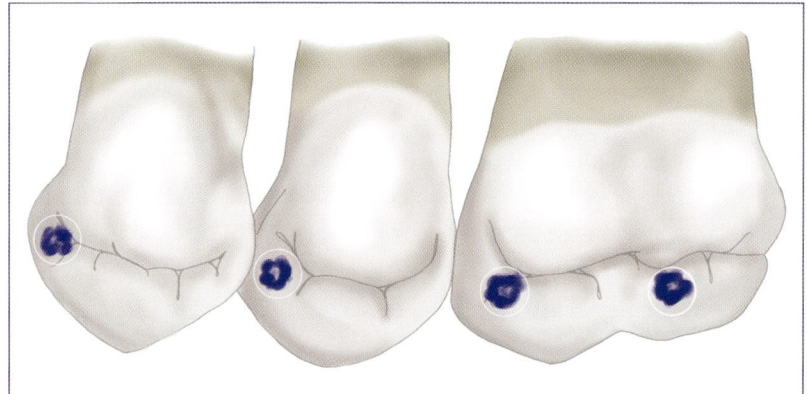

FIGURA 2.95 Superficie del área de contacto en crestas marginales y crestas triangulares para proporcionar libertad en céntrica y facilitar los ajustes.

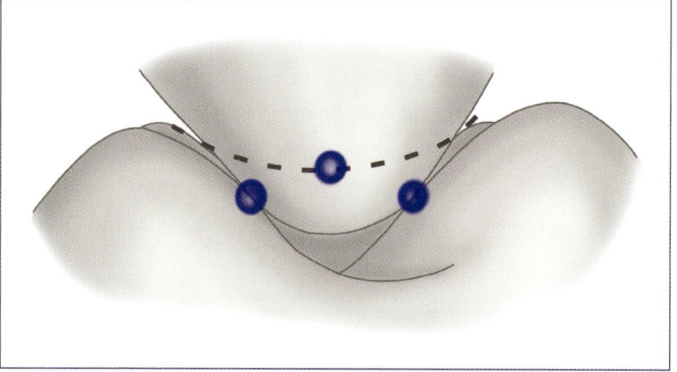

FIGURA 2.96 Representación esquemática de un apoyo tripódico. Simplemente con la pérdida de uno de los contactos se altera la distribución de las fuerzas. (Ilustración según Becker, 2011).

inicialmente. Por el contrario, en los diseños con contactos tripódicos, en muchos casos esta relación se pierde y los contactos se producen en las vertientes de forma aislada pudiendo generar fuerzas laterales (Becker, 2011) (Fig. 2.96).

En cuanto a la **superficie de contacto de la punta de las cúspides**, cuanto más fina sea, mayor concentración de fuerza se producirá en el área de contacto, mientras que contactos más gruesos ayudan a disipar mejor las fuerzas sobre una mayor superficie (Kerstein y Grundset, 2001). Por lo tanto, para contribuir a una mejor distribución de fuerzas sobre los materiales de restauración debemos evitar crear puntas cuspídeas finas en las restauraciones, especialmente en la rehabilitación de pacientes con desgaste dentario, en los que es

posible la presencia de cierto componente de parafunción después de la misma.

Un error bastante extendido cuando evaluamos las marcas del papel de articular en clínica, es pensar que aquellas que presentan un mayor tamaño e intensidad de color representan los contactos más fuertes; sin embargo, se ha demostrado mediante la utilización de sistemas de análisis oclusal computarizado como el T-Scan (Kerstein y Radke, 2014) que son los contactos más pequeños los más fuertes.

En cuanto a la **superficie de contacto en los dientes anteriores**, puede variar en función de la necesidad de ajustes posturales (céntrica larga). En algunos pacientes, puede ser necesario extender hacia vestibular el contacto en céntrica en la cara lingual de los incisivos superiores unos 0,5 mm (Dawson, 1989; Levy, 2018). Este ajuste se realiza con el paciente de pie y con la cabeza ligeramente inclinada hacia delante (información más detallada en el Capítulo 6) (Fig. 2.97).

Número de contactos

En cuanto al **número de contactos**, buscaremos **al menos uno por diente**, lo que será suficiente para frenar las propias fuerzas eruptivas de los dientes, proporcionar estabilidad axial y mantener la DV. Los esquemas oclusales basados en una relación cúspide fosa con múltiples apoyos tripódicos, con la idea de generar una mayor estabilidad y mayor eficiencia masticatoria, no están justificados por ser además difíciles de llevar a cabo por el técnico de laboratorio y de ajustar por el dentista en clínica.

Ferrario *et al.* (2002) en un estudio para evaluar la relación existente entre el número de contactos oclusales y la actividad electromiográfica de los músculos masticatorios, aplicando máxima fuerza de intercuspidación, observaron que esta se reducía considerablemente cuando había menor número de contactos (Fig. 2.98).

Según Kerstein y Grundset (2001), aunque está establecido que independientemente del número de contactos estos deberían ser simultáneos y de la misma intensidad, ello no es posible simplemente observando si las marcas del papel de articular están uniformemente distribuidas. Dichas marcas representarían únicamente la foto final de la oclusión obtenida, pero no nos daría información sobre la secuencia de los momentos en los que se producen los contactos ni el porcentaje final de fuerza que recibe cada diente. Utilizando un sistema de análisis occlusal computarizado como el T-scan(T-scan Novus®Teckscan,Inc) o el Occlusense(Oclussense®Bausch) podemos visualizar dicha secuencia y los porcentajes de fuerza en cada diente (Fig. 2.99). De esta forma podremos efectuar los ajustes necesarios hasta que consigamos disminuir el tiempo en el que se produce el máximo contacto dentario (tiempo de oclusión) que debería ser inferior a **0,2 s** (Kerstein y Grundset, 2001).

Reducir el número de contactos ayudaría a simplificar el ajuste oclusal para reducir el tiempo de oclusión y obtener un mejor control de los porcentajes de fuerza en cada diente mediante el Occlusense o el T-Scan (Darveniza, 2001).

A nivel de los dientes anteriores, aunque un contacto por diente podría ser suficiente, dependiendo de la disposición y tamaño de los incisivos inferiores, puede ser necesario establecer dos contactos entre

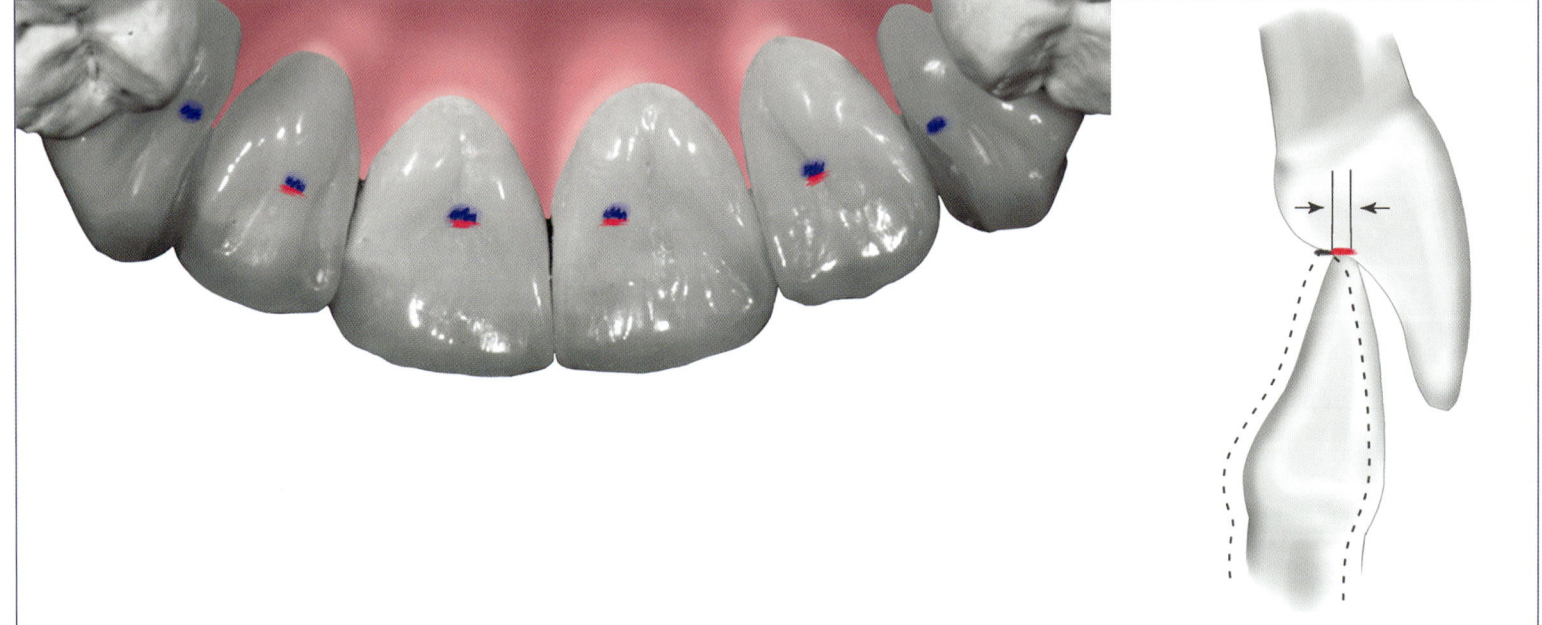

FIGURA 2.97 En algunos sujetos debido a cambios posturales puede ser necesario extender el contacto de céntrica (azul) hacia vestibular (rojo).

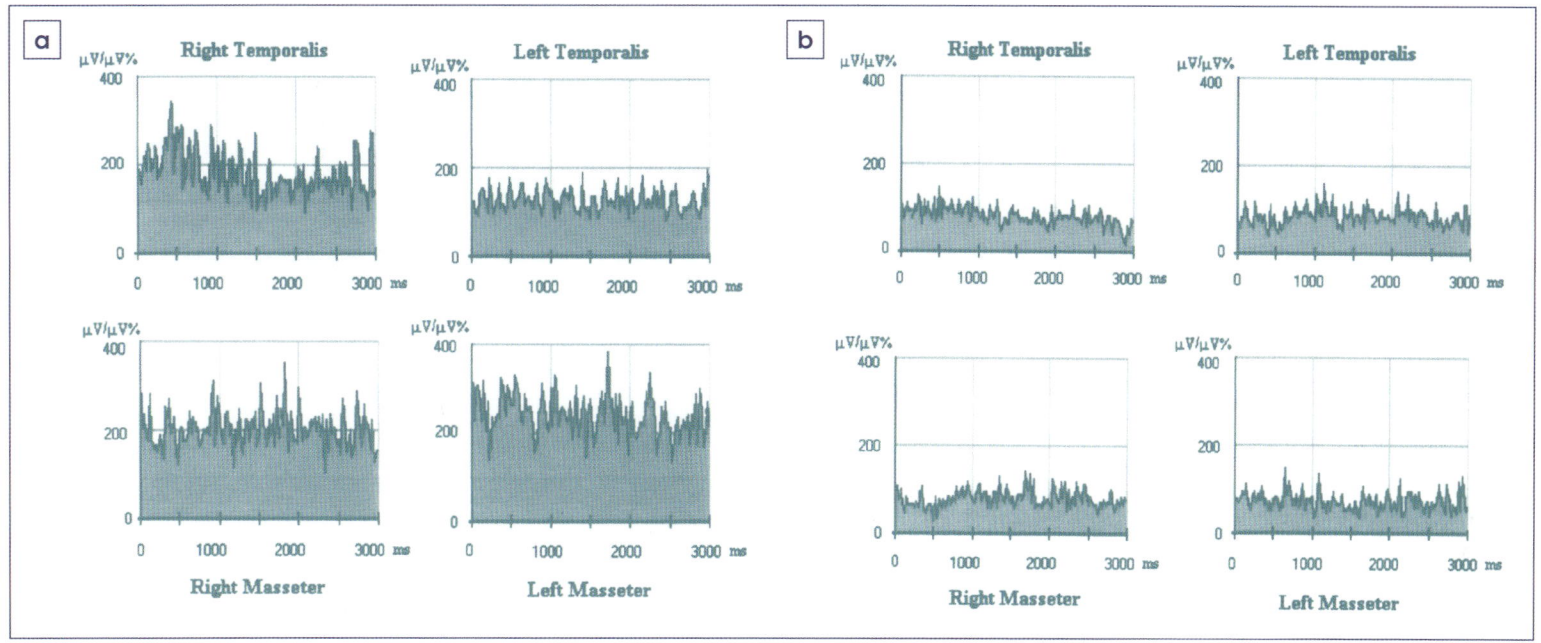

FIGURA 2.98 a) Mayor actividad electromiográfica cuando hay mayor número de contactos. b) Se reduce la actividad electromiográfica cuando hay menor número de contactos. (Gráficos pertenecientes a Ferrario *et al.* 2002).

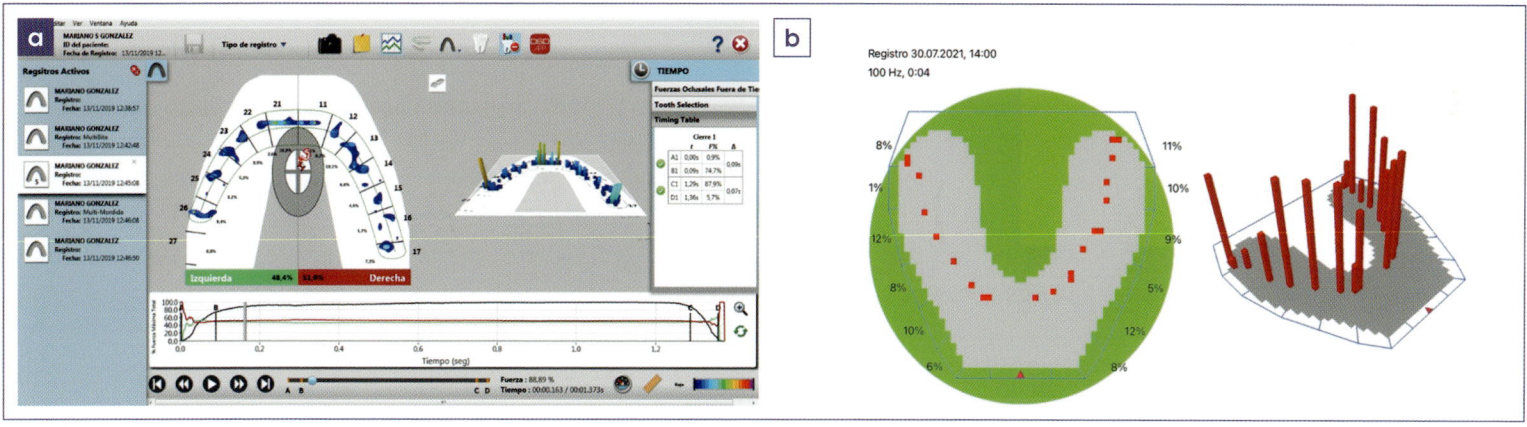

FIGURA 2.99 a) Análisis oclusal computarizado mediante el T-scan. b) Análisis oclusal computarizado mediante el OccluSense.

estos y los incisivos centrales superiores. Un esquema oclusal de estas características, además de cumplir con los objetivos estéticos y funcionales, es más fácil de desarrollar por el técnico de laboratorio y facilita el ajuste en clínica una vez cementadas las restauraciones (Fig. 2.100).

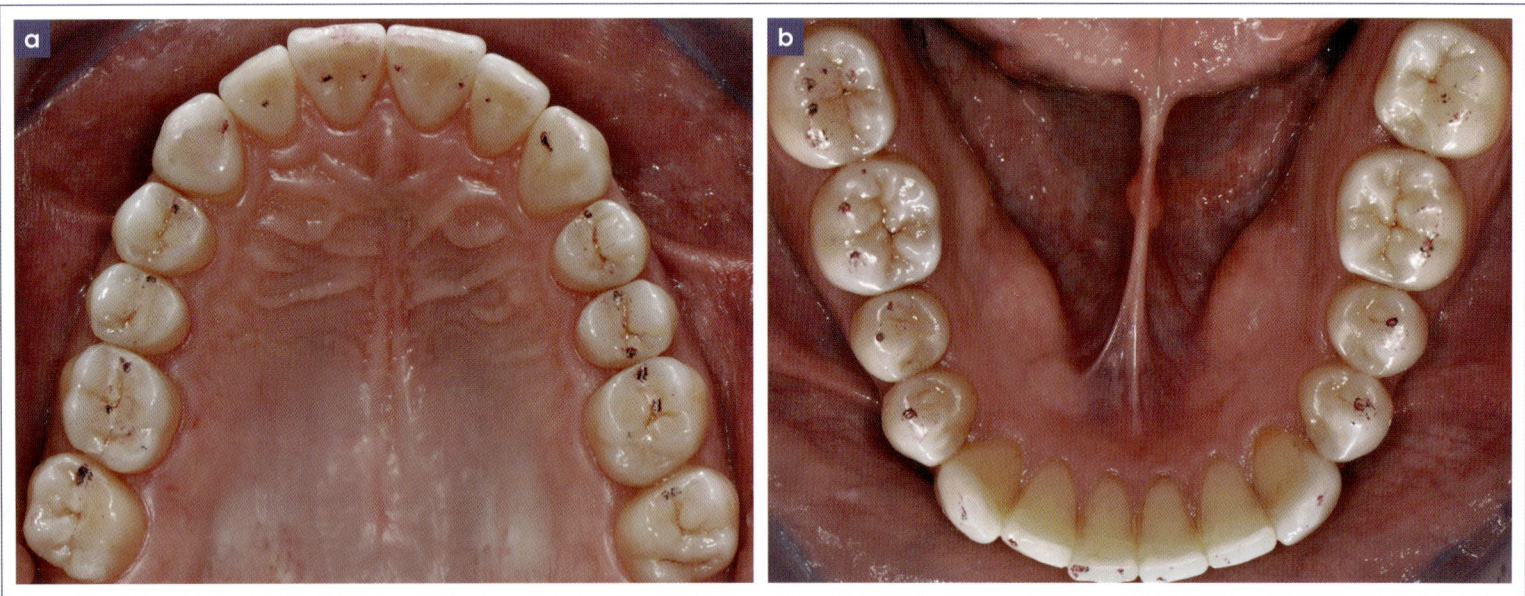

FIGURA 2.100 a,b) Distribución de los contactos oclusales en la arcada superior e inferior en una rehabilitación mínimamente invasiva de un paciente con desgaste dentario.

¿CÓMO RESTABLECER LA FUNCIÓN DE LOS DIENTES ANTERIORES? LA GUÍA ANTERIOR

Sin lugar a duda, la evidencia científica respalda la necesidad de crear disoclusión posterior. De esta forma, Mansour y Reynik (1975) mostraron que al comportarse como una palanca de clase III la relación entre el maxilar y la mandíbula, desde el punto de vista biomecánico, hay nueve veces más fuerza a nivel de los últimos molares que en los dientes anteriores. Según Williamson y Lundkist (1983), tanto la guía anterior como el menor ángulo de la misma contribuyen a reducir considerablemente la actividad electromiográfica de los músculos elevadores. Belser y Hannam (1985) convirtieron experimentalmente pacientes con función de grupo en guía canina y observaron que mientras la guía canina no alteraba significativamente la actividad electromiográfica de maseteros y temporales durante la masticación, si lo hacía durante los movimientos parafuncionales. Kerstein y Radke (2012) mediante la utilización del T-Scan y electromiografía, observaron que reduciendo el tiempo de disoclusión mediante ajuste oclusal en clínica se reducía la actividad de maseteros y temporales.

Estudios llevados a cabo en animales de experimentación por Meyers y Dong (1989), mostraron que la transferencia de contactos a los dientes anteriores reduce de forma inmediata la fuerza de contracción de los músculos elevadores debido a una mayor concentración de mecanorreceptores en el ligamento periodontal.

En la Fig. 2.101 se muestran las características de una guía anterior ideal. Sin embargo, a la hora de restablecer la función de los dientes anteriores podemos crear una guía anterior con demasiada inclinación. Ello haría que esta fuera demasiado restrictiva pudiendo interferir con la trayectoria que describen los incisivos inferiores durante la masticación al hablar, por ejemplo. En otras palabras, los contornos linguales de los dientes anteriores que vamos a restaurar tienen que tener la inclinación suficiente para separar los dientes posteriores, pero a su vez la concavidad necesaria para no interferir con la trayectoria que describen los dientes anteriores inferiores durante los movimientos funcionales de la mandíbula (al hablar o durante la masticación), es lo que conocemos como *envelope of function* (EOF).

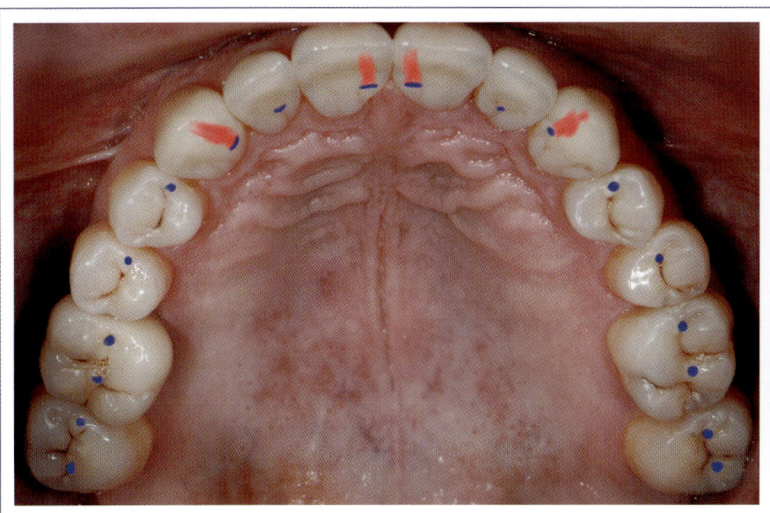
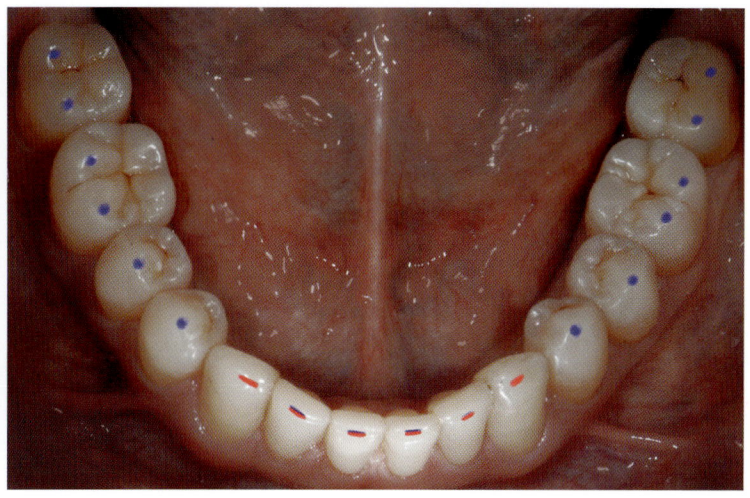

FIGURA 2.101 Las marcas rojas en las caras linguales de los incisivos superiores representan las trayectorias de disoclusión correspondientes al movimiento de protrusiva, las marcas rojas en los caninos representan las trayectorias de disoclusión en los movimientos de lateralidad y las marcas azules indican los contactos en MI. Por detrás de los dientes anteriores no debería haber ninguna marca roja, ya que su presencia indicaría la existencia de interferencias durante los movimientos excursivos.

¿QUÉ ES EL *ENVELOPE OF FUNCTION* (EOF)?

El *envelope of function* (EOF) se describe como la trayectoria que describen los incisivos inferiores durante los movimientos funcionales de la mandíbula (masticación, fonación, etc.) (Dawson, 2007). Básicamente, existen dos grupos de sujetos, aquellos que tienen patrones de movimiento verticales y los que tienen patrones de movimiento horizontales (Fig. 2.102).

Desde el punto de vista clínico, es importante identificar a cuál de estos dos grupos pertenece el paciente. A diferencia de los pacientes con patrones verticales (Fig. 2.103a,b), aquellos que presentan patrones horizontales (Fig. 2.103c,d) tienen más posibilidades de generar fuerzas laterales, tanto durante los movimientos funcionales como durante los posibles movimientos parafuncionales (Keough, 2003). Por ello, en la rehabilitación de este tipo de pacientes, el diseño de las restauraciones de los dientes anteriores no debe ser restrictivo para facilitar una mayor libertad durante los movimientos funcionales. Así, se proporciona una mejor distribución de fuerzas y se reduce la posibilidad de contactos indeseables que puedan dar lugar a complicaciones biomecánicas de los materiales restauradores.

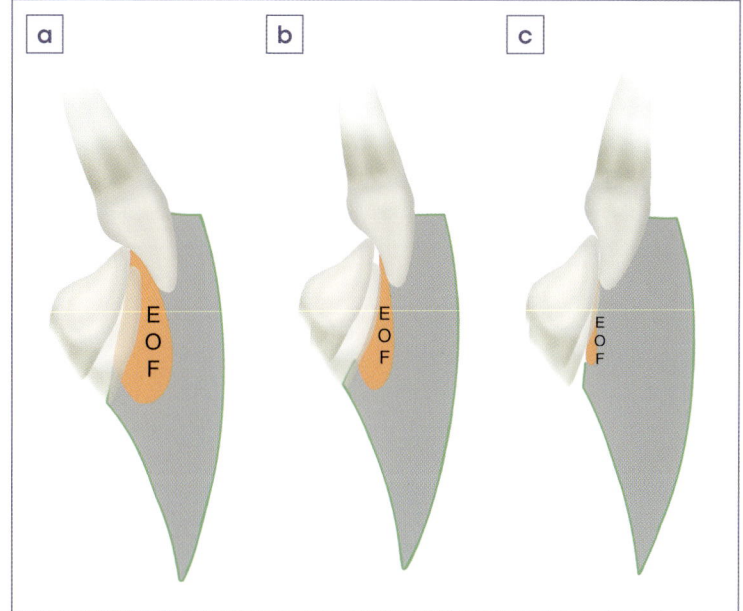

FIGURA 2.102 a) Representa la existencia de patrones funcionales más horizontales, lo que implica la necesidad de generar una guía anterior con menor inclinación (menos restrictiva) para proporcionar mayor libertad durante los movimientos funcionales. b,c) Hacen referencia a la presencia de patrones funcionales más verticales, por lo que la inclinación de la guía anterior puede tener un componente más vertical que en *a)*.

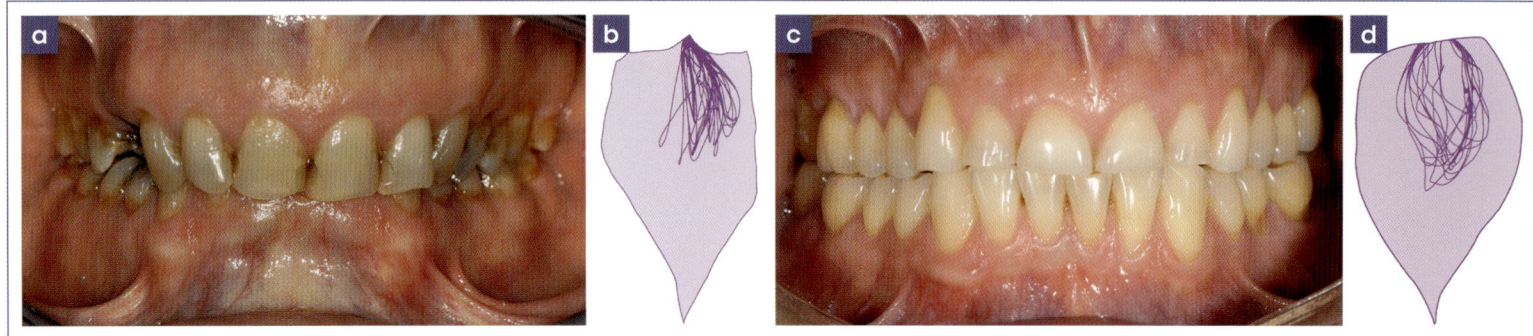

FIGURA 2.103 a,b) Paciente con desgaste dentario con patrón funcional vertical. c,d) Paciente con patrón de desgaste horizontal. (Ilustraciones tomadas de Lundeen y Gibbs, 2005).

En términos generales, la presencia de interferencias con el EOF podría dar lugar a fracturas adhesivas o cohesivas de las restauraciones, movilidad dentaria, sensibilidad, migración, aflojamiento de restauraciones implantosoportadas y problemas musculares entre otras.

Para que las trayectorias de disoclusión que establezcamos en las caras linguales de los dientes anteriores sean funcionales, tienen que cumplir una doble función:

1. **Separar los dientes posteriores durante los movimientos de lateralidad y protrusiva**. Estos son movimientos que realizaría el

paciente moviendo la mandíbula de **adentro afuera** de forma voluntaria por indicación del operador durante el ajuste de las restauraciones en la cavidad oral. Con las trayectorias de disoclusión generadas, se busca la **separación de los dientes posteriores**. También de forma involuntaria, utilizaría esas mismas trayectorias durante los movimientos parafuncionales (Calamita, 2022). Disminuyendo su inclinación contribuimos a **reducir el ángulo de fricción y la actividad de los músculos elevadores** (Fig. 2.104a).

2. **No interferir con los movimientos funcionales de la mandíbula EOF** (masticación, fonación, etc.). Estos se generan desplazando la

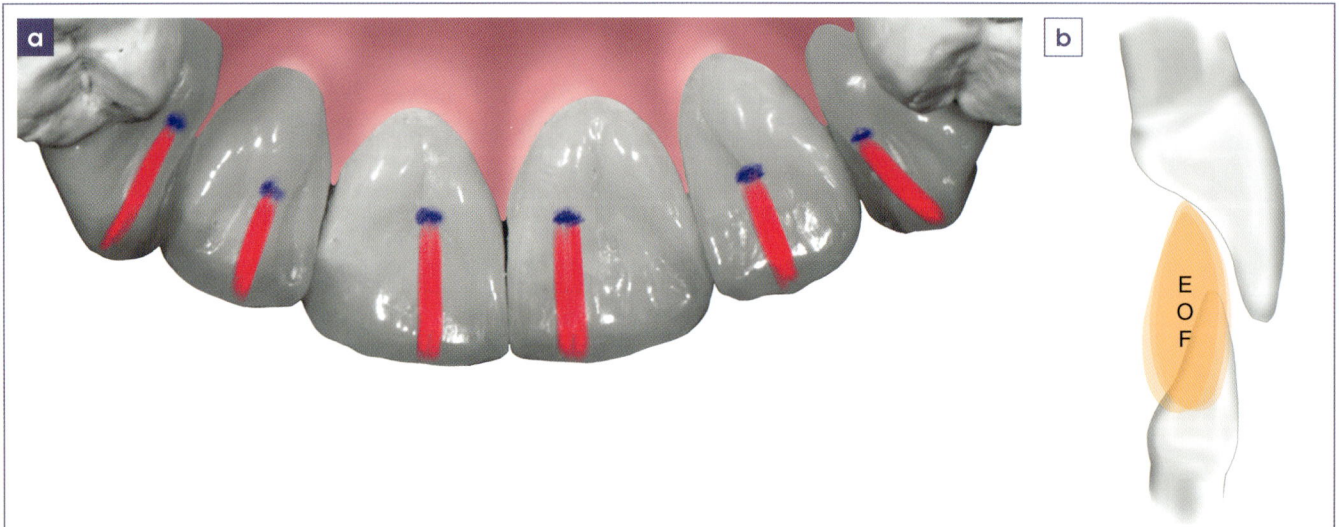

FIGURA 2.104 a) Movimientos de dentro a fuera (trayectorias de disoclusión). b) Movimientos de fuera a dentro (EOF).

mandíbula de **afuera adentro** mediante una acción muscular combinada con la inclinación de las trayectorias de disoclusión al final del ciclo masticatorio hasta alcanzar la posición de máximo engranaje dentario. Estos movimientos funcionales varían de unos sujetos a otros con la consistencia y el tamaño del bolo y si el paciente está tumbado o en posición vertical (Bakeman y Kois, 2012). Creando la inclinación o la concavidad adecuada de la cara lingual **se evitarían interferencias en los dientes anteriores** (Fig. 2.104b).

Algunos autores consideran que, además del EOF, tenemos que tener en consideración el *envelope of parafunction* (EOPF) (Fling, 2009). Es decir, cuando los patrones de movimiento mandibular van más allá de las trayectorias de los movimientos funcionales de la mandíbula. Así, las trayectorias de disoclusión, además de proporcionar la inclinación suficiente que permita separar los sectores posteriores (movimiento de dentro a fuera) y evitar interferir con los movimientos funcionales (movimientos de fuera adentro), en el caso de continuar con la parafunción después de la rehabilitación, dicha inclinación no debe interferir con las trayectorias parafuncionales del paciente. Por lo tanto, en pacientes con patrones de movimientos horizontales, las trayectorias de disoclusión tienen que tener menor inclinación para estar así en armonía con las trayectorias de parafunción (se reduce la fricción). Según Becker (2011), la inclinación de las trayectorias de parafunción tendrían que reproducirse en las nuevas restauraciones.

Es fundamental un periodo de prueba mediante restauraciones provisionales (*mock-up* de transición adheridos) durante al menos un mes antes de proceder con las restauraciones definitivas.

Aunque algunos autores (McHorris, 1979) consideran de forma empírica que la inclinación de la cara lingual de los incisivos superiores debería ser 5° por encima de la inclinación condílea, no existe evidencia científica alguna que permita establecer una relación entre la guía incisal y la guía condílea.

Tampoco se ha observado que la guía condílea tenga ninguna relación con el resalte y la sobremordida vertical de los dientes anteriores según los resultados obtenidos a partir de estudios pantográficos realizados en pacientes con una estética y fonética ideales (Guichet, 1977).

Para Schuyler (1963), la guía condílea prácticamente no tiene ninguna influencia en la guía incisal. Más bien es al revés: durante el crecimiento, la guía incisal influye en el contorno de la fosa glenoidea y los patrones de movimiento de los cóndilos durante los movimientos funcionales.

Según Dawson (1989), no hay una norma fija que nos permita establecer la guía anterior en el articulador. Esta tiene que ser individualizada en cada paciente una vez hemos definido directamente en la cavidad oral la posición vertical y horizontal del borde incisal en relación con la fonética, la trayectoria de cierre labial inferior y la zona neutra mediante las restauraciones provisionales. Seguidamente esta información se replica bien sea de forma analógica o digital e incorporada en las restauraciones definitivas (Fig. 2.105).

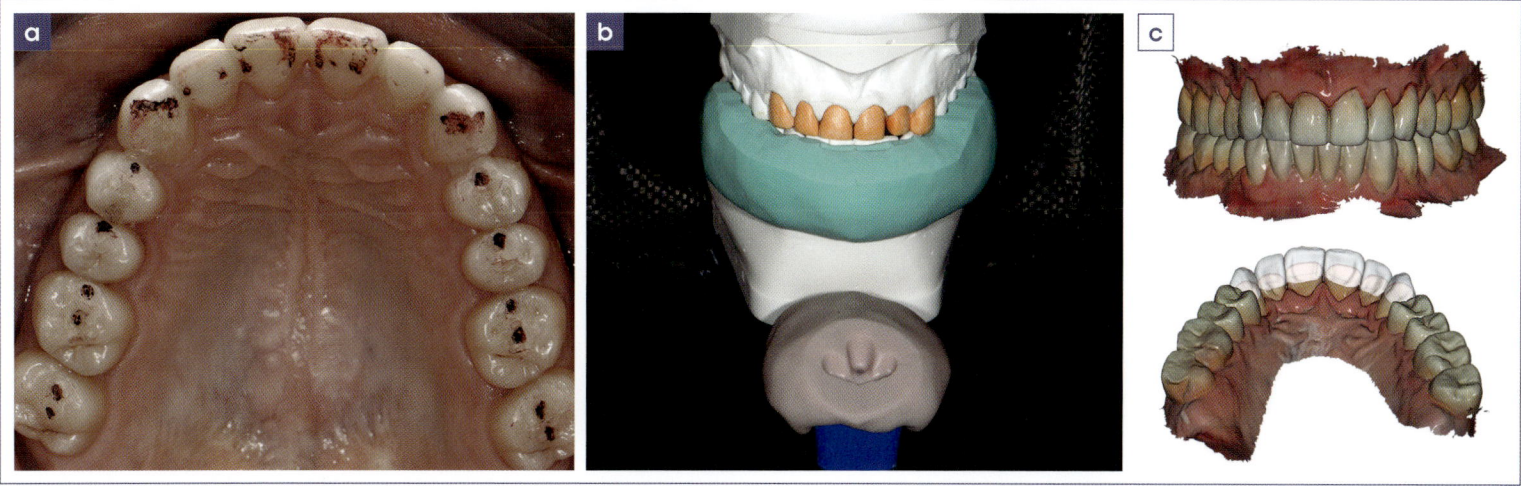

FIGURA 2.105 a) Guía anterior individualizada en el paciente mediante el *mock-up* de transición. b) Réplica analógica. c) Réplica virtual.

En la rehabilitación de los pacientes con desgaste dentario, la restauración de los dientes anteriores requiere la búsqueda de un equilibrio entre el establecimiento de una nueva longitud de estos dientes (para proporcionar estética) y la creación de una nueva guía anterior.

Según lo expuesto anteriormente, esto es especialmente importante en **los pacientes con patrones de parafunción más horizontales donde el rango de movimientos es más amplio**. En ellos, el desgaste afecta a los bordes incisales terminando en muchas ocasiones en una relación borde a borde con acortamiento importante de las coronas clínicas. Para proporcionar la longitud deseada de los dientes anteriores y evitar posibles complicaciones biomecánicas, es importante reducir la sobremordida y aumentar el resalte (Spear, 1997). Con ello, además de evitar interferencias con el EOF, estamos acortando la longitud de la trayectoria y el ángulo de disoclusión facilitando el control de las fuerzas laterales y la reducción de la actividad de los músculos elevadores (Weimberg y Kruger, 1995) (Fig. 2.106).

En los **pacientes con patrones de parafunción vertical**, el desgaste se produce como consecuencia de rangos de movimiento muy reducidos afectando a la cara lingual de los dientes anteriores superiores y vestibular de los dientes anteriores inferiores. En ellos, la pérdida de longitud es relativamente pequeña, aunque aumenta la sobremordida y se reduce el resalte. Dadas las características del desgaste, su restauración seguirá incluyendo marcada sobremordida, aunque mediante la distribución de los contactos en MI (=RC) sobre una ligera plataforma en lugar de planos inclinados y generando la inclinación adecuada de la guía incisal, proporcionaremos el espacio necesario para evitar interferencias dentro del limitado rango funcional de estos pacientes (Spear, 1997) (Fig. 2.107).

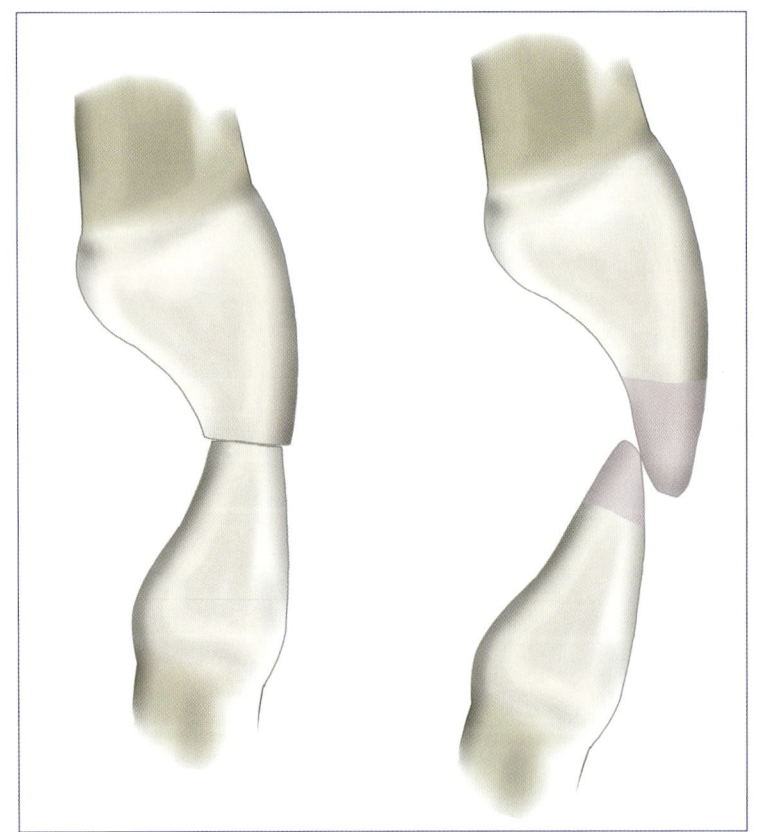

FIGURA 2.106 Patrón de parafunción horizontal.

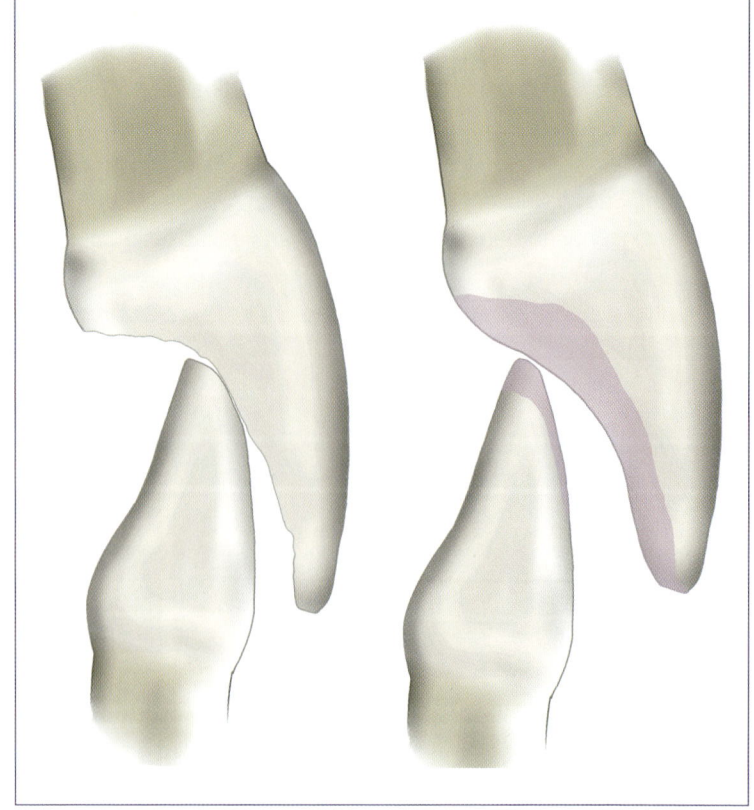

FIGURA 2.107 Patrón de parafunción vertical.

¿QUÉ OCURRE CUANDO NO PODEMOS UTILIZAR LOS CANINOS EN LOS MOVIMIENTOS DE LATERALIDAD?

Desde el punto de vista fisiológico, no parece que la presencia de guía canina durante los movimientos de lateralidad sea superior a la participación de más dientes en la guía de disoclusión, lo que conocemos como **"función de grupo"** (Thorton, 1990; Rinchuse *et al*,, 2007; Abduo y Tennant, 2015). Por ello, y dado que desde el punto de vista restaurador la utilización de guía canina es más fácil de llevar a cabo por el técnico de laboratorio y de ajustar en clínica por el odontólogo (Caro *et al*, 2005; Wiskot, 2011), es el tipo de disoclusión que recomendamos por defecto en la rehabilitación de los pacientes con desgaste dentario. Sin embargo, la rehabilitación de estos pacientes puede llevar asociada algunas situaciones clínicas en las que estaría indicado utilizar función de grupo en lugar de guía canina:

- **Caninos que tienen el soporte periodontal reducido**.
- **Caninos estructuralmente comprometidos que son sometidos a tratamiento de conductos y restaurados con postes**. A menor ferrule, estaría menos indicada su utilización en la disoclusión durante el movimiento de lateralidad por razones biomecánicas. A su vez, la eliminación de mecanorreceptores intrapulpares como consecuencia del tratamiento endodóntico comprometería en gran medida el papel de la propiocepción en el control de fuerzas (Aquilino y Kaplan, 2002; Levy y Dong, 2022).
- **La reposición de caninos mediante restauraciones implantosoportadas**. Es importante tener en consideración que las fuerzas laterales dan lugar a estrés y tensión alrededor del hueso crestal periimplantario (Seridan *et al*., 2016) así como a nivel del tornillo de fijación de la restauración al implante.
- **Pacientes con desgaste intenso por atrición** que potencialmente pueden mantener los hábitos parafuncionales después de la rehabilitación. En estos pacientes, es importante observar en las restauraciones provisionales la posible continuidad de dichos hábitos y la tolerancia o no del canino como guía de disoclusión. Al incluir más dientes en la guía, el factor distribución de fuerzas sobre un mayor número de dientes adquiere más relevancia que la propiocepción del propio canino en reducir la actividad de los músculos elevadores (Abduo y Tennant, 2015).

¿QUÉ DIENTES INCLUIRÍAMOS EN LA FUNCIÓN DE GRUPO DURANTE LOS MOVIMIENTOS DE LATERALIDAD?

En el caso de caninos con soporte periodontal reducido, estructuralmente comprometidos o persistencia de hábitos parafuncionales la función de grupo ideal, incluiría el propio canino y la cara interna del primero y segundo premolar. Aunque algunos autores incluyen también la vertiente interna de la cúspide mesiovestibular del primer molar, creemos que ello dificultaría aún más el ajuste de este tipo de guía en la cavidad oral (Fig. 2.108).

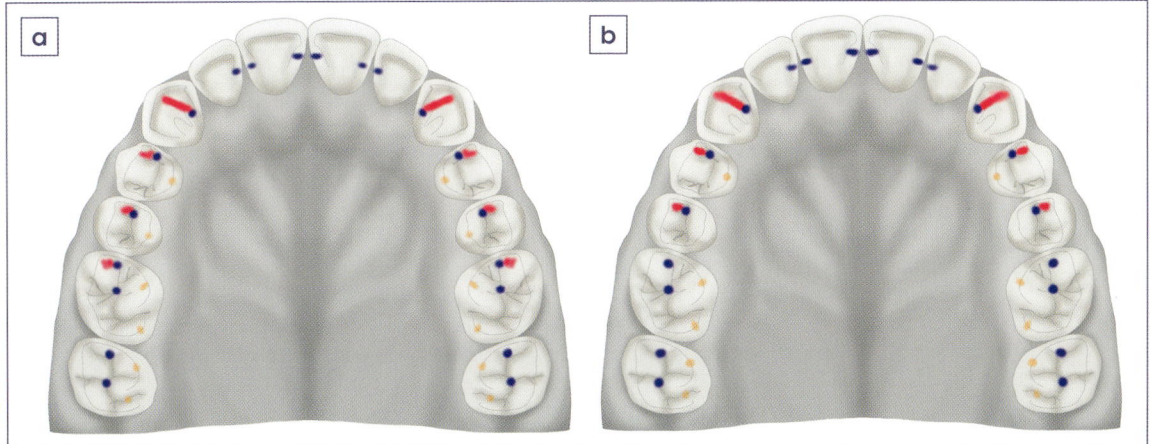

FIGURA 2.108 a) Representación esquemática de la función de grupo que incluye también la cúspide mesiovestibular del primer molar. b) La función de grupo se extiende únicamente hasta el segundo premolar facilitando así su ajuste en clínica.

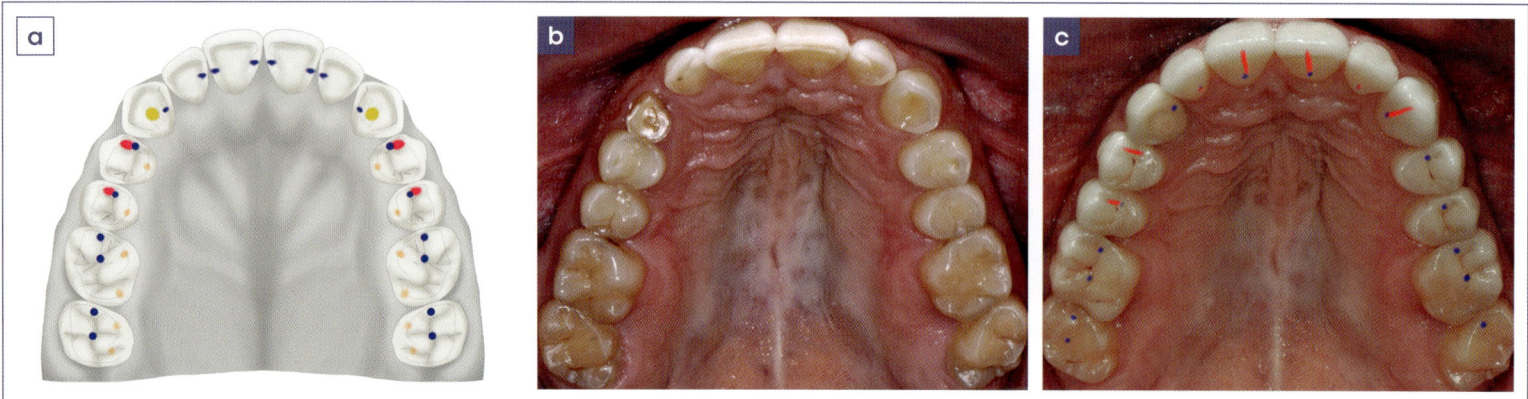

FIGURA 2.109 a) Cuando los caninos incluyen restauraciones implantosoportadas, no formarán parte de la función de grupo participando únicamente en esta los premolares. b,c) Rehabilitación de un paciente con desgaste dentario con una restauración implantosoportada en el 1.3. Por ello, la función de grupo del sector derecho solamente incluye el 1.4 y el 1.5.

En aquellas situaciones donde el canino es restaurado mediante un implante, solamente incluiremos las vertientes internas de las cúspides vestibulares del primero y segundo premolares, de forma que queda excluida la participación del canino durante la guía de disoclusión (Fig. 2.109). La inclusión también del primer molar en la guía es opcional.

Es importante tener en consideración que la longitud de la guía de disoclusión en cada vertiente se acorta progresivamente desde el diente más anterior al más posterior incluido en la guía. Ello es debido a que según el cóndilo rota en el lado donde se produce la disoclusión, la trayectoria descrita alrededor del centro de rotación se alarga a medida que la distancia desde el cóndilo aumenta (Fig. 2.110).

Sin lugar a duda, la utilización del *mock-up* de transición adherido es fundamental para testar si los cambios introducidos en la nueva guía anterior son compatibles con los nuevos objetivos estéticos establecidos en la rehabilitación mínimamente invasiva de este tipo de pacientes (Fig. 2.111).

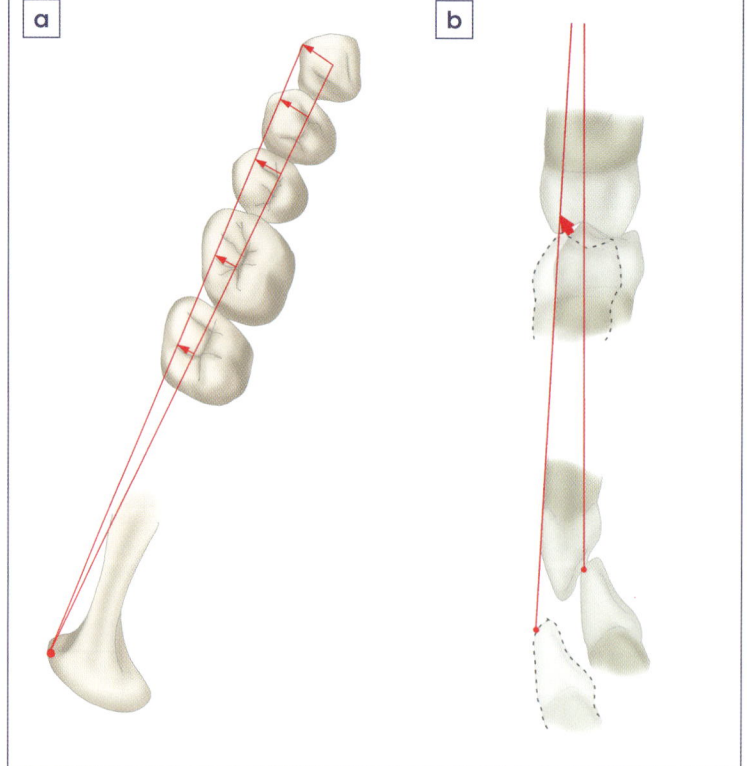

FIGURA 2.110 a,b) Representación esquemática del acortamiento progresivo de la guía de disoclusión. (Ilustración según Dawson, 2008).

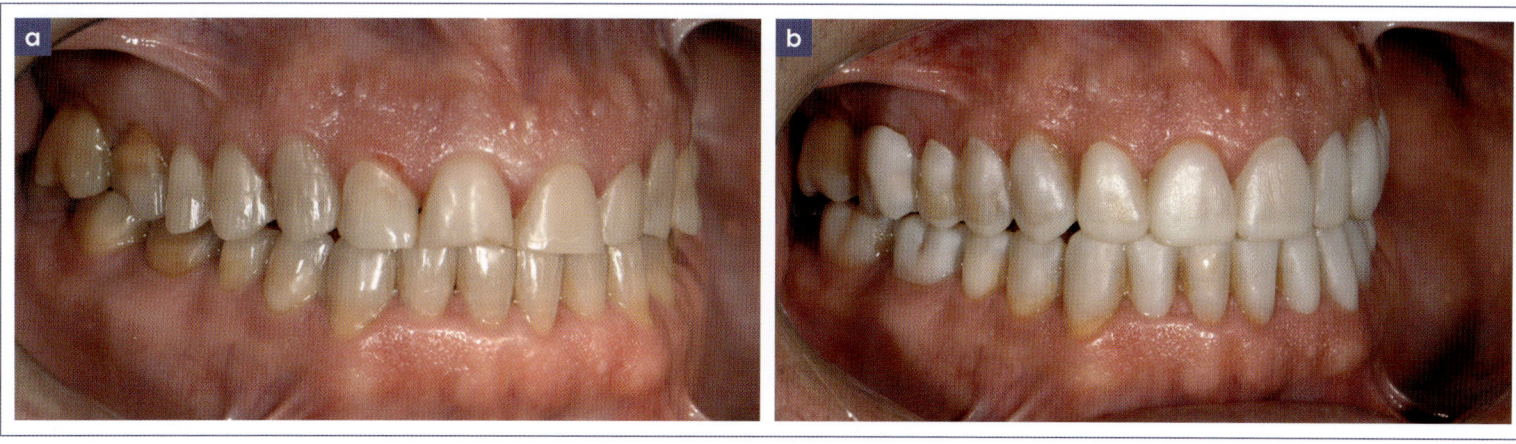

FIGURA 2.111 a) Aspecto preoperatorio de un paciente con desgaste dentario. b) Aspecto posoperatorio dos semanas después de haber colocado el *mock-up* de transición.

BIBLIOGRAFÍA

1. ABDUO J. Safety of increasing vertical dimension of occlusion: a review. Quintessence Int 2012; 43:369-380.

2. ABDUO J, LYONS K. Clinical considerations for increasing occlusal vertical dimension: a review. Aust Dent J 2012; 57:2-10.

3. ABDUO J, TENNANT M. Impact of lateral occlusion eschemes: A systematic review. J Prosthet Dent 2015; 114:193-204.

4. ANDREWS LF. The six keys to normal occlusion. Am J Orthod. 1972; 62: 296-309.

5. AQUILINO SA, CAPLAN DJ. Relationship between crown placement and the survival of the endodontically treated teeth. J Prosthet Dent 2002; 87:256-263.

6. BAKEMAN E, KOIS J. The myth of anterior guidance. 10 steps in designing proper clearance for functional pathways. J C D 2012; 28:56-62.

7. BARLETT DW, RICKETS DNJ, FISHER NL. Management of the short clinical crown by indirect restorations. Dent Update 1997. 24:431-436.

8. BECKER I. Comprehensive oclusal concepts in clinical practice. Wiley-Blackwell 2011.

9. BELLAMY LJ, KOKICH VG, WEISSMAN JA. Using orthodontic intrusion of abraded incisors to facilitate restoration: the technique's effects on alveolar bone level and root length. J Am Dent Assoc 2008; 139:725-733.

10. BELSER UC, HANNAN AG. The influence of altered working-side occlusal guidance on masticatory muscles jaw movement. J Prosthet Dent 1985; 53:406-413.

11. BEYERS MR, DONG WK. Comparison of trigeminal receptor location and structure in the periodontal ligament of different types of teeth from rat, cat and monkey. J Comp Neurol 1989; 279:117-127.

12. BITTER RN. The periodontal factor in esthetic smile design. Altering gingival display. Gen Dent 2007; 55:612-622.

13. BUCKLE I. Complete dentists don't violate the neutral zone. In DAWSON & CRANHAM. The complete dentist manual. Widiom Publishing LLC 2017a. p. 201-204.

14. BUCKLE I. Minimally invasive rehabilitation of worn dentition. Understanding complete dentistry concepts. Dental Learning Systems LLC 2017b; 65:3-9.

15. CAIRNS S. Fundamentals of occlusion: diagnosing and treating occlusal pathology. Dental learning. CDE World 2018; 5:3-12.

16. CALAMITA M, COACHMAN C, SESMA N, KOIS J. Occlusal vertical dimension: treatment planning decisions and management considerations. Int J Esthet Dent. 2019; 14:166-181.

17. CALAMITA MA. Estética em função. Integrando os principios oclusais na construção do sorriso. Quintessence 2022.

18. CARO AJ, PERAIRE M, MARTINEZ-GOMIS J, ANGLADA JM, SAMSÓ J. Reproductibility of lateral excursive tooth contact in a semiadjustable articulator depending on the type of lateral guidance. J Oral Rehab 2005; 32:174-179.

19. CHATOO, A. (2022). Orthodontic Therapy in the Management of Tooth Wear. In: Eder, A., FAIGENBLUM, M. (eds) Tooth Wear. BDJ Clinician's Guides. Springer, Cham.

20. Cobb A. Treating unstable or uncomfortable TMJs. In Dawson & Cranham. The complete dentist manual. Widiom Publishing LLC 2017. p. 115-130.

21. Cranham J. Complete dentists get the anterior guidance right. In: Dawson & Cranham. The complete dentist manual 2017. p.145-150.

22. Dahl BL, Krogstad O, Karlsen KA. An alternative treatment of cases with advanced localised attrition. J Oral Rehabil 1975; 2:209-214.

23. Dahl BL, Krogstad O. Long term-observations of an increased occlusal face height by a combined orthodontic/prosthetic approach. J Oral Rehabili 1985; 12:173-176.

24. Davis SJ. Management of tooth surface loos. Br Dent J 2002; 192:11-23.

25. Dawson PE. Temporomandibular joint pain-dysfunction problems can be solved. J Prosthet Dent. 1973; 29:100-12.

26. Dawson PE. Evaluation, diagnosis and treatment of occlusal problems. Mosby 1989.

27. Dawson PE. Evaluation, diagnosis, and treatment of occlusal problems. Mosby 1989. p. 274-297.

28. Dawson PE. New definition for relating occlusion for varying conditions of temporomandibular joint. J Prosthet Dent 1995; 74:619-627.

29. Dawson PE. Functional Occlusion. From the TMJ to smile design. Mosby 2007.

30. Dawson PE. Changing vertical dimension: A solution or problem? Complete and predictable dentistry 2008.

31. Duminil G. Occlusion made eassy. Espace ID, Press Edition Multimedia 2016. p. 8-36.

32. Dyer K, Ibbetson R, Grey N. A Question of Space: Options for the restorative management of worn teeth. Dental Update 2001; 28:118-123.

33. Farfan C, Quidel B, Fuentes R. Anatomical-functional characteristics that guide the condylar position in mandibular fossa a centric relation. Narrative description. Int J Morphol 2020; 38:1281-1287.

34. Ferrario VF, Marciandi PV, Tartaglia GM, Dellavia C, Sforza C. Relathionship between the number of occlusal contacts and masticatory muscle activity in healthy young adults. Cranio 2002; 20:91-98.

35. Fling M. Understanding the envelope of parafunction. Tex Dent J 2009; 126: 1198-1199.

36. Fornai C, Tester I, Parlett K, Basili C, Costa HN. Centric relation. A matter of form and substance. J Oral Rehabil 2022; 49:687-690.

37. Fradeani M. Esthetic rehabilitation in fixed prosthodontics. Esthetic analysis. A systematic approach to prosthetic treatment 1. Quintessence 2004.

38. Fradeani M. Esthetic rehabilitation of a worn dentition with a minimally invasive prosthetic procedures (MIPP). J Esthet Dent 2016; 11:16-35.

39. Fradeani M, Barducci G, Bacherini L, Brennan M. Esthetic rehabilitation of severely worn dentition with minimally invasive prosthetic procedures (MIPP). Int J Periodontics Restorative Dent 2012; 32:135-147.

40. Fradeani M, Bottachiari RS, Tracey T, Parma-Benfenati S, Stein JM, De Paoli S. The restoration of functional occlusion and esthetics. Int J Periodontics Restorative Dent 1992; 12:63-71.

41. Galeković NH, Fugošić V, Braut V, Ćelić R. Reproducibility of Centric Relation Techniques by means of Condyle Position Analysis. Acta Stomatol Croat. 2017; 51:13-21.

42. Gerber A, Steinhardt G, Carmichael RP. Dental occlusion and the temporomandibular joint. Quintessence 1990.

43. Goldstein G, Campbell S. The Dahl Concept: Best Evidence Consensus Statement. J Prosthodont. 2022; 31:196-200.

44. Goldstein GR. Centric relation: A needed reference position. J Prosthodont 2022.

45. Golsen LF, Shaw AF. Use of a leaf gauge in occlusal and diagnosis and therapy. Quintessence Int. 1984; 6:611-621.

46. Greene CS. "The ball on the hill" a new perspective on TMJ functional anatomy. Orthod Craniofac Res. 2018; 21:170-174.

47. Guichet N. Occlusion. A teaching manual. The Denar Corporation. Anahein California 1977.

48. Gurel G, Sesma N, Calamita MA, Coachman C, Morimoto S. Influence of enamel preservation on failures rates of porcelain laminate veneers. Int J Periodontics Restorative Dent 2013; 33:31-39.

49. Hess L. Altering the incisal edge position for optimal function and esthetics. Inside Dentistry 2014. November.

50. Hickman DM, Cramer R. The effect of different condylar positions on masticatory muscle electromyographic activity in humans. Oral Surg Oral Med Oral Pathol Oral Radiol Endod. 1998; 85:18-23.

51. Huffman RW, Regenos JW. Principles of occlusion. Laboratory and clinical teaching manual. H&R PRESS. 1989.

52. Jasinevicius TR, Yellowitz JA, Vaughan GG, Brooks ES, Baughan LW, Cline N, Theiss LB. Centric relation definitions taught in 7 dental schools: results of faculty and student surveys. J Prosthodont. 2000; 9:87-94.

53. Johansson A, Johansson AK, Omar R, Carlsson GE. Rehabilitation of the worn dentition. J Oral Rehabil 2008; 35:548-566.

54. Kattadiyil MT, Alzaid AA, Campbell SD. The Relationship Between Centric Occlusion and The Maximal Intercuspal Position and Their Use as Treatment Positions for Complete Mouth Rehabilitation: Best Evidence Consensus Statement. J Prosthodont. 2021a; 30:26-33.

55. KATTADIYIL MT, ALZAID AA, CAMPBELL SD. What Materials and Reproducible Techniques May Be Used in Recording Centric Relation? Best Evidence Consensus Statement. J Prosthodont 2021b; 30:34-42.

56. KEOUGH B. Occlusal considerations in periodontal prosthetics. Int J Periodontics Restorative Dent 1992; 12:359-371.

57. KEOUGH B. Occlusion based treatment planning for complex dental restorations: Part 1. Int J Periodontics Restorative Dent 2003; 23:237-247

58. KERSTEIN R, GRUNDSET K. Obtaining measurable bilateral simultaneous occlusal contacts with computer-analyzed and guided occlusal adjustments. Quintessence Int 2001. 32:7-18.

59. KERSTEIN R, RADKE J. Clinician accuracy when subjectively interpreting articulating paper markings. Cranio 2014; 32:13-23.

60. KERSTEIN R, RADKE J. Masseter and temporalis hyperactivity decreased by measured anterior guidance development. Cranio 2012; 30:243-254.

61. KESHVAD A, WINSTANLEY RB. An appraisal of the literature on centric relation: Part I. J Oral Rehab 2000; 27:823-833.

62. KLINEBERG I, JAGGER R. Occlusion and clinical practice. Wright 2004.

63. KOIS J, HARTRICK N. Functional occlusion: science-driven management. JCD 2007. p.54-57.

64. KOIS J, PHILIPS K. Occlusal vertical dimension: alterations concerns. Compend Educ Dent 1997; 18:1169-1177.

65. KOKICH V. Altering vertical dimension in the perio-restorative patient: the orthodontic possibilities. In Cohen M. Interdisciplinary Treatment Planning: Principles, Implementation. Chicago: Quintessence; 2008:49-80.

66. KOUBI S, GUREL G, MARGOSSIAN P, MASSIHI R, TASSERY H. A simplified approach for restoration of worn dentition using the full mock-up concept: clinical case reports. Int J Periodontics Restorative Dent 2018; 38:189-197.

67. KOYANO K, TSUKIYAMA Y, KUWATSURU R. Rehabilitation of occlusion- science or art? Oral Rehabili 2012; 7:513-521.

68. LEVY JH, DONG WK. Vibration perception thresholds of human vital and nonvital maxillary incisors. Arch Oral Bio 2022; 123:105426.

69. LEVY JH. Occlusion 101: Physiology, anatomy & biomechanics of occlusion. Levy Occlusion Seminars, Course manual 2018.

70. LONG JH. Location of centric relation with a leaf gauge. J Prosthet Dent 1973; 29:608-610.

71. LUCIA VO. A technique for recording centric relation. J Prosthet Dent 1964; 14:492-505.

72. LUNDEEN HC. Centric relation records: the effect of muscle action. J Prosthet Dent. 1974; 31:244-53.

73. LUNDEEN HC, GIBBS CH. The function of teeth. L and G Publishers LLC 2005.

74. MAGNE P, MAGNE M, BELSER U. Adhesive restorations, centric relation, and Dahl principle: minimally invasive approaches to localized anterior tooth erosion. Euro J Esthet Dent 2007; 2:260-273.

75. MANSOUR RM, REYNIK RJ. In vivo occlusal forces and moments: I. Forces measured in terminal hinge position and associated moments. J Dent Res 1975; 54:114:120.

76. MCHORRIS WH. Occlusion with a particular emphasis on the functional and parafunctional role of anterior teeth. Part 2. J Clin Orthod 1979; 13:684-701.

77. MCKEE JR. Comparing condylar position repeatability for standardized versus nonstandardized methods of achieving centric relation. J Prosthet Dent. 1997; 77:280-284.

78. MCKEE JR. Comparing condylar positions achieved through bimanual manipulation to condylar positions achieved through masticatory muscle contraction against an anterior deprogra mmer: a pilot study. J Prosthet Dent. 2005; 94:389-93.

79. MESKO ME, SARKIS-ONOFRE R, CENCI MS, OPDAM NJ, LOOMANS B, PEREIRA-CENCI T. Rehabilitation of severely worn teeth: a systematic review. J Dent 2016; 48:9-15.

80. MEYERS IA. Minimun intervention dentistry and the management of tooth wear in general practice. Aust Dent J 2013; 58:60-65.

81. MIZRAHI B. The Dahl principle: creating space and improving the biomechanical prognosis of anterior crowns. Quintessence Int. 2006; 37:245-251.

82. MORENO-HAY, OKESON JP. Does altering the occlusal vertical dimension produce temporomandibular disorders? A literature review. J Oral Rehabil 2015; 42:875-882.

83. MUTS EJ, VAN PELT H, EDELHOFF D, KREJCI I, CUNE M. Tooth wear: a systematic review of treatment options. J Prosthet Dent. 2014; 112:752-9.

84. OKESON P, Tratamiento de oclusión y afecciones temporomandibulares, 7ª ed. Barcelona, Mosby, 2013.

85. ORMIANER Z, GROSS M. A 2-year follow-up of mandibular posture following an increase in occlusal vertical dimension beyond the clinical rest position with fixed restorations. J Oral Rehabil 1998; 25:877-883.

86. ORMIANER Z, PALTY A. Altered vertical dimension of occlusion a comparative retrospective pilot study of tooth and implant supported restorations. Int J Oral Maxillofac Implants 2009; 24:497-501.

87. OROZCO VARO A, ARROYO CRUZ G, MARTÍNEZ DE FUENTES R, VENTURA DE LA TORRE J, CAÑADAS RODRÍGUEZ D, JIMÉNEZ CASTELLANOS E. Relación céntrica: revisión de conceptos y técnicas para su registro. Parte I. Av. Odontoestomatol 2004; 24:365-368.

88. Palaskar JN, Murali R, Bansal S. Centric relation definition: A historical and contemporary prosthodontic perspective. J Indian Prosthodont Soc 2013; 13:149-154.

89. Piccin HJ, Feltrin PP, Ricci WA. Lógica. Un abordaje clínico de la occlusion. Quintessence 2020; p. 90-107.

90. Piehslinger E, Celar A, Celar R, Jäger W, Slavicek R. Reproductibility of the condylar reference position. J Orofac Pain 1993. 7:68-75.

91. Pokorny PH, Wiens JP, Litvak H. Occlusion for fixed prosthodontics: A historical perspective of the Gnathological influence 2008; 99:299-313.

92. Pound E. Utilizing the speech to simplify a personalized denture service. J Prosthet Dent 2006; 95:9-1.

93. Poyser NJ, Porter RW, Briggs PF, Chana HS, Kelleger MG. The Dalh concept: past, present and future. Br Dent J 2005; 198:669-676.

94. Rebibo M, Darmouni L, Jouvin, J, Orthlieb JD. Vertical dimension of occlusion: the keys to decision. We may play with the VDO if we know some game´s rules. J Stomat Occ Med 2009; 2:147-159.

95. Rinchuse DJ, Kandasamy S, Sciote J. A contemporary and evidenced-based view of canine protected occlusion. Am J Orthod Dentofacial Orthop 2007; 132:90-102.

96. Rosenstiel SF, Ward DH, Rashid RG. Dentists preferences of anterior tooth proportion. J Prosthodont 2000; 9:123-136.

97. Rufenacht CR. Fundamentals of esthetics. Quintessence 1990.

98. Santosa RE, Azizi M, Whittle T, Wanigaratrne K, Klineberg IG. The influence of the leaf gauge and anterior jig on jaw muscle electromyography and condylar head displacement: a pilot study. Aust Dent J. 2006; 51:33-41.

99. Schuler CH. The function and importance of incisal guidance in oral rehabilitation. J Prosthet Dent 1963; 1011-1029.

100. Sheridan RA, Decker AM, Plonka AB, Wang HL. The Role of Occlusion in Implant Therapy: A Comprehensive Updated Review. Implant Dent. 2016; 25:829-838.

101. Shillingburg HT, Shatter DA, Wilson EL, Cain JR, Mitchell DL, Blanco LJ, Kessler JC. Fundamentals of fixed prosthodontics. 3rd. Ed. Quintessence 1997.

102. Smales RJ, Berekally TL. Long-term survival of direct and indirect restorations placed for the treatment of advanced tooth wear. Eur J Prosthodont Rest Dent 2007; 15:2-6

103. Smith DM, Mclachlan KR, McCall WD. A numerical model of temporomandibular joint loading. J Dent Res 1986; 65:1046-1052.

104. Solnit A, Curnutte DC. Occlusal correction. Principles and practice. Quintessence 1988.

105. Spear F. Approaches to vertical dimension. Advanced esthetics & interdisciplinary dentistry 2006; 2:2-12.

106. Spear FM. Occlusal considerations for complex restorative Therapy. In: McNeil C. Science and practice of occlusion. Quintessence 1997. p. 437-455.

107. Tarantola GJ. Clinical cases in restorative and reconstructive dentistry. Wiley-Blackwell 2010.

108. Tarantola GJ, Becker IM, Gremillion H. The reproducibility of centric relation: a clinical approach. J Am Dent Assoc. 1997; 128:1245-1251.

109. The Glossary of prosthodontic Terms. J Prosthet Dent 2005; 90:10-92.

110. The Glossary of Prosthodontic Terms: Ninth Edition. J Prosthet Dent. 2017; 117:1-105

111. Thorton LJ. Anterior guidance: group function/canine guidance. A literature review. J Prosthet Dent 1990; 64:479-482.

112. Türp JC, Greene CS, Strub JR. Dental occlusion: a critical reflection on past present and future concepts. J Oral Rehab 2008; 35:446-453.

113. Upadya R. When to use an anterior deprogra mming appliance and why. Dawson Academy Whithepaper 2014.

114. Vence BS. Predictable esthetics through functional design: The role of harmonious Disclusion 2007; 19:185-192.

115. Wassell RW, Steele JG. Considerations when planning occlusal rehabilitation: A review of the literature. Int Dent J 1998; 48:571-581.

116. Vig RG, Brundo GC. The kinetics of anterior tooth display. J Prosthet Dent. 1978 May;39(5):502-4.

117. Weimberg LA, Kruger B. A comparison of implant/prosthesis loading with four clinical variables. Int J Prosthodont 1985; 8:421-433.

118. Wiens J, Goldstein G, Andrawis M, Choi M, Priebe J. Defining centric relation. J Prosthet Dent 2018; 120:114-122.

119. Wilkerson DWC. The shift. The dramatic movement toward health centered dentistry. Widiom Publishing LLC 2019.

120. Williamson HE, Lundkist DO. Anterior guidance: its effect on electromyographic activity of the temporal and masseter muscles. J Prosthet Dent 1983; 49:816-823.

121. Wiskott A. Fixed prosthodontics. Principles and clinics. Quintessence 2011.

122. Wiskott A, Belser U. A rationale for a simplified occlusal design in restorative dentistry: Historical review and clinical guidelines. J Prosthet Dent 1995; 73:169-183.

123. Wolf M. Functional considerations of the masticatory system during prosthodontic procedures. Inside Dentistry 2017. January.

124. Zonnenberg AJJ, Türp JC, Greene CS. Centric relation critically revisited-What are the clinical implications? J Oral Rehabil. 2021; 48:1050-1055.

3

UTILIZACIÓN SIMPLIFICADA DE LOS ARTICULADORES Y ARCOS FACIALES. REGISTROS INTERMAXILARES Y TRANSFERENCIAS

José María Suárez Feito

Una afirmación bastante extendida en odontología es la de que el mejor articulador es la boca. Aunque esto no deja de ser cierto hasta cierto punto cuando se trata de restauraciones que incluyen pocos dientes y que precisarán de pequeños ajustes, dicha afirmación, sin embargo, no se puede hacer extensiva a tratamientos restauradores más complejos. El limitado acceso y visibilidad de la cavidad oral, así como su grado de humedad, dificultan la interpretación de las marcas del papel de articular complicando de forma significativa la labor de ajuste oclusal intraoral. Por ello, cuanto más preciso sea el trabajo proporcionado por el técnico de laboratorio menos necesidad habrá de efectuar ajustes complicados directamente en el paciente. De ahí que el articulador sea una herramienta necesaria para conseguir este objetivo, aunque asumiendo sus limitaciones intrínsecas. Existen, no obstante, clínicos que consideran que cuanto más sofisticado sea el articulador empleado, menor será la necesidad de ajustes en la cavidad oral; paradójicamente, no suele ocurrir así debido a la mayor curva de aprendizaje necesaria para su utilización y la posibilidad de introducir errores, mayores incluso que usando meticulosamente articuladores más sencillos.

Existe cierta tendencia a pensar que el único protagonista responsable del grado de precisión obtenido sea casi exclusivamente el tipo de articulador empleado. Sin embargo, hay numerosos aspectos que influyen de forma significativa en el resultado final, independientemente del articulador utilizado, como son:

- La **meticulosidad** con que se ejecuten los diferentes procedimientos de registros (analógicos o digitales), transferencias (analógicas o digitales), etc.
- El **conocimiento** de las limitaciones inherentes a los diferentes materiales, tanto por parte del clínico como por el técnico de laboratorio.

Los vídeos 3.1 y 3.2 están cedidos gentilmente por BiteFX® (https://bitefx.com/).

UTILIZACIÓN SIMPLIFICADA DE LOS ARTICULADORES Y ARCOS FACIALES

ARTICULADORES

Inicialmente, los articuladores surgieron como instrumentos mecánicos para proporcionar un marco extraoral donde reproducir las relaciones tridimensionales estáticas y dinámicas entre la mandíbula y el maxilar. Sin embargo, nada más lejos de la realidad, puesto que estos no pueden replicar en absoluto la resiliencia de las articulaciones y los dientes con su ligamento periodontal y otras características del aparato masticatorio. Por ello, más que duplicar lo que hacen es simular en cierta medida los movimientos mandibulares, permitiendo así reducir los errores oclusales generados en el laboratorio, ya que se debe asumir que a menudo va a ser necesario cierto grado de ajuste en clínica (Verma, 2014).

En un intento por crear el instrumento perfecto que pudiese duplicar los movimientos mandibulares y llevar a cabo los rígidos diseños oclusales que preconizaba la escuela gnatológica a principios del siglo pasado, se desarrollaron articuladores totalmente ajustables (ATA) (Fig. 3.1).

Pero debido a que estos tampoco proporcionan el grado de precisión clínica deseada y a que son de una elevada complejidad de manejo, su utilización de forma rutinaria es prácticamente inexistente (Koyano *et al.*, 2012).

La evolución de los conceptos de oclusión y la simplificación de los diseños oclusales fueron debidas a un mejor entendimiento del papel que desempeñan los dientes anteriores en la protección de los sectores posteriores. Esto hizo surgir los articuladores semiajustables (ASA) (Fig. 3.2). Estos articuladores incorporan únicamente aquellos parámetros que son imprescindibles para el diseño de la morfología oclusal (véase el apartado ajustes del articulador), simplificando considerablemente su utilización. Asociar por lo tanto la utilización de articuladores complejos a la obtención de mejores resultados clínicos no tiene ninguna justificación y hay que asumir que, una vez colocadas las restauraciones en la cavidad oral, será necesario efectuar ciertos ajustes (Calamita, 2022).

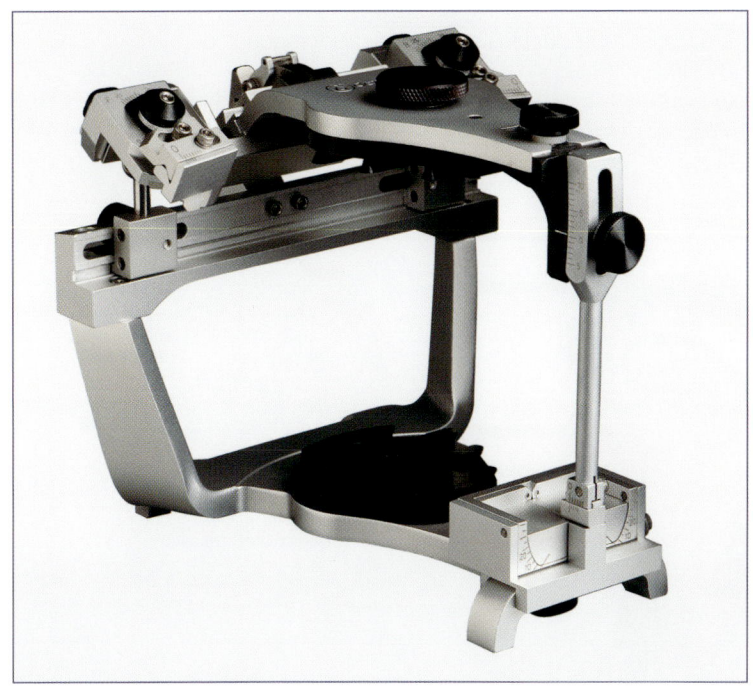

FIGURA 3.1 Articulador totalmente ajustable Denar®D5A.

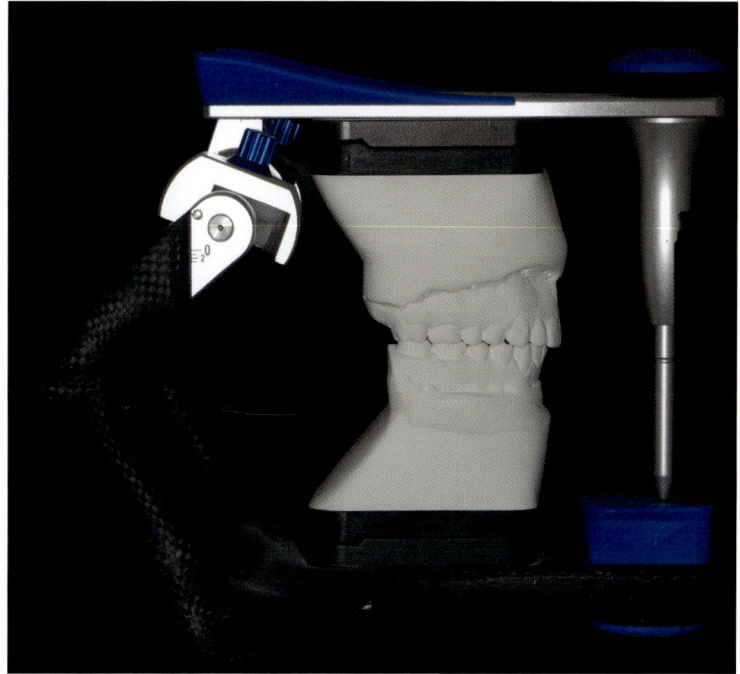

FIGURA 3.2 Articulador semiajustable Artex®CPR.

Los avances tecnológicos han dado lugar al desarrollo de los articuladores virtuales (AV), que no son más que herramientas de *software* específicas, que permiten reproducir las características de los articuladores mecánicos (AMC) anteriormente mencionadas en un entorno virtual. Muchos de los diferentes pasos necesarios para montar los modelos virtuales en un AV son conceptualmente los mismos que para los AMC, aunque para ello sea preciso utilizar herramientas digitales, *software* y ciertos dispositivos.

Al igual que ocurre con los AMC, también existen dos grupos de AV, los completamente ajustables (AVTA) y los matemáticamente simulados (AVMS) (Lepidi *et al.*, 2021).

Los AVTA pueden reproducir con exactitud los movimientos mandibulares, a partir de la utilización de instrumentos digitales accesorios que permiten capturar extraoralmente la dinámica mandibular (Modjaw®, Zebris®, Amman Girrbach, entre otros) (Fig. 3.3).

Los AVMS son articuladores que utilizan valores promedio (serían el equivalente virtual a los mecánicos semiajustables) y a diferencia de los AVTA no permiten reproducir de forma individualizada los movimientos mandibulares. Su ajuste se efectúa al igual que los AMC semiajustables aunque de forma virtual (véase el apartado sobre ajuste simplificado del articulador). El *software* de uso más extendido, Exocad®, incluye diferentes tipos de articuladores virtuales que se corresponden con marcas conocidas de articuladores mecánicos semiajustables (Artex®, Dennar®, AD2®, Panadent®, Sam®, Bioart®, etc.) (Fig. 3.4).

Aunque la realidad clínica es que el porcentaje de profesionales que utilizan escáneres intraorales es todavía reducido, en los laboratorios dentales los procedimientos de diseño y elaboración de las prótesis de forma digital están mucho más extendidos. A pesar de que, en muchos casos, la toma de impresiones y registros por parte del clínico es analógica, toda esta información es digitalizada por el técnico de laboratorio, mediante la utilización de escáneres de sobremesa (Fig. 3.5), para realizar posteriormente todo el proceso de diseño y elaboración de las prótesis de forma digital.

ARCOS FACIALES

Los arcos faciales fueron introducidos casi simultáneamente con los articuladores mecánicos como complemento indispensable para poder reproducir en ellos con razonable precisión la posición tridimensional del maxilar superior con respecto al cráneo del paciente (Nagy y Goldstein, 2019) utilizando para ello tres puntos de referencia anatómicos, dos posteriores y uno anterior. Al principio, la mayoría de los arcos faciales buscaban relacionar la posición del maxilar superior con respecto al eje de rotación mandibular (Preston, 1979). Posteriormente, se destacó también la importancia de que estos permitiesen capturar a su vez la posición de la línea media, bordes incisales y plano oclusal para poder reproducirlos en el articulador mecánico.

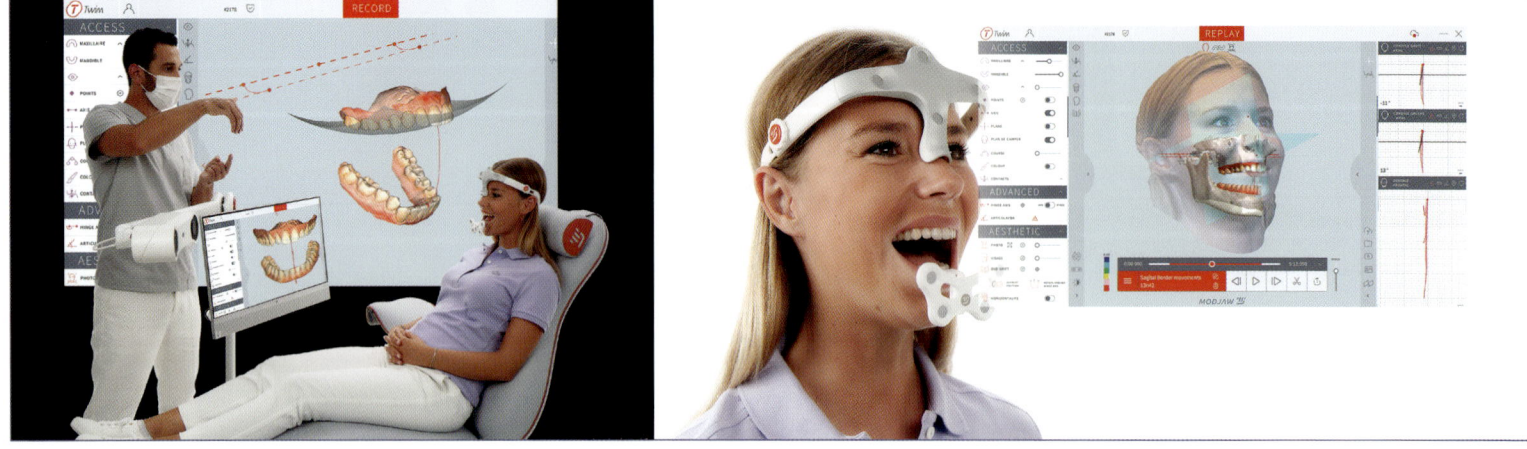

FIGURA 3.3 Sistema Modjaw. Fuente: *https://modjaw.com/en/*.

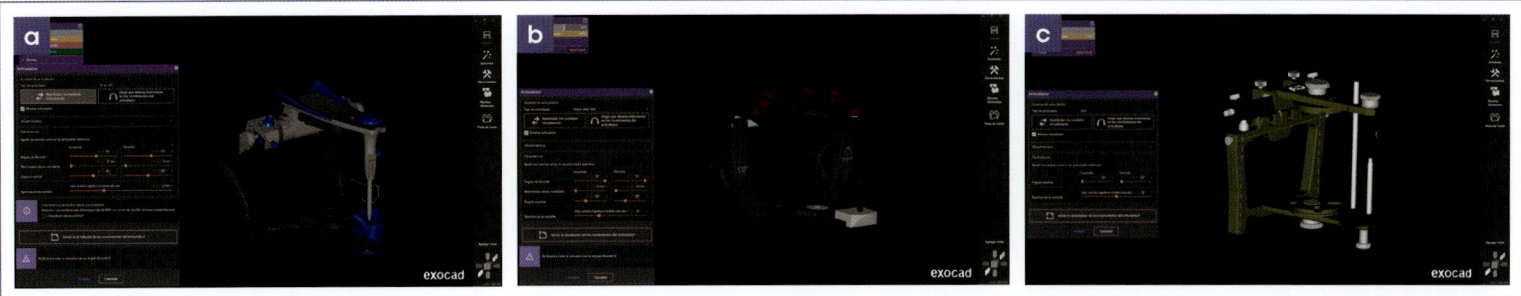

FIGURA 3.4 a) Articulador Artex® CR. b) Articulador Denar® Mark 330. c) Articulador AD2®.

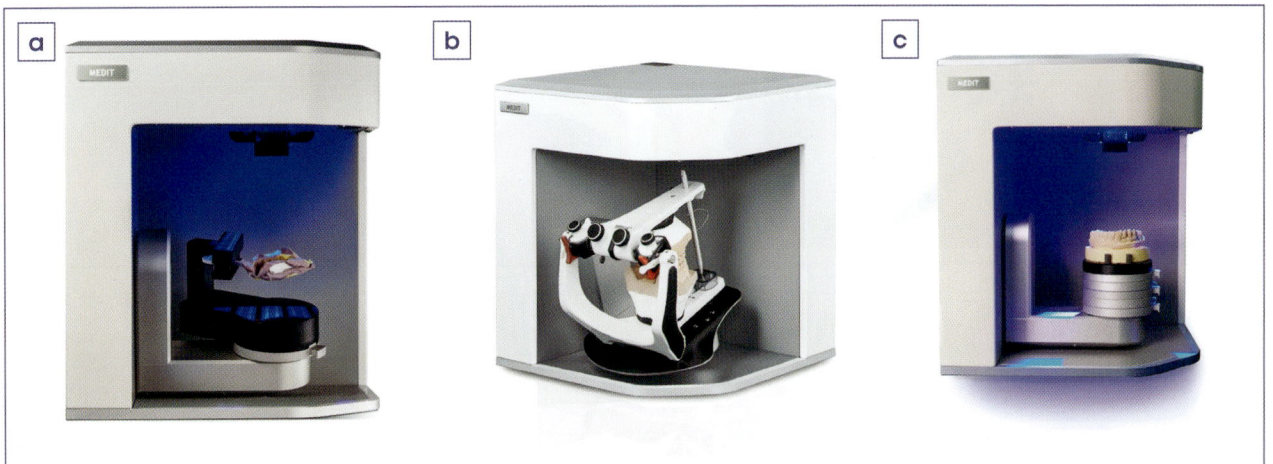

FIGURA 3.5 Escáneres de sobremesa. Fuente: *https://www.resycam.com/ producto/escaner-medit-identica-t500/.*

Arcos faciales mecánicos

Básicamente, existen dos tipos de arcos faciales mecánicos: los cinemáticos y los arbitrarios.

Los **arcos faciales cinemáticos (AFC)** permiten determinar de forma precisa el eje de rotación mandibular real del paciente (puntos de referencia posteriores) y reproducirlo en el articulador (Samet *et al.,* 2002); sin embargo, con ellos no es posible registrar y reproducir los planos estéticos. La complejidad de su manejo hace que su utilización clínica esté muy poco extendida.

Los **arcos faciales arbitrarios (AFA)** (Fig. 3.6), mediante la utilización de referencias anatómicas permiten determinar y transferir al articulador el eje de rotación del paciente de forma más sencilla, aunque con menor precisión (Galanis, 2013). Los AFA que utilizan como puntos de referencia posteriores olivas en el meato auditivo externo y el nasion como punto

de referencia anterior son los más utilizados en clínica por la sencillez y rapidez de su manejo (Samet *et al.,* 2002); sin embargo, hay que tener en consideración que en algunos sujetos, debido a la presencia de meatos auditivos asimétricos, la correcta transferencia de la posición de la línea media y el plano oclusal al articulador puede verse comprometida, por lo que será necesario efectuar ciertos ajustes durante los procedimientos de registro con el arco facial para compensar dichas asimetrías.

Kois y Lee (2003), en una investigación que contemplaba sujetos de diferentes sexos y etnias, observaron que la distancia promedio desde el borde incisal de los incisivos superiores al centro del eje intercondilar era de 100 mm. A partir de estos hallazgos y con la idea de simplificar la transferencia del modelo superior al ASA, introdujeron el analizador dentofacial (ADF), que no utiliza referencias anatómicas, sino únicamente estéticas, como la línea media facial y el horizonte (Fig. 3.7).

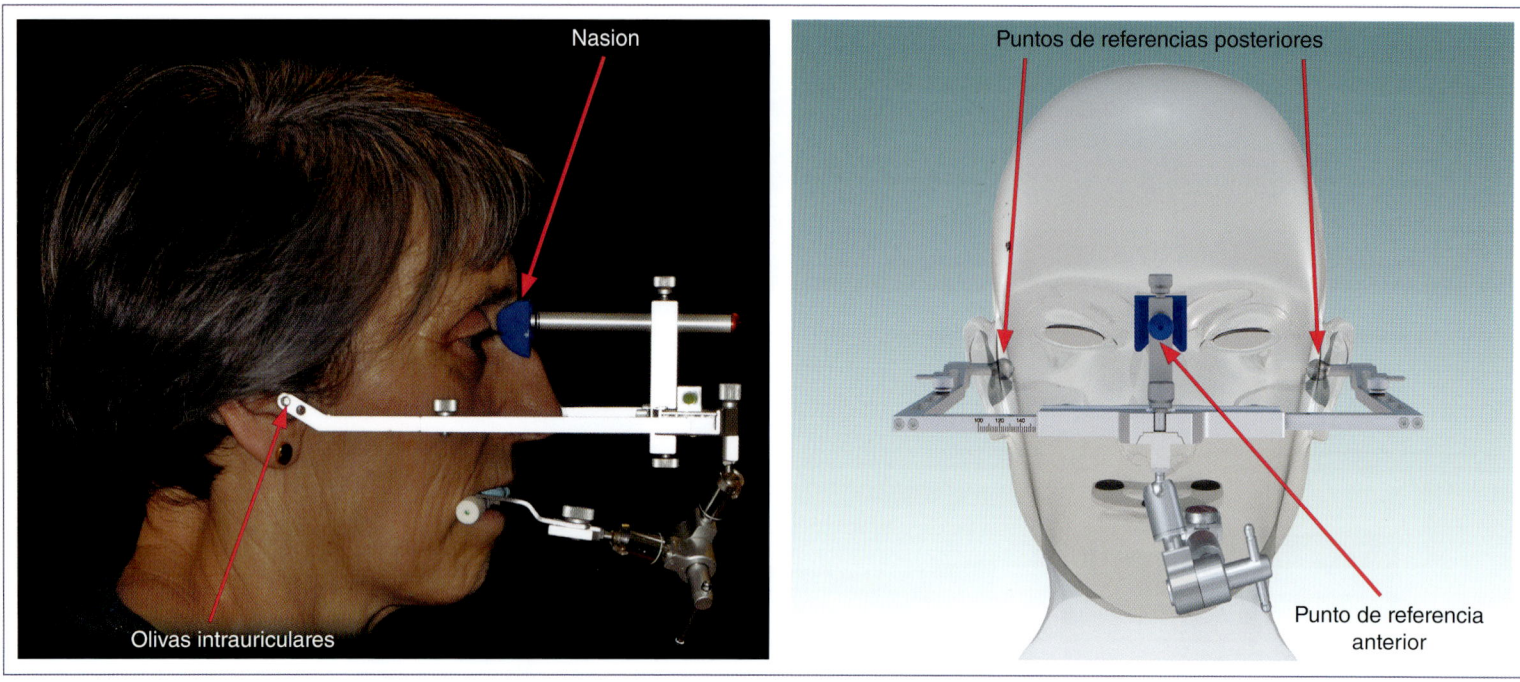

FIGURA 3.6 Arco facial arbitrario que utiliza como referencias posteriores olivas que se introducen en el meato auditivo externo y el nasion como referencia anterior Artex face-Bow® Amman Girrbach. Fuente: *https://www.belmoretrainingcentre.co.uk/*.

En combinación con una mesa de montaje, el ADF permite transferir la posición tridimensional del modelo superior al ASA y a una distancia de 100 mm del borde incisal de los incisivos centrales superiores al centro del eje intercondilar.

Recientemente, Thompson *et al.*, (2022), a partir de un estudio comparativo entre el montaje del modelo superior en el articulador mediante la utilización de estos tres tipos de arcos faciales mencionados (AFC, AFA y ADF) observaron que, aunque en el caso del AFA y ADF la distancia desde el borde incisal del modelo superior al eje intercondilar era muy similar, al comparar esta distancia con aquella del montaje con el AFC se producía una discrepancia aproximada de 4 mm.

Sin embargo, los errores oclusales que podrían generarse a consecuencia de ello se pueden minimizar reduciendo el grosor de los registros de relación céntrica (RC) a la hora de efectuar el montaje del modelo inferior. La utilización de los ADF está cada vez más extendida debido a su facilidad de manejo en clínica y la simplicidad de las transferencias al articulador.

Arcos faciales virtuales

Al igual que ocurre con los AMC, en los AV también es necesario posicionar tridimensionalmente el modelo superior con relación al cráneo. Por lo tanto, también es necesario utilizar arcos faciales virtuales (AFV) utilizando las mismas referencias anatómicas y estéticas descritas para efectuar la transferencia del modelo superior a los AMC. En la literatura se recogen diversas formas de transferir esa posición: imágenes cefalométricas, utilización de escáneres ópticos faciales en 3D asociados a marcas faciales, conversión de fotografías faciales en un

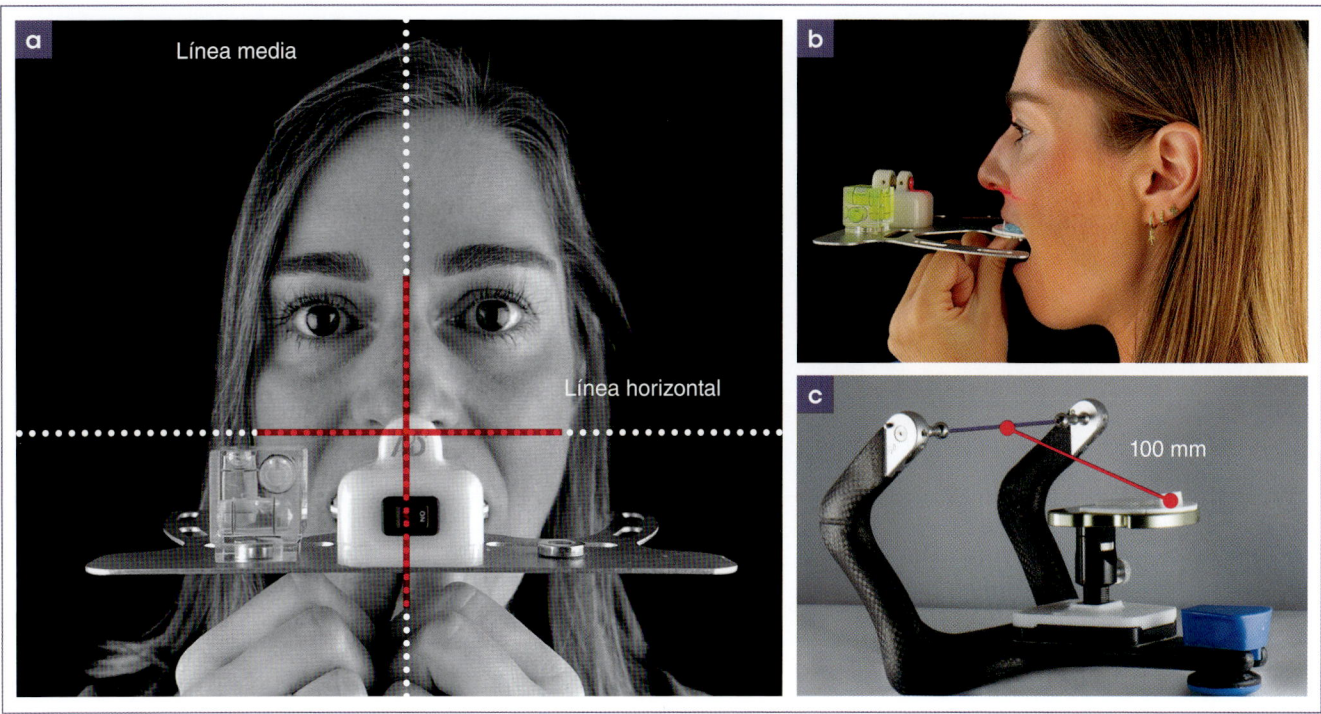

FIGURA 3.7 a) Línea media facial y el horizonte. b) Posición del borde incisal superior a 100 mm del centro del eje intercondilar. c) Mesa de transferencia que permite posicionar el modelo superior a 100 mm del eje intercondilar y de acuerdo con la línea media facial y horizonte registrados. Las imágenes corresponden al EZ Bow system® Advanced Dental Designs.

escaneado facial en 3D, axiografías digitales, estereofotometría, fotografías faciales estandarizadas o CBCT (Lepidi *et al.,* 2021).

Brenes *et al.* (2018) describieron una forma práctica de transferir la posición tridimensional del maxilar superior a partir del registro realizado con el ADF y posicionarlo con relación al triángulo de Bonwill de los articuladores virtuales matemáticamente simulados. Recientemente el sistema EZ Bow (EZ Bow® AD2), además de la meseta de transferencia analógica para los AMC, introdujo también la misma meseta de transferencia en formato digital para efectuar el montaje del modelo superior en el AVMS en el *software* Communicate de 3Shape. A su vez, cabe la posibilidad de escanear la meseta analógica y utilizarla en los AVMS de Exocad (Fig. 3.8). Con este procedimiento, dicho montaje se puede realizar de forma más sencilla y precisa que la descrita inicialmente por Brenes. Dado el grado de sencillez del procedimiento y su razonable nivel de precisión, este es el medio utilizado en la actualidad por los autores para transferir la posición tridimensional del modelo superior al AVMS.

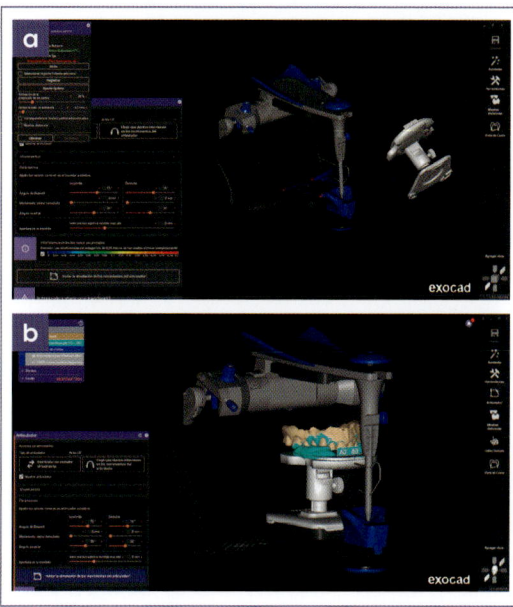

FIGURA 3.8 Montaje del modelo superior utilizando la meseta de montaje virtual a partir del escaneado de la meseta analógica del sistema EZ Bow® en Exocad®.

UTILIZACIÓN DEL ARCO FACIAL ARBITRARIO

Mediante la utilización del AFA podemos reproducir en el articulador el arco de apertura y cierre mandibular con cierto grado de aproximación (Fig. 3.9, Vídeo 3.1).

El margen de error atribuido en la localización del eje de rotación mediante la utilización de un AFA en comparación con el grado de precisión que proporcionan los AFC es de aproximadamente 5 mm (Palik *et al.*, 1985). A su vez, también se ha demostrado matemáticamente que una desviación de 5 mm entre la localización del eje de rotación mediante un AFA y un AFC utilizando un registro interincisal de 6 mm, da lugar a un error prácticamente inapreciable de 0,2 mm a nivel de los segundos molares en el lado de no trabajo (Nagy *et al.*, 2002). Por ello, es importante que el registro de la RC para efectuar el montaje del modelo inferior sea lo más fino posible (Fig. 3.10, Vídeo 3.2).

A su vez, mediante el AFA también podemos transferir al articulador información estética como la posición de la línea media y del plano oclusal siempre que los meatos auditivos del paciente sean simétricos. Teniendo en consideración que el articulador semiajustable representa la horizontal, cualquier transferencia con el arco facial desde el paciente a este tiene que efectuarse tomando como referencia también la horizontal (Gracis, 2003ab) (Fig. 3.11). La colocación de un nivel en la parte anterior del AFA nos permite valorar de forma sencilla si la posición del arco facial es paralela a la horizontal (la burbuja estará en el centro del nivel). Una vez montado el modelo superior en el articulador, este se corresponderá con bastante aproximación con la posición que ocupa el maxilar superior en el cráneo del paciente.

Por lo tanto, cualquier posible desviación o inclinación, tanto de la línea media como del plano oclusal del paciente, quedará reproducido en el articulador al montar el modelo superior.

En ocasiones, nos encontramos con sujetos que presentan asimetrías anatómicas entre ambos pabellones auriculares. En ellos, al encontrarse los conductos auditivos a diferente nivel, al colocar el AFA en el paciente, inmediatamente se pone de manifiesto su inclinación y por lo tanto la ausencia de paralelismo con la horizontal (la burbuja no está centrada en el nivel). Si se efectuase la transferencia al articulador directamente en esta posición, al no coincidir la horizontal del articulador con la transferencia del arco facial, el montaje del modelo superior no coincidirá con la posición del maxilar superior en el cráneo y, por lo

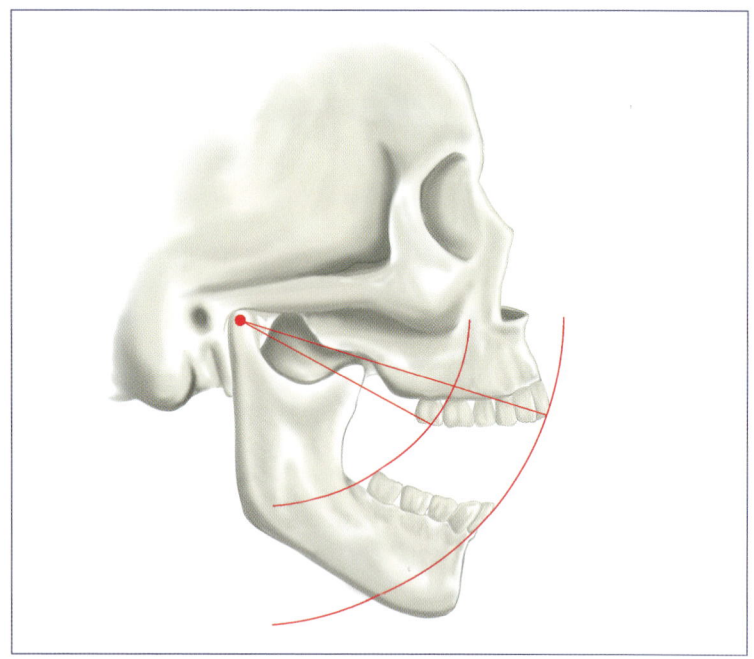

FIGURA 3.9 Arcos de apertura y cierre mandibular.

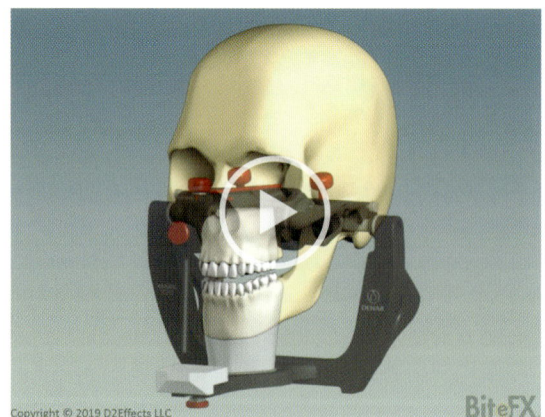

VÍDEO 3.1
Comparación de articuladores (I).

tanto, cualquier procedimiento diagnóstico o restaurador efectuado a partir de este montaje será erróneo (Fig. 3.12, Vídeo 3.3).

En estos casos, y antes de fijar la posición del AFA, es necesario corregir su posición desplazando ligeramente la posición de las olivas del arco facial dentro del meato auditivo externo hasta conseguir que la burbuja en el nivel esté correctamente centrada, indicando que este ahora sí se encuentra paralelo a la horizontal.

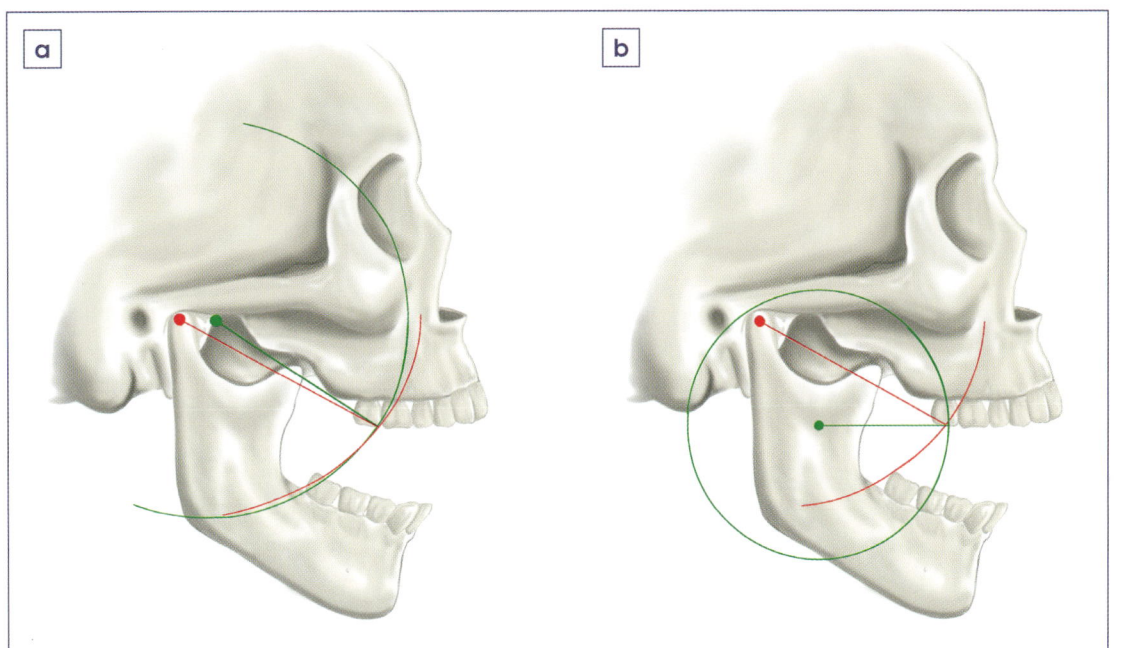

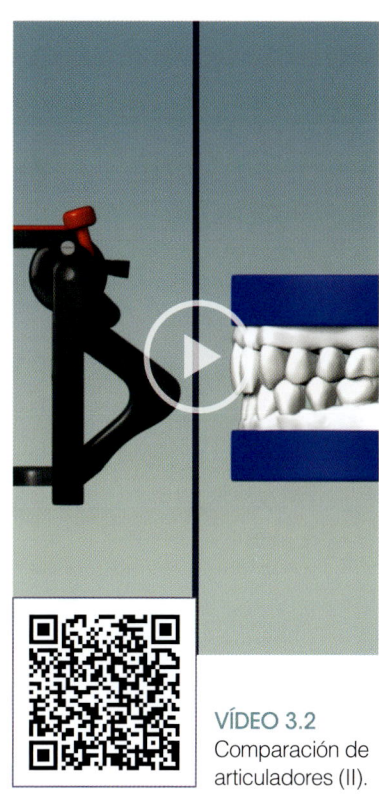

FIGURA 3.10 a) Pequeña discrepancia en la localización del eje de rotación del paciente como ocurre cuando utilizamos un AFA. El error generado a nivel oclusal en el articulador será prácticamente inapreciable siempre que el grosor del registro de RC sea reducido. b) Una desviación importante del eje de rotación del paciente (como ocurre cuando utilizamos articuladores tipo charnela) dará lugar a importantes errores en la oclusión.

VÍDEO 3.2
Comparación de articuladores (II).

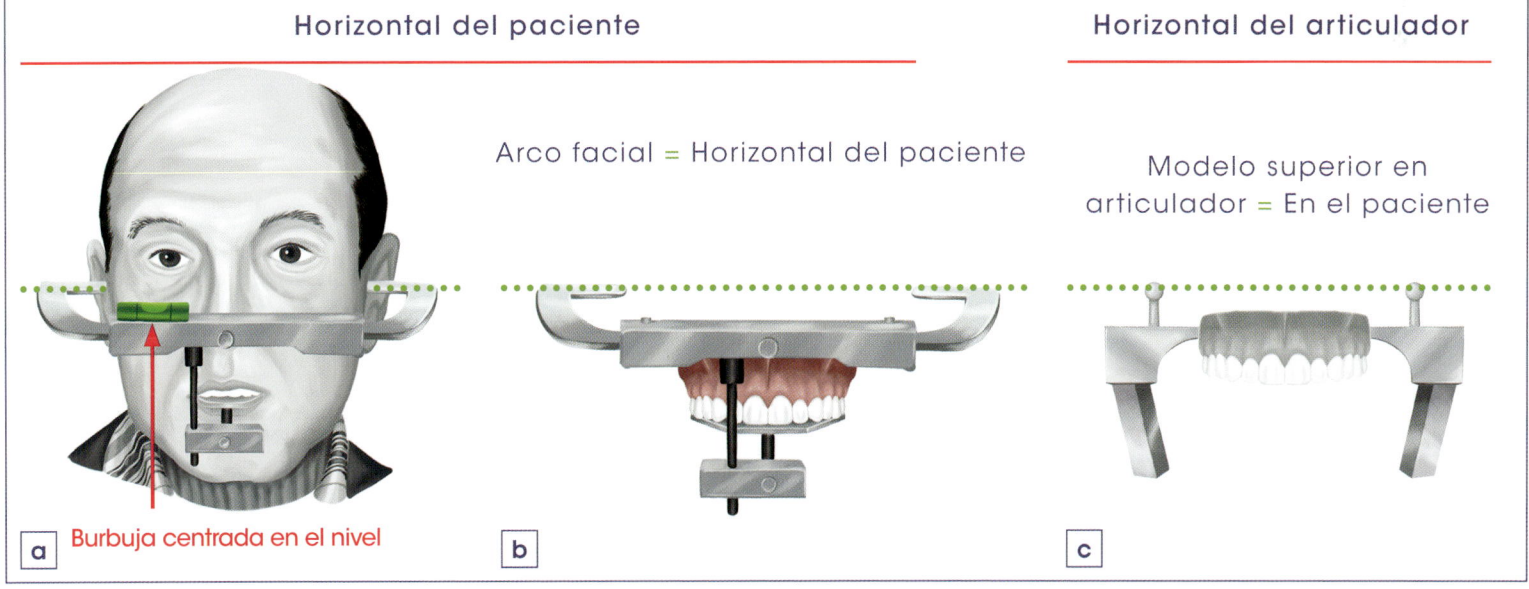

Horizontal del paciente

Horizontal del articulador

Arco facial = Horizontal del paciente

Modelo superior en articulador = En el paciente

a Burbuja centrada en el nivel

b

c

FIGURA 3.11 a) Burbuja centrada en el nivel. b) Transferencia de la posición del maxilar superior con el arco facial de acuerdo a la horizontal del paciente. c) Montaje del modelo superior en el articulador. La posición del modelo superior en el articulador respecto a la horizontal será la misma que en la boca del paciente.

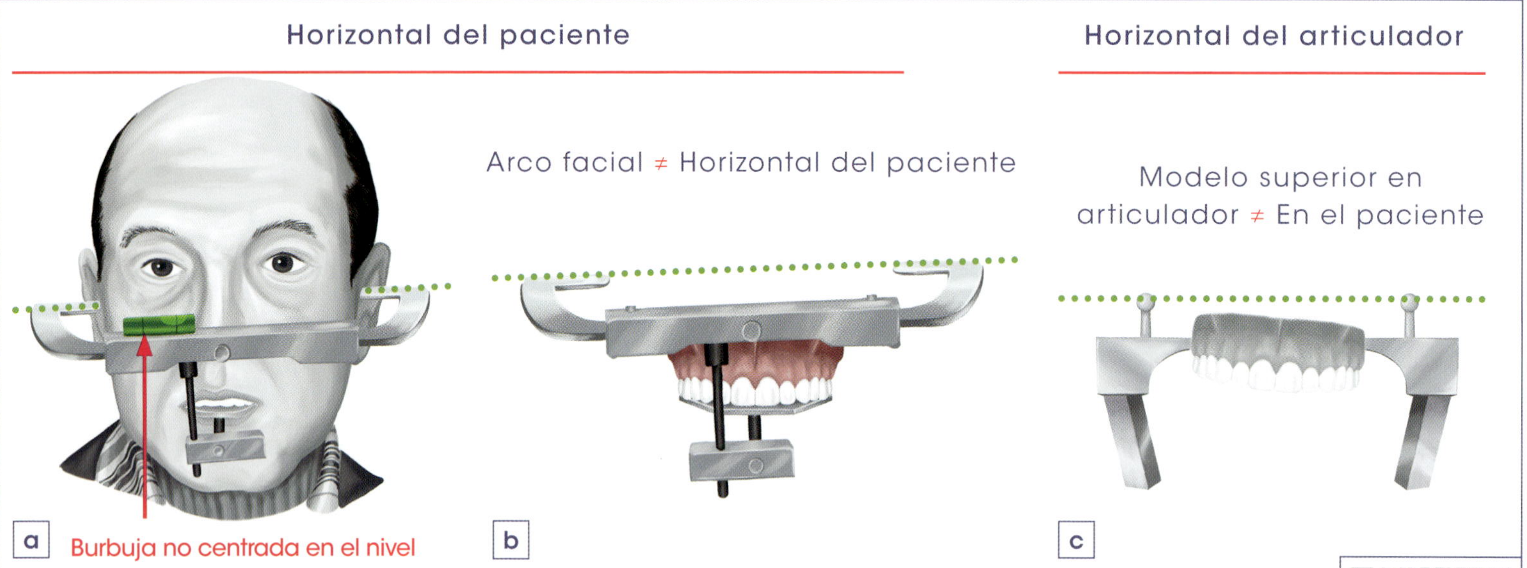

Horizontal del paciente		Horizontal del articulador

Arco facial ≠ Horizontal del paciente

Modelo superior en articulador ≠ En el paciente

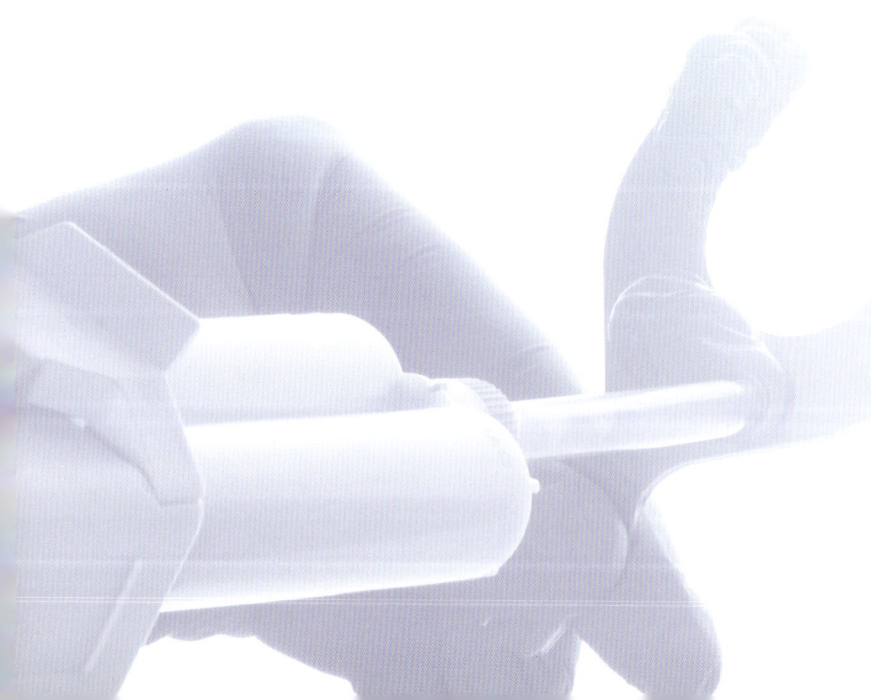

a) Burbuja no centrada en el nivel

b)

c)

VÍDEO 3.3
Animación de la nivelación.

FIGURA 3.12 a) Burbuja no centrada en el nivel. b) Transferencia de la posición del maxilar superior con el arco facial de acuerdo a la posición errónea del arco facial en el paciente. c) Montaje del modelo superior en el articulador que no coincide con la posición del maxilar superior en la boca del paciente.

PROCEDIMIENTO DE REGISTRO CON ARCO FACIAL ARBITRARIO (ARTEX FACE-BOW® AMMAN GIRRBACH)

Uno de los arcos faciales que permiten registrar la posición del maxilar superior de forma rápida es el Artex-3D® (Girrbach Dental) (Samet *et al.,* 2002). A su vez, la utilización del sistema de articuladores Artex está muy extendida en nuestro país por los técnicos dentales, por lo que simplifica considerablemente la transferencia de los registros al laboratorio para la ejecución de los trabajos. En la Figura 3.13 se detallan los componentes del arco facial "Artex Face-Bow":

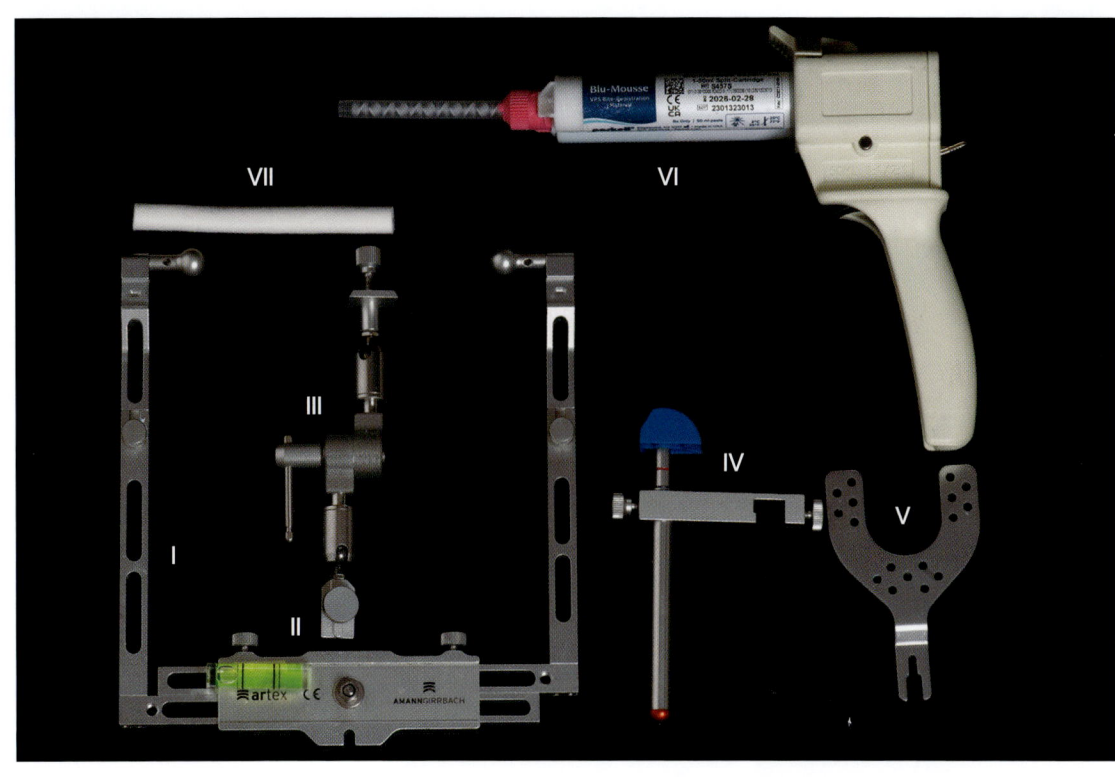

FIGURA 3.13 Componentes del arco facial Artex Face-bow. I) Arco facial. II) Nivel. III) Rótula de transferencia. IV) Dispositivo del nasion. V) Horquilla de mordida. VI) PVS. VII) Rollo de algodón.

SECUENCIA DEL REGISTRO CON EL ARCO FACIAL ARTEX FACE-BOW

1 Acondicionamiento de la horquilla de mordida mediante un material a base de polivinilsiloxano (PVS) (Blue mouse® Parker, Registrado® Voco Occlufast® Zhermack) (Fig. 3.14)

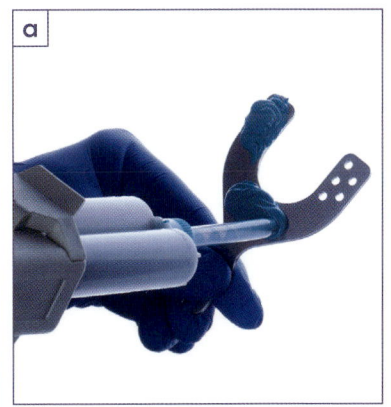
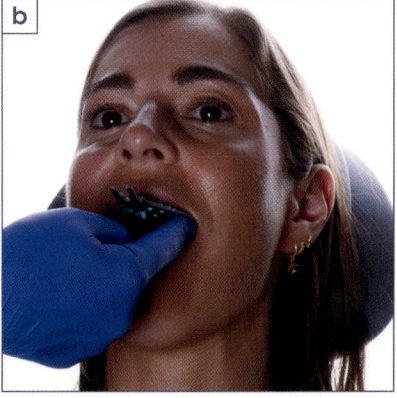
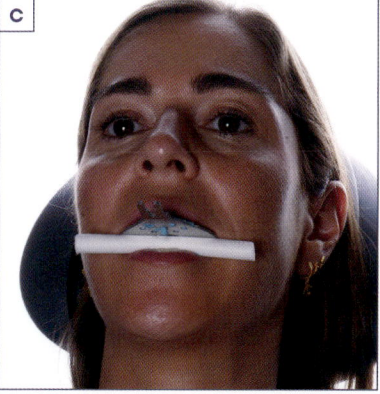

FIGURA 3.14 a) Colocación de tres puntos de PVS en la horquilla de mordida, dos a nivel de los últimos molares y uno a nivel anterior. b) Se introduce la horquilla en la cavidad oral orientándola con relación a la línea media facial y buscando su asentamiento contra los dientes de la arcada superior. c) Una vez fraguado el material de registro se interpone un rollo de algodón entre la horquilla y los dientes de la arcada inferior.

2 Ajuste horizontal de la posición del AF (Fig. 3.15)

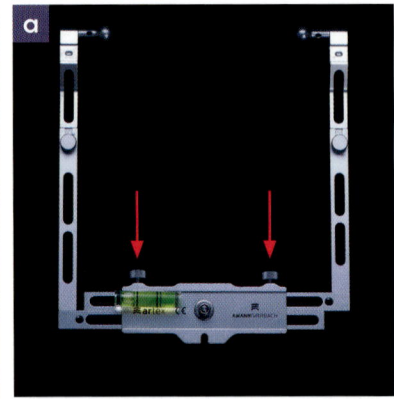
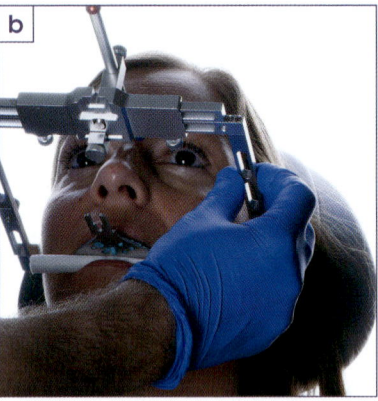
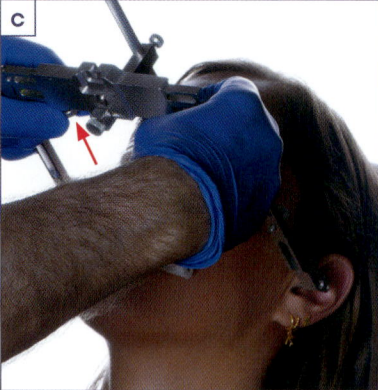

FIGURA 3.15 a) Se aflojan los tornillos seleccionados en el AF para permitir su ajuste en sentido horizontal. b) Se introducen las olivas del arco facial en los conductos auditivos y se adaptan hasta estabilizarlo en sentido horizontal. c) Se fija la posición horizontal apretando los tornillos señalados en *a*.

3 Ajuste de la posición vertical del AF (Fig. 3.16)

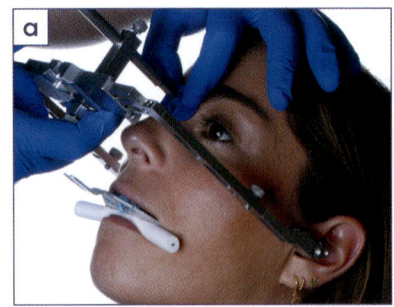
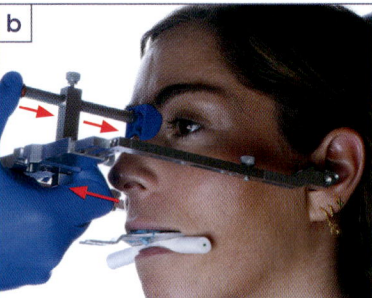
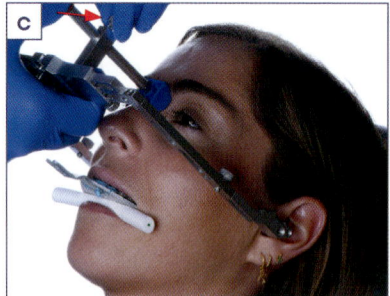

FIGURA 3.16 Una vez está correctamente centrado el componente de plástico (azul) contra la piel de la referencia anatómica (nasion) se fija la posición mediante el tornillo superior. El interior del componente horizontal de este dispositivo tiene un resorte que facilita esta última fase del proceso de fijación del nasion.

4 Inserción y fijación de la rótula de transferencia entre la horquilla de mordida y el AF (Fig. 3.17)

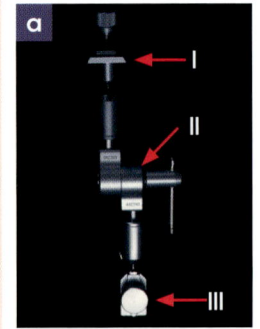
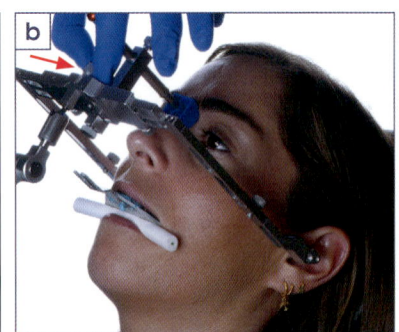
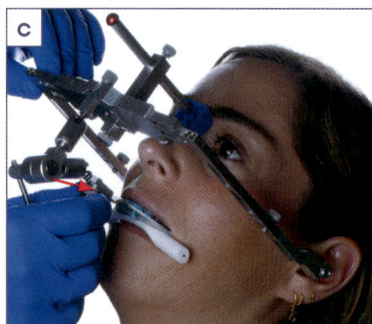

FIGURA 3.17 a) Rótula de transferencia. Tornillo de fijación superior al AF (I); tornillo de bloqueo de posición de la rótula (II); tornillo de fijación inferior a la horquilla de mordida (III). b) Colocación del extremo superior de la rótula de transferencia en el arco facial (se aprieta tornillo superior). b) Colocación del extremo inferior de la rótula en la horquilla de mordida (se aprieta tornillo inferior). c) Seguidamente se bloquea la posición mediante la llave situada en el centro de la rótula el mínimo suficiente para mantener dicha posición antes de continuar con el paso 5.

5 Verificación de la posición del AF con relación a la horizontal observando el nivel con el paciente de pie. Corrección de la posición del AF si es necesario (Fig. 3.18)

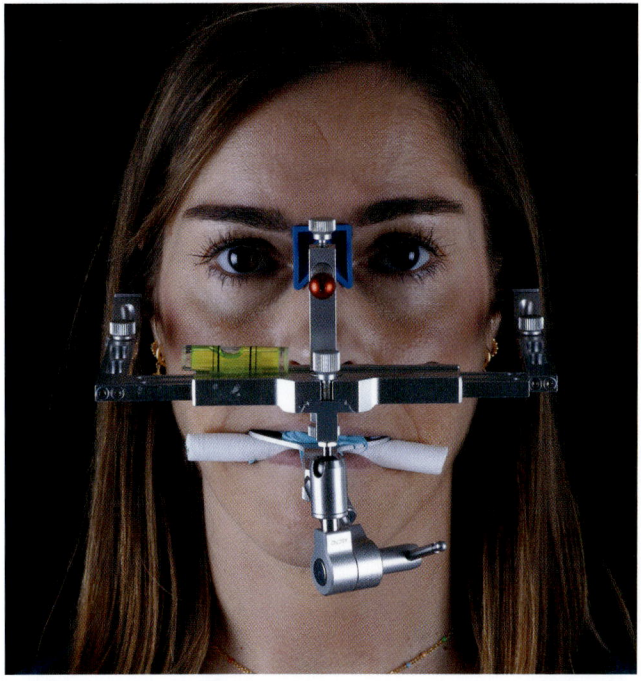

FIGURA 3.18 Se coloca al paciente de pie y observamos si la burbuja en el nivel se encuentra centrada. De no ser así, se aflojará ligeramente la llave central de la rótula y se corregirá la posición del arco hasta permitir centrar la burbuja dentro del nivel.

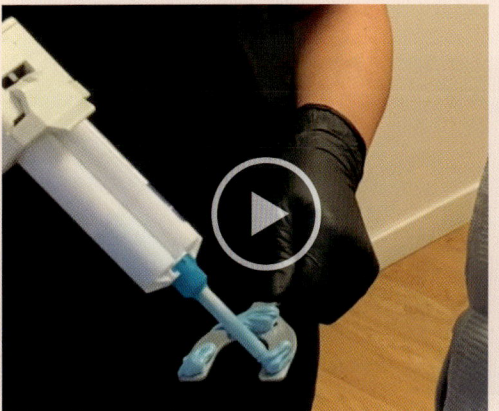

VÍDEO 3.4
Secuencia del registro con el arco facial Artex Face-Bow.

6 Se retira el arco facial del paciente (Fig. 3.19)

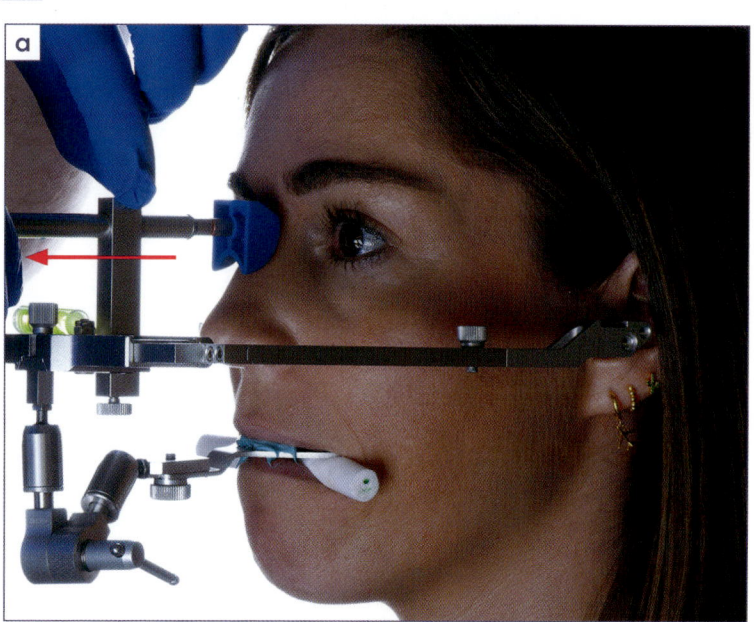

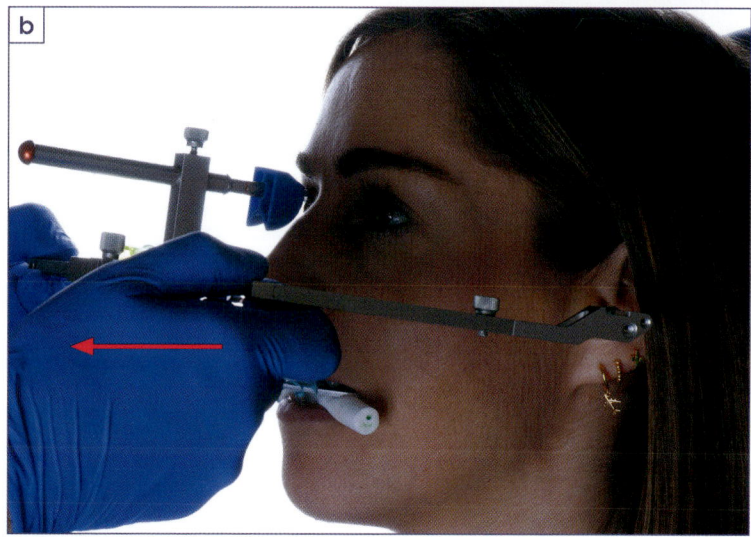

FIGURA 3.19 a) Aflojamos el tornillo superior de fijación del indicador del nasion. b) Aflojamos los tornillos de fijación horizontal, separamos los brazos horizontales de los conductos auditivos y retiramos cuidadosamente el AF del paciente.

UTILIZACIÓN DEL ANALIZADOR DENTOFACIAL (EZ BOW® AD2)

El EZ Bow (EZ Bow® Advanced Dental Designs) no es más que un plano de Fox modificado que, además de una cubeta de plástico de transferencia, incorpora un dispositivo láser y un sistema de niveles que permite registrar la posición de la línea media facial y el plano oclusal en las tres dimensiones del espacio (Fig. 3.20).

A su vez, **la cubeta de plástico permite relacionar la posición del borde incisal superior con la distancia promedio de 100 mm desde dicho borde hasta el centro del eje intercondilar** (Fig. 3.21).

La utilización del analizador dentofacial (EZ Bow) proporciona ciertas ventajas con relación a los arcos faciales arbitrarios:

■ Evita las molestias y vibraciones derivadas de la introducción de las olivas auriculares de los AFA dentro del conducto auditivo externo.

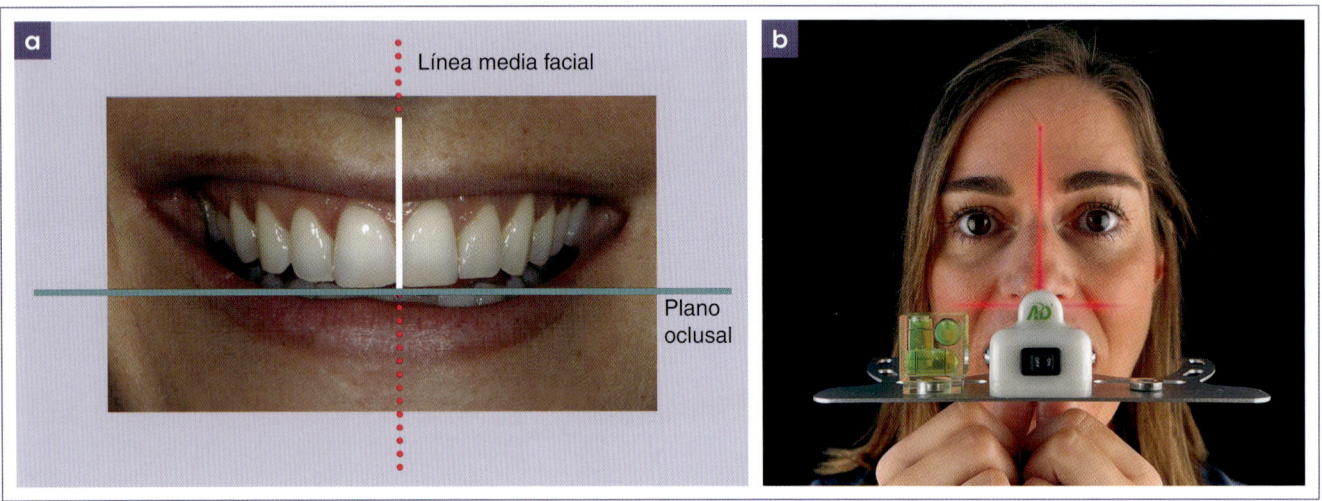

FIGURA 3.20 a) Referencias estéticas para el registro con el analizador dentofacial. b) Mediante el dispositivo láser y el sistema de niveles, una vez establecida la línea media buscamos que el arco facial sea perpendicular a esta.

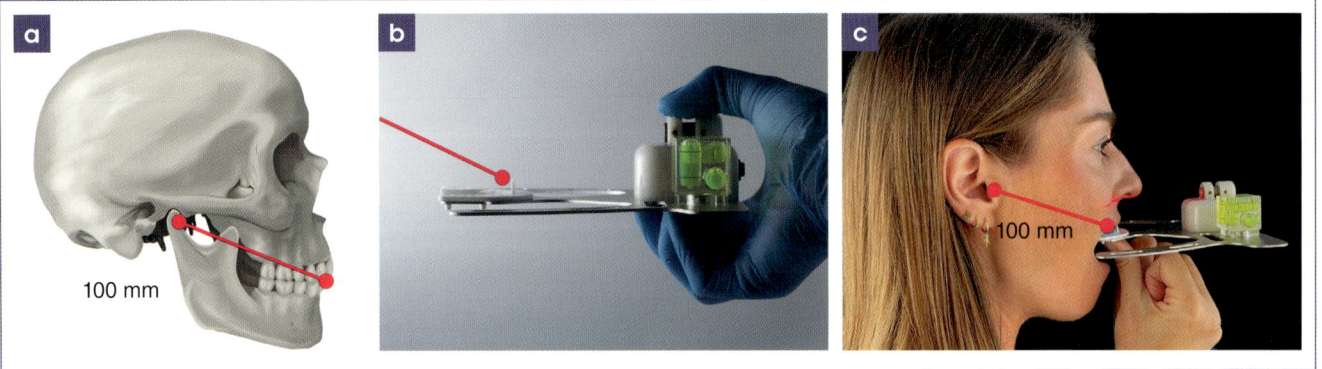

FIGURA 3.21 Representación de la distancia de 100 mm desde el contacto del borde incisal y la cara vestibular de los incisivos centrales superiores con el borde anterior de la cubeta hasta el eje intercondilar. a) Cráneo. b) Articulador. c) Sobre paciente.

- Debido a la ausencia de tornillos, una vez retirado el arco facial no hay posibilidad de que se desajuste ninguno de ellos, lo que daría lugar a variaciones en la posición del registro. Simplemente se retira la cubeta de plástico y se envía al laboratorio.
- No es preciso utilizar ningún dispositivo complejo de transferencia puesto que solamente es necesario disponer de la cubeta de plástico y la meseta de montaje para el articulador (analógico o virtual).
- Se puede **transferir la posición del maxilar superior al articulador virtual** simplemente escaneando dicha cubeta con el registro y colocándola en la meseta virtual simulada.

PROCEDIMIENTO DE REGISTRO CON EL ANALIZADOR DENTOFACIAL EZ BOW SYSTEM®

En la Figura 3.22 se muestran los componentes del analizador dentofacial EZ Bow System.

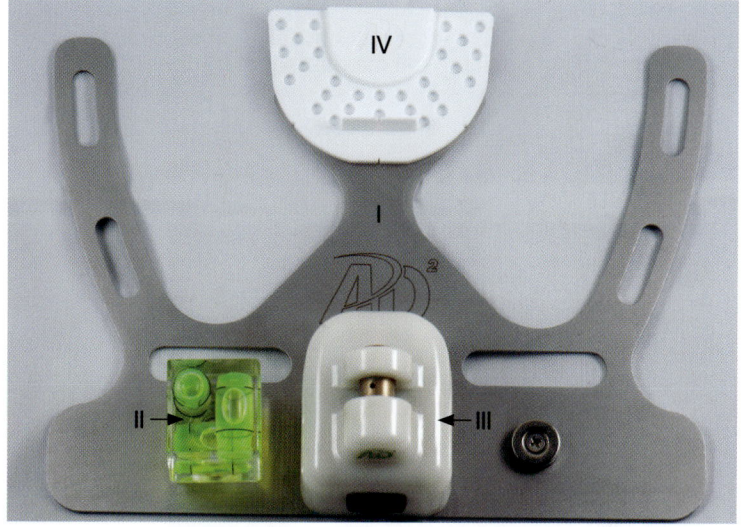

FIGURA 3.22 Componentes del arco facial con horquilla de registro integrada. I) Arco facial. II) Niveles. III) Dispositivo láser. IV) Cubeta de registro y transferencia desechable.

SECUENCIA DEL REGISTRO ANALÓGICO CON EL EZ-BOW SYSTEM

1 **Evaluación inicial de posibles discrepancias del plano oclusal superior (Fig. 3.23)**

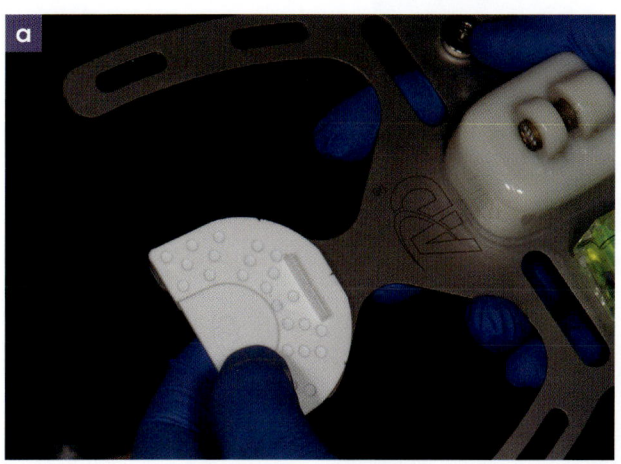

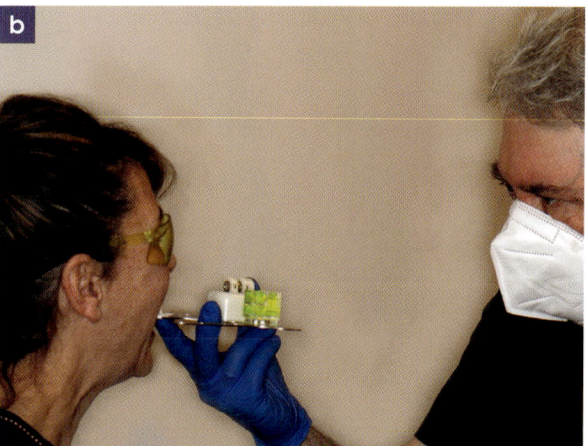

FIGURA 3.23 a) Se inserta la cubeta de registro en la horquilla integrada del arco facial. b) Se efectúa una valoración de posibles discrepancias del plano oclusal antes de efectuar el registro con PVS. A su vez, realizaremos un análisis de la línea media facial y el plano oclusal antes de llevar a cabo el registro definitivo.

Es importante tener en consideración que la posición del arco facial durante el registro debe ser perpendicular a línea media y paralelo al horizonte, **independientemente de la orientación del plano oclusal en el paciente.**

2 Registro de la posición del maxilar superior con PVS (Fig. 3.24)

Una vez acondicionada la cubeta con PVS estableceremos primeramente **la línea media facial y luego buscamos que el plano oclusal sea perpendicular a dicha línea** (Fig. 3.24).

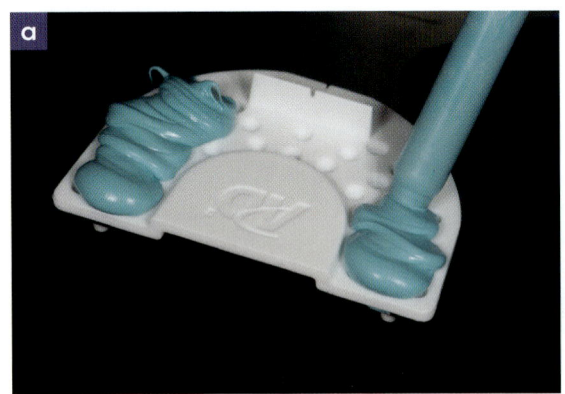

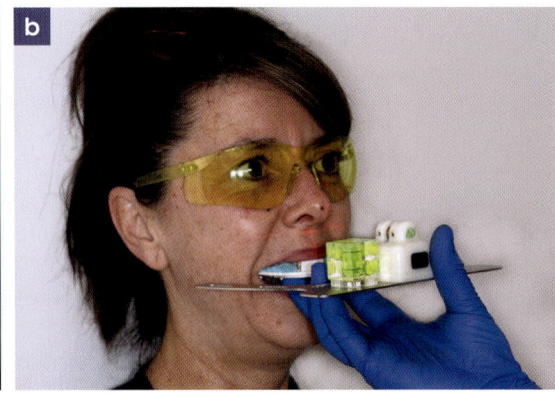

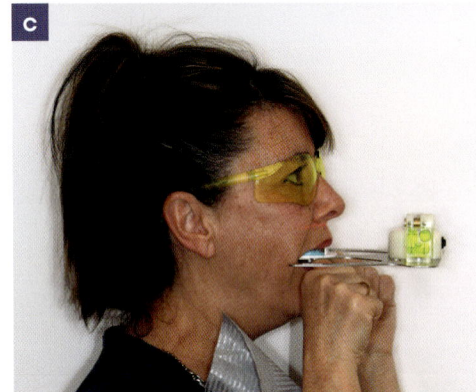

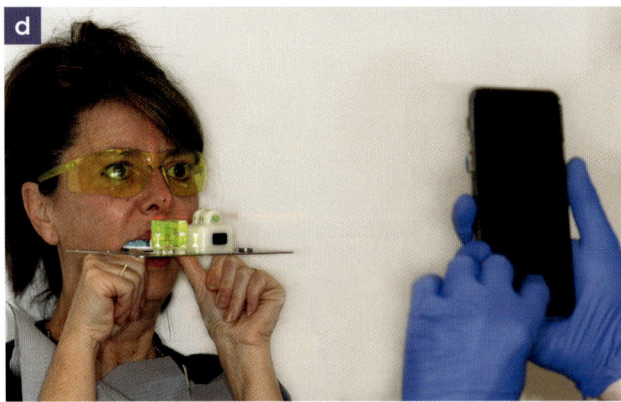

FIGURA 3.24 a) Cargamos la cubeta de registro con un material a base de PVS (Blue mouse, Parker®, Registrado®Voco, Occlufast® Zhermack) depositando dicho material únicamente a la zona correspondiente a premolares y molares (incisivos centrales y laterales no estarán incluidos). b) Con el paciente de pie introducimos la horquilla de registro en la cavidad oral buscando que el borde incisal y la cara vestibular de los incisivos centrales estén en contacto con la parte anterior de la cubeta de registro. Seguidamente orientamos la posición del arco hasta conseguir que este se encuentre paralelo al horizonte y perpendicular a la línea media facial mediante la observación de la luz proporcionada por el dispositivo láser. Esperamos que el material de registro fragüe. c,d) Antes de retirar el arco facial efectuaremos una fotografía para registrar que hemos tomado correctamente el arco facial y que será enviada al laboratorio junto a la cubeta de plástico con el registro.

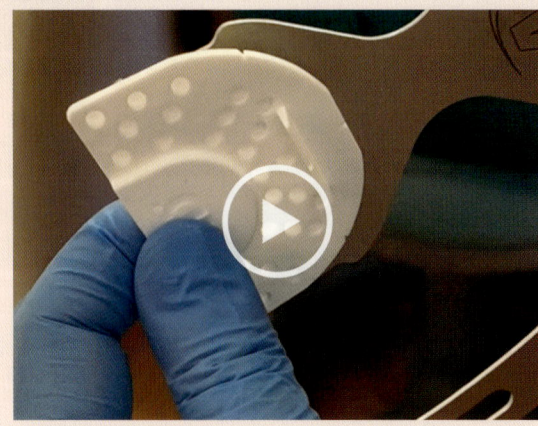

VÍDEO 3.5
Registro analógico
EZ Bow.

Escaneado intraoral de la cubeta de registro

Una vez capturada en la cubeta de registro del EZ Bow, la posición tridimensional del maxilar superior de acuerdo con línea media facial y el horizonte de forma analógica, **escanearemos la cubeta directamente en la cavidad oral,** correctamente estabilizada sobre las estructuras dentarias, asegurándonos de que no se produzca ningún movimiento durante el proceso de escaneado (Fig. 3.25). Seguidamente se enviará el STL de este registro junto a los STL del escaneado de los modelos y los registros de RC (*bite scans*). Con ello, el técnico de laboratorio podrá montar el modelo virtual superior en el AVMS de acuerdo con la posición tridimensional registrada en el paciente de forma analógica.

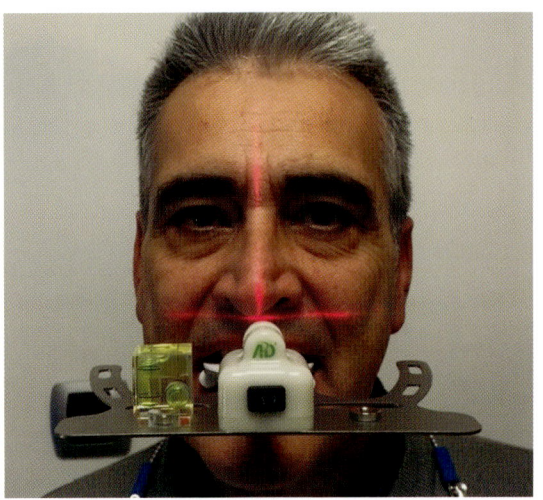

FIGURA 3.25 Una vez registrada la posición del maxilar superior, se retira el arco facial y se escanea la cubeta de registro directamente en la cavidad oral.

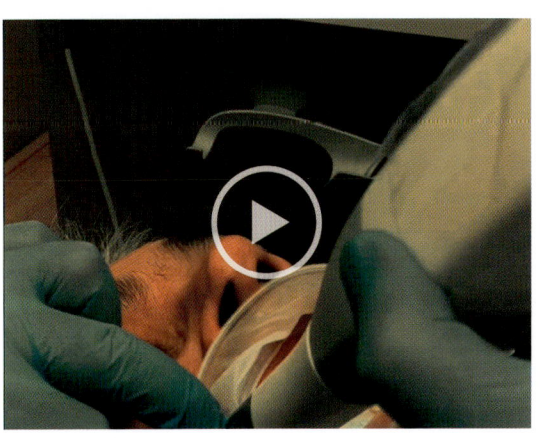

VÍDEO 3.6
Escaneo en la cavidad oral de la cubeta de registro.

REQUISITOS PARA LA UTILIZACIÓN SIMPLIFICADA DEL ARTICULADOR SEMIAJUSTABLE

Para la utilización simplificada del articulador semiajustable (ASA) se han de cumplir varios requisitos descritos a continuación.

1. PERMITIR LA UTILIZACIÓN DE UN ARCO FACIAL

El único **movimiento que puede reproducirse en el articulador semiajustable con un razonable grado de aproximación es el correspondiente al arco de apertura y cierre mandibular.** Para ello, es necesario que este pueda registrar el eje de rotación del paciente, por lo que tiene que permitir aceptar un arco facial (Fig. 3.26).

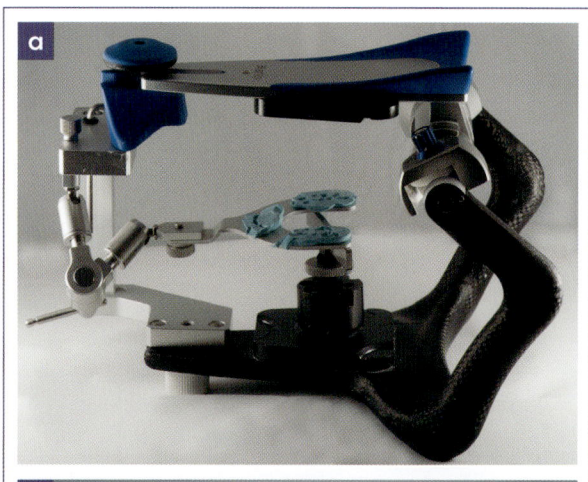

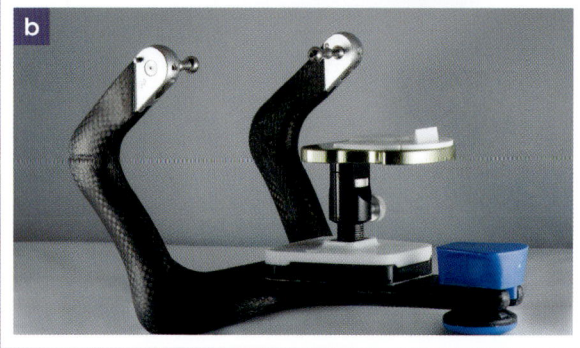

FIGURA 3.26 a) *Jig* de transferencia de la posición del modelo superior mediante un AFA (ARTEX Face-Bow®). b) Meseta de transferencia de la posición del modelo superior utilizando un ADF (EZ-Bow System®).

2. PERMITIR ESTABLECER UNA GUÍA CONDÍLEA ACEPTABLE

Esta guía, en combinación con la guía anterior, podrá disocluir los dientes posteriores durante los movimientos excéntricos (Fig. 3.27). La inclinación de la guía condílea (GC) **está relacionada con la altura de las cúspides de los dientes posteriores**. Así, a mayor inclinación de la guía condílea, se corresponde una mayor altura cuspídea, y de la misma manera, a menor inclinación de la GC se correspondería menor altura cuspídea (Fig. 3.28).

Hay que tener en cuenta que la guía anterior también influye en la altura de las cúspides, por lo que es la combinación de ambas lo que determinaría finalmente la altura final. La presencia de la guía anterior en la rehabilitación de sujetos dentados permite simplificar considerablemente los ajustes del articulador.

En los libros de texto está descrito que la inclinación de la guía GC en el articulador se puede individualizar mediante registros posicionales de cera en protrusiva (Shillimburg *et al.,* 1997, Fradeani, 2004). Sin embargo, este procedimiento podría dar lugar a distracciones verticales de los cóndilos dependiendo de la propia consistencia de dicha cera y, por lo tanto, a la posibilidad de introducir errores (Becker, 2011) (Fig. 3.29).

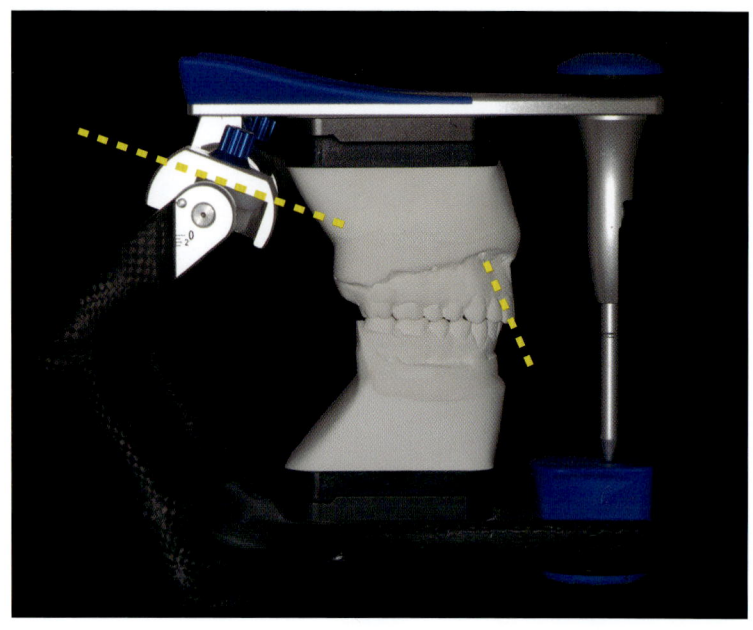

FIGURA 3.27 Una guía condílea aceptable junto a la guía anterior permite separar los dientes posteriores.

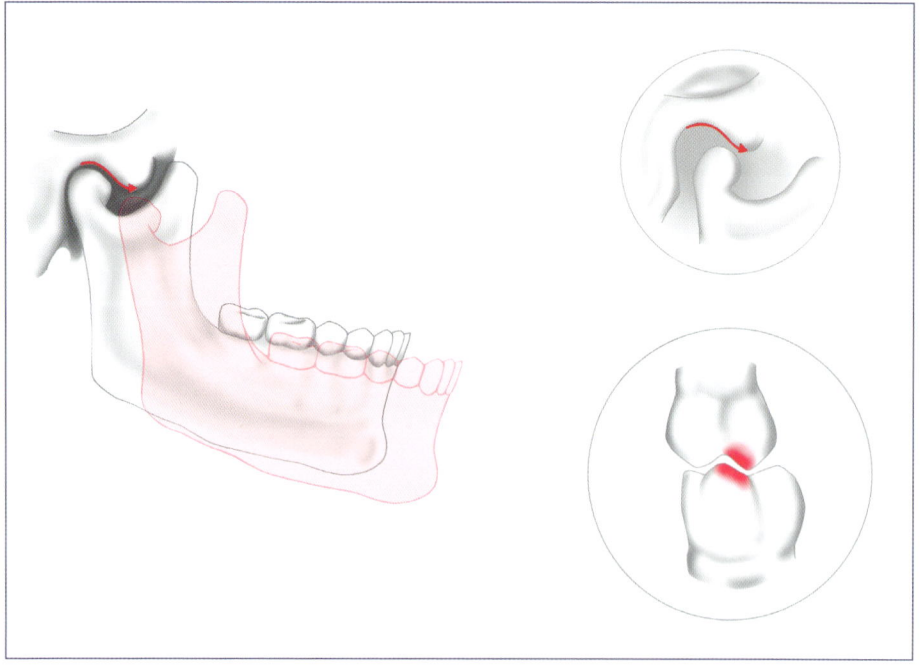

FIGURA 3.28 La inclinación de la guía condílea está en relación con la altura de las cúspides.

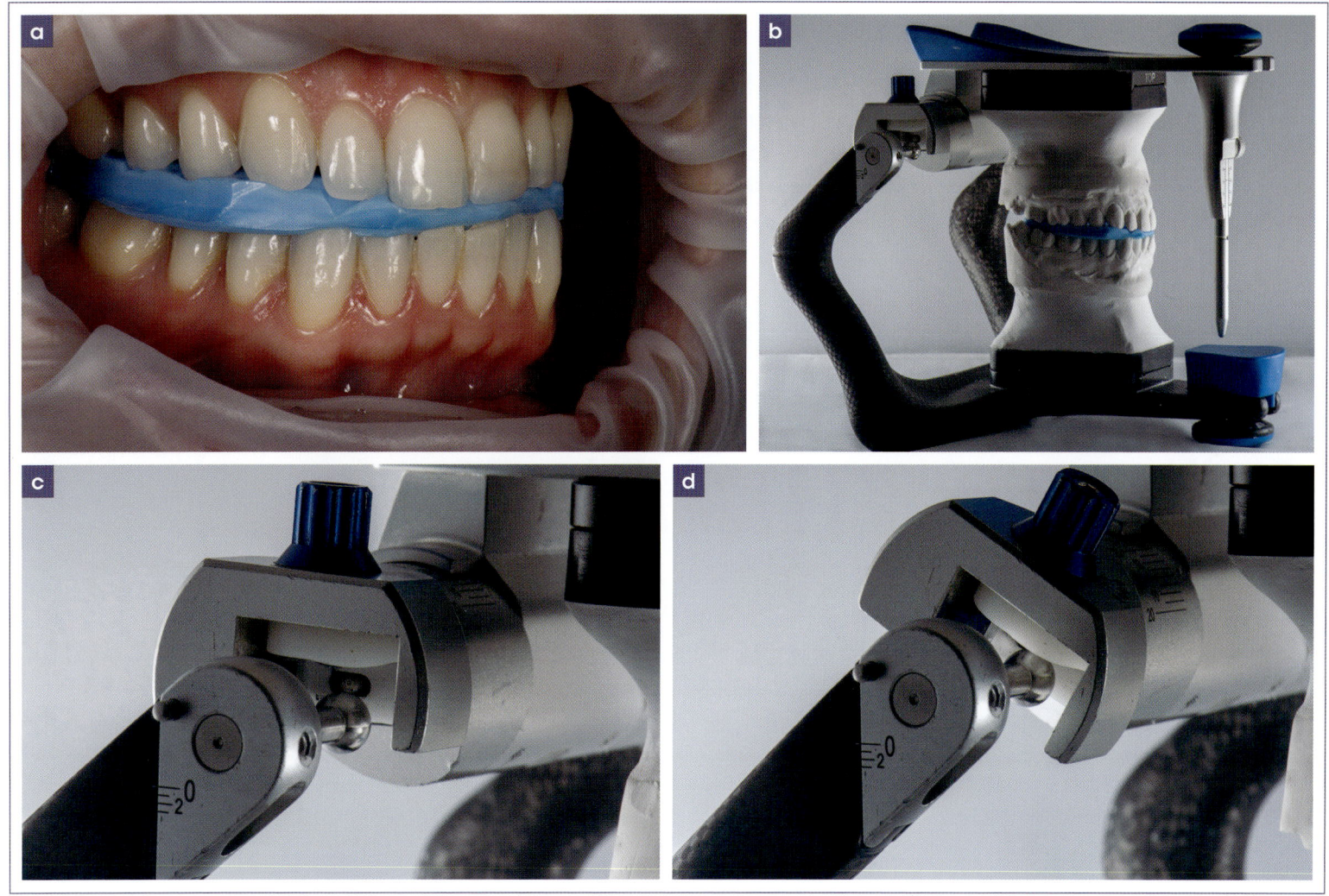

FIGURA 3.29 a) Registro de protrusiva con cera en la cavidad oral. b,c) Registro de protrusiva posicionado entre el modelo superior e inferior en el articulador dando lugar a una separación entre la fosa y el cóndilo del articulador. d) Aproximar la fosa hasta contactar con el cóndilo permitirá individualizar la guía condílea del paciente.

Podemos establecer la inclinación de la GC en el articulador de forma simplificada y, para ello, tendremos en consideración los siguientes aspectos:

- La **GC en el articulador es plana**, a diferencia de la GC del paciente, que es curvada.
- Los estudios de Lundeen y Wirth (1973) mostraron que la inclinación promedio de la GC era de 45° y el **mínimo de 25°.**

Si tenemos en consideración estos dos aspectos, simplemente **ajustando la inclinación de la GC en el articulador por debajo de 25° (por ejemplo 20°)** y teniendo en cuenta que su **trayectoria condílea es plana**, la altura de las cúspides generada en el articulador en la mayoría de los pacientes evitará también la posibilidad de interferencias en el paciente (Fig. 3.30).

Así, ajustando la inclinación de la GC del articulador por debajo de la inclinación de la trayectoria condílea existente en la mayoría de los individuos (mínimo 25°) conseguiremos una mayor separación entre los dientes posteriores en el paciente durante el movimiento de protrusiva que la que se produce en el articulador (Gracis, 2003ab) (Fig. 3.31).

Por todo ello, **el ajuste simplificado de la inclinación de la GC del articulador será de 20°** (Fig. 3.32).

Sin lugar a duda puede haber situaciones en las que la inclinación condílea del paciente puede estar por debajo de 25°, pero durante el periodo de prueba con las restauraciones provisionales (o el *mock-up* de transición), tenemos la posibilidad de valorar el grado de disoclusión obtenido con el mencionado ajuste simplificado de la misma.

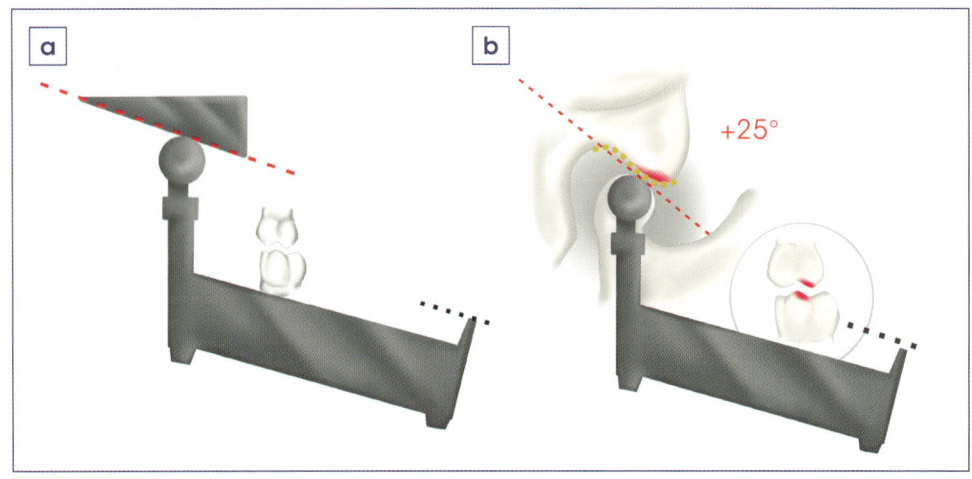

FIGURA 3.30 a) La guía condílea en el articulador es plana. b) La guía condílea en el paciente es curvada.

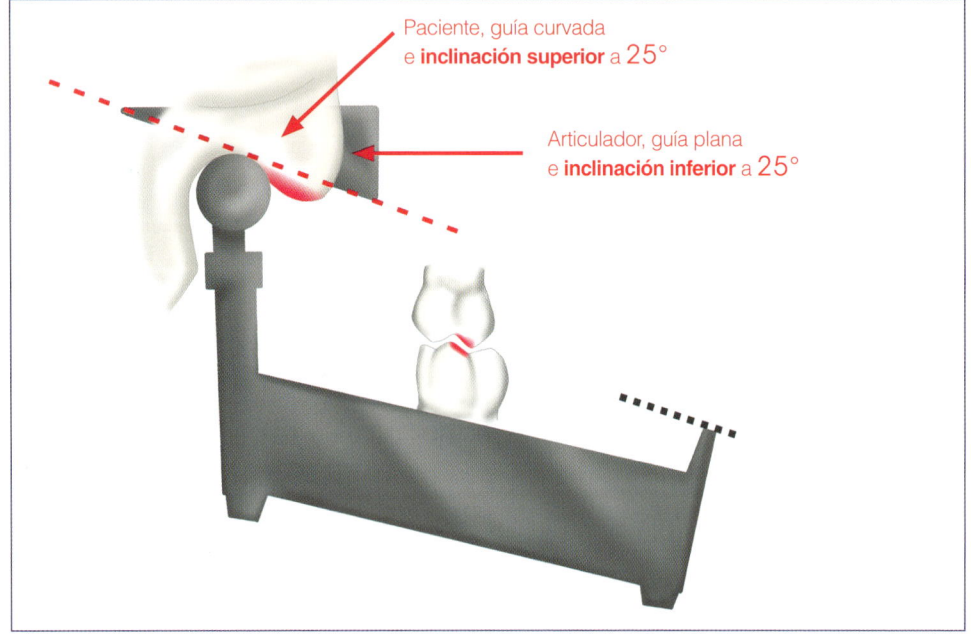

FIGURA 3.31 Una guía condílea plana y una inclinación inferior a 25° en el articulador proporcionan en la mayoría de las situaciones clínicas suficiente separación de los dientes posteriores en protrusiva.

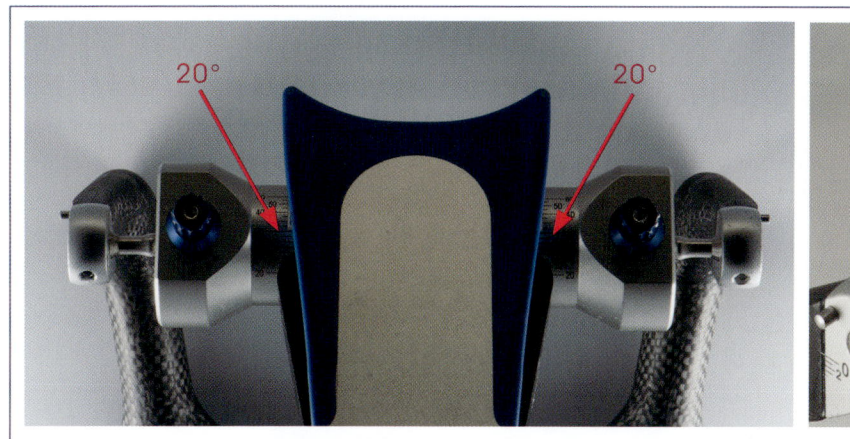
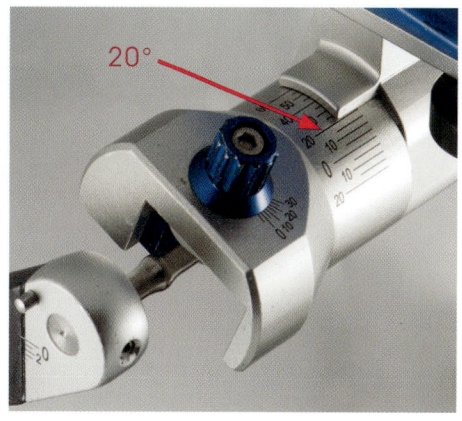

FIGURA 3.32 Ajuste promedio a 20° de la inclinación condílea en el articulador Artex CPR®.

3. PERMITIR ESTABLECER LA GUÍA CONDÍLEA LATERAL

Esto es lo que se conoce como **ángulo de Bennett** (también denominado movimiento lateral progresivo) y hace referencia a la trayectoria que describe el cóndilo de no trabajo durante el movimiento de lateralidad. Así, mientras el cóndilo del lado de trabajo rota, el cóndilo de no trabajo realiza un movimiento de traslación (Fig. 3.33).

El ángulo de Bennett estaría relacionado con la dirección de los surcos y crestas triangulares de los dientes posteriores del lado de no trabajo (Fig. 3.34).

Según los hallazgos de Lundeen y Gibbs (2005), el valor promedio del desplazamiento lateral progresivo es de **7°**, por lo que si ajustamos este parámetro **por encima de 10°** estaremos introduciendo un margen de seguridad suficiente, para no generar interferencias en el lado de no trabajo durante los movimientos de lateralidad. Un metaanálisis reciente (Bapelle *et al.*, 2021) señala que el valor promedio del desplazamiento lateral es de 8°, confirmando así los valores previamente mencionados.

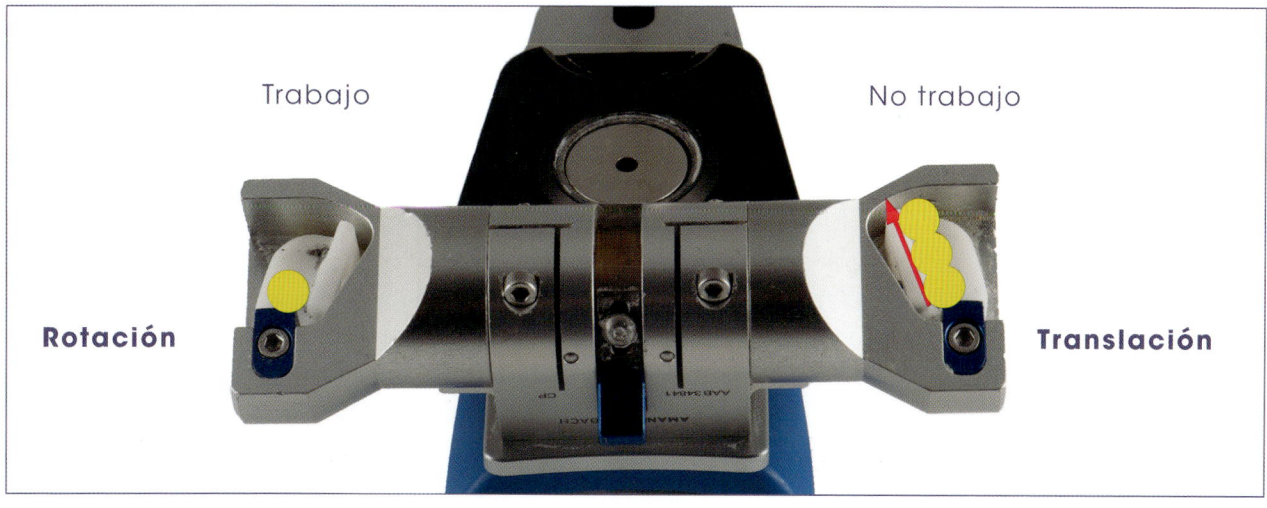

FIGURA 3.33 Guía condílea lateral. Ángulo de Bennett.

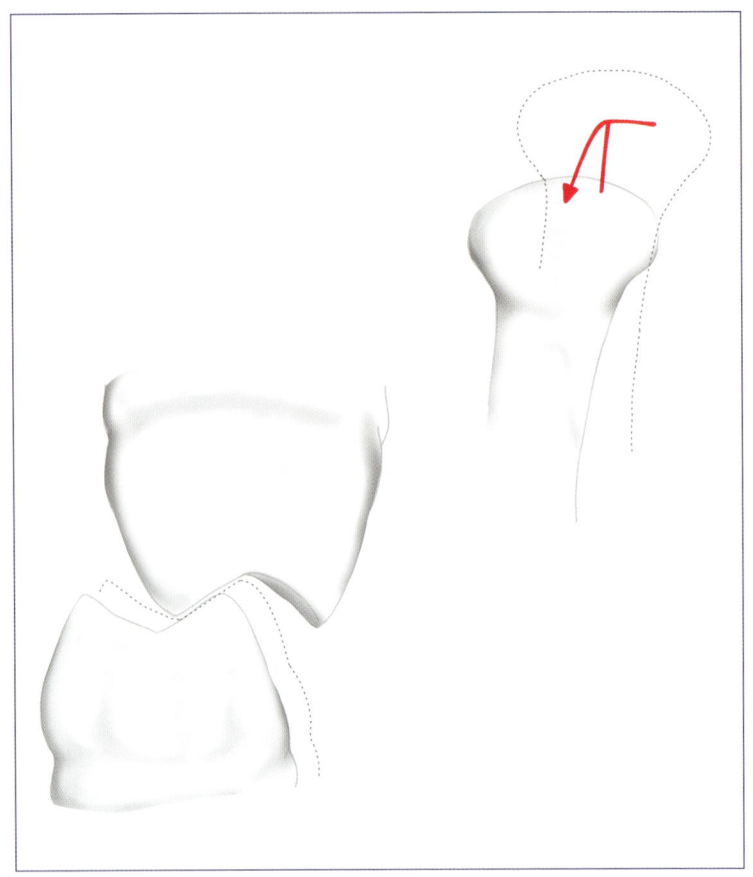

FIGURA 3.34 Influencia del ángulo de Bennett en las caras oclusales del lado de no trabajo.

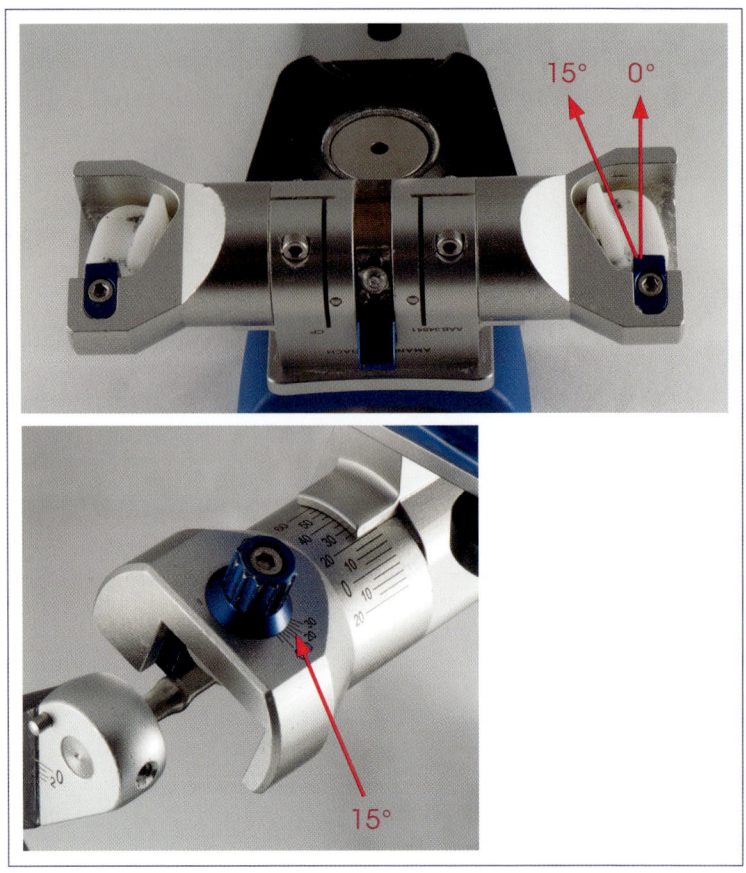

FIGURA 3.35 Ajuste promedio del ángulo de Bennett a 15° en el articulador Artex CPR®.

Por lo tanto, con la idea de simplificar el ajuste de este parámetro en el articulador siempre **estableceremos el ángulo de Bennett a 15°** (Fig. 3.35). Algunos articuladores incorporan este valor ya de forma predeterminada (Denar 320® Whipmix).

También como parte de la guía condílea lateral, algunos autores hacen referencia a la presencia de otro componente conocido como **movimiento de Bennett inmediato**. Lo describen como una traslación lateral de la mandíbula que se produce antes de iniciarse cualquier movimiento de rotación y que afectaría el ancho de la fosa central (Lundeen *et al.*, 1978). Según Preiskel y Goldstein (2021), si bien algunos sujetos pueden presentar este componente del movimiento lateral, si bien sería mínimo e, incluso, podría estar relacionado con el método de registro. No hay evidencia científica de que su no inclusión en el diseño de una nueva oclusión en rehabilitación total pueda tener consecuencias adversas, por lo que tanto su registro como su reproducción en el articulador tampoco estaría justificada.

Por todo ello, **no registramos ni incorporamos este componente del movimiento en el articulador semiajustable** en la rehabilitación de los pacientes con desgaste dentario. El tipo de contactos (punta de cúspide-cresta marginal/cresta triangular) descritos en el diseño oclusal simplificado en el Capítulo 2, junto a la disoclusión que proporciona la guía anterior, permite generar (por defecto) el suficiente margen de seguridad en caso de que el paciente presentase cierto componente de Bennett inmediato (Fig. 3.36).

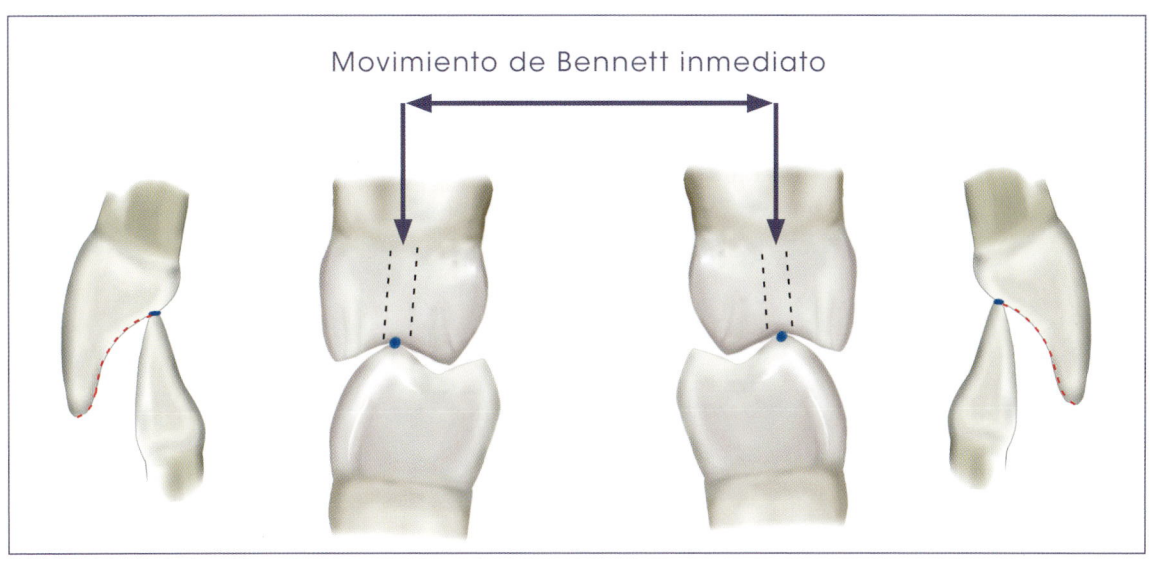

Movimiento de Bennett inmediato

FIGURA 3.36 El diseño oclusal descrito en el Capítulo 2 permite compensar (si fuese necesario) la presencia de Bennett inmediato.

4. PERMITIR INDIVIDUALIZAR LA GUÍA ANTERIOR DEL PACIENTE EN LA MESETA INCISAL DEL ARTICULADOR

Mediante la utilización de resina autopolimerizable o silicona de adición, colocada en la meseta incisal del articulador, podemos capturar las características funcionales de las caras palatinas de los dientes anteriores superiores (dientes naturales, restauraciones previas o provisionales) e incorporarlas en las restauraciones definitivas (Fig. 3.37).

En el caso de utilizar articuladores virtuales y con la idea de simplificar también su utilización, los autores consideran que los **matemáticamente simulados** proporcionan información suficiente y permiten obtener resultados tan satisfactorios como los que se obtienen con los ASA. Para ello, los registros virtuales tienen que llevarse a cabo de forma concienzuda por parte del clínico y las transferencias al AV tienen que ser meticulosamente ejecutadas por el técnico de laboratorio. A su vez, se utilizarán los mismos parámetros para su ajuste descritos en el empleo de los ASA (Fig. 3.38).

A diferencia de los ASA, cuando utilizamos AVMS la individualización de la guía anterior se realiza a partir del escaneado de las restauraciones provisionales previamente funcionalizadas directamente en la cavidad oral. Posteriormente se incorpora esta información (STL y Ply) en la elaboración de las restauraciones definitivas, mediante la superposición de las mallas correspondientes (Fig. 3.39).

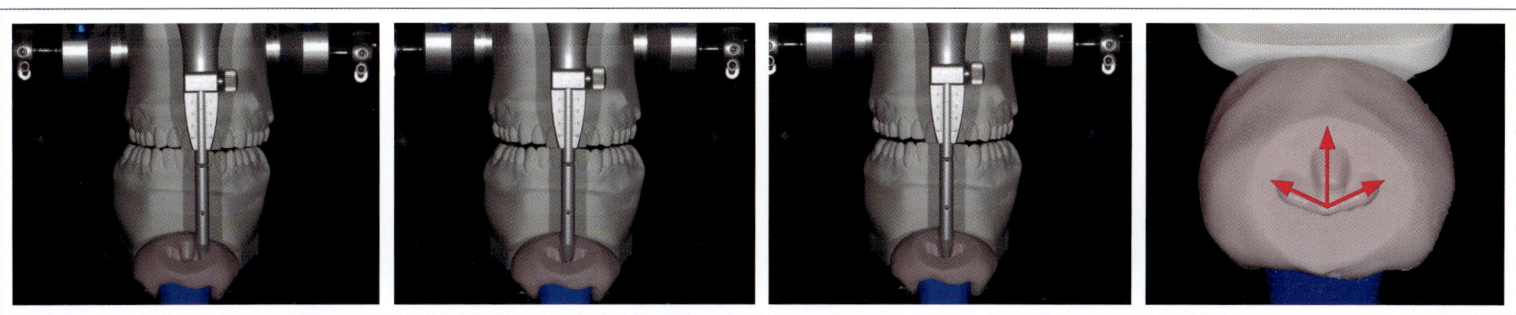

FIGURA 3.37 Individualización de la guía anterior del paciente en la meseta anterior del articulador.

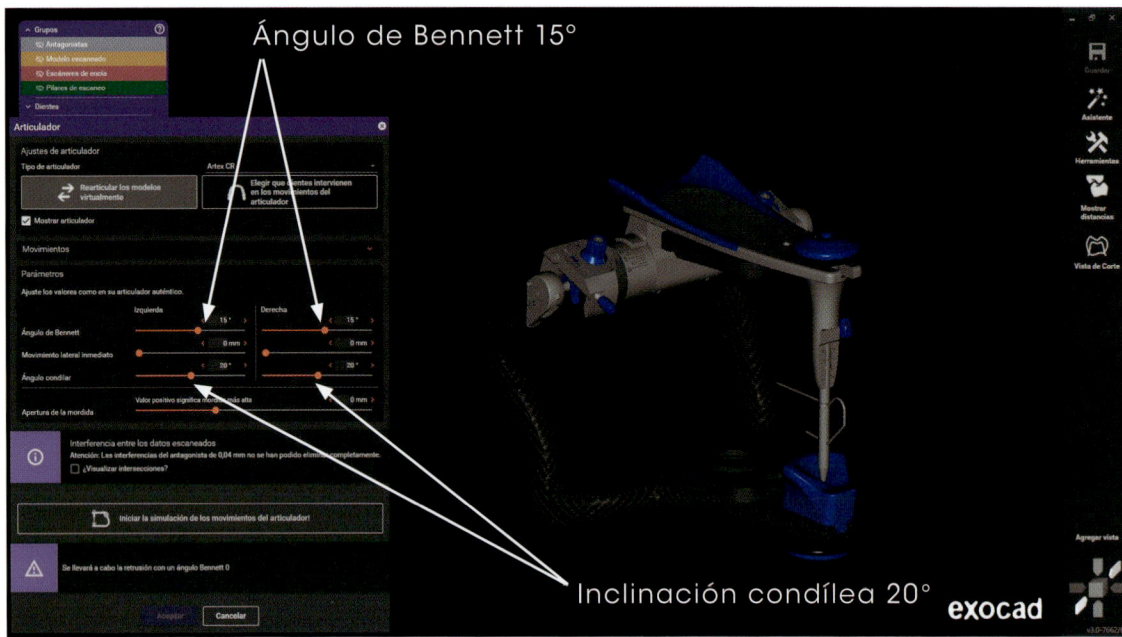

FIGURA 3.38. Articulador virtual matemáticamente simulado. Este articulador se corresponde con el Articulador Artex CR®. Se muestra el ajuste de la inclinación condílea a 20°, el ángulo de Bennett a 15° y el Bennett inmediato a 0°.

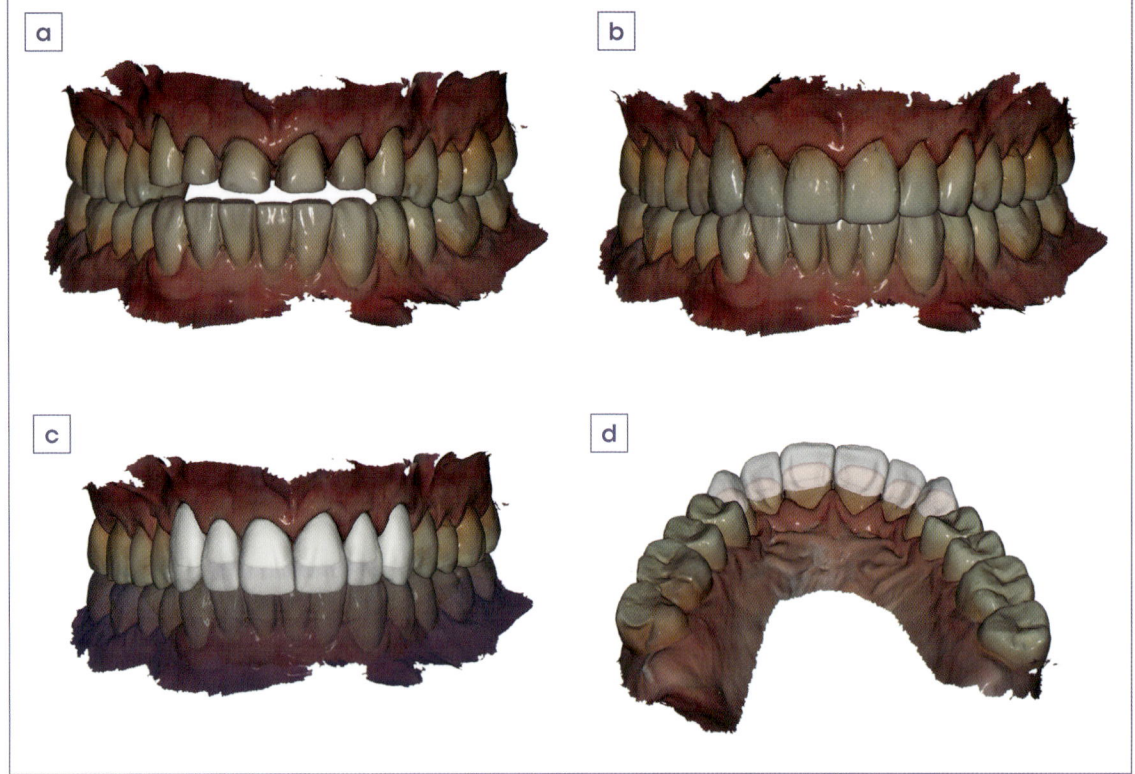

FIGURA 3.39 a) Escaneado de las preparaciones de los dientes anteriores superiores. b) Escaneado de las restauraciones provisionales. c,d) Vista frontal (estética) y lingual (función) del diseño virtual de las restauraciones definitivas.

REGISTROS INTERMAXILARES Y TRANSFERENCIAS

REGISTRO INTERMAXILAR DE LA RELACIÓN CÉNTRICA
Utilización de las laminillas de Long

SECUENCIA DEL PROCEDIMIENTO DE DESPROGRAMACIÓN CON LAS LAMINILLAS DE LONG

Una vez colocado el paciente en posición decúbito seguiremos los siguientes pasos:

1 **Seleccionamos un número de laminillas que nos permita separar los dientes posteriores evitando el contacto dentario aproximadamente de 1 a 2 mm**

Para ello, colocamos las laminillas en la línea media entre el borde incisal inferior y la cara palatina de los incisivos centrales superiores (Fig. 3.40).

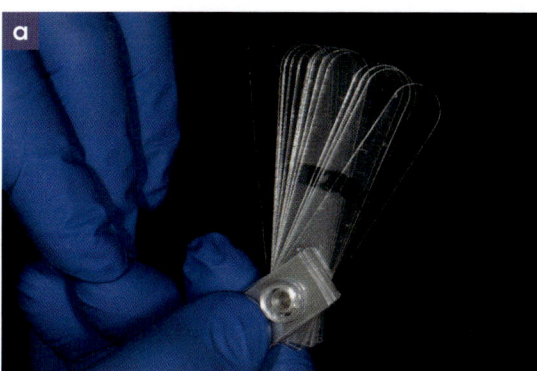

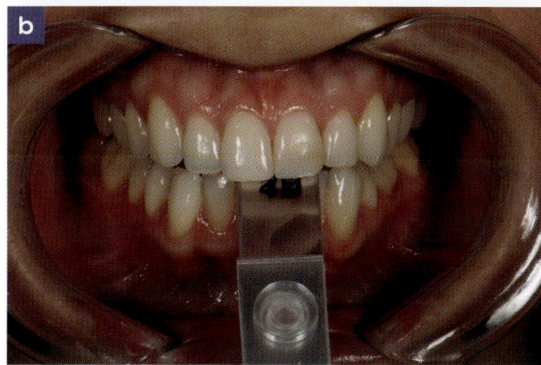

FIGURA 3.40 a) Selección de un número de laminillas (20, por ejemplo). b) Laminillas interpuestas entre el borde incisal inferior y cara palatina de los incisivos superiores.

2 **Le indicamos al paciente que mueva la mandíbula hacia adelante, hacia atrás y que apriete**

Se debe evitar que los movimientos sean efectuados de forma rápida y aplicando fuerza ligera, para evitar la distalización forzada de la mandíbula. Este proceso lo repetimos durante 3 o 4 veces (Fig. 3.41, Vídeo 3.7).

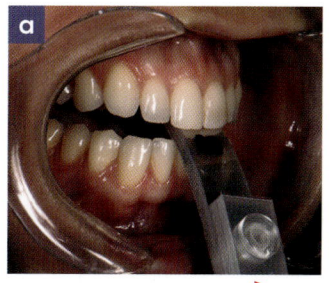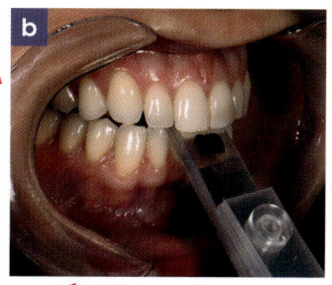

FIGURA 3.41 a) Movimiento de la mandíbula hacia delante. b) Movimiento de la mandíbula hacia atrás y apretar.

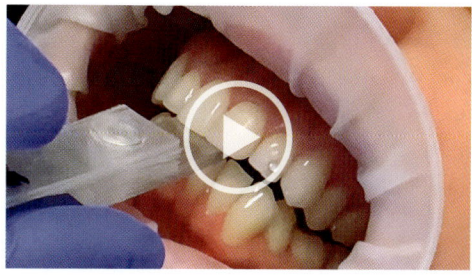

VÍDEO 3.7
Laminillas de Long (I).

Al interrumpir el contacto dentario, comienza **el proceso de desprogramación** al romper los engramas adquiridos y comenzar la relajación del músculo pterigoideo lateral (PtL) y facilitando a su vez la acción de los músculos elevadores (ME).

3 Comenzaremos a retirar laminillas de una en una

Lo hacemos repitiendo exactamente el mismo procedimiento descrito en el paso 2, cada vez que se retira una de ellas (hacia adelante, hacia atrás y apretar) (Fig. 3.42, Vídeo 3.8).

Después de retirar varias laminillas llegará un momento en el que se producirá el primer contacto dentario. Es, generalmente, el propio paciente quien asintiendo con la cabeza y señalando con la mano nos indique de manera subjetiva el lado donde este contacto ocurre.

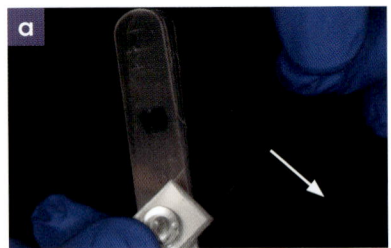 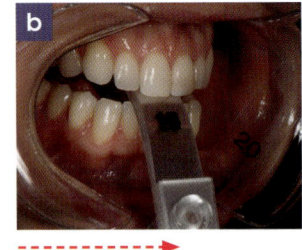 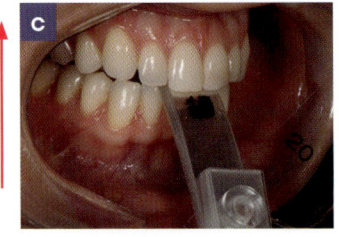 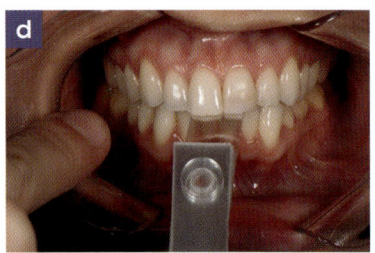

FIGURA 3.42 a) Se retiran laminillas de una en una. b,c) Se repiten los movimientos: hacia adelante, hacia atrás y apretar. d) Momento en que el paciente aprecia el contacto de forma subjetiva.

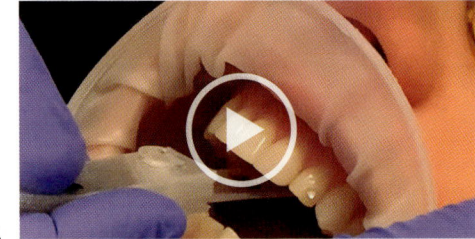 

VÍDEO 3.8
Laminillas de Long (II).

4 Justo en este momento, añadimos una laminilla más y le decimos al paciente que mueva nuevamente hacia delante, atrás y apriete

Lo habitual es que el contacto aparezca nuevamente, lo que indicaría que el proceso de desprogramación todavía está en curso. Es decir, el cóndilo aún se está asentando en la fosa (hacia arriba y hacia adelante) a medida que la relajación del músculo PtL se va produciendo y la acción de los ME se ve favorecida (Fig. 3.43). Aunque es frecuente que tengamos que repetir el proceso de adición de laminillas varias veces, hay variaciones entre sujetos. **Ello mostraría que la desprogramación no ha finalizado aún y el cóndilo todavía se está asentando en la fosa**.

Después de todo este proceso, llegará el momento en el que la desprogramación finalice y el cóndilo se asiente finalmente en la fosa (RC).

FIGURA 3.43 a) Añadimos una nueva laminilla. b) Adelante, atrás y apriete. Si el paciente informa nuevamente de la presencia de contacto, indicará que el proceso de desprogramación aún no ha finalizado. Se repetirán los pasos a y b hasta que no haya contacto.

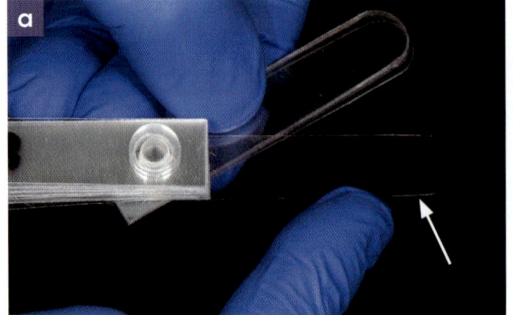 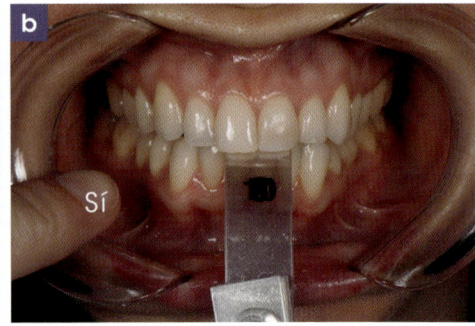

5 **Confirmamos que la desprogramación ha finalizado**

Llegará un momento en el que al introducir una laminilla más, desaparecerá definitivamente el primer contacto (Fig. 3.44). Repetiremos 2 o 3 veces más esta comprobación introduciendo y retirando esta laminilla y verificando que se repite el mismo resultado.

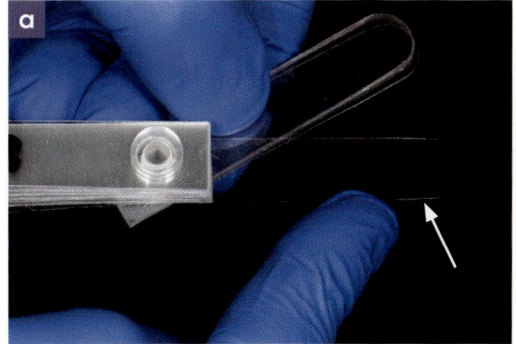

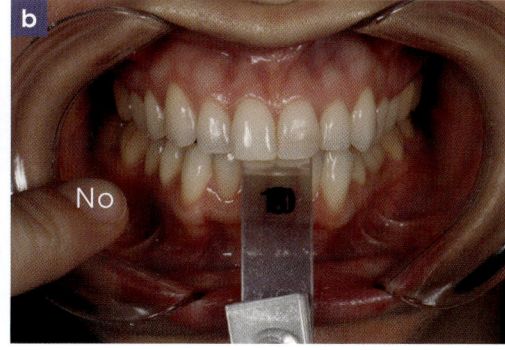

FIGURA 3.44 a y b) Se añade nueva laminilla, se repiten los movimientos y el contacto desaparece indicando que la desprogramación ha concluido y los cóndilos están finalmente asentados en la fosa (RC).

Finalmente, retiraremos esta última laminilla y verificaremos con un papel de articular de 8 µm (Artifol® Bausch, Troll Foil® Troll Dental) la presencia de dicho primer contacto (Fig. 3.45). Repetimos este proceso 2 o 3 veces más, para verificar que el primer contacto se repite en el mismo sitio, **confirmando entonces que la desprogramación ha concluido y el cóndilo se encuentra finalmente asentado en la fosa.**

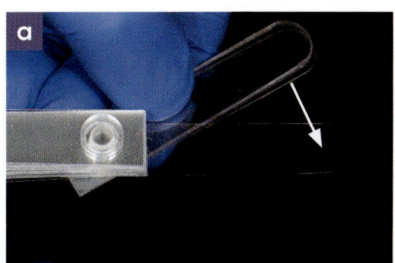

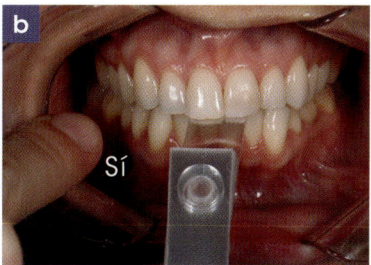

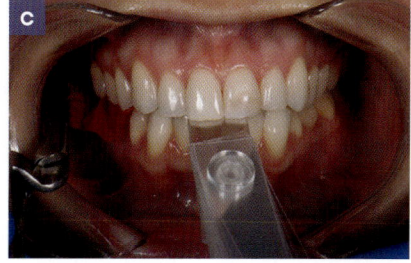

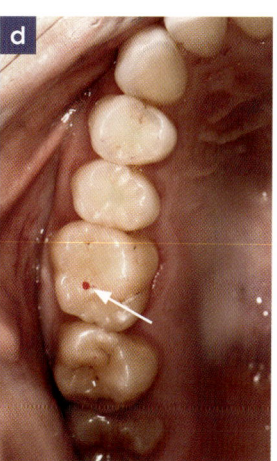

FIGURA 3.45 a) Se retira una laminilla. b) Se produce el primer contacto. c) Introducimos el papel de articular para marcar el primer contacto. d) Primer contacto. Repetimos este paso 2 o 3 veces para confirmar que el contacto se produce siempre en el mismo sitio.

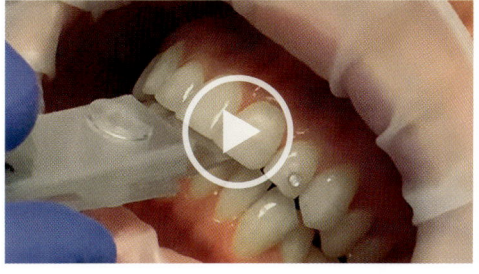

VÍDEO 3.9
Laminillas de Long (III).

Es en este momento cuando podemos confirmar que hemos optimizado la posición de los cóndilos en la fosa, es decir, mediante el proceso de desprogramación hemos conseguido que estos se coloquen en la posición más superior y anterior en la cavidad glenoidea (RC).

SECUENCIA DEL PROCEDIMIENTO DE REGISTRO DE LAS LAMINILLAS DE LONG

Los pasos para el registro analógico de la posición de RC mediante la utilización de materiales a base de polivinilsiloxano (PVS) (Blu Mousse Super-Fast® Parker, Registrado® Voco) (Fig. 3.46) se describen a continuación.

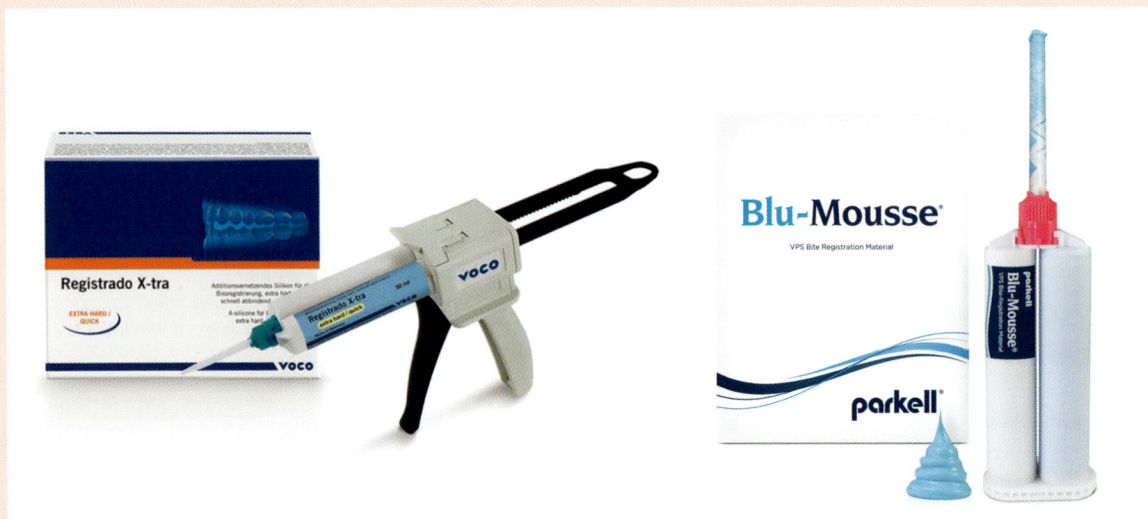

FIGURA 3.46 Materiales a base de PVS utilizados por los autores. Fuente: *https://equipamientodental.com/*.

1 Incorporamos 3 o 4 laminillas más

Incorporamos 3 o 4 laminillas más para evitar el contacto prematuro y generar un ligero espacio a ese nivel (Fig. 3.47, Vídeo 3.10).

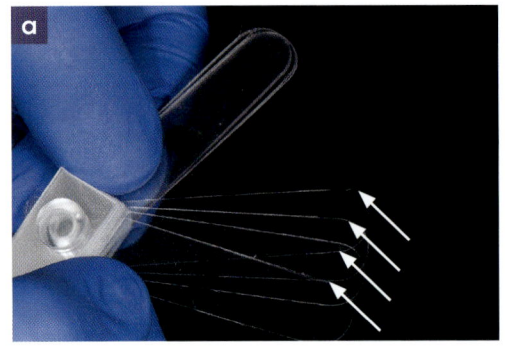
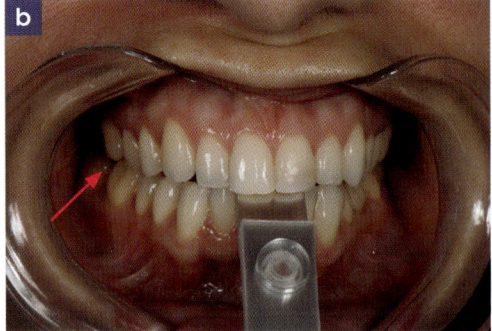
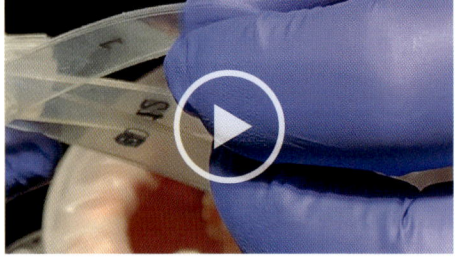

FIGURA 3.47 a) Se añaden 3 o 4 laminillas. b) Se debería generar a nivel del primer contacto un ligero espacio.

VÍDEO 3.10
Laminillas de Long (IV).

2 Secamos las superficies y aplicamos el material de registro

Secamos bien las superficies oclusales de los dientes (con la jeringa del equipo). Aplicamos el material de registro (con la pistola dispensadora), de manera generosa, efectuando movimientos en zigzag para una mejor cobertura de las superficies oclusales.

3 Damos indicaciones al paciente

Indicamos al paciente que "cierre con las muelas" y que a continuación lleve la mandíbula hacia adelante, luego hacia atrás y finalmente que "apriete nuevamente con las muelas". Con esta última maniobra, que no es otra que la efectuada de forma repetida durante todo el proceso de desprogramación, nos aseguramos de registrar correctamente la posición y evitar así que el paciente pueda desplazar la mandíbula hacia adelante durante la toma del registro (Fig. 3.48, Vídeo 3.11). Habitualmente se repite nuevamente el procedimiento, con la idea de tener dos juegos de registros de RC y comprobar si ambos coinciden una vez efectuado el montaje de modelos en el articulador.

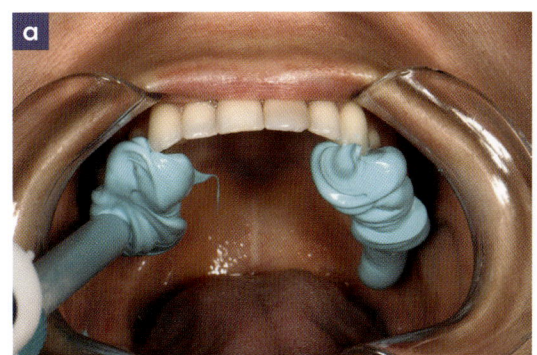

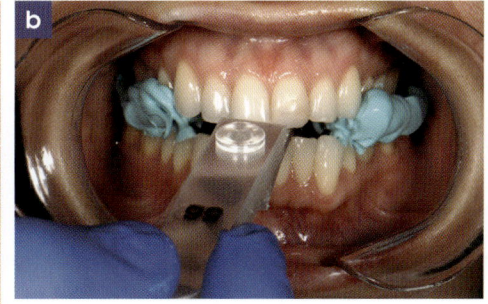

Hacia adelante

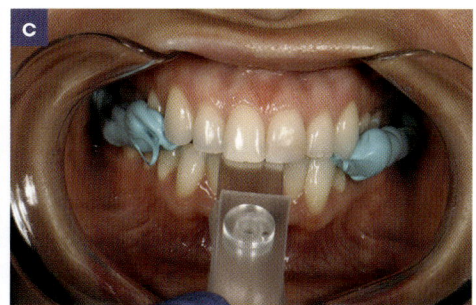

Hacia atrás y apretar

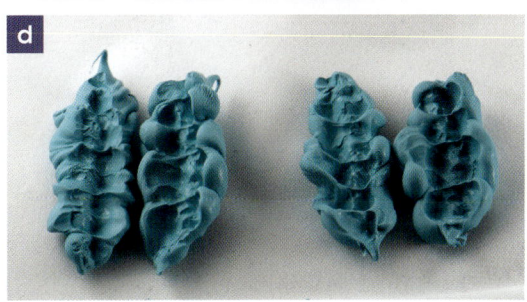

FIGURA 3.48 a) Aplicación del material de registro. b,c) Se le indica al paciente que lleve su mandíbula hacia delante y hacia atrás y apriete. d) Se toman dos registros para su posterior comprobación una vez finalizado el montaje del modelo inferior.

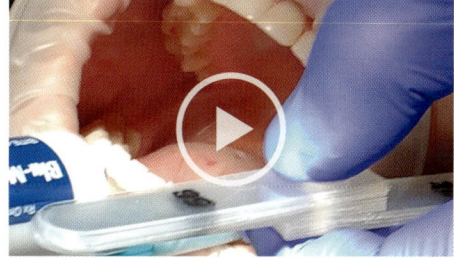

VÍDEO 3.11
Laminillas de Long (V).

3

Para efectuar el registro virtual, seguimos exactamente los mismos pasos descritos en el registro analógico, con la diferencia de que en lugar de registrar la posición con PVS, será la cabeza del escáner la que, tomando puntos de referencia en el maxilar superior e inferior, permitirá efectuar dicho registro a derecha e izquierda de la cavidad oral (Radu *et al.*, 2020) (Fig. 3.49, Vídeo 3.12). Dado que con el escáner es necesario registrar primero un lado de la cavidad oral y luego el otro, cabe la posibilidad de que el paciente cambie la posición de la mandíbula entre ambos registros. Por ello opcionalmente se puede efectuar el registro analógico con PVS de la forma descrita previamente y al efectuar el registro digital de un lado se retira el PVS de dicho lado y se mantiene el contralateral para evitar movimientos indeseables durante el mismo.

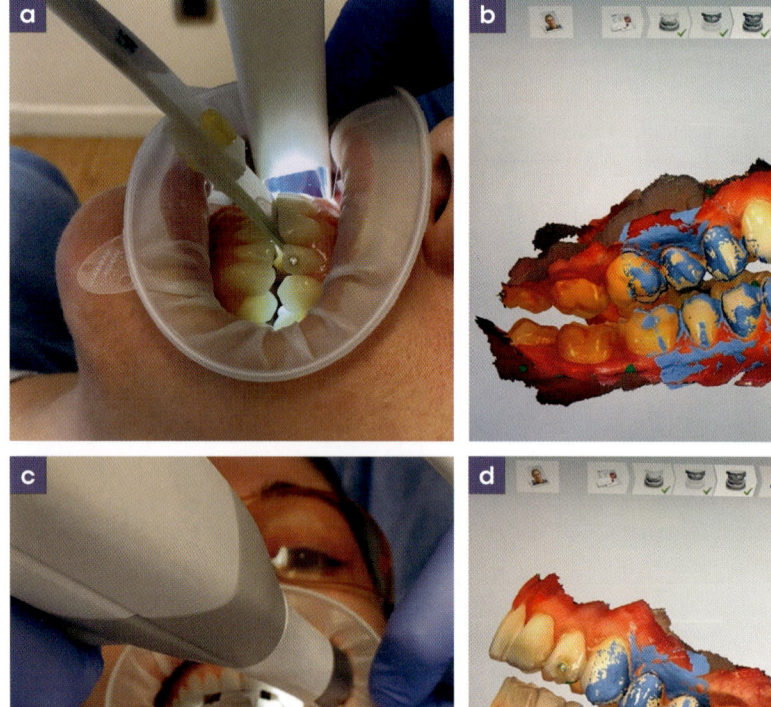

FIGURA 3.49
a,b) Registro virtual de RC, lado derecho. c,d) Registro virtual de RC, lado izquierdo.

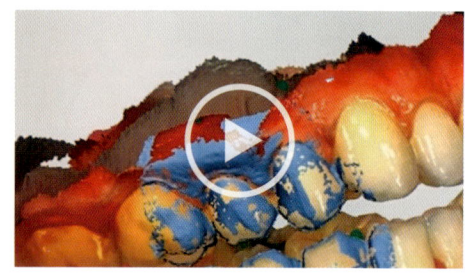

VÍDEO 3.12
Registro virtual de RC.

Utilización del *jig* de Lucia

Selección del *jig* más adecuado

La selección del *jig* dependerá de si se trata de un paciente de clase 1 o de clase 2 (Fig. 3.50). En algunos sujetos de clase 2 y especialmente aquellos con una marcada sobremordida, podría ser necesario utilizar el *jig* de clase 2 para no generar un registro con demasiado grosor.

Individualización del *jig* de Lucia

Una vez seleccionado el *jig* más adecuado, lo individualizaremos con un polímero termoplástico (LuxaForm®, DMG). Se introduce una pastilla de este material en un recipiente con agua a unos 70 °C y cuando se vuelva transparente (estado plástico) la retiramos (con una espátula o unas pinzas) y la adaptamos a la parte interna del *jig* (Fig. 3.51). Lo llevaremos a continuación a la cavidad oral y lo posicionaremos sobre la cara vestibular y lingual de los incisivos centrales superiores. Seguidamente y con el polímero todavía en estado plástico, antes de mandar

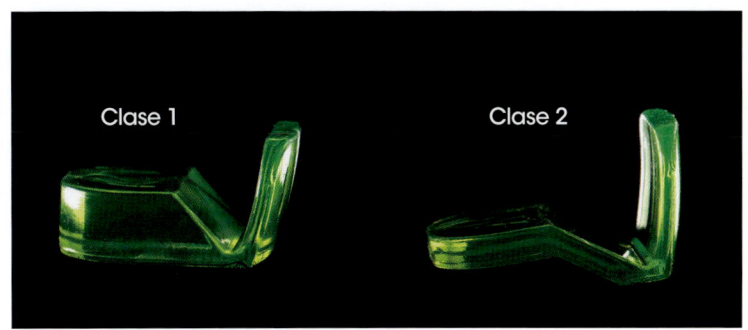

FIGURA 3.50 *Jig* en función del tipo de pacientes.

al paciente cerrar, interponemos un depresor de lengua entre la plataforma y el borde incisal inferior; con ello conseguiremos que la plataforma del *jig* sea perpendicular al arco que describe el borde incisal inferior durante el cierre mandibular, evitando que este rote y se forme un plano inclinado. Con la jeringa del equipo se aplica aire para facilitar la solidificación del polímero termoplástico (Fig. 3.52, Vídeo 3.13).

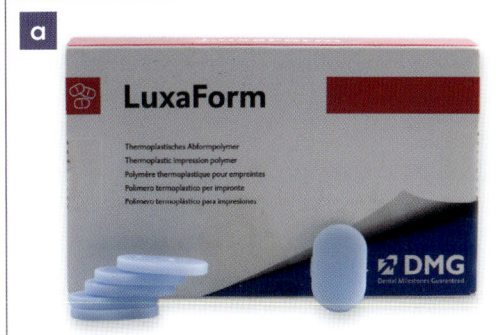 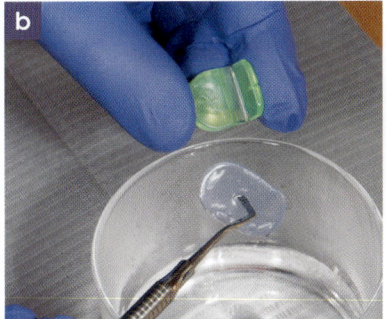 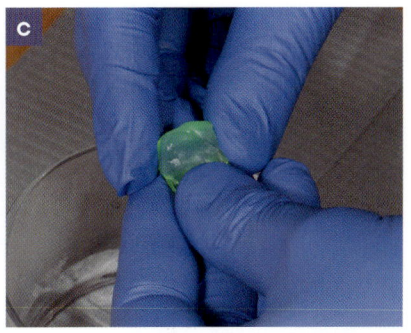

FIGURA 3.51 a) Pastillas termoplásticas. b,c) Se carga el *jig* con la pastilla en estado plástico y se adapta bien.

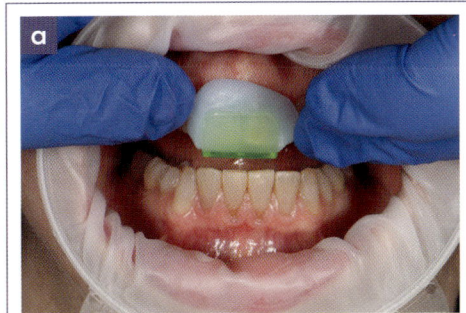 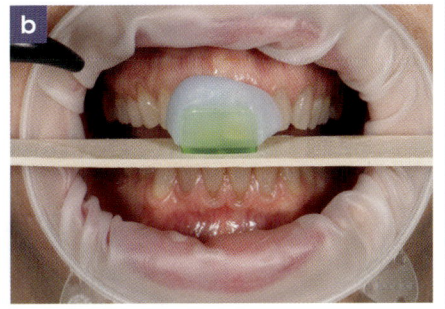

FIGURA 3.52 a) Se coloca el *jig* sobre los incisivos superiores. b) Se interpone un depresor de lengua entre este y el borde incisal inferior.

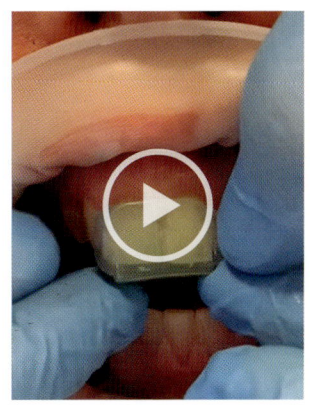 

VÍDEO 3.13
Jig de Lucia (I).

SECUENCIA DEL PROCEDIMIENTO DE DESPROGRAMACIÓN DEL *JIG* DE LUCIA

1 **Colocamos papel de articular de 8 μm (Artifol®, Bausch, Troll Foil® Troll Dental) entre el borde incisal inferior y la plataforma del *jig* y mandamos al paciente cerrar**

Idealmente **el contacto obtenido debería estar lo más centrado posible en la plataforma.** De no ser así, podría ser necesario ajustar el *jig* por sustracción con una fresa de tungsteno (MC079FE-040®NTI) hasta conseguir centrar dicho contacto (Fig. 3.53, Vídeo 3.14).

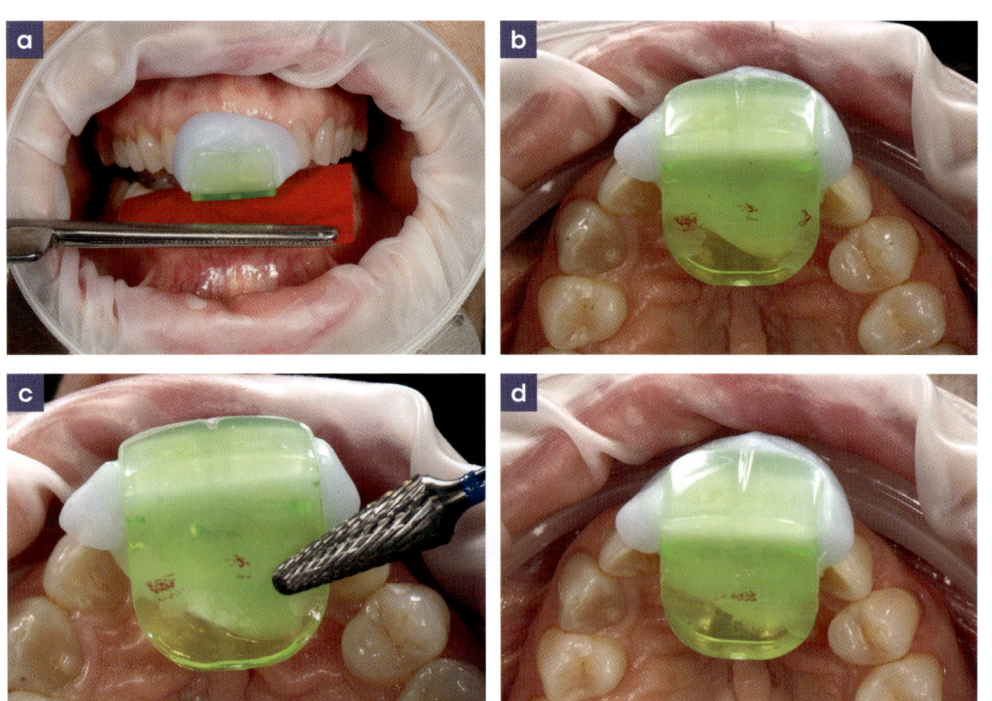

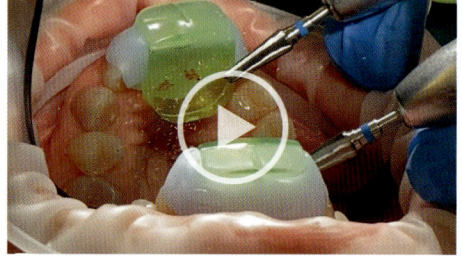

VÍDEO 3.14
Jig de Lucial (II).

FIGURA 3.53 a,b) Marcas de papel de articular obtenidas en el *jig*. c,d) Se eliminan las marcas laterales hasta obtener un único contacto centrado.

En aquellas situaciones en las que el borde incisal inferior es irregular, se podría regularizar previamente mediante la adición de composite sin grabado previo del esmalte.

El motivo por el que es importante centrar el contacto no es otro que el de facilitar el movimiento de la mandíbula en los tres planos del espacio a medida que avanza el proceso de desprogramación, permitiendo un mejor asentamiento de los cóndilos en la fosa por la acción coordinada de los músculos elevadores.

2 Al igual que con las laminillas, le indicamos al paciente que mueva la mandíbula hacia delante, hacia atrás y apriete

Con ello, el proceso de desprogramación se activa y el cóndilo comenzará a desplazarse hacia arriba y hacia adelante dentro de la fosa por la acción de los músculos elevadores (Fig. 3.54).

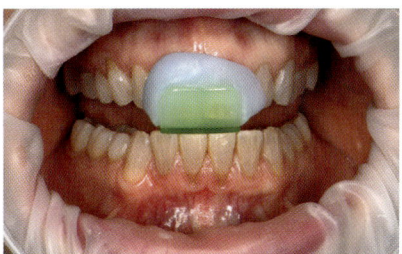
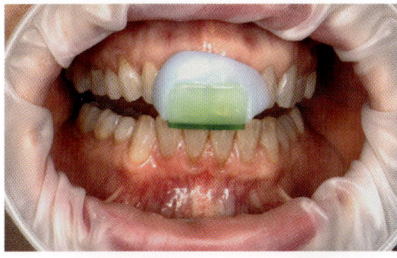
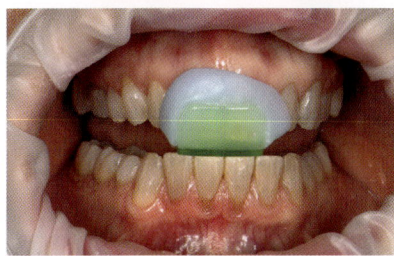
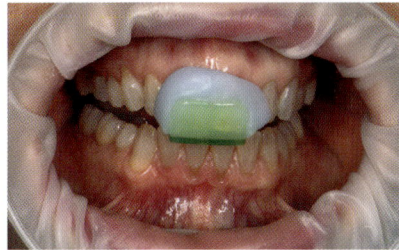

FIGURA 3.54 Proceso de desprogramación. El paciente realiza movimientos de protrusión y retrusión.

3 Introducimos nuevamente el papel de articular y le indicamos que solamente abra y cierre mientras observamos el contacto en la plataforma del *jig*

A medida que la desprogramación avanza y los cóndilos se van asentando en la cavidad glenoidea, el contacto en el *jig* se irá desplazando hacia atrás en la mayoría de los casos. Mediante la utilización de dos papeles de articular de diferente color confirmamos que dicho **contacto se mantiene en el mismo sitio de forma repetitiva y ambos colores se superponen cada vez que el paciente abre y cierra durante al menos 5 minutos** (Fig. 3.55, Vídeo 3.15).

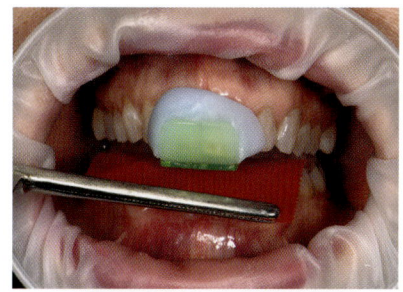
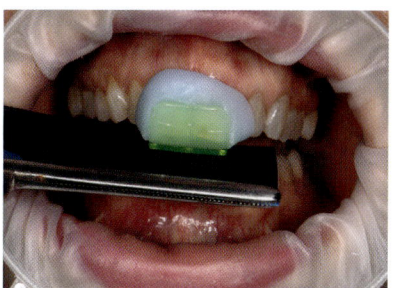
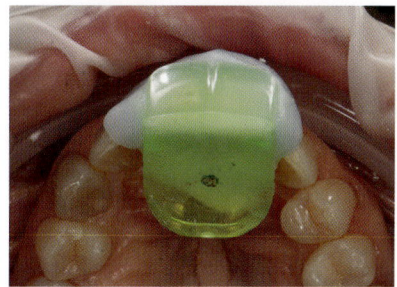

FIGURA 3.55 Utilizando papel rojo y azul observamos que las marcas de ambos se superponen mientras el contacto se mantiene centrado en el mismo punto.

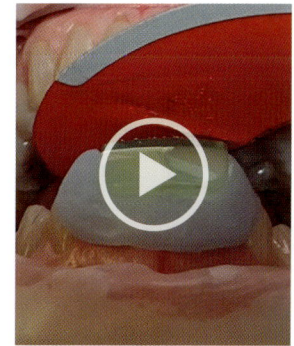

VÍDEO 3.15
Jig de Lucia (III).

SECUENCIA DEL PROCEDIMIENTO DE REGISTRO CON EL *JIG* DE LUCIA

1 **Indexamos la posición de RC en el *jig* utilizando un material fotopolimerizable (p. ej., Conlight®, Kuss Dental).**

Para ello aplicamos adhesivo fotopolimerizable en la plataforma del *jig* justo por delante del punto de contacto. Mandamos cerrar y observamos que el borde incisal inferior del diente antagonista coincida exactamente con dicho punto de contacto (Fig. 3.56).

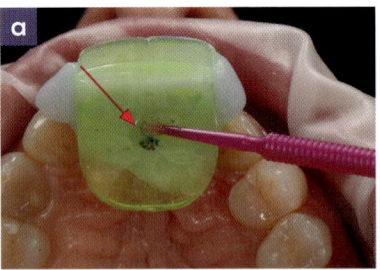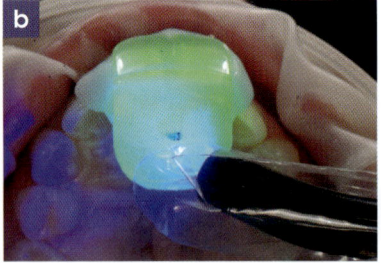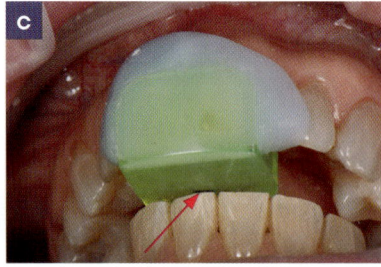

FIGURA 3.56 a,b) Se aplica adhesivo justo por delante del contacto y se polimeriza. c) Se comprueba nuevamente el contacto en el *jig*.

Añadimos el material fotopolimerizable (p. ej., Conlight® Kuss Dental) justo por delante del punto de contacto, teniendo la precaución de que no sobrepase en exceso la cara vestibular del incisivo inferior, para no interferir con el arco de apertura y cierre mandibular. En el caso de que este fuera excesivo, recortaríamos su altura con la fresa de tungsteno.

Mediante el indexado facilitaremos el registro de la posición de RC sin que haya ninguna posibilidad de desviación durante el cierre mandibular (Fig. 3.57, Vídeo 3.16).

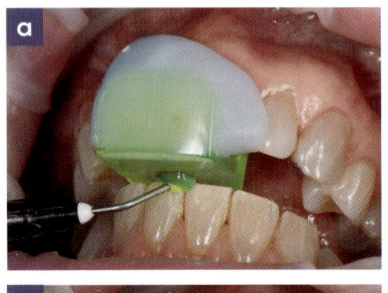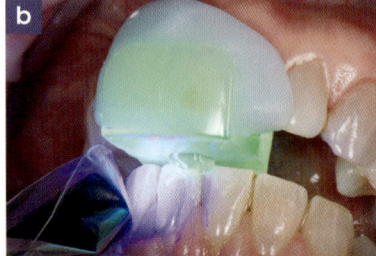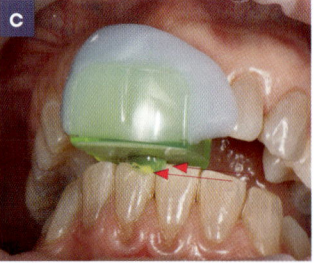

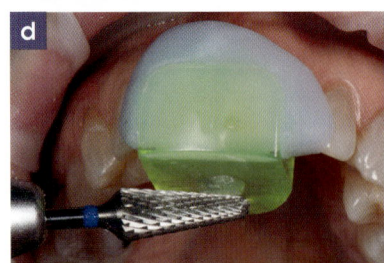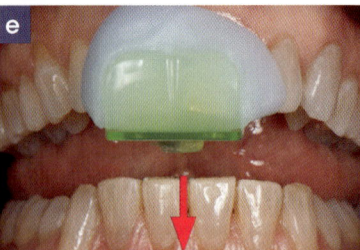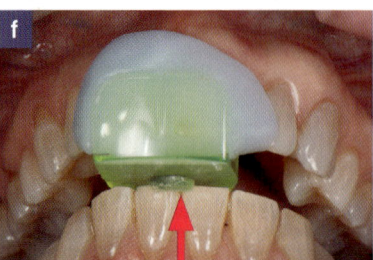

VÍDEO 3.16 *Jig* de Lucia (IV).

FIGURA 3.57 a,b) Se aplica material fotopolimerizable. c-f) Se recorta el *index* en altura para no interferir con el arco de apertura y cierre.

2 **Para el registro analógico con el material a base de PVS seguiremos exactamente los mismos pasos descritos en la utilización de las laminillas de Long**

La única diferencia es que **una vez colocado el material de registro el paciente solamente tiene que efectuar el cierre guiado por el index** (Fig. 3.58, Vídeo 3.17).

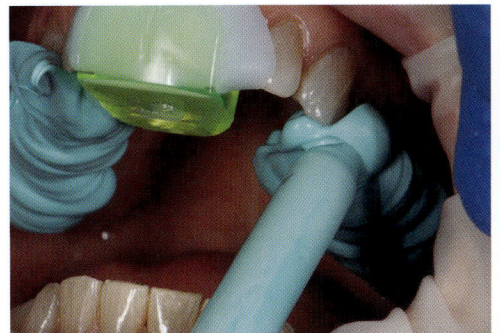 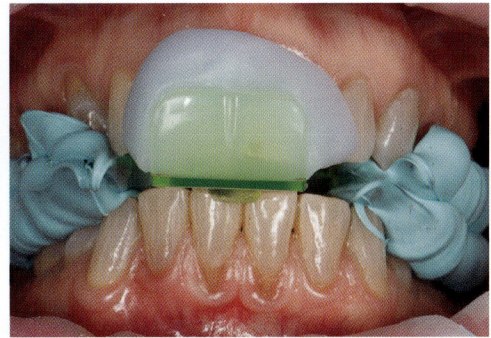 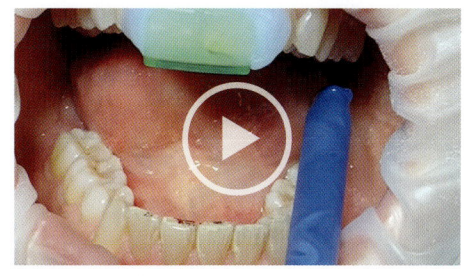

FIGURA 3.58 Registro de RC con el material a base de PVS guiado por el *index*.

VÍDEO 3.17
Jig de Lucia (V).

Una vez finalizados los registros, se retira el *jig* de Lucia de la cavidad oral. Y antes de que el paciente ponga sus dientes en contacto colocaremos ambas manos según la forma descrita en el Capítulo 2 para la técnica bimanual de Dawson. Le indicaremos seguidamente que cierre suavemente hasta que note el primer contacto y abra. Una vez nos indica a punta de dedo en qué lado se produce este, introduciremos el papel de articular de 8 µm y marcaremos el lugar exacto de dicho contacto. Cuando utilizamos el *jig* de Lucia para determinar y registrar la posición de RC, es importante marcar el primer contacto para su posterior comprobación una vez finalizado el montaje en el ASA.

En el caso del registro digital, si bien el procedimiento es similar al empleado con las laminillas, el *index* es una garantía para que el paciente no varíe la posición cuando se toma el registro a derecha e izquierda de forma independiente.

Utilización del B splint parcial anterior

Una vez confirmado que el dispositivo (Fig. 3.59) tiene la retención suficiente y no genera ningún tipo de tensión en los dientes anteriores superiores, seguimos el mismo protocolo de desprogramación llevado a cabo con el *jig* de Lucia. Recordemos que, cuando utilizamos este último, en aquellos pacientes en los que el borde incisal inferior no está alineado podemos regularizarlo con composite para poder centrar el contacto durante el proceso de desprogramación. Sin embargo, no es posible efectuar esta corrección con el B splint dado que este será utilizado durante horas o incluso días (aunque es necesario retirarlo durante las comidas). Por ello, en estos casos durante el proceso de desprogramación buscaremos idealmente dos puntos de contacto a ambos lados de la línea media. Dado que el paciente utilizará el B splint durante el mayor tiempo posible, es necesario también ajustar la plataforma durante los movimientos de protrusiva y lateralidad hasta conseguir que el contacto de los incisivos inferiores sobre la misma durante dichos movimientos sea lo más equilibrado posible (Fig. 3.60, Vídeo 3.18).

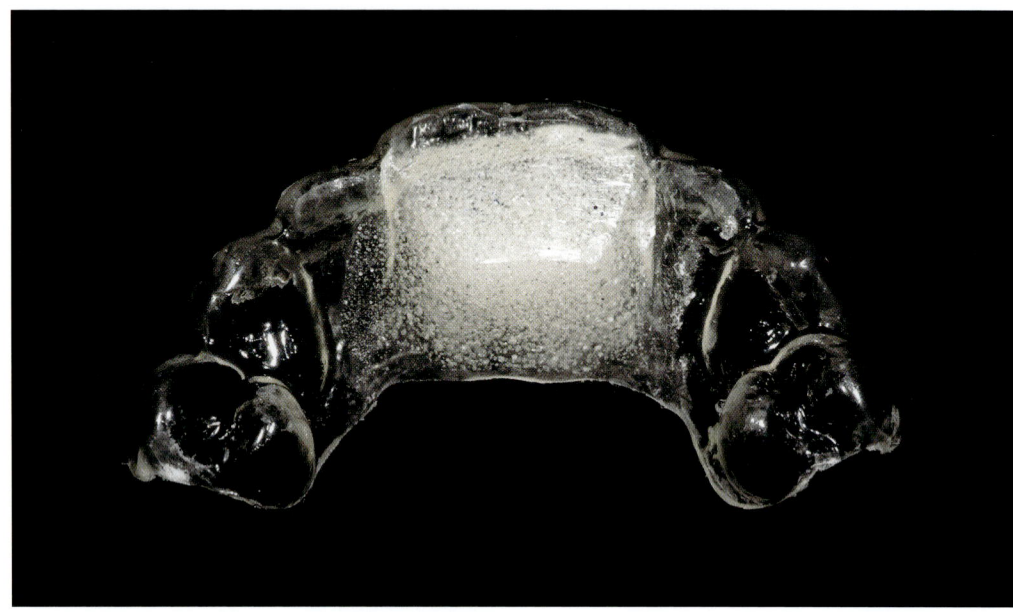

FIGURA 3.59 B splint modificado.

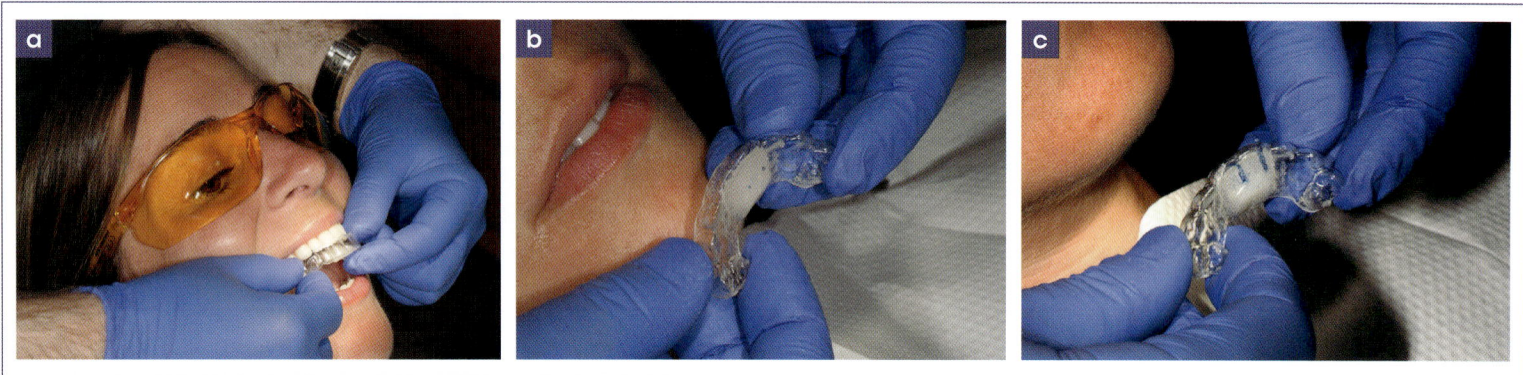

FIGURA 3.60 a) Inserción del B splint. b) Contactos obtenidos en esta paciente con el borde incisal irregular. c) Plataforma una vez funcionalizada.

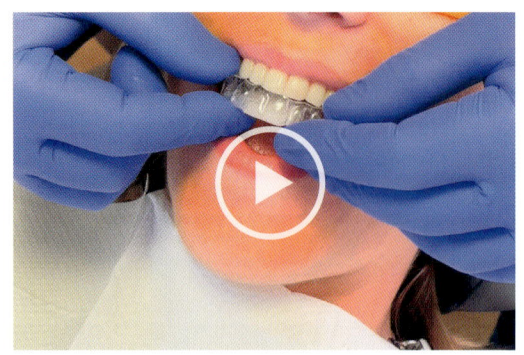

VÍDEO 3.18
Ajuste del B splint.

La cita para tomar el registro de RC debería ser al principio de la mañana, insistiéndole al paciente que no retire el dispositivo desde la noche anterior hasta el momento de la cita (incluso durante el desayuno, que tendrá que ser a base de dieta blanda). Únicamente será retirado mientras se lleva a cabo la higiene oral y durante la misma se debe evitar contacto alguno.

Una vez confirmada con papel de articular la posición de RC en la meseta del dispositivo, indexamos esta posición de la forma anteriormente descrita en este capítulo para el *jig* de Lucia. A su vez, el registro de dicha posición se efectuará igualmente mediante un material a base de PVS. En el caso de que el borde incisal inferior sea irregular y hayamos conseguido dos puntos de contacto simultáneos a ambos lados de la línea media solamente llevaremos a cabo el indexado utilizando uno de ellos (Fig. 3.61, Vídeo 3.19).

Dado que el *B splint* modificado se extiende al menos hasta los primeros premolares, si en el momento de tomar el registro se quiere disponer de una mayor extensión oclusal se puede recortar la plancha termoconformada por detrás de los caninos.

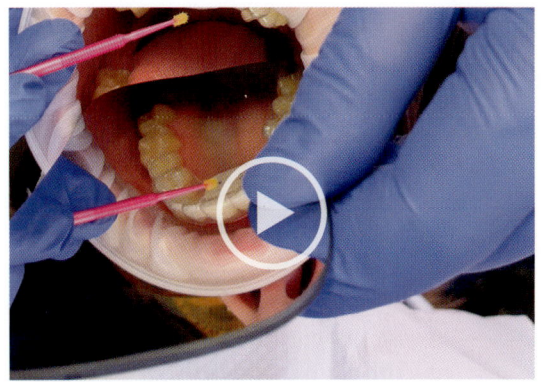

VÍDEO 3.19
Registro con
B splint.

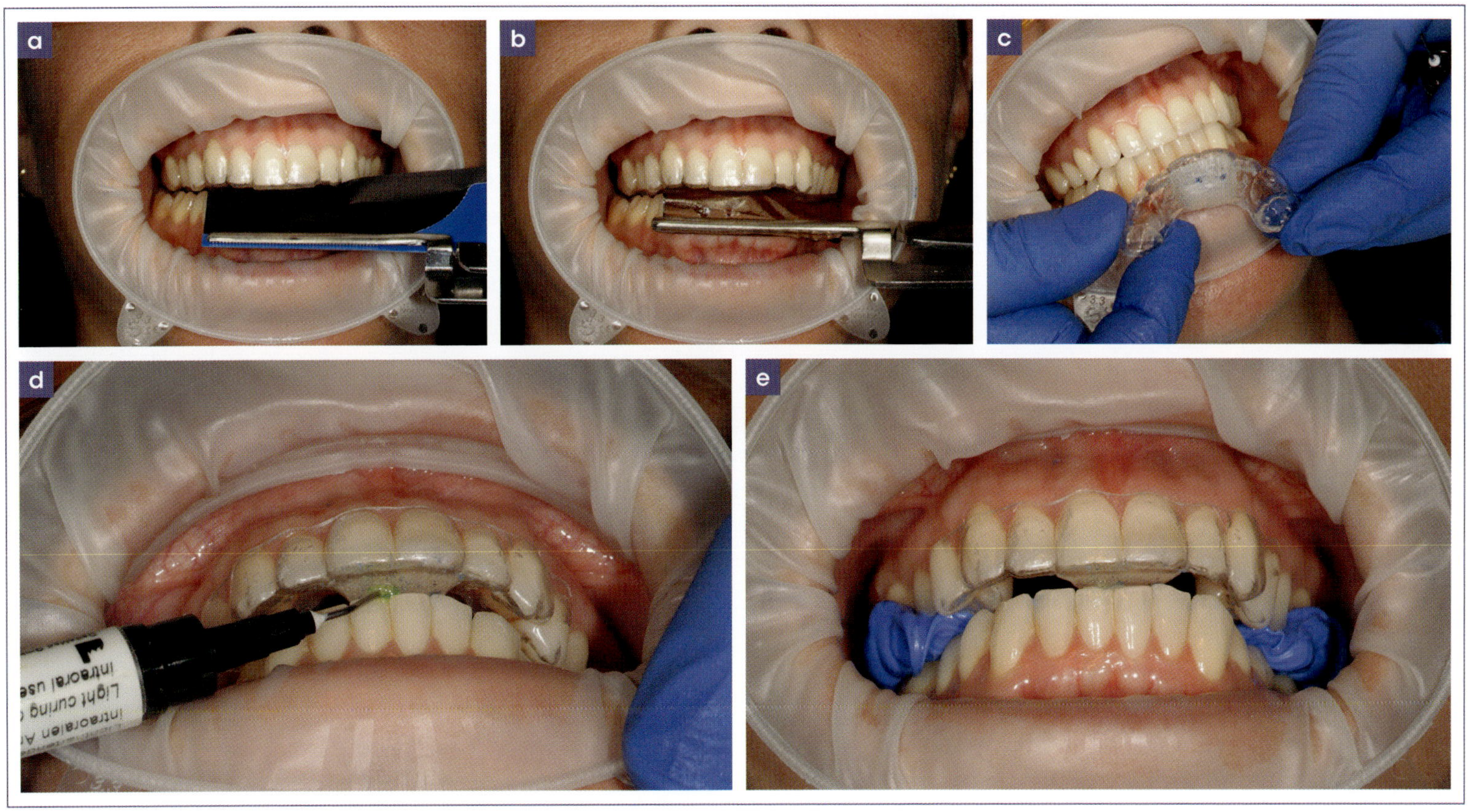

FIGURA 3.61 a) Se marcan los contactos con papel de articular azul. b) Seguidamente con papel rojo. c) Si el paciente está desprogramado las marcas rojas y azules deben coincidir. d) Indexado. e) Registro con un material a base de PVS.

Ventajas e inconvenientes del *jig* de Lucia frente a las laminillas de Long		
	Laminillas de Long	***Jig* anterior**
Ventajas	■ Utilización directa sin preparación previa. ■ Se puede variar la DV añadiendo o sustrayendo laminillas. ■ Podemos saber cuántos milímetros estamos aumentando la DV a nivel de los dientes anteriores puesto que conocemos el grosor de cada laminilla (0,1 mm). ■ Podemos registrar el primer contacto en RC y verificar su coincidencia en los modelos montados en el articulador.	■ Se puede observar la evolución del proceso de desprogramación al poder visualizar el cambio de los contactos en la plataforma del *jig* hasta obtener de forma repetida un punto estable que confirma que estamos en RC ■ Se puede indexar la posición de RC haciendo mucho más fácil y preciso el registro de la posición de RC.
Inconvenientes	■ La posibilidad de distalizar los cóndilos si se aplica fuerza excesiva durante su utilización, especialmente en clases 2 muy marcadas.	■ La necesidad de individualizar el *jig* en el caso de los preformados y el tiempo que requiere su elaboración cuando se fabrican directamente en la cavidad oral utilizando otros materiales. ■ El no poder modificar la DV en el *jig* de forma rápida. ■ El no poder visualizar donde se produce el primer contacto de forma directa.

¿Y cómo sé si los cóndilos están correctamente asentados en la fosa cuando tomo el registro de RC?

Esta es una pregunta muy habitual que se hacen muchos clínicos y que les genera incertidumbre sobre la fiabilidad del registro de RC que han tomado. Dependiendo de si se han utilizado laminillas de Long o el *jig* de Lucia, la forma de verificar la posición de RC es diferente.

■ Cuando empleamos las laminillas de Long, **si verificamos que el primer contacto dentario se produce de forma repetitiva con el papel de articular una vez se ha completado el proceso de desprogramación**, nos indicará que los cóndilos están asentados correctamente en la fosa (RC) (Fig. 3.62). Seguidamente, el registro con PVS se llevará a cabo siguiendo las indicaciones anteriormente expuestas.

■ Si se utiliza el *jig* de Lucia, **verificaremos mediante el papel de articular que el contacto (lo más centrado posible) en la plataforma del *jig* se produce de forma repetitiva** confirmando el

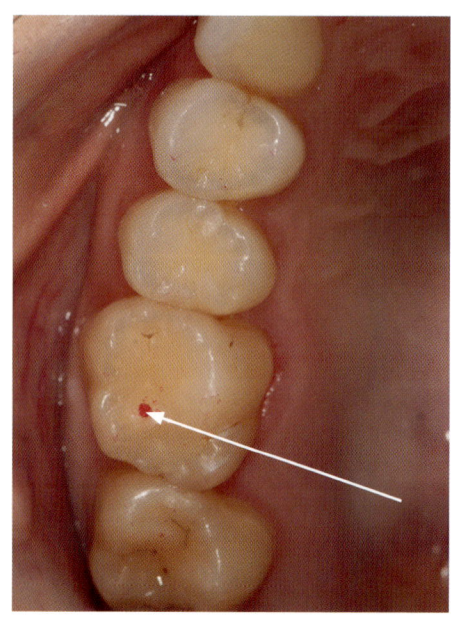

FIGURA 3.62 Primer contacto dentario en RC utilizando las laminillas de Long.

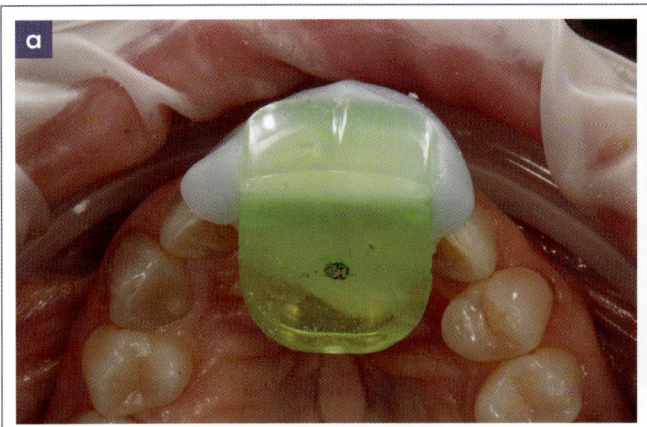
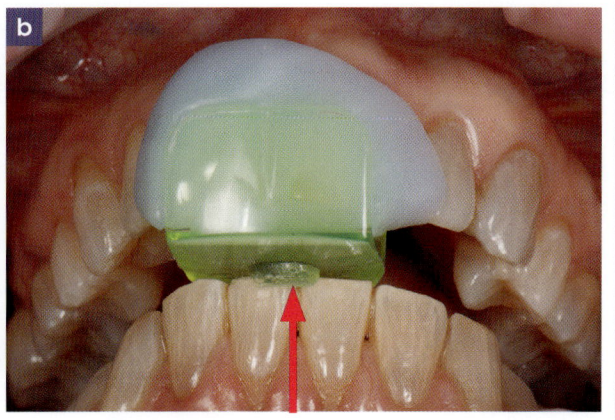

FIGURA 3.63
a) Contacto centrado en la plataforma del *jig* de Lucia.
b) Indexado de la posición.

correcto asentamiento de los cóndilos en la fosa (RC). A su vez, al tener la posibilidad de indexar la posición facilitará considerablemente la toma del registro con PVS sin desviaciones de la mandíbula durante el cierre (Fig. 3.63).

Consideraciones con relación a los materiales de registro

Aunque existen diferentes materiales de registro, las ceras y los materiales a base de PVS son los más utilizados y su elección depende de las preferencias de cada operador. Está descrito que los materiales a base de PVS junto con aquellos a base de poliéter son los que presentan un mayor grado de precisión (Kattadiyil *et al.*, 2021).

Consideramos que la utilización de registros a base de PVS para registrar la posición de RC tiene ventajas sobre las ceras por su fácil manipulación a la hora de efectuar el registro y su estabilidad dimensional, lo que nos permite, incluso después de varios días, articular los modelos sin introducir errores.

Ahora bien, el alto grado de precisión de estos materiales da lugar a una reproducción perfecta de las superficies oclusales, que comparada con la menor precisión que se obtiene en la reproducción de estas en los modelos, hace que no sea posible una perfecta adaptación entre ambos cuando los ponemos en contacto si no efectuamos una modificación previa de los registros (Fig. 3.64).

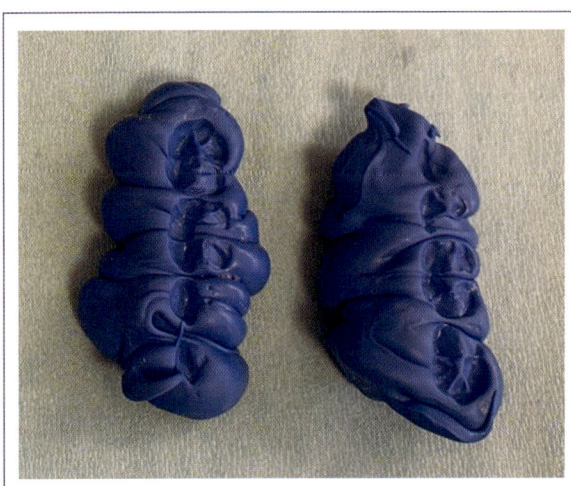
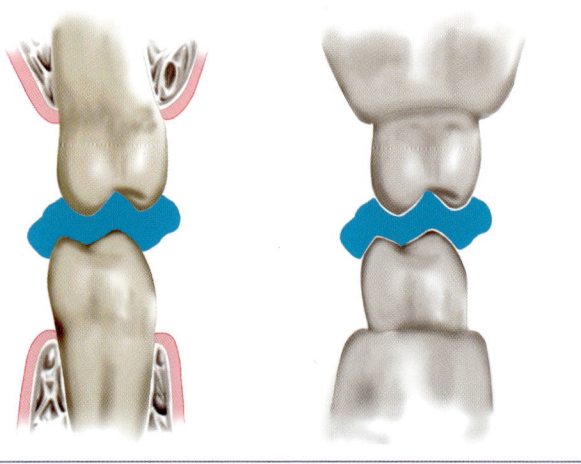

FIGURA 3.64 El grado de precisión alcanzado en los registros a base de PVS puede interferir con el asentamiento de los mismos en las caras oclusales de los modelos.

Tal modificación implica recortar debidamente el registro mediante una hoja de bisturí (n.º 11 o n.º 15) o una fresa de tungsteno hasta eliminar todos los surcos presentes y mantener únicamente las puntas de las cúspides (Fig. 3.65, Vídeo 3.20). Mediante este procedimiento, garantizamos la estabilidad de los modelos con los registros interpuestos antes de llevar a cabo el montaje del modelo inferior. La ausencia de movilidad debe ser absoluta: este es un requisito tan básico como imprescindible, pero que es obviado muchas veces por dentistas y técnicos, por lo que es el responsable de muchos de los fallos en los montajes del modelo inferior en RC.

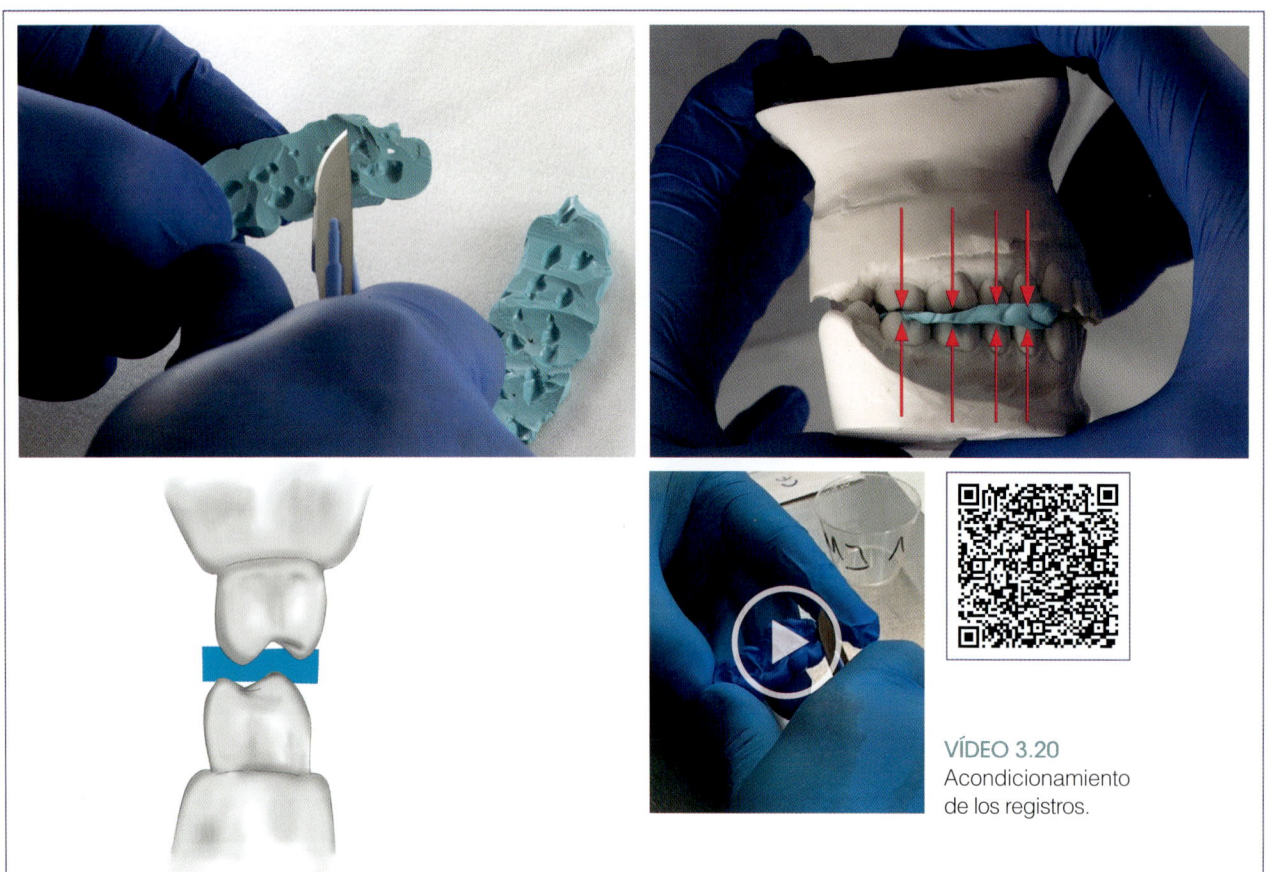

VÍDEO 3.20
Acondicionamiento
de los registros.

FIGURA 3.65 Acondicionamiento de los registros hasta dejar solamente las puntas de las cúspides para permitir el perfecto asentamiento de los modelos.

TRANSFERENCIA Y MONTAJE DE MODELOS EN EL ASA (ARTEX CPR® AMMAN GIRRBACH)

A continuación, mostraremos la secuencia de transferencia y montaje de modelos en el articulador Artex CPR® mediante la utilización del arco facial Artex face-Bow® y el analizador dentofacial EZ Bow®.

Transferencia y montaje de modelos con el arco facial Artex face-Bow®

SECUENCIA DE MONTAJE DEL MODELO SUPERIOR

1 Acondicionamiento del registro de PVS en la horquilla de transferencia y preparación del articulador (Fig. 3.66, Vídeo 3.21)

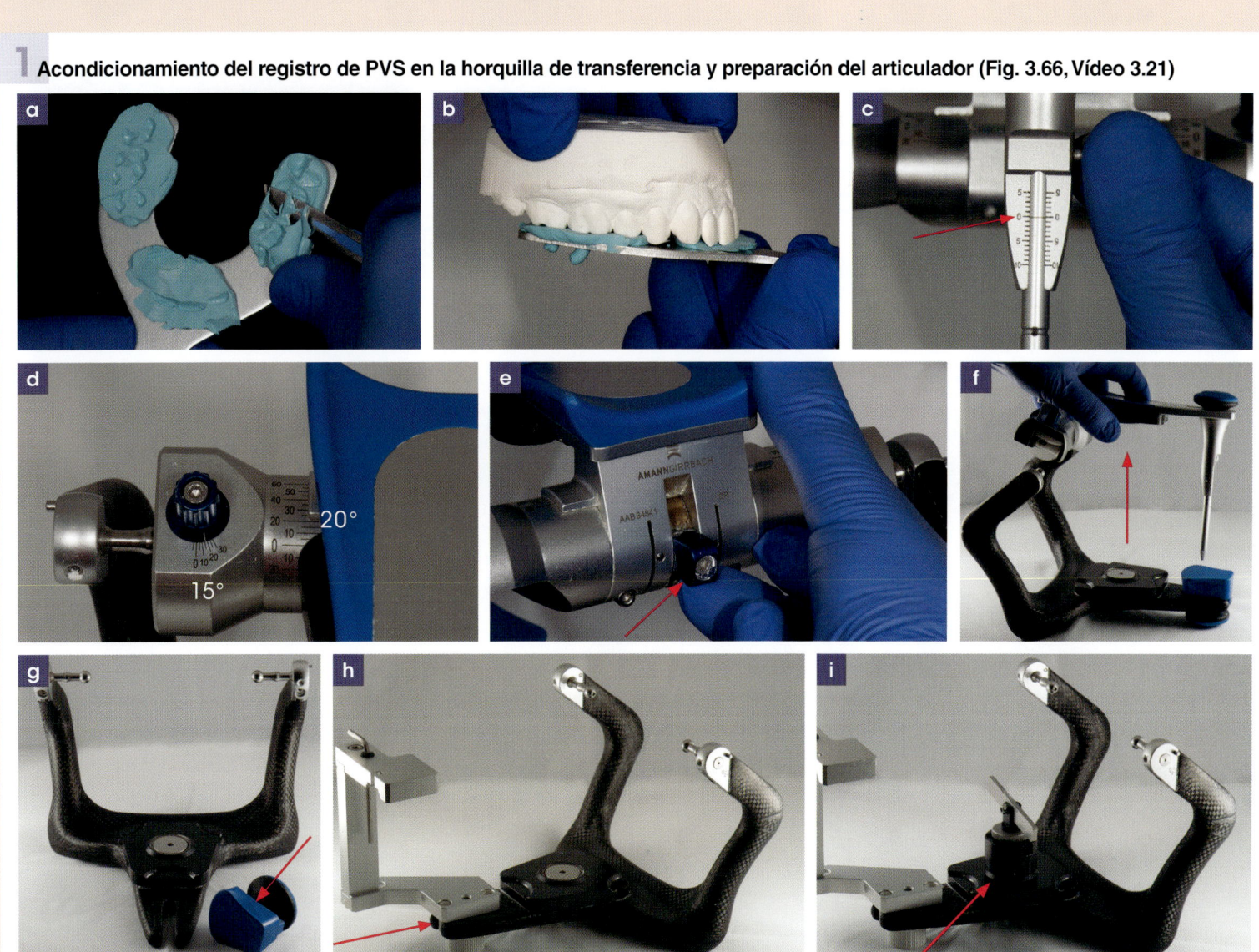

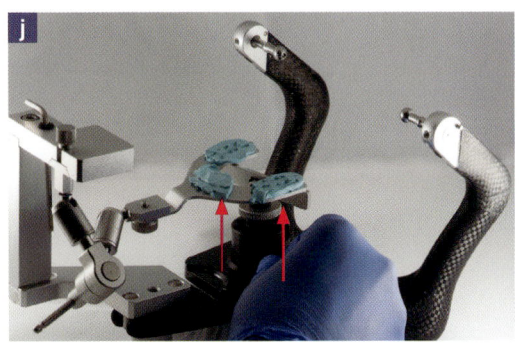
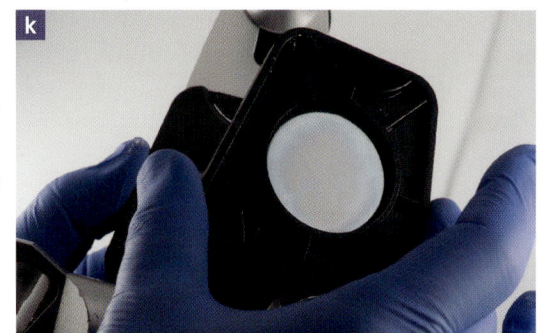
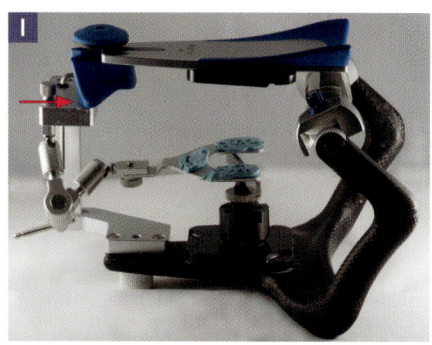

FIGURA 3.66 a,b) Se recorta debidamente el registro hasta dejar únicamente las puntas de las cúspides para asegurar la estabilidad del modelo superior. c,d) Se verifica que el puntero incisal está a cero, la inclinación condílea a 20° y el ángulo de Bennett a 15°. e,f) Se suelta el bloqueo de céntrica y se retira el miembro superior del articulador. g,h) Se sustituye la meseta incisal por el *jig* de montaje. i) Se coloca el dispositivo imantado de soporte. j) Se inserta seguidamente la rótula de transferencia con la horquilla de registro buscando la adaptación estable del dispositivo de soporte a esta. k) Colocamos la pletina de montaje superior. l) Retiramos el puntero incisal y lo sustituimos por el dispositivo de apoyo para el miembro superior del articulador.

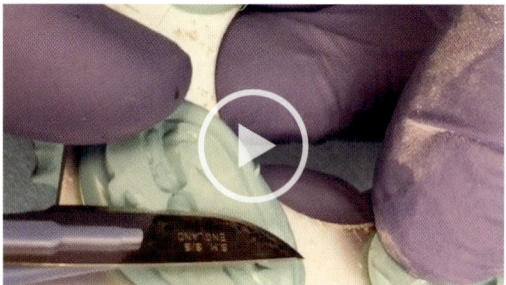

VÍDEO 3.21
Montaje del modelo superior.

2 Fijación del modelo superior al articulador (Fig. 3.67)

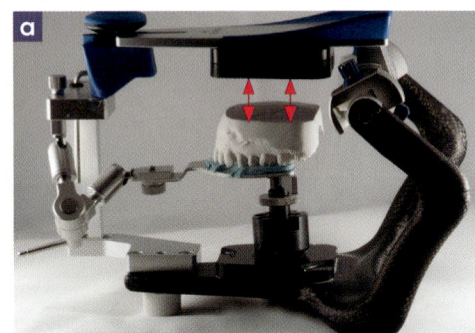
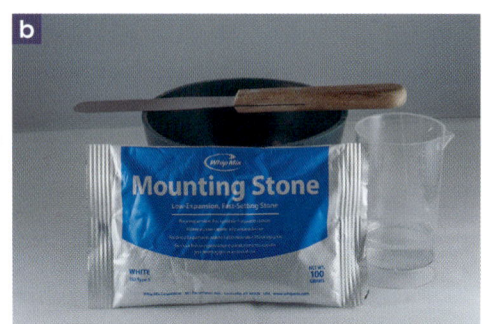

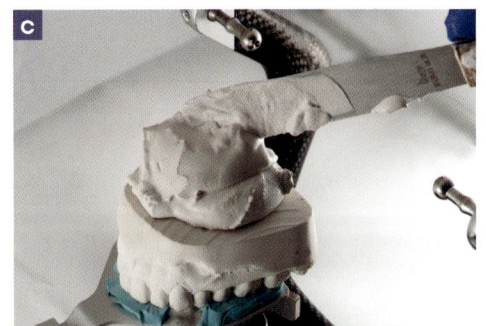
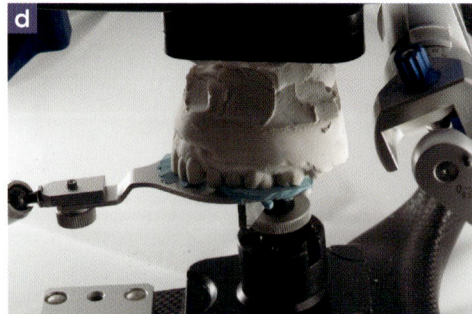

FIGURA 3.67 a) Se coloca el modelo superior y se comprueba el espacio para el montaje. b) Se efectúa la mezcla de agua y escayola siguiendo las instrucciones del fabricante para reducir al mínimo la expansión de fraguado. c) Con la base del modelo previamente humedecido se aplica la mezcla de escayola en su superficie y en la pletina de montaje y se cierra el articulador hasta que el dispositivo de apoyo del miembro superior entre en contacto con el *jig* de montaje. d) Esperamos a que se produzca el fraguado completo de la escayola antes de retirar el modelo del articulador.

SECUENCIA DE MONTAJE DEL MODELO INFERIOR

1 **Preparación del articulador y acondicionamiento de los registros (Fig. 3.68)**

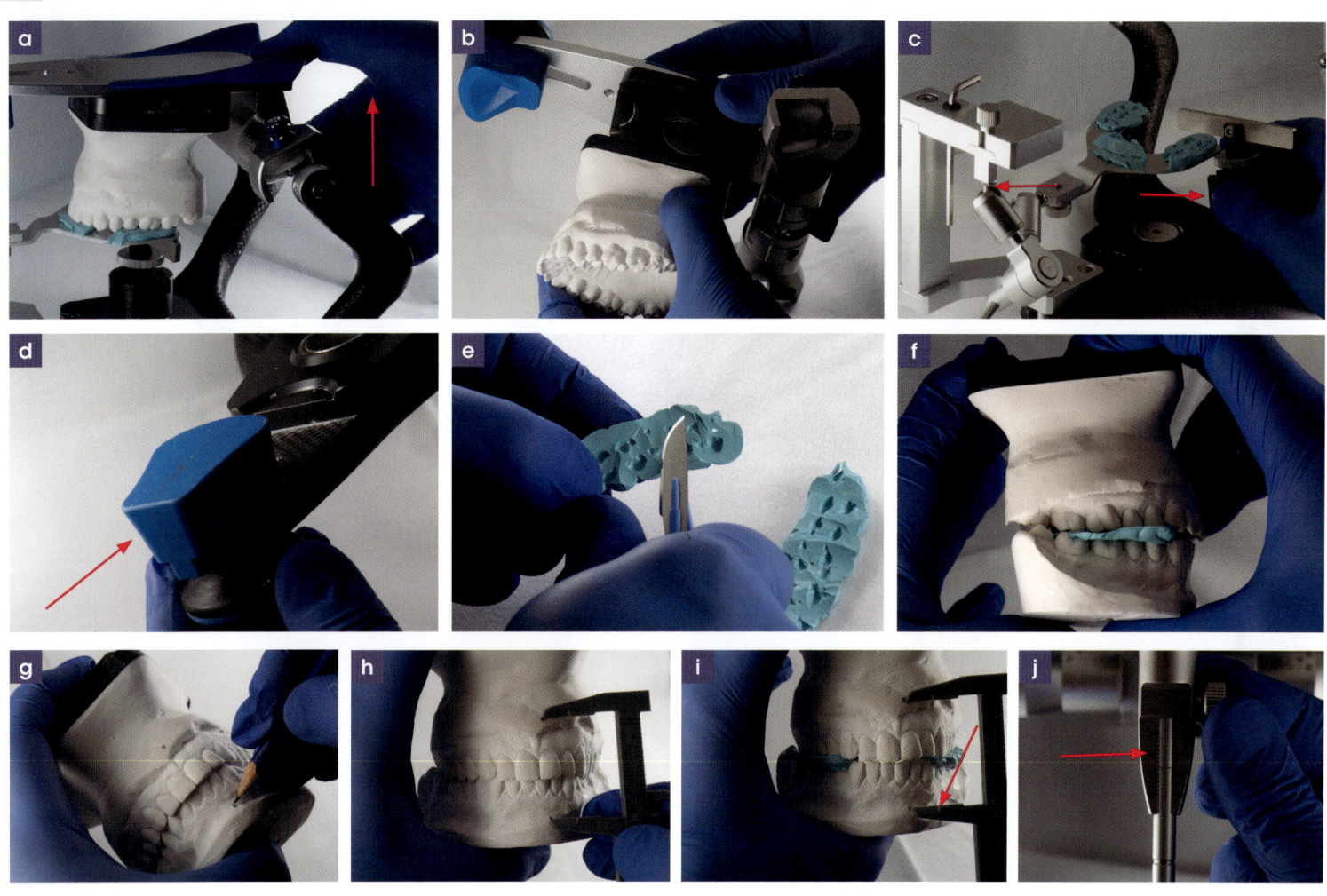

FIGURA 3.68 a,b) Se suelta el bloqueo de céntrica y se retira el miembro superior del articulador. c,d) Se retira el *jig* de montaje con la rótula de transferencia y dispositivo imantado de soporte y se coloca la meseta incisal del articulador. e,f) Se recortan los registros de RC hasta dejar únicamente las puntas de las cúspides y se comprueba la estabilidad de los modelos. g,h) Se marcan dos puntos arbitrarios en la cara vestibular de los modelos superior e inferior y se mide la distancia entre ambos: primeramente, con los modelos con los registros de RC interpuestos y, seguidamente, directamente sin los registros. i) La diferencia recogida entre ambas mediciones será el incremento que habrá que aplicar en el puntero incisal para compensar el grosor del registro de RC.

2 Fijación del modelo inferior (Fig. 3.69)

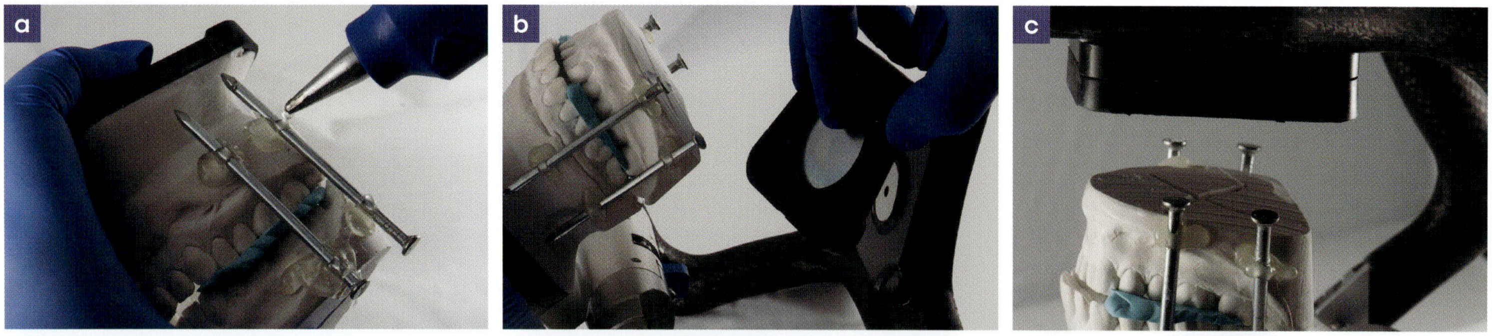

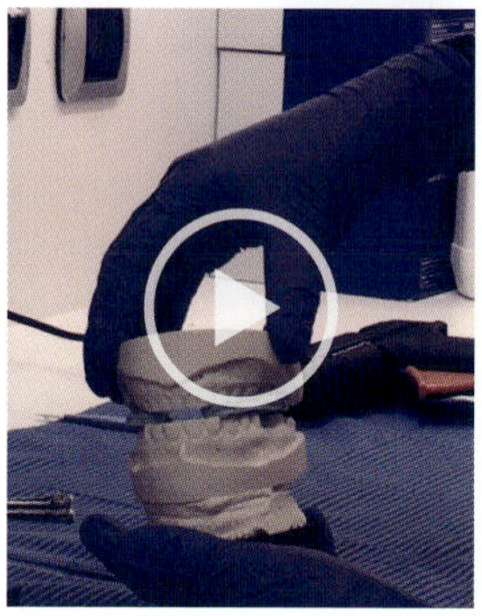

a | b | c

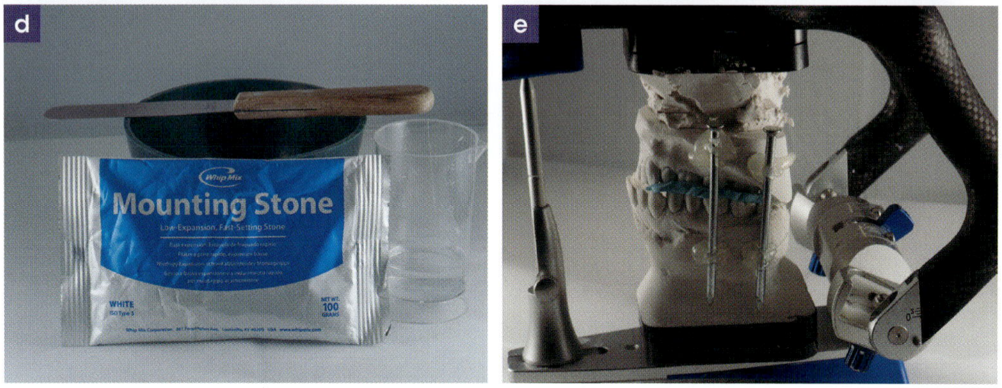

d | e

VÍDEO 3.22
Montaje del modelo inferior.

FIGURA 3.69 a) Se estabiliza el modelo inferior con el registro de RC contra el modelo superior mediante la utilización de clavos y un termodispensador de silicona de bricolaje. b) Se coloca la pletina de montaje inferior. c) Se invierte la posición del articulador y se verifica el espacio de montaje. d,e) Una vez se efectúa la mezcla de escayola, se pega el modelo inferior siguiendo las mismas pautas previamente descritas para el modelo superior.

TRANSFERENCIA Y MONTAJE DE MODELOS CON LA MESETA DEL EZ BOW SYSTEM®

La posición del modelo superior con respecto al cráneo recogida en la cubeta del EZ Bow será transferida al ASA mediante la meseta de montaje. Esta permite colocar de forma arbitraria el borde incisal de los incisivos centrales superiores a una distancia de 100 mm del centro del eje intercondilar (Fig. 3.70).

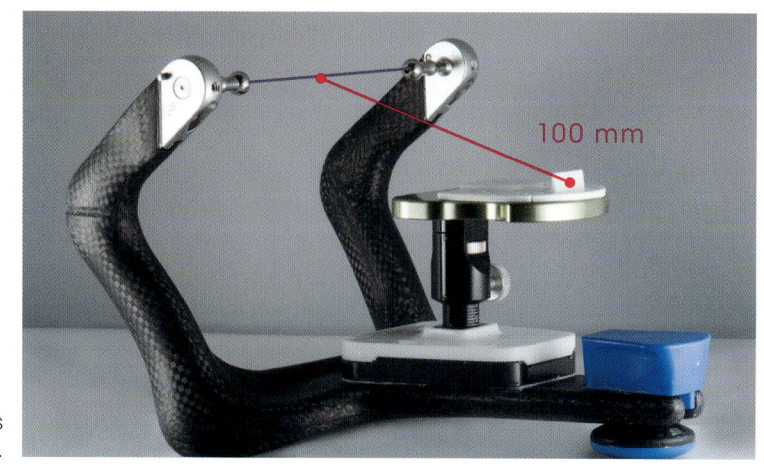

FIGURA 3.70 Meseta de montaje que permite colocar el borde incisal de los incisivos centrales superiores del modelo superior a 100 mm del eje intercondilar.

SECUENCIA DE MONTAJE DEL MODELO SUPERIOR

1 **Acondicionamiento del registro de PVS en la horquilla de transferencia y preparación del articulador (Fig. 3.71)**

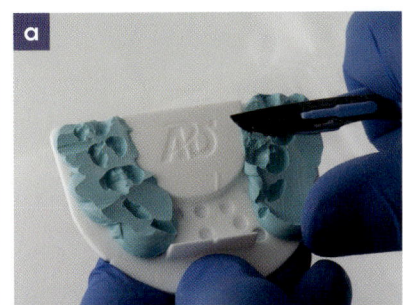
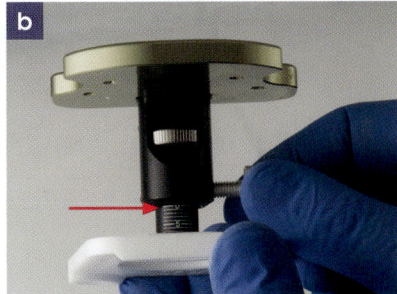
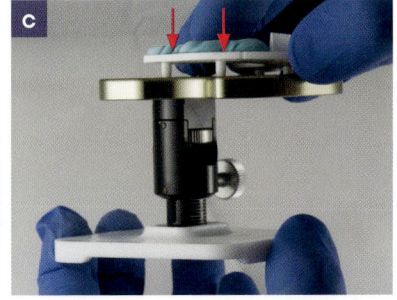
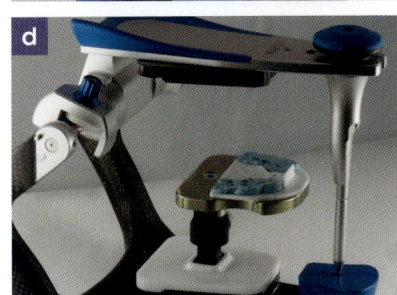
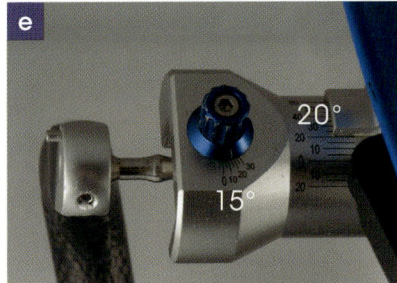
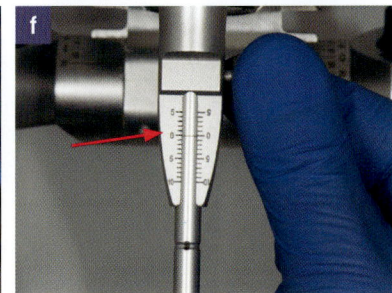

FIGURA 3.71 a) Se recorta el registro de PVS de la cubeta de plástico de transferencia dejando únicamente las puntas de las cúspides. b,c) Se establece a 0 el ajuste vertical de la meseta de transferencia y se inserta en esta la cubeta de plástico de transferencia con el registro. d) Se adapta la base imantada de la meseta de transferencia al miembro inferior del articulador. e,f) Se ajusta a cero el puntero incisal y se verifica que el ajuste de la inclinación condílea está a 20° y el ángulo de Bennett a 15°.

2 **Fijación del modelo superior (Fig 3.72, Vídeo 3.23)**

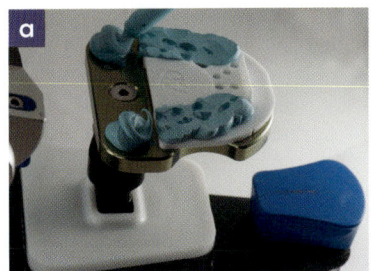
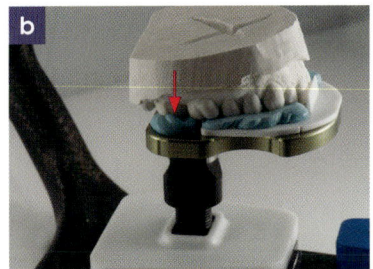
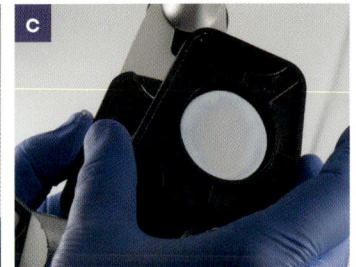
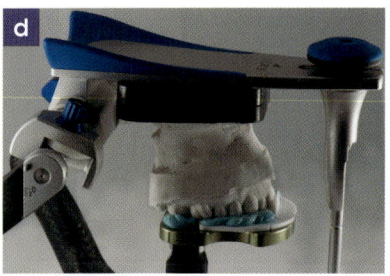

FIGURA 3.72 a,b) Se estabiliza el modelo superior sobre la meseta depositando PVS a nivel de los últimos molares. c) Se coloca la pletina de montaje superior. d) Fijación del modelo superior con escayola siguiendo las indicaciones previamente descritas.

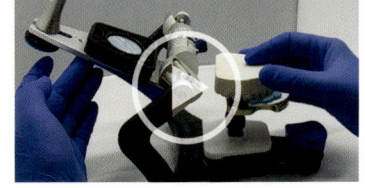

VÍDEO 3.23
Montaje del modelo superior.

Para el montaje del modelo inferior se seguirán exactamente los mismos pasos descritos previamente durante la transferencia y montaje de modelos utilizando el AFA Artex face Bow.

VERIFICACIÓN DEL MONTAJE ANALÓGICO EN RC

Además de verificar el asentamiento de los cóndilos en la fosa antes de llevar a cabo el registro de RC con PVS en el paciente, es fundamental también verificar si el montaje del modelo inferior en el articulador es correcto. Mediante una foto con el teléfono móvil registramos la localización del primer contacto en la cavidad oral una vez finalizado el proceso de desprogramación antes de tomar el registro de RC. Posteriormente comprobaremos con papel de articular una vez finalizado el montaje en el articulador si ambos contactos coinciden (Warren y Capp, 1990; Dawson, 2007) (Fig. 3.73, Vídeo 3.24). En el caso de que ambos contactos no coincidan será preciso repetir el registro y efectuar un nuevo montaje.

A su vez, otro procedimiento sencillo (Goldstein y Goodacre, 2023) para verificar si el montaje es correcto consiste en sustituir el registro de RC empleado para el mismo (Registro 1) por el segundo registro de RC (Registro 2). Para ello, y con el miembro superior del articulador fijado en céntrica, colocaremos este segundo registro sobre el modelo inferior. Cerraremos el articulador hasta que el modelo superior contacte con dicho registro. El ajuste del modelo superior sobre las huellas del registro debe ser similar al utilizado para efectuar el montaje (Fig. 3.74, Vídeo 3.25).

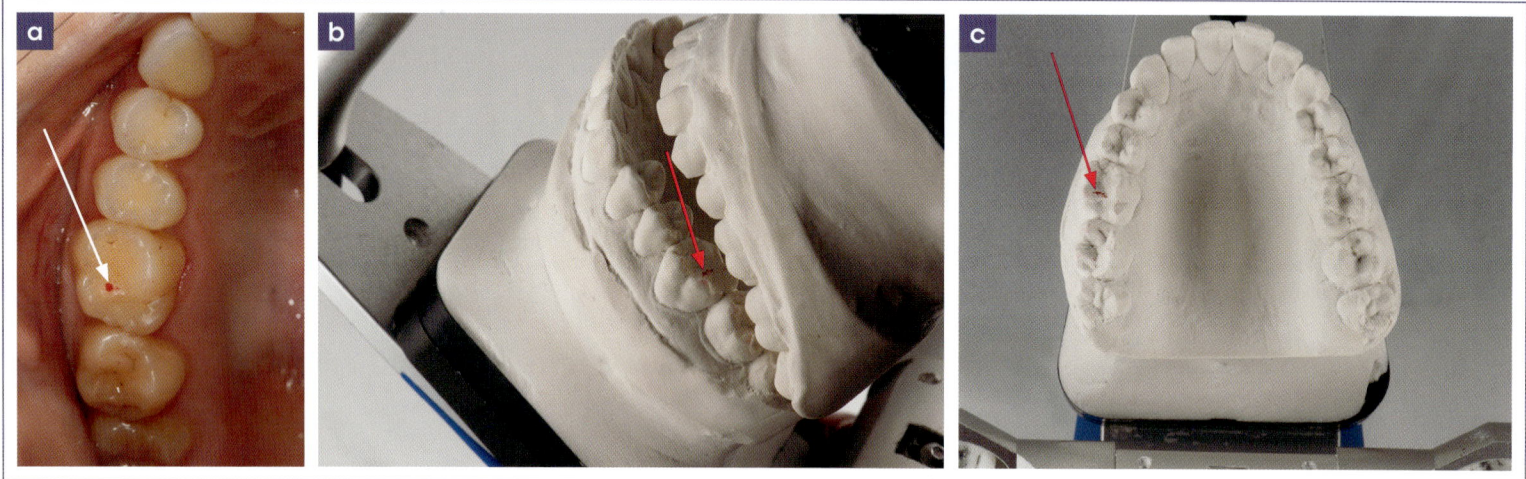

FIGURA 3.73 a) Primer contacto en la cavidad oral en RC una vez finalizada la desprogramación. b,c) El primer contacto en RC en el articulador coincide con el primer contacto en la boca, confirmando que el montaje es correcto.

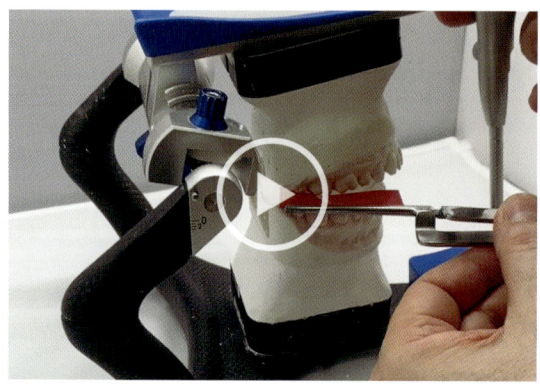

VÍDEO 3.24
Verificación del montaje (I).

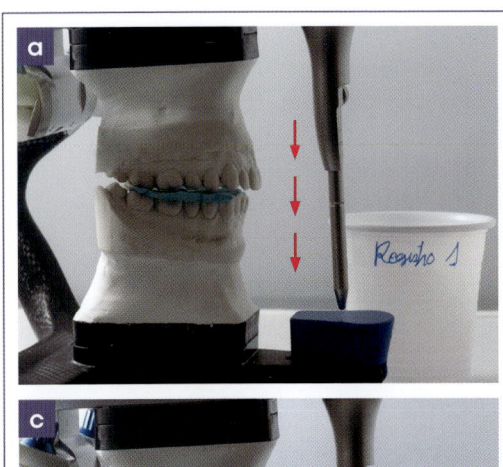
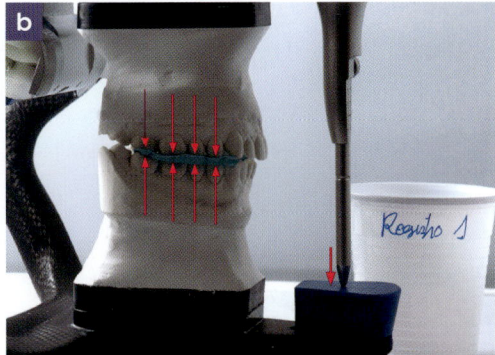
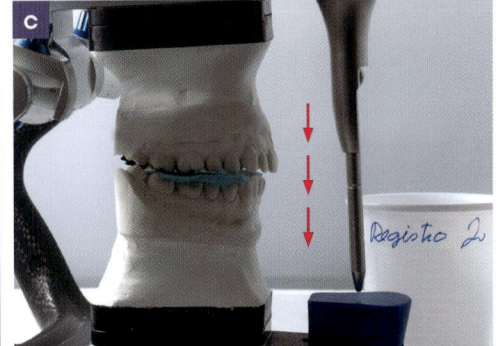
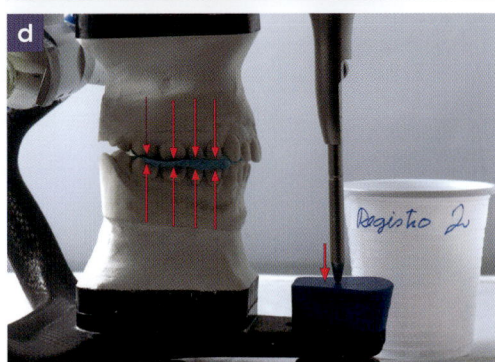

FIGURA 3.74 a,b) Montaje del registro 1. Al cerrar, el ajuste del modelo superior sobre el registro será preciso sin mostrar desplazamiento alguno hasta que contacte el puntero en la meseta incisal. c,d) Esta misma situación debería reproducirse con el registro 2.

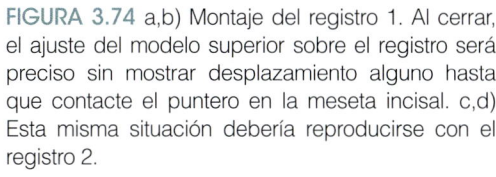
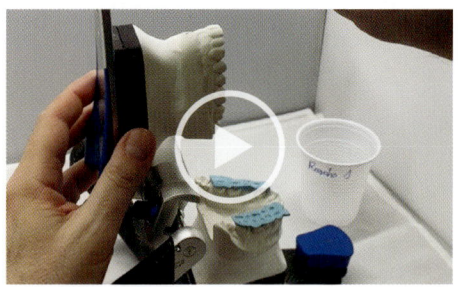

VÍDEO 3.25
Verificación del montaje (II).

TRANSFERENCIA Y MONTAJE VIRTUAL DE MODELOS CON EL ANALIZADOR DENTOFACIAL EZ BOW® EN EXOCAD®

SECUENCIA DE LA TRANSFERENCIA DE ARCHIVOS AL PROGRAMA EXOCAD

1 **Exportación de archivos**

Una vez se han tomado las impresiones virtuales intraorales de las arcadas superior e inferior, el registro intermaxilar virtual de RC y el registro virtual de la cubeta de registro de la posición del maxilar del sistema EZ Bow, se procede a la exportación de los archivos STL o PLY al laboratorio (Fig. 3.75).

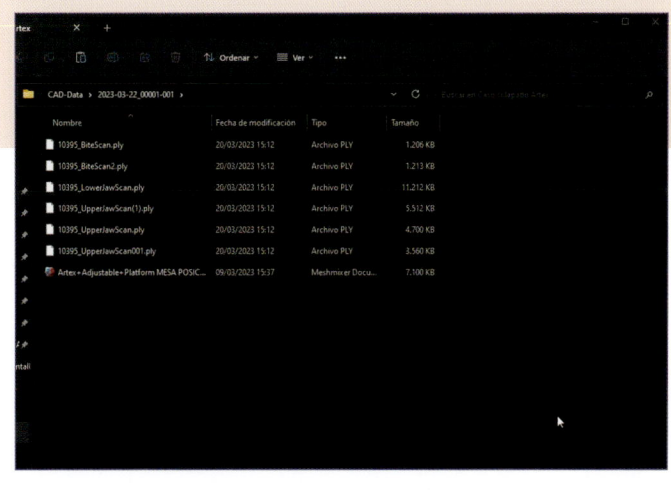

FIGURA 3.75 Archivos recibidos en el laboratorio.

2 **En el laboratorio, se cargan todas las mallas pertenecientes al trabajo en el programa Exocad®**

- Modelo de trabajo (modelo superior) (Fig. 3.76).
- Modelo antagonista (modelo inferior) (Fig. 3.77).
- Cubeta de registro de la posición maxilar superior (MS) (Fig. 3.78).
- Malla unificada de relación intermaxilar en RC (maxila/mandíbula) (Fig. 3.79).
- Plataforma de alineación de cubeta de registro posición maxilar con articulador virtual Artex (Fig. 3.80).

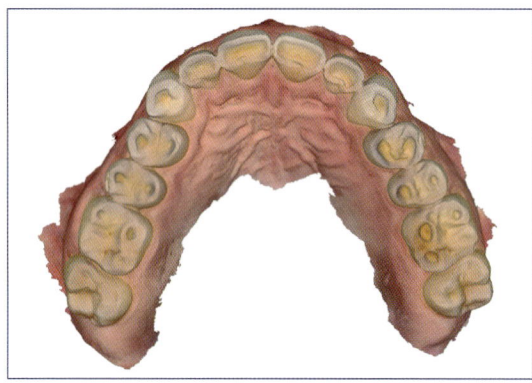

FIGURA 3.76 Modelo de trabajo (modelo superior).

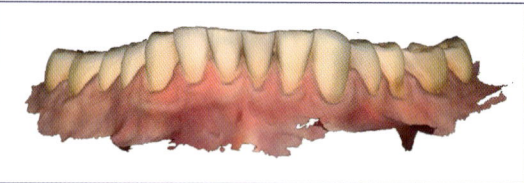

FIGURA 3.77 Modelo antagonista (modelo inferior).

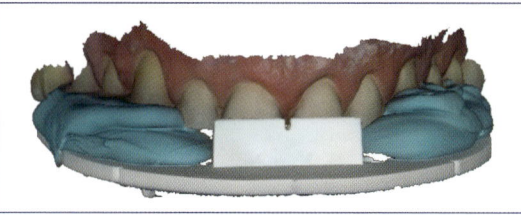

FIGURA 3.78 Cubeta de registro de la posición maxilar superior (MS).

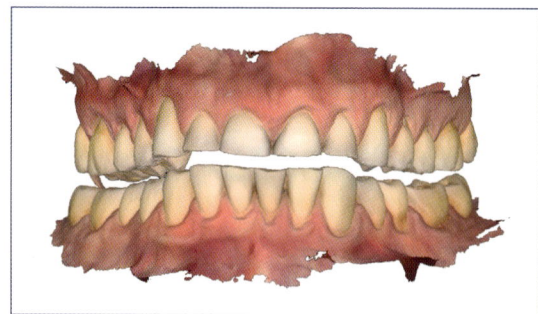

FIGURA 3.79 Malla unificada de relación intermaxilar en RC (maxila/mandíbula).

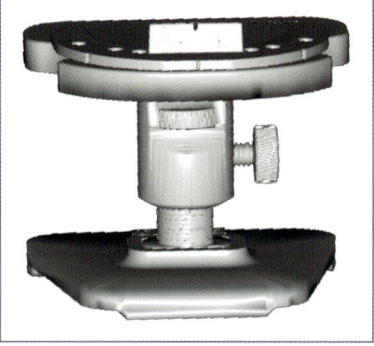

FIGURA 3.80 Plataforma de alineación de cubeta de registro posición maxilar con articulador virtual Artex.

Es muy importante la secuencia de solapado, pues tendremos que ir buscando las referencias en común entre las diferentes mallas partiendo siempre de la malla de la plataforma de montaje de alineación de la cubeta de registro del MS con el articulador virtual Artex. Tenemos como referencia inicial esa malla debido a que dicha plataforma se encuentra ubicada en coordenadas que la centran en el articulador virtual cargado en Exocad®.

3 **Comenzamos la alineación de mallas**

En primer lugar, alineamos la malla de la cubeta de registro MS (malla flotante) con la plataforma de alineación de la cubeta de registro del maxilar superior en el articulador virtual (malla fija). Damos un mínimo de tres puntos de referencia y solapamos. Mediante un código de colores podemos comprobar si el ajuste es óptimo. En este caso, comprobamos que el resultado del solapado es correcto (Fig. 3.81).

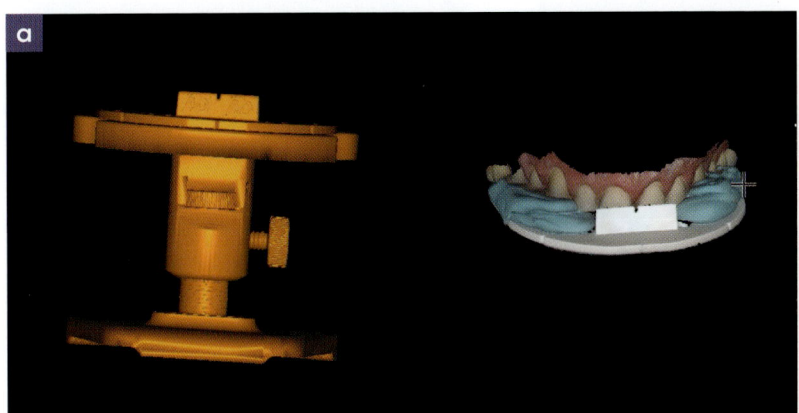
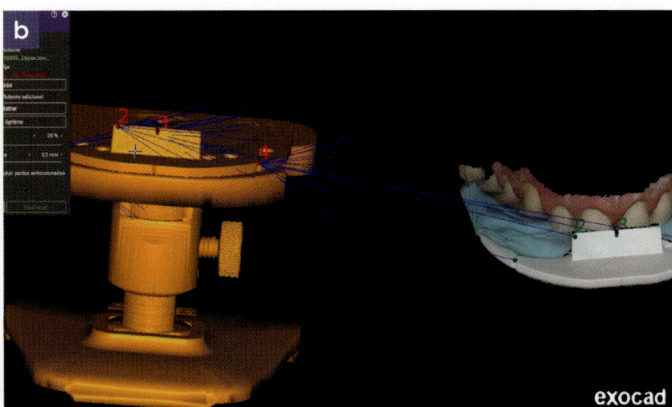
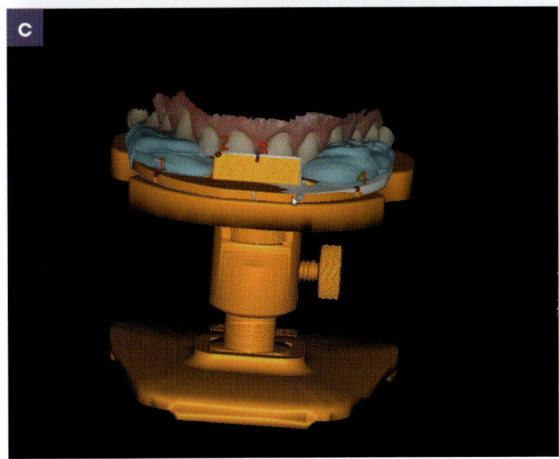
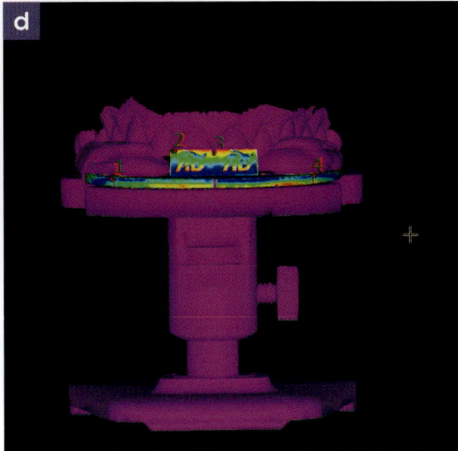

FIGURA 3.81 a) Desactivamos las mallas de los modelos superior e inferior y dejamos solamente la plataforma de montaje y la cubeta de registro del MS. b) Se seleccionan tres puntos de referencia en la plataforma de montaje y en la cubeta de registro y se relacionan entre sí. c) Se solapan ambos. d) observamos que el solapamiento mediante un código de colores (predomina el azul) es correcto.

Una vez ubicada la malla de la cubeta de registro, desactivamos la malla de la plataforma y activamos la malla del modelo de trabajo superior. Ahora tendremos como referencia de malla fija la cubeta de registro y como flotante utilizaremos la malla del modelo de trabajo. Volvemos a dar tres puntos de referencia en común entre ambas y procedemos al solapado. Comprobamos resultado del ajuste con código de colores (Fig. 3.82).

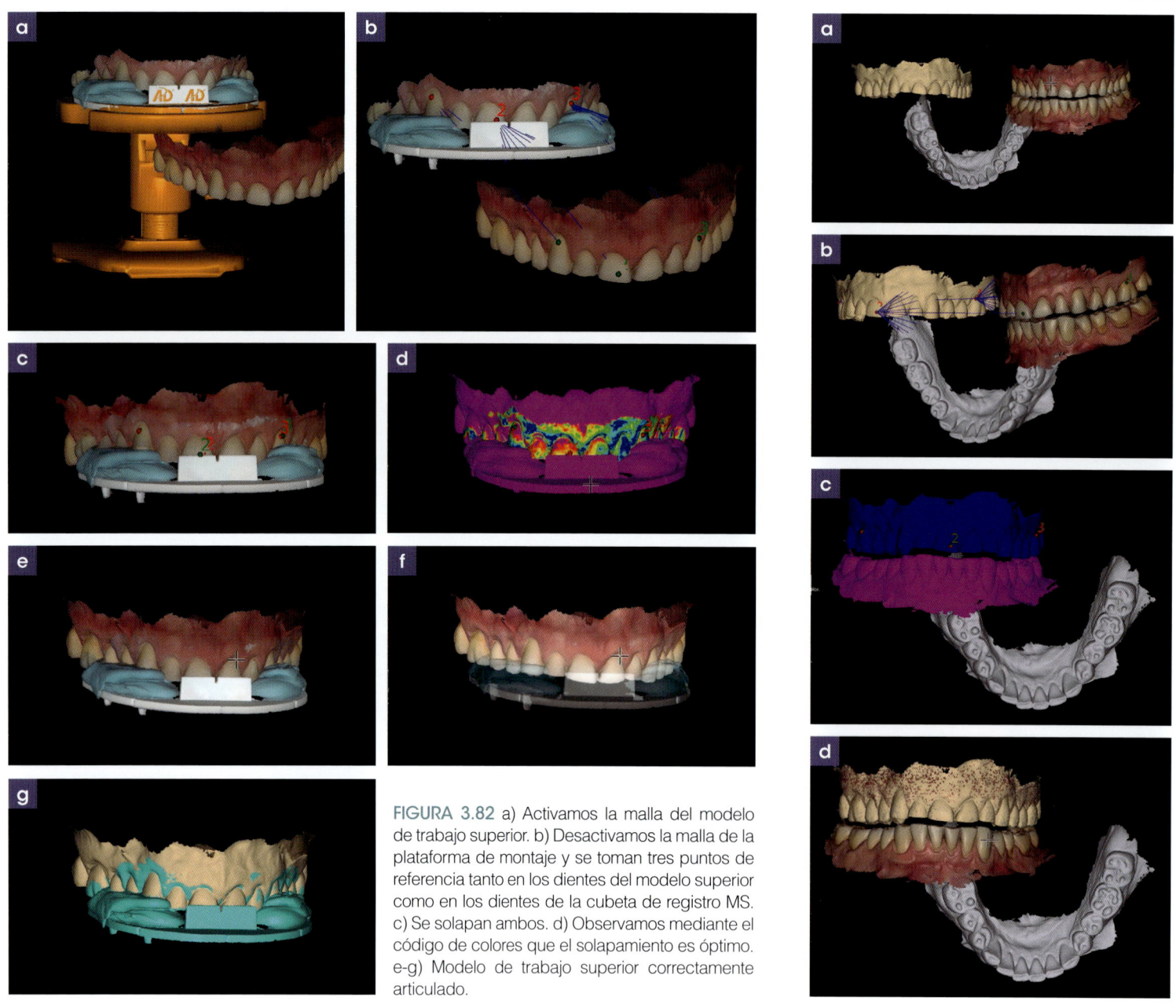

FIGURA 3.82 a) Activamos la malla del modelo de trabajo superior. b) Desactivamos la malla de la plataforma de montaje y se toman tres puntos de referencia tanto en los dientes del modelo superior como en los dientes de la cubeta de registro MS. c) Se solapan ambos. d) Observamos mediante el código de colores que el solapamiento es óptimo. e-g) Modelo de trabajo superior correctamente articulado.

Ubicada ya la malla del modelo superior, desactivamos la malla de la cubeta de registro y activamos la malla de relación intermaxilar en RC (maxila/mandíbula). Damos puntos de referencia en común de los maxilares superiores donde la malla del modelo superior será la fija y la de la relación mandibular la flotante. Comprobamos el ajuste (Fig. 3.83).

FIGURA 3.83 a) Se carga la malla de relación intermaxilar en RC. b) Seleccionamos tres puntos de referencia en la malla del modelo superior de trabajo y en la malla del modelo superior articulado virtualmente en RC. c,d) Solapamos ambos modelos superiores.

Por último, desactivamos la malla del modelo de trabajo y activamos la malla del modelo antagonista. Damos puntos de referencia entre la malla unificada de la relación intermaxilar de RC (fija) y la malla antagonista (flotante). Comprobamos el ajuste (Fig. 3.84).

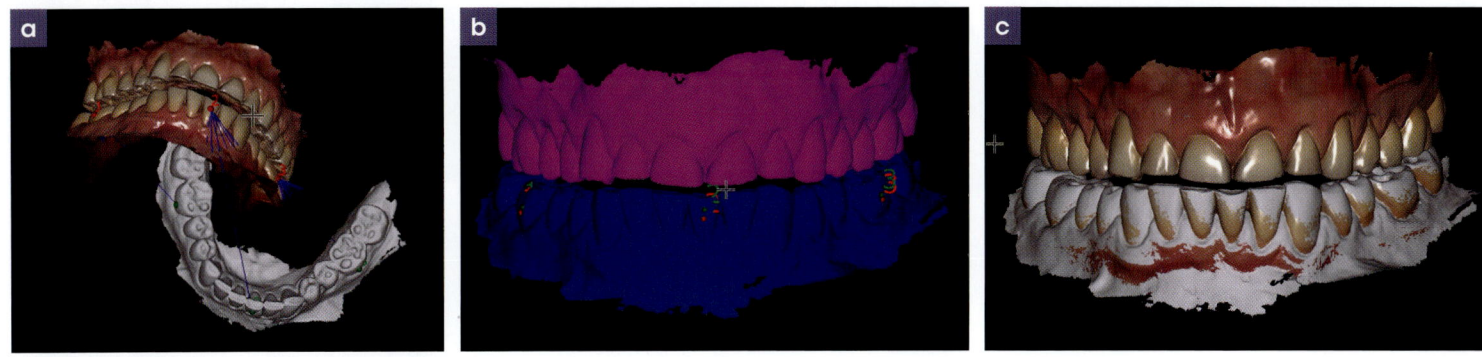

FIGURA 3.84 a) Se marcan tres puntos de referencia en la malla del modelo inferior de trabajo y en la malla del modelo inferior articulado en la relación intermaxilar de RC. b,c) Modelo inferior solapado. El color azul muestra que este es correcto.

Es importante seguir esta secuencia de solapado e ir comprobando los ajustes si son óptimos. En cuanto solapamos una malla flotante con una fija, ésta no se debe mover para no perder la referencia y proporcionarnos un error de ajuste con respecto al articulador virtual.

4 Activamos el módulo de articulador virtual

En este caso empleamos el sistema Artex. Dado que la plataforma de alineación de la cubeta está centrada con dicho articulador, todas las mallas están posicionadas correctamente en nuestro articulador virtual (Fig. 3.85).

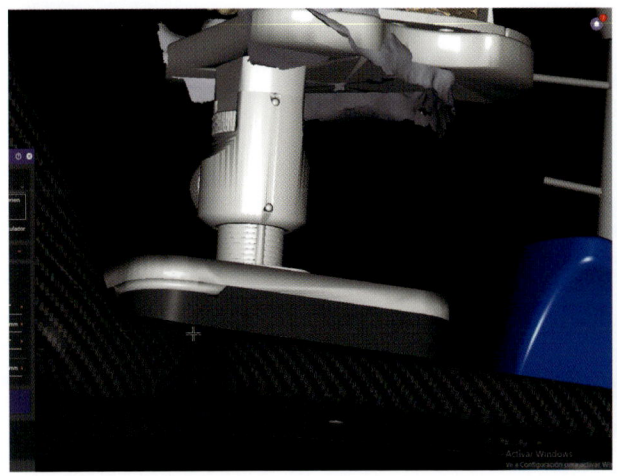
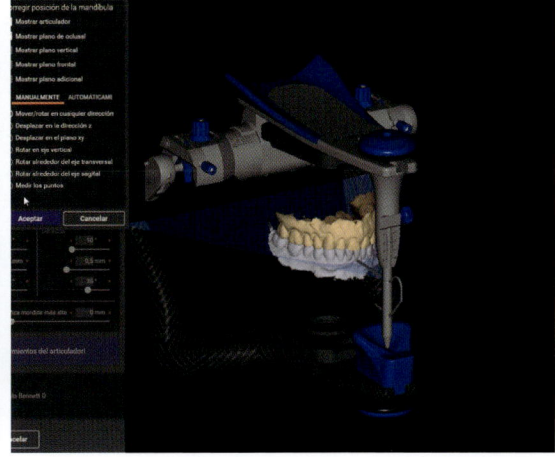

FIGURA 3.85 Articulador virtual.

En este módulo podemos ajustar todos los parámetros funcionales según lo expuesto previamente en el apartado de utilización simplificada del articulador. Ello permitirá realizar en este todos los movimientos de acuerdo a dichos parámetros (Fig. 3.86).

A su vez, además de identificar el primer contacto en RC (Fig. 3.87), también podremos incluso abrir o cerrar el puntero incisal y efectuar modificaciones de la DV.

Al igual que en el montaje analógico, mediante una foto con el teléfono móvil registramos la localización del primer contacto en la cavidad oral una vez finalizado el proceso de desprogramación antes de tomar el registro virtual de RC y posteriormente comprobaremos si este coincide con el primer contacto en el montaje virtual.

Efectuado ya el ajuste en relación a las mallas solapadas, el técnico puede diseñar las restauraciones basándose en la información aportada del sistema EZ Bow.

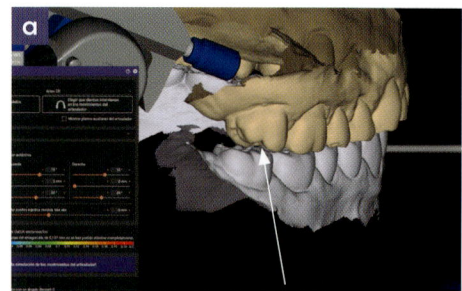

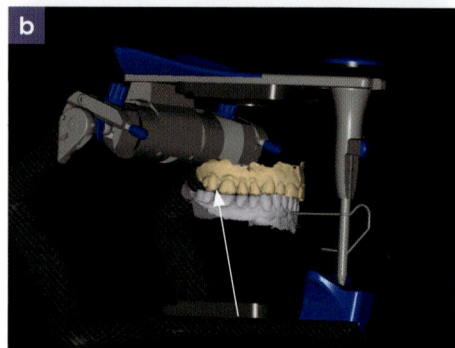

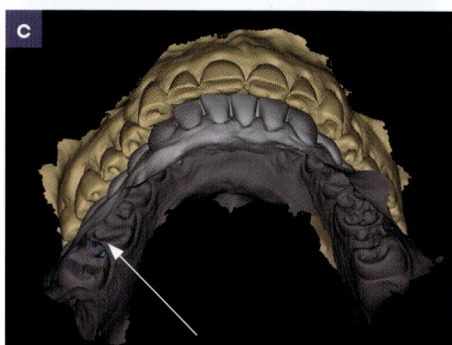

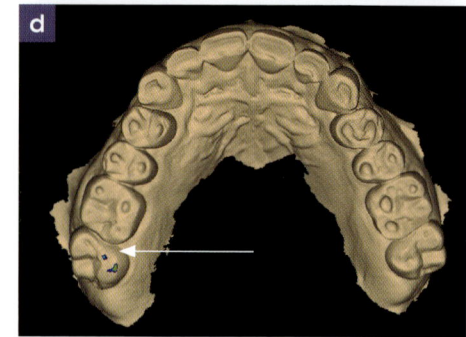

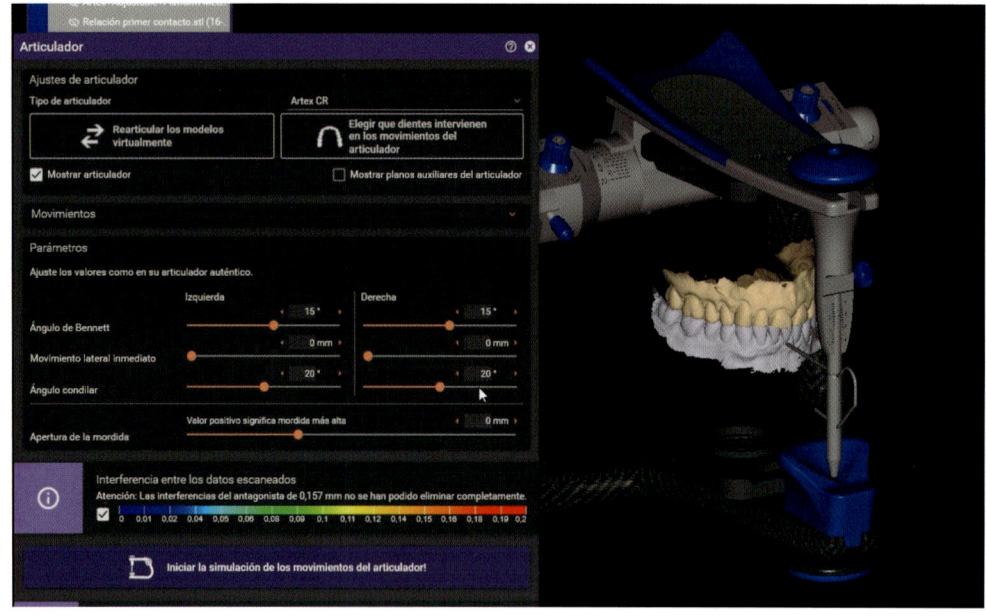

FIGURA 3.86 a) Ajuste de los parámetros del articulador: inclinación condílea (20°), ángulo de Bennett (10°) y Bennett inmediato (0°).

FIGURA 3.87 Se muestra el primer contacto en RC entre el 1.7 y el 4.7

BIBLIOGRAFÍA

1. Bapelle M, Dubromez J, Savoldelli C, Tillier Y, Ehrmann E. Update on the parameters influencing the adjustment of the sagittal and transversal condylar inclination of dental articulators. Quintessence Int. 2021; 53:78-88.

2. Becker I. Comprehensive oclusal concepts in clinical practice. Wiley-Blackwell 2011.

3. Brenes C, Jurgutis L, Bab C. Digital face-Bow transfer technique using the dentofacial analyzer for dental esthetics and 2-D, 3-D smile design: A clinical report. J Oral Science & Rehab 2018; Vol 4.

4. Calamita MA. Estética em função. Integrando os principios oclusais na construção do sorriso. Quintessence 2022.

5. Dawson PE. Functional Occlusion: From TMJ to Smile Design. 2007. CV Mosby, St. Louis.

6. Fradeani M. Esthetic rehabilitation in fixed prosthodontics. Prosthetic treatment Vol. 1. A systematic approach to prosthetic treatment. 1st ed. Quintessence 2004.

7. Galanis A, Belles D, Koeppen RG. A comparison of facebow and dentofacial analyzer mounting. Tex Dent J 2013; 130:1047-1053.

8. Goldstein G, Goodacre C. Selecting a Virtual Articulator: An Analysis of the Factors Available with Mechanical Articulators and their Potential Need for Inclusion with Virtual Articulators. J Prosthodont. 2023 Jan;32(1):10-17.

9. Gracis S. Clinical considerations and rationale for the use of simplified instrumentation in occlusal rehabilitation. Part 1: Mounting of the models on the articulator. Int J Periodontics Restorative Dent 2003a; 23:57-67.

10. Gracis S. Clinical considerations and rationale for the use of simplified instrumentation in occlusal rehabilitation. Part 2: setting of the articulator and occlusal optimization. Int J Periodontics Restorative Dent. 2003b; 23:139-43.

11. Kattadiyil MT, Alzaid AA, Campbell SD. What Materials and Reproducible Techniques May Be Used in Recording Centric Relation? Best Evidence Consensus Statement. J Prosthodont. 2021; 30:34-42.

12. Kois JC, Lee TL; Inventors; Pannadent Corp., assignee. Dento-Facial Analyzer. United States patent US 6,582,931 BI 2003.

13. Koyano K, Tsukiyama Y, Kuwatsuru R. Rehabilitation of occlusion - science or art? J Oral Rehabil. 2012 Jul;39(7):513-21.

14. Lepidi L, Galli M, Mastrangelo F, Venezia P, Joda T, Wang HL, Li J. Virtual Articulators and Virtual Mounting Procedures: Where Do We Stand? J Prosthodont. 2021; 30:24-33.

15. Lundeen HC, Gibbs CH. The Function of Teeth: The Physiology of Mandibular Function Related to Occlusal Form and Esthetics. Gainesville, Florida, L and G Publishers 2005.

16. Lundeen HC, Shryock EF, Gibs CH. An evaluation of mandibular border movements: their character and significance. J Prosthet Dent 1978; 40:442-452.

17. Lundeen HC, Wirth CG. Condylar movement patterns engraved in plastic blocks. J Prosthet Dent 1973; 30:866-73.

18. Nagy WW, Goldstein GR. Facebow Use in Clinical Prosthodontic Practice. J Prosthodont. 2019 Aug;28(7):772-774.

19. Nagy WW, Smithy TJ, Wirth CG. Accuracy of a predetermined transverse mandibular axis point. J Prosthet Dent 2002; 87:387-394.

20. Palik JF, Nelson DR, White JT. Accuracy of an earpiece face-Bow. J Prosthet Dent 1985; 3:800-804.

21. Preiskel HW, Goldstein G. The Clinical Significance of Immediate Mandibular Lateral Translation: Critically Appraised Topic (CAT). J Prosthodont 2021; 30:64-66.

22. Preston JD. A reassessment of the mandibular transverse horizontal axis theory. J Prosthet Dent 1979; 41:605-613.

23. Radu M, Radu D, Abboud M. Digital recording of a conventionally determined centric relation: A technique using an intraoral scanner. J Prosthet Dent. 2020; 123:228-231.

24. Samet N, Smidt A, Samet N, Weiss EI. A clinical and cost-benefit evaluation of five facebows. Quintessence Int. 2002; 33:511-3.

25. Shillimburg HT Shatter DA, Wilson EL Jr, Cain JR, Blanco LJ Kessler JC. Fundamentals of fixed prosthodontics. 3rd. Ed. Quintessence 1997.

26. Thomson GA Nick C, Francisco P, Lux L, Wiens JP. Comparison of two arbitrary cast transfer systems with a kinematic facebow for mounting a maxillary cast on a semiadjustable articulator. J Prosthet Dent 2022; 128:597-603.

27. Verma AK, Mariyam A, Saurabh C, Naeem A, Amrit R. Articulators-A review article. IJAR 2014; 1:06-08.

28. Warren K, Capp N. A review of principles and techniques for making interocclusal records for mounting working casts. Int J Prosthodont. 1990; 3:341-348.

4

MATERIALES RESTAURADORES Y SISTEMAS DE ADHESIÓN

Javier Casas Terrón, Cristina Suárez Tuero

En contadas ocasiones, un descubrimiento o una técnica llegan a suponer avances significativos o cambios de paradigma en cualquier rama de la ciencia. Si nos ceñimos a la odontología, tres podrían estar entre estos principales hitos:

- La **implantología** se constituye como una oportunidad para reponer dientes ausentes sin tener que recurrir a prótesis removible o a desgastar dientes adyacentes para usarlos como pilares.
- Los **composites** y las **cerámicas** son materiales que nos permiten restaurar piezas deterioradas por caries o fracturas de una forma predecible, tanto estética como funcionalmente.
- Estos últimos no podrían ser considerados como soluciones fiables si no fuera por los **adhesivos**. Estos compuestos de monómeros de resina no solo permiten una mejor unión entre nuestros materiales y el sustrato (Perdigão, 2007), sino que también cambian los conceptos clásicos de prótesis fija, en especial en cuanto a los espesores de los materiales y a la extensión de la preparación. Así, las preparaciones dentales son ahora más conservadoras con los tejidos duros dentales.

En el presente capítulo vamos a intentar reflexionar sobre los dos últimos puntos: los materiales restauradores y los sistemas con los que contamos para adherirlos al sustrato dental.

SELECCIÓN DEL MATERIAL RESTAURADOR PARA LOS PACIENTES CON DESGASTE DENTARIO BASADA EN SUS PROPIEDADES

Dentro del campo de la odontología restauradora, muchos son los materiales que podemos utilizar para devolver la integridad de un diente, protegerlo por debilidad estructural, alterar el color, etc.: composites, circonas, híbridos entre cerámicas y resinas compuestas y, por supuesto, cerámicas o porcelanas. Pero, a su vez, alguno de los grupos se puede dividir en otros subgrupos:

- Las **circonas**, surgidas en 1995 para su uso en odontología, pueden ser opacas o traslúcidas, en función principalmente de su composición.

- Los **híbridos**, disponibles desde 2012, se clasifican en nanocerámicas, más próximas a los composites tradicionales, y en cerámicas reforzadas o infiltradas con polímeros (o PICN, según las siglas anglosajonas), con muchas similitudes con las cerámicas tradicionales.

- Las **cerámicas** pueden ser bien feldespáticas, bien de alta resistencia, entre las que se incluyen los disilicatos, los silicatos y otros compuestos reforzados con distintos materiales (Fig. 4.1).

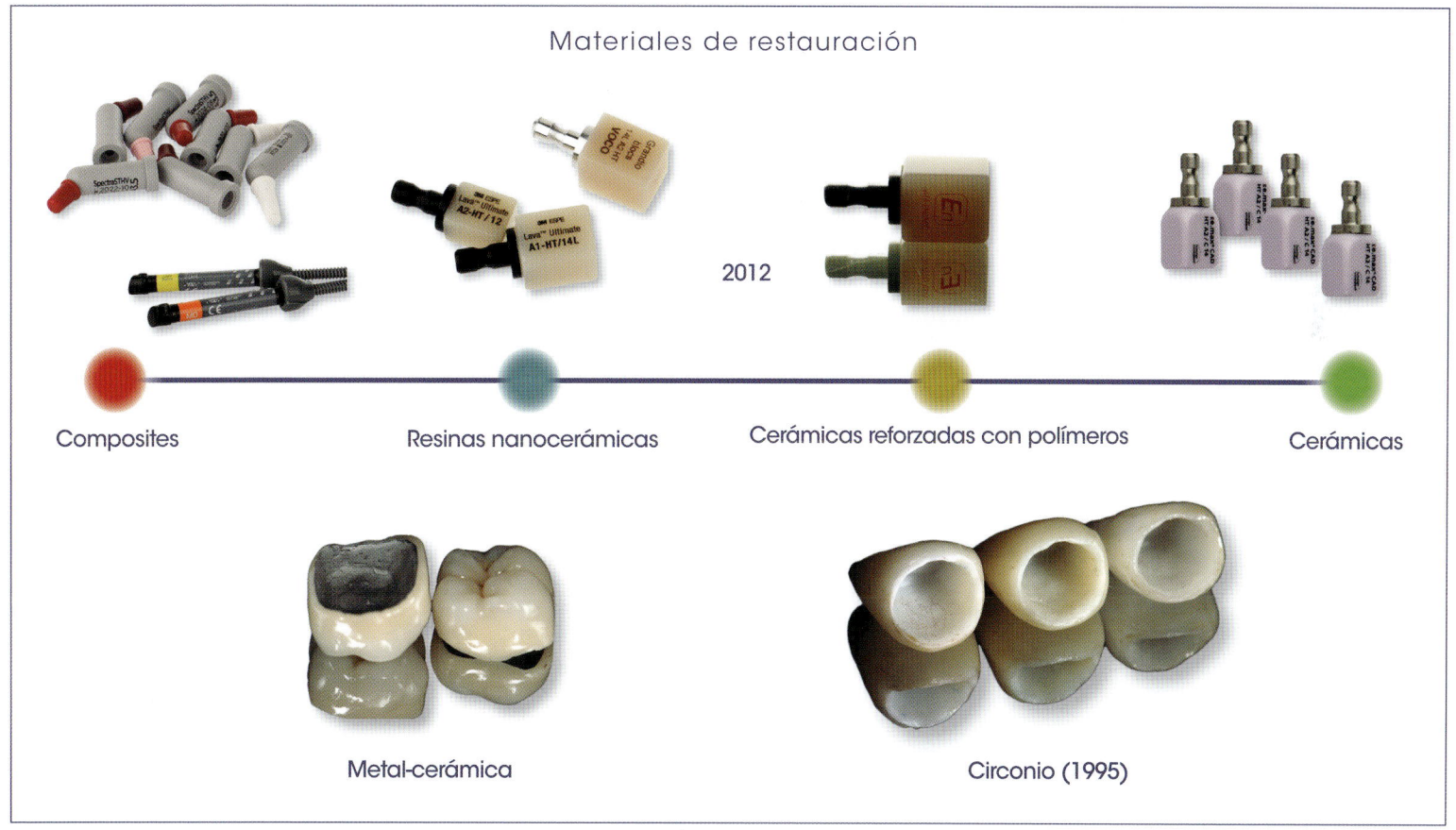

FIGURA 4.1 Esquema con los distintos materiales restauradores a nuestra disposición: desde los composites a las porcelanas, pasando por los materiales híbridos, a caballo entre estos dos últimos; también, restauraciones metal-cerámica y de circonio.

Hablaremos en esta primera parte de todos estos materiales, sabiendo que es más que probable que, en unos pocos años, hayamos dejado obsoletas todas cuantas clasificaciones, descripciones y características técnicas podamos hacer, debido al continuo avance de la investigación en este campo. Sabemos, además, que no todas las preferencias que expresemos o las conclusiones a las que lleguemos serán compartidas por nuestros lectores debido a factores como la heterogeneidad de la bibliografía que cada uno puede consultar, la presión de las casas comerciales, el precio de los distintos materiales, la experiencia clínica de los odontólogos o, incluso, la facilidad con la que nuestros laboratorios trabajan con cada uno de los materiales. Es por esto por lo que explicaremos nuestras afirmaciones basándonos en criterios lo más razonados posible. Con ellos, intentaremos ayudar a solventar cuestiones que el clínico afronta en su quehacer diario: composites por técnica directa frente a materiales realizados por técnica indirecta, disilicato frente a circona, disilicato prensado frente a fresado, circona opaca frente a traslúcida, espesores necesarios para los distintos materiales, adhesión a esmalte y dentina, etc.

TÉCNICA DIRECTA

Antes de hablar de los materiales restauradores utilizados mediante un procedimiento clásico (envío de las impresiones físicas o digitales a un laboratorio o a una impresora o fresadora que fabrica las restauraciones para ser posteriormente cementadas), nos gustaría detenernos unos breves momentos en una técnica empleada en los últimos años para realizar rehabilitaciones completas: nos estamos refiriendo a la utilización directa de composites, a mano alzada, mediante masillas o mediante inyección del material fluido a través de guías trasparentes. Realmente, no se trata de una técnica nueva, puesto que existen publicaciones ya en la década de los 90 del siglo pasado que referencian rehabilitaciones completas con composites en pacientes con desgaste (Mehta *et al.*, 2012). En estas situaciones, el principal objetivo es ser más conservadores con los tejidos duros del diente, aunque siempre con una adecuada estética; como ventajas, los composites presentan poca capacidad de desgastar las superficies antagonistas, un bajo coste y una fácil reparación cuando se fracturan; además, los composites, utilizados de modo directo sobre esmalte o dentina, necesitan nulas o mínimas preparaciones dentales, frente a las más agresivas asociadas a los materiales

usados entonces. Por el contrario, estos materiales tenían como desventajas su inestabilidad cromática, una mayor tasa de desgaste y una inadecuada resistencia a las cargas oclusales, especialmente en las regiones posteriores (Kilpatrick y Mahoney, 2004).

Hoy en día, las resinas compuestas han mejorado mucho en su composición respecto a aquellas que se empezaron a utilizar hace más de 25 años. Así, con el uso de composites nanohíbridos o de nanopartículas, ya sean convencionales o fluidos, los inconvenientes han ido reduciéndose y, aunque todavía presentes, no impiden que sean materiales considerados incluso en el caso de grandes desgastes por atrición (Mehta *et al.*, 2021). La evolución de estos materiales no ha ido solo en la dirección de conseguir un mayor porcentaje de carga, sino en conseguir materiales más resilientes; esto es, más capaces de absorber la energía sin fallo cuando son deformados elásticamente por una fuerza externa, lo cual reduce el desgaste y la formación de filtración marginal y de fracturas (Imai *et al.*, 2019). Esta mayor adaptabilidad se ha conseguido con mejores partículas de relleno (de pequeño tamaño, alrededor de los 100-200 nanómetros, pero altamente densas), cambios en la resina que constituye la matriz del composite, etc.

Los pocos estudios que existen en la actualidad han hecho patente su favorable comportamiento en el tratamiento de los grandes desgastes; aunque faltan estudios sobre todo a medio y largo plazo, los resultados parecen satisfactorios, especialmente si hablamos de los primeros 3 a 5 años. La supervivencia de las restauraciones no parece estar comprometida, con tasas del 99,3 % a los 3,5 años. Por el contrario, su éxito disminuye hasta ser del 94,8 % en el mismo periodo de tiempo: la presencia de fracturas y delaminaciones de material o *chipping* son alguno de los principales hallazgos que se observan en este tipo de rehabilitaciones y hacen que puedan necesitar mantenimientos frecuentes sobre todo en bruxómanos. Los pacientes deben, por ello, estar informados y dar su consentimiento para el uso de estas técnicas (Loomans *et al.*, 2017; Loomans *et al.*, 2018).

A mayor tiempo de seguimiento en la literatura, la incidencia de complicaciones aumenta: en un reciente estudio prospectivo, se amplió el periodo hasta los 5,5 años (Mehta *et al.*, 2021). El porcentaje de éxito bajó hasta el 76,7 %. No obstante, solo el 2,3 % de los dientes restaurados sufrió alguna fractura catalogada como catastrófica, es decir, que necesitó su reposición completa.

Hechas estas consideraciones, podemos resumir nuestra opinión actual sobre las técnicas de composites directas para la rehabilitación de los pacientes con desgaste diciendo que ofrecen una **alternativa mínimamente invasiva válida** a las restauraciones indirectas: cumplen aceptablemente con los requerimientos estéticos que demandamos, a un coste razonable y, de surgir complicaciones, pueden en su mayoría ser solventadas en boca.

No obstante, nuestras indicaciones prioritarias para este tipo de técnicas serían en los siguientes casos:

- En casos parciales o localizados en algún sector aislado.
- Como solución a fracturas por traumatismos dentales.
- En coordinación con tratamientos ortodóncicos.
- Pacientes con alteraciones de la forma dental (Fig. 4.2).
- En casos periodontales en los que las preparaciones para una restauración indirecta suponen una mayor agresión al diente.
- En casos de rehabilitaciones completas.
- En la restauración de los incisivos inferiores, con menores dimensiones y, por ello, más sensibles a la preparación indirecta.
- Actualmente, en la cara palatina de los incisivos inferiores puede ser preferible la utilización de materiales híbridos (técnica conocida como sándwich; Vailati y Belser, 2008) por sus mejores propiedades frente a los composites convencionales utilizados por técnica directa.
- Su uso en rehabilitación por desgaste no está especialmente indicado para solucionar casos con mordidas borde a borde o clases III de Angle; sí lo estarían, por el contrario, en situaciones de leves aumentos de la dimensión vertical y clases I y II de Angle; en estas, las cargas axiales y tangenciales que se generan sobre la restauración son menores que en aquellos borde a borde

TÉCNICAS INDIRECTAS

Si nos ceñimos ahora a las técnicas indirectas, de todos los materiales posibles son los cerámicos, y en especial las llamadas **porcelanas feldespáticas**, probablemente, los más utilizados en la actualidad, debido en parte a que son considerados como los más estéticos desde hace décadas. Su estructura, basada en la química del sílice, está

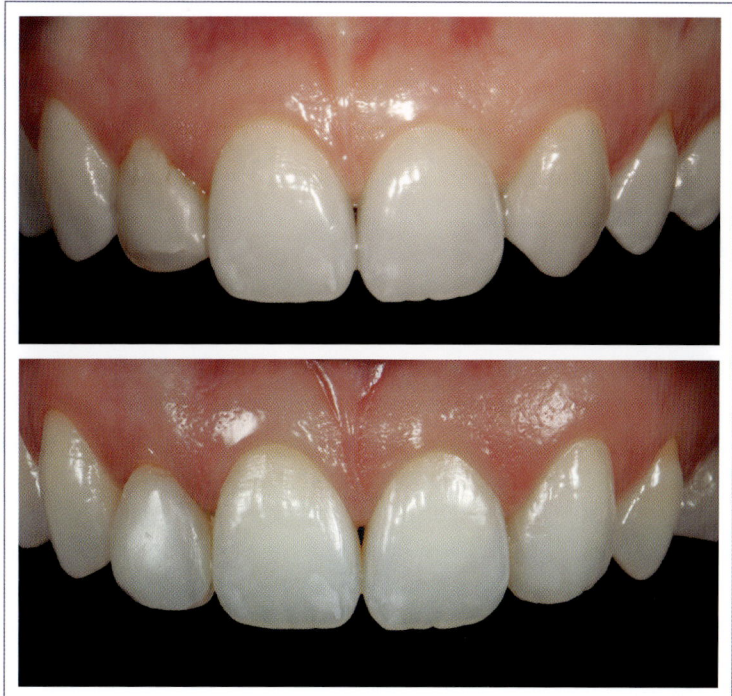

FIGURA 4.2 Caso con agenesia de incisivo superior lateral izquierdo y restauración antigua en el borde incisal del derecho. En ambos casos, después de un blanqueamiento dental, se optó por la realización de sendos composites por técnica directa mediante la utilización de guías trasparentes.

formada por una mezcla de una matriz vítrea inorgánica en la que quedan englobadas partículas cristalinas.

Sin embargo, no siempre tuvieron un uso preferente: desde siempre, nos hemos planteado la elección del material para elaborar una restauración de prótesis fija en odontología, sea sobre diente natural, sea sobre implante, como una búsqueda del equilibrio entre las distintas propiedades del material. La mayoría de ellas se agrupa alrededor de las dos características principales ya mencionadas: **estética y resistencia** (Casas, 2015). Estas dos cualidades, además, no suelen concurrir juntas en el mismo material casi nunca.

Hablar de resistencia en una restauración hace alusión a su capacidad para resistir esfuerzos y fuerzas aplicadas sin romperse, adquirir deformaciones permanentes o deteriorarse de alguna manera. Hasta hace unas décadas, cuando queríamos realizar coronas en los sectores posteriores, las únicas que podían lograr la consecución de estos objetivos mecánicos eran las restauraciones de **metal-cerámica**, sacrificando la estética respecto a la lograda con las porcelanas feldespáticas. Innovaciones técnicas como el uso de hombros de porcelana en las zonas vestibulares del margen de la preparación, utilización de metales por técnicas de electrodeposición (con menor espesor y con tonalidades más amarillentas por ser aleaciones preciosas de alto contenido en oro), etc., mejoraron el resultado estético final, en especial en la zona cervical. Sin embargo, esto cambió sustancialmente, desde finales de los años 80 y comienzos de los 90 del siglo pasado, con la introducción de las llamadas porcelanas de alta resistencia, entre las cuales podríamos incluir las **cerámicas de vidrio reforzadas** con leucita y, posteriormente, con disilicato de litio.

La estética, por su parte, es un concepto subjetivo y, como tal, difícil de definir. En odontología, una aproximación a este concepto la podemos encontrar en el grado de translucidez que poseen las distintas porcelanas. Cuando tenemos un sustrato de color claro, nos interesa utilizar porcelanas tan translúcidas como sea posible, ya que ello permitirá que la dentina subyacente refleje los rayos de luz. Cuando el pilar está teñido o existen restauraciones metálicas en su contorno, lo ideal es realizar una cofia con materiales más opacos, que oculten el color indeseable, y recubrir esta con una porcelana más translúcida en superficie.

La cantidad de ocultación de estructuras más internas por parte de un material puede explicar que unas restauraciones resulten más estéticas que otras. La translucidez de un material cerámico depende en gran medida de la dispersión que sufre la luz cuando choca con su superficie. Cuando la mayoría de los rayos incidentes es reflejada o dispersada, el material aparece opaco. Si solo una parte de la luz se dispersa y la mayoría se trasmite difusamente en su seno, el material se muestra translúcido. En líneas generales, que ocurra una u otra cosa es función de la cantidad, composición y tamaño de los cristales dentro de la matriz (Heffernan *et al.*, 2002; Baldissara *et al.*, 2010). La medición de esta propiedad se puede realizar mediante el índice de contraste (o *contrast ratio;* CR), que es la relación o cociente que existe entre los rayos de luz que son reflejados al chocar con la superficie del material y todos aquellos que llegaron a ella:

■ Cuanto más próximo está el CR a la unidad (el valor más alto), mayor proporción de rayos son reflejados (lo que corresponde a una menor penetración de rayos a través del material). Un índice de 1 quiere decir que ningún rayo de luz lo atraviesa para ser luego refractado en su seno, sino que la totalidad de ellos rebota en su superficie. Se dice entonces que es un material opaco (el ejemplo más evidente de este supuesto es el metal). En el caso de una restauración de prótesis fija en la cual el pilar tenga una dentina de un color claro, significaría que el material anula por completo la translucidez de esmalte o dentina.

■ Por el contrario, cuanto más nos alejamos del valor 1 (hacia el valor 0), más translúcido es el material y más contribuyen los tejidos duros del diente al resultado estético final. En estos casos, será más fácil que el técnico consiga un aceptable mimetismo de la restauración.

A mediados de los años 90, surgieron también las primeras **circonas** de uso odontológico. Nuevamente, y al igual que las primeras porcelanas, mostraban un desequilibrio entre resistencia y estética; las circonas presentaban unas magníficas propiedades mecánicas, que las hacían indicadas para suceder a las restauraciones de metal-porcelana en los sectores posteriores. Sin embargo, su alto nivel de opacidad (su elevado CR) le restaba cualidades estéticas (Bajraktarova-Valjakova *et al.*, 2018).

Por último, han aparecido en la última década los materiales **híbridos**, que aúnan las propiedades de resiliencia y fácil reparación de las resinas compuestas con las de estética y resistencia de las porcelanas; estos materiales merecen ser tenidos en cuenta para determinado tipo de restauraciones, especialmente restauraciones parciales en el sector posterior (Sener-Yamaner *et al.*, 2017; Spitznagel *et al.*, 2018; Amesti-Garaizabal *et al.*, 2019; Bustamante-Hernández *et al.*, 2020).

A este respecto, es evidente la tendencia actual a ser más conservador con el esmalte, es decir, a intentar restaurar tanto la estética como la función de los dientes con el menor nivel de reducción del esmalte posible. La odontología mínimamente invasiva nos obliga a seleccionar materiales que puedan cumplir ambos objetivos, con unos espesores que no comprometan la supervivencia de dichos materiales, lo que nos ha llevado a aumentar la indicación de restauraciones parciales y disminuir los tallados de coronas convencionales. Además, diversos autores han comprobado que las incrustaciones realizadas en molares y premolares pueden sustituir con garantías a las preparaciones completas, ya que tienen un comportamiento predecible, por lo que son el tratamiento de elección en estos sectores posteriores (Morimoto *et al.*, 2016; Vagropoulou *et al.*, 2018; Amesti-Garaizabal *et al.*, 2019; Edelhoff *et al.*, 2019; Bustamante-Hernández *et al.*, 2020).

Por todo ello, si pretendemos dar una guía que permita al clínico seleccionar adecuadamente qué material utilizar en cada caso, necesitamos conocer sus propiedades (Spear y Holloway, 2008; Makhija *et al.*, 2016); algunas son comunes para muchos de ellos, mientras que otras permiten diferenciar unos grupos de otros. Así, desde hace más de 30 años, se han publicado múltiples clasificaciones (Fons *et al.,* 2001; Fons *et al.,* 2006; Gracis, 2015; Ruiz, 2017) con el ánimo de incorporar los, hasta ese momento, últimos avances en este campo.

Para finalizar esta introducción, sentaremos los dos objetivos que estas líneas intentan cumplir: por un lado, clasificaremos los distintos materiales de los que disponemos en odontología restauradora, proporcionando de una forma lo más simple y ordenada posible las características que hacen que cada uno de ellos pertenezca a uno u otro grupo. Este conocimiento nos ayudará a elegir en cada situación clínica, y este es el segundo objetivo del presente texto, el mejor material en función de su localización (anterior o posterior), tipo de restauración (completa o parcial), color del sustrato al que se tiene que fijar o incluso de la forma de unión entre restauración y sustrato dental (cementado o adhesión) (Fons *et al.*, 2006; Fehmer *et al.*, 2014; Gracis, 2015). Al plantear la selección del tipo de restauración, nos ceñiremos a las restauraciones unitarias realizadas sobre dientes, dejando para otra ocasión tanto las múltiples como las hechas sobre implantes. Y dado el carácter eminentemente práctico que queremos imprimir a estas líneas, no introduciremos factores como métodos de fabricación, temperatura de sinterización o cualquier otro aspecto que pueda tener una menor aplicación en la práctica diaria.

CLASIFICACIÓN DE LOS MATERIALES CERÁMICOS

Para centrar adecuadamente este aspecto, uno de los últimos y mejores intentos es la clasificación propuesta por Gracis y publicada en 2015, según la cual los materiales cerámicos se pueden dividir en tres grandes grupos (Fig. 4.3): **cerámicas de matriz vítrea, cerámicas policristalinas y cerámicas de matriz resinosa**; como representantes de cada grupo, destacaríamos las porcelanas de silicatos (tanto las feldespáticas como las reforzadas), las de óxidos, entre las cuales se encuentra la circona, y los compuestos híbridos, respectivamente (Gracis, 2015).

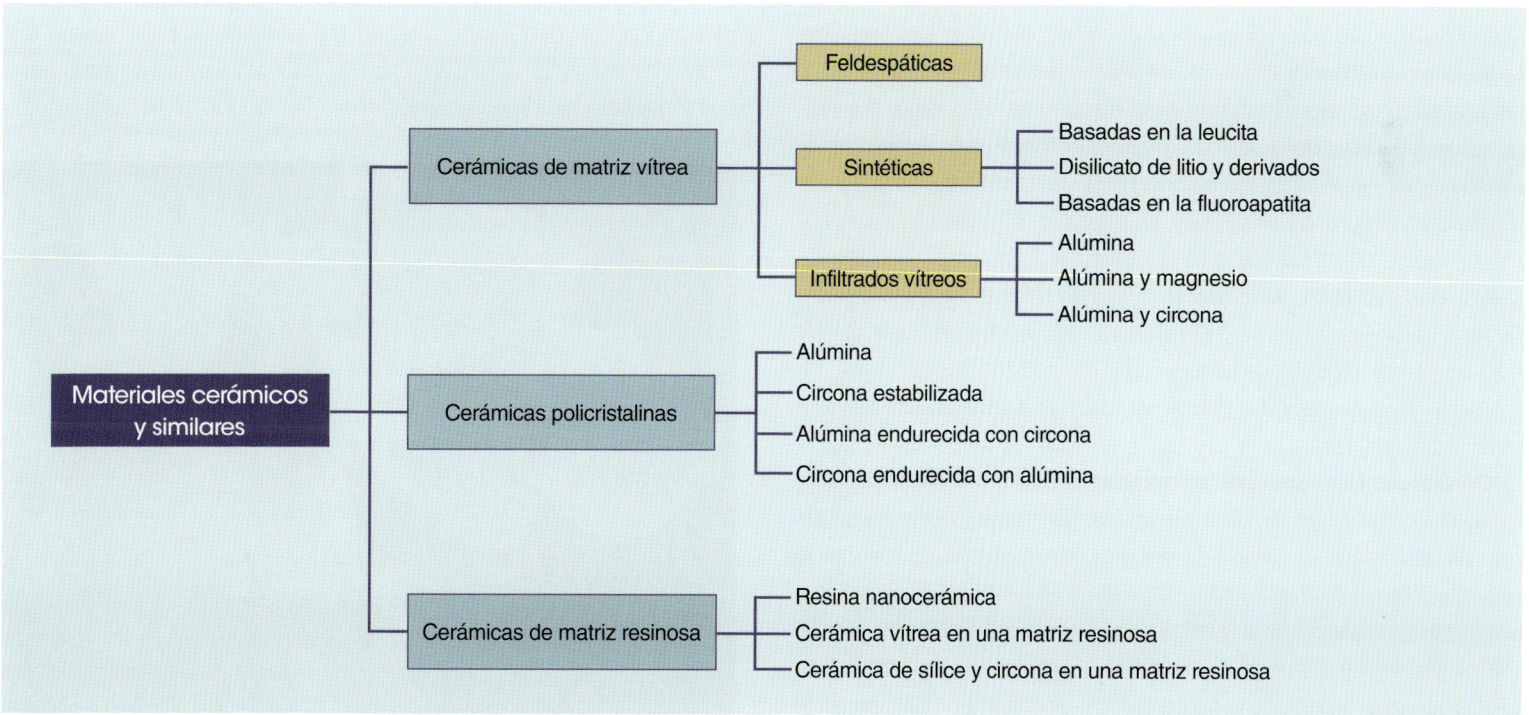

FIGURA 4.3 Clasificación de los materiales cerámicos, según Gracis, 2015.

Porcelanas de silicatos

Como bien dice su nombre, su composición está basada en el sílice u óxido de silicio. Constan de dos fases:

- Matriz vítrea, también llamada fase amorfa. Son, principalmente, feldespatos.
- Partículas cristalinas, generalmente cuarzo que, en porcentaje variable, se encuentran dispersas en aquella (Bajraktarova-Valjakova et al., 2018).

La distinta proporción de feldespatos (silicato de potasio y aluminio), cuarzo (óxido de sílice) y otros componentes (caolín, otros óxidos, metales, etc.) hará que el compuesto resultante sea más o menos estético o más o menos resistente, entre otras cualidades. A este grupo pertenecen dos tipos de cerámicas que debemos diferenciar tanto por sus cualidades estéticas como por sus propiedades mecánicas (Ruiz, 2017).

Porcelanas feldespáticas: contienen mucha fase vítrea (>75 %) y poco cristal en su composición (<25 %) (Gracis, 2015; Cascante Calderón et al., 2019). Son los materiales más estéticos de todos los que disponemos en odontología restauradora: si ciframos el CR del esmalte como muy favorable, en torno a 0,40-0,48, el de las porcelanas feldespáticas es de 0,60 (Dietschi et al., 2006), dato que nos habla del buen comportamiento óptico de estos materiales. Estas cerámicas, sin embargo, no presentan una gran resistencia mecánica. Por ello, deben usarse cuando deseemos máxima estética (por ejemplo, unas carillas o coronas en el frente anterior) con unos requerimientos funcionales normales (Fons et al., 2006). En principio, no serían las restauraciones ideales para los sectores posteriores. Así mismo, son las usadas en la mayoría de las restauraciones bilaminares (metal-cerámica, circona-cerámica y disilicato-cerámica) para recubrir la cofia interna más resistente. Ejemplo de ellas son IPS d.sign® e IPS Style Ceram de Ivoclar Vivadent, Vita VM7, VM9 y VM13 de Vita y Cerabien® de Noritake (Gracis, 2015).

Cerámicas feldespáticas reforzadas o de alta resistencia: son, probablemente, el grupo de materiales más empleado en la actualidad, ya que logran un marcado aumento de las propiedades mecánicas sin disminuir apenas su traslucidez (CR de 0,68); el paradigma actual de porcelanas feldespáticas reforzadas es el disilicato de litio (Fig. 4.4). Estas mejoradas propiedades se logran al aumentar la fase cristalina, en algunos casos hasta el 70 % en volumen (Bajraktarova-Valjakova et al., 2018). Su extendido uso se debe a que consiguen un

adecuado equilibrio entre sus propiedades, por lo que pueden emplearse tanto para restauraciones anteriores, por su elevada estética, como posteriores, debido a su adecuada resistencia. En ambos casos, las podemos emplear para coronas y para restauraciones parciales, es decir, carillas o incrustaciones. Cuando se utilizan como carillas, sus resultados a largo plazo son excelentes, tanto si se elaboran por capas como si se hacen monolíticas (Fabbri et al., 2014). La más usadas en nuestro medio son, sin duda, IPS e.max Press® e IPS e.max CAD® de Ivoclar Vivadent; otras cerámicas de este grupo son Celtra Duo® de Dentsply y Vita Suprinity® de VITA, en las que, además de con silicato de litio, se refuerza con hasta un 10 % de dióxido de circonio.

Porcelanas de óxidos

En este grupo, podríamos incluir las cerámicas basadas en el óxido de aluminio (o alúmina) y en el óxido de circonio (o circona) de alta densidad. Ambas son compuestos policristalinos sin matriz vítrea. Es decir, hay cristales, pero se ha eliminado, la fase amorfa no cristalina que los unía por completo o casi por completo. En este último caso, el de la circona, encontramos en su composición no solo óxido de circonio, sino que este se mezcla con una proporción variable, pero en general pequeña, de otros óxidos, especialmente de itrio, para mejorar sus propiedades mecánicas. Como norma, los compuestos de este grupo son materiales extremadamente resistentes, aunque hasta hace poco,

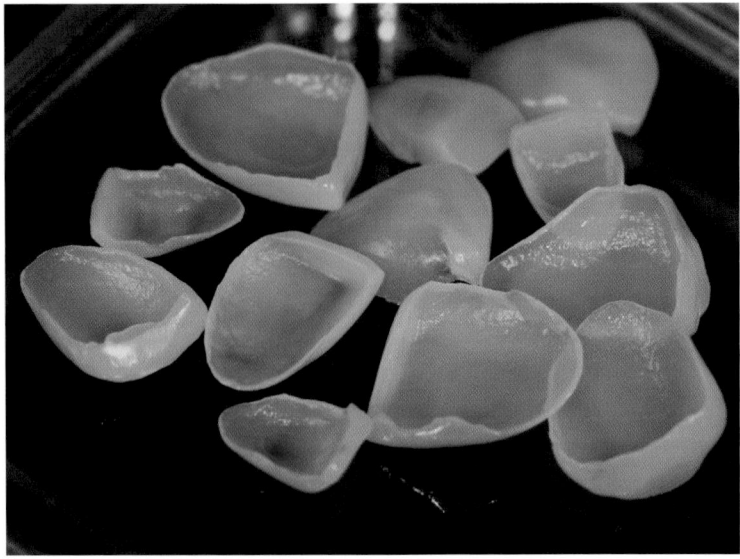

FIGURA 4.4 Carillas ultrafinas de e.max® Impulse.

como dijimos, no habían logrado cifras de traslucidez, y con ello de estética, comparables a los tejidos duros del diente o a las cerámicas de silicatos (las circonas originales poseen un CR de 1, es decir, tan opacas como si fueran un metal):

- Las **porcelanas basadas en la alúmina** fueron introducidas por McLean hace más de 5 décadas (McLean, 1967); su propósito era el de aumentar la estética de las restauraciones metálicas, ya que no tenían el matiz grisáceo que aportaba el metal subyacente de estas. Una vez mejoradas, y debido a sus buenas propiedades mecánicas, se utilizaron en los años 90 del siglo pasado como coronas o como estructuras para realizar prótesis fija de más de un elemento (algunas de las porcelanas aluminosas de esta época fueron In-Ceram Alumina® de Vita y Procera AllCeram® de Nobel Biocare; con unos porcentajes de fase cristalina muy altos, del 97 y 99,5 %, respectivamente). Para lograr esta resistencia, debían respetarse unos espesores adecuados tanto en las paredes de las piezas pilares como, sobre todo, en la conexión entre estas y los pónticos. Sin embargo, hoy día tienen muy poca utilización debido a su elevada opacidad, la aparición de fracturas en las cofias de alúmina y la irrupción, apenas una década después, de las circonas.
- Las **circonas** son, actualmente, uno de los materiales más utilizados y estudiados dentro del campo de la odontología restauradora. Algunos ejemplos de estas circonas son IPS e.max ZirCAD® de Ivoclar Vivadent, Lava Plus Zirconia® de 3M, In-Ceram YZ® de Vita, Zirkon® de DCS y Prettau Zirconia® de Zirkonzahn. En términos generales, poseen las mismas ventajas e inconvenientes de las alúminas; esto es, gran resistencia pero poca traslucidez. Así, su primera indicación fue la misma que mencionamos para aquellas: coronas y puentes de sectores posteriores, siempre con un recubrimiento externo de porcelana feldespática para dotarlas de una mayor estética.

Más tarde, las circonas empezaron a usarse como estructuras **monolíticas**, es decir, sin una capa de porcelana de recubrimiento encima (Gracis, 2015; Ruiz, 2017), obteniendo así unos resultados de resistencia mecánica comparables a los de las restauraciones metalporcelana (Takaba *et al.*, 2013; Zhang*et al.,* 2013; Sun, 2014 *et al.*; Casas, 2015). Trabajando de esta manera, conseguimos, por un lado, disminuir la cantidad de reducción dental necesaria para ubicar la restauración (al no necesitar más que la capa de circona, estas restauraciones necesitan un espesor de 0,5 mm frente a los 1,2-1,5

que precisamos en las circonas bilaminares) (Agustín-Panadero *et al.*, 2019); y, por otro, eliminar la aparición de la delaminación de la porcelana de recubrimiento o *chipping*, principal inconveniente de las circonas no monolíticas. Este último problema puede aparecer hasta en un 15 % de los casos en estudios a tres años (Raigrodski, 2006; Sailer *et al.*, 2007; Casas, 2015; Bajraktarova-Valjakova *et al.*, 2018). La explicación del *chipping* se encuentra en la deficiente unión entre la circona que forma la cofia y la cerámica que la recubre (Miyazaki *et al.*, 2013; Monaco *et al.*, 2014).

Últimamente, han surgido nuevas circonas que intentan paliar la falta de estética de las restauraciones realizadas con dicho material:

- Algunas, las **policromáticas o multicapas**, vienen con un gradiente de croma que imita la diferencia que encontramos en un diente natural entre las zonas más próximas a su cuello (con un esmalte más fino y una mayor presencia de dentina más cromática) y las más incisales, en las que el esmalte predomina (como, por ejemplo, Katana Zirconia Multi-layered® de Kuraray Noritake, Zircostar HTML® de Kerox Dental o Nacera Pearl Multi-Shade® de Doceram).
- Otras, llamadas **circonas traslúcidas**, surgen de la trasformación cristalográfica de las circonas opacas: si reducimos la concentración de óxido de aluminio, aumentamos la de óxido de itrio, etc., se produce un cambio en la estructura de sus cristales: aumenta el porcentaje de la fase cúbica hasta hacerse similar al de la tetragonal, que es la que predomina mayoritariamente en las circonas originales. Esto favorece un aumento de su traslucidez, lo que las hace indicadas para su uso en el sector anterior. Sin embargo, estos cambios estructurales modifican así mismo su resistencia (Agustín-Panadero *et al.*, 2019; Lawson *et al.*, 2019), situándola entre la del disilicato de litio y la de la circona tetragonal (Carrabba *et al.*, 2017). Estamos, sin embargo, ante una disquisición más teórica que práctica, ya que los valores alcanzados tanto por la circona traslúcida como por el disilicato de litio son más que suficientes para poder soportar las cargas masticatorias, incluso en sujetos con requerimientos mecánicos más elevados, como es el caso de los bruxómanos. Para entender mejor este punto, pongamos algunas cifras: Sun proporciona valores cercanos a los 2000 N para el disilicato frente a los 2500-4000 que consigue la circona tetragonal, en función del espesor de la restauración (Sun *et al.*, 2014). En un adulto sano y joven, la fuerza de masticación en el sector posterior,

aunque puede variar en función de diversos factores, como la consistencia o viscosidad de los alimentos o la posición de la cabeza del individuo (De Boever *et al.*, 1978), oscila entre 597 N en mujeres y 847 N en hombres, con un valor medio de 700 N y un máximo de 860-900 N. Si hablamos de la zona de incisivos y caninos, estos valores se dividen por 2, 3 o incluso 4, de forma que los valores medios alcanzan valores de 150-200 N y pueden llegar a máximos de 390-400 N (Waltimo *et al.*, 1994; Waltimo y Kononen, 1995; Tortopidis *et al.*, 1998; Ahlberg *et al.*, 2003; Ferrario *et al.*, 2004; Cosme *et al.*, 2005). Como vemos, tanto las restauraciones de disilicato como las de circona tienen propiedades mecánicas suficientes para superar las mayores fuerzas requeridas por nuestros pacientes.

Para lograr estas cualidades mecánicas y estéticas en estos compuestos más traslúcidos (como en Lava Esthetic Zirconia® de 3M, inCoris TZI® de Dentsply Sirona o Zenostar Zr traslucent MT® de Wieland), es de crucial importancia que respetemos unos espesores determinados ya que pierden gran parte de su traslucidez cuando los aumentamos: índices CR muy favorables (0,68) con espesores de aproximadamente 0,3 o 0,5 mm empeoran hasta ser similares a la circona opaca (0,90) si nos acercamos a 1 mm de grosor de la circona (Cekic-Nagas *et al.*, 2013; Kanchanavasita *et al.*, 2014).

Para terminar esta parte dedicada a las porcelanas policristalinas, nos gustaría hacer una mención a su **capacidad de adherirse** a los sustratos que podemos encontrar en los dientes, bien sean sus propios tejidos duros u otros materiales restauradores como el composite. En este tipo de materiales, el principal problema clínico que encontramos es su débil adhesión a la dentina o al esmalte si la comparamos con las cifras que se alcanzan en las porcelanas de silicato (Li *et al.*, 2014). La explicación a este hecho la encontramos en la ausencia de matriz vítrea en las cerámicas de óxidos (Bajraktarova-Valjakova *et al.*, 2018); esta fase amorfa es la parte que el ácido fluorhídrico puede atacar (Cascante Calderón *et al.*, 2019); sin ella, las circonas solo pueden aumentar su adherencia al sustrato mediante el arenado de su superficie, bien con partículas de óxido de aluminio o de sílice (silicatización) (Román-Rodríguez, 2020). Esta carencia de una adecuada adhesión motiva que los materiales incluidos en este grupo, principalmente circonas, no tengan una buena indicación cuando necesitamos restauraciones parciales, bien sean carillas o incrustaciones.

Materiales híbridos

Según la American Dental Association (ADA), estos materiales recientemente aparecidos se pueden considerar como compuestos cerámicos ya que poseen más de un 50 % de estructuras inorgánicas o cristalinas en su composición, independientemente de que el resto de sus componentes sean o no materiales orgánicos o polímeros (ADA, 2015). Como grupo, sus principales ventajas respecto a las porcelanas consideradas más tradicionales son un módulo de elasticidad más parecido al de la dentina (lo cual las hace más resistentes a las fracturas por tensión), un menor nivel de desgaste del diente antagonista y una mayor facilidad de fresado y ajuste oclusal, así como de reparación en boca. Sin embargo, no podemos hablar de ellos como un conjunto, ya que forman un grupo heterogéneo donde se mezclan dos tipos de compuestos (Gracis, 2015; Bajraktarova-Valjakova *et al.*, 2018): las resinas nanocerámicas (RNC) y los polímeros infiltrados de cerámica (PICN, de sus siglas anglosajonas matriz cerámica infiltrada con polímeros).

■ **Resinas nanocerámicas** (RNC) como Lava Ultimate® de 3M, Cerasmart® de GC, Shofu® Block HC de Shofu o Grandio® de Voco. Su composición, basada en una matriz de resina reforzada con un 80 % aproximadamente de nanopartículas de sílice y circona, hace que estos materiales sean más parecidos a los composites que a las porcelanas (Awada y Nathanson, 2015). Por ello, al igual que aquellos, las RNC necesitan ser arenadas con partículas de óxido de aluminio y no grabadas con ácidos cuando queremos prepararlas para ser adheridas.

■ **Cerámicas infiltradas o reforzadas con polímeros** (PICN o *polymer-infiltrated ceramic network*). La aparición de estos materiales nace como evolución de anteriores cerámicas aluminosas de la casa Vita, y en concreto de la In-Ceram®. El propósito es el de sustituir el vidrio por un polímero. En este grupo, hasta la fecha, solo existe un material, Vita Enamic® de Vita. En estos compuestos, existe un entramado o esqueleto tridimensional de partículas cerámicas (sílice y alúmina, principalmente) interconectadas. Esto los diferencia de las anteriormente citadas RNC, en las que dichas partículas están dispersas. Por esta razón, podríamos decir que se parecen más a las porcelanas que a los composites (Mainjot *et al.*, 2016), hecho este de suma importancia a la hora de proceder a su tratamiento para adherirlas: al igual que las cerámicas, pueden ser grabadas con ácido, principalmente fluorhídrico, para lograr microrretenciones que aumentan su capacidad de adhesión al sustrato.

SELECCIÓN DEL MATERIAL

Para concluir esta primera parte del capítulo, intentaremos facilitar una serie de indicaciones que permitan al clínico decidir cuáles son los materiales más adecuados para cada situación. Y tal como hicimos en el apartado anterior, proponemos también como hilo conductor la lectura de un artículo, esta vez el firmado por Fehmer en 2014 (Fehmer *et al.*, 2014). De acuerdo con este autor, creemos que los factores más importantes a la hora de seleccionar el material a utilizar deberían ser la posición, anterior o posterior, del diente que se debe restaurar, el color del sustrato y la posibilidad o no de adherirse a él (Fig. 4.5).

Localización del diente que se debe restaurar

La exigencia funcional que vamos a demandar a una restauración no va a ser la misma en un diente anterior que en uno posterior. Y eso hará que el material seleccionado varíe.

Así, cuando restauremos algún diente del frente anterior, en casos con poca demanda funcional (casos de carillas en pacientes no parafuncionales en los que queramos realizar cambios en la forma o tamaño, solución de pequeñas fracturas o de leves alteraciones de color), nuestra primera elección, como ya dijimos, serán las porcelanas feldespáticas (Fig. 4.6).

En esta misma zona, la selección cambia si estamos ante un paciente bruxómano o si la fractura afecta a una mayor proporción del diente: necesitaremos en estos casos aumentar la resistencia del material, evitando el uso de porcelanas feldespáticas sin soporte. Es decir, utilizaremos una de estas dos soluciones: o bien restauraciones fabricadas por capas, en las que la cofia será una estructura de disilicato de litio, más resistente, y la de recubrimiento una feldespática, para dotarlas de mayor estética; o bien toda la corona o carilla será un solo bloque monolítico de disilicato maquillado en superficie (Fig. 4.7).

Por último, cuando hablemos de frentes laminados, situación en la que la retención mecánica es muy pequeña, las circonas no deberían ser una opción, ya que estos tratamientos basan su éxito en una perfecta adhesión al diente y esto no ocurre en el caso de las cerámicas de óxidos.

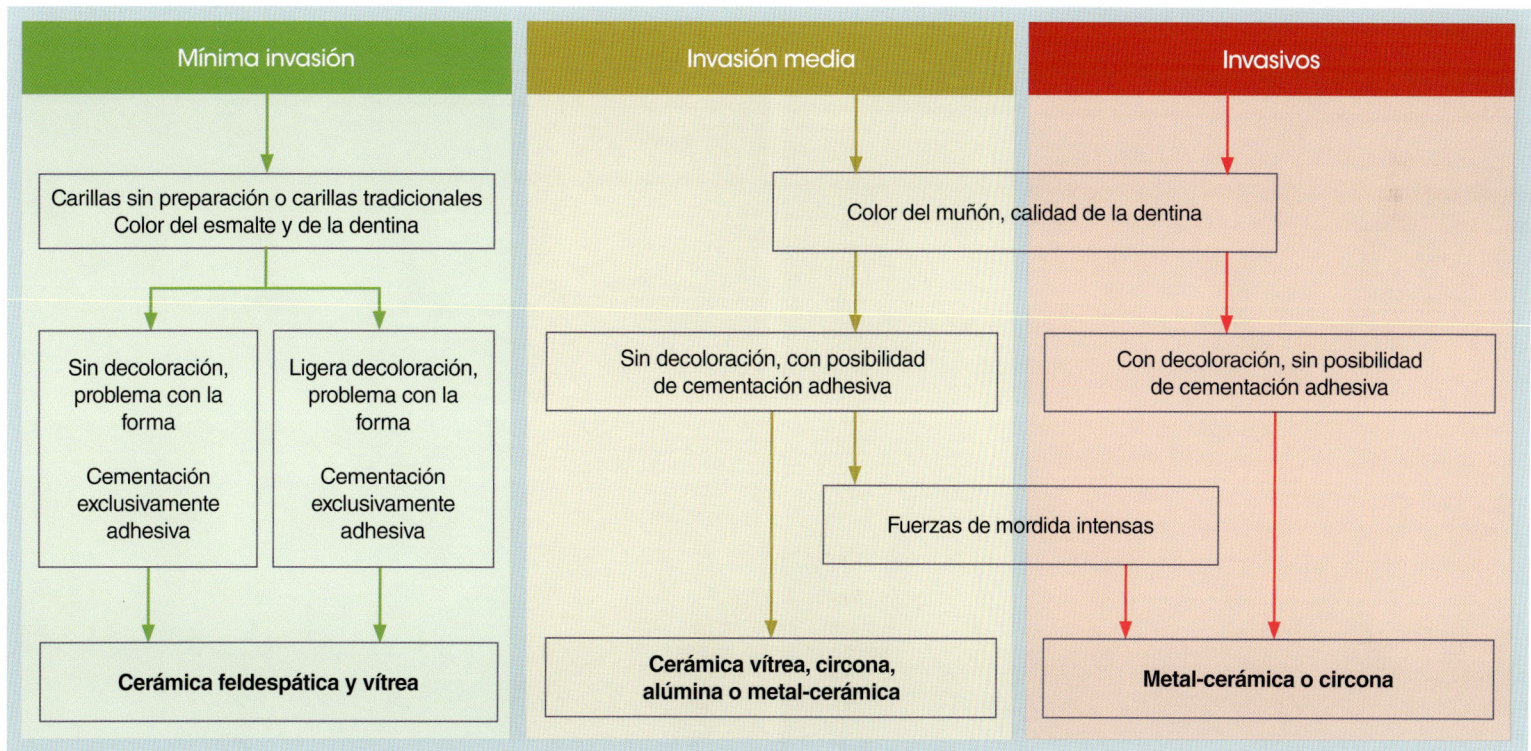

FIGURA 4.5 Toma de decisiones para restauraciones unitarias sobre dientes, según Fehmer *et al.*, 2014.

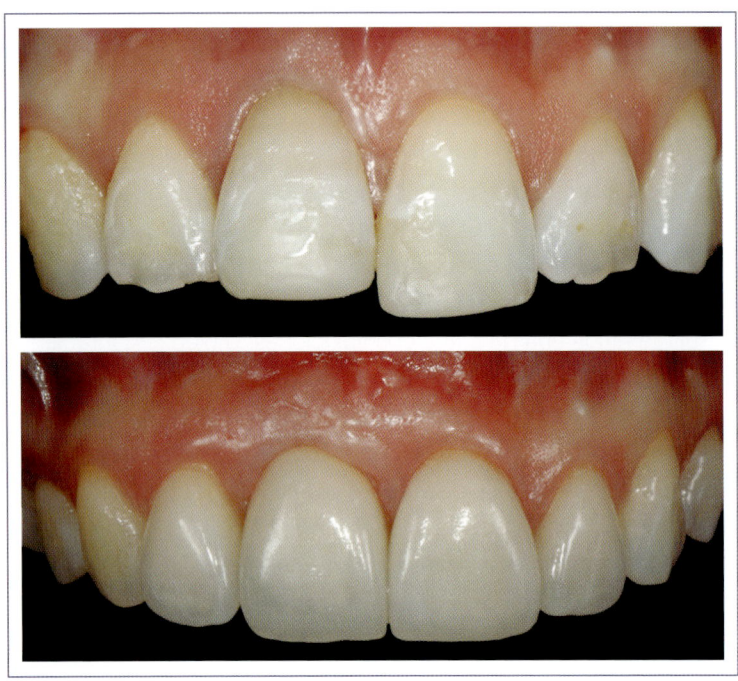

FIGURA 4.6 Carillas feldespáticas en 1.2, 2.1 y 2.2. Corona sobre implante en 1.1.

En los sectores posteriores, es obvio decir que se presupone siempre una alta demanda funcional, por lo que deberíamos utilizar cualquier material de la clasificación capaz de soportar esta exigencia mecánica; en consecuencia, deberíamos excluir las porcelanas feldespáticas (aunque algunos autores las emplean para restauraciones parciales en premolares y molares) (Bajraktarova-Valjakova *et al.*, 2018). Así, recomendamos el disilicato de litio o los compuestos híbridos en incrustaciones, incluso con espesores ultrafinos (por debajo de 0,6 mm) (Chen *et al.*, 2014), debido a que ambos materiales han demostrado unos índices de supervivencia muy altos (Amesti-Garaizabal *et al.*, 2019; Heck *et al.*, 2019) (Figs. 4.8, 4.9); y circona o de nuevo disilicato de litio cuando tengamos que realizar coronas de recubrimiento completo (Morimoto *et al.*, 2016; Sener-Yamaner *et al.*, 2017; Spitznagel *et al.*, 2018; Vagropoulou *et al.*, 2018; Edelhoff *et al.*, 2019; Bustamante-Hernández *et al.*, 2020). La utilización de materiales híbridos en coronas, aunque defendida en algunos artículos (Gracis, 2015; Bajraktarova-Valjakova *et al.*, 2018), no es recomendada actualmente por la mayoría de las casas comerciales fabricantes.

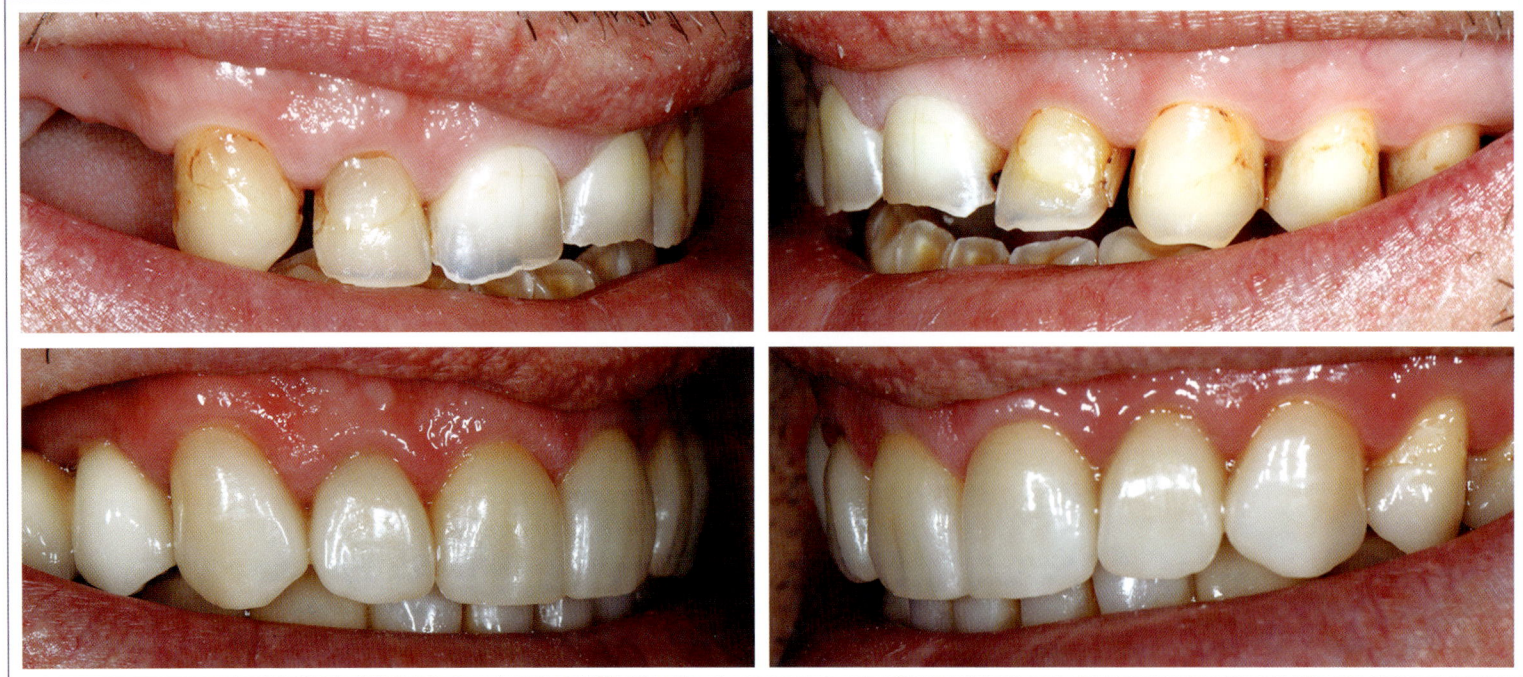

FIGURA 4.7 Carillas e.max® monolíticas en el sextante anterosuperior de un paciente bruxómano.

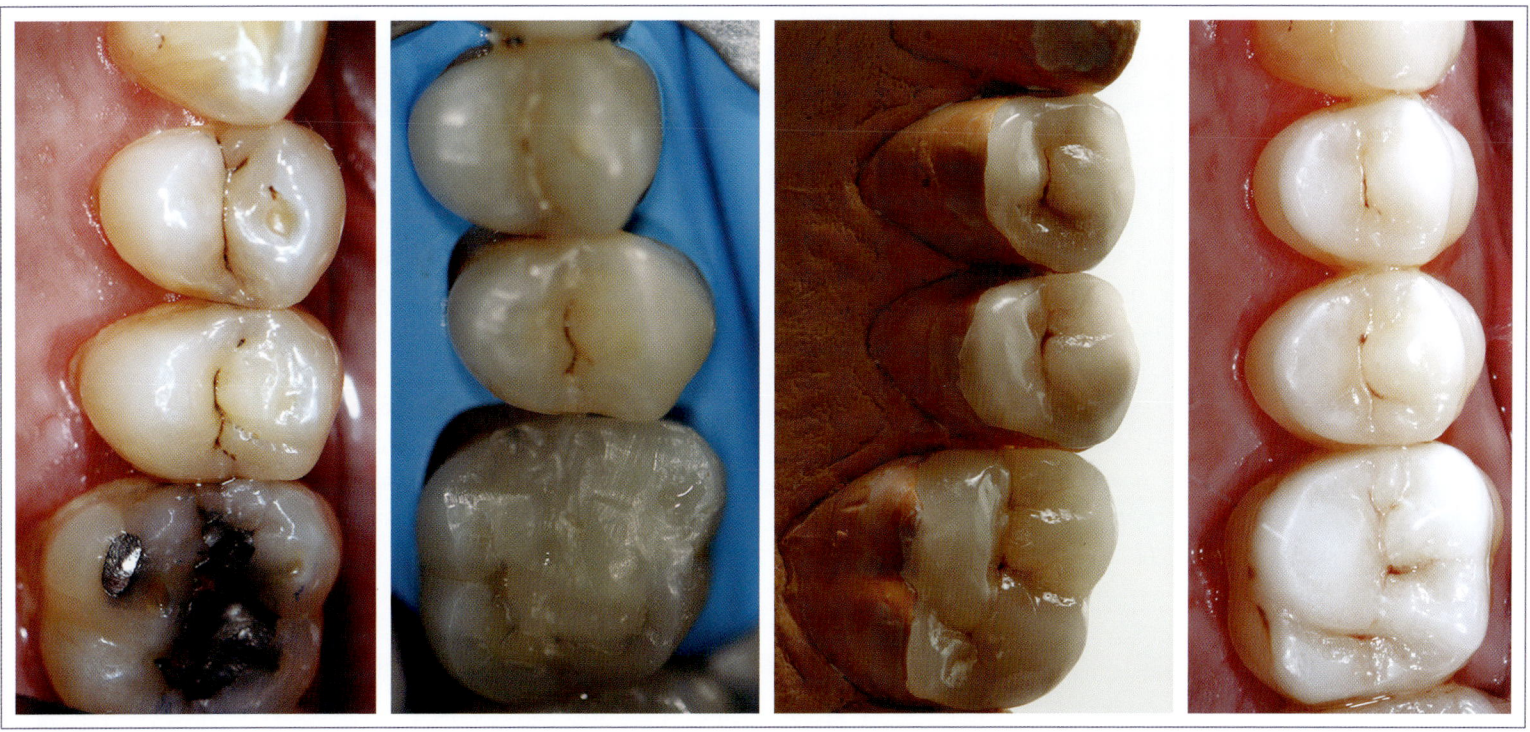

FIGURA 4.8 Incrustaciones de e.max® en un sextante anterosuperior.

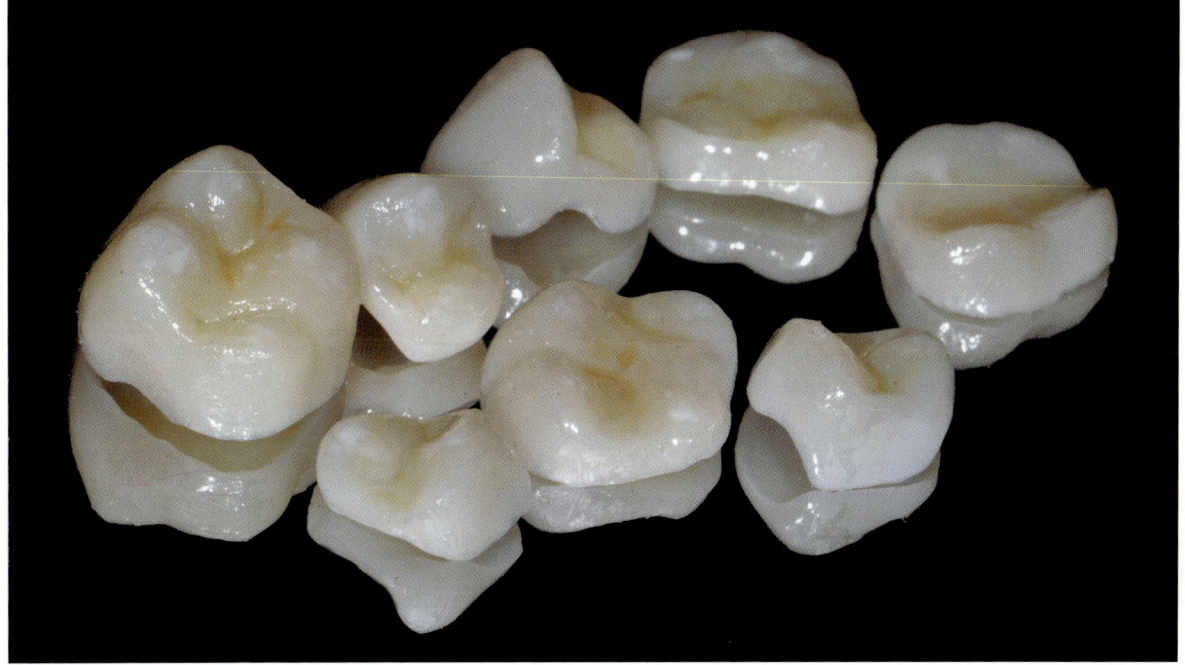

FIGURA 4.9 Incrustaciones de Lava Ultimate®.

Color del sustrato

Este segundo factor está muy relacionado con la traslucidez de los materiales. En general, las cerámicas de silicatos poseen, como ya dijimos, una gran virtud: su excelente comportamiento óptico, debido a su índice de contraste o CR similar al de los tejidos duros del diente. Es por ello por lo que, en casos con sustratos favorables (dientes con dentina y/o esmalte con tonos claros), son nuestra primera opción.

Sin embargo, en pacientes con dientes oscurecidos por tetraciclinas, pigmentaciones de antiguas amalgamas de plata u otros residuos, o cuando haya metal visible que no queramos o podamos retirar, tendremos la necesidad de ocultar dicho color desfavorable. En algunos casos, utilizaremos bien pastillas de disilicato de litio con opacidad (pastillas MO o HO de e.max®) (Fig. 4.10), tanto para coronas como para carillas, o bien circonas (ya de por sí más opacas) en el caso de que tengamos que realizar coronas sobre dentinas teñidas.

En los casos más desfavorables en los que haya restos metálicos, las cerámicas reforzadas no son aconsejables, ya que basan su resistencia en una adecuada y completa adhesión al sustrato, ausente por tratarse de zonas metálicas. Lo mismo podríamos decir en caso de tinciones muy evidentes del sustrato, aunque en esta ocasión sería debido a la dificultad que tiene el disilicato para ocultar dentinas muy oscuras. En estas situaciones, serían preferibles las circonas (Fig. 4.11) o incluso las restauraciones clásicas de metal-porcelana.

Posibilidad de adhesión al sustrato

En este último apartado consideraremos tanto la posibilidad de tratar química o mecánicamente el material que vamos a adherir como la perfecta y concienzuda aplicación de los protocolos que cada uno de ellos necesita.

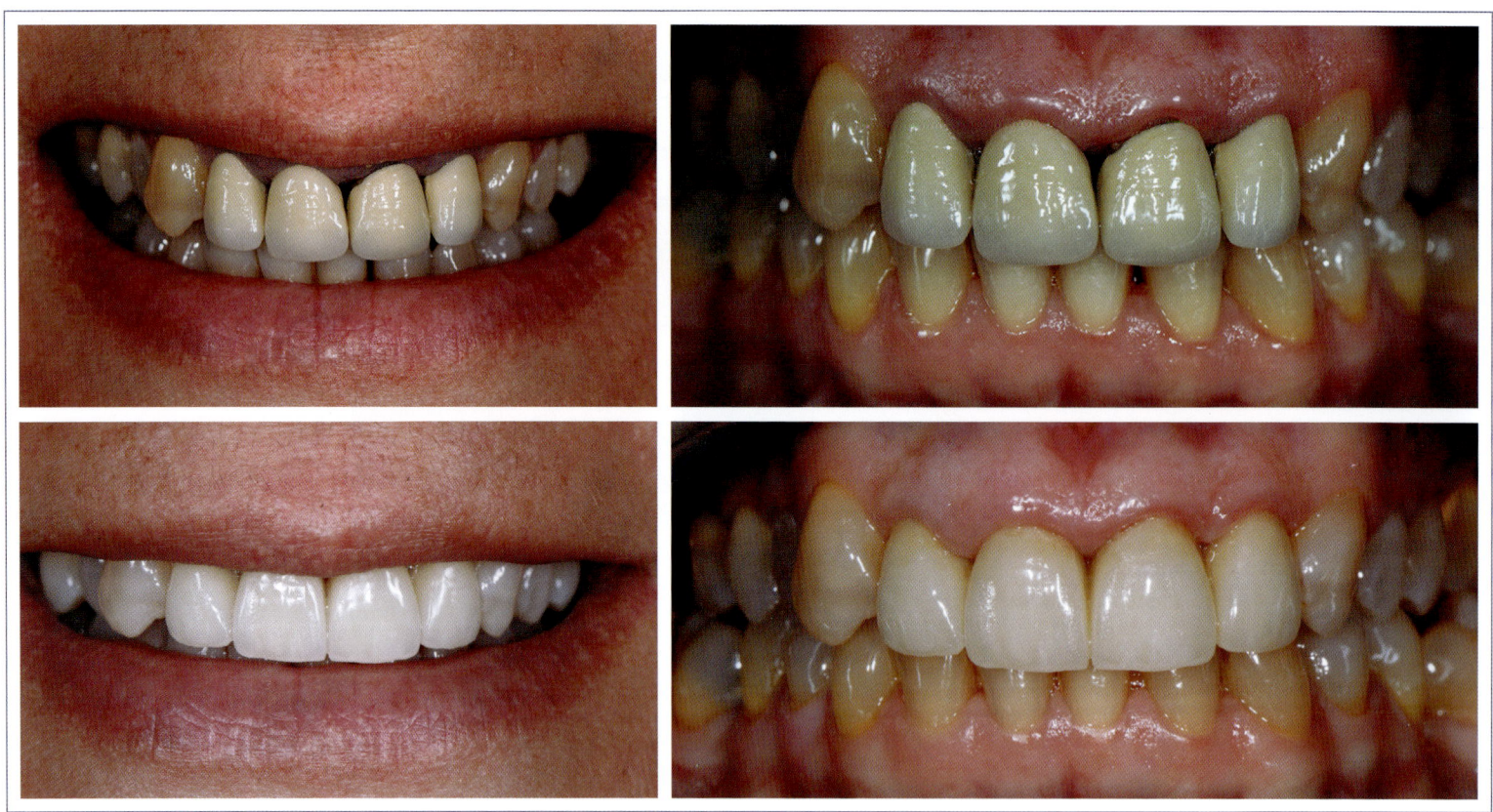

FIGURA 4.10 Coronas de e.max® (opacidad MO) en 1.2-2.2 en un caso con dientes muy pigmentados.

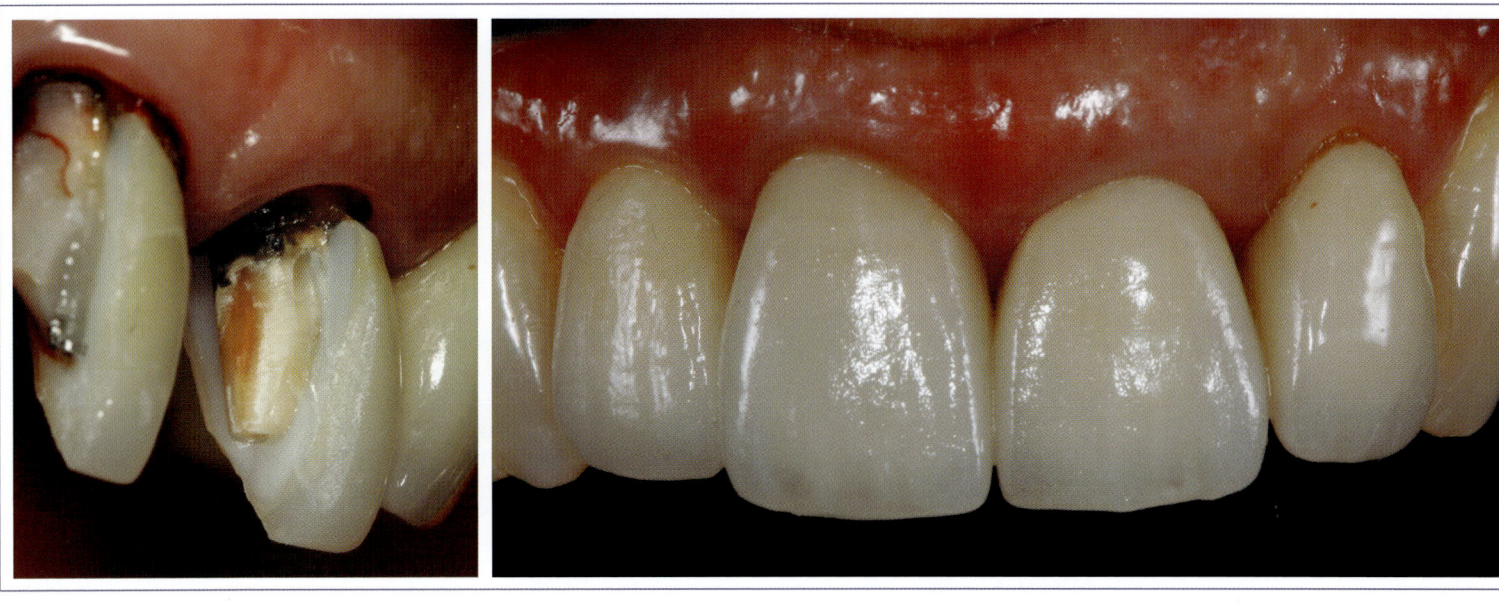

FIGURA 4.11 Coronas de Lava Plus Zirconia® en 1.1 y 2.1, junto con carillas de e.max® en 1.2 y 2.2 en un paciente con dientes muy oscuros y con metal expuesto.

Capacidad de adhesión de cada material

Todos los materiales antes citados pueden dividirse en dos grupos desde el punto de vista de su capacidad para ser preparados para su adhesión:

- Unos pueden ser **tratados químicamente**, es decir, grabados con ácido fluorhídrico que labra microrretenciones (en este grupo se incluyen las cerámicas de silicatos y los polímeros infiltrados con resinas o PICN) (Román-Rodríguez *et al.*, 2016).

- Otros, por el contrario, como las circonas y resinas nanocerámicas, solo pueden sufrir un **ataque mecánico**, mediante el arenado o chorreado con partículas de óxido de aluminio de su superficie (Wan *et al.*, 2005; Frankenberger *et al.*, 2015). Una variante de este último procedimiento es la silicatización, válida también para estos últimos materiales (Ceballos *et al.*, 2020); en este caso se cambian las partículas de óxido de aluminio por óxido de silicio. En el caso de circonas, el arenado o silicatizado puede considerarse el único tratamiento mecánico que permite una adhesión química al dejar moléculas de sílice adheridas a la zona tratada (Atsu *et al.*, 2006; Román-Rodríguez, 2010; Román-Rodríguez *et al.*, 2016).

Recientemente, distintos trabajos han comunicado la aparición de grabado químico sobre la superficie de restauraciones de circona mediante la combinación de distintos y potentes ácidos (fluorhídrico, sulfúrico, clorhídrico, nítrico y fosfórico) (Cho *et al.*, 2017; Harb *et al.*, 2021). Aunque de esperanzadores resultados, necesitan, no obstante, de posteriores investigaciones a largo plazo.

Protocolos de adhesión

Los cementos y adhesivos que se utilizan en odontología restauradora están basados en resinas compuestas. Por ello necesitamos un protocolo riguroso que sirva de nexo entre este material orgánico y las partículas inorgánicas de las porcelanas y las circonas. Las características de los distintos sistemas adhesivos se tratarán en la siguiente sección.

Para finalizar esta parte, la que se ocupa de los materiales restauradores y sus indicaciones, incorporamos una figura que resume los factores anteriormente mencionados y las elecciones de material propuestas para cada situación (Fig. 4.12).

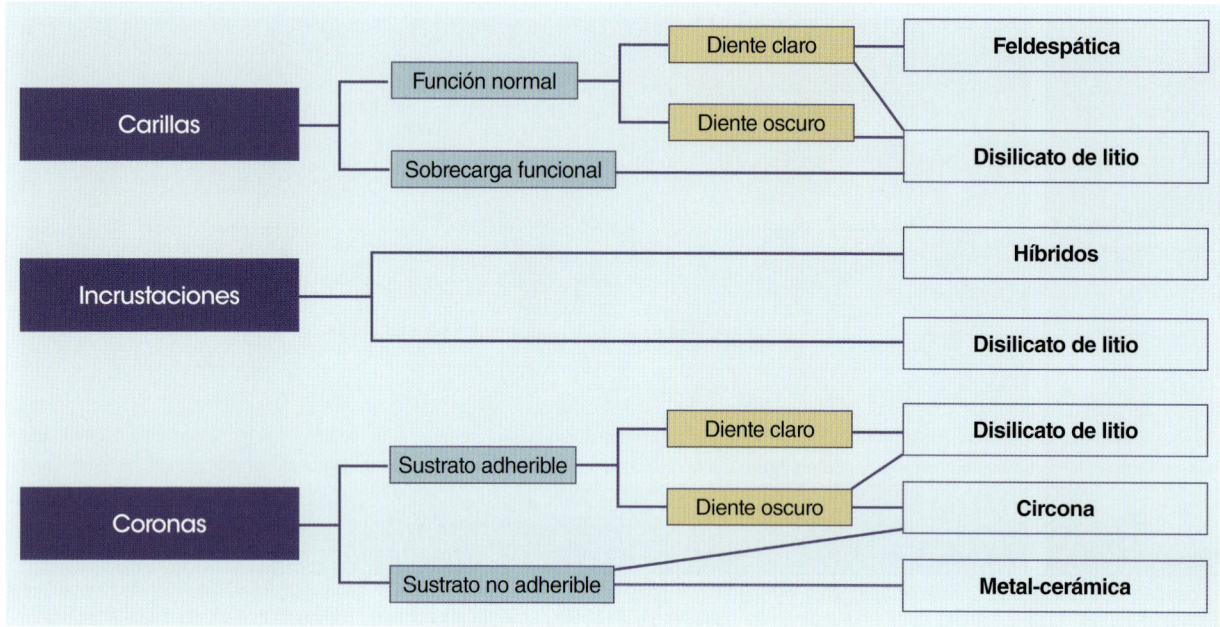

FIGURA 4.12 Selección del material en función del tipo de restauración y del sustrato.

PRINCIPIOS BÁSICOS DE ADHESIÓN

Abordamos ahora esta segunda parte del capítulo con el fin de saber cómo adherir el material que hemos seleccionado al sustrato que tenemos en la boca de nuestros pacientes, normalmente esmalte o dentina, pero con frecuencia también restauraciones de composite o incluso metales. Nos centraremos en la unión a las dos primeras estructuras. Conocemos la adhesión al esmalte la desde la mitad del siglo pasado, con valores de sobra aceptables (Buonocore, 1955). Sin embargo, la investigación sobre la unión a la dentina, debido a las diferencias histológicas con aquel, sigue intentando lograr cifras mínimas que nos puedan asegurar una unión predecible.

MECANISMOS PRIMARIOS DE ADHESIÓN

En general, la unión a esmalte y a dentina de cualquier material, particularmente los adhesivos, se logra mediante la combinación de tres mecanismos que resultan de fenómenos físicos, químicos o mecánicos: el **mojamiento de superficies**, la **retención micromecánica** o microrretención (o interdigitación micromecánica) y la **interacción química** (Fig. 4.13). Si queremos una unión duradera, debemos intentar conseguir una combinación adecuada de los tres (Van Meerbeek *et al.*, 2020).

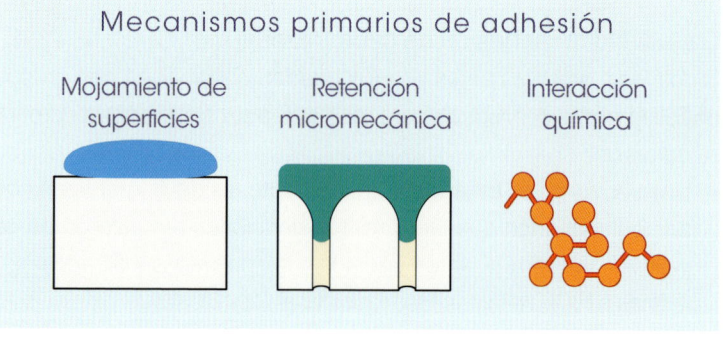

FIGURA 4.13 Mecanismos primarios de adhesión.

■ El **mojamiento de superficies** depende de factores tales como la rugosidad del sustrato, la energía superficial de esmalte y dentina (tejidos muy diferentes entre sí), la tensión superficial de los líquidos que integran el sistema adhesivo, la hidrofilia o hidrofobia de sustratos y adhesivos, etc. Este último punto, el de las filias y fobias de los materiales por el agua, es de especial importancia y motivo de continua investigación. Si quisiéramos resumir en pocas palabras el objetivo actual de los sistemas adhesivos podría decirse que es lograr un material que se comporte de una manera dual: por un lado, debe ser hidrofílico antes de su polimerización con el fin de lograr un buen mojamiento de la superficie de los tejidos duros dentales y una penetración óptima a lo largo de los túbulos dentinarios; y, por otro, debe tener una parte hidrofóbica una vez completada la misma para evitar la absorción de agua y la degradación hidrolítica de la unión mediante una correcta unión al material restaurador que tratamos de adherir (De Munck *et al.*, 2005; Van Landuyt *et al.*, 2007; Van Meerbeek *et al.*, 2020).

■ La **microrretención** es el mecanismo de unión más importante y solo puede conseguirse mediante dos técnicas: bien por el grabado ácido de la superficie, especialmente cuando usamos ácido ortofosfórico sobre el esmalte, bien, en menor medida, mediante la asperización micromecánica en aquellos casos (dentinas escleróticas, esmaltes aprismáticos o fluoróticos) en los que la primera opción sea poco efectiva. La unión del adhesivo a los cristales de hidroxiapatita del esmalte después del grabado ácido con ácido fosfórico es, sin duda, el fundamento sobre el que se asienta la durabilidad de una correcta adhesión (Perdigão, 2020). Por otro lado, en el caso de la dentina normal, el grabado ortofosfórico convencional puede desmineralizar su capa más superficial, dejando demasiado expuestas las fibras de colágeno que serán clave para la unión química con el adhesivo (Perdigão *et al.*, 1996). Este tema, muy controvertido hoy día, puede justificar actuaciones como el grabado selectivo del esmalte con ácido ortofosfórico y de la dentina con ácidos menos potentes (como se realiza cuando utilizamos adhesivos autograbantes) o el grabado secuencial con ortofosfórico en esmalte primero y en dentina posteriormente, con tiempos de actuación más reducidos en esta última (si seleccionamos un agente de grabado total) (Van Meerbeek *et al.*, 2011).

■ La **interacción química**, aunque no es el mecanismo más fuerte, es, sin duda, el más importante cualitativamente: es el que puede conseguir que la unión entre ciertos componentes del material (10-MDP, 4-META, etc.) y el ión calcio del sustrato sea más duradera (Sezinando *et al.*, 2017). El propósito de un adhesivo debe ser la formación simultánea de compuestos estables con las dos fracciones presentes en esmalte y dentina:

   ■ La inorgánica, que se refiere a los iones calcio de la hidroxiapatita, componente casi exclusivo del esmalte (92 % del mismo en volumen o 96 % en peso) (Baier, 1992; Perdigão, 2020) y

mayoritario en la dentina (aproximadamente un 45-70 % en volumen) (Perdigão, 2020). En la dentina, la hidroxiapatita cumple una función protectora de la siguiente fracción.

   ■ La orgánica, es decir, los radicales carboxilo, aminos e hidroxilos presentes en las proteínas dentinarias, fundamentalmente colágeno tipo I (Nakabayashi y Pashley, 1998).

Significado de alguno de los principales términos referidos a la adhesión

Es necesario definir algunos términos ampliamente utilizados en este ámbito.

■ *Smear* **layer o barrillo dentinario:** cuando cortamos la superficie del diente con una fresa, aparece una capa denominada barrillo dentinario o *smear layer*, que está compuesta por restos de la hidroxiapatita y el colágeno de esmalte y dentina desnaturalizados por culpa del calor y la fricción surgidos a partir del corte, aceite procedente de nuestro instrumental rotatorio, sangre, saliva, bacterias, etc. (Sezinando, 2014; Saikaew *et al.*, 2022). Parte de estos detritus se unen a la dentina intertubular y bloquean el interior de los túbulos (esta parte del *smear layer* se llama entonces *smear plugs*) y disminuyen notablemente la permeabilidad de la dentina. A pesar de ello, el fluido de la dentina puede atravesar esta capa debido a su estructura porosa.

■ **Grabado ácido:** generalmente ácido ortofosfórico al 30-40 % (Van Meerbeek *et al.*, 2020). Es el principal responsable de la retención mecánica en esmalte. En los adhesivos autograbantes y en los universales se utilizan ácidos más débiles con el fin de no destruir por completo la capa de colágeno dentinario más superficial. Sobre el esmalte, por el contrario, no son capaces de lograr un tratamiento suficientemente adecuado.

■ *Primer* **o imprimador:** mezcla hidrofílica de monómeros de resina (10-MDP, 4-META, etc.), solventes (alcohol, agua o acetona) y otros compuestos. Como ya explicamos, de esta fracción del adhesivo depende principalmente su capacidad de mojabilidad sobre las superficies dentales, lo que facilitará la unión posterior de la capa de resina. Normalmente, no se aclara con agua ni se polimeriza, sino que solo se hace evaporar.

■ **Resinas de unión (Bis-GMA, UDMA, TEGDMA, BPDM):** se colocan sobre el *primer* y se polimerizan, actuando con sus grupos hidrofóbicos como nexo de unión con el material restaurador.

■ **10-MDP (10-metacriloxidecilfosfato dihidrogenado; *10-metha-cryloyloxydecyl dihydrogen phosphate*):** molécula introducida hace décadas en algunos adhesivos y cementos de la casa Kuraray y que, con su liberalización a comienzos de la década de 2010, ha revolucionado la composición de los adhesivos, hasta el punto de que solo un pequeño porcentaje de los mismos no cuenta con ella en su fórmula. Su mecanismo de acción es tanto químico (favorece la unión química al calcio de la hidroxiapatita del esmalte y la dentina) como mecánico (produce un leve grabado que potencia la microrretención) (Peumans *et al.*, 2015; Yoshihara *et al.*, 2018).

En general, el grabado ácido produce un entrelazado micromecánico o **hibridación**, debido a la formación de una **capa híbrida**, que es una mezcla compleja de monómeros de resina y distintos compuestos del adhesivo, por un lado, y fibras de colágeno, total o parcialmente desnaturalizadas, junto a cristales de hidroxiapatita pertenecientes a los tejidos duros del diente, por el otro (Pashley *et al.*, 2011). Esta capa tiene un espesor aproximado de 5-8 micrómetros para un adhesivo de grabado total y la mitad para los autograbantes (Pashley *et al.*, 2011; Van Meerbeek *et al.*, 2011; Miletic, 2018).

CLASIFICACIÓN DE LOS ADHESIVOS USADOS EN LA ACTUALIDAD

Clásicamente, el ácido ortofosfórico se ha utilizado para conseguir la retención micromecánica perseguida como mecanismo primario de adhesión, mediante la realización del grabado de la superficie del esmalte. Y en este cometido, este ácido no tiene rival; es el compuesto que mejor lo produce. Sin embargo, su efecto no es igual sobre la dentina que sobre el esmalte. En la dentina, debido a su composición química, se produce la desaparición del *smear layer* y la desnaturalización de las proteínas que existen en ella. Es decir, lo que es bueno para el esmalte no lo es tanto para la dentina.

Si usamos ácidos más débiles, con mayor pH, no destruimos el *smear layer,* pero tampoco se logra un grabado adecuado del esmalte, por lo que la capacidad de unión al mismo es menor.

Debido a ello, se ha propuesto una nueva forma de lograr la adhesión a ambos tejidos del diente: mediante un **grabado selectivo** con ácido ortofosfórico del esmalte, o lo que es lo mismo, sin dejar que el ortofosfórico entre en contacto con la dentina, se logra aumentar la unión con este, permitiendo así la acción de los adhesivos, bien sean autograbantes o universales, sobre esta última.

Es esta disyuntiva la que ha provocado la aparición de distintos tipos de adhesivos. Es decir, más allá de la clasificación basada en "generaciones" de adhesivos, muy en desuso hoy en día salvo para las firmas que los comercializan (Perdigão, 2020), la mayoría de autores convienen en separarlos en tres categorías en función de la estrategia adhesiva que utilizan (Sezinando *et al.*, 2017) (Tabla 4.1).

Grabado total o *total etch* (TE)

También llamados de **lavado y aclarado o *etch and rinse*** (ER), son aquellos adhesivos cuyo primer paso consiste en la utilización del ácido ortofosfórico sobre el esmalte y la dentina, el cual disuelve y elimina el *smear layer* (Perdigão, 2020). Es el mejor método para preparar el esmalte pero, como decíamos, resulta demasiado agresivo para la dentina. Con el grabado ácido, su lavado posterior y evaporación suave del exceso de humedad sin desecar las estructuras, antes de tratar el sustrato con el adhesivo propiamente dicho (Pashley *et al.*, 2011), se producen interdigitaciones profundas en el esmalte y en las primeras micras de la dentina, exponiendo la red colágena, lo cual produce la **total desaparición** del *smear layer* y de los *smear plugs* (Roberson *et al.*, 2006) (Fig. 4.14). Este hecho puede llevar a un exceso de retracción de las prolongaciones odontoblásticas y, consecuentemente, sensibilidad. Cuanto más tiempo dejemos el ácido ortofosfórico sobre la dentina, menos hidroxiapatita protectora queda en ella, más profunda es la desestructuración del colágeno y más difícil es la unión con esta proteína. Es por ello por lo que se recomienda no pasar de los 15 segundos de grabado sobre la dentina, independientemente del tiempo que podamos grabar el esmalte. El resultado de esta técnica es la formación de una **capa híbrida**, mezcla de adhesivo y de dentina desmineralizada infiltrada por este. En este tipo de sistemas adhesivos, es crucial no desecar en exceso la dentina al evaporar los solventes ni dejarla muy húmeda. Cualquiera de estas dos situaciones conlleva una disminución de la unión con el colágeno intratubular y, por ello, una pérdida en las propiedades y resistencia de dicha unión. Esto convierte a estos adhesivos en muy sensibles a la técnica (Szesz *et al.*, 2016).

Uno de los más contrastados representantes de este grupo debido a sus excelentes propiedades es el adhesivo de 3 pasos Optibond FL® (Kerr).

TABLA 4.1 Clasificación de los sistemas adhesivos. En las celdas con fondo de color podemos encontrar también los sistemas adhesivos universales utilizados bien como adhesivos de grabado total o como autograbantes, respectivamente.

Sistemas adhesivos		Ácido fosfórico	*Primer*	Resina	Ejemplo
Grabado total (TE)	3 pasos	Sí	Sí	Sí	Optibond FL®
	2 pasos	Sí	SÍ (*primer*+resina)		Prime & bond NT®
Autograbado (SE)	2 pasos	No	SÍ (ácido débil+*primer*)	Sí	Clearfil SE Bond 2®
	1 paso	No	SÍ (ácido débil+*primer*+resina)		Scotchbond 2® (universal)

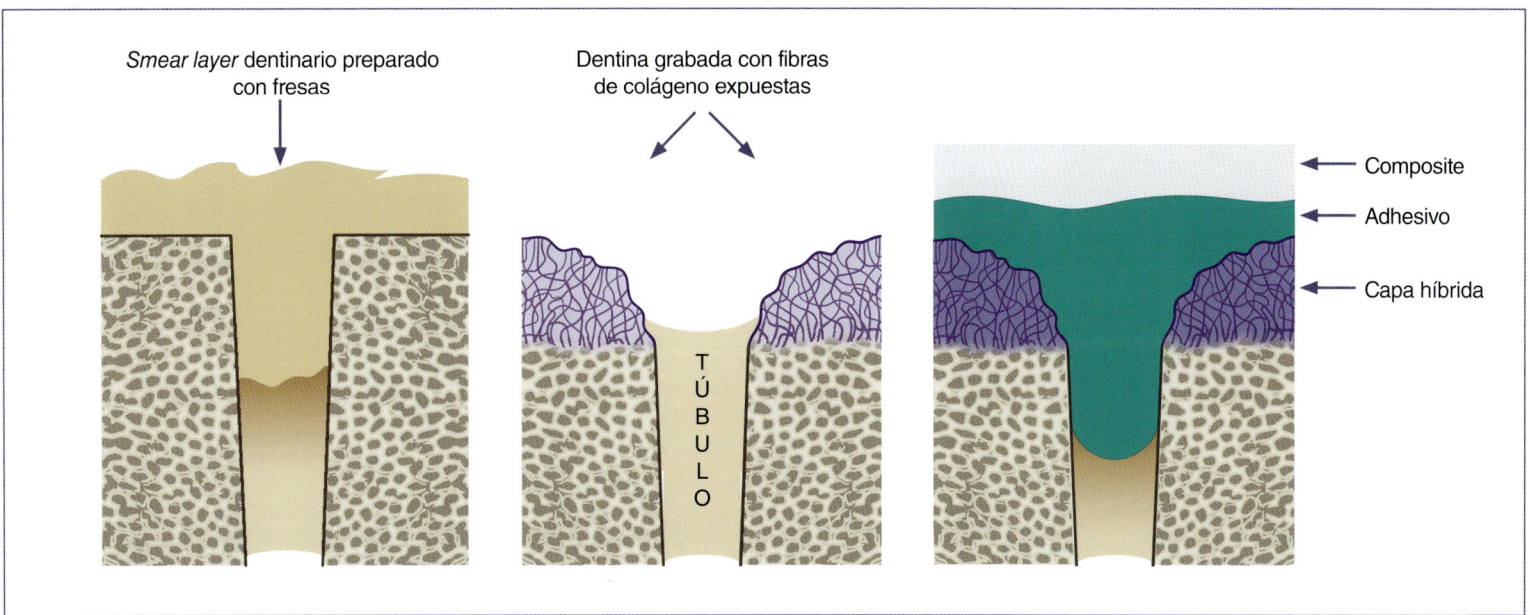

FIGURA 4.14 Esquema del mecanismo de actuación de los adhesivos de grabado total. El ácido elimina por completo el *smear layer*, desmineraliza la dentina y expone las fibras de colágeno que hay en ella (según Roberson *et al.*, 2006).

Autograbado o *self-etching* (SE)

En estos adhesivos, no existe un paso separado y previo de grabado con ortofosfórico, ya que el propio adhesivo posee los llamados **monómeros funcionales ácidos**, que son componentes ácidos más suaves que aquel (Pashley *et al.*, 2011; Van Meerbeek *et al.*, 2011); la capa de barrillo dentinario **no se disuelve totalmente**, sino que se incorpora a la interfase adhesiva, lográndose de este modo grabar y unir químicamente de un modo simultáneo (Van Meerbeek *et al.*, 2011; Perdigão, 2020). Se produce así un ataque 4-5 veces más superficial en la dentina, lo cual deja una significativa cantidad de cristales de hidroxiapatita que favorece la interdigitación entre las fibras de colágeno de la dentina y los monómeros funcionales del adhesivo (Fig. 4.15). Estos agentes ácidos más suaves no consiguen, por el contrario, un patrón de grabado adecuado sobre el esmalte, lo cual conduce a filtración y falta de unión en los márgenes de la restauración (la unida al esmalte) y decoloración de los mismos (Szesz *et al.*, 2016); la restauración no se cae porque está bien adherida a dentina, pero sus márgenes se tiñen por la débil adhesión a esmalte. Es por todo ello por lo que se recomienda grabar con ortofosfórico este último antes de la aplicación de estos agentes adhesivos (grabado selectivo del esmalte). En los adhesivos de autograbado, la unión se logra por dos mecanismos: retención micromecánica del adhesivo con la dentina parcialmente descalcificada y unión química o iónica de los monómeros funcionales con el calcio de la hidroxiapatita (Perdigão, 2020).

En función del tipo de ácido utilizado y de su pH, estos adhesivos se clasifican en ultrasuaves, suaves, intermedios y fuertes. Estos últimos se comportan de un modo muy similar a los sistemas de grabado total: así, la acción sería meramente mecánica, y como en ellos, sin posibilidad de unirse químicamente al *smear layer*.

Dentro de este grupo se encuentra uno de los considerados como patrón de oro: es el adhesivo de 2 pasos Clearfil SE Bond 2® de Kuraray Noritake (Peumans et al., 2015).

Universales

Esta nueva categoría de adhesivos, comercializados en un solo bote, surgió en 2011. Como la mayoría de estos adhesivos universales contienen ácidos suaves o ultrasuaves, mejoran mucho su capacidad adhesiva si grabamos el esmalte de manera selectiva, dejando

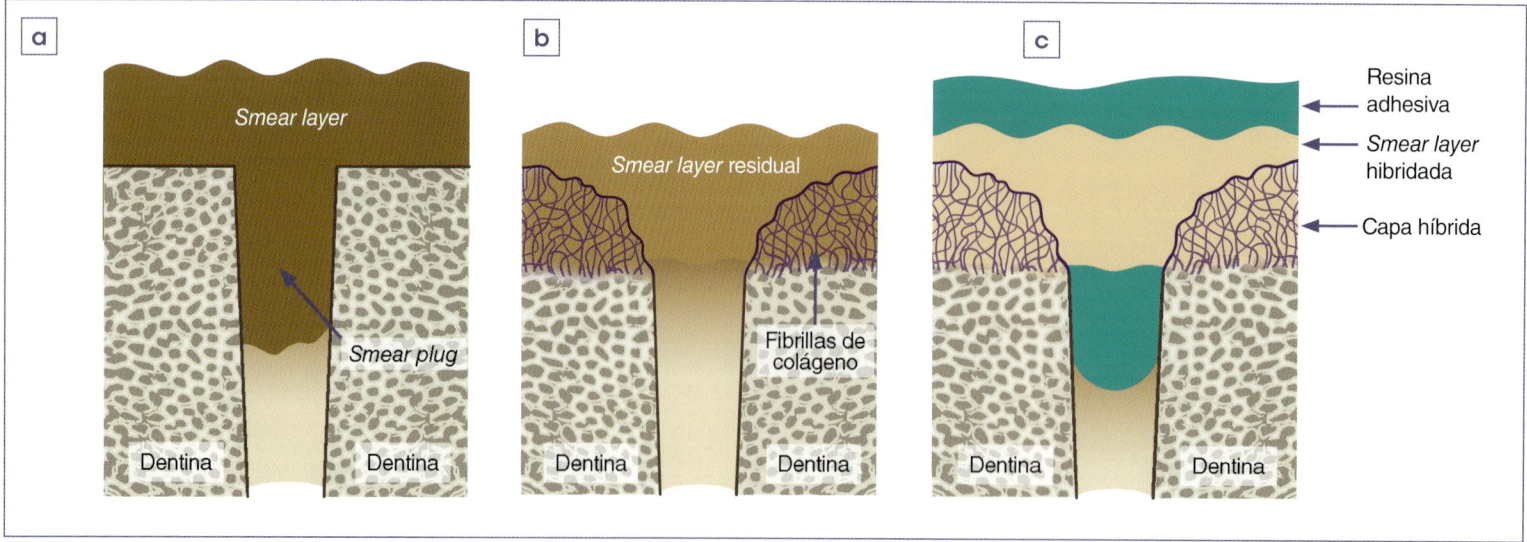

FIGURA 4.15 Esquema del mecanismo de actuación de los adhesivos autograbantes. a) Después de la preparación dental aparece la capa de barrillo dentinario. b) Tras el tratamiento con el adhesivo, el *smear layer* es parcialmente desmineralizado y se exponen las fibras de colágeno más superficiales. c) La polimerización de la resina forma una capa que incluye al barrillo residual y el adhesivo (*hybridized smear layer*) (según Saikaew *et al.*, 2022).

que solo el ácido débil del *primer* acondicione la dentina. Dicho de otro modo, la resistencia adhesiva empeora y la filtración aumenta cuando solo se graba la dentina con un ácido fuerte sin tratar el esmalte con fosfórico (Sezinando *et al.*, 2017). Además de para unir el material de restauración a los tejidos dentales (dentina y esmalte), presentan cierta capacidad de adhesión a metales, circonas y otros materiales sin el uso previo de un imprimador o *primer*. Pueden ser utilizados tanto con estrategias de grabado total (ácido ortofosfórico en esmalte y dentina seguido de aplicación, secado y polimerización del adhesivo; a diferencia de los adhesivos de grabado total, el *primer* lleva incorporado un ácido débil) como con técnicas de autograbado (solo se coloca el adhesivo, aunque, como decíamos, se recomienda también la aplicación selectiva previa de ortofosfórico sobre esmalte; la incorporación del 10-MDP u otros monómeros funcionales acídicos a los adhesivos universales marca la diferencia con los autograbantes de un solo paso).

Posibles modificaciones de este grupo pueden llevarnos a la aplicación de los adhesivos universales en dos pasos. Así, separaríamos *primer* y resina, mejorando el comportamiento a medio y largo plazo de la interfase entre el sustrato y el material restaurador.

Como acabamos de comentar, tanto en los adhesivos de grabado total (TE) como en los autograbantes (SE) o en los universales, la simplificación del procedimiento conlleva una pérdida de propiedades. En cualquiera de estos sistemas, llamados simplificados, la ausencia de la resina hidrófoba, que existe como una capa separada del *primer* en los adhesivos TE y en los SE de dos botes, impide que la zona más superficial del adhesivo sea polimerizada correctamente debido a la inhibición por el oxígeno; por un lado, esto facilita la degradación de la interfase resina-dentina y produce un peor resultado clínico (Peumans *et al.*, 2015); por otro lado, además, puede existir un problema añadido por su incompatibilidad con ciertos cementos resinosos, especialmente de autopolimerización o duales que emplean aminas terciarias como agentes iniciadores. Cuando los monómeros ácidos de la capa superficial no polimerizada entran en contacto con los cementos, consumen sus aminas terciarias, lo cual impide el inicio correcto de su polimerización. Todo ello lo podemos evitar utilizando sistemas no simplificados o, en el caso de usarlos, seleccionar aquellos cementos compatibles con dichos adhesivos.

PROTOCOLO DE ADHESIÓN DE CADA TIPO DE MATERIAL

Una vez tenemos seleccionado el sistema adhesivo que queremos utilizar, es de crucial importancia seguir al pie de la letra los protocolos de aplicación; esto nos permitirá lograr las máximas cifras de unión entre restauración y diente, que, en la mayoría de los casos, son los dos sustratos que trata de adherir el adhesivo. Básicamente, y con todas las precauciones que debemos tener a la hora de hablar de sistemas tan diferentes entre sí, podríamos mencionar los siguientes puntos clave (Miletic, 2018):

■ Incluso aunque utilicemos sistemas autograbantes, se recomienda un **grabado selectivo** de 15-20 segundos sobre el esmalte.

■ Debemos evitar el exceso de **humedad** o la excesiva desecación de la dentina una vez aplicado el adhesivo, especialmente en los adhesivos de grabado total, más sensibles a este factor. Esto permitirá que las fibras de colágeno expuestas no se colapsen en exceso.

■ Los sistemas adhesivos simplificados (de autograbado o universales) deben colocarse de una **forma activa** sobre la dentina, esto es, frotando con insistencia; ello permitirá una mayor acción de los ácidos débiles presentes en el *primer* y la penetración de la resina en capas más profundas de la dentina.

■ Una vez colocado, hay que **evaporar el solvente** tanto como sea posible mediante la aplicación vigorosa de aire.

■ La **polimerización** del adhesivo debe hacerse con lámparas de suficiente intensidad, con el ángulo y el tiempo adecuados y a la menor distancia posible del adhesivo.

■ Debemos evitar en lo posible el uso de sistemas simplificados: **dos botes siempre mejor que uno**.

Respecto al protocolo específico que cada tipo de material necesita para conseguir las máximas cifras de adhesión, podemos resumirlos en dos grandes grupos (Alonso Pérez-Barquero *et al.*, 2014; Özcan y Volpato, 2015; Özcan y Volpato, 2016b):

■ Porcelanas de silicatos (feldespáticas convencionales y disilicato de litio) y polímeros infiltrados de resina (PICN como el Vita Enamic®) (Fig. 4.16): debido a la elevada proporción de fase vítrea presente (mayor en las feldespáticas y menor en las de disilicato), estos materiales son sensibles al grabado con ácido fluorhídrico (9,6 % y

90-120 segundos si es porcelana feldespática; 5 % y 60 segundos si es Vita Enamic®; y 5 % durante 20 segundos si es disilicato de litio). Tras un posterior lavado abundante y secado, se procede a la neutralización de los precipitados aparecidos con bicarbonato o con ácido ortofosfórico y un baño de ultrasonidos. El último paso consiste en la aplicación durante 1 minuto de silano para conseguir la unión covalente entre la porcelana (grupos OH⁻) y el adhesivo o el cemento (grupos metacrilato).

- Composites, resinas nanocerámicas y circonas (Fig. 4.17): en estos materiales no se recomienda la aplicación de ningún ácido. Es por ello por lo que conseguiremos lograr microindentaciones en su superficie sustituyendo el ácido fluorhídrico por el chorreado de partículas de óxido de aluminio de 50 micrómetros o de silicio de 30 micrómetros (silicatización) a 2 bares durante 5-20 segundos. El proceso se completa de nuevo con la limpieza del material con alcohol, ácidos o ultrasonidos y la posterior silanización (Özcan y Volpato, 2016a; Ceballos *et al.*, 2020).

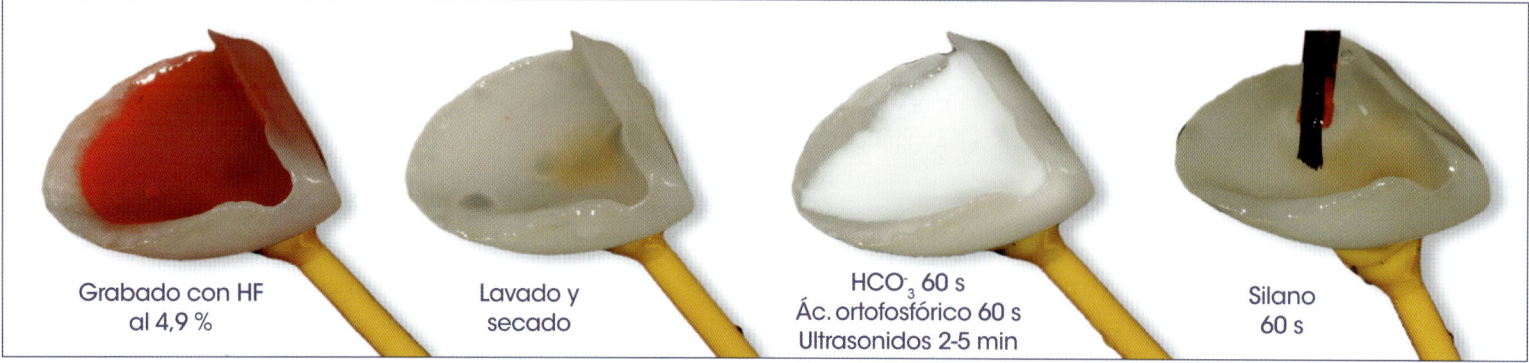

| Grabado con HF al 4,9 % | Lavado y secado | HCO⁻₃ 60 s
Ác. ortofosfórico 60 s
Ultrasonidos 2-5 min | Silano 60 s |

FIGURA 4.16 Protocolo de adhesión para porcelanas de silicatos y PICN.

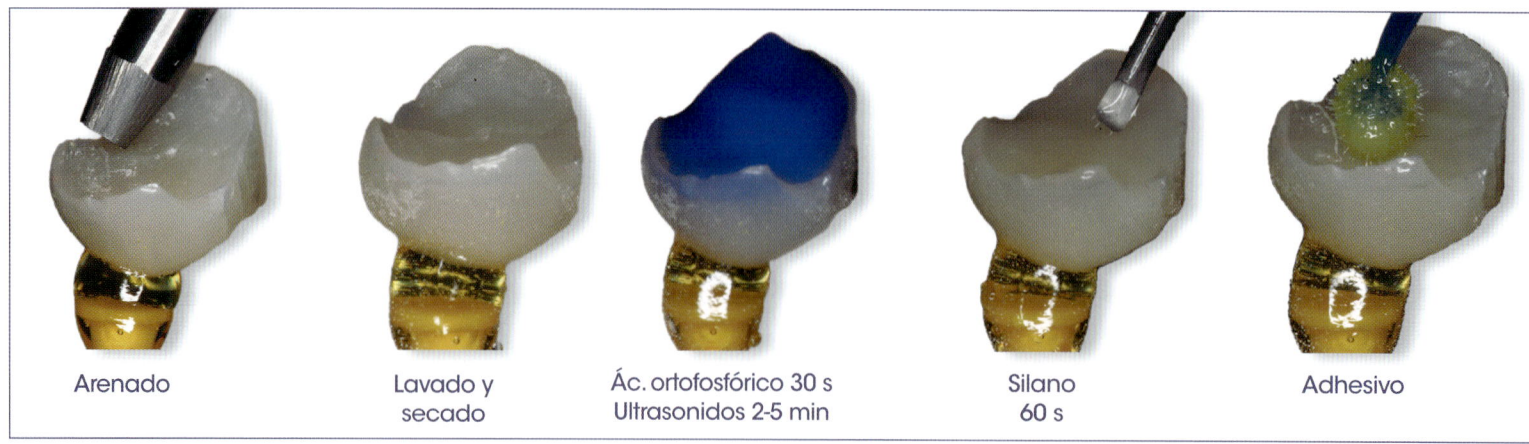

| Arenado | Lavado y secado | Ác. ortofosfórico 30 s
Ultrasonidos 2-5 min | Silano 60 s | Adhesivo |

FIGURA 4.17 Protocolo de adhesión para composites, resinas nanocerámicas y circonas.

BIBLIOGRAFÍA

1. Agustín-Panadero R, León Martínez R, Solá-Ruíz MF, Fons-Font A, García Engra G, Fernández-Estevan L. Are metal-free monolithic crowns the present of prosthesis? Study of mechanical behaviour. Materials 2019, 12, 3663; doi:10.3390/ma12223663.

2. Ahlberg JP, Kovero OA, Hurmerinta KA, Zepa I, Nissinen MJ, Könönen MH. Maximal bite force and its association with signs and symptoms of TMD, occlusion, and body mass index in a cohort of young adults. Cranio 2003; 21(4): 248-52.

3. Alonso Pérez-Barquero J, Amigó V, Fons A, Agustin-Panadero R, Román-Rodríguez JL. Estudio a microscopía electrónica de los tratamientos de superficie en las cerámicas dentales. Revista Internacional de Prótesis Estomatológica 2014; 16 (3): 163-75.

4. American Dental Association. CDT: Code on dental procedures and nomenclature: http//www.ada.org/en/publications/cdt/. accesed March 17, 2015.

5. Amesti-Garaizabal A, Agustín-Panadero R, Verdejo-Solá B, Fons-Font A, Fernández-Estevan L et al. Fracture resistance of partial indirect restorations made with CAD/CAM technology. A systematic review and meta-analysis. J. Clin. Med 2019; 8, 1932; doi:10.3390/jcm8111932.

6. Atsu SS, Kilicarslan MA, Kucukesmen HC, Aka PS. Effect of zirconium-oxide ceramic surface treatments on the bond strenght to adhesive resin. J Prosthet Dent 2006; 95: 430-6.

7. Awada A, Nathanson D. Mechanical properties of resin-ceramic CAD/CAM restorative materials. J Prosthet Dent 2015; 114(4): 587-93.

8. Baier RE. Principles of adhesion. Oper Dent. 1992; Suppl. 5: 1-9.

9. Bajraktarova-Valjakova E, Korunoska-Stevkovska V, Kapusevska B, Gigovski N, Bajraktarova-Misevska C, Grozdanov A. Contemporary dental ceramic materials. A review: chemical composition, physical and mechanical properties, indications for use. Macedonian Journal of Medical Sciences. 2018; 6 (9): 1742-55.

10. Baldissara P, Llukacej A, Ciocca L, Valandro FL, Scotti R. Translucency of zirconia copings made with different CAD/CAM systems. J Prosthet Dent 2010; 104: 6-12.

11. Buonocore M. A simple method of increasing the adhesion of acrylic filling materials to enamel surfaces. J Dent Res. 1955; 34: 849.

12. Bustamante-Hernández N, Montiel-Company JM, Bellot-Arcís C, Mañes-Ferrer JF, Solá-Ruíz MF et al. Clinical Behavior of Ceramic, Hybrid and Composite Onlays. A Systematic Review and Meta-Analysis. Int. J. Environ. Res. Public Health 2020, 17, 7582; doi:10.3390/ijerph17207582.

13. Carrabba M, Keeling AJ, Aziz A, Vichi A, Fonzar RF et al. Translucent zirconia in the ceramic scenario for monolithic restorations: A flexural strength and translucency comparison test. J Dent 2017; 60: 70-6.

14. Casas Terrón J, (2015). Análisis del comportamiento de las restauraciones de circona monolítica en comparación con las de metal-cerámica y las de circona-porcelana. Tesis doctoral. Valencia, Departamento de Estomatología, Facultad de Medicina y odontología de la Universidad de Valencia.

15. Cascante Calderón M, Villacís Altamirano I, Studart Medeiros I. Cerámicas: una actualización. Odontología 2019; 21 (2): 86-113.

16. Ceballos L, Arpa C, González-Serrano C y Fuentes MV. Adhesión a nuevas superficies restauradoras: materiales híbridos. Rev Int Prot Estomatol 2020; 22: 58-69.

17. Cekic-Nagas I, Egilmez F, Ergun G, Kaya B-M. Light transmittance of zirconia as a function of thickness and microhardness of resin cements under different thicknesses of zirconia. Med Oral Patol Oral Cir Bucal 2013; 1; 18 (2): e212-8.

18. Chen C, Trindade FZ, de Jager N, Kleverlaan CJ, Feilzer AJ. The fracture resistance of a CAD/CAM Resin NanoCeramic (RNC) and a CAD ceramic at different thicknesses. Dent Mat 2014; 30: 954-62.

19. Cho JH, Kim SJ, Shim JS, Lee K-W. Effect of zirconia surface treatment using nitric acid-hydrofluoric acid on the shear bond strengths of resin cements. J Adv Prosthodont 2017; 9(2): 77-84.

20. Cosme DC, Baldisserotto SM, Canabarro Sde A, Shinkai RS. Bruxism and voluntary maximal bite force in young dentate adults. Int J Prosthodont 2005; 18(4): 328-32.

21. De Boever JA, McCall WD Jr, Holden S, Ash MM Jr. Functional occlusal forces: an investigation by telemetry. J Prosthet Dent 1978; 40(3): 326-33.

22. De Munck J, Van Landuyt K, Peumans M, Poitevin A, Lambrechts P et al. A critical review of the durability of adhesion to tooth tissue: methods and results. J Dent Res 2005; 84: 118-32.

23. Dietschi D, Ardu S, Krejci I. A new shading concept based on natural tooth color applied to direct composite restorations. Quintessence Int, 2006; 37: 91-102.

24. Edelhoff D, Güth JF, Erdelt K, Brix O, Liebermann A. Clinical performance of occlusal onlays made of lithium disilicate ceramic in patients with severe tooth wear up to 11 years. Dent Mater. 2019; 35: 1319-30.

25. Fabbri G, Zarone F, Dellificorelli G, Cannistraro G, De Lorenzi M et al. Clinical evaluation of 860 anterior and posterior lithium disilicate restorations: retrospective study with a mean follow-up of 3 years and a maximum observational period of 6 years. Int J Periodontics Restorative Dent 2014; 34 (2): 1-15.

26. Fehmer V, Mühlemann S, Hämmerlee CHF, Sailer I. Criteria for the selection of restoration materials. Quintessence Int, 2014; 45: 723-30.

27. Ferrario VF, Sforza C, Zanotti G, Tartaglia GM. Maximal bite forces in healthy young adults as predicted by surface electromyography. J Dent 2004; 32: 451-7.

28. Fons A, Solá MF, Martínez A, Casas J. Clasificación actual de las cerámicas dentales. RCOE 2001; 6 (6): 645-56.

29. Fons Font A, Solá Ruíz M, Granell Ruíz M, Labaig Rueda C, Martínez González A. Selección de la ceramica a utilizar en tratamientos mediante frentes laminados de porcelana. Med Oral Patol Oral Cir Bucal. 2006; 11 (3): e297-302.

30. Frankenberger R, Hartmann, VE, Krech M, Krämer N, Reich S et al. Adhesive luting of new CAD-CAM materials. Int J Comp Dent 2015; 18 (1): 9-20.

31. Gracis S. A new classification system for all-ceramic and ceramic-like restorative materials. Int J Prosthodont 2015; 28: 227-35.

32. Harb O, Al-Zordk W, Özcan M, Sakrana AA. Influence of hydrofluoric and nitric acid pre-treatment and type of adhesive cement on retention of zirconia crowns. Materials 2021; 18; 14(4), 960.

33. Heck K, Paterno H, Lederer A, Litzenburger F, Hickel R, Kunzelmann K-H. Fatigue resistance of ultrathin CAD/CAM ceramic and nanoceramic composite occlusal veneers. Dent Mater 2019; 35 (10): 1370-7.

34. Heffernan MJ, Aquilino SA, Diaz-Arnold AM, Haselton DR, Stanford CM, Vargas MA. Relative translucency of six all-ceramic systems. Part I: core materials. J Prosthet Dent 2002; 88: 4-9.

35. Imai A, Takamizawa T, Sugimura R, Tsujimoto A, Ishii R et al. Interrelation among the handling, mechanical, and wear properties of the newly developed flowable resin composites. Journal of the mechanical behavior of biomedical materials 2019; 89: 72-80.

36. Kanchanavasita W, Triwatana P, Suputtamongkol K, Thanapitak A, Chatchaiganan M. Contrast Ratio of Six Zirconia-Based Dental Ceramics.J Prosthodont 2014; 23: 456-61.

37. Kilpatrick N, Mahoney E. Dental erosion: part 2. The management of dental erosion. N Z Dent J 2004; 100: 42-7.

38. Lawson N, Jurado C, Huang C, Morris G, Burgess J, Liu P. Effect of surface treatment and cement on fracture load of traditional zirconia (3Y), translucent zirconia (5Y) and lithium disilicate crowns. J. Prosthodont 2019; 28: 659-65.

39. Li RWK, Chow TW, Matinlinna JP. Ceramic dental biomaterials and CAD/CAM technology: State of the art. J Prosth Res 2014; 58: 208-16.

40. Loomans B, Opdam N, Attin T, Bartlett D, Edelhoff D et al. Severe tooth wear: European consensus statement on management guidelines. J Adhes Dent 2017; 19: 111-9.

41. Loomans B, Kreulen C, Huijs-Visser H, Sterenborg B, Bronkhorst E et al. Clinical performance of full rehabilitations with direct composite in severe tooth wear patients: 3.5 Years results. Journal of dentistry 2018; 70: 97-103.

42. Mainjot AK, Dupont NM, Oudkerk JC, Dewael TY, Sadoun MJ. From artisanal to CAD-CAM blocks: state of the art of indirect composites. J Dent Res 2016; 95(5): 487-95.

43. Makhija SK, Lawson NC, Gilbert GH, Litaker MS, McClelland JA et al. Dentist material selection for single-unit crowns: Findings from the National Dental Practice-Based Research Network. J Dentistry 2016; 55: 40-7.

44. McLean JW. The alumina reinforced porcelain jacket crown. J Am Dent Assoc 1967; 75 (3): 621-8.

45. Mehta SB, Banerji S, Millar BJ y Suarez-Feito JM. Current concepts on the management of tooth wear: part 4. An overview of the restorative techniques and dental materials commonly applied for the management of tooth wear. Br Dental J 2012; 212 (4): 169-77.

46. Mehta SB, Lima VP, Bronkhorst EM, Crins L, Bronkhorst H et al. Clinical performance of direct composite resin restoratios in a full mouth rehabilitation for patients with severe tooth wear: 5.5-year results. Journal of dentistry 2021; 112: 103743.

47. Miletic, V. Dental composite materials for direct restorations. Cham, Switzerland: Springer International Publishing, 2018. Chicago: Quintessence Publishing; 1998.

48. Milosevic A, Burnside G. The survival of direct composite restorations in the management of severe tooth wear including attrition and erosion: A prospective 8-year study. J Dentistry 2016; 44: 13-9.

49. Miyazaki T, Nakamura T, Matsumura H, Ban S, Kobayashi T. Current status of zirconia restoration. J Prosthodont Res 2013; 57 (4): 236-61.

50. Monaco C, Tucci A, Esposito L, Scotti R. Adhesion mechanisms at the interface between Y-TZP and veneering ceramic with and without modifier. J Dent 2014; 42 (11): 1473-9.

51. Morimoto S, Rebello de Sampaio F, Braga M, Sesma N, Özcan M. Survival rate of resin and ceramic inlays, onlays, and overlays: A systematic review and meta-analysis. J. Dent. Res. 2016, 95, 985-94.

52. Nakabayashi N, Pashley DH. Hybridization of dental hard tissues. Chicago: Quintessence Publishing; 1998. p. 65-7.

53. Özcan M, Volpato CA. Surface conditioning protocol for the adhesion of resin-based materials to glassy matrix ceramics: how to condition and why. J Adhes Dent 2015; 17 (3): 292-3.

54. Özcan M, Volpato CA. Surface conditioning and bonding protocol for nanocomposite indirect restorations: how and why? Journal of Adhesive Dentistry 2016; 18 (1): 82.

55. Özcan M, Volpato CA. Surface conditioning and bonding protocol for polymer-infiltrated ceramic: how and why? Journal of Adhesive Dentistry 2016; 18 (2): 174-5.

56. Pashley DH, Tayb FR, Breschic L, Tjäderhanee L, Carvalhof RM et al. State of the art etch-and-rinse adhesives. Dent Mater 2011; 27: 1-16.

57. Perdigão J, Lambrechts P, Van Meerbeek B, Tomé ÂR, Vanherle G, Lopes AB. Morphological field emission-SEM study of the effect of six phosphoric acid etching agents on human dentin. Dent Mater 1996; 12: 262-71.

58. Perdigão J. New developments in dental adhesion. Dent Clin North Am. 2007; 51: 333-57.

59. Perdigão J. Current perspectives on dental adhesion:(1) Dentin adhesion-not there yet. Japanese Dental Science Review 2020; 56: 190-207.

60. Peumans M, De Munck J, Mine A, Van Meerbeek B. Clinical effectiveness of contemporary adhesives for the restoration of non-carious cervical lesions. A systematic review. Dent Mater 2014; 30 (10): 1089-103.

61. Peumans M, De Munck J, Van Landuyt K, Van Meerbeek B. Thirteen-year randomized controlled clinical trial of a two-step self-etch adhesive in non-carious cervical lesions. Dent Mater 2015; 31 (3): 308-14.

62. Raigrodski AJ. Materials for all-ceramic restorations. J Esthet Rest Dent 2006; 18 (3): 117-8.

63. Roberson TM, Heyman HO, Swift EJ Jr. Sturdevant's Art and Science of Operative Dentistry. 5th ed. St. Louis: Mosby; 2006: 30-32.

64. Román-Rodríguez JL, (2010). Estudio experimental in vitro de la adhesión entre la cerámica de óxido de circonio y distintos cementos de resina compuesta. Tesis doctoral. Valencia. Departamento de Estomatología, Facultad de Medicina y odontología de la Universidad de Valencia.

65. Román-Rodríguez JL, Llambés Arena G, Fons Font A, Agustín Panadero R, Solá Ruíz MF. Cementado adhesivo de las restauraciones cerámicas (I). Oris 2016; vol.1, nº86, 6-11.

66. Román-Rodriguez, JL. Los misterios de la adhesión a circona. Rev Int Prot Estomatol 2020; 22: 46-56.

67. Ruiz E. Selección del material para confeccionar tratamientos restauradores estéticos. Rev Int Prot Estomatol 2017; 19: 97-106.

68. Saikaew P, Sattabanasuk V, Harnirattisai C, Chowdhury A, Carvalho R, Sano H. Role of the smear layer in adhesive dentistry and the clinical applications to improve bonding performance. Jpn Dent Sci Rev. 2022 Nov; 58: 59-66. doi: 10.1016/j.jdsr.2021.12.001. Epub 2022 Jan 29.

69. Sailer I, Pjetursson BE, Zwahlen M, Hämmerle CH. A systematic review of the survival and complication rates of all-ceramic and metal-ceramic reconstructions after an observation period of at least 3 years. Part II: Fixed dental prostheses. Clin Oral Implants Res 2007; 18 Suppl 3: 86-96.

70. Sener-Yamaner ID, Sertgöz A, Toz-Akalin T, Özcan M. Effect of material and fabrication technique on marginal fit and fracture resistance of adhesively luted inlays made of CAD/CAM ceramics and hybrid materials. Journal of Adhesion Science and Technology 2017; 31: 55-70.

71. Sezinando, A. Looking for the ideal adhesive - a review. Rev port estomatol med dent cir maxilofac 2014; 55 (4): 194-206.

72. Sezinando A, Perdigão J, Ceballos L. Long-term in vitro adhesión of polyalkenoate-based adhesives to dentin. J Adhes Dent 2017; 19: 305-16.

73. Spear f, Holloway J. Which all-ceramic system is optimal for anterior esthetics? J Am Dent Assoc 2008; 139; 19S-24S.

74. Spitznagel FA, Scholz KJ, Strub JR, Vach K, Gierthmuehlen PC. Polymer-Infiltrated ceramic CAD/CAM inlays and partial coverage restorations: 3-year results of a prospective clinical study over 5 years. Clin. Oral. Investig 2018, 22, 1973-83.

75. Sun T, Zhou S, Lai R, Liu R, Ma S et al. Load-bearing capacity and the recommended thickness of dental monolithic zirconia single crowns. J Mech Behav Biomed Mater 2014; 35: 93-101

76. Szesz A, Parreiras S, Reis A, Loguercio A. Selective enamel etching in cervical lesions for self-etch adhesives: A systematic review and meta-analysis. Journal of dentistry, 2016; 53: 1-11.

77. Takaba M, Tanaka S, Ishiura Y, Baba K. Implant-Supported Fixed Dental Prostheses with CAD/CAM-Fabricated Porcelain Crown and Zirconia-Based Framework. J Prosthodont 2013; 22: 402-7.

78. Tortopidis D, Lyons MF, Baxendale RH, Gilmour WH. The variability of bite force measurement between sessions in different positions within the dental arch. J Oral Rehabil. 1998; 25(9): 681-6.

79. Vagropoulou GI, Klifopoulou GL, Vlahou SG, Hirayama H, Michalakis K. Complications and survival rates of inlays and onlays vs complete coverage restorations: A systematic review and analysis of studies. J. Oral. Rehabil. 2018, 45, 903-920.

80. Vailati F, Belser U. Full-mouth adhesive rehabilitation of a severely eroded dentition: the three-step technique. Part 3. Eur J Esthet Dent 2008; 3: 236-57.

81. Van Landuyt KL, Snauwaert J, De munck J, Peumans M, Yoshida Y et al. Systematic review of the chemical composition of contemporary dental adhesives. Biomaterials. 2007; 28: 3757-85.

82. Van Meerbeek B, Yoshihara K, Yoshida Y, Mine A, De Munck, Van Landuyt KL. State of the art Of self-etch adhesives. Dent Mater 2011; 27: 17-28.

83. Van Meerbeek B, Yoshihara K, Van Landuyt K, Yoshida Y,Peumans M. From Buonocuore's Pioneering Acid-Tech Technique to Self-Adhering Restoratives. A Status Perspective of Rapidly Advancing Dental Adhesive Technology. J. Adhes Dent 2020; 2: 7-34.

84. Waltimo A, Nystrom M, Kononen M. Bite force and dentofacial morphology in men with severe dental attrition. Scand J Dent Res 1994; 102: 92-6.

85. Waltimo A, Kononen M. Maximal bite force and its association with signs and symptoms of craniomandibular disorders in young Finnish non-patients. Acta. Odontol. Scand 1995; 53: 254-8.

86. Wan QB, Lü J, Jia Y, Lu DM y Liao YM. Fracture resistance of the all-ceramic posts in post-and-core system. Sichuan Da Xue Xue Bao Yi Xue Ban 2005; 36 (2): 264-6.

87. Yoshihara K, Hayakawa S, Nagaoka N, Okihara T, Yoshida Y, Van Meerbeek B. Etching efficacy of self-etching functional monomers. J Dent Res 2018; 97 (9): 1010-6.

88. Zhang Y, Lee JJ, Srikanth R, Lawn BR. Edge chipping and flexural resistance of monolithic ceramics. Dent Mater 2013; 29 (12): 1201-8.

5

SECUENCIA CLÍNICA DETALLADA DE LA REHABILITACIÓN

DE LA PLANIFICACIÓN A LA EJECUCIÓN DEL TRATAMIENTO RESTAURADOR ANALÓGICO Y DIGITAL

José María Suárez Feito, Carlota Suárez Feito, Alberto Díaz López

¿Por dónde empezar? Esta es la pregunta que se hacen muchos clínicos cuando se plantean cómo llevar a cabo la rehabilitación de un paciente con desgaste dentario mediante procedimientos de adhesión. Pues bien, todo debería comenzar con un **examen completo del aparato masticatorio (AM)** (Fig. 5.1).

En este examen, además de evaluar las características del propio **desgaste dentario** (intensidad y tipo del mismo) y sus repercusiones **estéticas** (ausencia de exposición de los dientes superiores en reposo, sonrisa gingival, alteraciones de la línea media, etc.), podremos detectar a su vez la existencia de problemas **biológicos asociados** (caries, enfermedad periodontal o lesiones pulpares) y la presencia de complicaciones **funcionales** (dolor muscular, problemas articulares, fracturas cuspídeas, fallos de restauraciones, movilidad dentaria, etc.).

También deben formar parte de la exploración aquellos aspectos de la **vía aérea** (forma de arcada, clase esquelética, extracción de primeros premolares, etc.) que, junto a la información proporcionada por un *screening* de la misma, podrían indicar su posible relación con el desgaste dentario. El examen completo del paciente debe incluir, a su vez, una **radiografía panorámica**, una **serie periapical completa y aletas de mordida** como parte del proceso diagnóstico inicial (Fig. 5.2).

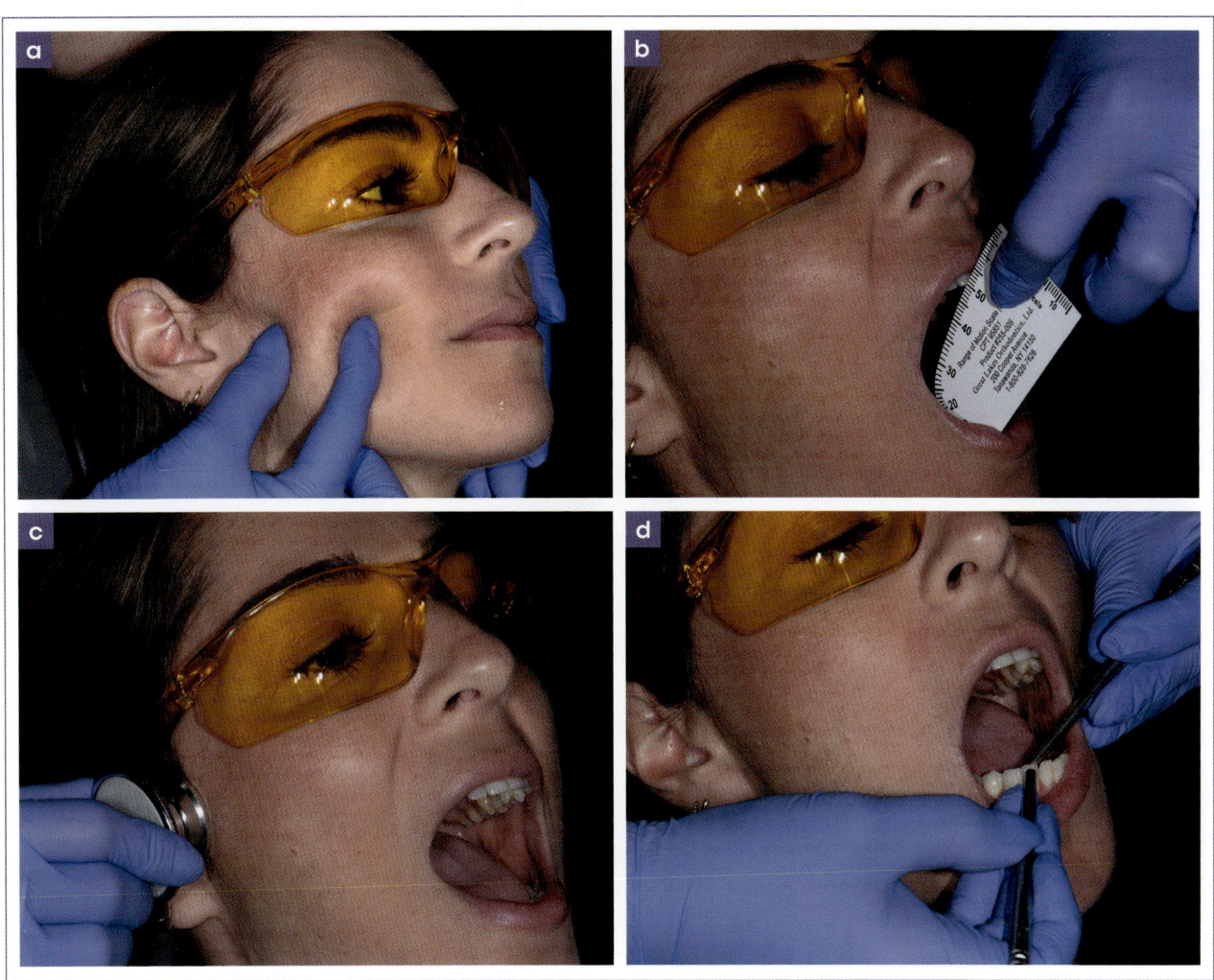

FIGURA 5.1 Algunos aspectos de la exploración funcional del aparato masticatorio (AM). a) Examen muscular. b) Rango articular. c) Auscultación articular. d) Movilidad dentaria.

> La estabilidad biológica y funcional, así como el control de los problemas de la vía aérea, son fundamentales antes de comenzar el tratamiento restaurador si queremos que este sea predecible.

Una vez efectuado el diagnóstico inicial e identificado a qué nivel del AM pudiesen existir otros problemas asociados, además del propio desgaste dentario, será necesario instaurar los tratamientos correspondientes a cada problema y así estabilizar el mismo antes de seguir adelante con el plan de tratamiento restaurador.

A la hora de establecer un nuevo esquema oclusal durante la rehabilitación de pacientes con desgaste dentario avanzado, es necesario crear una relación maxilomandibular estable, tomando para ello como referencia una **posición cóndilo-fosa optimizada (RC)** (Wiskott, 2011). Esta posición tiene que poder ser reproducida

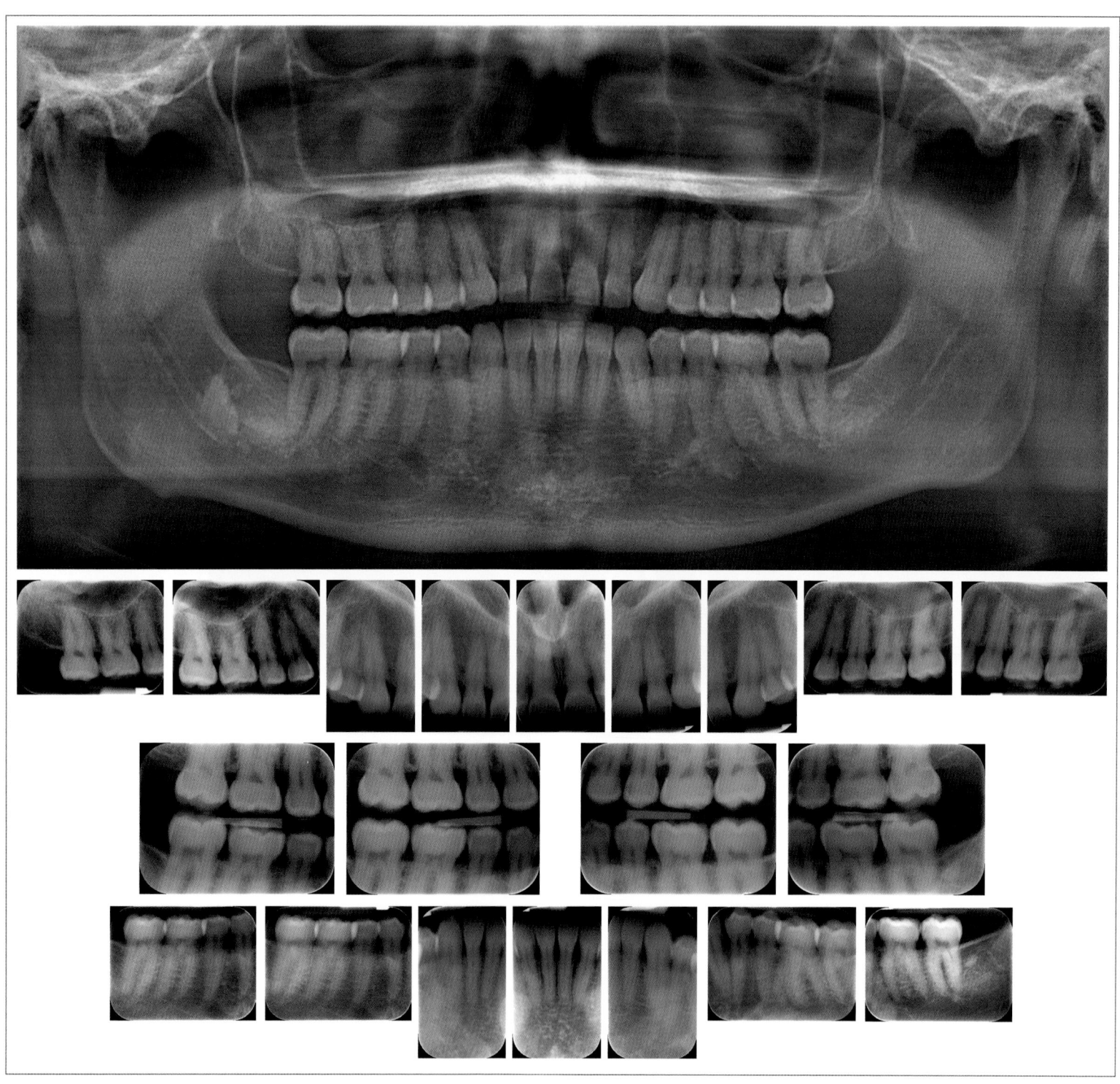

FIGURA 5.2 Ortopantomografía, serie periapical completa y aletas de mordida.

durante las diferentes fases del proceso rehabilitador, por lo que es fundamental alcanzar **la estabilidad muscular y articular antes de comenzar el plan de tratamiento** (en algunas ocasiones puede ser necesario el empleo de placas oclusales).

Si durante la exploración y el *screening* de la vía aérea se pone de manifiesto la existencia de problemas a este nivel, recomendamos remitir el paciente a una unidad del sueño antes de seguir adelante con el plan de tratamiento (Spear, 2015).

Una vez obtenida la estabilidad integral del AM, se tomarán una serie de registros adicionales para poder montar modelos de estudio en el articulador (analógico o virtual), y también fotografías extraorales e intraorales estandarizadas, así como un vídeo del paciente. A partir de este momento comienza el proceso de rehabilitación de los pacientes con desgaste dentario mediante procedimientos de adhesión, que consta básicamente de tres fases (Fig. 5.3):

■ **Fase1. Planificación:** análisis funcional y estético, encerado de diagnóstico parcial y *mock-up* emocional, y encerado de diagnóstico completo.
■ **Fase 2. Restauración adhesiva provisional:** *mock-up* de transición, estabilización estética y funcional, y prototipo restaurador.
■ **Fase 3. Restauración adhesiva definitiva en 4 etapas:** incisivos y caninos inferiores, incisivos y caninos superiores, premolares y molares inferiores, y premolares y molares superiores.

A continuación, se muestra mediante el empleo de dos casos clínicos, la secuencia de rehabilitación paso a paso empleada de forma satisfactoria por los autores durante más de 15 años. Dado que en la actualidad todavía hay un porcentaje considerable de clínicos que siguen utilizando procedimientos analógicos, primeramente mostraremos un caso llevado a cabo de forma analógica hace 11 años y otro en el que se ha empleado el flujo digital.

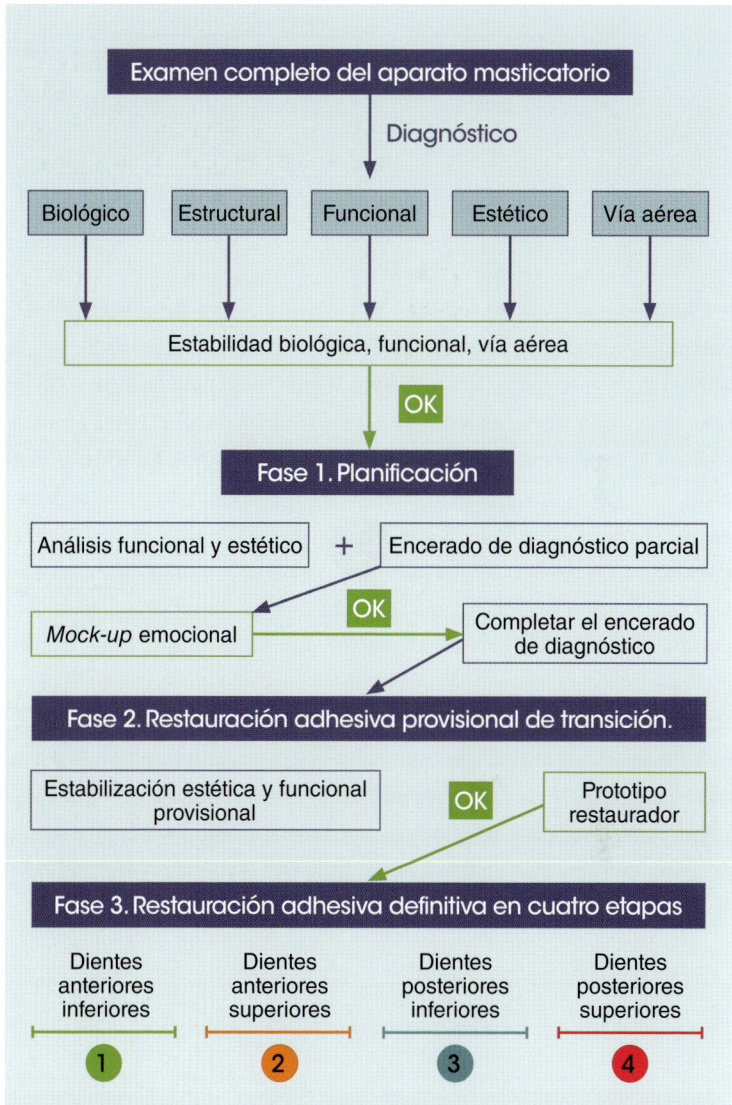

FIGURA 5.3 Resumen del protocolo empleado en este tipo de pacientes desde el examen completo del AM hasta la restauración adhesiva definitiva.

REHABILITACIÓN MEDIANTE FLUJO ANALÓGICO A TRAVÉS DE UN CASO CLÍNICO

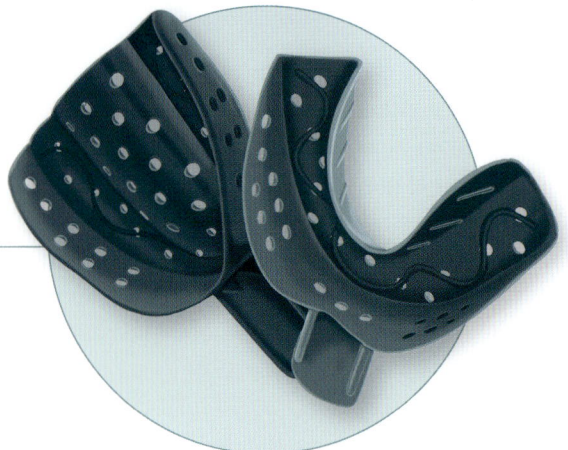

Paciente de 37 años de edad cuyo motivo principal de la consulta era valorar la restauración de los dos incisivos centrales superiores debido al desgaste que estos presentaban. Cabe destacar que de niño su abuela le daba a chupar limones. La exploración intraoral puso de manifiesto la presencia de **desgaste generalizado por erosión y atrición**, aunque más localizado a nivel de los dientes anteriores superiores, especialmente en el 1.1 y el 2.1, con amplia exposición de dentina esclerótica en vestibular. La exploración muscular y articular no mostró signo o síntoma alguno asociado, aunque sí se identificó la presencia de una prematuridad en RC entre el 2.7 y el 3.7. A su vez, ni los aspectos biológicos ni los relacionados con la vía aérea mostraron ningún tipo de anormalidad.

Una vez compartido el diagnóstico de desgaste dentario por atrición y erosión con el paciente, se le indicó la necesidad de abordar el tratamiento mediante un planteamiento restaurador más extenso del que se demandaba inicialmente. Como parte de la rutina habitual para establecer el plan de tratamiento más adecuado a cada situación clínica específica, se tomaron los siguientes registros adicionales:

■ Serie fotográfica extraoral e intraoral (Figs. 5.4, 5.5).

■ Impresiones de alginato de ambas arcadas dentarias para obtener modelos de estudio.

■ Arco facial arbitrario (Artex face-bow® Amann Girrbach) para registrar la posición del maxilar superior y montar el modelo superior en el articulador semiajustable (ASA) (Fig. 5.4a).

■ Registro de la relación intermaxilar (RC) utilizando laminillas de Long y empleando un material a base de polivinilsiloxano (PVS) (Registrado® Voco) para poder articular el modelo inferior con el superior en el ASA (Artex CPR® Amann Girrbach).

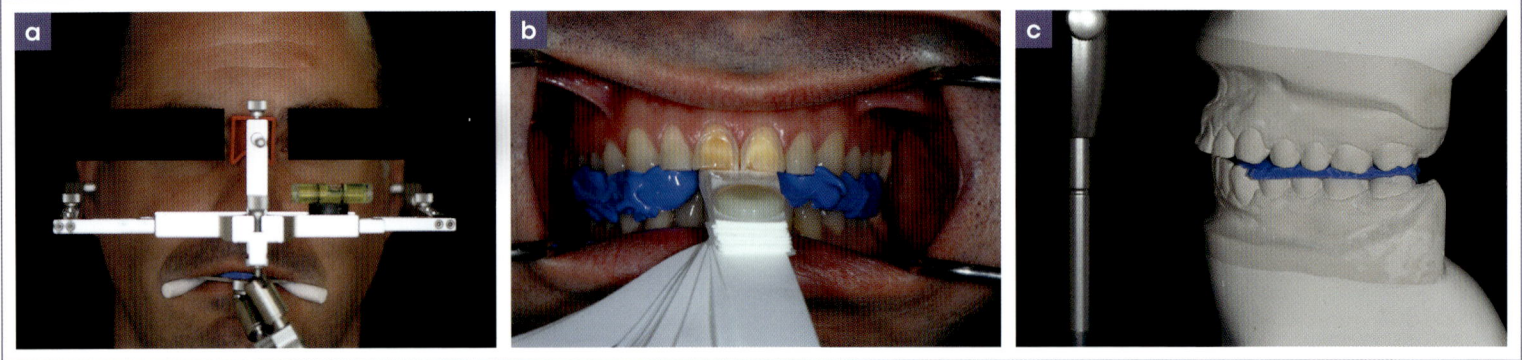

FIGURA 5.4 a) Registro con arco facial arbitrario. b) Registro de RC utilizando laminillas de Long. c) Modelos montados en RC en ASA.

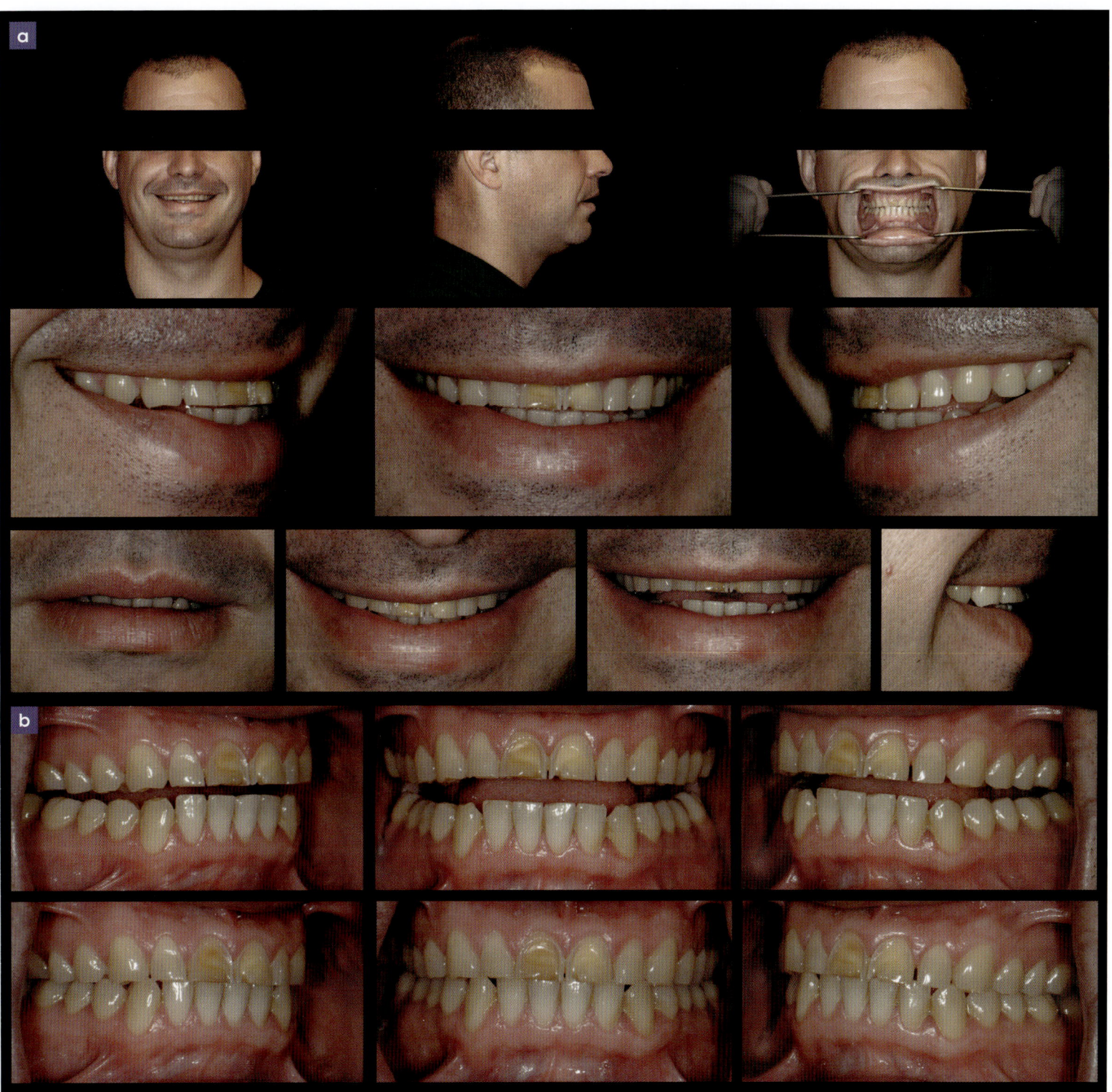

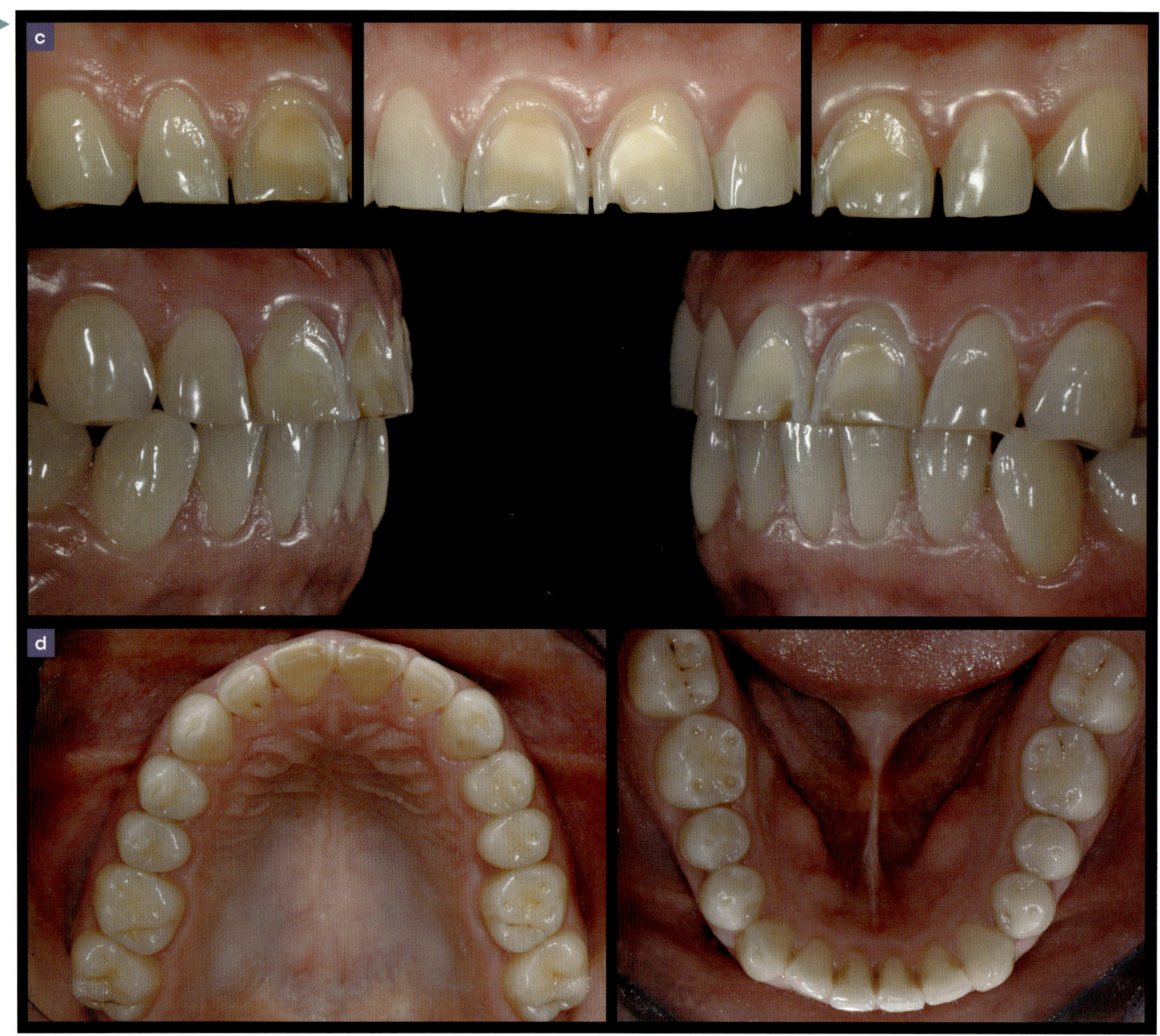

FIGURA 5.5 Las fotografías permiten llevar a cabo el análisis estético sin necesidad de tener al paciente presente. a) **Fotografías extraorales**. Proporcionan información relativa a asimetrías faciales, desviaciones de la línea media, corredores bucales, exposición gingival, línea de sonrisa, relación borde incisal superior con el borde interno del bermellón del labio. b) **Fotos intraorales con retracción labial**. Arquitectura gingival, plano oclusal. c) Textura, microanatomía, perfiles de emergencia, resalte y sobremordida. d) Forma de arcada, restauraciones antiguas, etc.

FASE 1. PLANIFICACIÓN: ENCERADO ANALÓGICO DE DIAGNÓSTICO

Con la información proporcionada por las fotografías se llevó a cabo el **análisis estético** (Fig. 5.6) y con los modelos montados (en RC) de forma analógica, el **análisis funcional** y el **encerado analógico de diagnóstico**.

El **encerado de diagnóstico representa el punto de partida de la rehabilitación** y consiste en **reconstruir la estructura dentaria perdida,** bien sea de forma analógica (cera) o virtual sobre los modelos de diagnóstico de acuerdo a los parámetros estéticos y funcionales descritos en el Capítulo 2. Esta información finalmente será trasladada a la cavidad oral y materializada de forma provisional mediante un *mock-up* elaborado con una resina bisacrílica, donde se podrán llevar a cabo las correcciones estéticas y funcionales dependiendo de las necesidades específicas de cada paciente antes de continuar con las restauraciones definitivas. La secuencia empleada para efectuar el encerado de diagnóstico es la misma, independientemente de que sea analógico o digital, aunque en este caso se muestra la secuencia desde una perspectiva analógica.

1. Verificar si el primer contacto en RC en los modelos montados coincide con el primer contacto en RC en la cavidad oral. En este paciente el primer contacto se produce entre el 2.7 y el 3.7 (Fig. 5.7).

2. Establecer la posición vertical y horizontal del borde incisal inferior (Capítulo 2). Desde el punto de vista funcional, **la posición del borde incisal inferior junto a la posición condilar estable (RC)** representa el punto de partida de la guía anterior y es un factor determinante para mantener la estabilidad oclusal (Fig. 5.8).

3. Establecer la posición vertical y horizontal del borde incisal superior (Capítulo 2). Recordemos que la posición del borde incisal superior **es el punto de partida estético y funcional de la nueva longitud que tendrán los dientes anteriores superiores y dependerá de factores individuales como la posición de los labios en reposo y en sonrisa y también del** *envelope of function*.

Una forma práctica y rápida, empleada por los autores para establecer de forma muy aproximada la longitud de los incisivos centrales y la posición de su borde incisal en el encerado, consiste en colocar cera blanca en barras para modificar cubetas (Orthodontic Tray Wax®Coltene) o composite en la cara vestibular y el borde incisal de los dientes naturales durante la cita de toma de registros. De esta forma, podemos determinar dicha longitud evaluando la exposición del borde incisal con los labios en reposo (Fig. 5.9) (Koubi *et al.*, 2018). Una vez establecida dicha posición, mediremos la distancia existente desde el borde incisal al margen gingival para así incorporar posteriormente dicha longitud en el momento de encerar los dientes anteriores (Fig. 5.10).

4. Establecer la DVO en el articulador. Hasta este momento ya tenemos definida la posición vertical y horizontal de los dientes anteriores superiores e inferiores en el espacio, pero todavía no hemos tomado ninguna decisión sobre qué DVO vamos a utilizar para generar suficiente espacio restaurador y la posible influencia que este

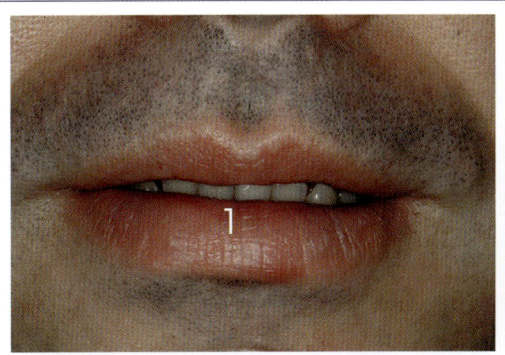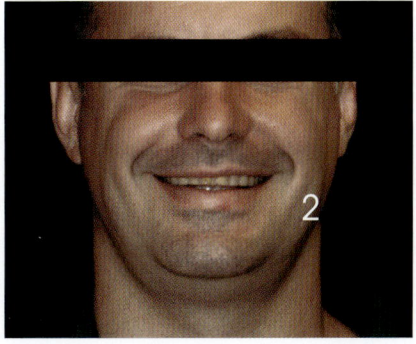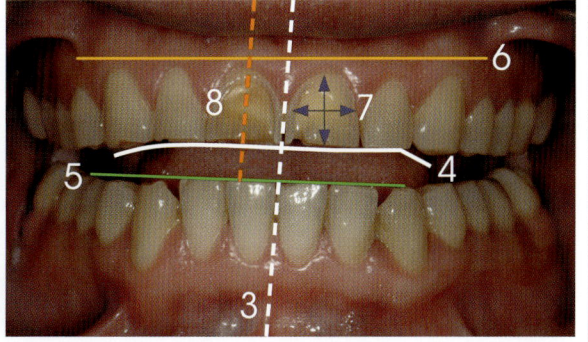

FIGURA 5.6 Resumen del análisis estético: 1. Ausencia de exposición de los dientes superiores con los labios en reposo 2. Movilidad labial baja 3. Línea media interincisal inclinada 4. Plano incisal superior inclinado y ausencia de troneras incisales 5. Plano incisal inferior inclinado 6. Niveles gingivales irregulares por erupción compensatoria 7. Inadecuada proporción anchura longitud de los incisivos centrales superiores 8. Inclinación axial divergente del 1.1.

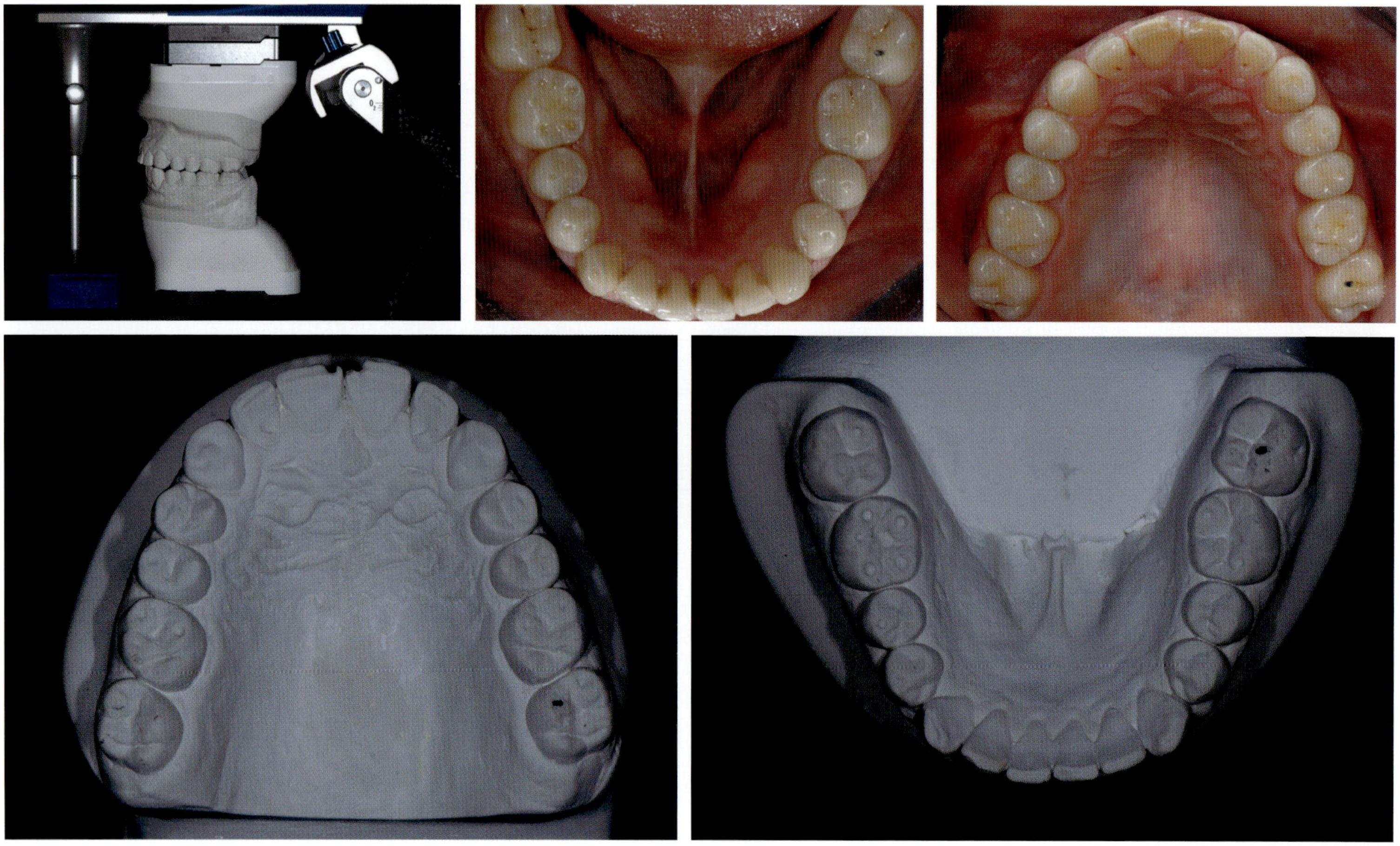

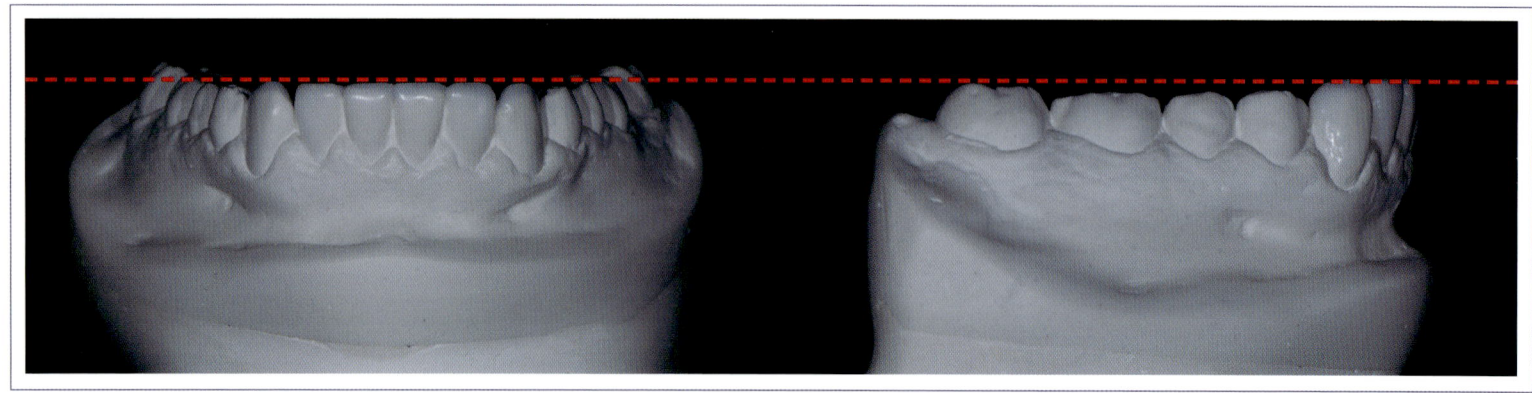

FIGURA 5.7 En este paciente el primer contacto en RC se produce entre el 2.7 y el 3.7.

FIGURA 5.8 Encerado de las caras vestibulares y bordes incisales de los dientes anteriores inferiores. Idealmente el borde incisal inferior debería ser recto donde las puntas de los caninos estarían al mismo nivel que los incisivos o ligeramente más altos.

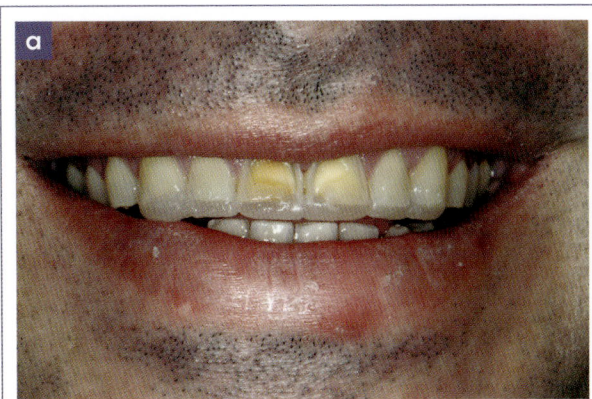 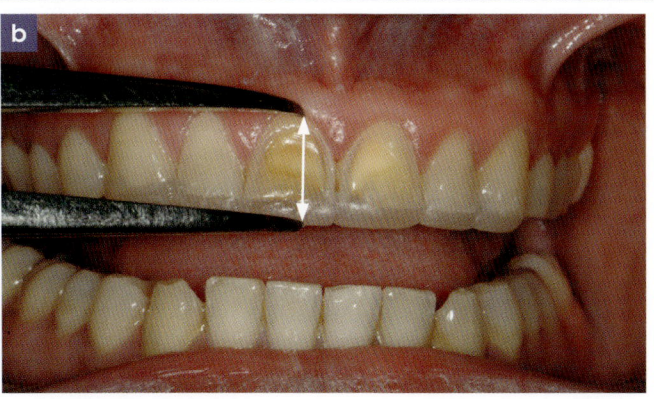

FIGURA 5.9 a) En este paciente se determinó la posición del borde incisal superior utilizando cera blanca con los labios en reposo. b) Se mide la distancia desde el borde incisal de la cera hasta el margen gingival.

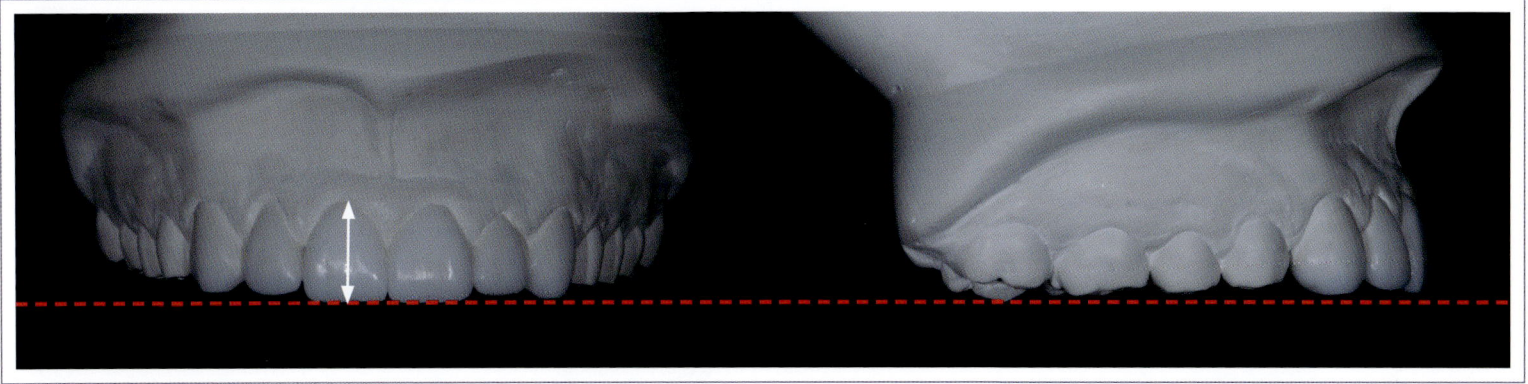

FIGURA 5.10 Se traslada esta longitud al encerado de diagnóstico para establecer el largo de las caras vestibulares de los dientes anteriores.

podría tener sobre el grado de sobremordida y resalte de los dientes anteriores. Recordemos que estos dos últimos aspectos están directamente relacionados con el ángulo de disoclusión y el **EOF** (Fig. 2.49) y que ello adquiere especial relevancia cuando tenemos que alargar los dientes anteriores para mejorar la estética en pacientes con patrones de desgaste horizontales.

¿Cómo determinamos la DVO que vamos a utilizar en el articulador? Una opción podría ser aumentar directamente la DVO en el articulador basándonos en la **regla de los tercios** (Rebibo *et al.*, 2009). Recordemos que un aumento de 3 mm a nivel del puntero incisal daría lugar a la creación de un espacio aproximado de 2 mm entre el borde incisal de incisivos inferiores y la cara lingual de los incisivos superiores y 1 mm en los últimos molares. A su vez, se reduciría la sobremordida aproximadamente 2 mm y se incrementaría el resalte 1,3 mm (Fig. 5.11). Esta fue la opción para el caso que nos ocupa.

Otra opción consistiría en utilizar las laminillas de Long para tomar el registro de RC (Lassmann *et al.*, 2024). Dependiendo del número de laminillas empleadas, podemos desde ese mismo momento calcular cuánto estamos aumentando de forma aproximada la DVO durante la toma de dicho registro. Teniendo en cuenta que el grosor de cada laminilla es de 0,1 mm, el espacio generado a nivel de los dientes anteriores utilizando 10 laminillas sería 1 mm; 20 serían 2 mm; 30 serían 3 mm y 40 laminillas corresponderían a 4 mm. Por lo tanto, si utilizásemos 20 laminillas (2 mm) a nivel de los dientes anteriores, la separación en los últimos molares sería de aproximadamente 1 mm (Fig. 5.12).

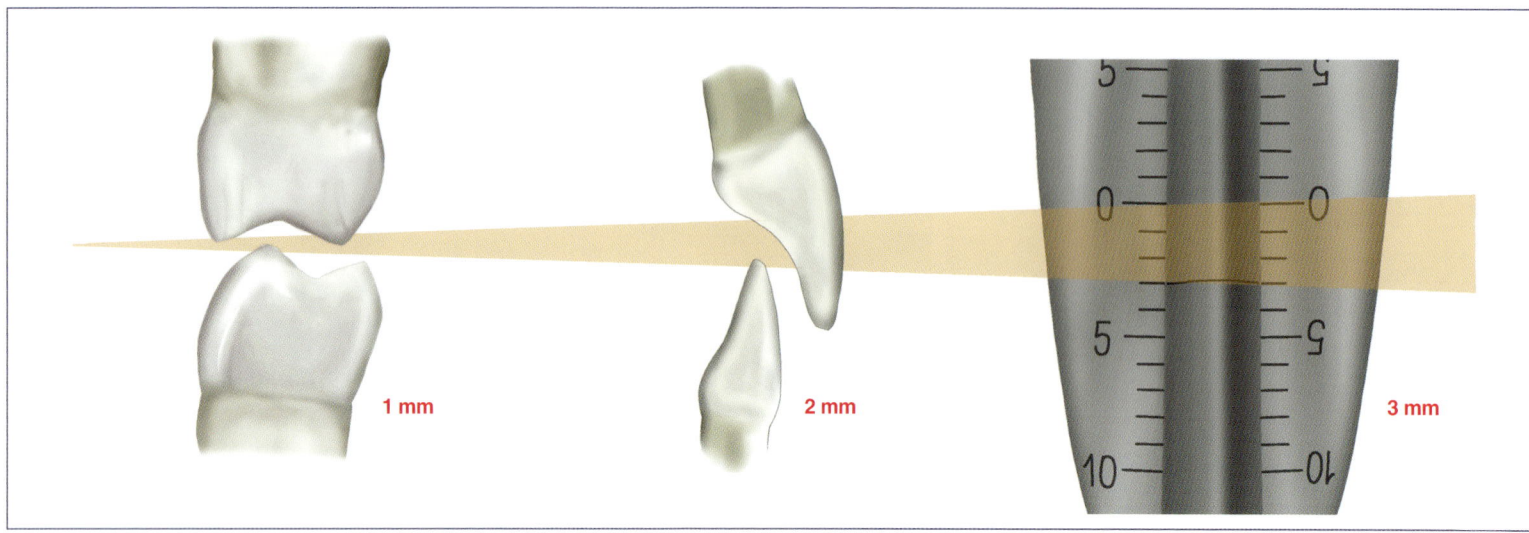

FIGURA 5.11 Representación esquemática para establecer la DVO en el articulador aplicando la regla de los tercios.

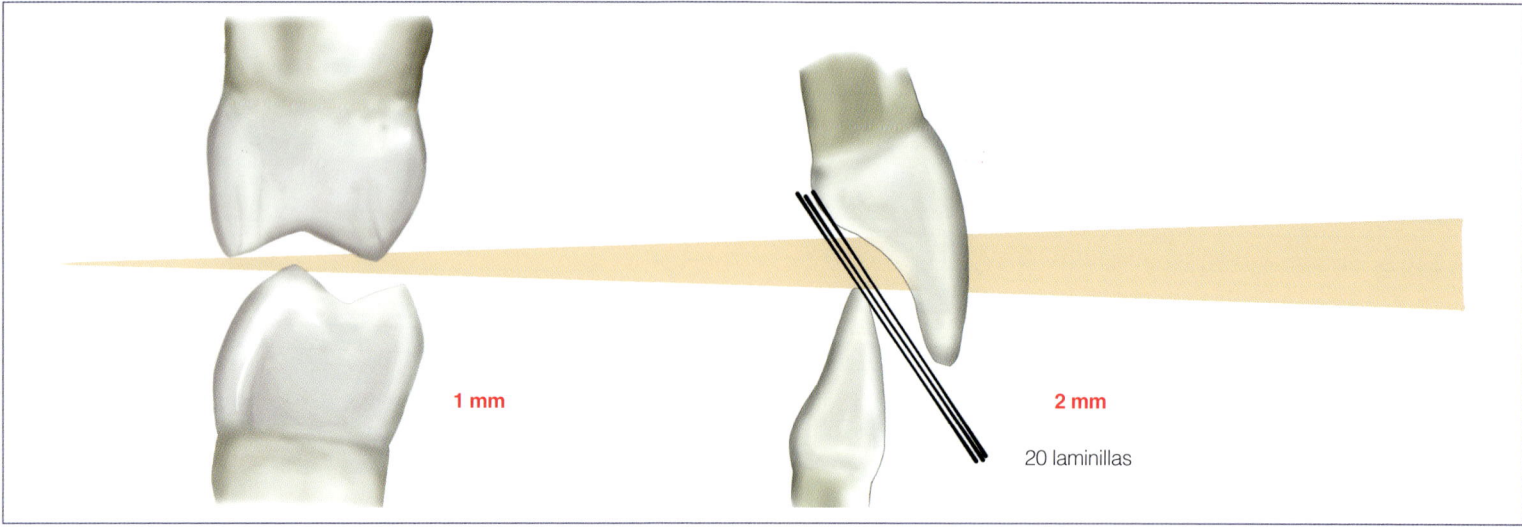

FIGURA 5.12 Representación esquemática para establecer la DVO en el articulador a partir del número de laminillas empleadas en la cavidad oral para tomar el registro de RC.

Una vez tomada la decisión sobre qué DVO vamos a utilizar en el articulador, fijamos esta en el pin incisal. En este punto del encerado de diagnóstico simplemente será suficiente con buscar el contacto de los incisivos centrales inferiores y las caras palatinas de los incisivos centrales superiores (Figs. 5.13, 5.14).

5. *Mock-up* emocional/diagnóstico. Una vez establecidos los topes oclusales en las caras palatinas y antes de seguir adelante, preparamos unas llaves de silicona para elaborar directamente en la cavidad oral un *mock-up* emocional/diagnóstico (Fig. 5.15).

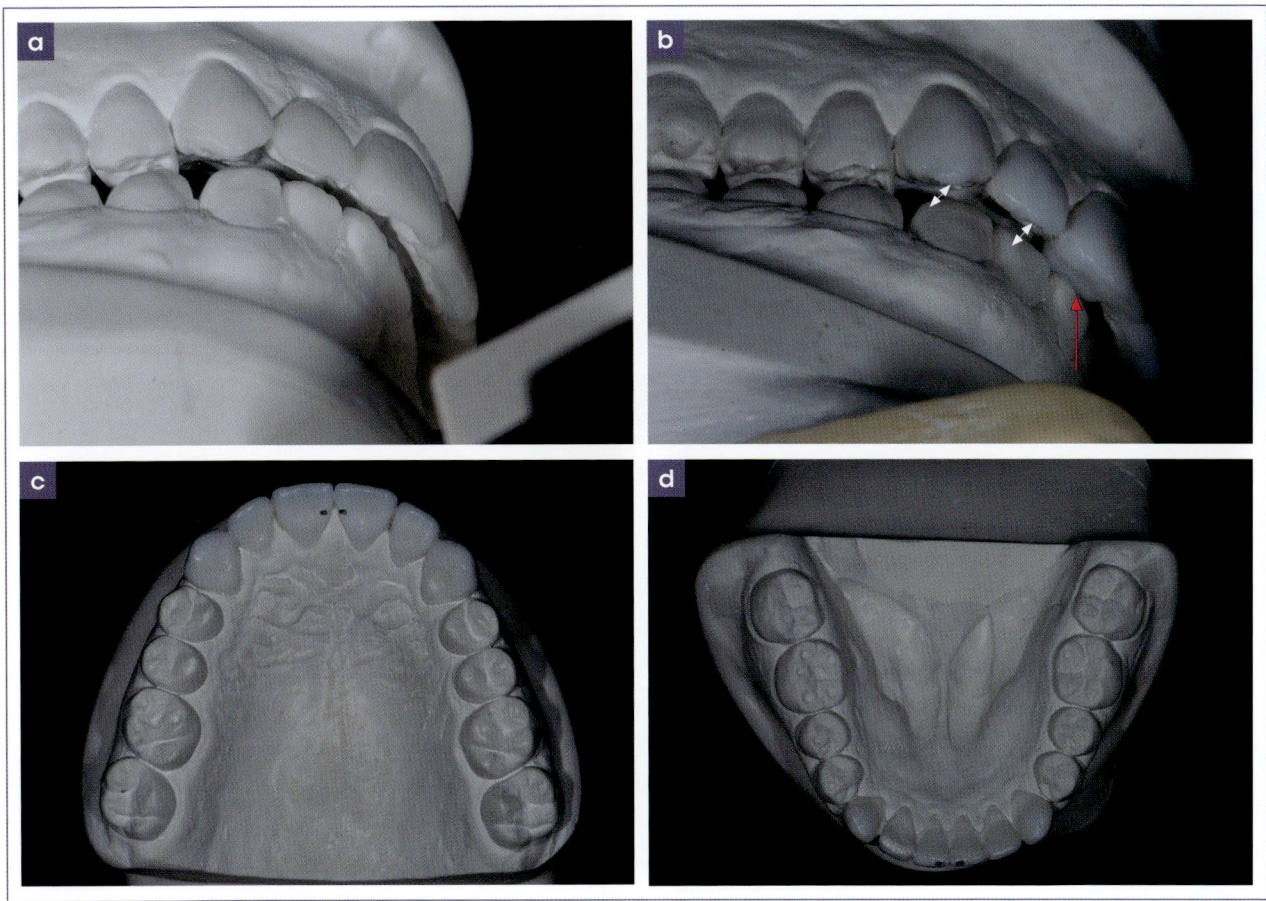

FIGURA 5.13 a) Espacio restaurador generado una vez establecida la DVO en el pin incisal. b) Se establece el contacto anterior en el encerado de diagnóstico. c,d) Encerado de las caras palatinas de los dientes anteriores superiores para proporcionar únicamente contacto entre el borde incisal de los incisivos centrales inferiores y la cara palatina de los incisivos centrales superiores.

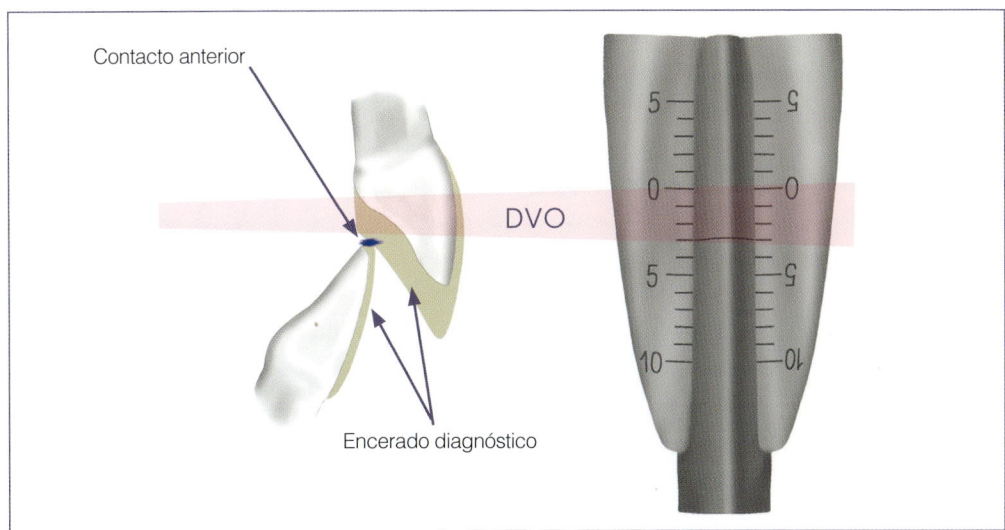

FIGURA 5.14 Se observa la DV establecida en el pin del articulador y el contacto creado en el encerado de diagnóstico en los dientes anteriores de acuerdo al espacio restaurador generado.

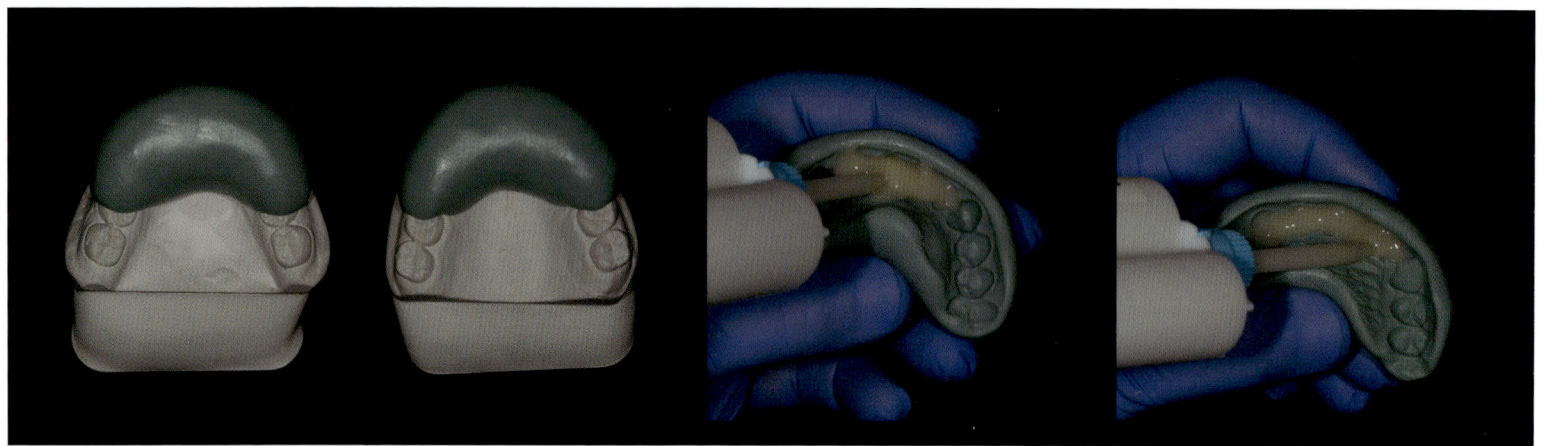

FIGURA 5.15 Llaves de silicona sobre el encerado de los dientes anteriores y colocación del material bisacrílico en el interior de las llaves antes de llevarlas a la cavidad oral.

Para la fabricación del *mock-up* se utiliza un material bisacrílico (Structur®Voco, Protempt® 3m, Luxatemp® DMG). Lo denominamos emocional porque nos permite valorar el impacto que genera la nueva longitud de los dientes anteriores en las expectativas estéticas del paciente. También lo llamamos de diagnóstico porque al mismo tiempo podemos evaluar el soporte labial, la posición del borde incisal de los incisivos superiores en relación con el borde interno del bermellón del labio inferior y la trayectoria de cierre de este último (Fig. 5.16). A su vez, al haber establecido los topes oclusales en las caras palatinas de los dientes anteriores superiores, nos permite evaluar el espacio restaurador disponible y el grado de resalte y sobremordida a nivel de dichos dientes anteriores y, en consecuencia, el ángulo de disoclusión y el espacio disponible para el **EOF** (Fig. 5.17). Es importante destacar que la mayor o menor necesidad de sobremordida y resalte será diferente según se trate de patrones funcionales verticales u horizontales.

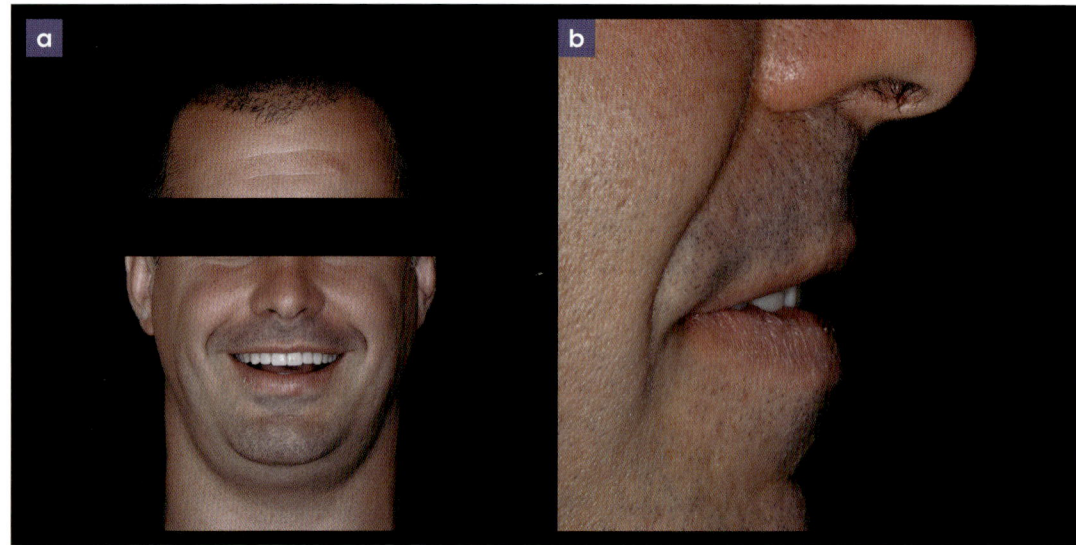

FIGURA 5.16 a) Valoración de la nueva longitud de los dientes anteriores en el plano frontal. b) Valoración del soporte labial y la relación del borde incisal con el borde interno del bermellón del labio inferior.

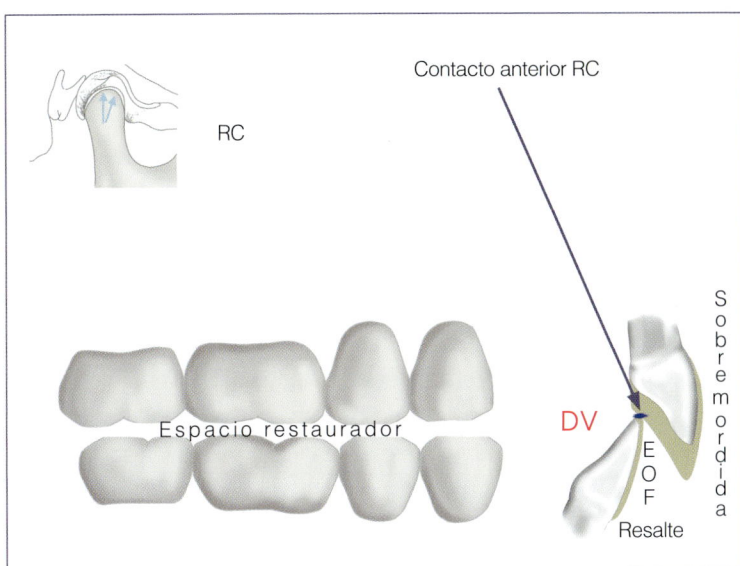

FIGURA 5.17 Representación esquemática del *mock-up* emocional en la cavidad oral. Se aprecia el contacto únicamente en la cara palatina de los incisivos centrales superiores a la DVO establecida. Ello nos permite confirmar el espacio restaurador posterior disponible y la posición condilar de RC. A su vez, nos permite valorar el grado de resalte y sobremordida a nivel de los dientes anteriores y, por lo tanto, el ángulo de disoclusión y el espacio disponible para el EOF.

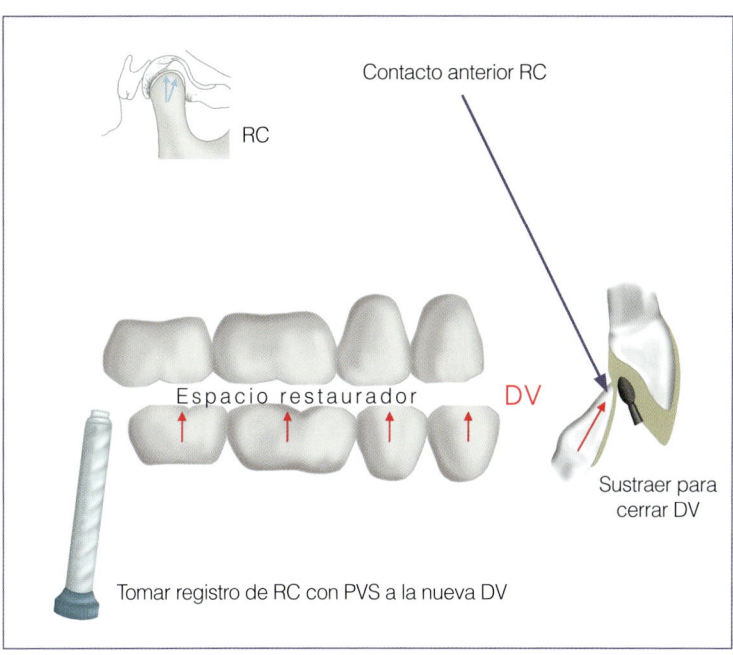

FIGURA 5.18 Si fuera necesario cerrar la DV, simplemente sustraer material del *mock-up* de la cara palatina con una fresa en forma de balón de rugbi y tomar un registro de PVS en esa nueva posición.

Cualquier modificación que sea necesaria desde el punto de vista estético y dado que estamos siguiendo un procedimiento analógico, requerirá tomar una nueva impresión con este *mock-up* en la cavidad oral para capturar los cambios efectuadas en el mismo e incorporarlos al continuar con el encerado de diagnóstico.

En este *mock-up*, **al proporcionar los contactos oclusales palatinos únicamente en los incisivos centrales superiores, cabe la posibilidad de modificar también la DVO (abriéndola o cerrándola). Ello nos permite establecer un mayor equilibrio entre la necesidad de generar espacio restaurador y la cantidad de resalte y sobremordida adecuada para proporcionar la estética requerida sin interferir con los aspectos funcionales de la guía anterior**. Además, al restringirse estos contactos a la cara palatina de los dos incisivos centrales superiores, estos se comportan como un *jig* de Lucia, lo que facilita verificar la posición de RC.

Así, en el caso de tener que cerrar la DVO, simplemente sustraeríamos material del *mock-up* a nivel de dichos contactos palatinos (Fig. 5.18). Por el contrario, si fuera preciso abrir la DVO, se añadiría composite en los contactos palatinos (Fig. 5.19).

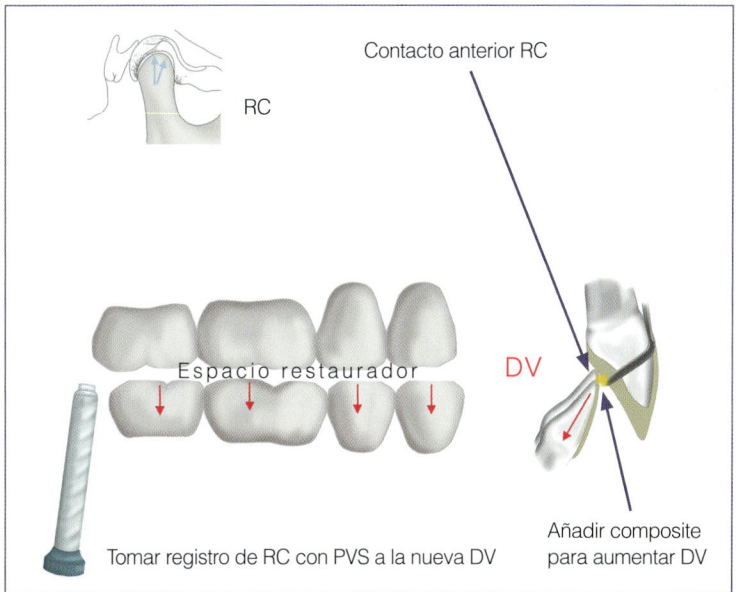

FIGURA 5.19 En el caso de ser necesario aumentar la DVO, se puede añadir composite fotopolimerizable a nivel de los contactos palatinos de los dos incisivos centrales superiores. Una vez confirmada la posición de RC se toma un nuevo registro de PVS.

Por todo ello, si fuera necesario incrementar o reducir la DVO en este punto y antes de retirar el *mock-up* **emocional, es necesario tomar un nuevo registro de RC para poder transferir la nueva DVO al articulador y así finalizar el encerado de diagnóstico**.

En este paciente no fue necesario realizar ninguna modificación estética significativa ni tampoco llevar a cabo cambio alguno en la DVO establecida en el articulador.

6. Proporcionar contactos oclusales bilaterales entre todos los dientes en la DVO establecida (Capítulo 4). Recordemos que, idealmente, las puntas de las cúspides vestibulares de molares y premolares inferiores deberían ocluir en las crestas marginales de molares y premolares superiores, así como en las crestas transversales de molares superiores (Fig. 5.20a,b). Opcionalmente, las puntas de las cúspides linguales de molares y premolares superiores podrían ocluir con las crestas marginales y crestas triangulares de sus homólogos antagonistas. **Al menos, deberíamos crear un contacto por diente** (Fig. 5.20c,d).

7. Establecer la guía anterior (Capítulo 2). Recordemos que **las caras linguales de los incisivos y caninos superiores deberían tener la inclinación suficiente para separar los dientes posteriores, y la concavidad necesaria para no interferir con el EOF**. Sin embargo, establecer de forma precisa la guía anterior en el encerado de diagnóstico no es posible y debe ser individualizada directamente en la cavidad oral (*mock-up* de transición/restauraciones provisionales) y posteriormente integrarla en las restauraciones definitivas.

Al finalizar el encerado de diagnóstico, si hemos utilizado papel de articular azul para los contactos de céntrica y rojo para las disoclusiones, queremos observar la presencia de contactos de céntrica en azul en todos los dientes y de líneas rojas solamente en los dientes anteriores (Fig. 5.21).

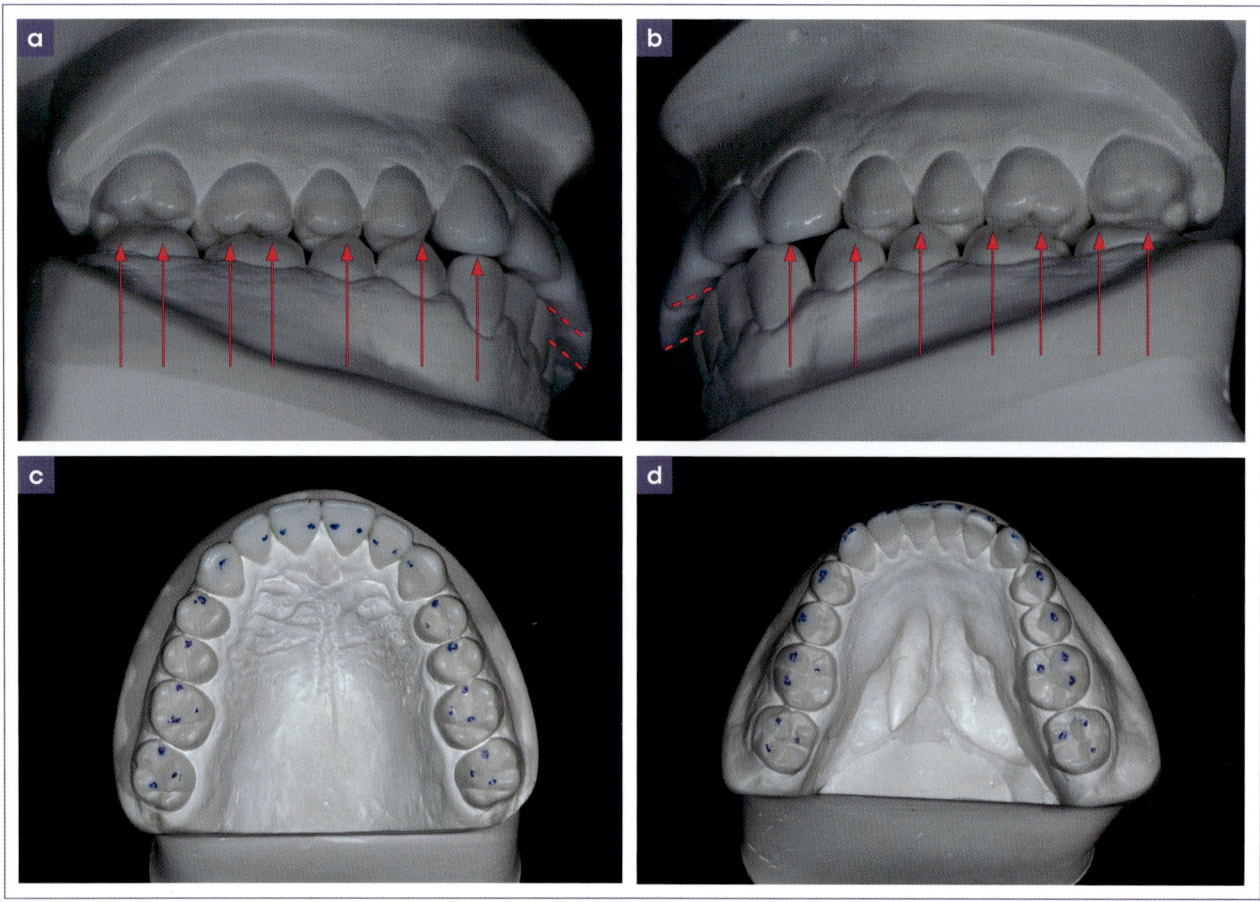

FIGURA 5.20 a,b) Idealmente, las puntas de las cúspides vestibulares inferiores contactarán en las crestas marginales y crestas triangulares antagonistas. c,d) Opcionalmente, el mismo patrón de contactos se puede generar con las puntas de las cúspides linguales superiores.

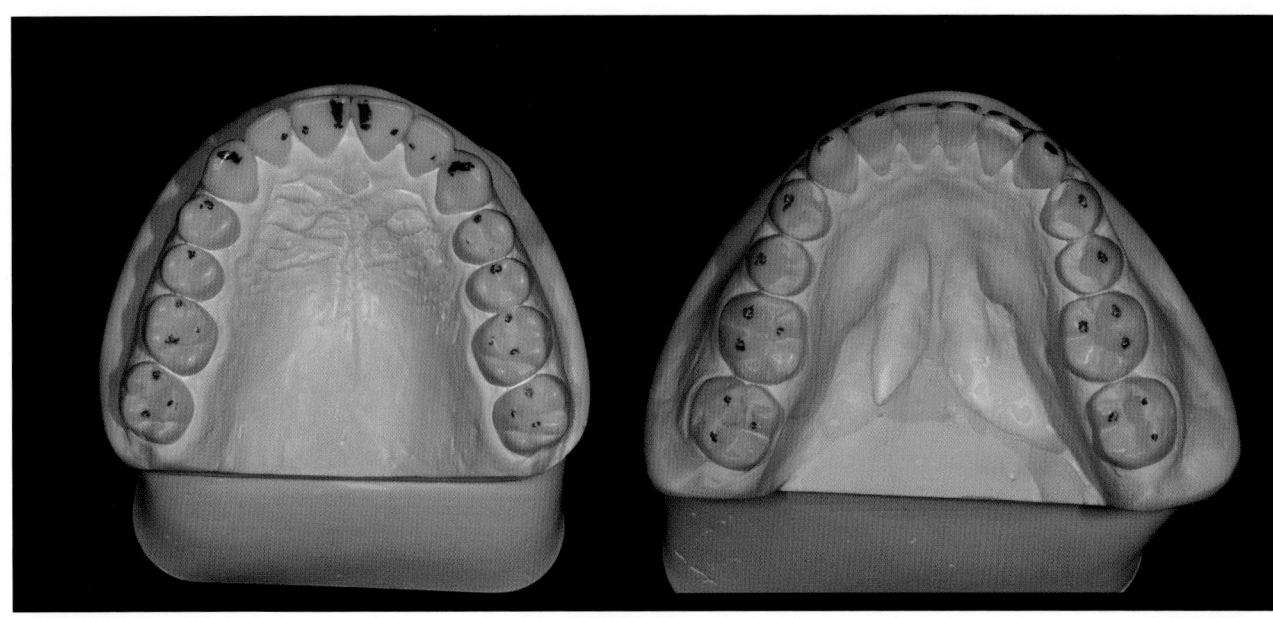

FIGURA 5.21 Las líneas rojas en los caninos y en los incisivos centrales representan las trayectorias de disoclusión. Los puntos azules representan los contactos de céntrica.

Selección del diseño y el material de las restauraciones

Los autores consideran que la aplicación del concepto de odontología mínimamente invasiva en la rehabilitación de los pacientes con desgaste dentario debería estar basada en tratar de alcanzar los objetivos estéticos y funcionales con el mínimo sacrificio de estructura dentaria. Sin embargo, en sujetos con altas demandas estéticas puede ser necesario llevar a cabo preparaciones más invasivas para poder elaborar restauraciones con aspecto más natural (por el color del sustrato dentario; dientes decolorados). En la actualidad, no es infrecuente encontrar pacientes que aun teniendo altas expectativas estéticas no quieran tocar sus dientes y acaben con restauraciones con aspecto artificial y con complicaciones funcionales por no haber generado el espacio mínimo requerido de acuerdo al material restaurador empleado (Buckle, 2017). En este paciente se planificaron las siguientes restauraciones de disilicato de litio:

- Carillas vestibulares de canino a canino inferior.
- Carillas en V (*taco shell veneer*) de canino a canino superior.
- Carillas oclusovestibulares en premolares y primeros molares superiores e inferiores.
- Carillas oclusales (*table tops*) en los últimos molares superiores e inferiores.

FASE 2. RESTAURACIÓN ADHESIVA PROVISIONAL: *MOCK-UP* DE TRANSICIÓN

Una vez finalizado el encerado de diagnóstico, se elaboran unas llaves de silicona para (en esta ocasión) fabricar un *mock-up* completo que será adherido sobre la estructura dentaria remanente y sin efectuar en la mayoría de las situaciones clínicas ningún tipo de preparación previa de carácter sustractivo. Esto es lo que denominamos **"*mock-up* de transición"**, que no es más que la materialización en la cavidad oral del diseño que hemos realizado previamente en el articulador utilizando un material a base de resina bisacrílica. Una vez adherido a la estructura dentaria remanente **durante un cierto periodo de tiempo, podrá modificarse de acuerdo a las necesidades estéticas y funcionales específicas de cada paciente antes de elaborar las restauraciones definitivas.**

Por lo tanto, independientemente de los ajustes previos necesarios, desde el momento en el que se confirma la estabilidad funcional del *mock-up* por parte del clínico y la aceptación estética por parte del paciente, este *mock-up* **se puede considerar como el prototipo a partir del cual elaborar las restauraciones definitivas** (Fabbri *et al.*, 2018). La secuencia de elaboración del *mock-up* de transición se muestra a continuación.

1. Fabricación de las llaves de silicona sobre el encerado de diagnóstico. En este paciente una vez finalizado el encerado de diagnóstico se fabricaron las llaves empleando una silicona de adición (Platinum 85®Zhermack) para la posterior elaboración del *mock-up* en combinación con los materiales bisacrílicos mencionados previamente para el *mock-up* emocional. Es importante destacar que, a diferencia de las siliconas de adición, **las de condensación presentan menor estabilidad dimensional, por lo que se han de utilizar inmediatamente una vez elaboradas para evitar errores durante la construcción del *mock-up* en la cavidad oral**. Para este paciente, el diseño de las llaves siguió las indicaciones de Vailati y Belser (2008), extendiéndose en el vestíbulo más hacia apical por encima de los márgenes gingivales (Fig. 5.22).

2. Elaboración directa del *mock-up* en la cavidad oral. La elaboración del *mock-up* se lleva a cabo habitualmente de manera completa en ambas arcadas dentarias. Sin embargo, en este paciente no se incluyeron en el *mock-up* de la arcada superior los sextantes posteriores, dado que su desgaste no era muy marcado. En su lugar, se emplearon **topes de composite** aplicados directamente de forma progresiva con la idea de facilitar el ajuste oclusal del mismo.

Se comenzó primeramente por la arcada inferior aislando la cavidad oral mediante una combinación de separadores de mejillas, gasas y rollos de algodón. Seguidamente, se efectuó el grabado ácido (Ultra-Etc.h®Ultradent) y la aplicación de un adhesivo fotopolimerizable (Scotchtbond Universal®3M Espe) sobre las superficies dentarias (Fig. 5.23). Una vez cargada la llave de silicona con un material

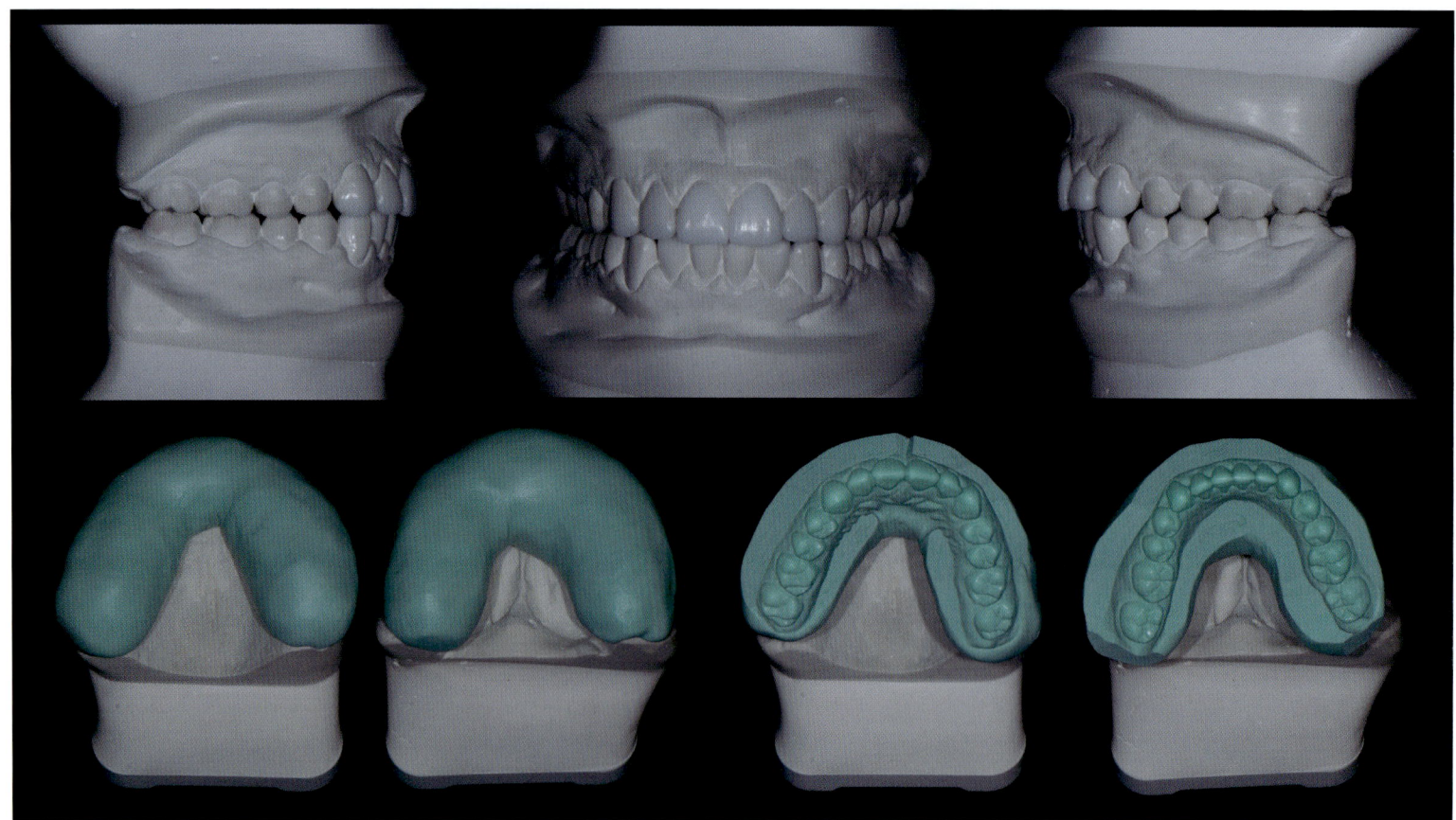

FIGURA 5.22 Una vez finalizada la elaboración de las llaves.

bisacrílico (Structur®Voco), se introdujo en la cavidad oral manteniéndola sobre las estructuras dentarias durante el tiempo de fraguado recomendado por el fabricante (Fig. 5.24). **Respetar este tiempo de** **fraguado es fundamental si queremos obtener la máxima calidad del _mock-up_**. A continuación, se llevó a cabo el de la arcada superior (solamente a nivel de los dientes anteriores) (Figs. 5.25, 5.26).

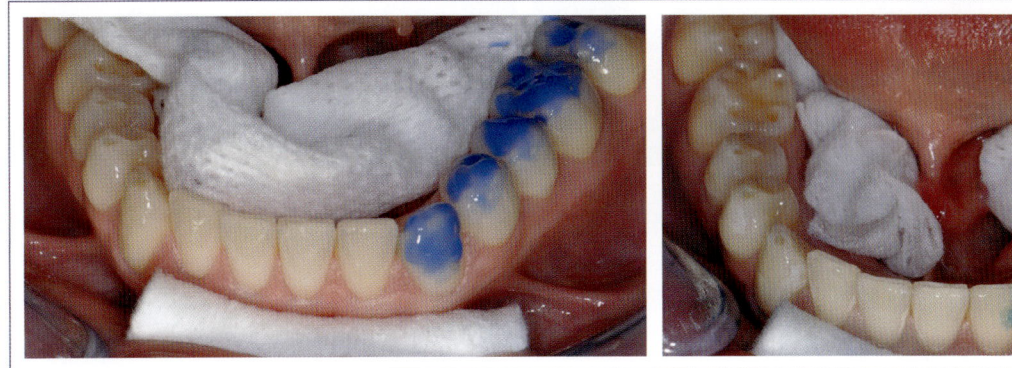

FIGURA 5.23 Aislamiento relativo, grabado con ácido ortofosfórico y aplicación del adhesivo.

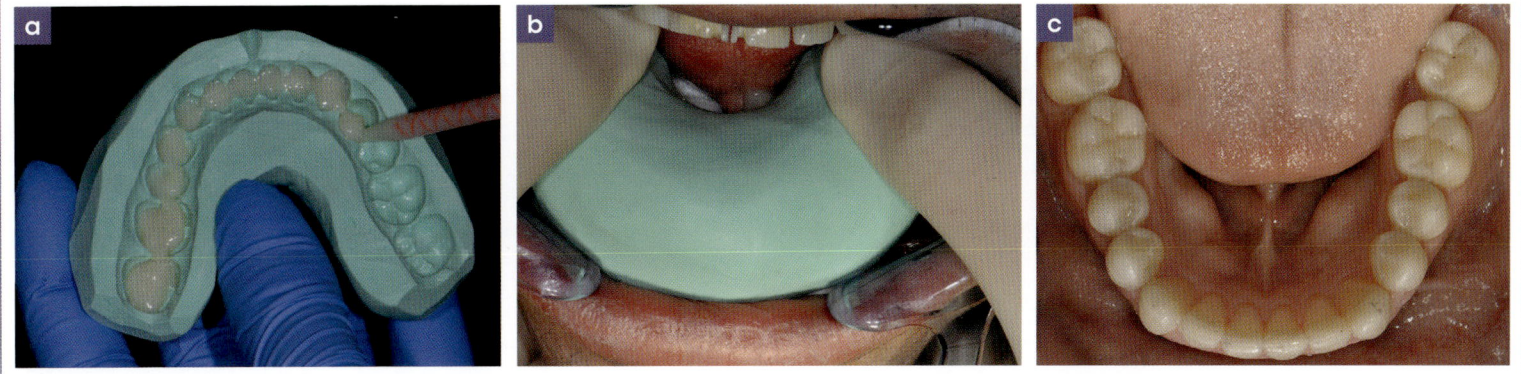

FIGURA 5.24 a) El material bisacrílico se aplica apoyando en todo momento la punta dispensadora en el fondo de la llave de silicona. b) Se introduce en la cavidad oral asegurándonos de que la posicionamos correctamente sobre las estructuras dentarias. Se debe evitar aplicar fuerza excesiva que pueda dar lugar a una deformación de la llave mientras se mantiene en su lugar con ambas manos durante el tiempo de fraguado del material. c) Aspecto final del _mock-up_ en la arcada inferior.

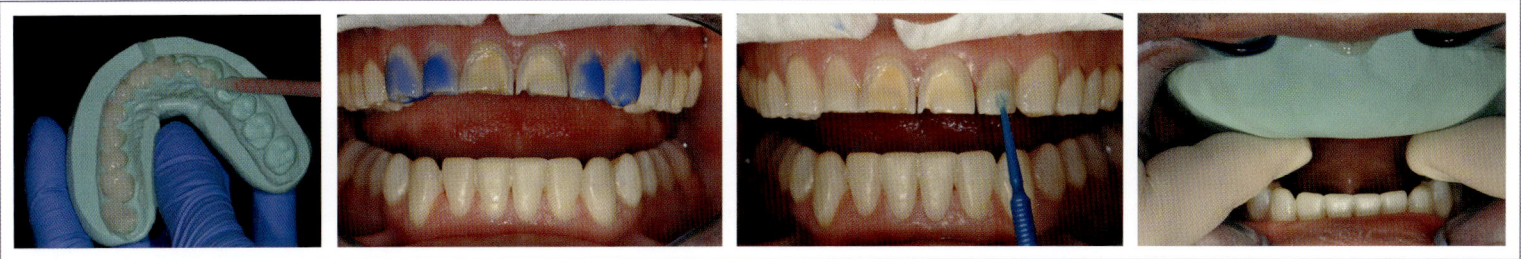

FIGURA 5.25 Se repite en la arcada superior el proceso de grabado ácido y adhesión incluyendo solamente los dientes anteriores.

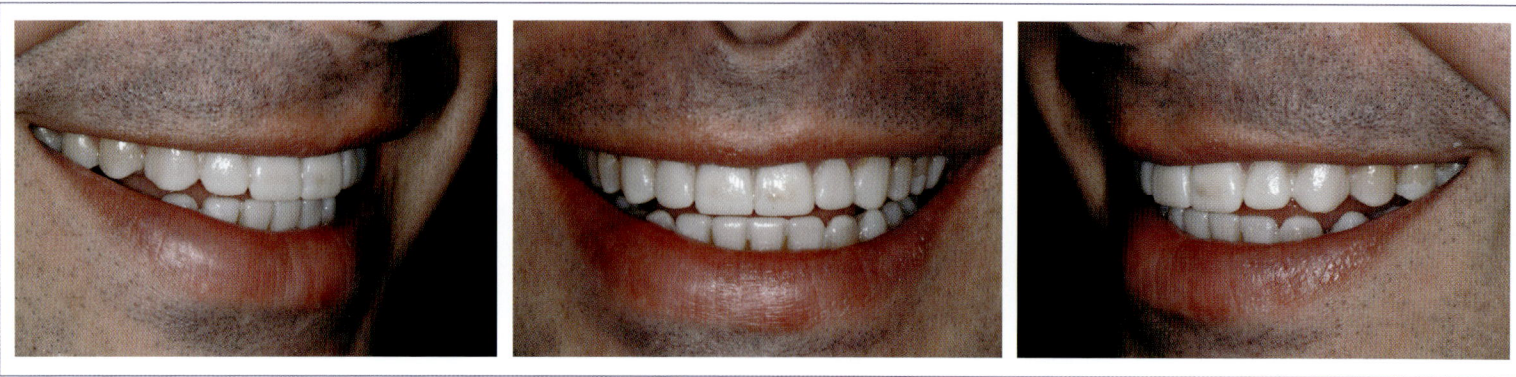

FIGURA 5.26 Aspecto final del *mock-up* superior antes de retirar el bisacril por detrás de los caninos.

Dado que en la arcada superior solamente hemos efectuado el grabado y adhesión en los dientes anteriores, una vez retirada la llave de silicona se eliminó el bisacril correspondiente a los dientes posteriores manteniendo únicamente el correspondiente al *mock-up* de los dientes anteriores (Fig. 5.27). Con ello se alcanzaron dos objetivos:

■ Al no existir contacto posterior, los dientes anteriores se comportan como un *jig* **de Lucia facilitando la acción de los ME y permitiendo el asentamiento de los cóndilos en la fosa glenoidea, proporcionando de esta forma un efecto de trípode** (Dawson, 2007).

■ La ausencia de contacto posterior y el correcto asentamiento de los cóndilos en la fosa **simplifican notablemente la individualización de la guía anterior**.

Una vez individualizada la guía anterior, se fueron estableciendo los contactos posteriores mediante la adición de composite diente a diente. Con ello, se facilita la obtención de forma progresiva de una razonable simultaneidad de los contactos en todas las estructuras dentarias y se elimina a su vez la posibilidad de prematuridades e interferencias (Fig. 5.28).

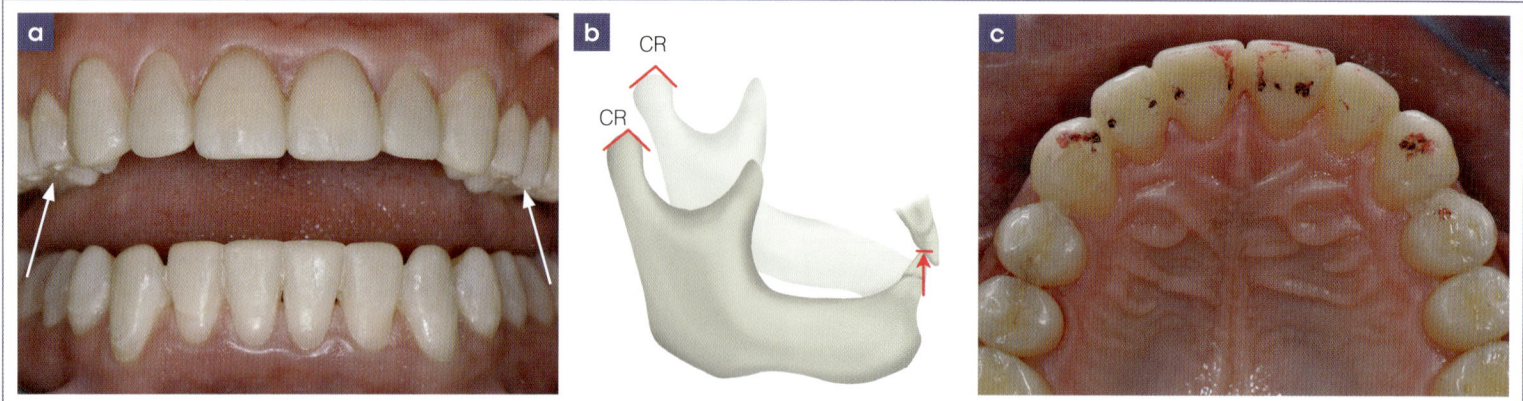

FIGURA 5.27 a) Se retira el *mock-up* de los sectores posteriores. b) Ilustración para mostrar el efecto de trípode que proporciona el contacto entre los dientes anteriores y los cóndilos asentados en la fosa (RC). c) Guía anterior una vez finalizado el proceso de individualización donde se pueden apreciar las guías de disoclusión.

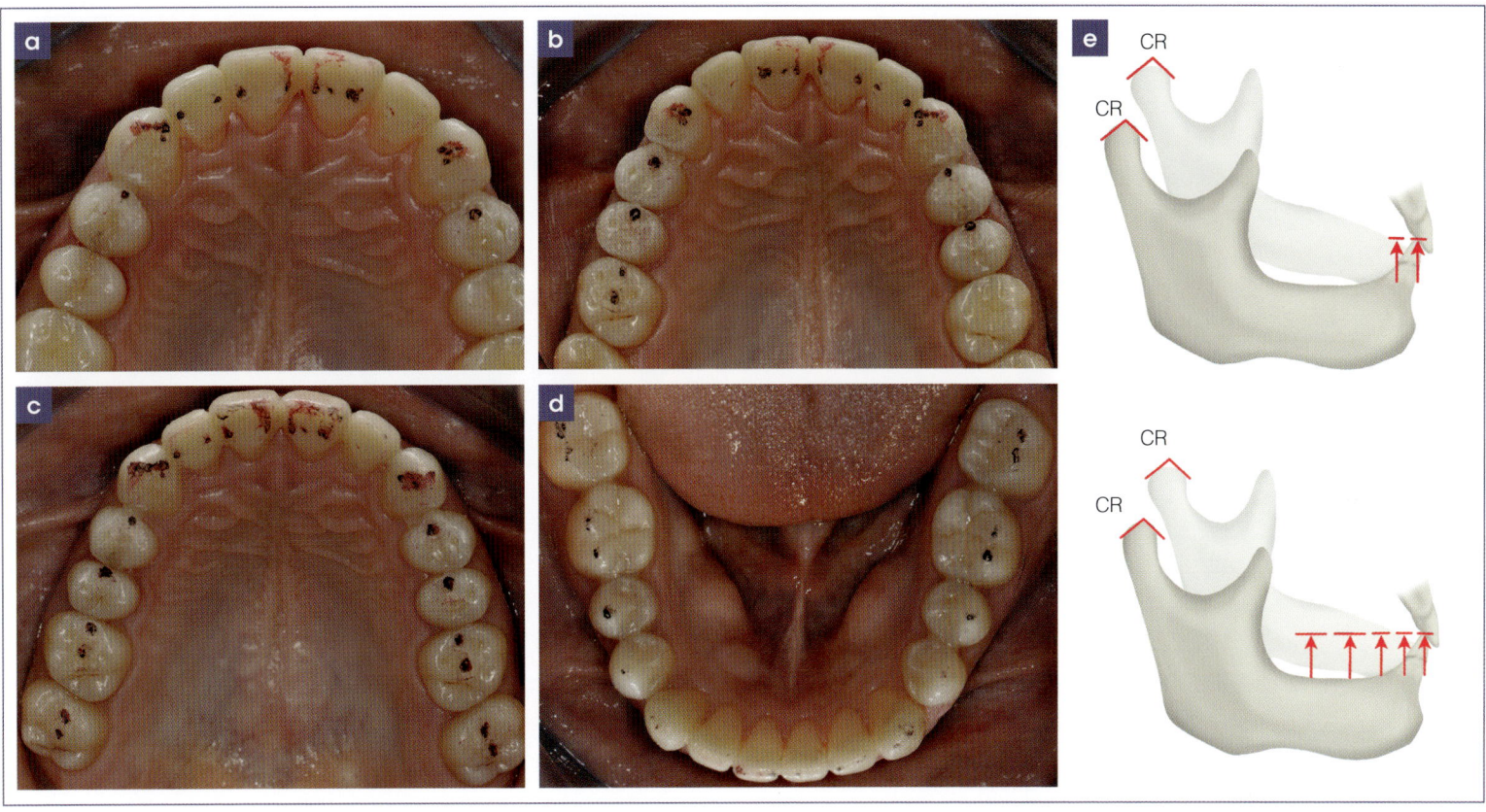

FIGURA 5.28 a-d) Adición progresiva de composite y comprobación mediante papel de articular de los contactos obtenidos. Deberíamos lograr al menos uno por diente. e) Representación del concepto del trípode con los cóndilos en RC y la obtención progresiva de los contactos.

FASE 3. DEL *MOCK-UP* DE TRANSICIÓN A LAS RESTAURACIONES ADHESIVAS DEFINITIVAS

Una vez alcanzados los objetivos estéticos y funcionales mediante el *mock-up* de transición, su contorno final será la referencia a partir de la cual se va a definir el grado de preparación dentaria mínima que permita proporcionar el grosor suficiente a las restauraciones definitivas y satisfacer las mismas demandas estéticas y funcionales del paciente obtenidas con dicho *mock-up* (Magne y Magne, 2006). Además del empleo de fresas calibradas para llevar a cabo las preparaciones sobre el *mock-up* mediante la utilización de **llaves de silicona que reproduzcan los contornos finales del mismo,** podremos comprobar el espacio generado durante las diferentes fases del proceso de preparación dentaria de acuerdo al tipo de restauración planificada en la fase 1.

Dependiendo de la cantidad de estructura dentaria remanente, con cierta frecuencia, no es necesario realizar en algunas de sus superficies sustracción alguna, con lo que la preparación sobre el *mock-up* con fresas calibradas y la utilización de dichas llaves de silicona nos permite llevar a cabo preparaciones desde una perspectiva mucho menos invasiva y, en consecuencia, eliminar esmalte remanente de forma innecesaria (Gurel *et al.*, 2012). El *mock-up* de transición permite, además, segmentar el proceso restaurador definitivo. Independientemente de que el protocolo empleado sea analógico o digital los autores recomiendan llevarlo a cabo en cuatro etapas por el siguiente orden (Fig. 5.29):

1. Restauración de dientes anteriores inferiores.
2. Restauración de dientes anteriores superiores.
3. Restauración de dientes posteriores inferiores.
4. Restauración de dientes posteriores superiores.

Cada una de ellas consta de dos citas: la primera incluye la preparación dentaria a través del *mock-up* de transición, toma de impresiones, registro de MI = RC y la colocación de provisionales, mientras que la segunda incluye el cementado adhesivo de las restauraciones definitivas y **su ajuste de acuerdo a la oclusión establecida previamente en el *mock-up* de transición**. Indudablemente, este protocolo implica un mayor número de citas; sin embargo, la menor duración de cada una de ellas contribuye a reducir el cansancio por parte del paciente y el clínico, permitiendo a este último llevar a cabo preparaciones más precisas y **tener un mejor control del aislamiento con dique de goma durante los procedimientos de adhesión. A su vez, también permite tener un mejor control de la oclusión al finalizar cada una de estas etapas**.

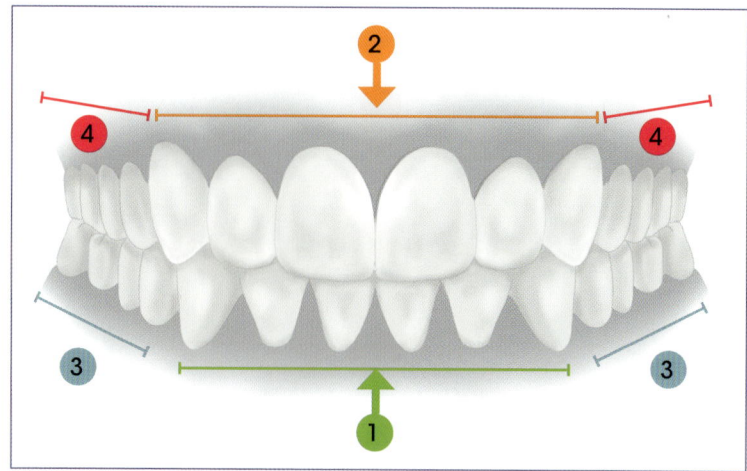

FIGURA 5.29 Representación esquemática de la secuencia de rehabilitación analógica/digital.

Restauración de dientes anteriores inferiores

Llaves de silicona

Antes de la primera cita, es preciso tener elaboradas las llaves de silicona que se utilizarán para evaluar el espacio restaurador generado durante la preparación con fresas calibradas a través del *mock-up* y también para la fabricación de las restauraciones provisionales. Para ello, en este paciente simplemente se tomó una impresión de alginato

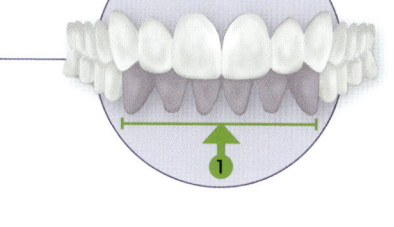

de la arcada inferior de la que se obtuvo un modelo de escayola sobre el que se fabricaron utilizando una silicona de adición (Platinum 85® Zhermack) las diferentes llaves (Fig. 5.30).

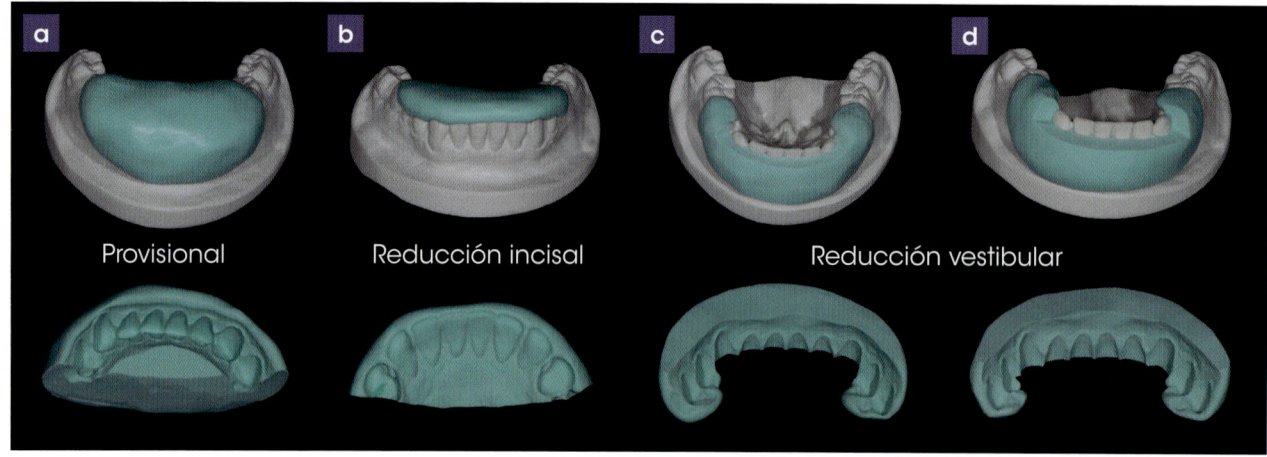

| a | b | c | d |
| Provisional | Reducción incisal | | Reducción vestibular |

FIGURA 5.30 Diferentes tipos de llaves. a) Para la elaboración del provisional. b) Para valorar la reducción incisal. c) Para valorar la reducción vestibular en la unión del tercio incisal y tercio medio. d) Para valorar la reducción vestibular en la unión del tercio medio y tercio gingival.

Preparaciones

La preparación dentaria se realizó sobre el *mock-up* y la superficie dentaria expuesta se pulió eliminando zonas retentivas que pudieran dificultar la futura inserción de las carillas (Fig. 5.31). Mediante las llaves de silicona preparadas previamente se comprobó el espacio vestibular e incisal (Fig. 5.32). El grado de sustracción dentaria fue mínimo (Fig. 5.33).

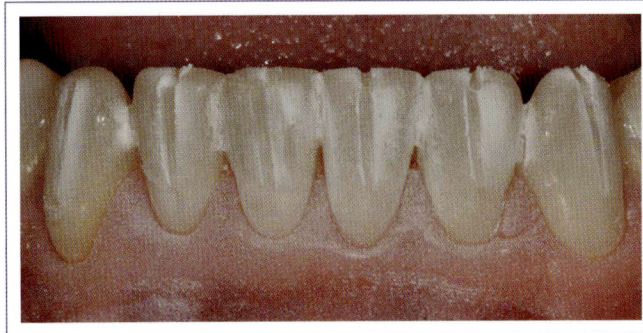
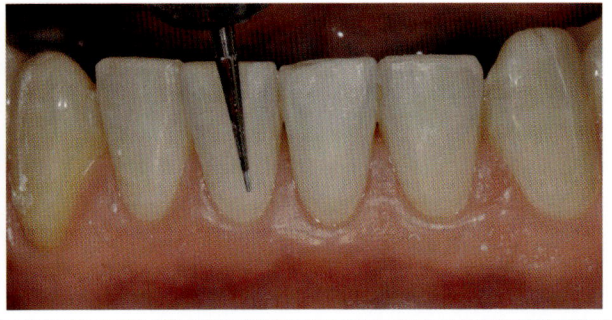

FIGURA 5.31 Preparación dentaria a través del *mock-up* y pulido de la superficie dentaria.

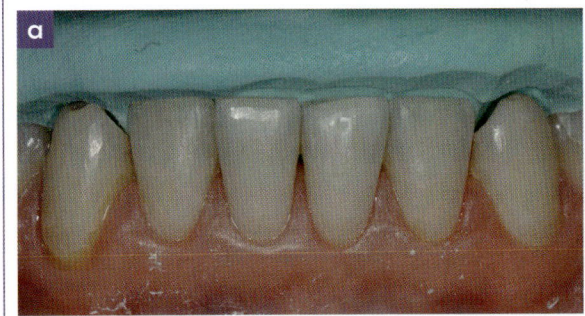
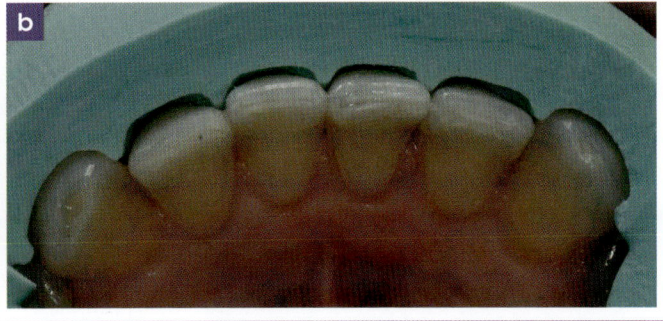

FIGURA 5.32 a) Llave de silicona para el control de espacio incisal. b) Llave de silicona control del espacio vestibular.

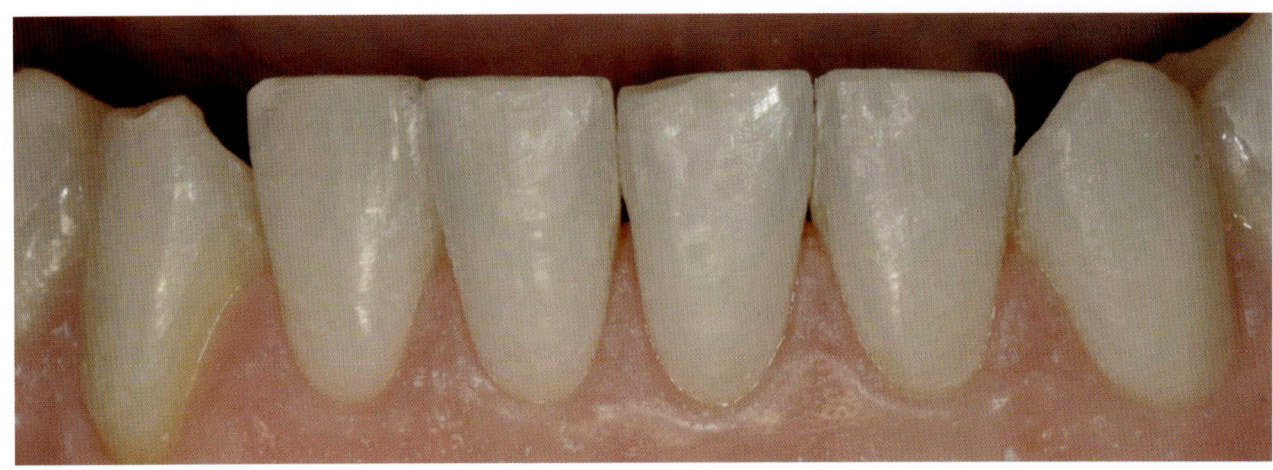

FIGURA 5.33 Aspecto final de las preparaciones. Se puede apreciar que el grado de sustracción es prácticamente inapreciable.

Impresiones y registro intermaxilar

La impresión de la arcada inferior se llevó a cabo utilizando un material a base de PVS de dos viscosidades (Fig. 5.34) y la de la arcada antagonista empleando alginato. Para poder relacionar los modelos en el ASA se tomó un registro de arco facial (Fig. 5.35) y otro intermaxilar de canino a canino con un material también a base de PVS (Registrado® Voco) (Fig. 5.36). Recordemos que **en el *mock-up* de transición la MI = RC y este registro simplemente facilitará articular el modelo de trabajo con el modelo antagonista para hacer el montaje en el articulador**.

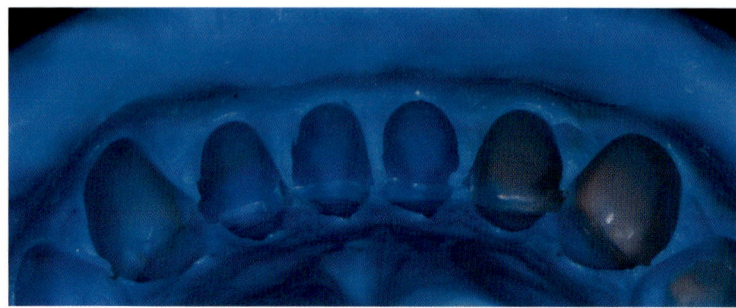

FIGURA 5.34 Impresión con un material a base de PVS.

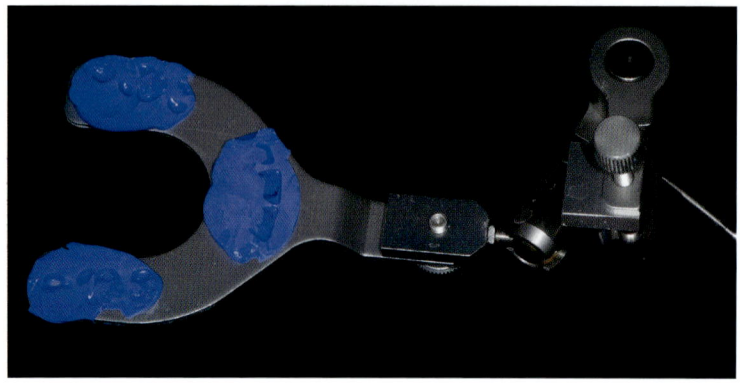

FIGURA 5.35 Registro de arco facial.

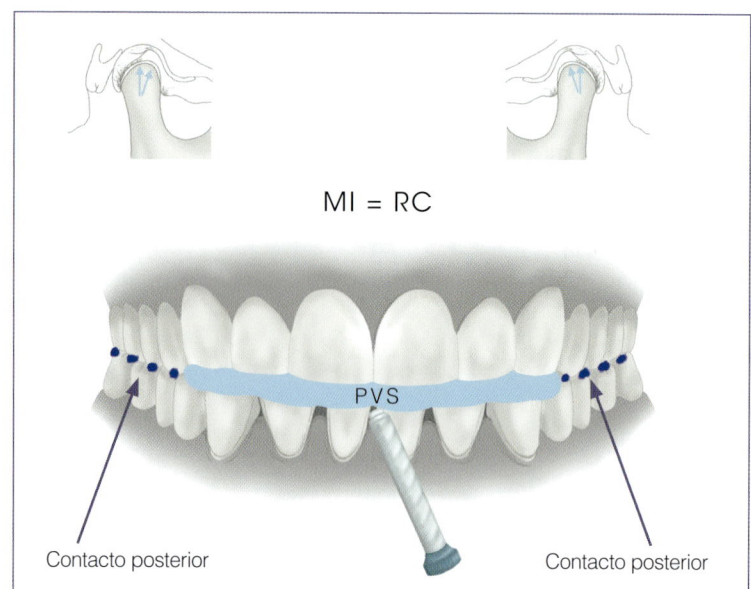

FIGURA 5.36 Ilustración para mostrar registro intermaxilar con PVS en la cavidad oral. La MI establecida en el *mock-up* de transición coincide con la posición condilar de RC y el registro de PVS simplemente rellena el espacio existente entre las preparaciones inferiores y la cara palatina del *mock-up* de los dientes antagonistas superiores. Ello facilita relacionar el modelo de trabajo con el antagonista durante el montaje en el ASA.

Provisionales

La fabricación de las restauraciones provisionales se efectuó de forma directa en la cavidad oral empleando la llave de silicona previamente elaborada y cargada con el mismo material bisacrílico del *mock-up* de transición. Para facilitar su retención y estabilidad se grabaron con ácido las caras vestibulares de los dientes preparados y se aplicó seguidamente un adhesivo dentinario fotopolimerizable (Fig. 5.37). Para la liberación de los espacios interproximales se utilizó una hoja de bisturí del n.º 12 (fundamental para facilitar la higiene y la recuperación de las papilas después de la impresión).

Una vez comprobada la oclusión y efectuados los ajustes necesarios se tomó una impresión de alginato de la arcada inferior para elaborar un modelo de escayola que fue utilizado posteriormente como referencia para la creación de las restauraciones definitivas.

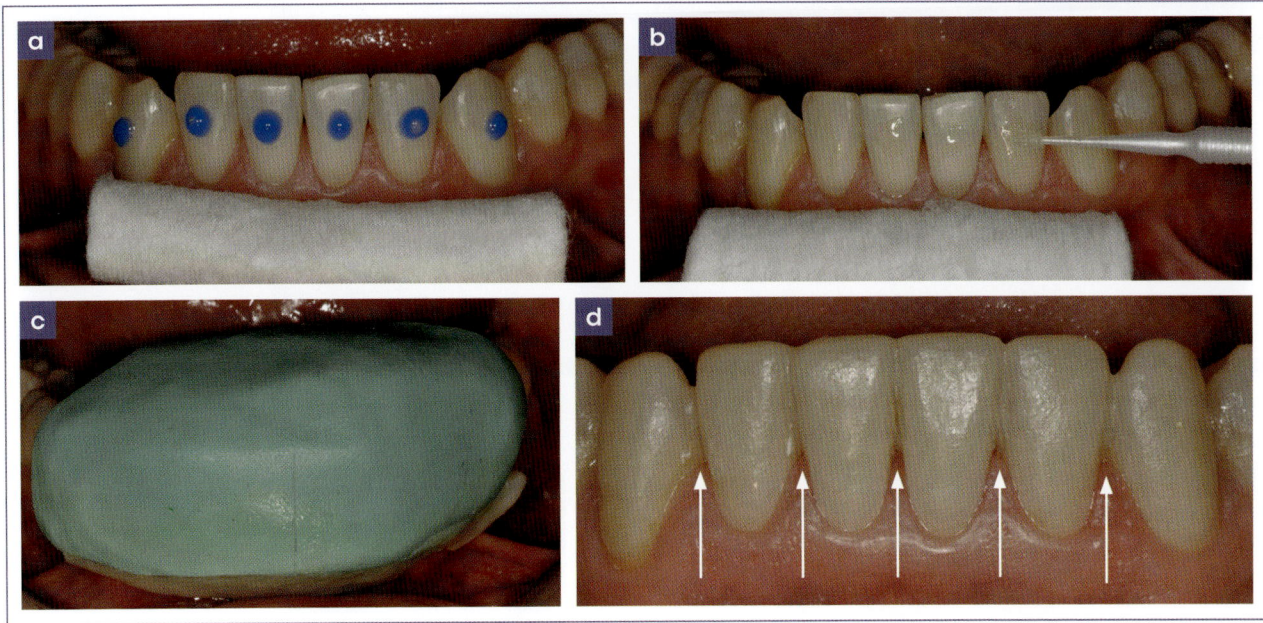

FIGURA 5.37 a) Puntos de grabado en el centro de la cara vestibular con ácido ortofosfórico. b) Aplicación del adhesivo fotopolimerizable. c) Colocación de la llave de silicona con el material provisional sobre las preparaciones. d) Aspecto del provisional en la cavidad oral dos semanas después de su colocación y la respuesta de los tejidos blandos.

Fase de laboratorio

El técnico de laboratorio efectuó el montaje del modelo antagonista utilizando el arco facial y el registro oclusal, así como el modelo de trabajo y el modelo réplica de los provisionales en la cavidad oral en el ASA (Fig. 5.38).

El encerado de las carillas se realizó empleando como referencia la misma llave de silicona que para el control de reducción incisal (Fig. 5.39). A continuación, se procedió a posicionar los encerados de dichas carillas en el cilindro para su vaciado en revestimiento refractario y posterior inyección con disilicato de litio (Fig. 5.40).

Procedimientos de acondicionamiento y cementado

De forma rutinaria, al igual que se hizo en este paciente, cada vez que se reciben en clínica las carillas (u otro tipo de restauraciones aditivas) se inspeccionan una por una comprobando su estabilidad, ajuste, vía de inserción y puntos de contacto. A su vez, en los dientes anteriores también se evalúa mediante la llave de silicona si la posición del borde incisal es el establecido en el *mock-up* de transición (Fig. 5.41). Cualquier modificación necesaria se debe efectuar antes de citar al paciente y, desde luego, nunca retirar los provisionales hasta no haber hecho dicha comprobación para evitar innecesariamente su repetición y perder la cita para el cementado de las restauraciones definitivas.

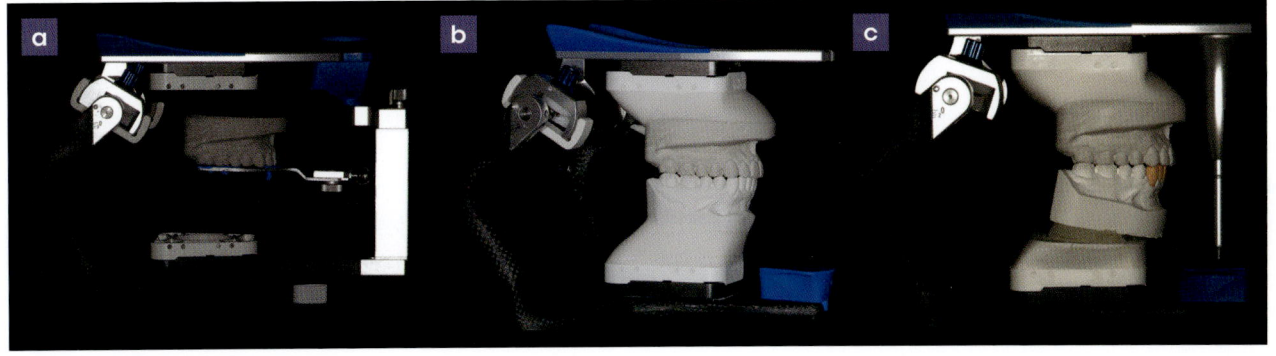

FIGURA 5.38 a) Montaje del modelo superior (antagonista) utilizando el registro de arco facial. b) Modelo superior (antagonista) y modelo inferior réplica de los provisionales montados en el ASA. c) Modelo superior articulado con el modelo de trabajo.

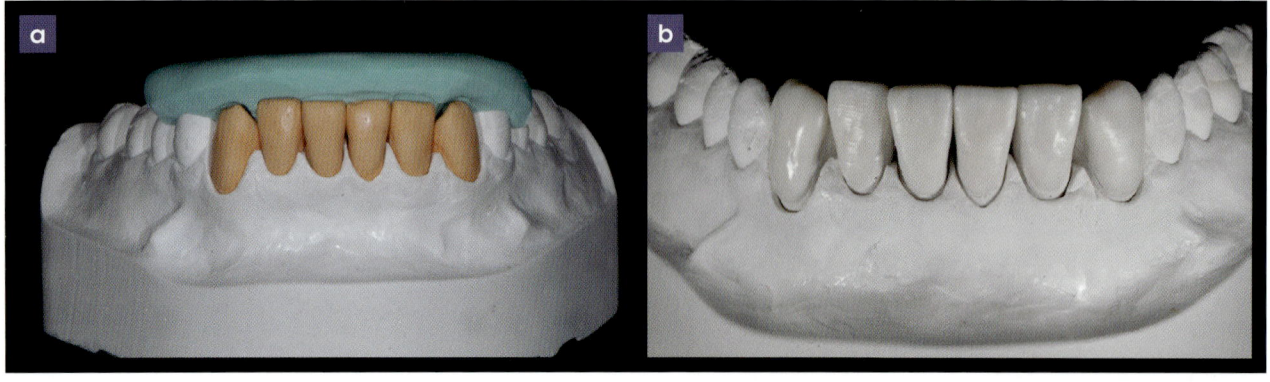

FIGURA 5.39 a) Llave de silicona empleada durante el encerado de las carillas vestibulares. b) Encerado una vez finalizado.

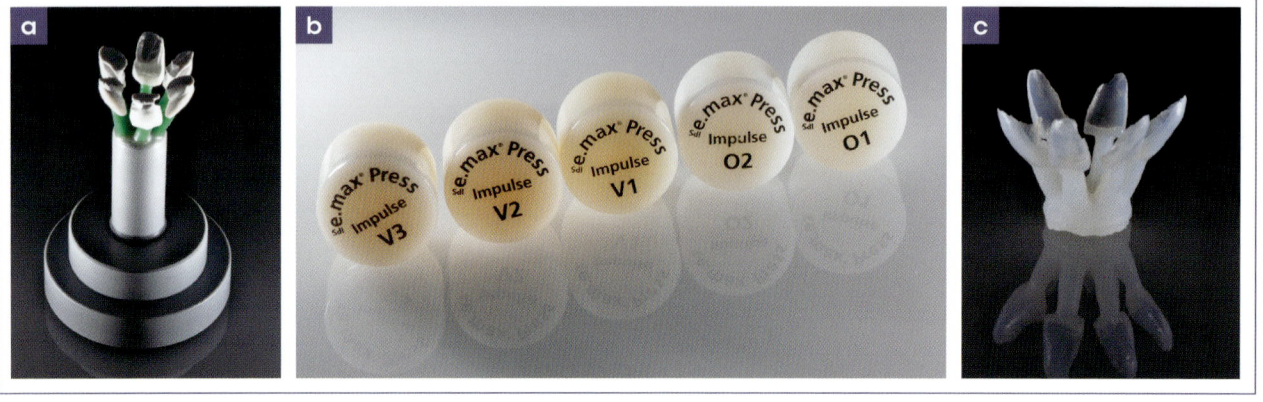

FIGURA 5.40 a) Encerados de las carillas una vez posicionados en el cilindro de inyección. b) Pastillas de e-max press. c) Carillas una vez inyectadas en disilicato de litio antes de cortar los jitos.

Para retirar las restauraciones provisionales, se utilizó un instrumento periodontal en forma de hoz (H204S®Premier) y se eliminaron aquellos restos de material provisional que pudiesen quedar adheridos a la superficie de las preparaciones en los puntos donde se hizo el grabado ácido y la aplicación de adhesivo. Emplearemos una lija metálica de grano fino (FS6-FP®NTI-Khala Gmbh) a nivel interproximal para eliminar la presencia de cualquier resto de dicho material. Es muy importante observar meticulosamente todas las superficies de las preparaciones desde diferentes ángulos para identificar la presencia de mínimas partículas que todavía pudiesen permanecer adheridas, y que **de pasar inadvertidas podrían impedir el correcto asentamiento de las carillas** (Fig. 5.42).

Antes de colocar el aislamiento absoluto con dique de goma se llevó a cabo la prueba de las carillas de forma individual, verificando de nuevo su estabilidad, ajuste, vía de inserción y puntos de contacto. Para seleccionar el cemento se pueden emplear pastas de prueba a base de glicerina. En este paciente se utilizó el cemento Variolink Veneer (Variolink Veneer®Ivoclar) y sus pastas correspondientes (en la actualidad el fabricante ha sustituido este material por el Variolink Esthetics; Variolink Esthetics® Ivoclar) (Fig. 5.43).

Si bien en este paciente se efectuó el aislamiento absoluto con dique de goma para realizar el cementado (Fig. 5.44), en ocasiones y debido a la dificultad de su utilización en los dientes anteriores inferiores puede utilizarse únicamente un aislamiento relativo. La alternativa para los sujetos que experimenten sensación de agobio por el dique de goma es el empleo de un abrebocas como el Optragate (Optragate® Ivoclar) en combinación con absorbentes de mejilla (Dry tips® Mölnlycke) y gasas quirúrgicas. A pesar de las ventajas clínicas atribuidas al aislamiento total con dique de goma, no hay evidencia científica lo suficientemente sólida que justifique su utilización para reducir el porcentaje de fracasos en la utilización de restauraciones directas e indirectas (Miao et al., 2021).

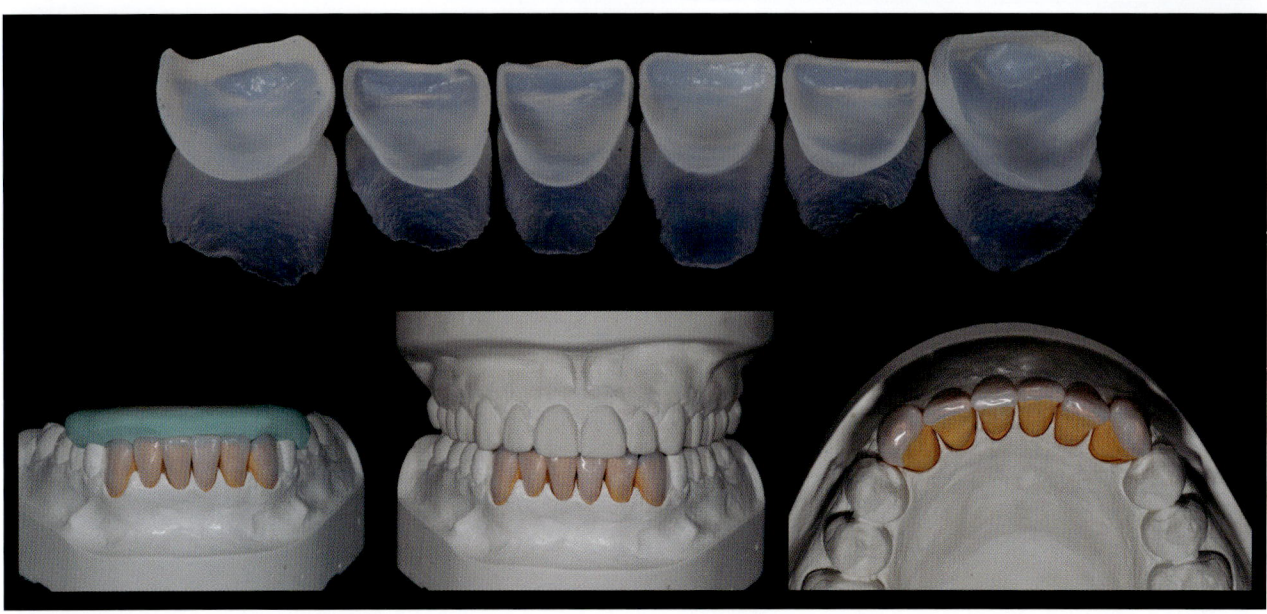

FIGURA 5.41 Valoración de las carillas en el modelo de trabajo antes de citar al paciente para su cementado.

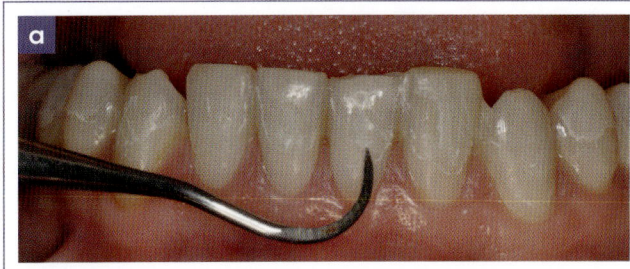
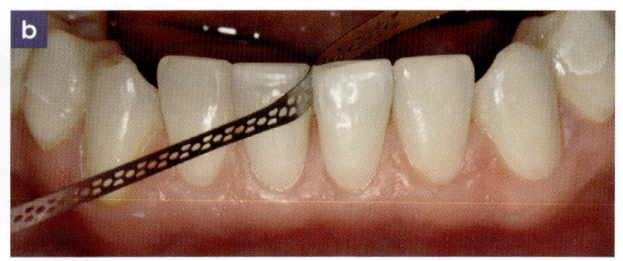

FIGURA 5.42 a) Utilización de un instrumento periodontal para retirar los provisionales. b) Mediante una lija de grano fino se eliminan restos de material por interproximal.

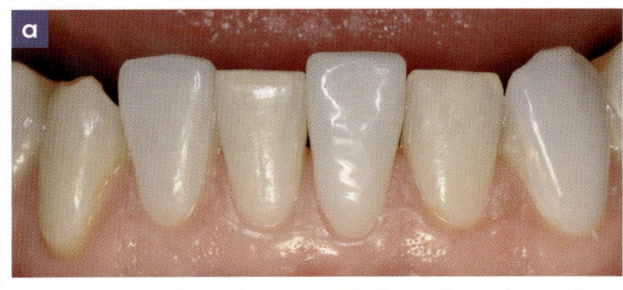
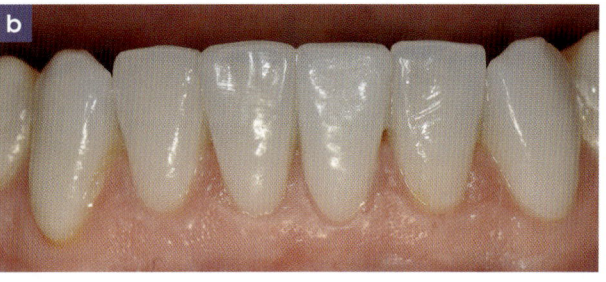

FIGURA 5.43 a) Prueba de las restauraciones de forma individual. b) Valoración del color con pasta de prueba. Dado que la rehabilitación de este paciente se efectuó en 2013 el material utilizado en aquel momento fue el Variolink veneer® de la casa Ivoclar.

El cementado de las restauraciones definitivas se llevó a cabo de una en una. Es importante comprobar el ajuste y la necesidad de modificación en los puntos de contacto de cada restauración antes de seguir con la siguiente (Fig. 5.45). La Figura 5.46 muestra la integración de las carillas al cabo de 2 semanas.

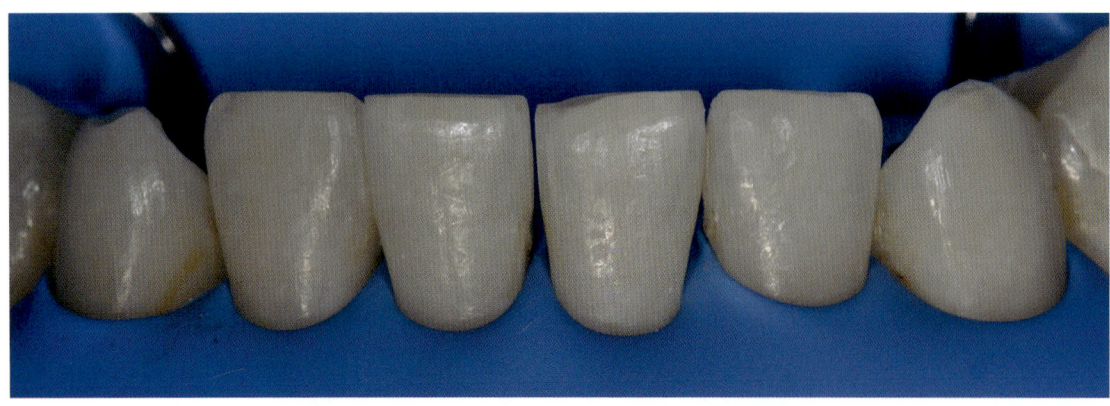

FIGURA 5.44 En este paciente se utilizó aislamiento absoluto con dique de goma.

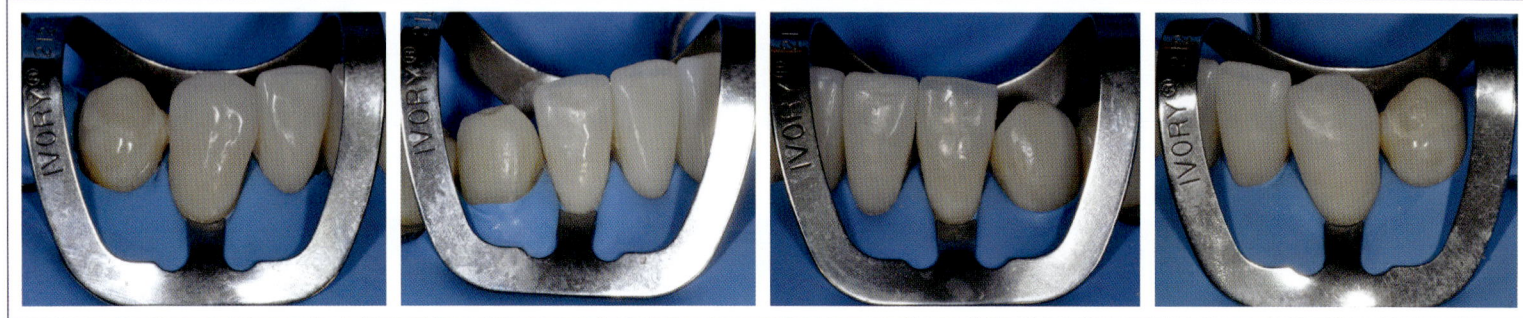

FIGURA 5.45 Secuencia de cementado empleada: 3.1, 4.1, 4.2, 3.2, 3.3 y 4.3.

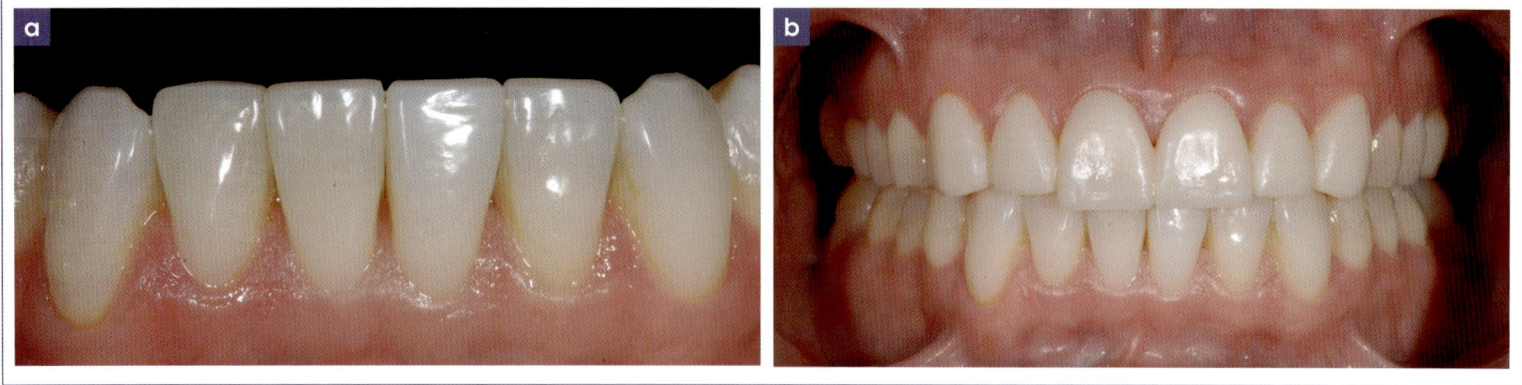

FIGURA 5.46 a) Aspecto final de las restauraciones al cabo de 15 días y su integración con los tejidos blandos. b) La imagen muestra ambas arcadas en contacto (MI = RC) donde los dientes anteriores inferiores están restaurados definitivamente (carillas vestibulares de disilicato de litio) y el resto de los dientes, todavía de forma provisional (*mock-up* de transición).

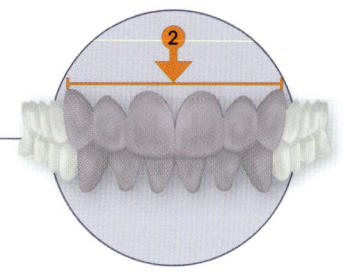

Restauración de dientes anteriores superiores

Llaves de silicona

Para su elaboración se utilizó el mismo protocolo descrito en los dientes anteriores inferiores. Sin embargo, dado que se iban a utilizar carillas en V, además de las llaves de comprobación de reducción vestibular se fabricaron otras para poder evaluar también el espacio lingual durante el proceso de preparación sobre el *mock-up* (Fig. 5.47).

Preparaciones

La preparación dentaria se llevó a cabo a través del *mock-up* de transición utilizando fresas calibradas de grano medio para poder generar el espacio restaurador necesario (Fig. 5.48). Recordemos que dicho

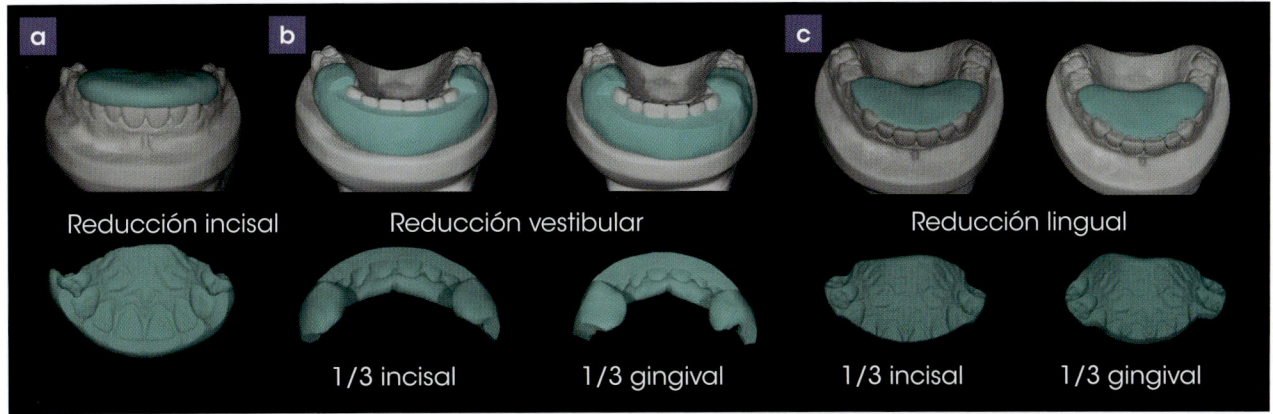

Reducción incisal   Reducción vestibular   Reducción lingual

1/3 incisal   1/3 gingival   1/3 incisal   1/3 gingival

FIGURA 5.47 a) Reducción incisal. b,c) Reducción vestibular y lingual. Ambas se efectuaron siguiendo el mismo criterio descrito para los dientes anteriores inferiores.

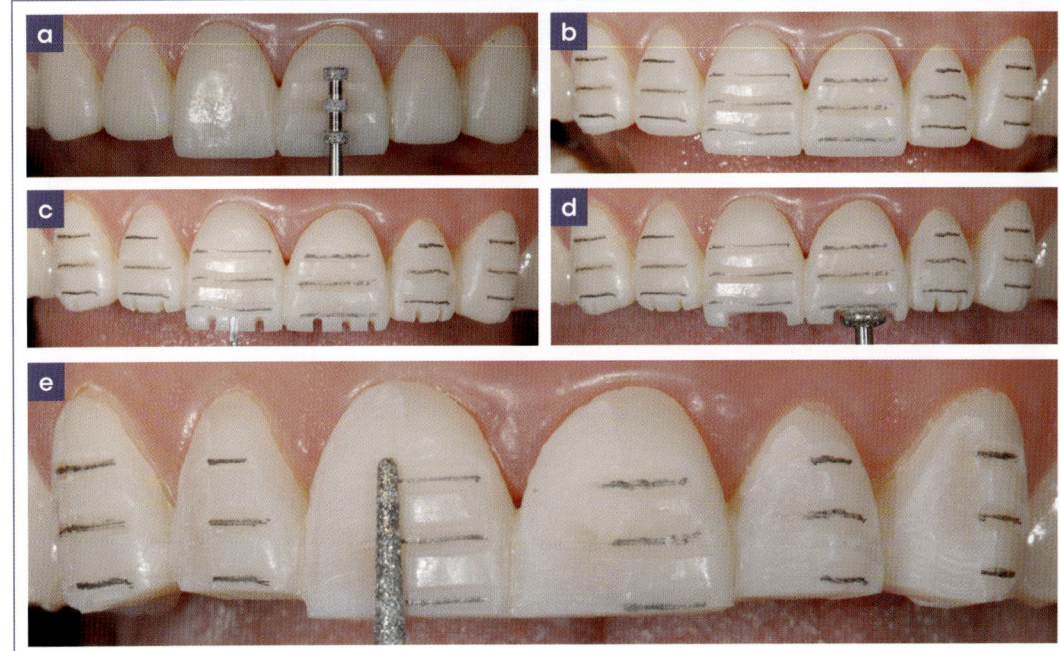

FIGURA 5.48 a) Creación de surcos de profundidad de acuerdo al espacio requerido. b) Se marca el fondo de los surcos con lápiz. c) Surcos de profundidad incisales. d) Reducción incisal. e) Reducción vestibular tomando como referencia las marcas de lápiz. La preparación lingual se lleva a cabo de la misma forma descrita para la cara vestibular. El *mock-up* residual que queda sobre la estructura dentaria se elimina y se establecen las líneas de terminación.

espacio dependerá de la cantidad de estructura dentaria remanente, los requerimientos estéticos del paciente, la disposición por parte del mismo a sacrificar más estructura dentaria, el tipo de material restaurador y los aspectos funcionales individuales de acuerdo a cada situación clínica (Saeidi *et al.*, 2018).

Una vez efectuada la preparación mediante fresas calibradas, se utilizaron las llaves de silicona para comprobar si el espacio generado fue el suficiente para cumplir con los requerimientos expuestos previamente (Fig. 5.49). El acabado de los márgenes y la superficie de las preparaciones, se llevó a cabo bajo magnificación superior a 4×, utilizando fresas de grano fino y piedras de Arkansas respectivamente montadas en un contraángulo multiplicador a bajas revoluciones (Fig. 5.50). El margen de las preparaciones en la cara lingual se estableció supragingivalmente (Fig. 5.51).

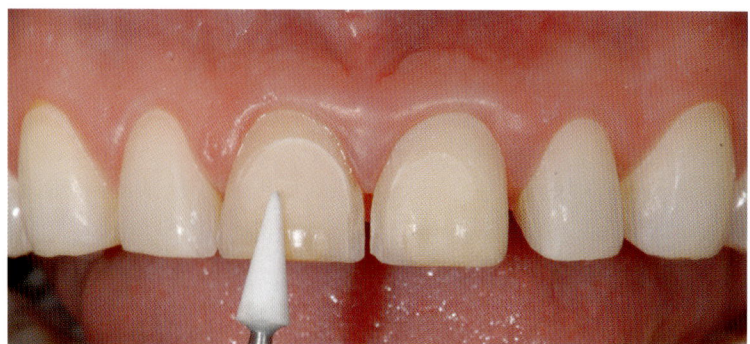

FIGURA 5.50 Pulido de la superficie de las preparaciones con piedras de Arkansas.

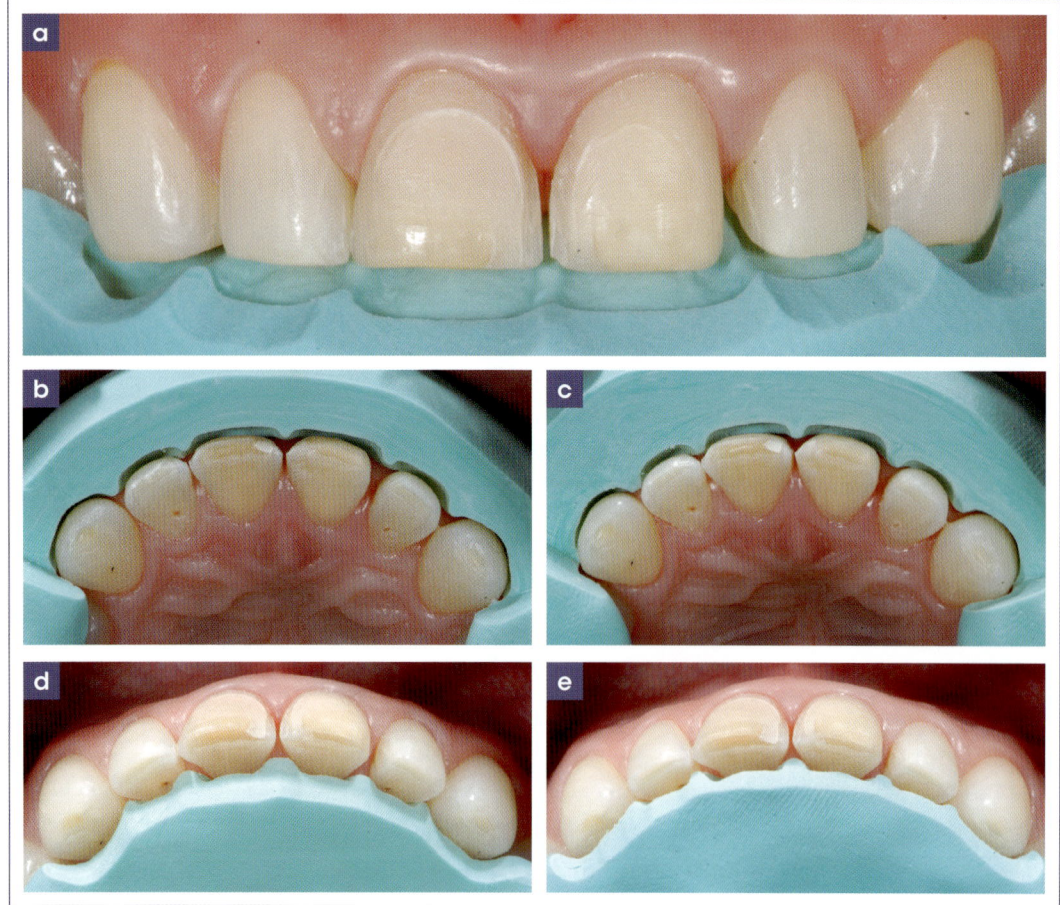

FIGURA 5.49 a) Comprobación reducción incisal. Se puede observar cómo en vestibular del 1.1 y 2.1 se añadió composite para eliminar los socavados generados como consecuencia del desgaste y así obtener así una superficie armónica con menos sacrificio de estructura dentaria b,c) Comprobación de la reducción vestibular. d,e) Comprobación de la reducción lingual.

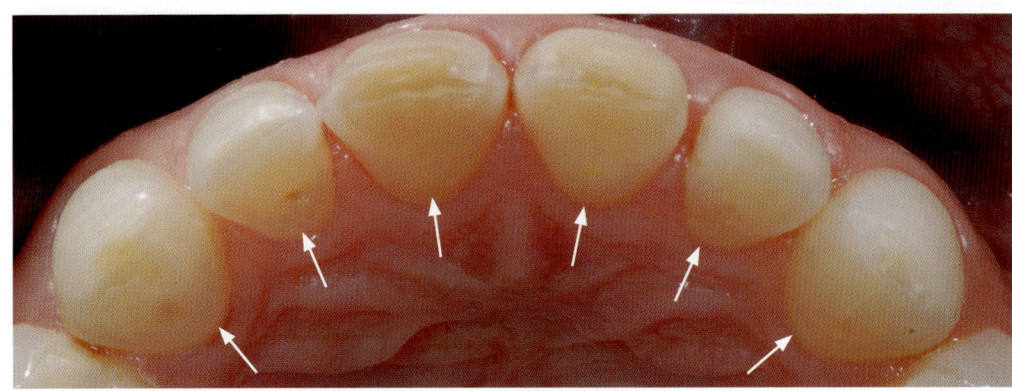

FIGURA 5.51 Las fechas señalan el margen supragingival de las preparaciones a nivel lingual.

Impresiones y registro intermaxilar

Para la toma de impresiones se siguió el mismo protocolo descrito para la restauración de los dientes anteriores inferiores (Fig. 5.52) y para el registro de arco facial y el intermaxilar (Fig. 5.53). Este último se llevo a cabo también de canino a canino con PVS mientras los dientes posteriores se mantienen en contacto (MI = RC) y así ayudar a estabilizar el modelo de trabajo contra su antagonista durante el montaje en el ASA.

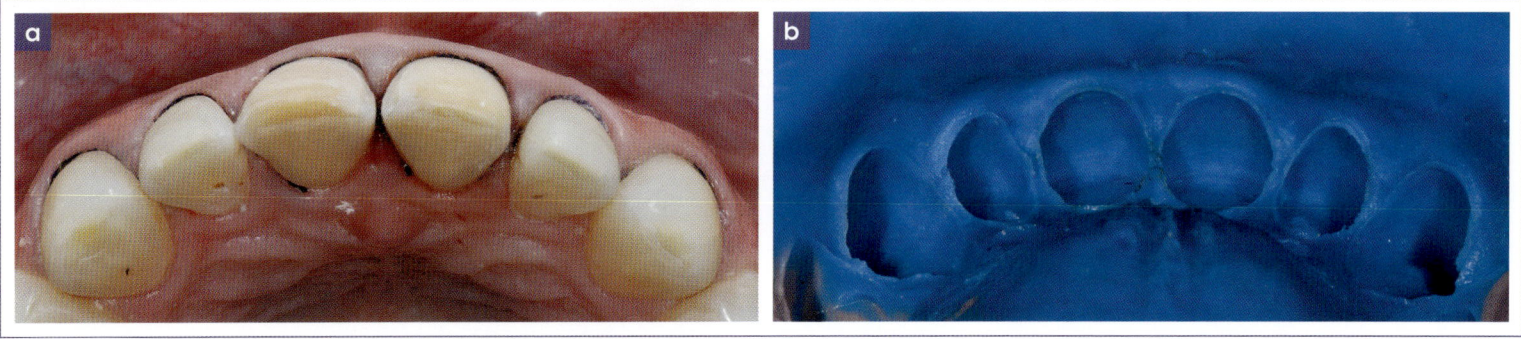

FIGURA 5.52 a) Preparaciones con el hilo de retracción. b) Impresión de PVS.

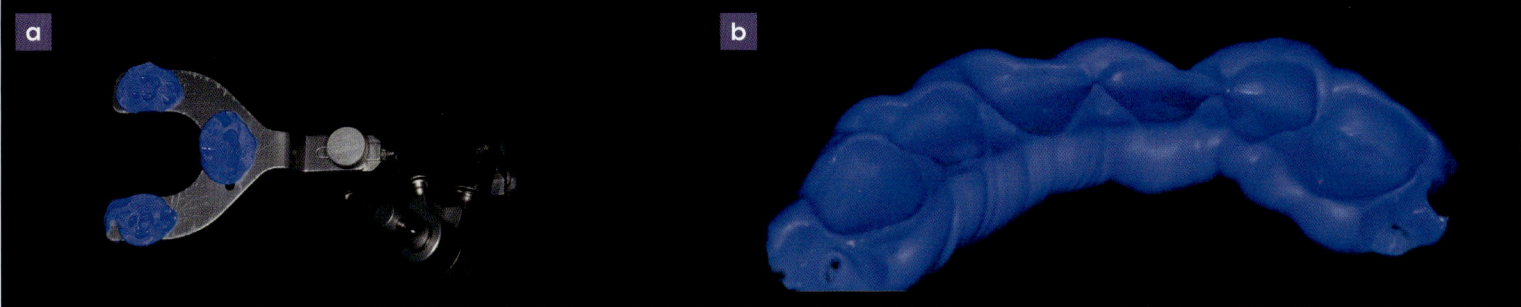

FIGURA 5.53 a) Registro de arco facial para montar los modelos en el ASA. b) Registro oclusal de PVS de canino a canino para permitir relacionar el modelo de trabajo y el modelo antagonista (MI = RC).

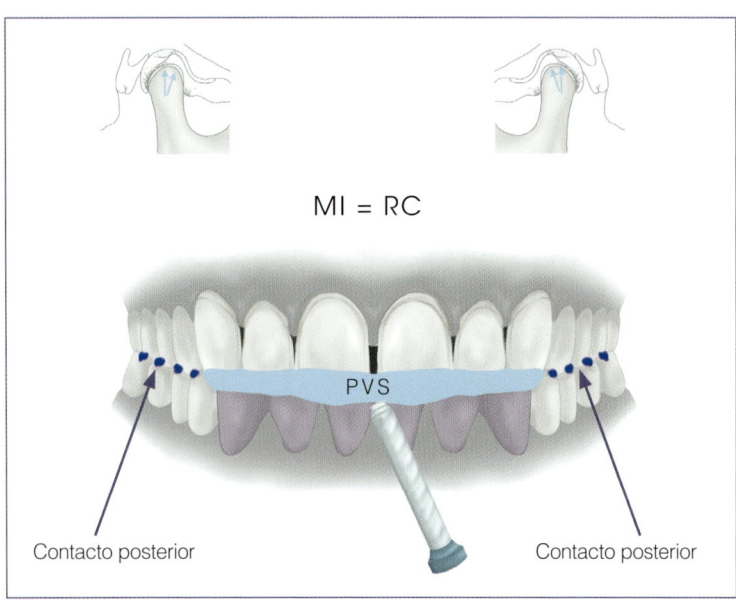

MI = RC

PVS

Contacto posterior   Contacto posterior

FIGURA 5.54 El registro de PVS en la cavidad oral rellena el espacio existente entre las preparaciones superiores y el borde incisal de los dientes anteriores inferiores ya restaurados. El contacto existente en el *mock-up* de transición sigue manteniendo la posición de MI = RC. Con este registro facilitamos relacionar el modelo de trabajo y el antagonista durante el montaje en el ASA.

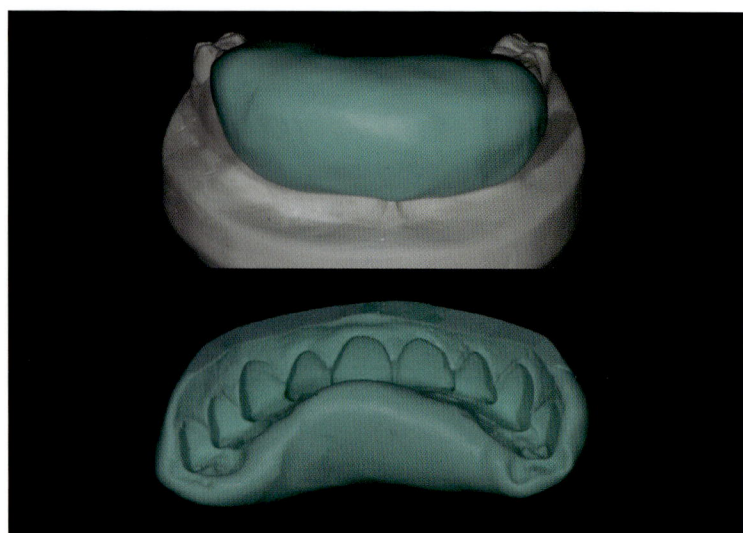

FIGURA 5.55 Llave de silicona elaborada sobre el modelo del *mock-up* de transición.

Provisionales

Para la elaboración de los provisionales también se siguió el protocolo descrito anteriormente. Aunque cabe esperar que la guía anterior esté ya ajustada en el *mock-up* de transición (y la llave de silicona está hecha a partir del mismo), hay que verificar nuevamente la oclusión (Figs. 5.55, 5.56), ya que los provisionales serán utilizados como referencia para desarrollar los aspectos estéticos y funcionales de las restauraciones definitivas (en este paciente, carillas en V de disilicato de litio).

Fase de laboratorio

Nuevamente, el técnico de laboratorio, utilizando el arco facial y el registro oclusal, efectuó el montaje del modelo antagonista, el de trabajo y el modelo réplica de los provisionales en el ASA (Fig. 5.57). Recordemos que en el *mock-up* de transición la MI coincide con la posición condilar de RC.

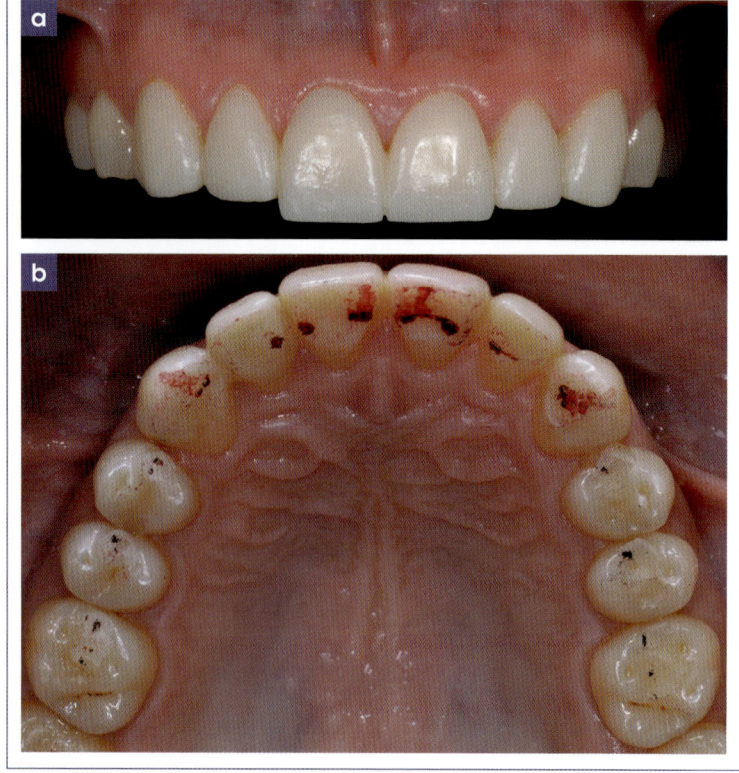

FIGURA 5.56 a) Vista frontal de las restauraciones provisionales. b) Verificación de la guía anterior.

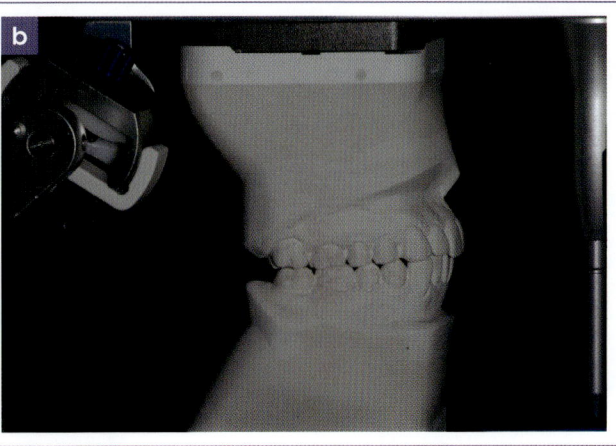

FIGURA 5.57 a) Modelo de trabajo articulado con el registro parcial (MI = RC) con el modelo antagonista. b) Se retira el modelo de trabajo y se articula el modelo de los provisionales contra el modelo antagonista.

El modelo de los provisionales relacionado contra el modelo antagonista en el articulador no es más que una réplica de las restauraciones provisionales una vez funcionalizadas directamente en la cavidad oral (guía anterior). Mediante la utilización de resina autopolimerizable o de una silicona pesada podemos capturar la información de su cara palatina en la meseta anterior del articulador e incorporarla en las restauraciones definitivas (Fig. 5.58, Vídeo 5.1).

Para capturar la posición del borde incisal superior desde el modelo de los provisionales, elaboramos una llave de silicona con los modelos articulados donde se recogió la posición del borde incisal y 0,5 mm aproximadamente de la cara vestibular. Al retirar el modelo de los provisionales y sustituirlo por el modelo de trabajo, **las huellas creadas en la silicona son la referencia para establecer la posición del borde incisal** (Fig. 5.59).

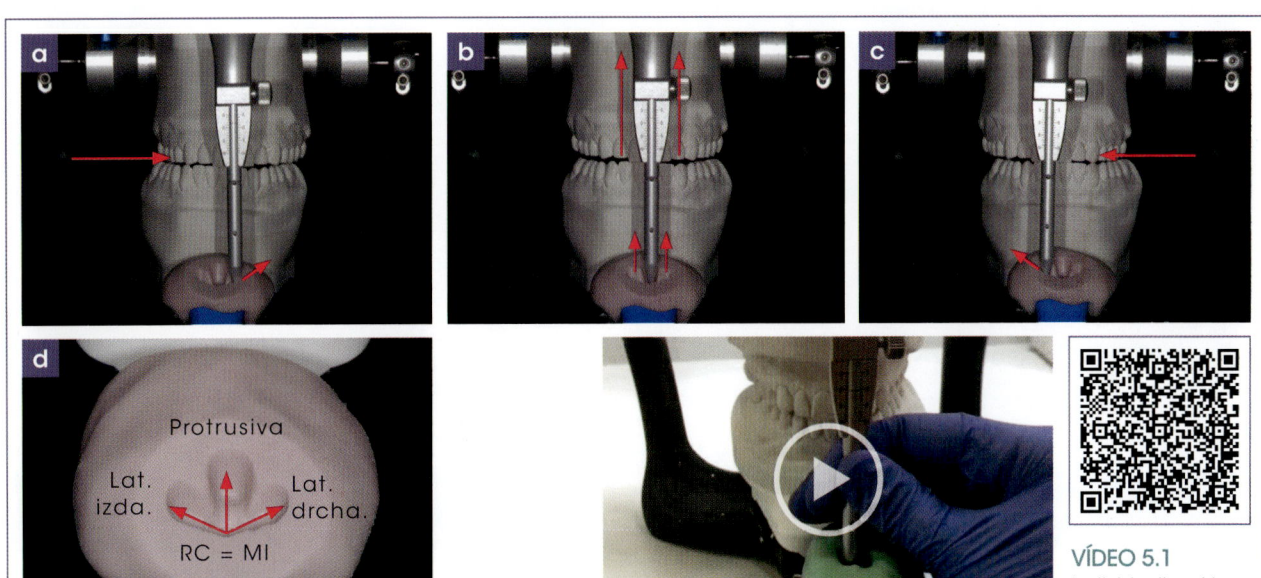

FIGURA 5.58
a) Movimiento de lateralidad derecha. b) Movimiento de protrusiva. c) Movimiento de lateralidad izquierda. d) Visión cenital de la individualización de la guía anterior en la meseta incisal del articulador utilizando silicona pesada.

VÍDEO 5.1
Individualización de la guía anterior.

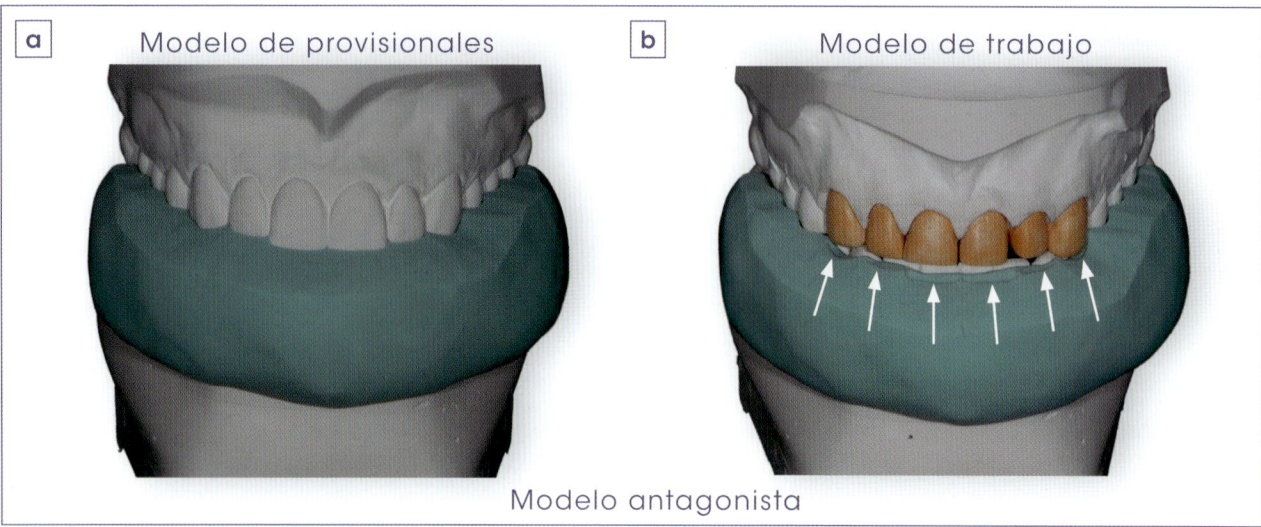

FIGURA 5.59 a) Llave de silicona con el modelo de los provisionales y el modelo antagonista articulados. b) Modelo de trabajo articulado con el antagonista donde se puede observar la relación de las preparaciones con las huellas en la llave de silicona.

La llave de silicona y la individualización de la guía anterior facilitan el establecimiento de la posición del borde incisal e incorporar los aspectos funcionales de los provisionales (Fig. 5.60). El procedimiento empleado para elaborar las carillas en V de disilicato de litio monolítico (con maquillaje en superficie) fue el mismo descrito para las inferiores (Figs. 5.61-5.64).

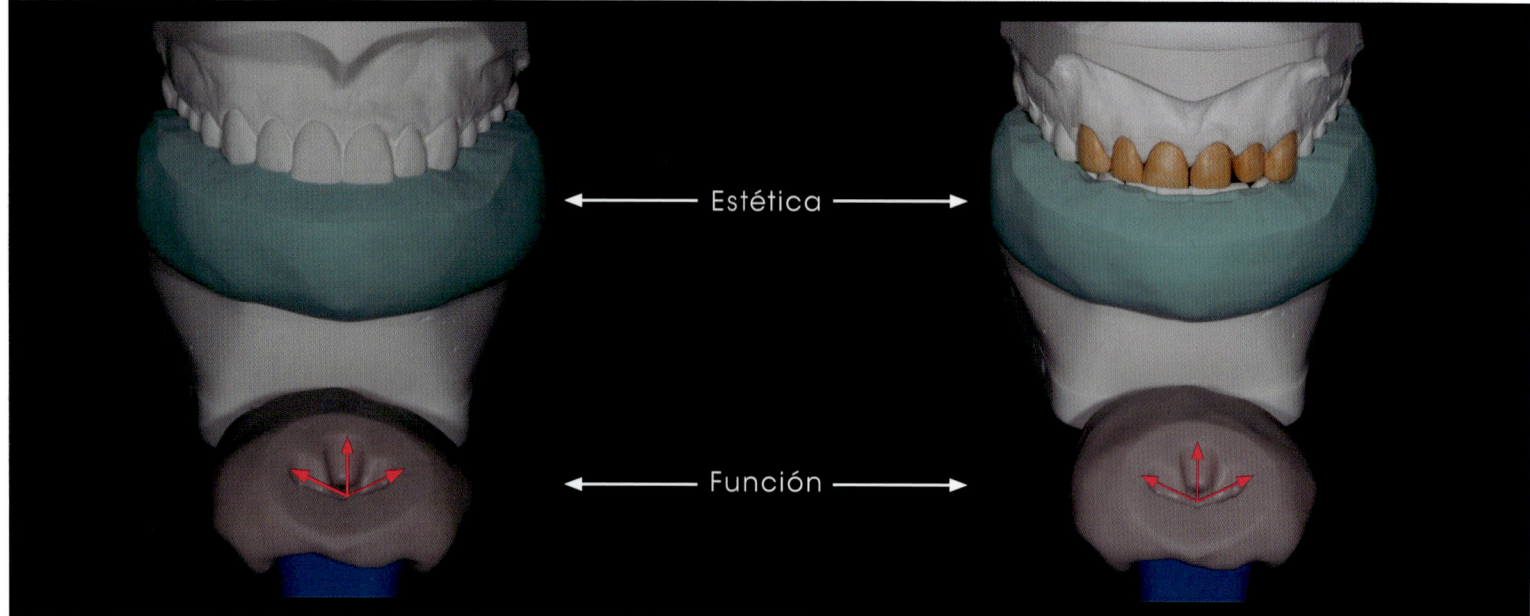

FIGURA 5.60 La llave de silicona proporciona la posición del borde incisal y la individualización de la guía anterior en el articulador los aspectos funcionales de los dientes anteriores.

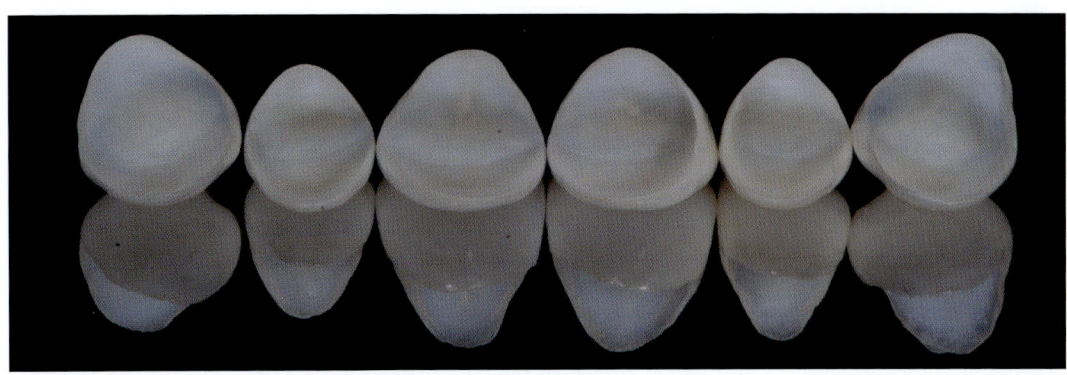

FIGURA 5.61 Aspecto interno de las carillas en V.

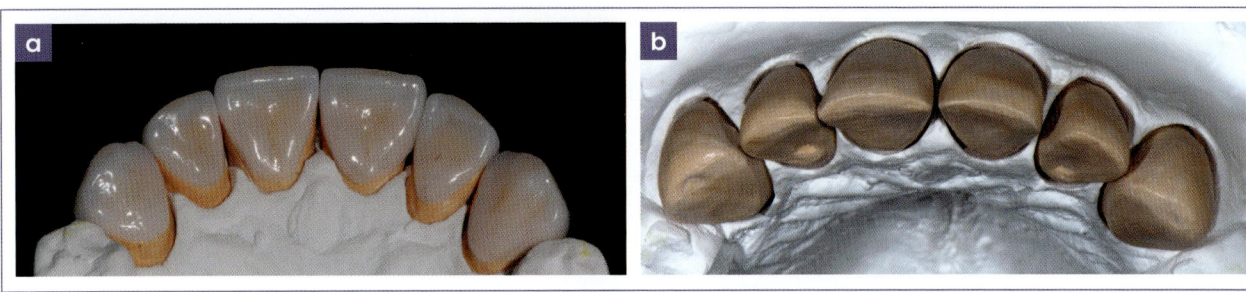

FIGURA 5.62 a) Vista lingual de las carillas en V. b) Troqueles de las preparaciones.

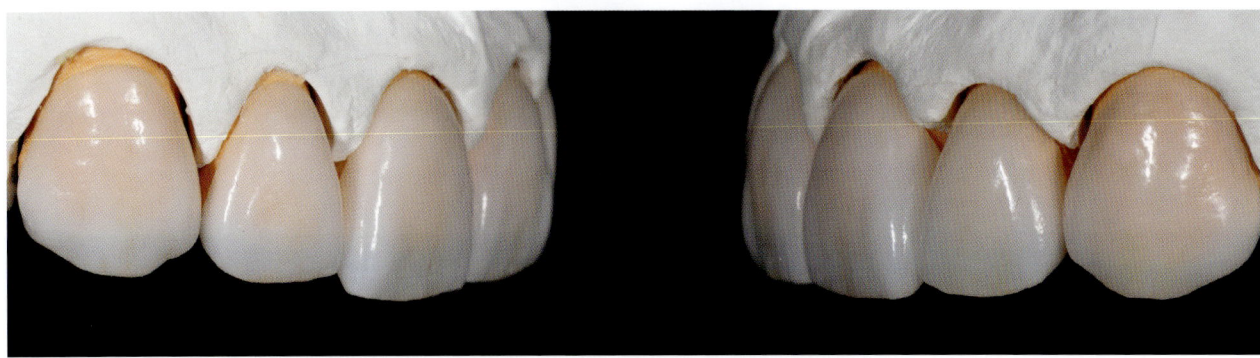

FIGURA 5.63 Visión vestibular de las carillas en V. Se pueden apreciar los nuevos contornos y perfiles de emergencia.

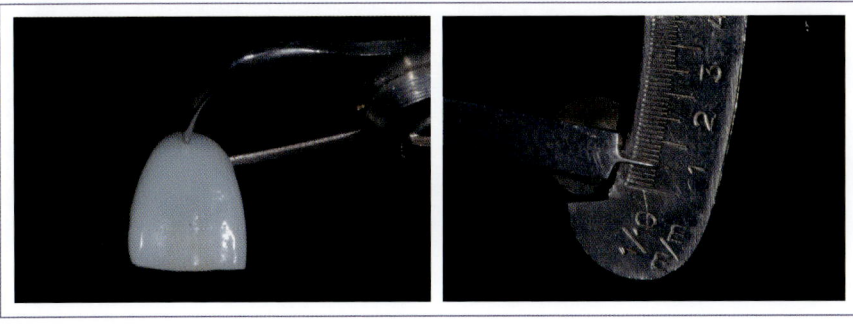

FIGURA 5.64 Se muestra el grosor vestibular de la carilla a nivel cervical.

Procedimientos de acondicionamiento y cementado

Para evitar pérdidas innecesarias de tiempo y antes de citar al paciente, es fundamental que una vez recibidas en clínica las restauraciones definitivas **se evalúen, para cada una de ellas en su troquel, tanto la vía de inserción como el ajuste marginal, así como los puntos de contacto** (Fig. 5.65). También comprobamos si la posición del borde incisal está en relación con el de la llave de silicona, y a su vez, si la guía anterior creada sigue las trayectorias recogidas en la meseta anterior del articulador (Fig. 5.66).

La remoción de los provisionales se llevó a cabo cuidadosamente mediante la utilización de una fresa 330 de tungsteno montada en un contraángulo multiplicador a baja velocidad. Se hicieron cortes verticales por interproximal y a nivel vestibular, extendiendo estos últimos hacia lingual. Con un instrumento para abrir coronas colocado en los cortes incisales e interproximales (Crown Spreader 250EB134® Brasseler) se fracturaron los provisionales y se continuó con el proceso de remoción empleando el instrumento periodontal anteriormente mencionado en forma de hoz (H204S®Premier). La presencia de posibles restos de material que pudieran haber quedado adheridos a la superficie de las preparaciones se eliminan con una fresa de pulir de 12 filos utilizando un contraángulo multiplicador a bajas revoluciones (Fig. 5.67).

Antes de colocar el dique de goma, se verificó tanto el ajuste marginal como la vía de inserción de cada una de las carillas. A su vez, se evaluaron los puntos de contacto con papel de articular de 8 µm (Artifol® Bausch) y se efectuaron las modificaciones necesarias con una rueda de goma de pulir cerámica a baja velocidad (HI00I79®Renfert) (Fig. 5.69).

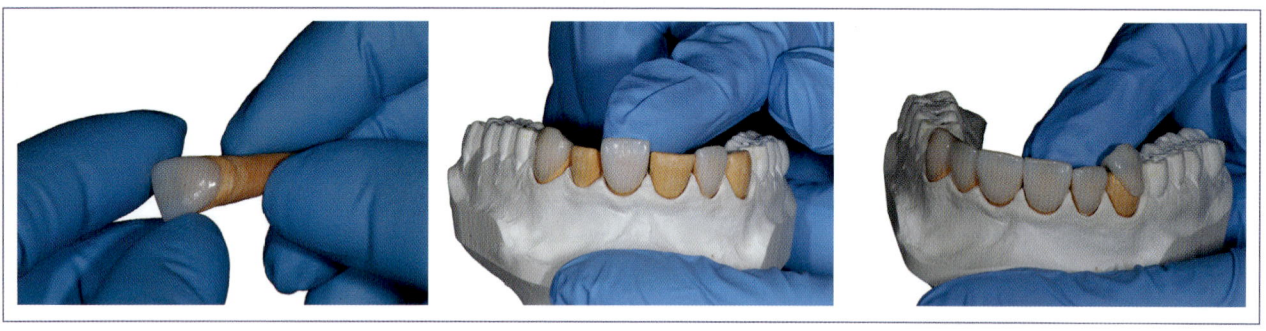

FIGURA 5.65 Valoración individual y en conjunto de las carillas en V en relación a su ajuste, vía de inserción y puntos de contacto.

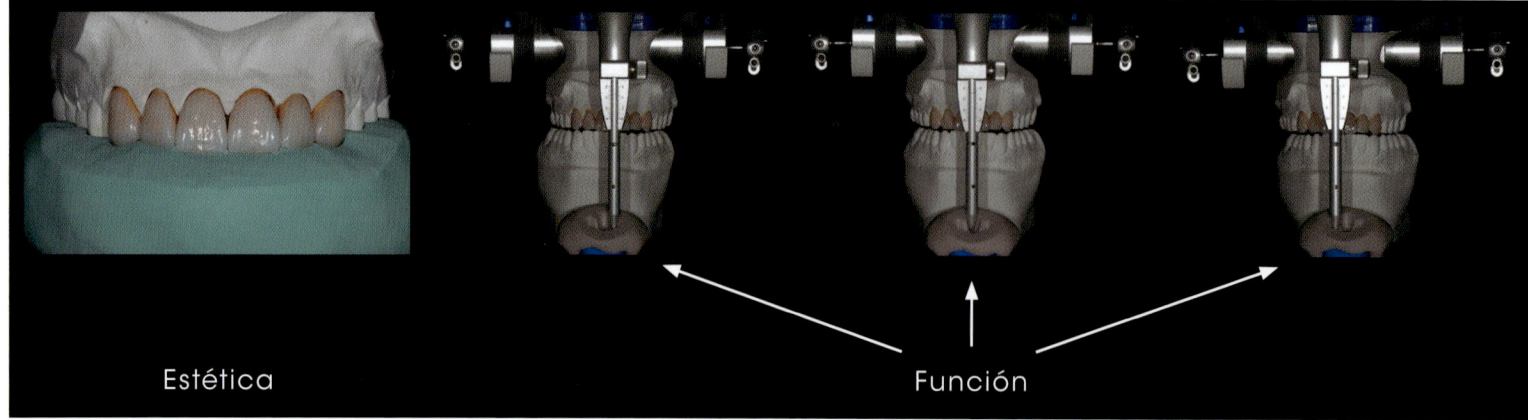

Estética   Función

FIGURA 5.66 Se evalúa la relación del borde incisal de las restauraciones definitivas con la llave de silicona y su guía anterior con la información recogida en la meseta anterior del articulador.

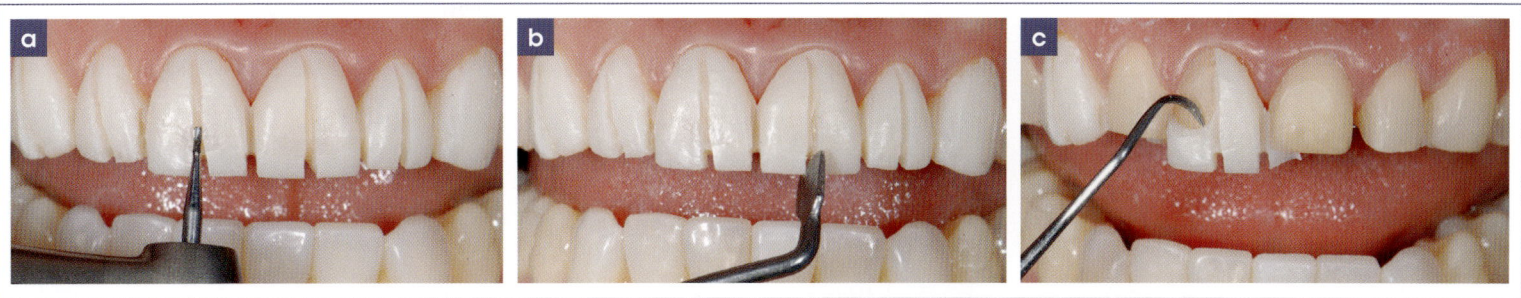

FIGURA 5.67 a) Surcos vestibulares e interproximales. b) Se fracturan los provisionales. c) Se eliminan los fragmentos remanentes.

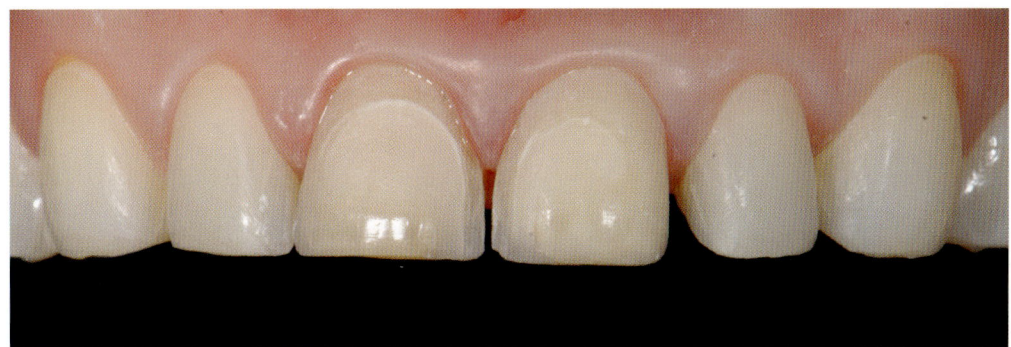

FIGURA 5.68 Aspecto de las preparaciones una vez eliminados los provisionales.

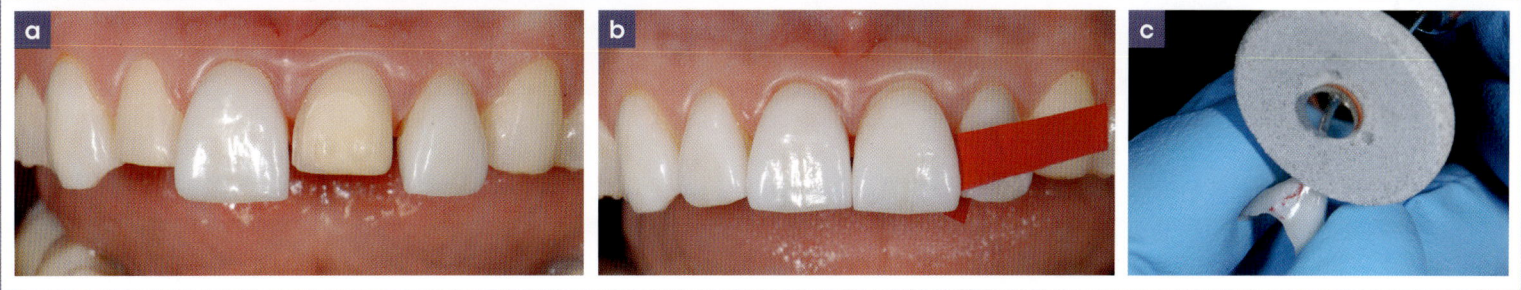

FIGURA 5.69 a) El ajuste marginal y la vía de inserción fueron correctos. b) Desajuste marginal en el 2.1; se identificó una interferencia en el punto de contacto distal con el 2.2 con el papel de articular de 8 μm. c) Ajuste sustractivo con goma de pulir cerámica a baja velocidad.

Una vez colocado el dique de goma, el cementado de las carillas se llevó a cabo de una en una de acuerdo al siguiente protocolo (en el Capítulo 4 se muestran en detalle los pasos del acondicionamiento y cementado según los diferentes tipos de material empleado y las diferentes técnicas de cementado en función del sustrato dentario y el tipo de material restaurador empleado):

■ Verificar que la retracción con el dique no interfiere con el ajuste marginal de la carilla (Fig. 5.70).
■ Acondicionamiento de carillas (Fig. 5.71). Únicamente destacar que **al tratarse de disilicato de litio el grabado se llevó a cabo con ácido hidrofluorídrico al 4 %** (IPS Ceramic etc.hing-gel® Ivoclar) durante 20 segundos.

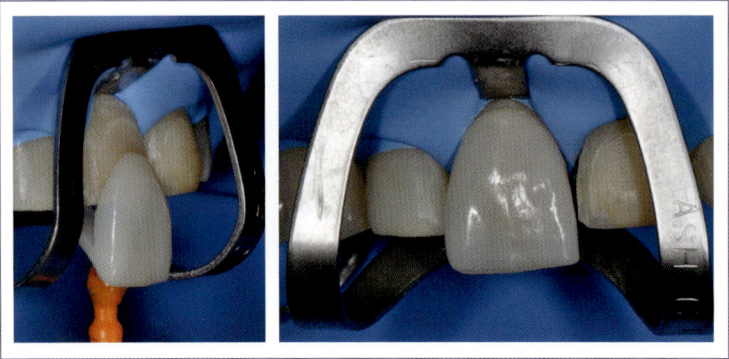

FIGURA 5.70 El ajuste marginal de la carilla se mantiene.

- Acondicionamiento de las preparaciones. En este paciente al haberse realizado el sellado inmediato de la dentina con composite en la cara vestibular del 1.1 y 1.2 durante el tallado, se llevó a cabo un microarenado de su superficie con óxido de aluminio de 50 μm antes de efectuar el grabado con ácido ortofosfórico. Seguidamente, se aplicó el silano en dicha superficie antes de la aplicación del adhesivo (Fig. 5.72).
- Cementado (Fig. 5.73).
- Eliminación del exceso de cemento con hoja de bisturí del n.º 12 (Fig. 5.74).

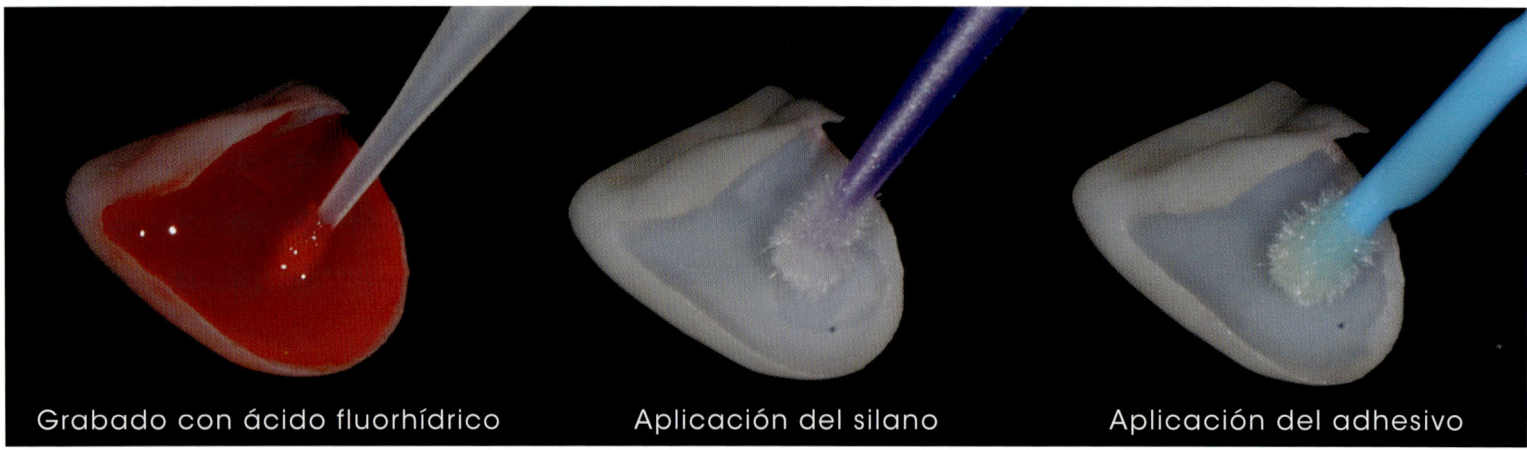

Grabado con ácido fluorhídrico   Aplicación del silano   Aplicación del adhesivo

FIGURA 5.71 Acondicionamiento de las carillas.

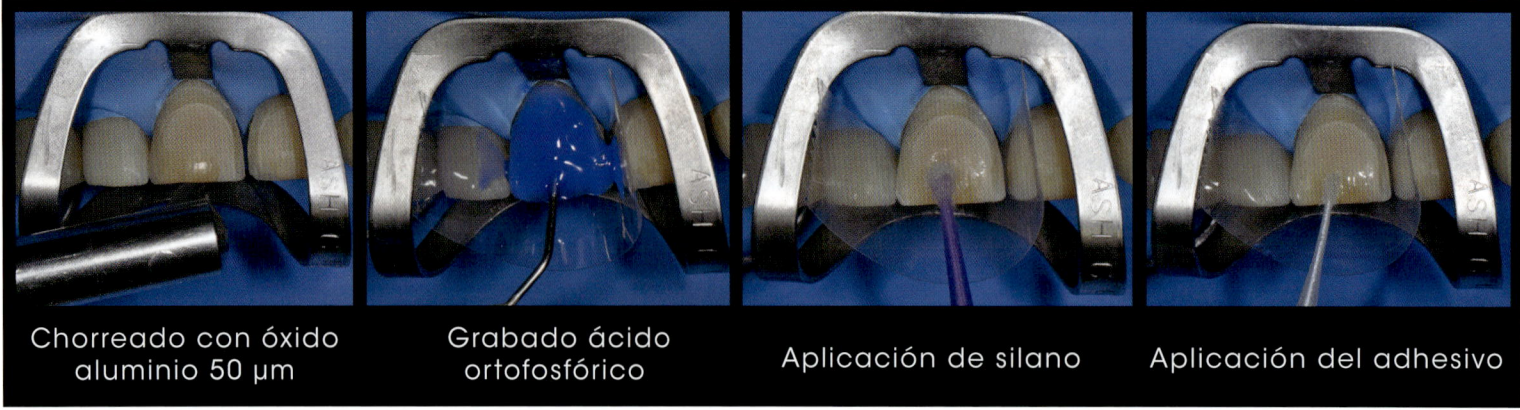

Chorreado con óxido aluminio 50 μm   Grabado ácido ortofosfórico   Aplicación de silano   Aplicación del adhesivo

FIGURA 5.72 Secuencia del acondicionamiento de las preparaciones.

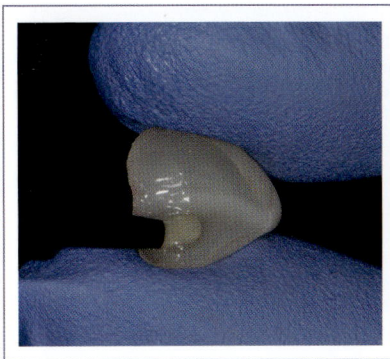
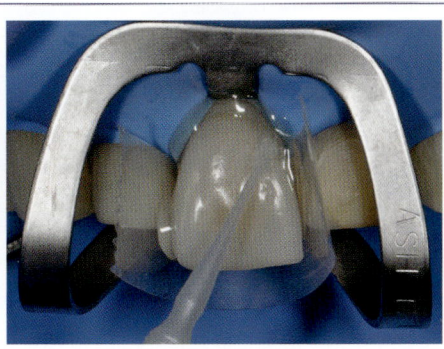
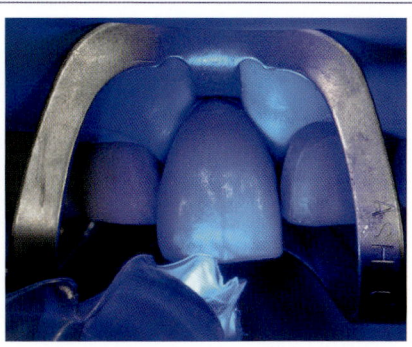

FIGURA 5.73 Cementado.

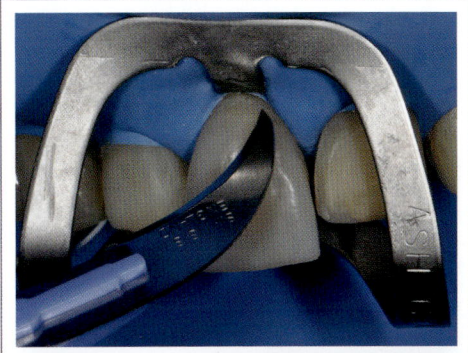
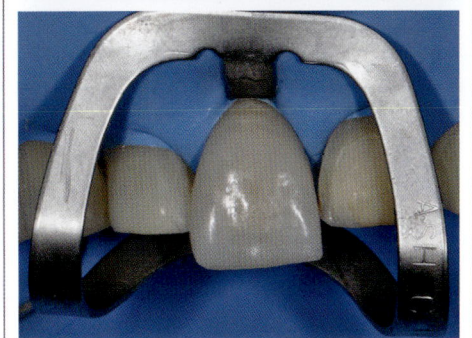

FIGURA 5.74 Eliminación del cemento sobrante utilizando una hoja de bisturí del n.º 12.

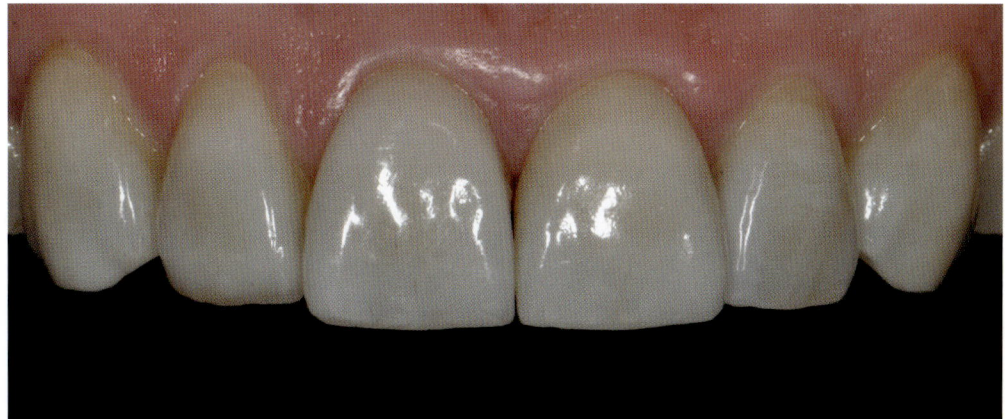

FIGURA 5.75 Aspecto frontal de las carillas una vez cementadas a las 3 semanas.

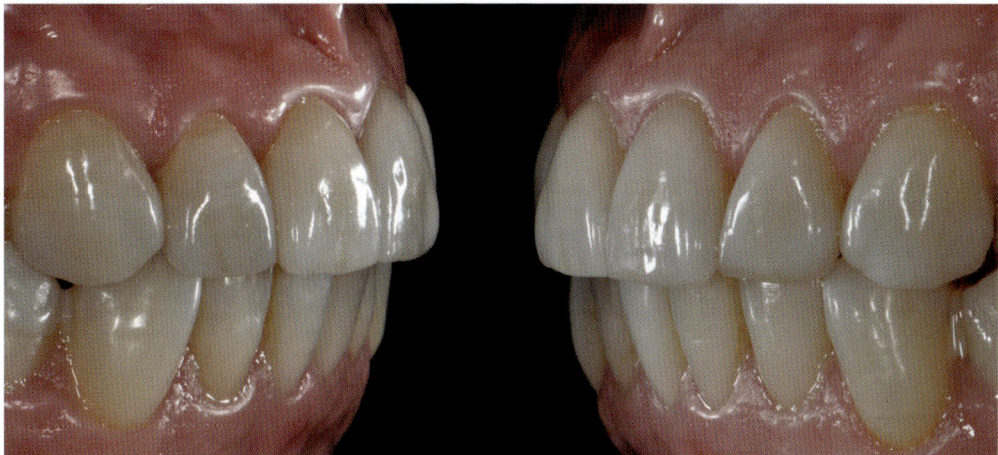

FIGURA 5.76 La visión lateral muestra el restablecimiento de los perfiles de emergencia y la respuesta de los tejidos blandos, así como el grado de sobremordida y el resalte obtenido.

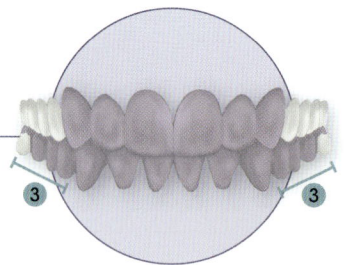

Restauración de dientes posteriores inferiores

Llaves de silicona

Simplemente, mediante la obtención de un modelo inferior de escayola a partir de una impresión de alginato, se fabricaron las llaves de silicona de control de reducción durante las preparaciones y también para la construcción de las restauraciones provisionales (Fig. 5.77).

Preparaciones

En este paciente, la preparación de los dientes posteriores inferiores consistió en la eliminación del *mock-up* de transición mediante una fresa de diamante de grano grueso en forma de balón de rugbi y mínima sustracción de la estructura dentaria subyacente. Las aristas y zonas retentivas se eliminaron durante el pulido de la superficie preparada con fresas de tungsteno de 12 filos y puntas de goma (Fig. 5.78). La comprobación del espacio restaurador disponible se llevó a cabo con las llaves de reducción (Fig. 5.79). El grado de preparación fue mínimo (Fig. 5.80).

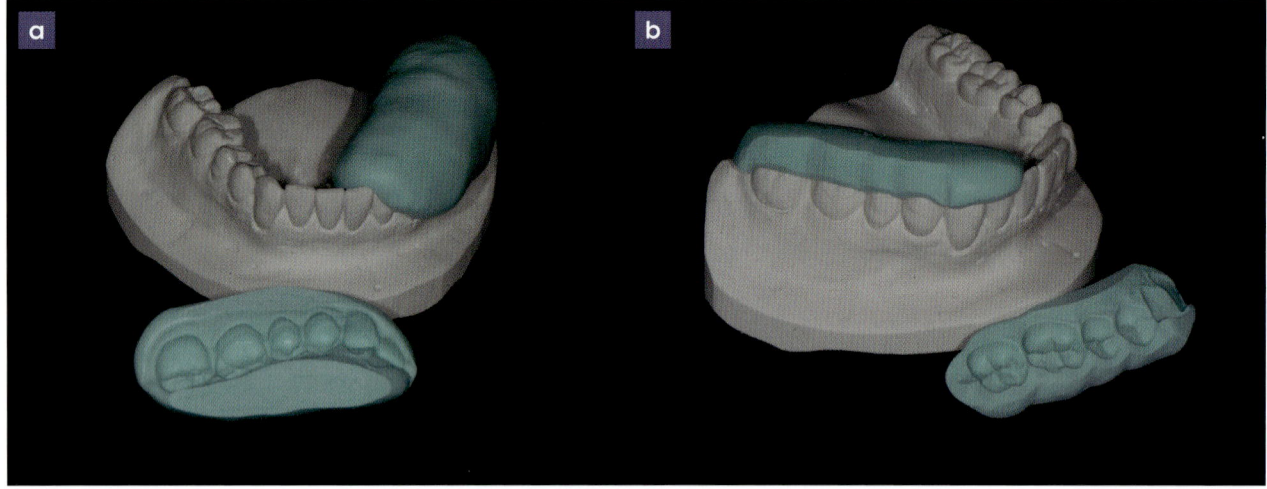

FIGURA 5.77 a) Llaves para los provisionales. b) Llaves de reducción oclusal para calibrar el espacio restaurador.

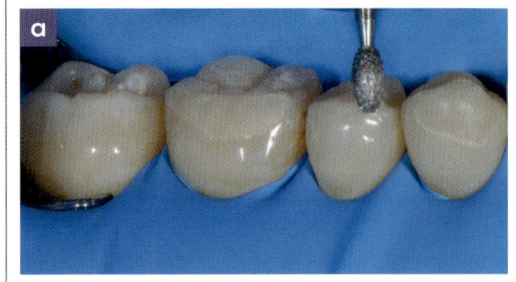
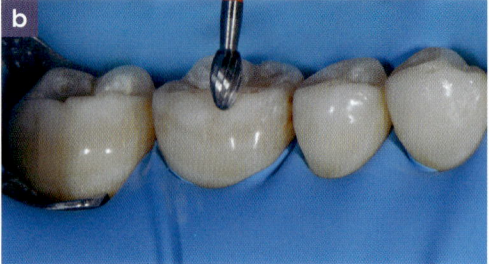
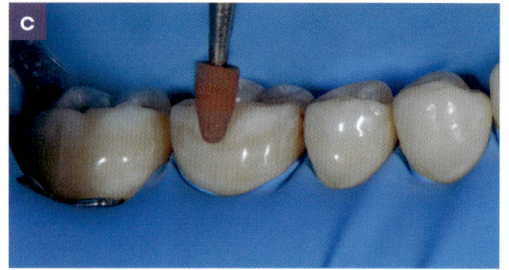

FIGURA 5.78 a) Eliminación del *mock-up* con fresa de grano medio. b) Pulido con fresa de tungsteno de 12 filos. c) Pulido con punta de goma.

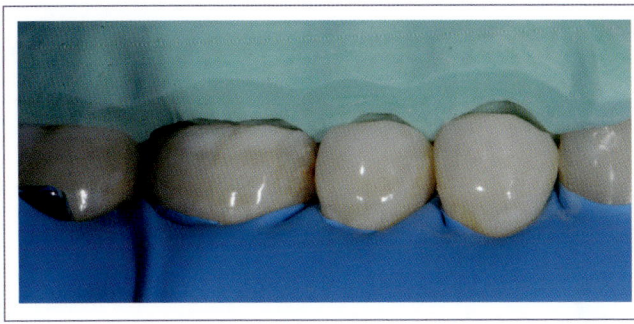
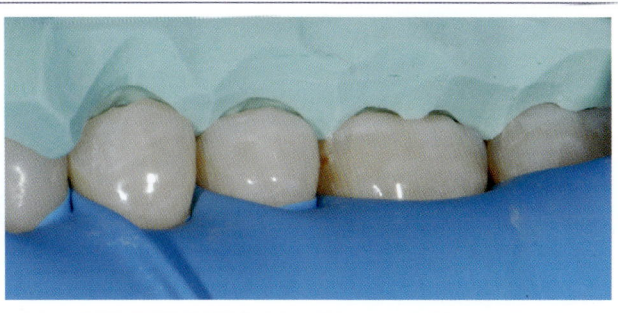

FIGURA 5.79 Comprobación del espacio restaurador disponible con las llaves de reducción oclusal.

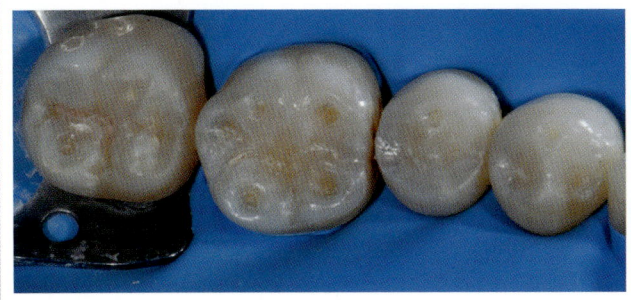
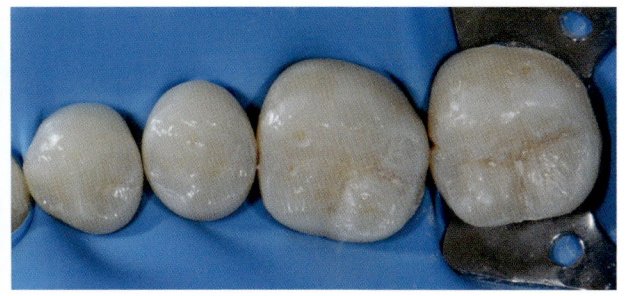

FIGURA 5.80 Aspecto final de las preparaciones donde se puede apreciar que la mínima reducción dentaria fue prácticamente inexistente.

Impresiones y registro intermaxilar

Una vez finalizadas las preparaciones, se tomó la impresión de la arcada inferior con PVS y la de la arcada superior con alginato (Fig. 5.81), además de un registro de arco facial y otro intermaxilar para poder relacionar el modelo de trabajo con el antagonista en el ASA. Para obtener este último, **se introdujo el material a base de PVS (Registrado® Voco) entre las preparaciones y los dientes** **posteriores antagonistas mientras los dientes anteriores entran en contacto manteniendo la DVO**. Al producirse únicamente el contacto a nivel de dichos dientes anteriores, éstos se comportan como un *jig* de Lucia favoreciendo la acción de los músculos elevadores facilitando así el asentamiento de los cóndilos en la cavidad glenoidea (Figs. 5.82, 5.83).

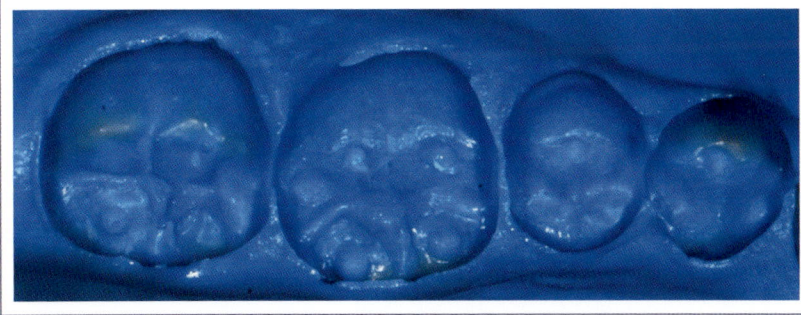
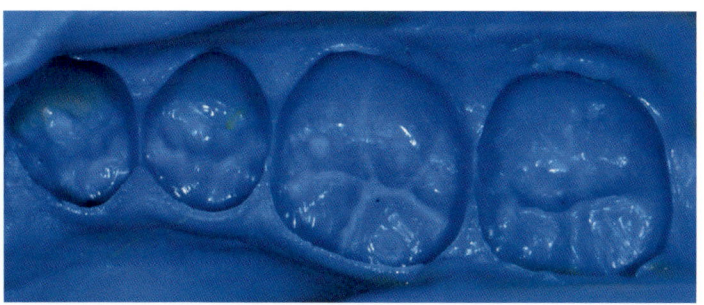

FIGURA 5.81 Impresión con PVS.

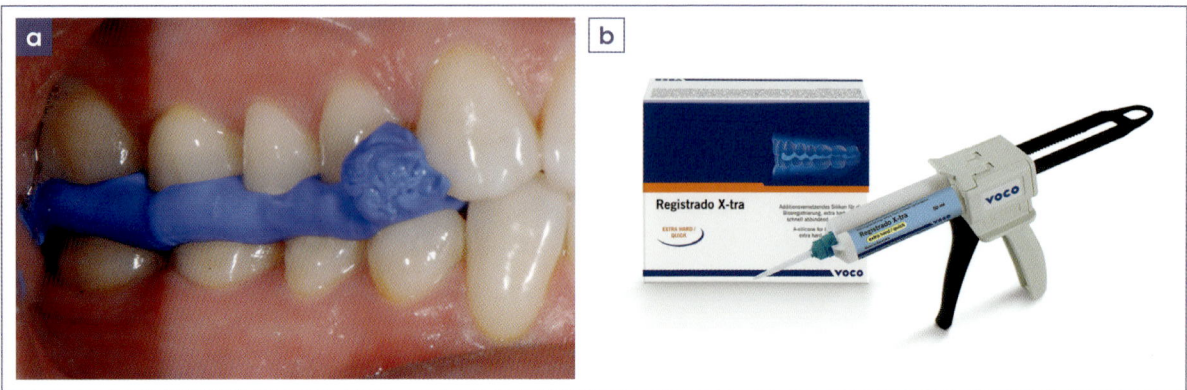

FIGURA 5.82 a) Registro inter-maxilar utilizando un material a base de PVS para registrar la DVO y la posición asentada de los cóndilos (RC). b) Material utilizado.

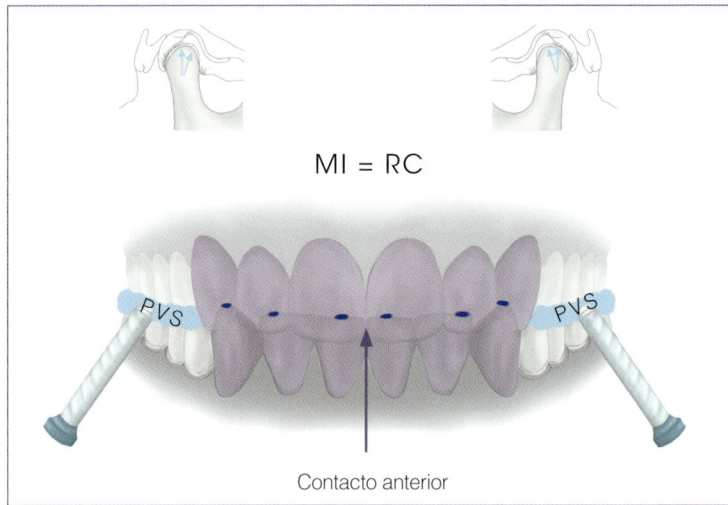

FIGURA 5.83 Registro intermaxilar de PVS. El material de registro ocupa el espacio existente entre las preparaciones posteriores inferiores y el *mock-up* de los dientes posteriores antagonistas. El contacto entre los dientes anteriores ya restaurados mantiene la DVO y facilita el asentamiento de los cóndilos en RC durante la toma del registro.

Provisionales

Una vez más, los provisionales se elaboraron siguiendo exactamente el protocolo ya descrito en las dos etapas anteriores (Fig. 5.84). Es importante destacar que, a diferencia de los sectores anteriores donde se debe eliminar cualquier exceso de material provisional a nivel inter-proximal para permitir la higiene y facilitar la reposición de las papilas después de retirar los hilos de retracción, en **los sectores posteriores debe evitarse liberar totalmente la tronera interproximal para proporcionar así mayor resistencia y retención adicional** al provisional durante la función masticatoria. A su vez, el ajuste meticuloso de la oclusión es fundamental para evitar fracturas en el corto periodo de tiempo que debería transcurrir hasta la cita de colocación de las restauraciones definitivas (Fig. 5.85) También hay que recordarle al paciente la importancia de seguir dieta blanda evitando alimentos que por su dureza puedan contribuir a su fractura.

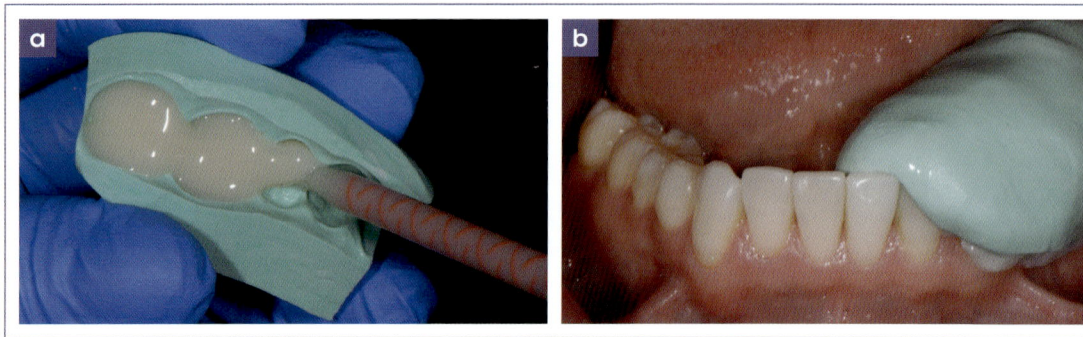

FIGURA 5.84 a) La llave de silicona se carga con la resina bisa-crílica. b) Una vez efectuado el grabado y la aplicación del adhesivo en zonas selectivas de las caras oclusales de las preparaciones, se introducen las llaves en la cavidad oral y se espera el fraguado completo de la resina antes de retirarla de la cavidad oral.

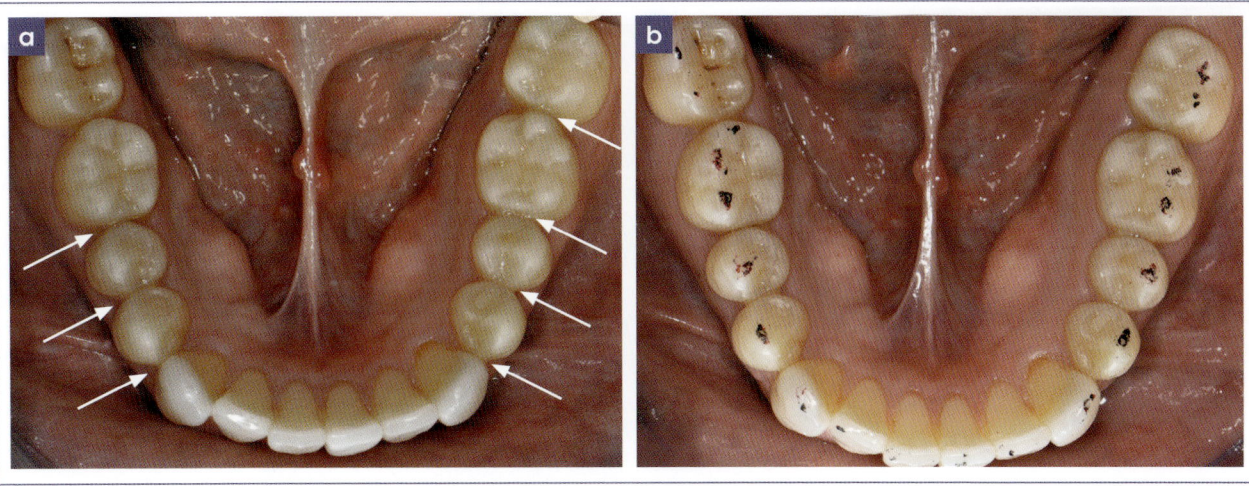

FIGURA 5.85 a) Las restauraciones provisionales muestran la presencia de ligero exceso de material provisional, que proporcionará mayor resistencia y retención adicional. b) Contactos oclusales obtenidos.

Fase de laboratorio

En el laboratorio, una vez articulados los modelos en el ASA, se efectuó el encerado de los *onlays* oclusovestibulares y su posterior elaboración en disilicato de litio monolítico inyectado (Fig. 5.86).

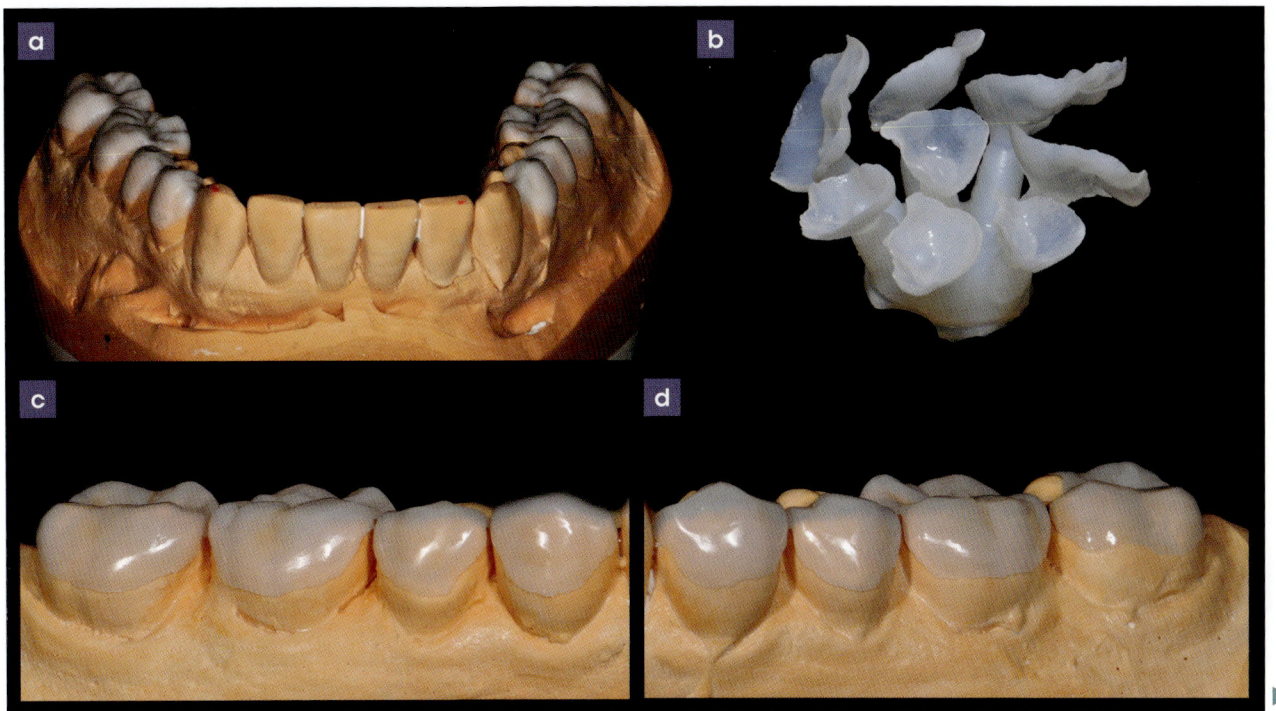

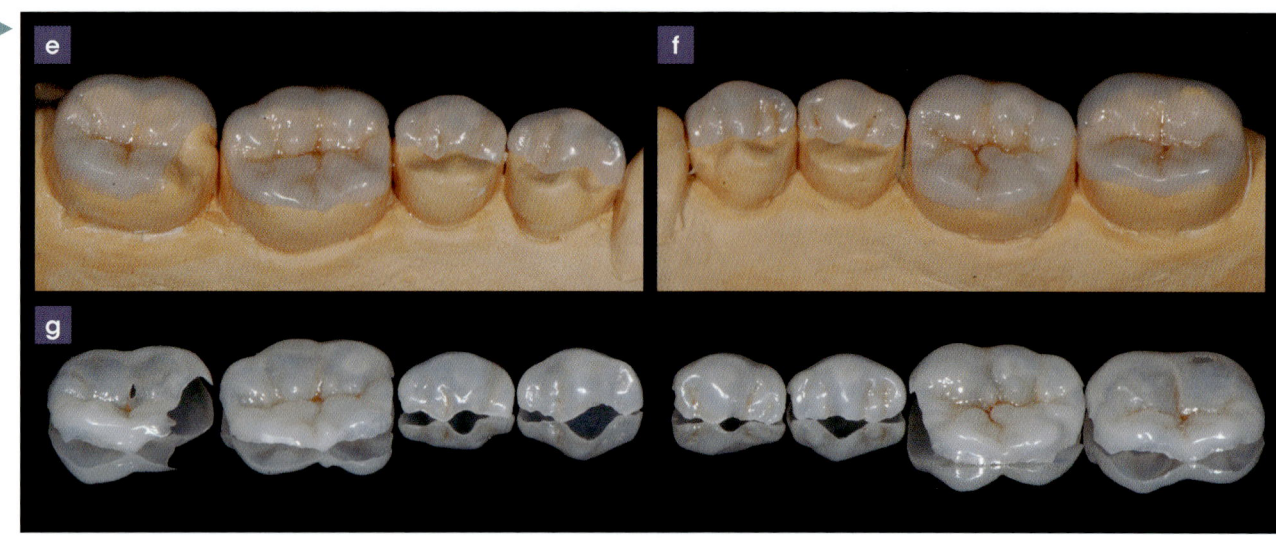

FIGURA 5.86 a) Restauraciones en cera en el modelo de trabajo. b) Restauraciones una vez finalizada la inyección y eliminado el revestimiento antes de cortar los jitos. c-g) Aspecto final de las carillas oclusovestibulares. Se puede apreciar que solamente cubren los dos tercios de la cara vestibular y en los premolares únicamente la mitad vestibular de su cara oclusal.

Procedimientos de acondicionamiento y cementado

Los procedimientos de acondicionamiento y cementado se efectuaron bajo aislamiento absoluto con dique de goma (Figs. 5.87-5.89).

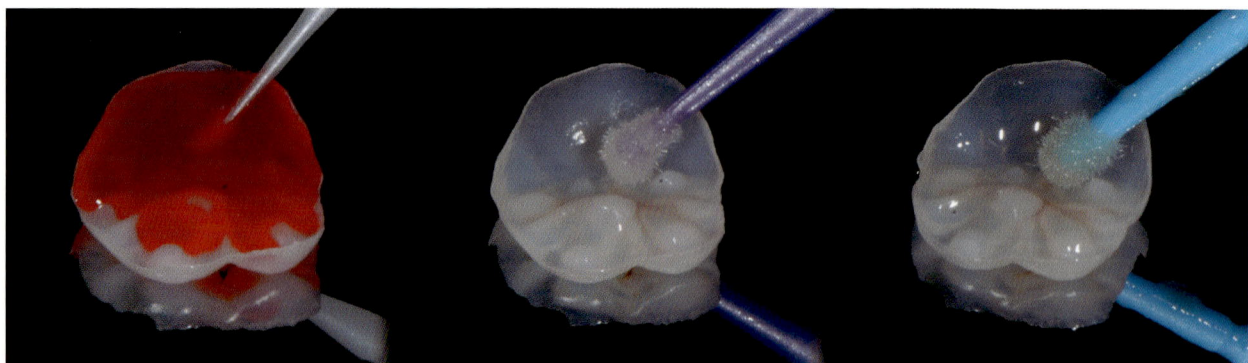

FIGURA 5.87 Acondicionamiento de las carillas oclusovestibulares. Se puede apreciar en la cara interna de la restauración la reproducción en positivo de las diferentes lesiones en copa presentes en la cara oclusal de los dientes posteriores. Ello contribuirá a facilitar el asentamiento de dicha restauración durante el cementado.

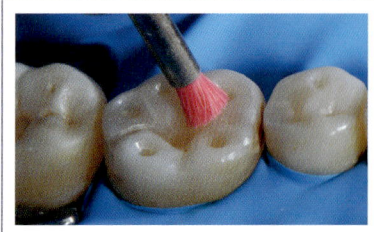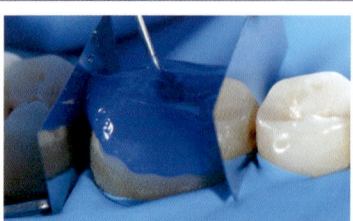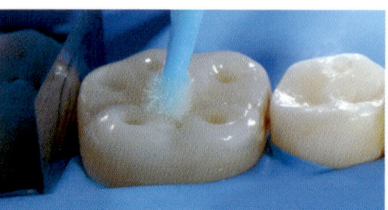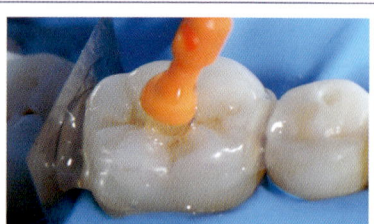

FIGURA 5.88 Acondicionamiento dentario y cementado con aislamiento total con dique de goma.

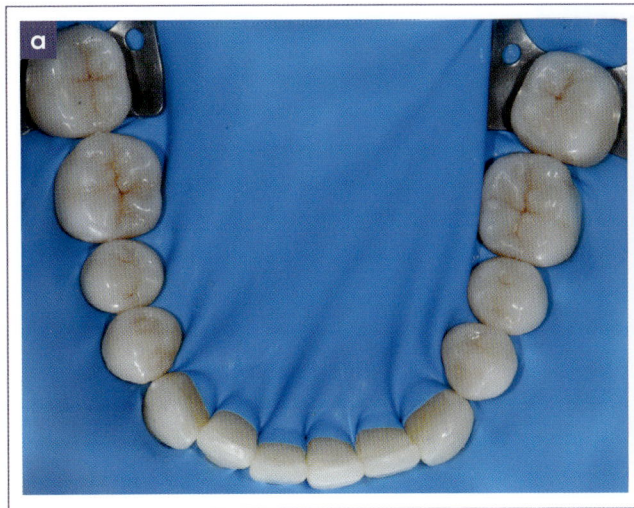 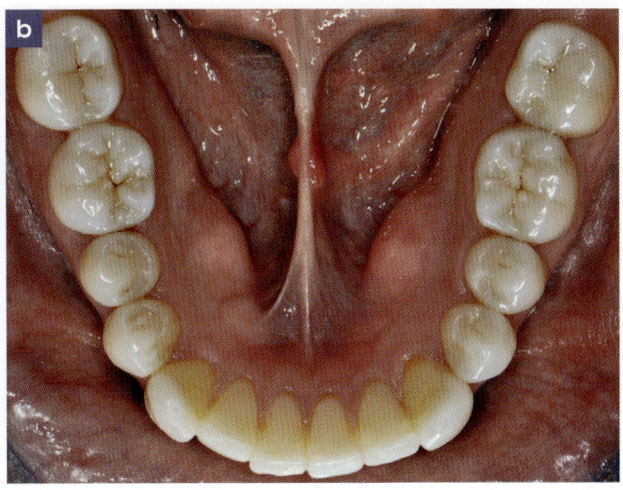

FIGURA 5.89 a) Carillas oclusovestibulares una vez cementadas antes de retirar el dique de goma. b) Fotografía oclusal de las mismas al cabo de dos semanas.

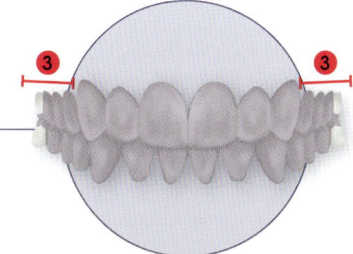

Restauración de dientes posteriores superiores

Llaves de silicona

Para completar esta última etapa del proceso restaurador, se tomaron impresiones de alginato tanto de la arcada superior como de la inferior y un arco facial. En el laboratorio, una vez montado el modelo superior en el ASA con el arco facial, el modelo inferior simplemente se articuló directamente con el superior dado que en el paciente la MI coincide con la RC. Seguidamente, y dado que en el *mock-up* de transición para simplificar el ajuste de la oclusión únicamente se habían colocado topes de composite (Fig. 5.28), **antes de elaborar las llaves de silicona fue preciso completar la anatomía oclusal mediante la adición de cera alrededor de dichos topes** (Figs. 5.90, 5.91).

Preparaciones

Primeramente, se eliminaron los topes de composite con una fresa de diamante de grano medio en forma de balón de rugbi. Seguidamente, mediante la utilización de otra fresa de balón de rugbi de 12 filos y puntas de Arkansas, se efectuó el pulido de las superficies oclusales eliminando aristas y áreas retentivas. A su vez, se creó un bisel oclusovestibular a nivel de premolares y primeros molares para una mejor integración estética del margen vestibular de las carillas

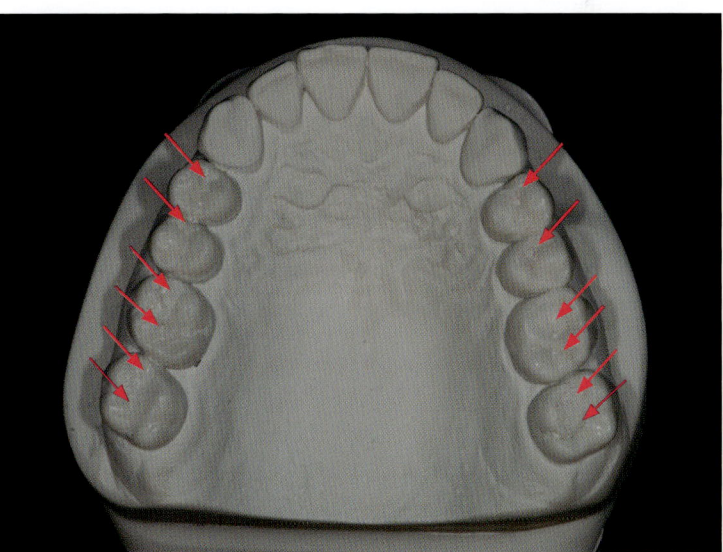

FIGURA 5.90 Encerado de los dientes posteriores superiores alrededor de los topes de composite obtenidos en el *mock-up* de transición.

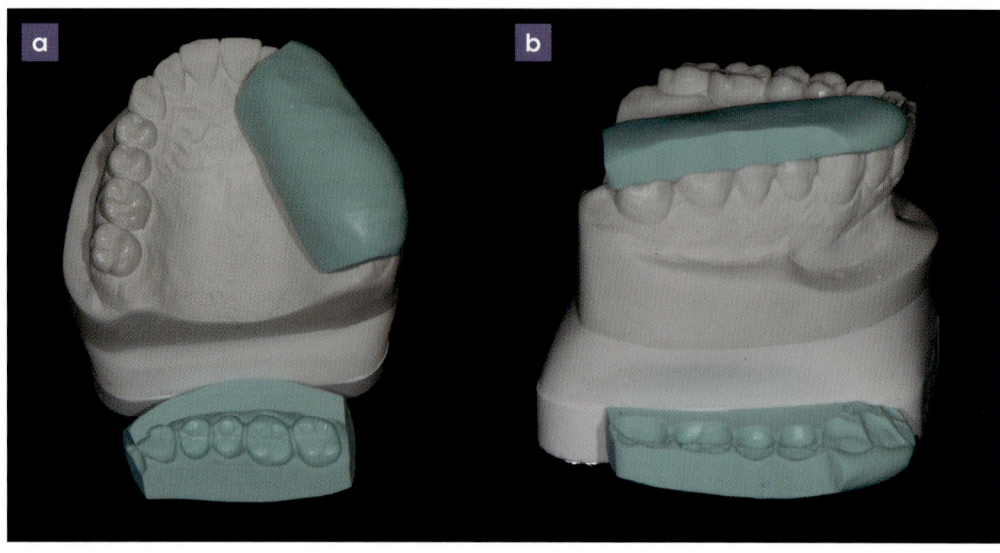

FIGURA 5.91 a) Llaves de silicona para elaborar las restauraciones provisionales. b) Llaves de silicona para calibrar el espacio restaurador.

oclusales (*table tops*) (Fig. 5.92). En el caso de hacer las incrustaciones fresadas, los márgenes de la preparación requerirían un mayor grosor para no fracturarse durante el fresado siendo por ello necesario acabar los márgenes de la preparación en ligero *chamfer* o *butt-joint*.

Para evaluar el espacio restaurador se emplearon las llaves de silicona de reducción (Fig. 5.93). La última verificación del espacio restaurador se puede llevar a cabo utilizando los calibradores de espacio de goma (Fleximeter® Strips, Bausch).

Impresiones y registro intermaxilar

Una vez efectuada la impresión con materiales a base de PVS se tomó un arco facial y un registro intermaxilar de la forma previamente descrita para la restauración de los dientes posteriores inferiores (Figs. 5.94, 5.95).

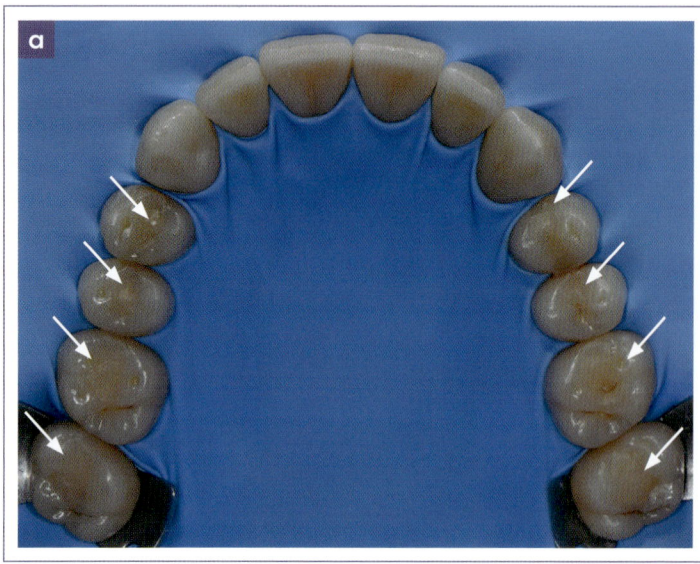
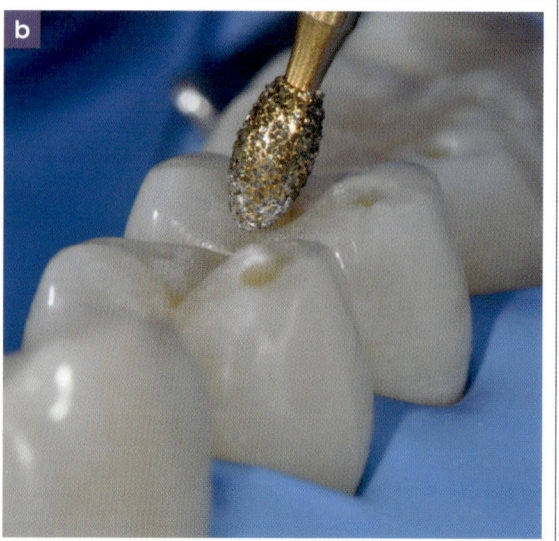

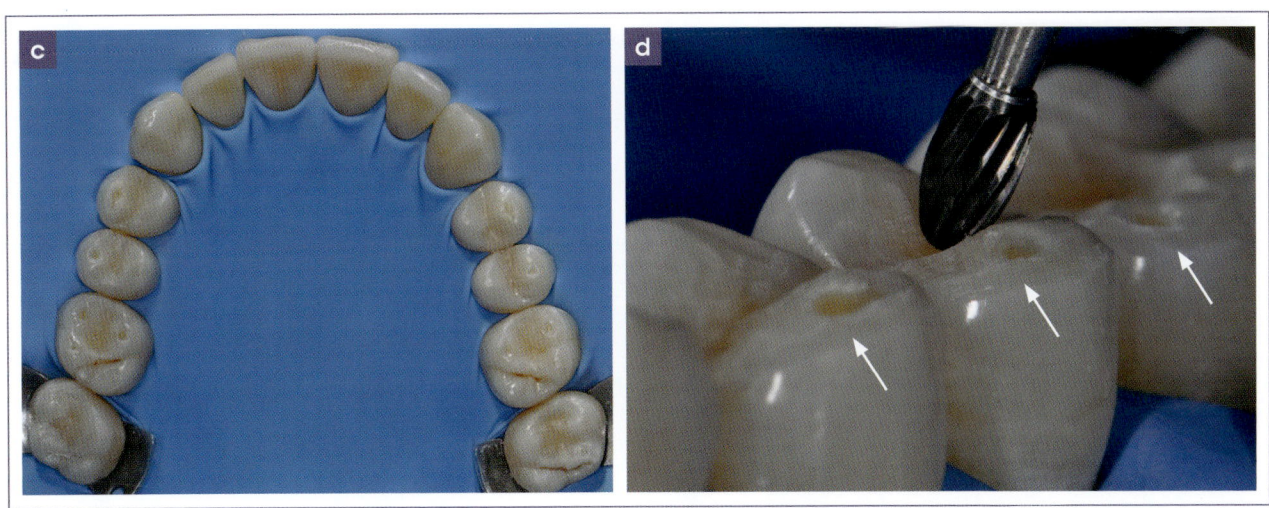

FIGURA 5.92 a) Topes de composite antes de su remoción. b) Eliminación de los topes con fresa de diamante de grano medio. c) Una vez eliminados dichos topes. d) Pulido de las superfícies y bisel vestibular.

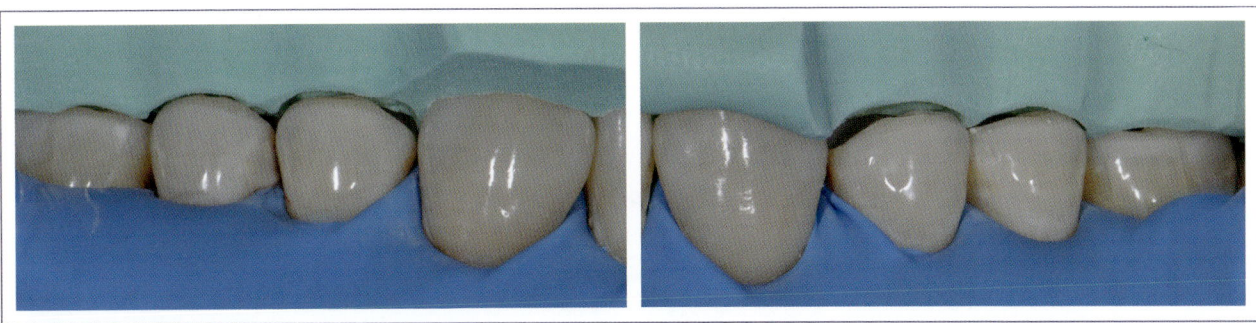

FIGURA 5.93 Comprobación del espacio restaurador con las llaves de reducción.

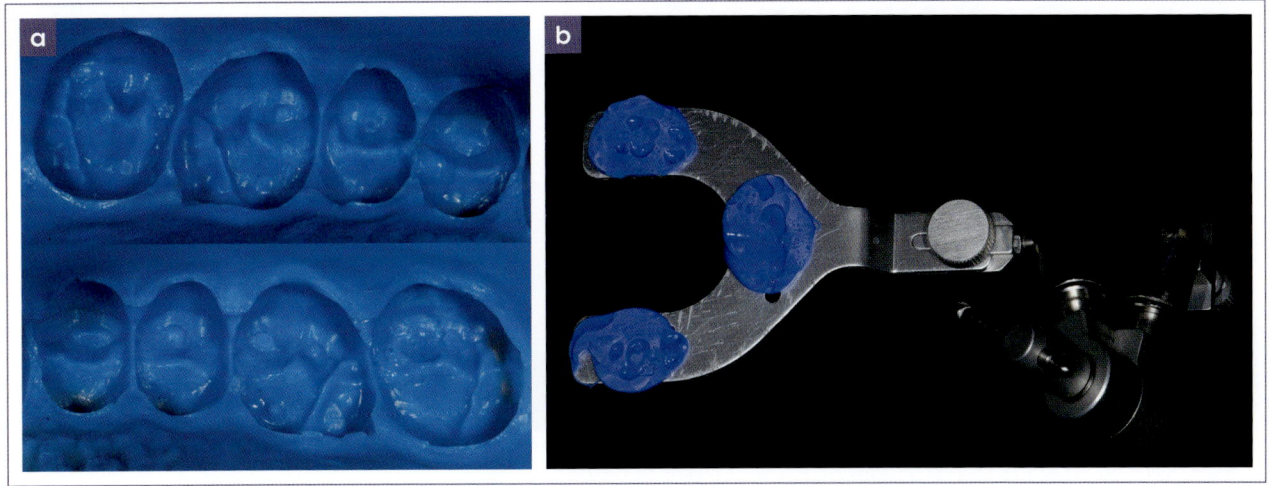

FIGURA 5.94 a) Impresión de PVS. b) Registro de arco facial.

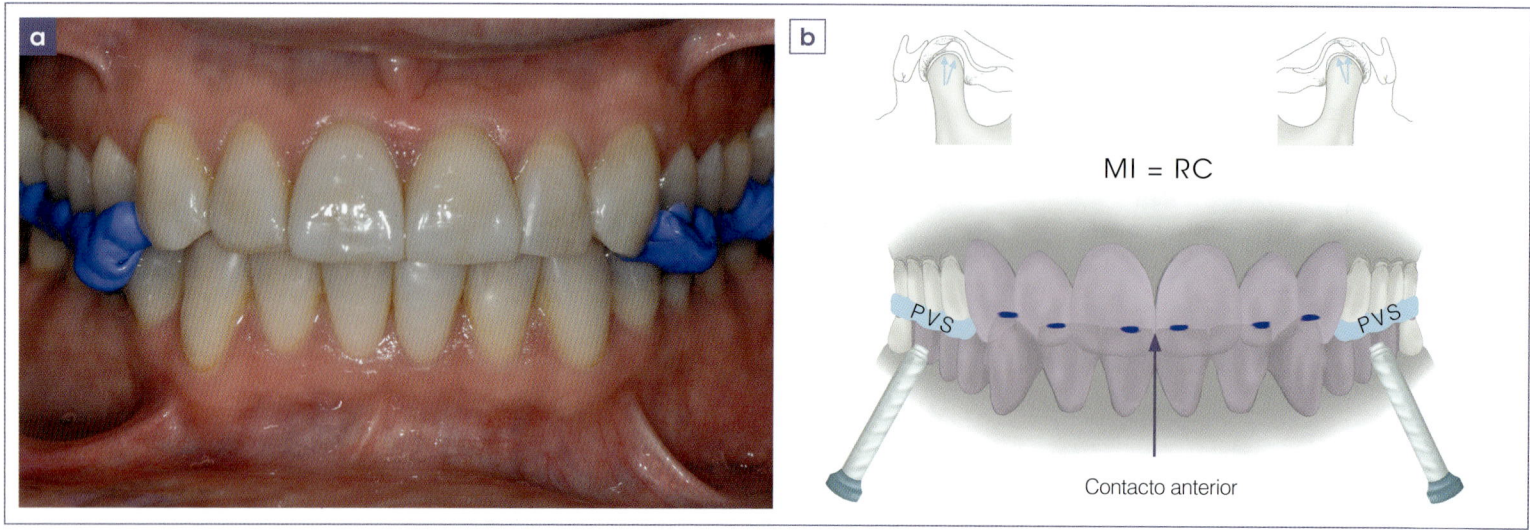

FIGURA 5.95 a) Registro intermaxilar a la DVO establecida por el contacto de los dientes anteriores. b) Ilustración para mostrar como el registro intermaxilar de PVS ocupa el espacio existente entre las preparaciones de los dientes posteriores superiores y los dientes antagonistas posteriores inferiores ya restaurados. El contacto entre los dientes anteriores ya restaurados mantiene la DVO y facilita el asentamiento de los cóndilos en RC durante la toma del registro.

Provisionales

Las restauraciones provisionales se elaboraron igualmente siguiendo el procedimiento descrito (Fig. 5.96).

Fase de laboratorio

En la Figura 5.97 se puede apreciar el fino grosor de las carillas oclusales de disilicato de litio inyectadas.

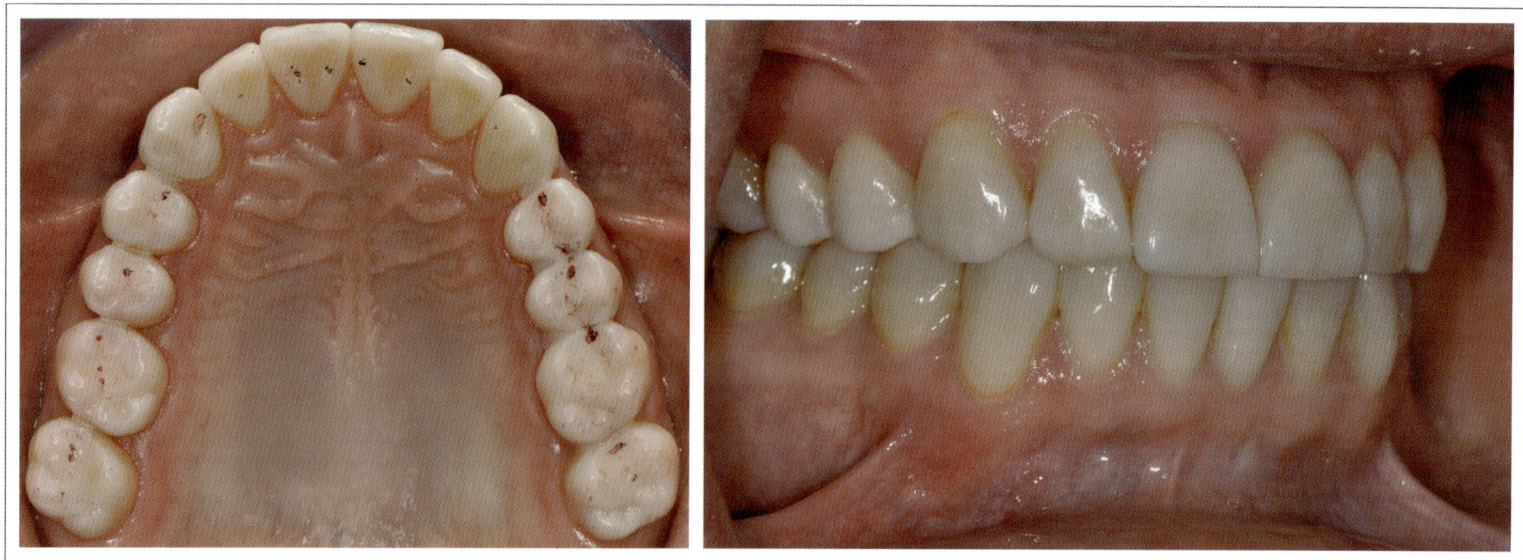

FIGURA 5.96 Restauraciones provisionales donde se muestra los contactos oclusales una vez finalizado su ajuste.

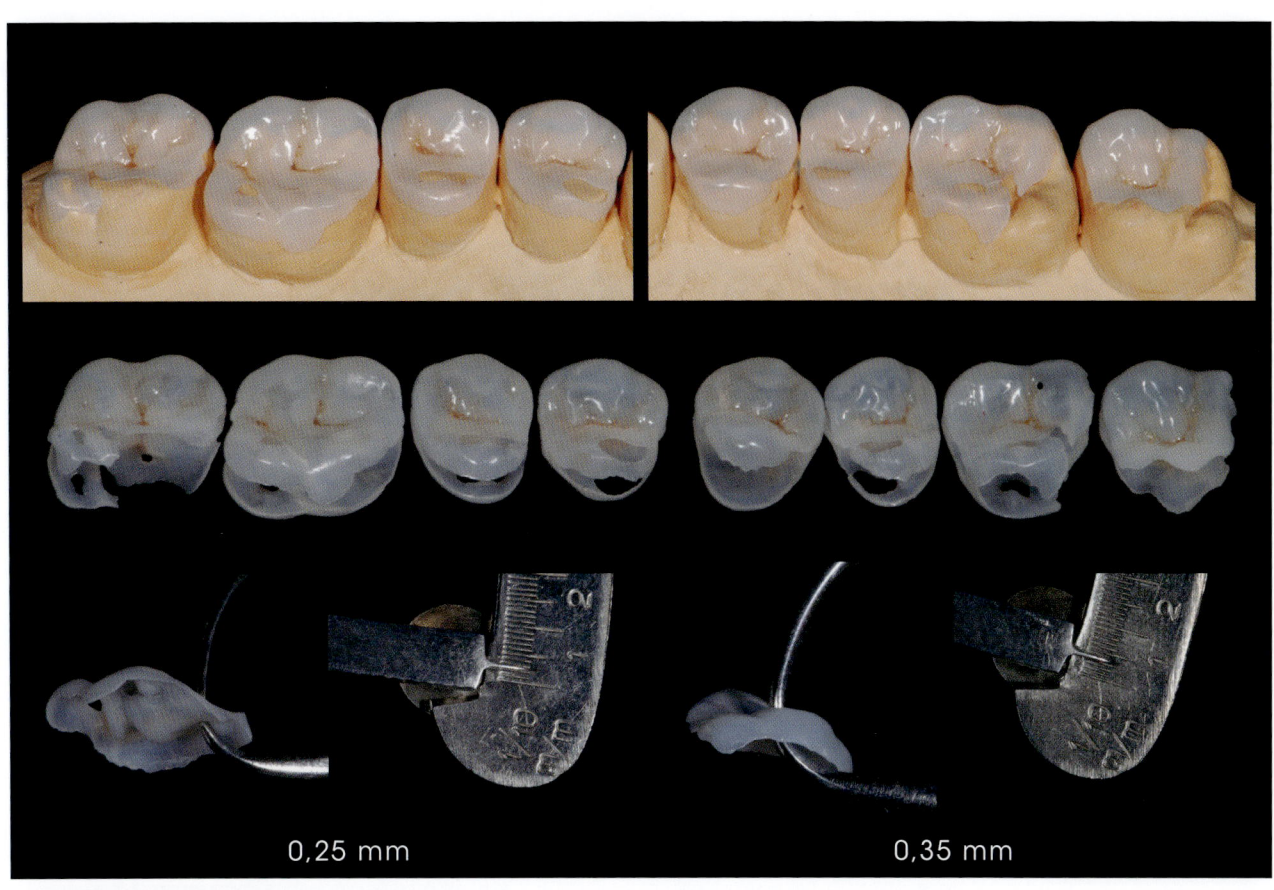

FIGURA 5.97 Secuencia de la fase de laboratorio.

Procedimientos de acondicionamiento y cementado

De nuevo se aprecia el reducido grosor de las ultrafinas carillas oclusales y de las preparaciones en esta etapa (Figs. 5.98, 5.99).

Ello exige por parte del clínico la máxima delicadeza durante su manipulación hasta que están definitivamente adheridas a la superficie del diente.

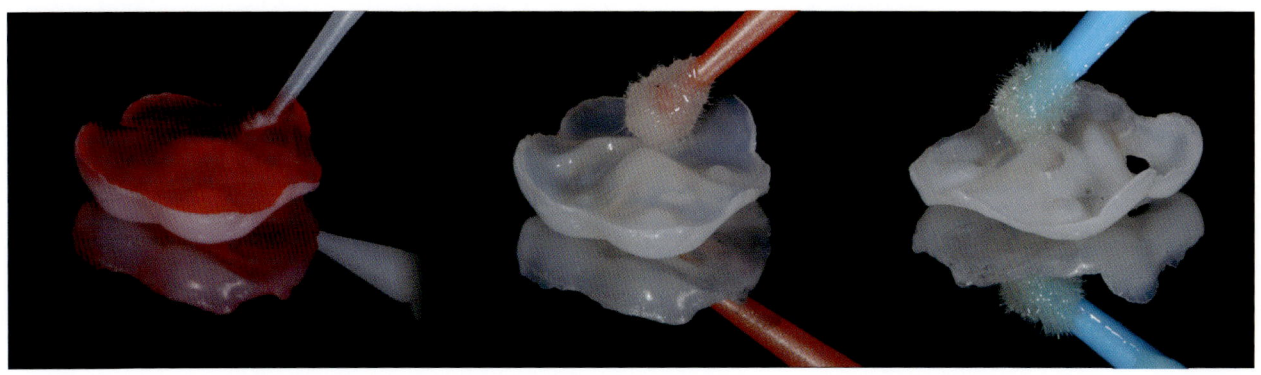

FIGURA 5.98 Acondicionamiento de las restauraciones.

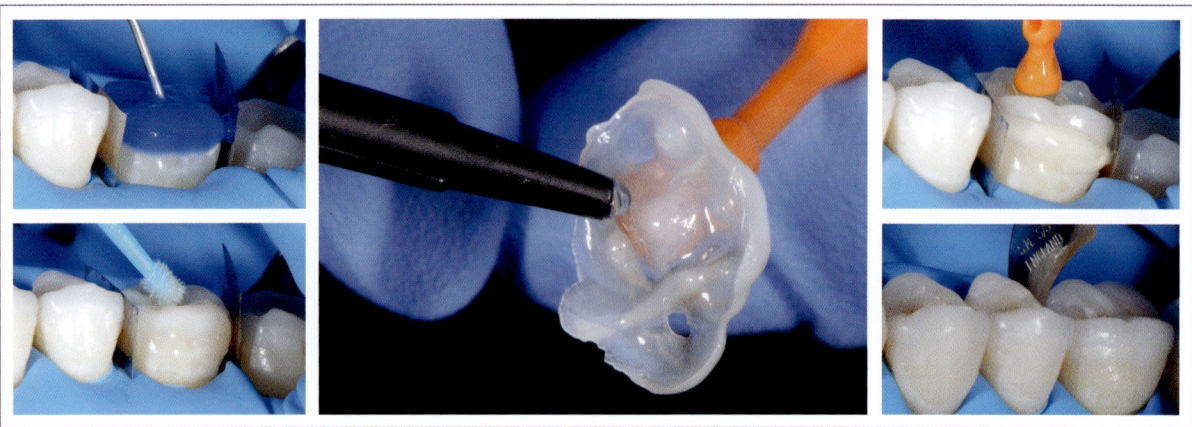

FIGURA 5.99 Acondicionamiento de las preparaciones y procedimientos de cementado bajo aislamiento con dique de goma.

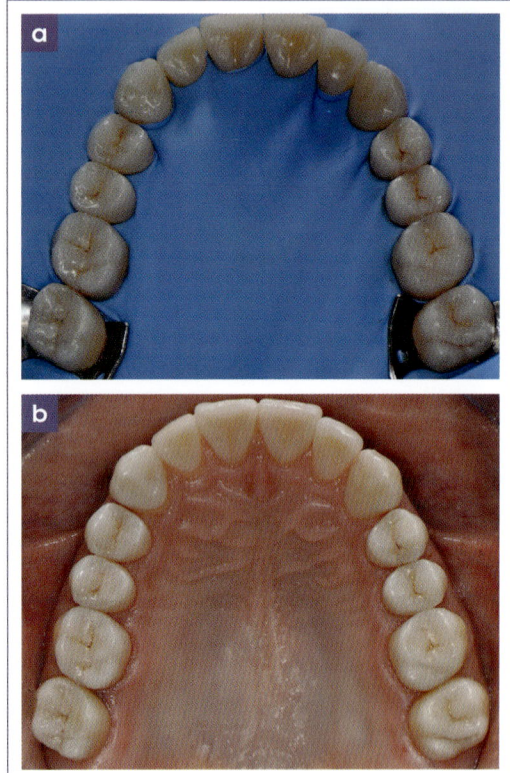

FIGURA 5.100 Aspecto final. a) Antes de retirar el dique de goma. b) Una vez retirado el dique de goma.

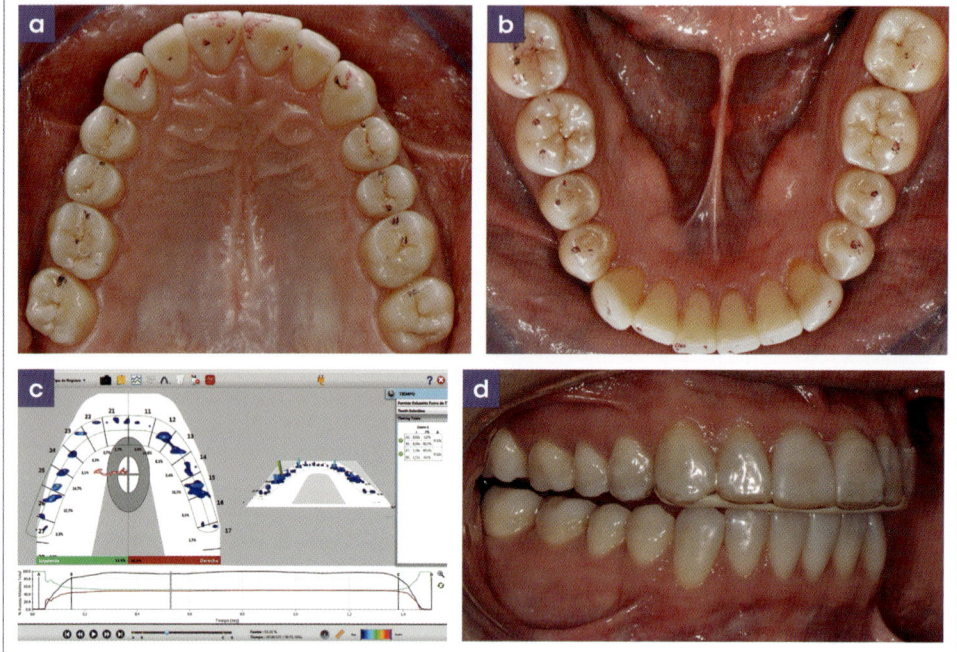

FIGURA 5.101 a,b) Contactos oclusales obtenidos con papel de articular. c) Verificación digital de la oclusión con el T-Scan. d) Protección nocturna de las restauraciones con una placa oclusal parcial con contacto de canino a canino debido a que el paciente no toleraba una placa oclusal de arcada completa.

Serie fotográfica una vez finalizado el tratamiento

En la serie fotográfica completa compuesta por las fotografías extraorales (Fig. 5.102) y las intraorales (Fig. 5.103) se puede apreciar el restablecimiento de los diferentes parámetros estéticos perdidos como consecuencia del desgaste dentario una vez finalizada la rehabilitación adhesiva.

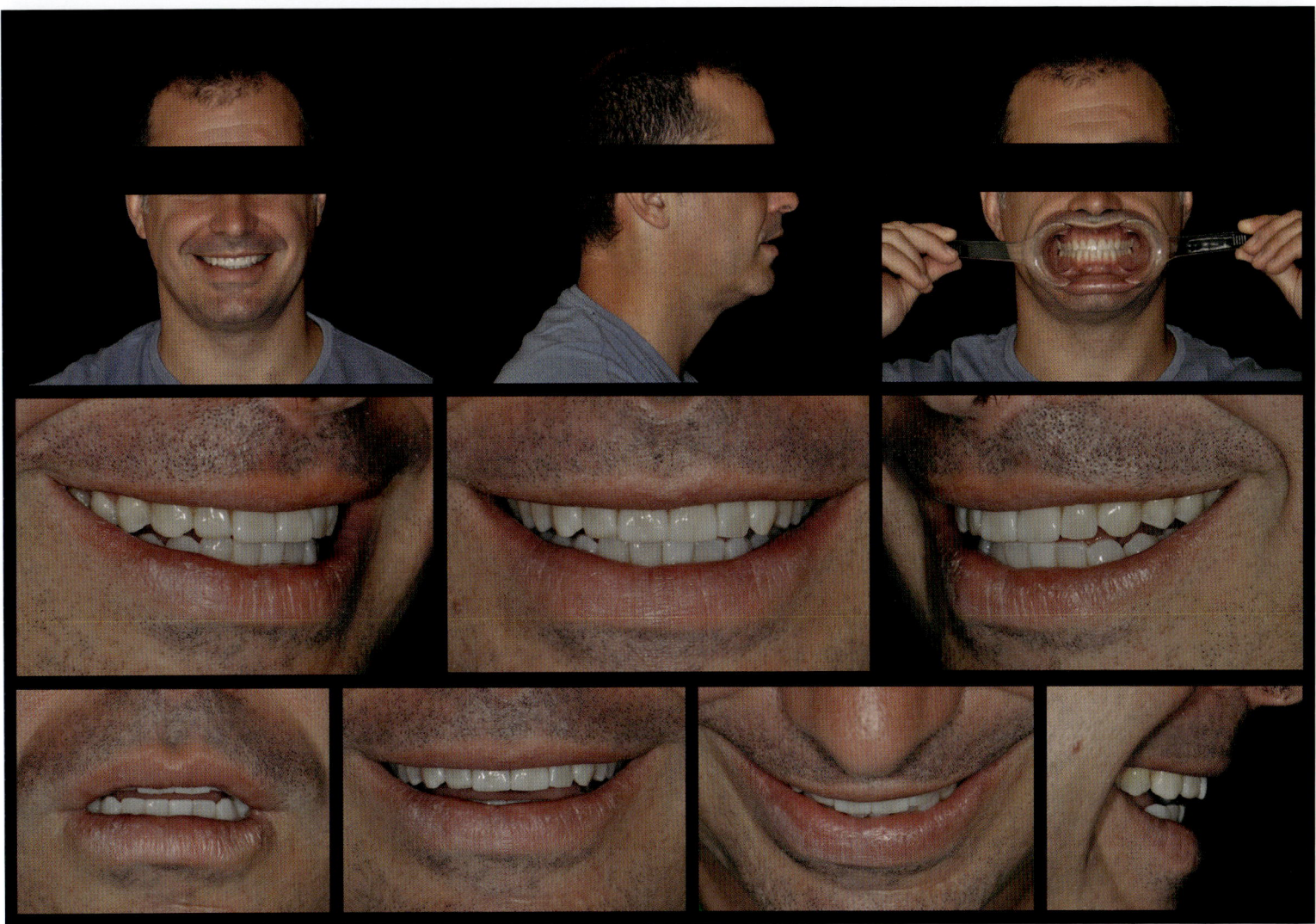

FIGURA 5.102 Fotografías extraorales al finalizar el tratamiento.

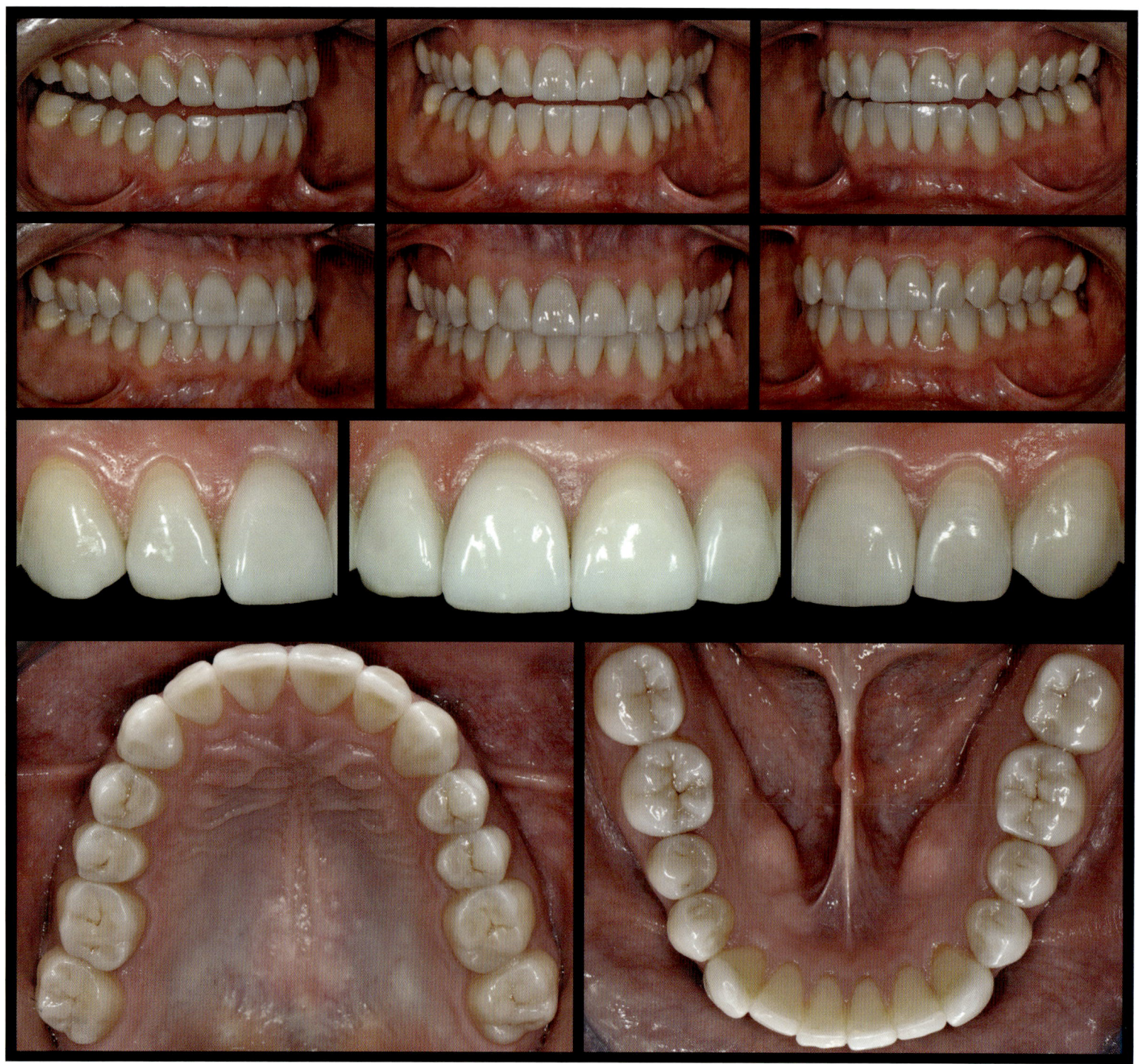

FIGURA 5.103 Fotografías intraorales una vez finalizado el tratamiento.

Control a 10 años

El tratamiento restaurador ofreció una razonable estabilidad en el **seguimiento del paciente al cabo de 11 años** (Figs. 5.104-5.106). Durante las diferentes citas de control a lo largo de estos 10 años, el paciente nos iba confirmando la utilización rutinaria del dispositivo de protección nocturna, teniendo que hacer solamente uno nuevo en una ocasión.

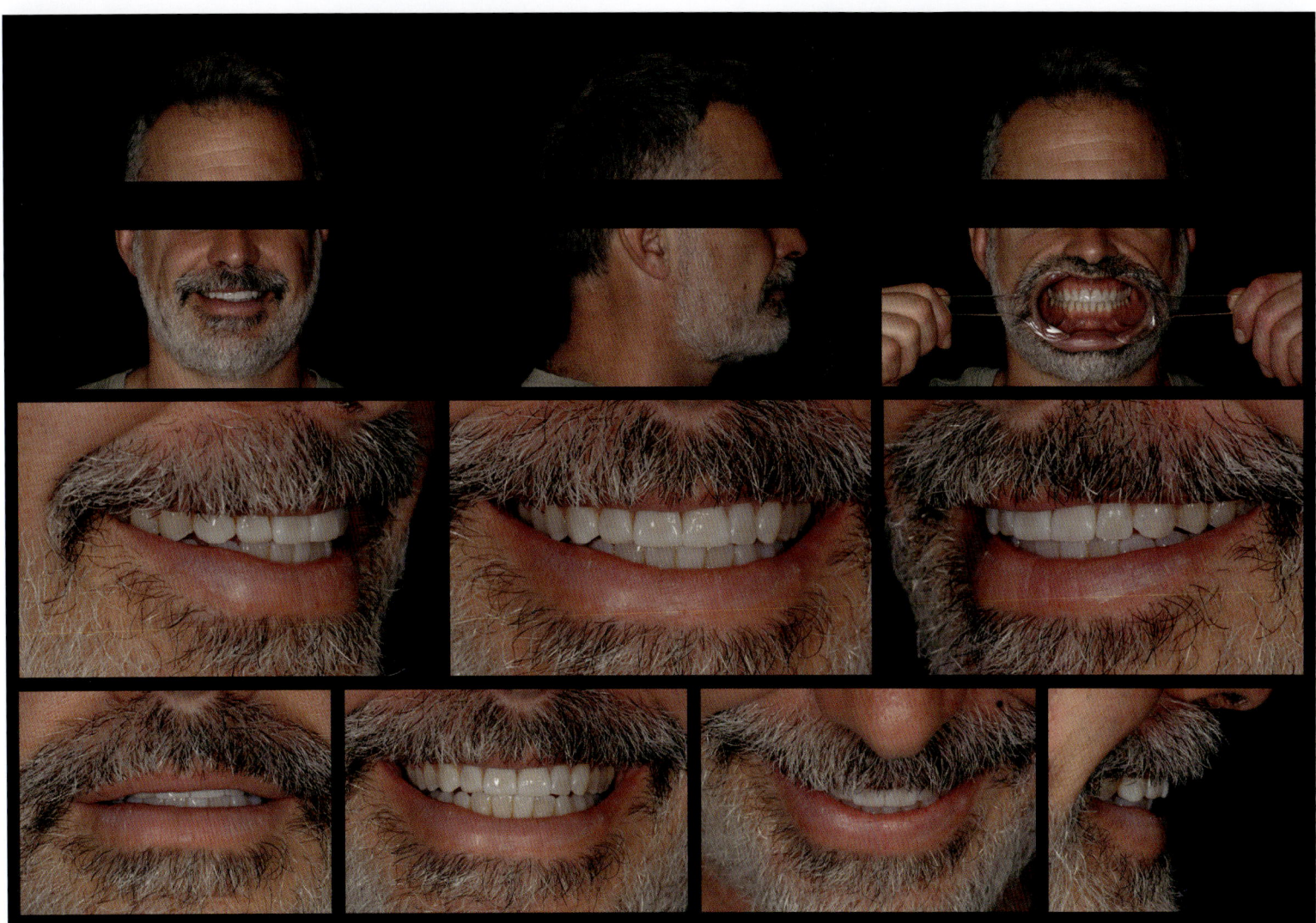

FIGURA 5.104 Las fotografías extraorales no muestran cambios significativos en la estética obtenida en el tratamiento inicial, aunque sí se puede observar ligera decoloración de la estructura dentaria subyacente.

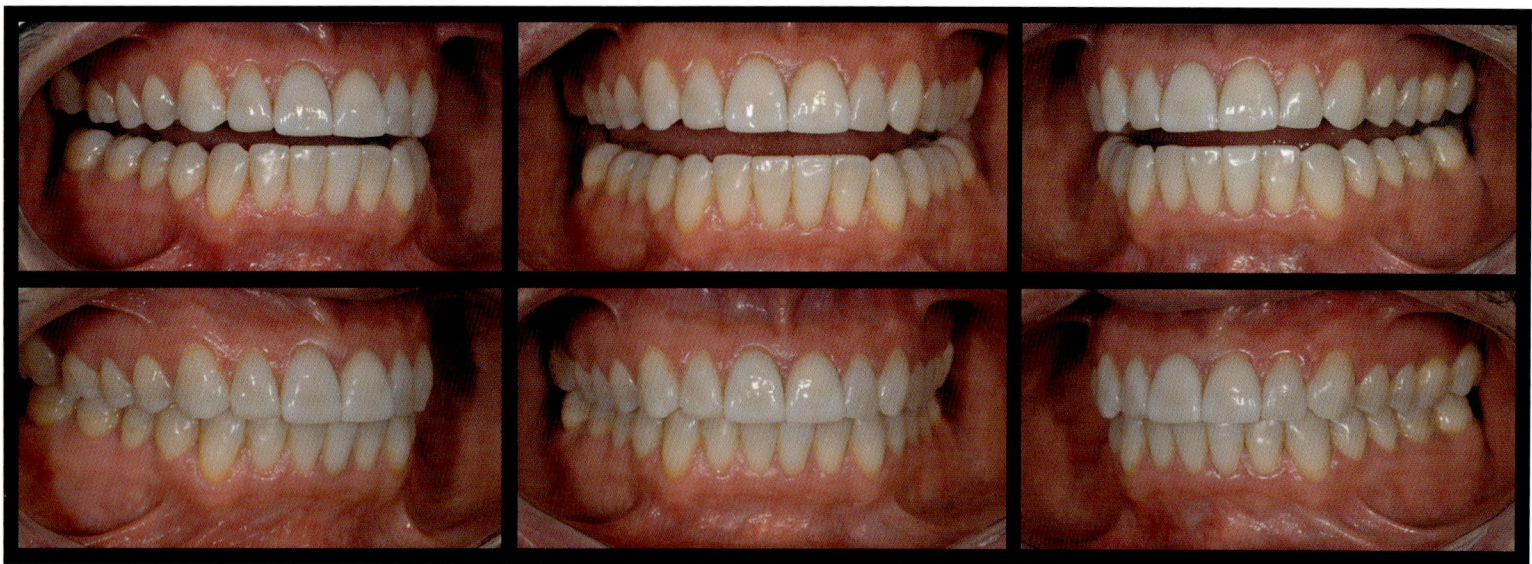

FIGURA 5.105 En las fotografías intraorales no se aprecia la presencia de diastemas u otro tipo de migraciones dentarias. Además, se mantiene la estabilidad del plano oclusal.

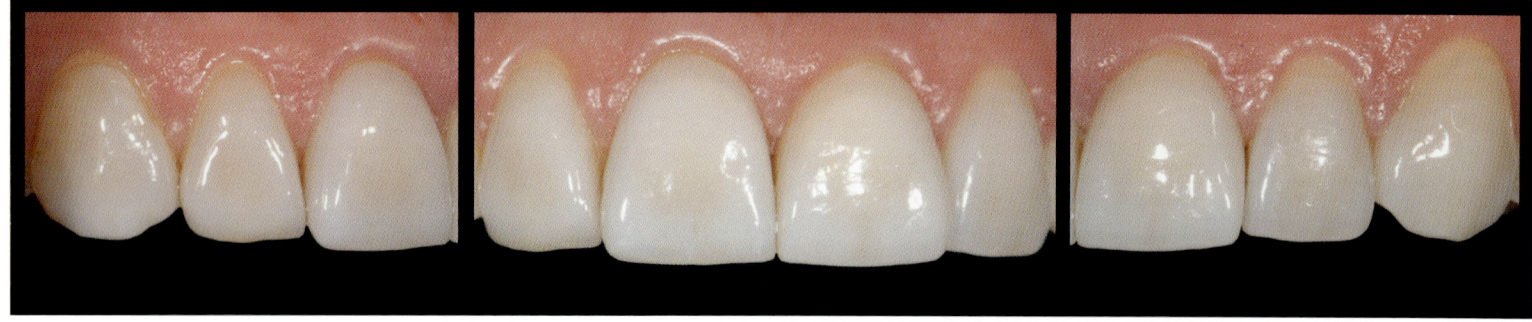

FIGURA 5.106 En las vistas frontales de cerca se puede observar ligera recesión gingival a nivel del 1.3, 1.2 y 1.1.

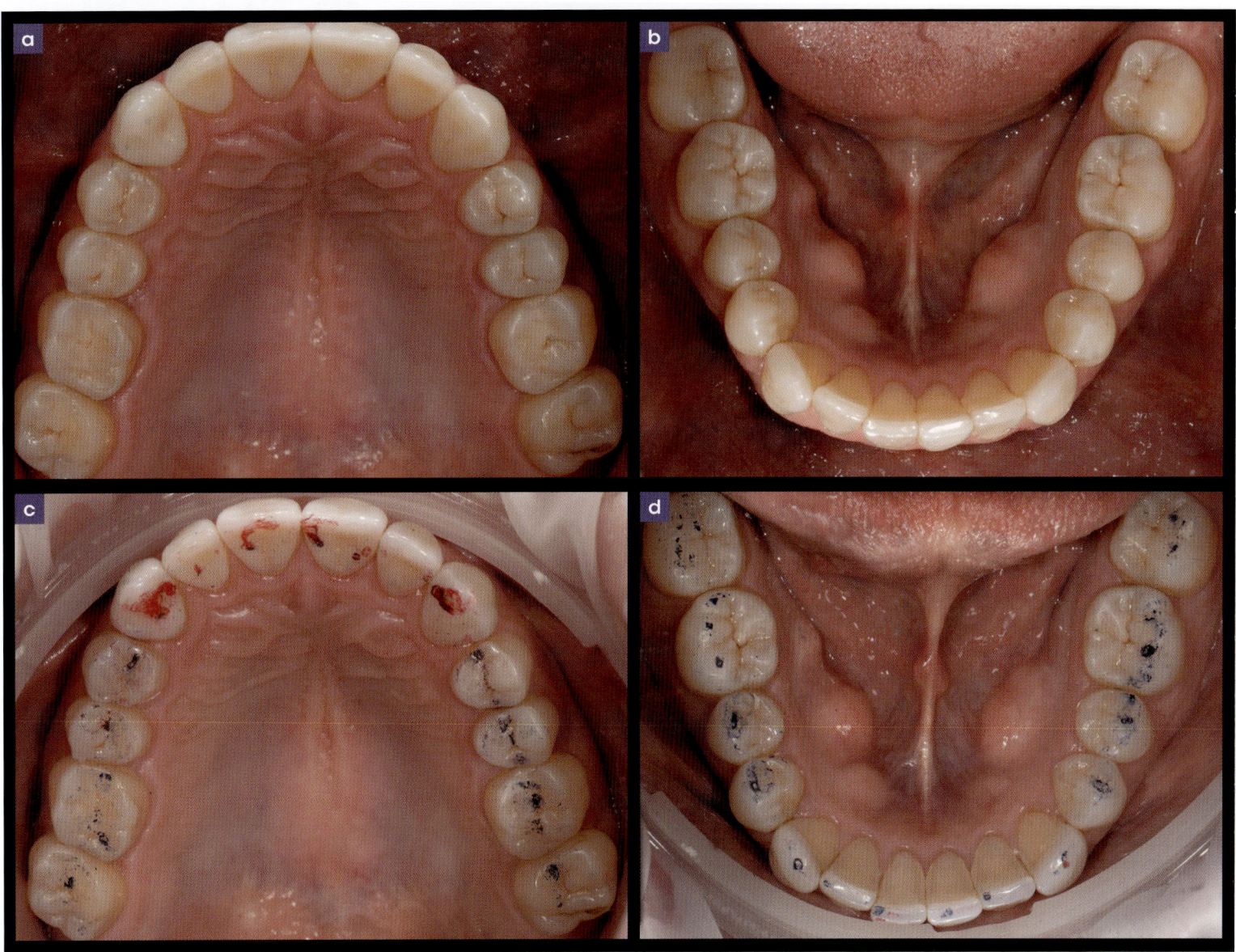

FIGURA 5.107 a,b) En las fotografías oclusales, se puede observar que al no existir migración dentaria alguna se mantiene la estabilidad de la forma de arcada creada durante el tratamiento restaurador. A su vez, si bien las restauraciones inferiores no muestran ningún signo de *chipping*, en la arcada superior, sí se pueden apreciar ligeros *chippings* a nivel del 1.6, 1.5 y 1.4, que coinciden con zonas donde el grosor de la cerámica en esos puntos ya era extremadamente fino. c,d) Los contactos oclusales muestran el grado de estabilidad mantenida en el tiempo. El paciente nos informa de la continuidad de la utilización de la placa oclusal parcial de uso nocturno en el tiempo. En el periodo de tiempo transcurrido desde el final del tratamiento hasta el momento actual únicamente fue necesario repetir la placa parcial en una ocasión.

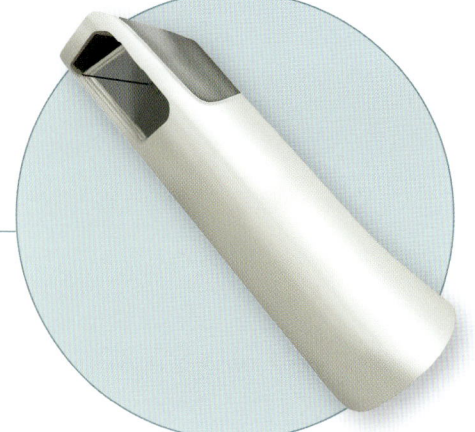

REHABILITACIÓN MEDIANTE FLUJO DIGITAL A TRAVÉS DE UN CASO CLÍNICO

En este caso clínico, los autores repiten de nuevo de una manera pormenorizada toda la sistemática que implica el protocolo clínico ya descrito anteriormente. Sin embargo, debido a que se introducen conceptos nuevos derivados de las técnicas digitales empleadas, hemos considerado recomendable no resumir las fases clínicas, sino desarrollarlas en toda su extensión, aunque ello pudiera resultar en párrafos casi idénticos en algunos momentos.

Se trata de un paciente de 42 años de edad, remitido por un dentista general para valorar la rehabilitación estética y funcional de su desgaste dentario (Fig. 5.108). Nos informa de que en los dos últimos años se despierta con frecuencia durante la noche rechinando sus dientes, hecho que relaciona con el importante estrés emocional al que estuvo sometido durante dicho periodo. El paciente a su vez presenta una parálisis de Bell que afecta a la mitad del labio superior derecho.

Basándonos en las características del desgaste observadas durante la exploración, consideramos que el patrón de desgaste dominante era el de atrición por lo que, desde el punto de vista restaurador, estábamos ante un paciente de alto riesgo desde el punto de vista funcional.

La exploración muscular y articular no muestra ningún signo ni síntoma asociado, aunque sí se identificó la presencia de una prematuridad en RC entre el 1.7 y el 4.7. Tanto los aspectos biológicos como aquellos relacionados con la vía aérea se encontraron dentro de límites normales.

Una vez compartido el diagnóstico con el paciente, le indicamos la necesidad de llevar a cabo la toma de registros adicionales para poder establecer un plan de tratamiento que permitiese alcanzar los objetivos estéticos y funcionales desde una perspectiva lo más conservadora posible. En la actualidad, el protocolo digital empleado por los autores para llevar a cabo la toma de dichos registros adicionales y así establecer el plan de tratamiento más adecuado a cada situación clínica es el que mostramos a continuación en este paciente.

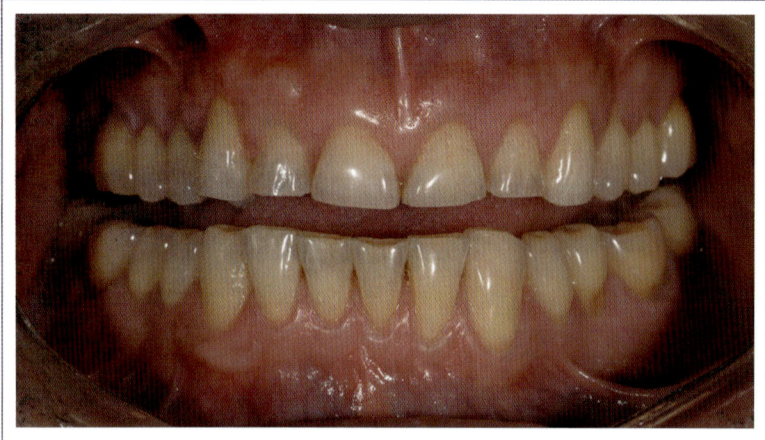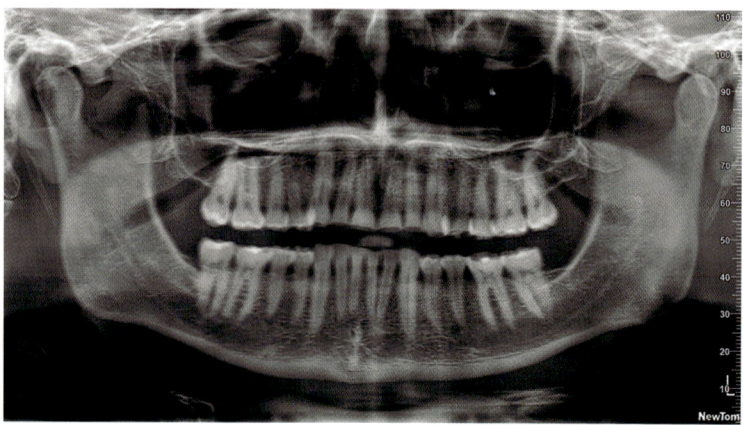

FIGURA 5.108 Situación inicial del paciente.

REGISTROS ADICIONALES
Serie fotográfica extraoral e intraoral

En la exploración extraoral e intraoral, se aprecian las complicaciones estéticas derivadas del acortamiento de las coronas clínicas debido al desgaste (Figs. 5.109, 5.110). También se observa la presencia de atrición generalizada al mostrar superficies de desgaste brillantes en los bordes incisales y en las caras oclusales de todos los dientes de ambas arcadas dentarias (Fig. 5.110a) que permiten establecer íntimo contacto entre sí (Fig. 5.110b,c). A su vez, dichas facetas muestran exposición dentinaria en forma de copa (Fig. 5.110e) debido a que, una vez expuesta la dentina como consecuencia de la atrición, esta se volvería más vulnerable ante la acción de los ácidos y otros elementos abrasivos de la propia dieta (Chu *et al.*, 2002). Se aprecia también la existencia de recesiones gingivales vestibulares acompañadas de desgaste dentario por abrasión en las caras vestibulares de algunos dientes anteriores y posteriores (Fig. 5.110). La parálisis de Bell se aprecia en la Figura 5.111 y en el Vídeo 5.2.

La serie fotográfica, además de permitirnos llevar a cabo el análisis estético durante la planificación, se utilizarán para que el técnico de laboratorio pueda alinear las fotos extraorales de cara completa en máxima sonrisa y con retractores con el escaneado de la arcada superior y así poder visualizar cómo se van integrando facialmente las modificaciones que esté haciendo en su encerado digital.

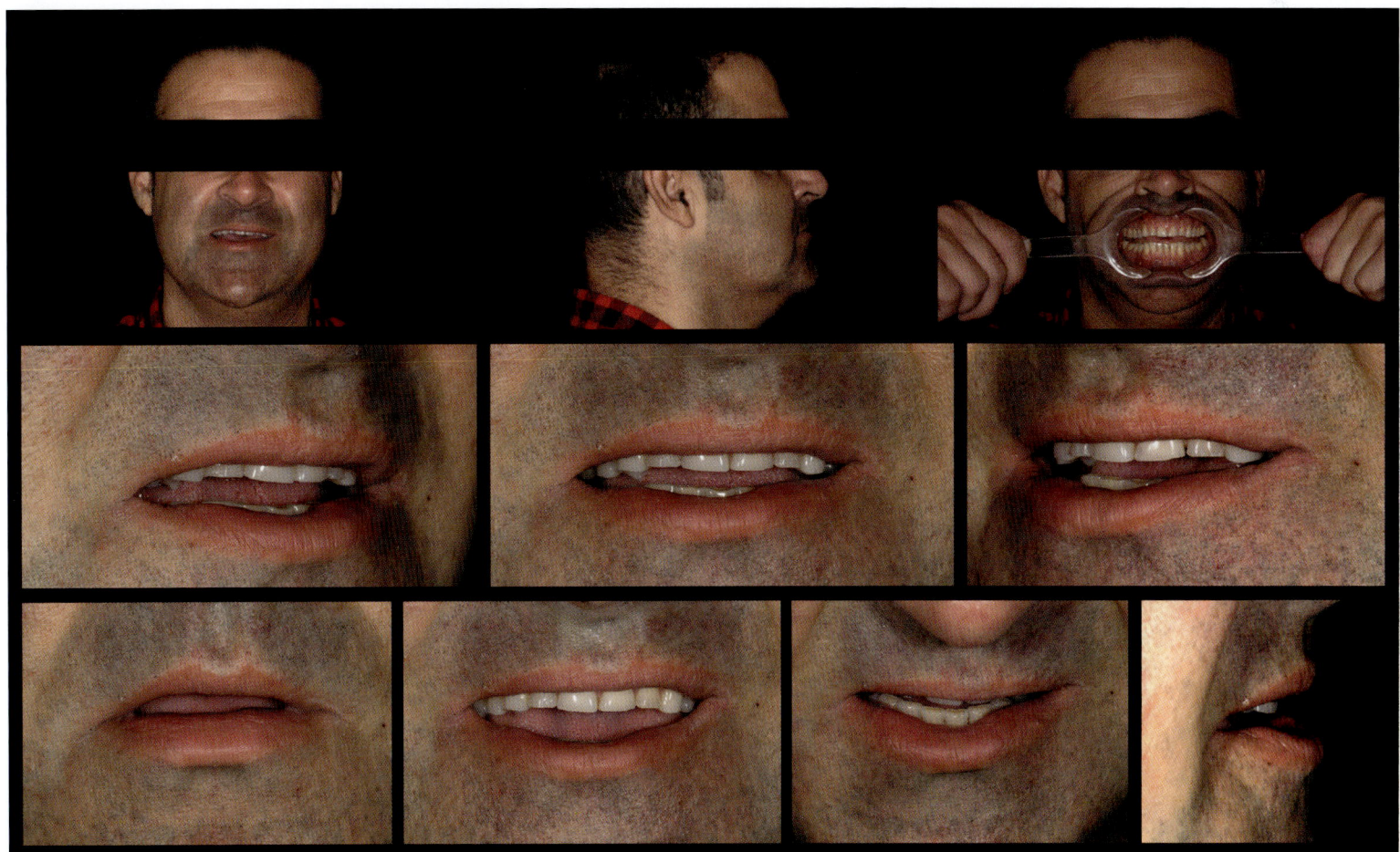

FIGURA 5.109 Fotografías extraorales.

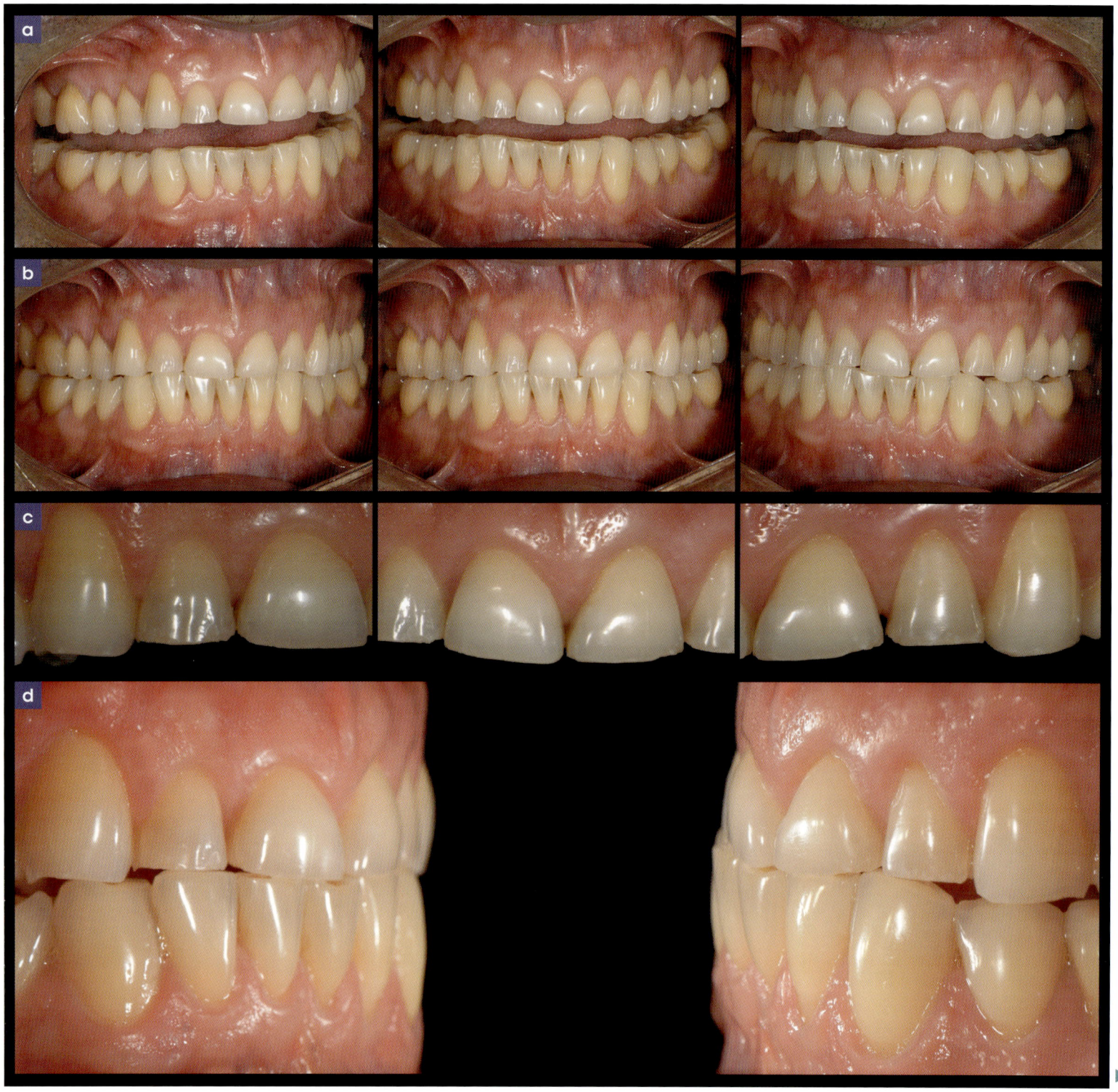

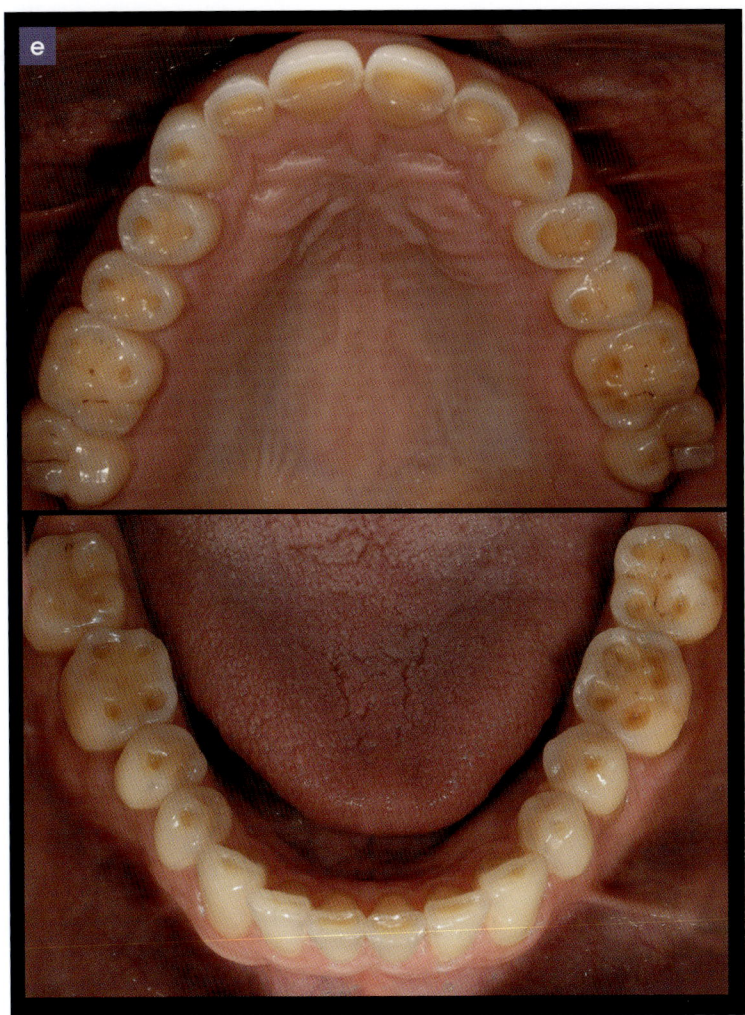

FIGURA 5.110 Fotografías intraorales.

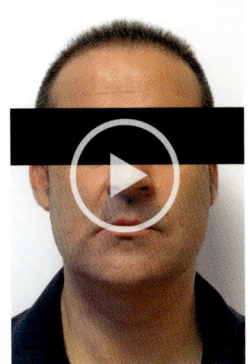

VÍDEO 5.2
La parálisis de Bell afecta a la mitad derecha del labio superior y junto a la desviación del mentón hacia el mismo lado hacen más patente la asimetría a nivel del tercio inferior facial. También se puede apreciar la ausencia total de exposición dentaria al hablar y la ligera exposición de los dientes superiores cuando el paciente se ríe.

Impresiones digitales y registros

Se realizaron las impresiones digitales de ambas arcadas para obtener los modelos de estudio virtuales (Fig. 5.111).

Se realizó a continuación el registro analógico de la posición del maxilar superior con el analizador dentofacial (EZ Bow®AD2) y **escaneado intraoral** de su cubeta de registro (Fig. 5.112). Ello nos permite **capturar digitalmente la posición del maxilar superior y transferirla al articulador virtual** (Capítulo 3).

El **registro virtual de la relación intermaxilar de RC** se realizó utilizando laminillas de Long para relacionar el modelo inferior con el superior en el articulador virtual (Radu *et al.*, 2020). En la actualidad, comenzamos desprogramando con las laminillas hasta identificar el primer contacto en RC (Capítulo 3). **Una vez confirmado que dicho contacto se repite siempre en el mismo sitio**, **valoramos el espacio restaurador disponible a partir de ese primer contacto**. Teniendo en cuenta que como mínimo la cerámica necesita 0,5 mm en la cara oclusal, en el caso de ser necesario restaurar también los últimos molares, necesitaremos como mínimo 1 mm de espacio interoclusal a este nivel. Recordemos que 20 laminillas a nivel de los dientes anteriores equivalen a 2 mm de apertura y que a nivel de los últimos molares se generaría un espacio aproximado de 1 mm (Lassmann *et al.*, 2024). **En este paciente, debido a que los últimos molares precisan también ser restaurados, el registro intermaxilar virtual de RC se tomó con las laminillas de Long generando un espacio restaurador ligeramente por encima de 1 mm desde el primer contacto entre** el 1.7 y el 4.7 (Figs. 5.113, 5.114). Para confirmar que este espacio es como mínimo de 1 mm recomendamos emplear un calibrador de espacio de goma de 1 mm de grosor (Fleximeter® Strips, Bausch) buscando que éste se desplace libremente entre las dos superficies oclusales donde se produce el primer contacto en RC (ello generalmente proporciona un espacio ligeramente superior a 1m). De no ser así, habría que incrementar el número de laminillas hasta generar el espacio mencionado. De todas formas, dicho espacio va a depender del grosor del material que queramos proporcionar a las restauraciones. A su vez, en el propio *software* del escáner intraoral una vez registrada digitalmente la oclusión a la DVO que hemos establecido, se puede confirmar este espacio restaurador y en caso de ser necesario modificarlo, se puede tomar un nuevo registro a la nueva DVO modificada.

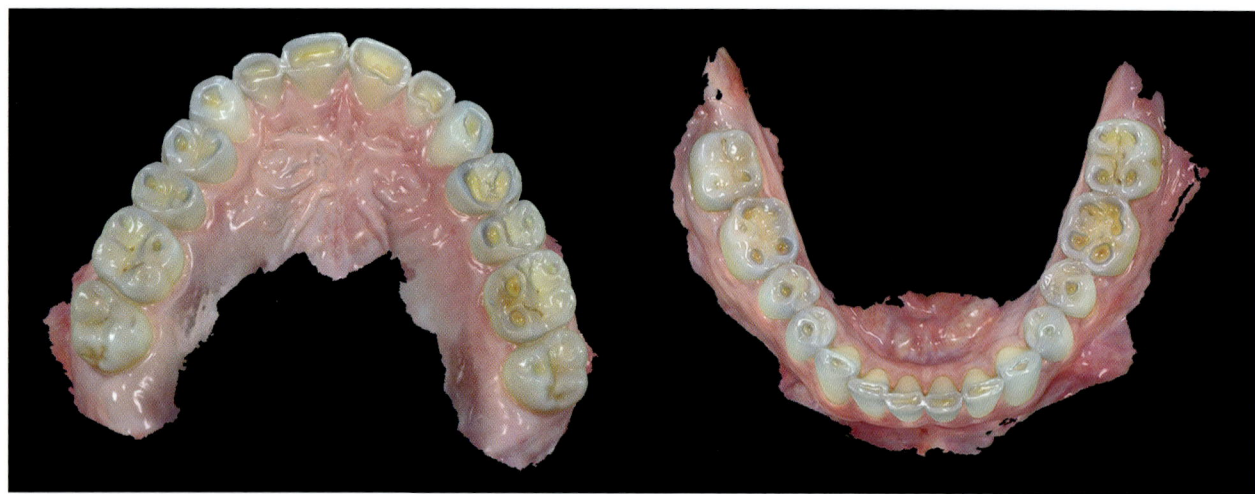

FIGURA 5.111 Impresiones digitales.

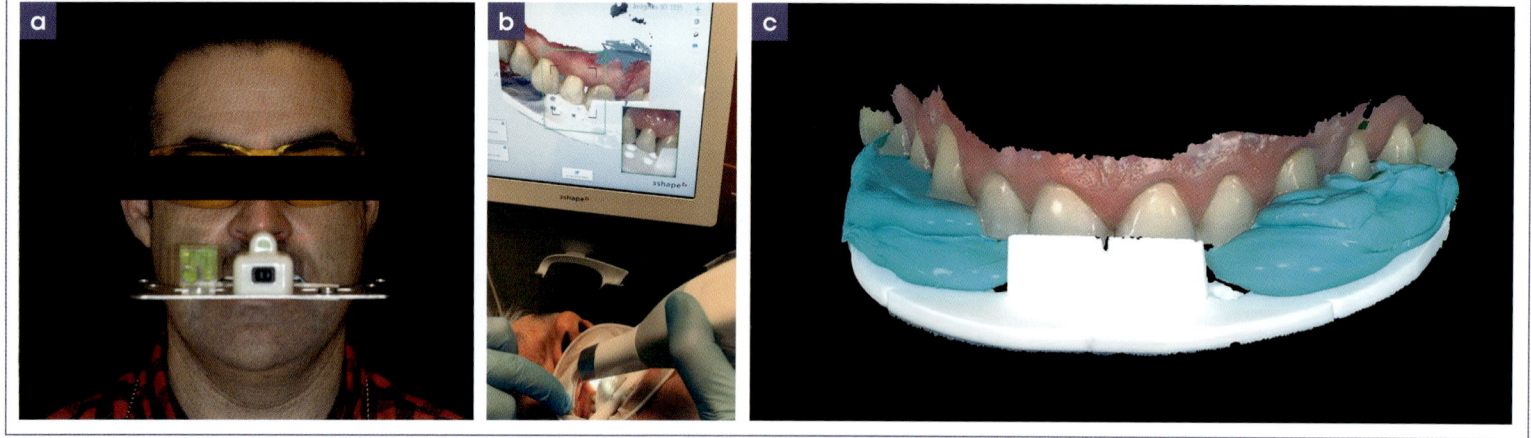

FIGURA 5.112 a) Registro analógico de la posición del maxilar superior con el arco facial EZ Bow®AD2. b) Escaneado intraoral de la cubeta de transferencia del arco facial. c) Registro virtual de dicha cubeta de transferencia/modelo superior una vez efectuado el escaneado intraoral.

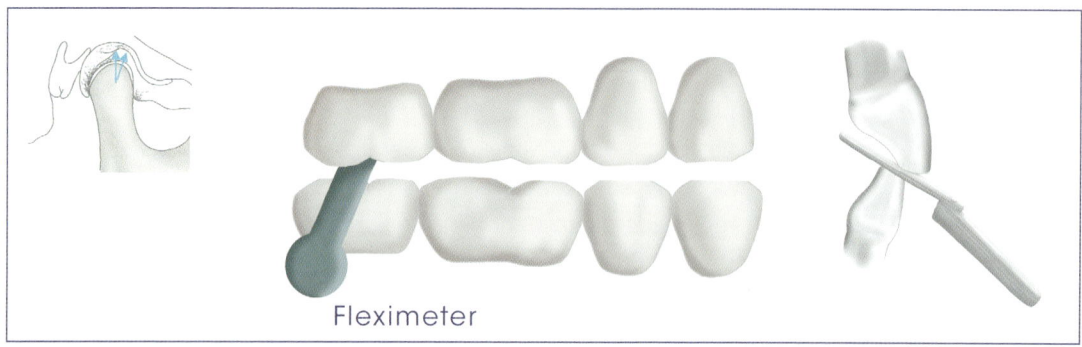

Fleximeter

FIGURA 5.113 Con los cóndilos en RC el espacio generado con las laminillas de Long entre los dientes anteriores debería generar un espacio restaurador a nivel de los últimos molares de 1 mm aproximadamente.

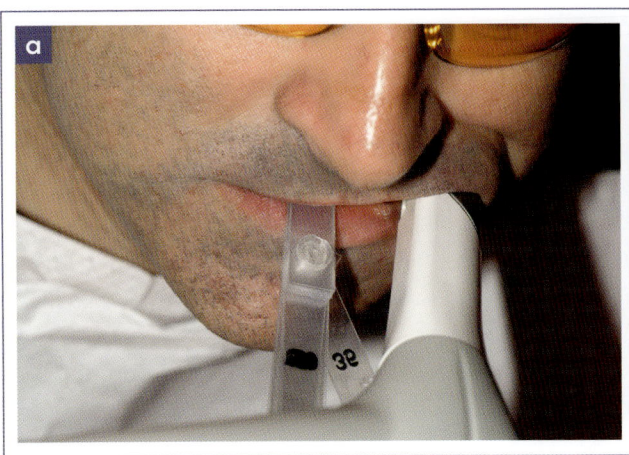 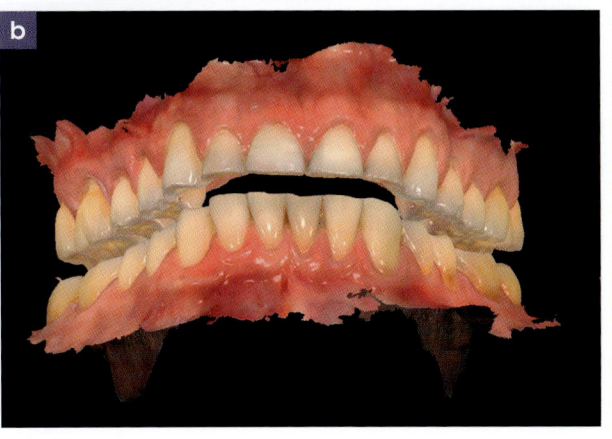

FIGURA 5.114 a) Registro virtual de RC con las laminillas de Long. b) Impresiones digitales maxilar y mandibular relacionadas entre si mediante el registro virtual de RC (*bite scans*) antes de enviar al laboratorio.

En el caso de **no poder verificar la posición condilar de forma repetitiva**, **se puede utilizar un B splint parcial anterior** durante varios días de la forma descrita en el Capítulo 3 y así conseguir la desprogramación muscular necesaria que permita alcanzar una posición condilar estable y obtener así un registro intermaxilar predecible. **Recordemos que dicha posición estable es el punto de partida para establecer el plan de tratamiento** (encerado analógico o virtual).

A continuación se **estableció la posición del borde incisal superior** mediante composite con los labios en reposo (Fig. 5.115). Ello nos permite disponer de la información necesaria para poder establecer la longitud de partida de los dientes anteriores superiores en el encerado de diagnóstico virtual que posteriormente será evaluada en el *mockup* emocional. Otra opción podría ser alargar los incisivos hasta la posición deseada y luego añadir composite en la cara palatina del 1.1 y 1.2 en forma de plataforma (a modo de *jig* de Lucia). Mediante este procedimiento podemos determinar la DV de partida para establecer el espacio restaurador de la rehabilitación y confirmar la posición condilar de RC. Seguidamente se indexa la posición con un composite *flow* y se efectúa un nuevo escaneado de la arcada superior en esta situación. En ambos procedimientos descritos se pueden incluir también los dientes anteriores inferiores.

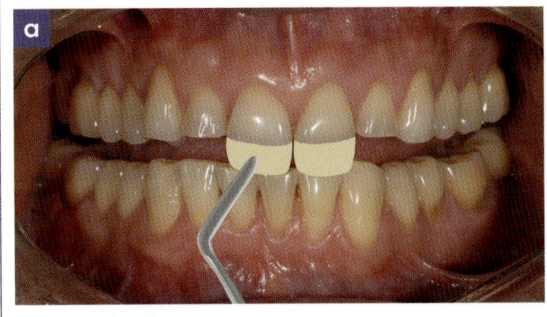 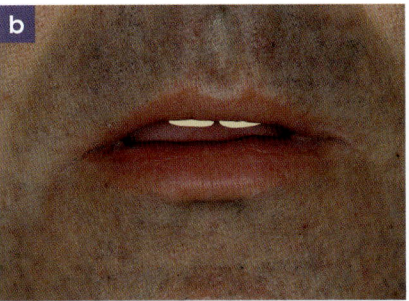 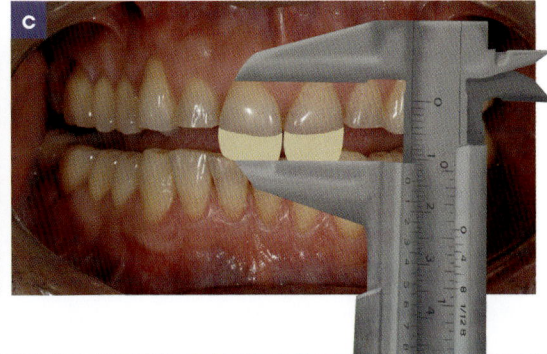

FIGURA 5.115 a) Se alargan los incisivos centrales directamente con composite, polimerizándolo sin adherir al diente. b) Se evalúa la posición del borde incisal con los labios en reposo. c) Una vez aceptada esta posición, se mide la distancia hasta el margen gingival para que, posteriormente, el técnico de laboratorio la use como referencia para establecer el largo de los incisivos superiores en el encerado virtual. Opcionalmente, esta información también se puede proporcionar al técnico escaneando el maxilar superior con los cambios efectuados antes de retirar el composite de prueba.

FASE 1. PLANIFICACIÓN: ENCERADO DE DIAGNÓSTICO DIGITAL

Con la información proporcionada por las fotografías se llevó a cabo el **análisis estético** (Fig. 5.116) y con los modelos digitales montados en el articulador virtual en RC se efectuó el **análisis funcional y el encerado de diagnóstico virtual**. Recordemos que el Vídeo 5.2 permite confirmar la ausencia total de exposición dentaria al hablar y la limitada exposición de los dientes superiores cuando el paciente se ríe.

Siguiendo los procedimientos descritos en el Capítulo 3, una vez exportados al laboratorio los archivos (PLY o STL según se exporte el color o no) correspondientes a los escaneados intraorales de las arcadas superior e inferior, el registro intermaxilar virtual de RC (*bite scans*) y el registro digital de la cubeta de registro de la posición del maxilar del sistema EZ bow, el técnico de laboratorio importó en el programa de diseño digital (Exocad®, Dental System) las diferentes mallas correspondientes a los modelos superior e inferior, cubeta de registro de la posición del maxilar superior, la malla unificada de relación intermaxilar en RC y la plataforma de alineación de cubeta de registro (proporcionada por el sistema AD2) de la posición maxilar con articulador virtual Artex para, seguidamente, proceder al montaje virtual de los modelos (Fig. 5.117).

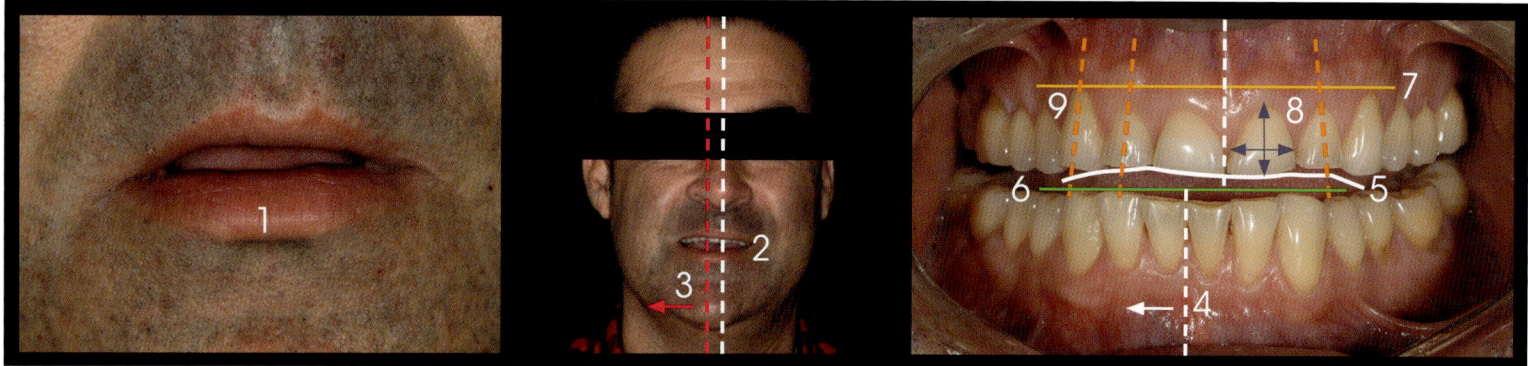

FIGURA 5.116 Resumen del análisis estético. 1: Ausencia de exposición de dientes superiores e inferiores con los labios en reposo. 2: Movilidad labial baja. 3: Desviación del mentón hacia la derecha. 4: Línea interincisal inferior no coincidente con la línea interincisal superior. 5: Plano incisal superior invertido. 6: Plano incisal inferior invertido. 7: Niveles gingivales alterados por erupción compensatoria. 8: Inadecuada proporción anchura longitud de los incisivos centrales superiores. 9: Inclinación axial divergente del 1.3, 1.2 y 3.2.

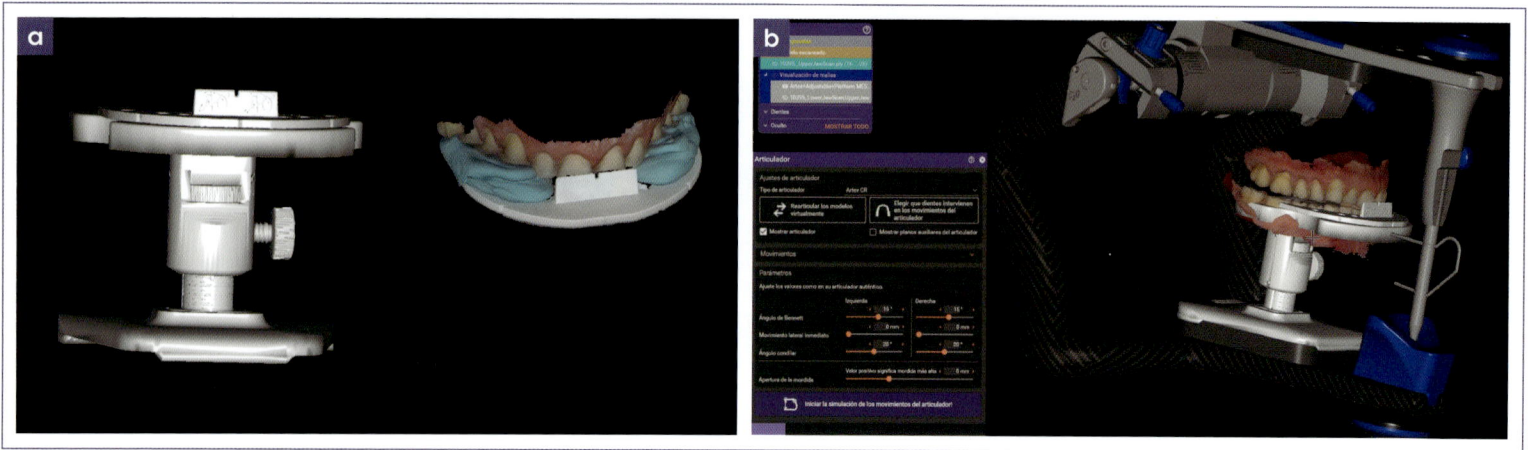

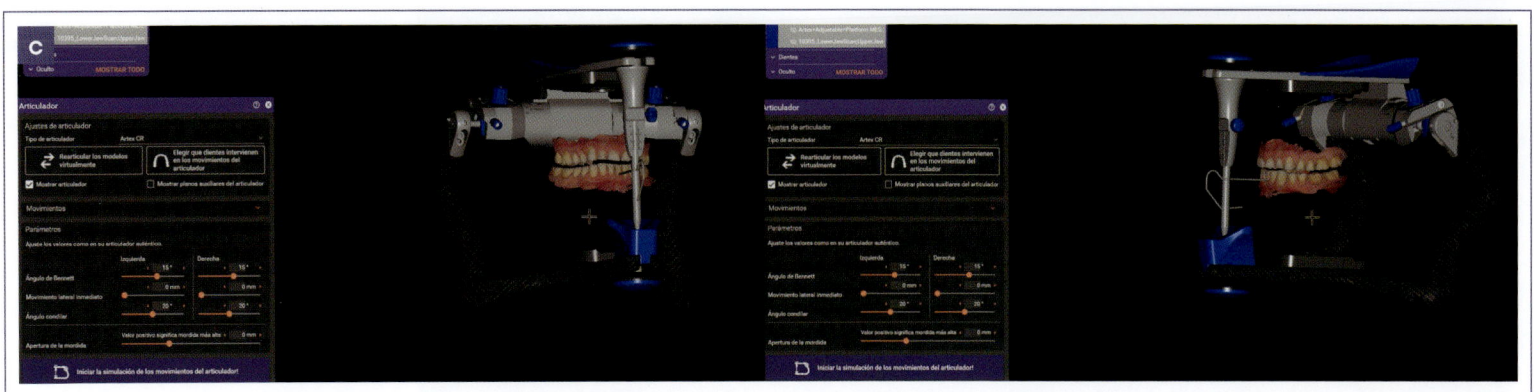

FIGURA 5.117 a) Plataforma de alineación de cubeta de registro posición maxilar con articulador virtual Artex. b) Cubeta de registro de la posición maxilar superior. c) Modelos montados en RC a la DV establecida en la cavidad oral mediante las laminillas de Long.

Con los modelos ya posicionados en el articulador virtual en la relación deseada, se comenzó el encerado virtual utilizando como punto de partida la información recogida durante la cita de toma de registros adicionales en relación con espacio restaurador y la longitud de los dientes anteriores directamente establecidos en la cavidad oral del paciente. En este caso, el espacio restaurador inicial establecido fue de 2,5 mm y la distancia desde el margen gingival de los incisivos centrales al borde incisal de 11 mm. En este encerado se incluyeron únicamente las caras vestibulares de 1.5 a 2.5 superior y la cara palatina del 1.1 y 2.1, y en la arcada inferior las caras vestibulares de 3.3 a 4.3 y las caras vestibulares y oclusales de 3.4, 3.5, 4.4 y 4.5 (Fig. 5.118). El objetivo de este encerado preliminar fue el de proporcionar la información necesaria para realizar un *mock-up* emocional que nos permitiese evaluar tentativamente de la forma previamente descrita en el paciente analógico, los aspectos estéticos y funcionales (DV, resalte y sobremordida) antes de completar el encerado de diagnóstico y llevar a cabo el *mock-up* de transición.

Una vez finalizado este encerado preliminar, en el laboratorio se imprimieron unos modelos a partir de los cuales se fabricaron en clínica las llaves de silicona para poder realizar el *mock-up* emocional (Fig. 5.119). Recordemos que para efectuar el *mock-up* emocional las llaves cargadas con el material bisacrílico se llevan directamente a la cavidad oral sin ningún tipo de acondicionamiento dentario previo para poder retirarlo fácilmente al finalizar la cita (Fig. 5.120, Vídeo 5.3).

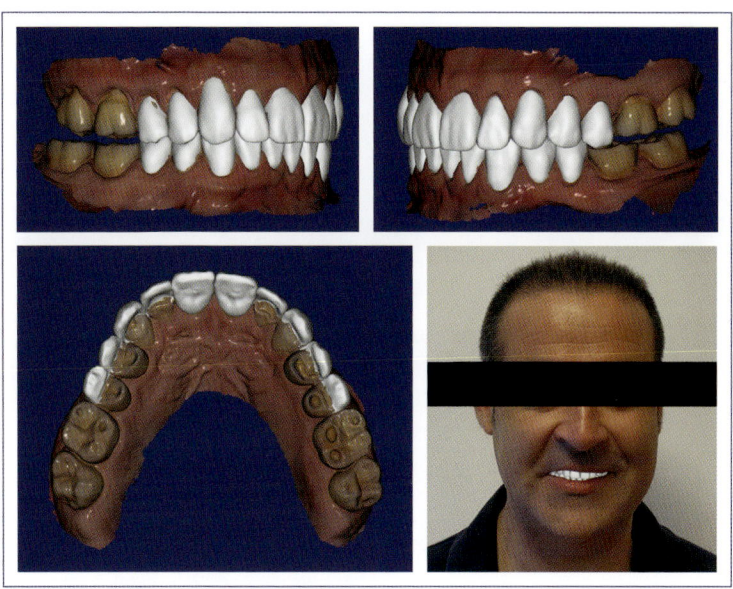

FIGURA 5.118 Encerado de diagnóstico preliminar para elaborar el *mock-up* emocional. El encerado en la arcada superior incluye únicamente las caras vestibulares de 1.5 a 2.5 y la cara palatina del 1.1 y 2.1 para proporcionar la DV inicial establecida con las laminillas de Long. Se puede apreciar también la integracioón facial del encerado digital.

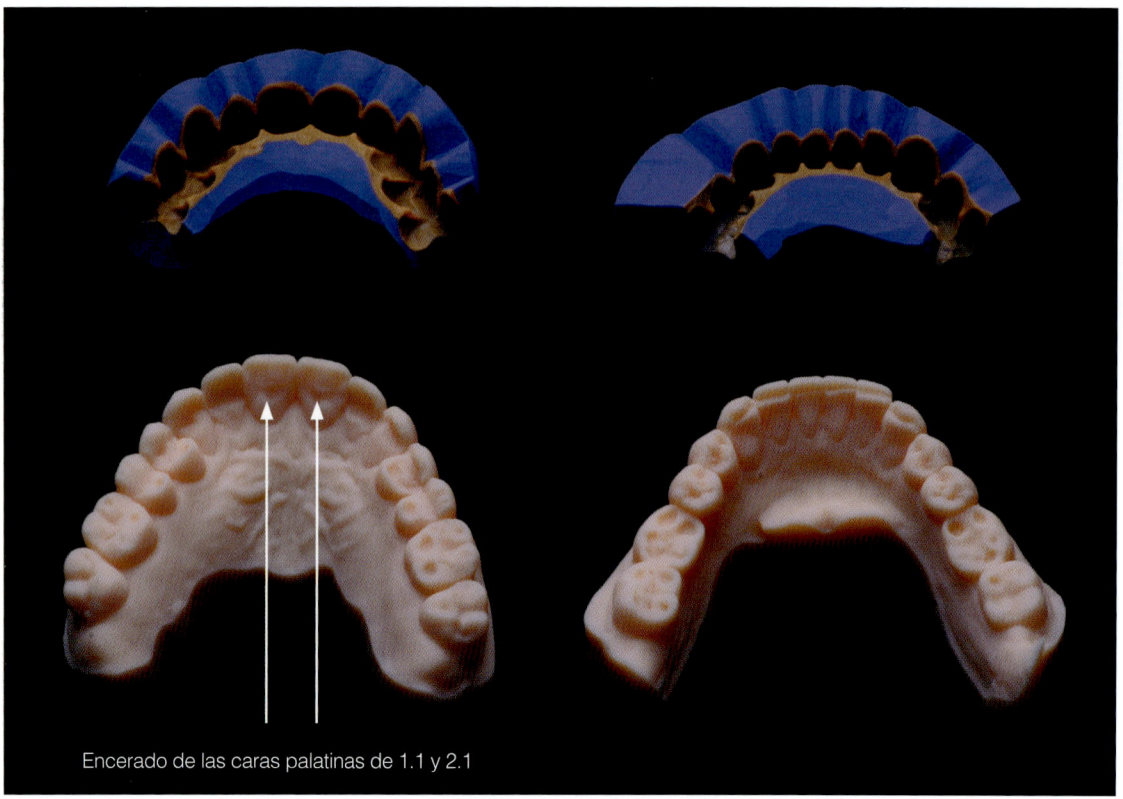

Encerado de las caras palatinas de 1.1 y 2.1

FIGURA 5.119 Modelos impresos una vez realizado el encerado de diagnóstico parcial y llaves de silicona para elaborar directamente en la cavidad oral el *mock-up* emocional. En el modelo superior se puede apreciar que únicamente se ha encerado la cara palatina del 1.1 y 2.1 para mantener la DV que, de forma tentativa, hemos establecido previamente con las laminillas de Long en la cavidad oral del paciente en la cita de toma de registros.

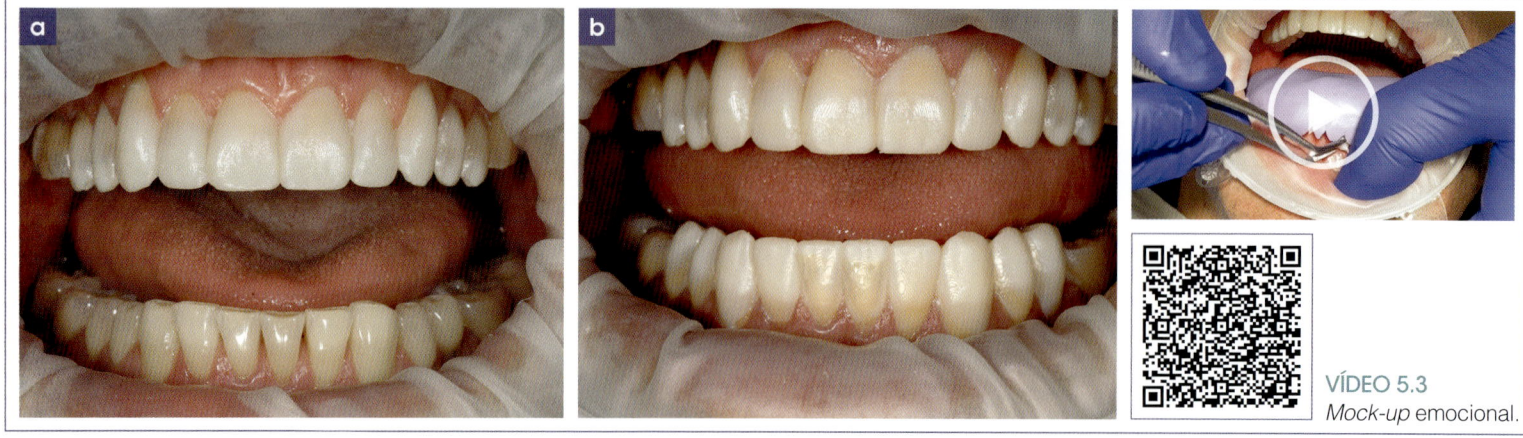

VÍDEO 5.3
Mock-up emocional.

FIGURA 5.120 a) *Mock-up* emocional superior de 1.5 a 2.5 una vez retirada la llave de silicona. b) *Mock-up* emocional inferior de 3.5 a 4.5 una vez retirada la llave de silicona.

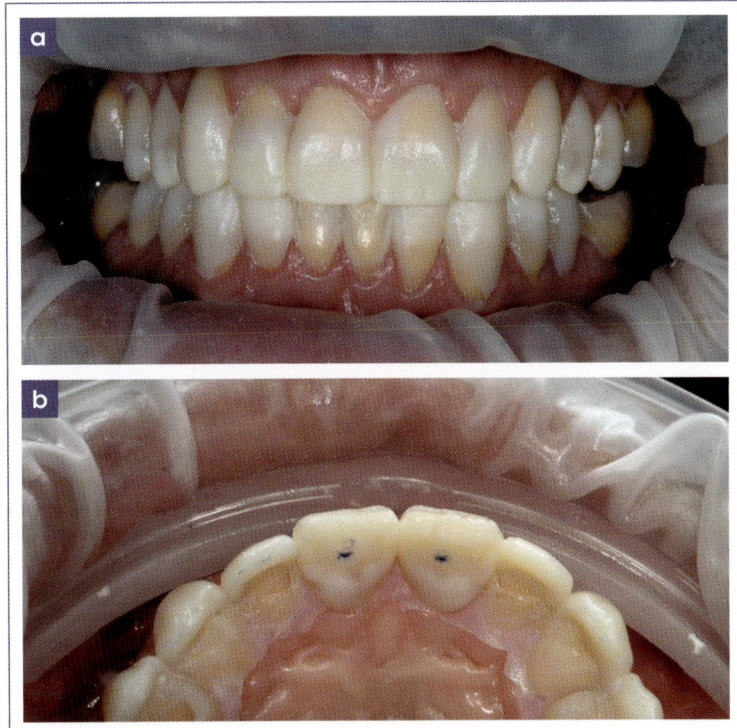

FIGURA 5.121 a) Valoración de la nueva longitud de los dientes anteriores en el plano frontal. b) Análisis de la relación del borde incisal superior con el borde interno del bermellón del labio inferior.

Se realizó la valoración estética y funcional de acuerdo con los criterios establecidos en el paciente analógico (Figs. 5.121, 5.122).

Una vez verificado el espacio restaurador y confirmada la repetición de los contactos palatinos con los cóndilos asentados en la posición de RC, se bloquea la posición con composite. Recordemos que el único contacto existente en el *mock-up* **emocional es el que se produce entre los incisivos inferiores y con el 1.1 y el 2.1**. A continuación, se toman nuevas impresiones digitales de ambas arcadas y a su vez un nuevo registro intermaxilar virtual (*bite scan*) (Figs. 5.123, 5.124, Vídeo 5.4).

FIGURA 5.122 a) Evaluación del espacio restaurador, sobremordida y resalte. b) Al indicar al paciente abrir y cerrar varias veces con el papel de articular interpuesto en los dientes anteriores, se puede apreciar como el contacto en la cara palatina de los dos incisivos centrales superiores se reproduce siempre en la misma posición. Ello permite confirmar el asentamiento de los cóndilos en la fosa en la posición de RC.

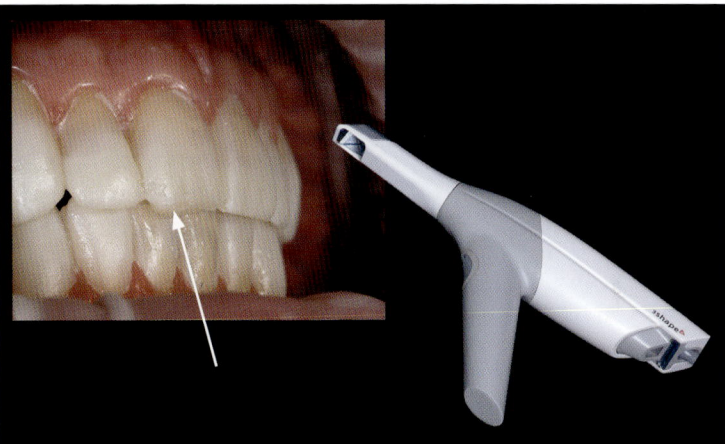

FIGURA 5.123 Después de haber confirmado la posición de RC, se bloquea con composite (de la forma descrita durante la utilización del *jig* de Lucia en el Capítulo 3) y seguidamente se toma el registro virtual de dicha posición.

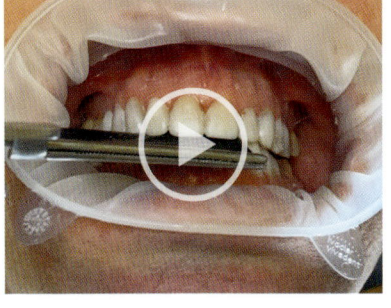

VÍDEO 5.4
Registro virtual de RC
(realizado en otro paciente).

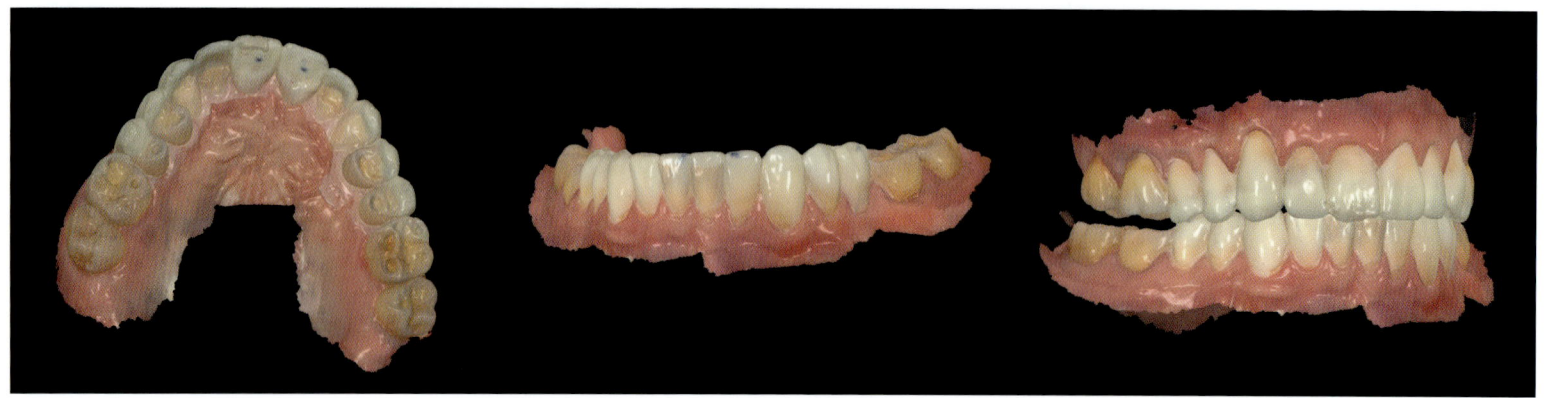

FIGURA 5.124 Impresiones digitales del *mock-up* emocional y registro virtual de RC.

FASE 2. RESTAURACIÓN ADHESIVA PROVISIONAL (*MOCK-UP* DE TRANSICIÓN)

Una vez exportados los archivos al laboratorio, el técnico realizó el encerado virtual completo utilizando como malla de referencia la impresión del *mock-up* emocional en la cavidad oral (Fig. 5.125). Seguidamente, a partir del encerado virtual se imprimieron los modelos para fabricar las llaves de silicona, que luego fueron utilizadas en clínica para la elaboración del *mock-up* de transición de forma directa en la cavidad oral (Figs. 5.126, 5.127).

De forma rutinaria en todos los casos, se cita nuevamente al paciente a las 48 horas para reajustar la oclusión. Al cabo de una semana se efectúa un nuevo seguimiento del paciente para valorar aspectos relacionados con la estética, la fonética y la necesidad de realizar posibles ajustes de la oclusión (Figs. 5.128, 5.129). La estabilidad oclusal en el *mock-up* de transición es un requisito fundamental para poder seguir adelante con el proceso restaurador definitivo. Por este motivo, en algunos sujetos pueden ser necesarios varios ajustes antes de conseguir dicha estabilidad. Recordemos que el **_mock-up_ de transición se comporta como una plataforma estable a partir de la cual de forma progresiva iremos remplazando segmentos (en 4 etapas) por las restauraciones definitivas de forma predecible.**

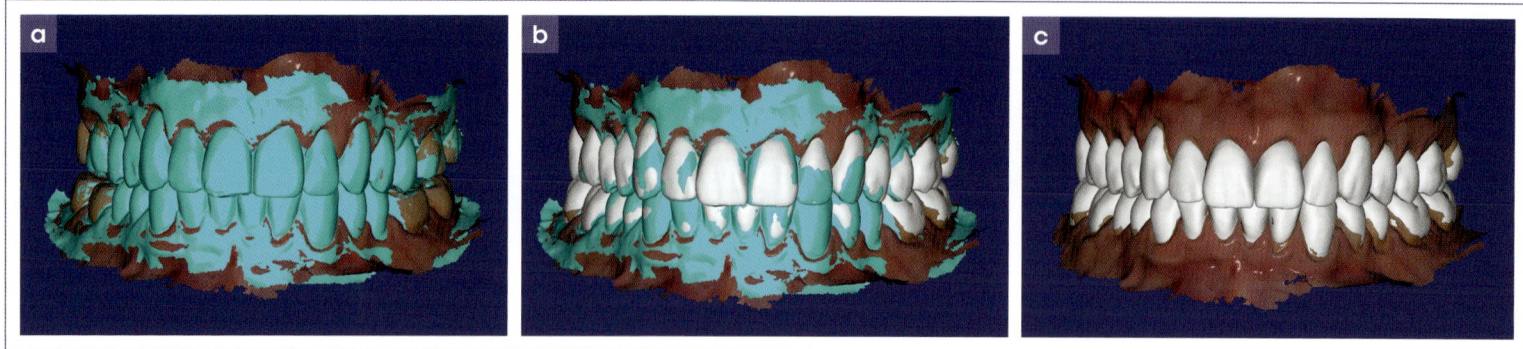

FIGURA 5.125 Encerado virtual completo. a) En azul, malla del *mock-up* emocional (se emplea como malla de referencia). b) Encerado virtual antes de retirar la malla de referencia. c) Encerado virtual completado una vez retirada la malla de referencia.

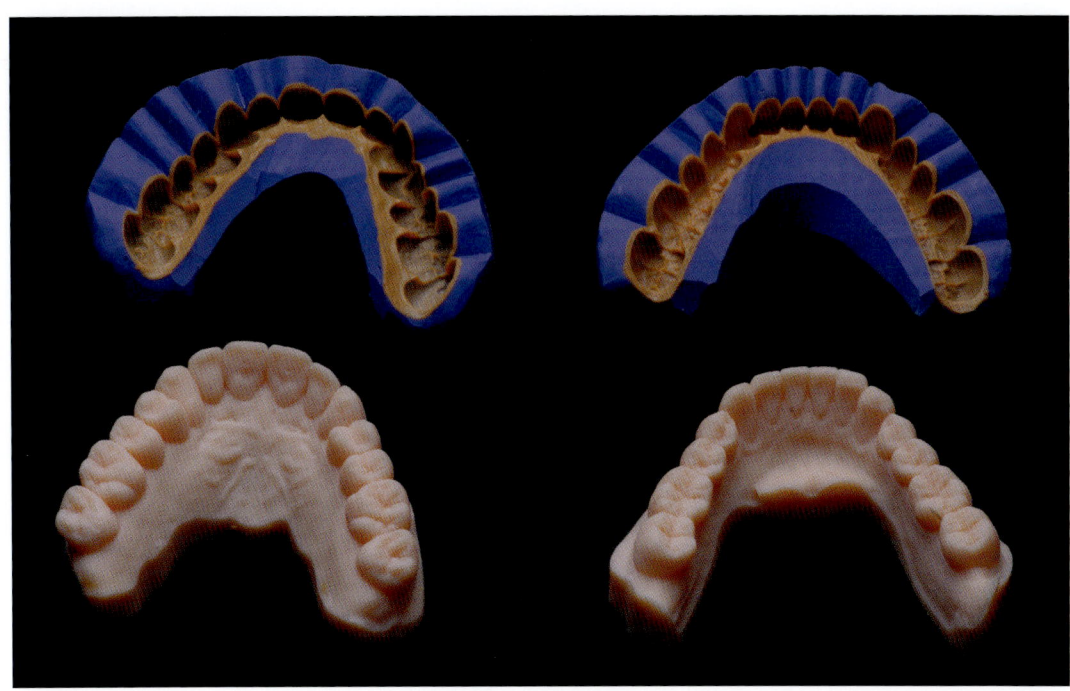

FIGURA 5.126 Llaves de silicona elaboradas a partir de los modelos impresos una vez completado el encerado virtual para llevar a cabo de forma directa el *mock-up* de transición.

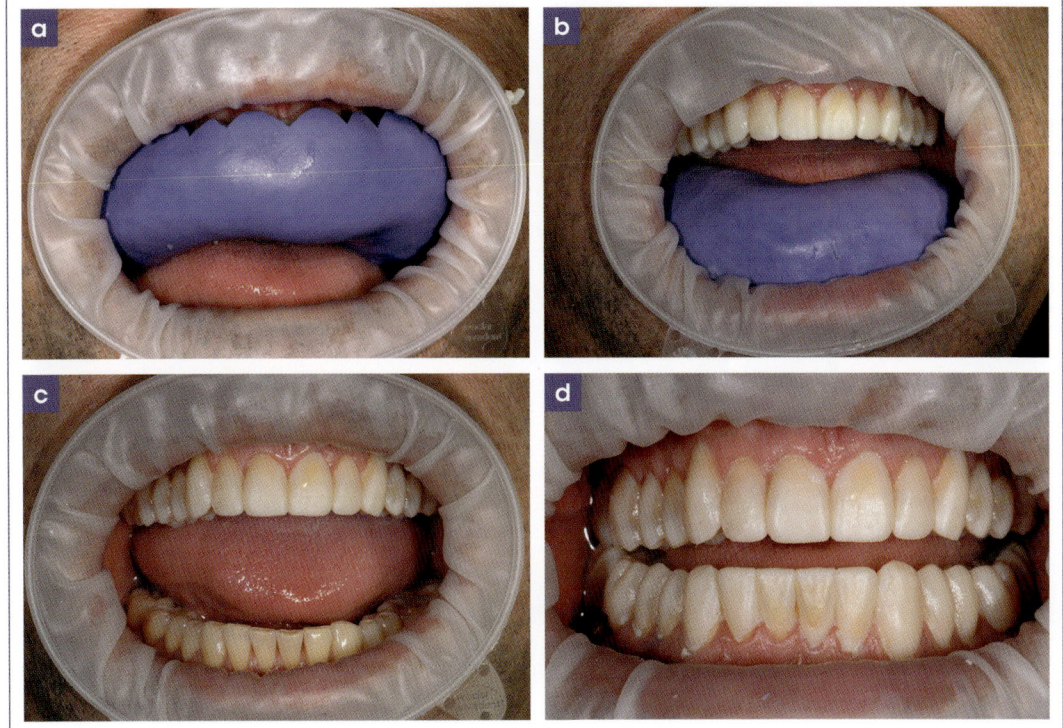

FIGURA 5.127 a,b) Realización del *mock-up* con las llaves de silicona. c,d) Aspecto final antes de eliminar el excedente de material bisacrílico.

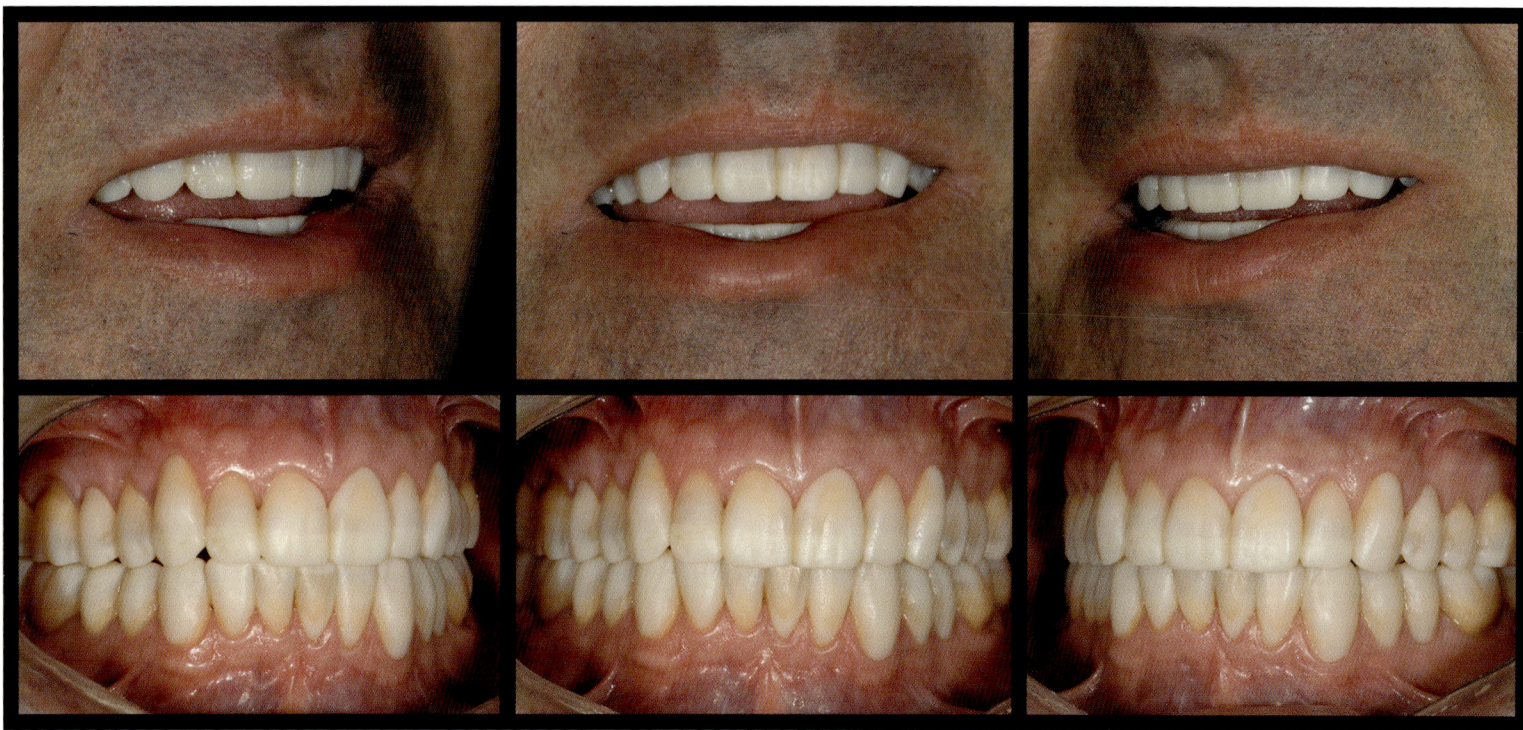

FIGURA 5.128 Diferentes aspectos donde se muestra la integración estética y biológica del *mock-up* de transición a las dos semanas de su colocación en la cavidad oral.

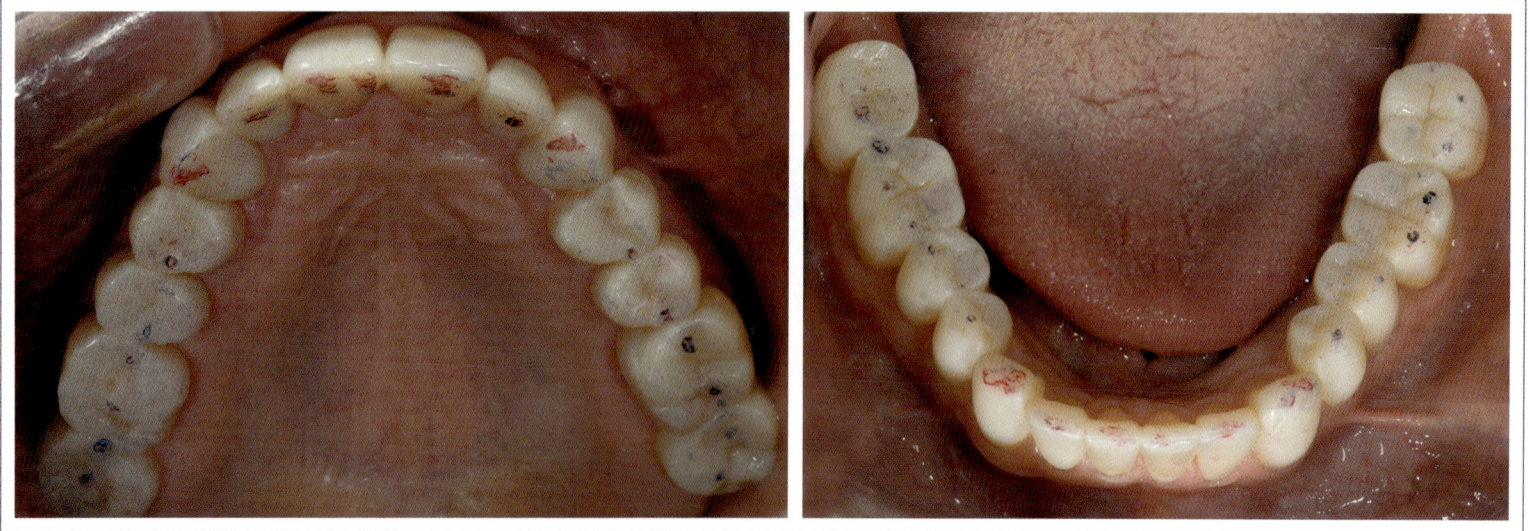

FIGURA 5.129 *Mock-up* de transición una vez funcionalizado al cabo de dos semanas. Los puntos azules representan los contactos oclusales en MI = RC y las líneas rojas en los dientes anteriores las trayectorias de disoclusión.

FASE 3. RESTAURACIONES ADHESIVAS DEFINITIVAS

El flujo digital que emplearemos durante las 4 etapas de la restauración definitiva es básicamente similar al ya descrito en el caso clínico analógico, a excepción de la toma de impresiones y registros que se realizarán de forma digital. Las llaves utilizadas para calibrar el espacio restaurador pueden diseñarse virtualmente y **luego imprimirlas** (Sartori *et al.*, 2022), aunque también pueden ser elaboradas directamente utilizando una silicona pesada de adición sobre un modelo impreso. Puesto que las llaves para calibrar el espacio restaurador tienen que estar disponibles antes de cada una de las 4 citas en las que se van a efectuar las preparaciones dentarias, es necesario escanear con antelación la arcada dentaria que está involucrada en dichas preparaciones.

Recordemos que al representar el *mock-up* de transición el contorno final que deberían tener las futuras restauraciones, el archivo (STL o PLY) obtenido a partir de la impresión digital de dicho *mock-up* **será la referencia que empleará el técnico de laboratorio para diseñar virtualmente las llaves para calibrar el espacio restaurador. Una vez diseñadas se procederá a su impresión**. A su vez, es necesario disponer también de un modelo impreso para la construcción sobre el mismo de una llave de silicona pesada de adición que permitirá crear de forma directa las restauraciones provisionales en la cavidad oral.

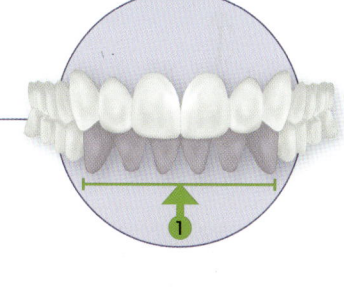

Restauración de dientes anteriores inferiores

Llaves impresas y llave de silicona para los provisionales

Una vez confirmada la estabilidad del *mock-up* de transición, en la misma cita se escaneó la arcada inferior (Fig. 5.130) y se exportó el archivo (PLY en este paciente) al laboratorio. A partir del modelo virtual obtenido, el técnico diseñó virtualmente las llaves de control de reducción y procedió a su impresión (Fig. 5.131). También se imprimió un modelo virtual de la arcada inferior para elaborar la llave de silicona para la posterior fabricación de las restauraciones provisionales de forma directa (Fig. 5.132).

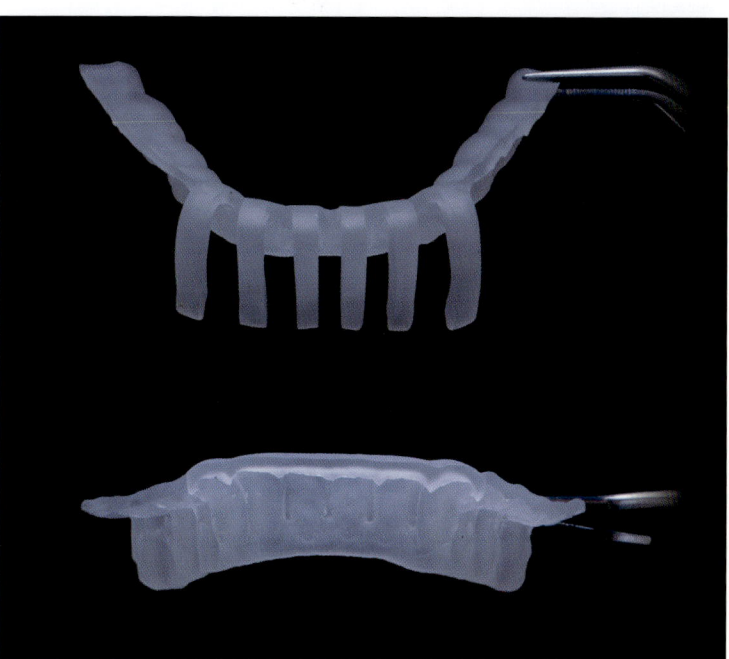

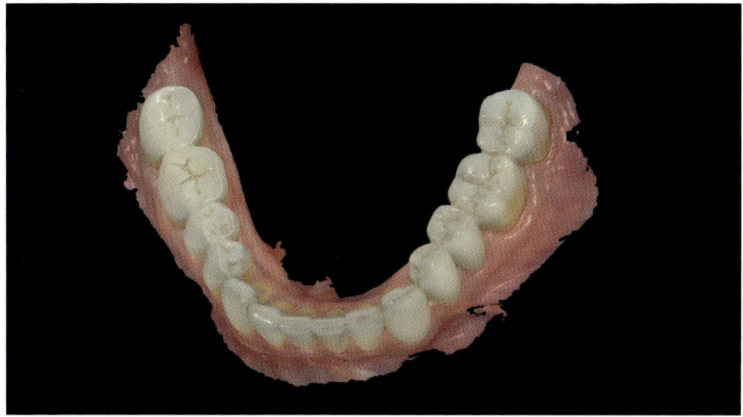

FIGURA 5.130 Escaneado de la arcada inferior con el *mock-up* de transición.

FIGURA 5.131 Llaves digitales impresas para calibrar el espacio restaurador creado durante la preparación dentaria.

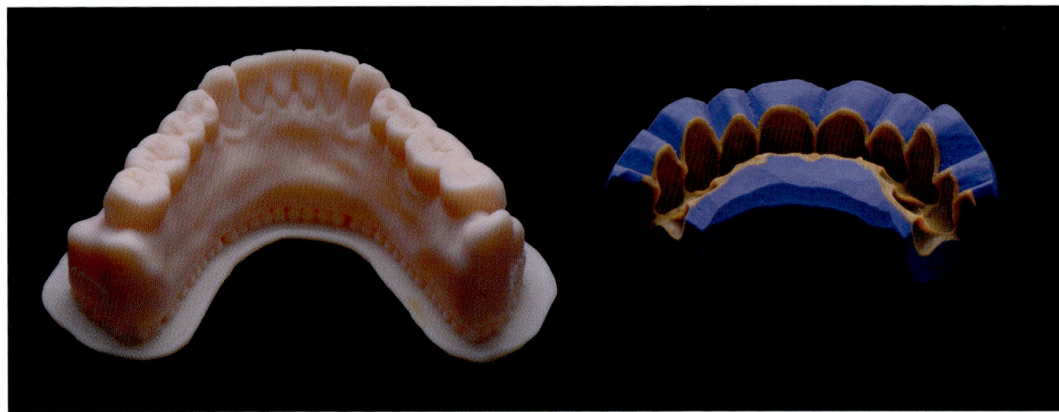

FIGURA 5.132 Llave de silicona elaborada sobre el modelo impreso del *mock-up* de transición de la arcada inferior para la fabricación de las restauraciones provisionales.

Preparaciones

La preparación dentaria se efectuó a través del *mock-up* de transición con fresas calibradas de la misma forma previamente descrita en el paciente analógico (Fig. 5.133). El espacio restaurador generado se confirmó mediante las llaves impresas (Fig. 5.134).

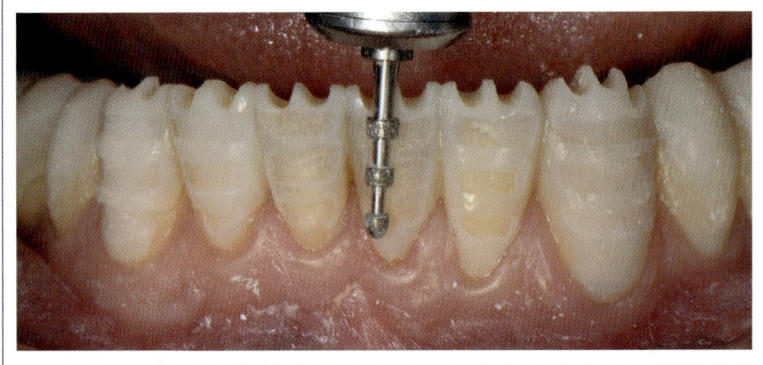
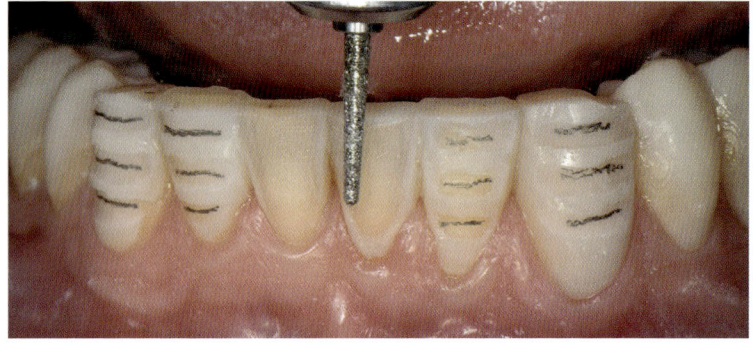

FIGURA 5.133 Preparación con fresas calibradas a través del *mock-up* de transición.

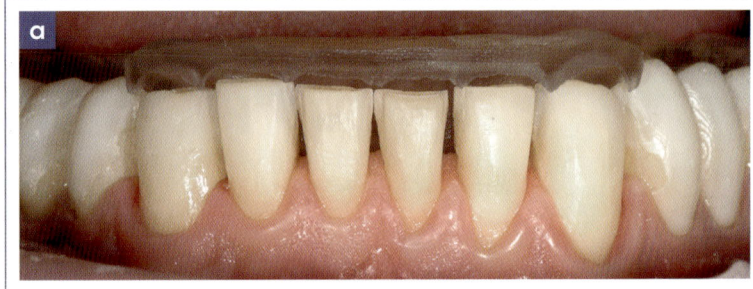
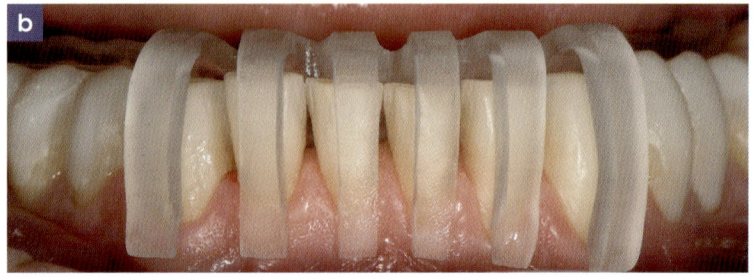

FIGURA 5.134 Llaves impresas. a) De reducción incisal. b) De reducción vestibular.

Impresiones y registro intermaxilar

Una vez efectuadas las impresiones digitales de la arcada inferior con las preparaciones y de la arcada antagonista (Fig. 5.135), se tomaron los registros digitales de mordida (*bite scans*) simplemente manteniendo el contacto entre ambas arcadas dentarias en máxima intercuspidación (recordemos que la MI coincide con la posición de los cóndilos en RC). Para asegurarnos de que el paciente mantiene la posición de MI = RC sin cambios durante la toma de dicho registro de mordida, previamente **se puede fijar dicha posición con un material de registro a base de PVS entre los dientes preparados y sus antagonistas** (de forma similar a la toma del registro analógico) y una vez se haya fraguado, tomar seguidamente el registro virtual (Figs. 5.136, 5.137). Para poder reproducir la posición del maxilar superior en el articulador virtual, se tomó también un registro con el analizador dentofacial (EZBow®AD2) escaneándose seguidamente su cubeta de transferencia directamente en la cavidad oral (Fig. 5.140).

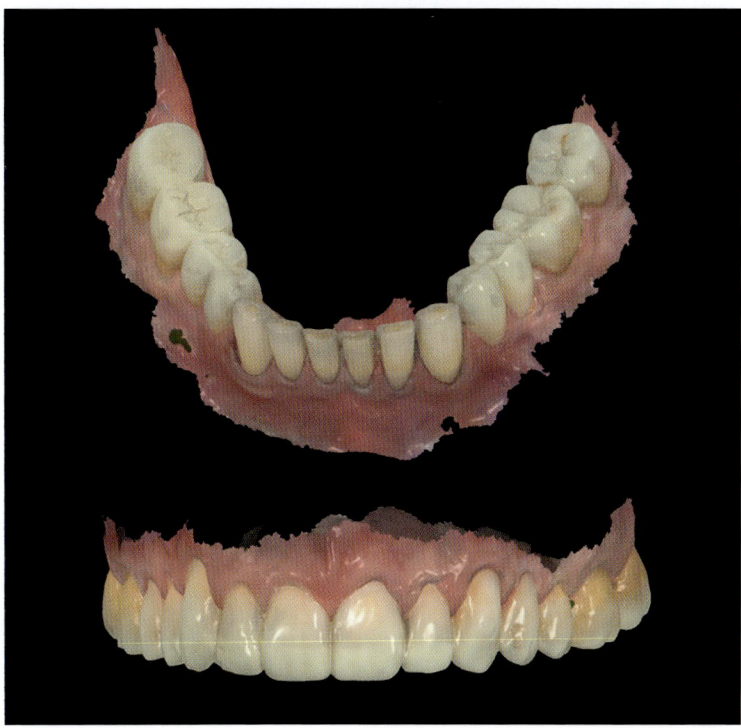

FIGURA 5.135 Impresión digital de la arcada inferior con las preparaciones de los dientes anteriores inferiores y de la arcada antagonista.

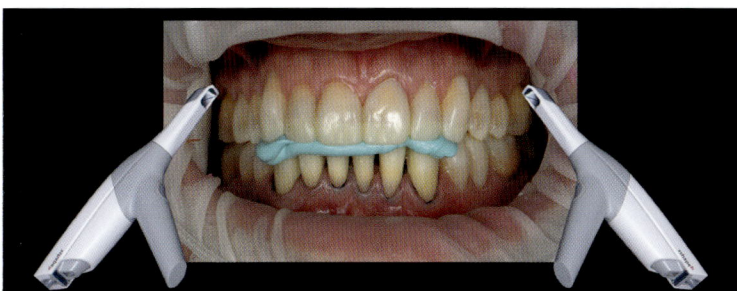

FIGURA 5.136 Registro intermaxilar virtual de RC. El material de PVS entre los dientes anteriores solamente contribuye a mantener estable la posición de MI = RC durante la toma del registro.

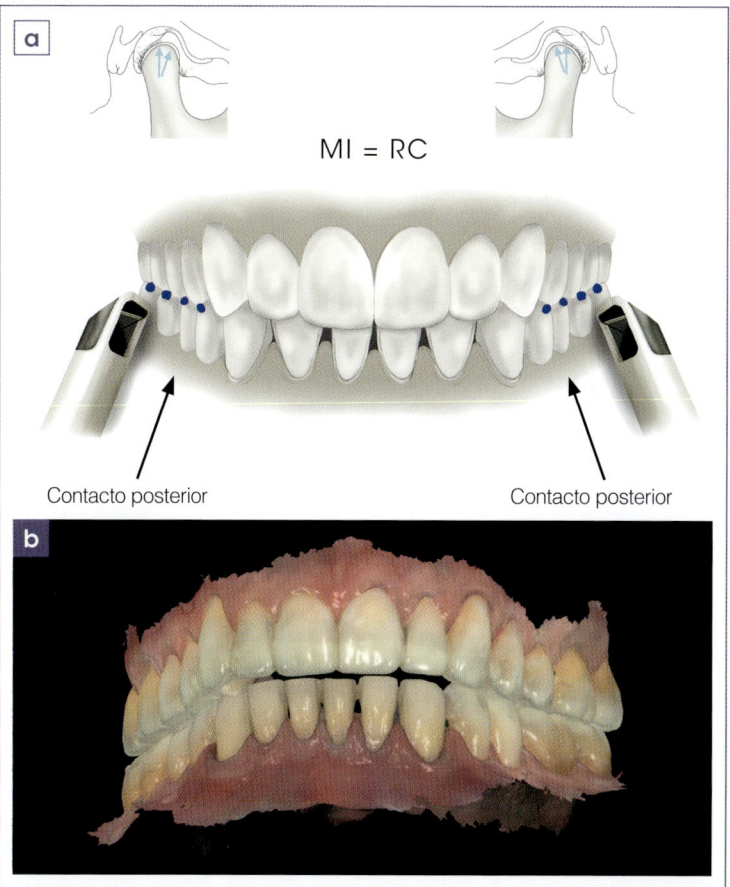

FIGURA 5.137 a) Registro digital de la relación intermaxilar de RC (*bite scans*) en la cavidad oral. Los dientes posteriores en contacto mantienen la DVO con los cóndilos en RC (MI = RC). b) Impresiones digitales relacionadas entre sí en RC mediante los *bite scans* antes de exportar al laboratorio.

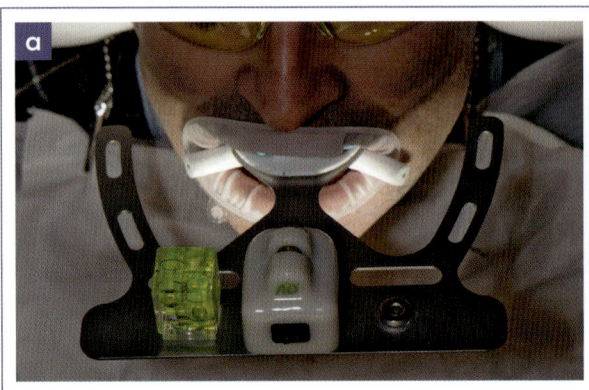
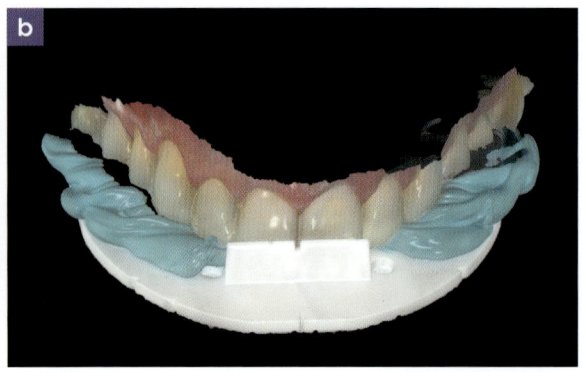

FIGURA 5.138 a) Registro con el analizador dentofacial. b) Escaneado de la cubeta de transferencia.

Provisionales

Las restauraciones provisionales se elaboraron de la misma forma descrita en el paciente analógico (Fig. 5.139).

Fase de laboratorio

Para la fabricación de las carillas vestibulares, el técnico de laboratorio, además de los modelos de trabajo y antagonista virtuales relacionados en el articulador virtual, utilizó también el modelo virtual inferior del *mock-up* de transición a modo de malla de referencia (opcionalmente se puede escanear la arcada inferior con los provisionales) (Fig. 5.140).

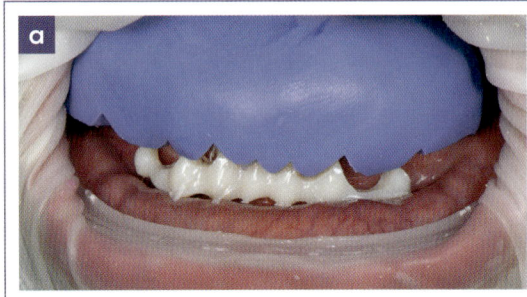
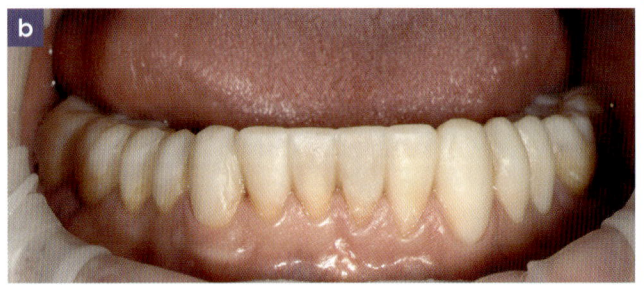

FIGURA 5.139 a) Elaboración de las restauraciones provisionales antes de retirar la llave de silicona. b) Respuesta gingival a las mismas al cabo de dos semanas.

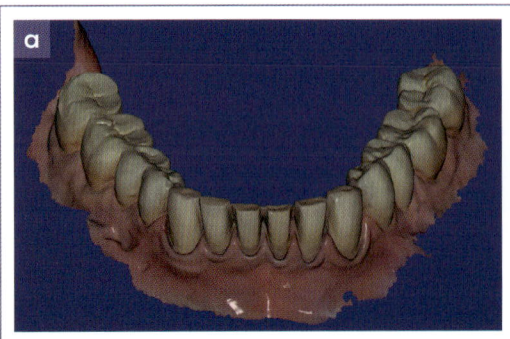
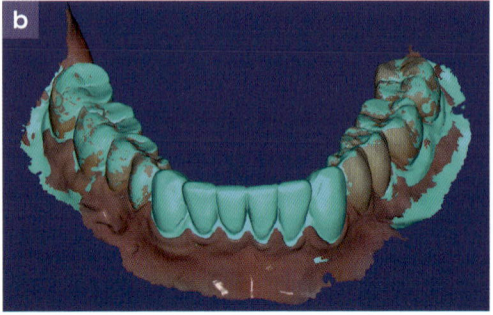
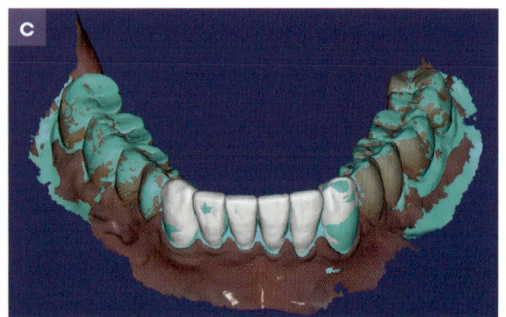

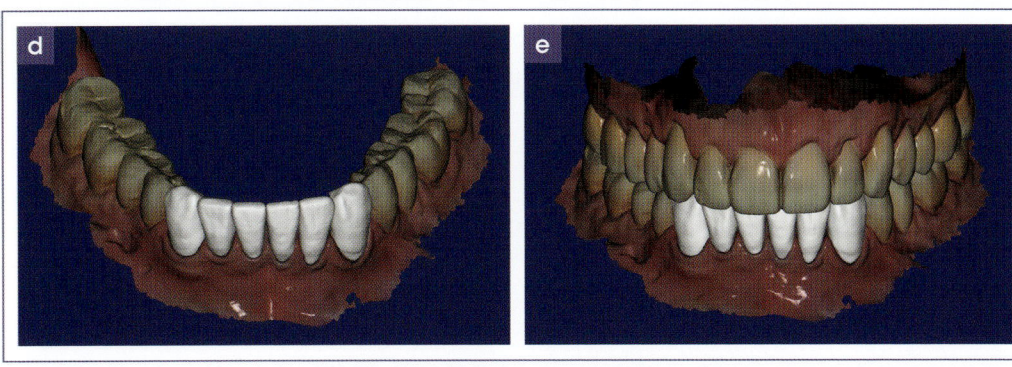

FIGURA 5.140 a) Malla del modelo inferior con las preparaciones. b) En azul, malla del *mock-up* de transición (malla de referencia que se emplea para el encerado virtual) superpuesta sobre la malla de las preparaciones. c) Encerado virtual de las carillas sobre las preparaciones con la malla de referencia d) Encerado virtual de las carillas sobre la malla de las preparaciones ya finalizado. e) Malla del modelo antagonista articulado con la malla del modelo inferior de las preparaciones con el encerado virtual de las carillas.

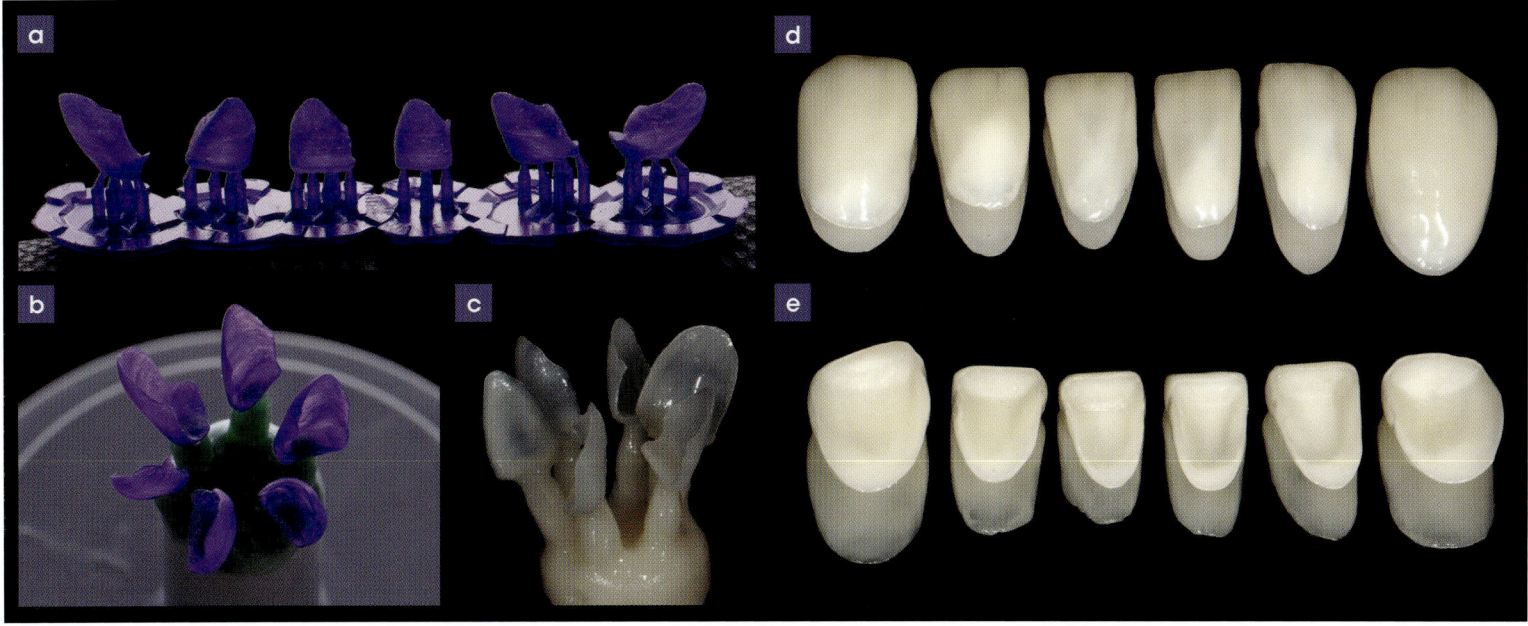

FIGURA 5.141 a,b) Carillas impresas una vez diseñadas y colocadas en el cilindro de inyección antes de su vaciado en revestimiento refractario. c) Carillas una vez inyectadas en disilicato de litio antes de cortar los jitos. d) Visión frontal y lingual de las carillas vestibulares finalizadas. Nota: las fotos a-c corresponden a las carillas vestibulares inferiores de otro caso clínico.

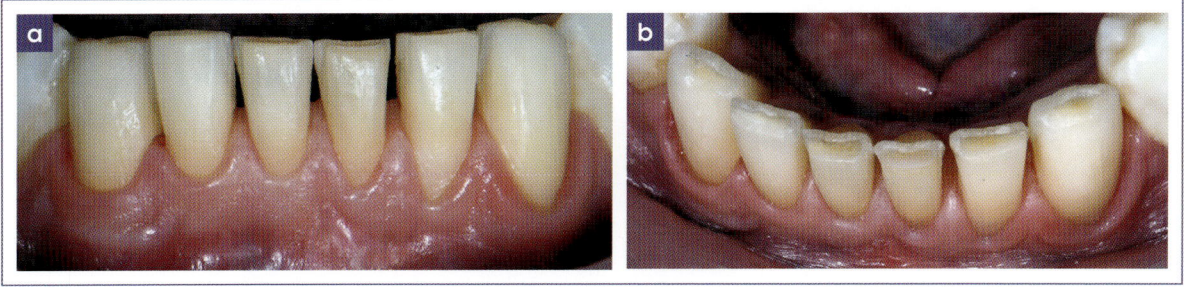

FIGURA 5.142 Preparaciones una vez retiradas las restauraciones provisionales. a) Visión vestibular. b) Visión incisal.

Procedimientos de acondicionamiento, cementado y nuevas impresiones

Una vez cementadas las carillas (Fig. 5.143), el ajuste de la oclusión se llevó a cabo mediante un ligero ajuste sustractivo de los dientes antagonistas del *mock-up* de transición (Fig. 5.144).

Una vez finalizado el cementado y verificada la oclusión, antes de abandonar el paciente la consulta, **se tomó una impresión digital del maxilar superior (recordemos que se han efectuado ligeros cambios en la oclusión en los dientes anteriores superiores)** (Figs. 5.145, 5.146). Una vez exportada al laboratorio, a partir del modelo virtual, el técnico efectuó el diseño de las llaves del control de reducción y su impresión para poder tenerlas disponibles con antelación a la cita de la preparación de los dientes anteriores superiores.

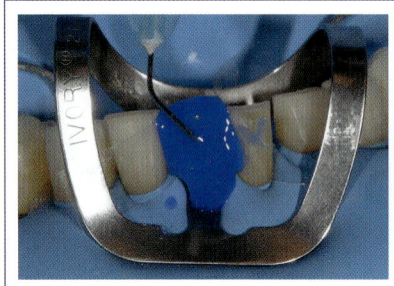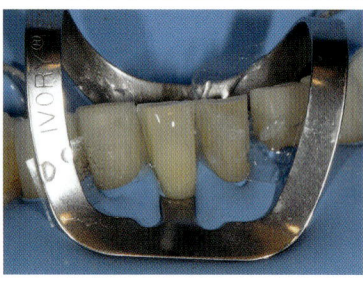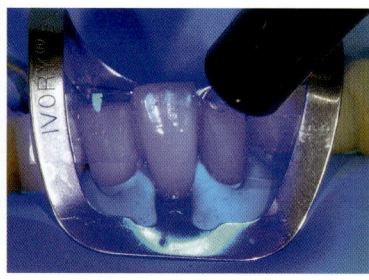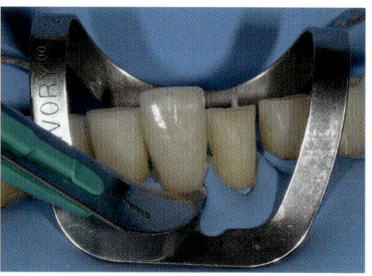

FIGURA 5.143 Secuencia de acondicionamiento dentario y cementado bajo aislamiento absoluto (Capítulo 4).

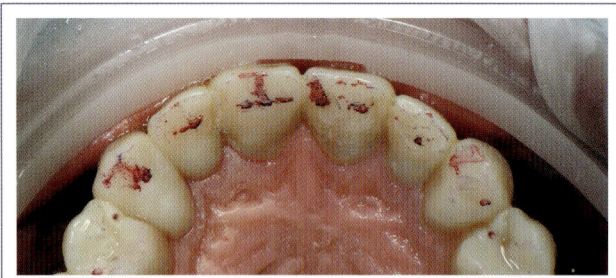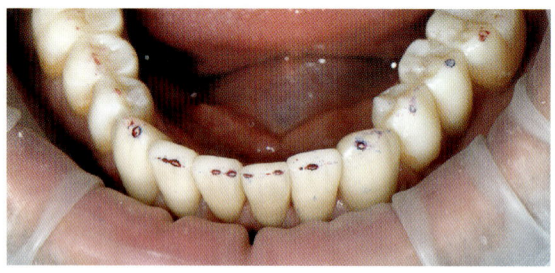

FIGURA 5.144 Se muestran los contactos obtenidos una vez finalizado el ajuste oclusal de las carillas contra el *mock-up* de transición de los dientes anteriores.

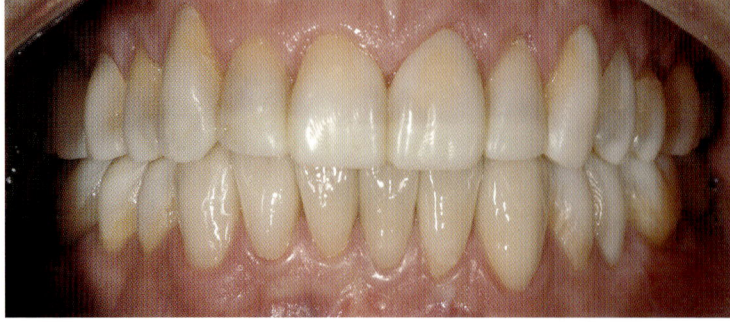

FIGURA 5.145 Aspecto de las restauraciones de los dientes anteriores inferiores una vez cementadas e integradas en el contexto funcional del *mock-up* de transición, al cabo de 15 días.

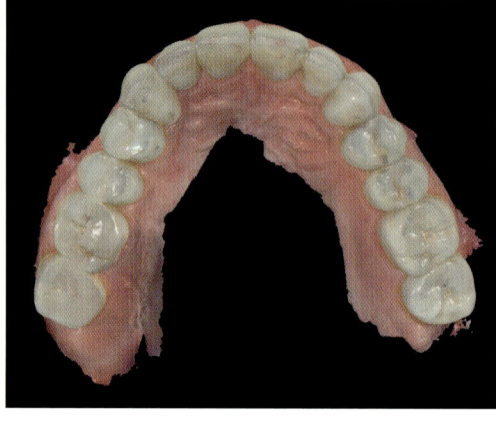

FIGURA 5.146 Impresión digital de la arcada superior con el *mock-up* de transición.

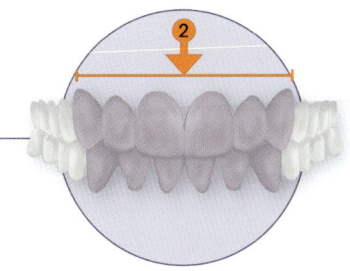

Restauración de dientes anteriores superiores

Llaves impresas y llave de silicona para los provisionales

Además de las llaves impresas para el control de reducción, el laboratorio nos envió también el modelo impreso del maxilar superior para así elaborar la llave de silicona para la posterior fabricación de las restauraciones provisionales de los dientes preparados (Figs. 5.147, 5.148).

Preparaciones

En las Figuras 5.149 y 5.150 se muestra la preparación para las restauraciones.

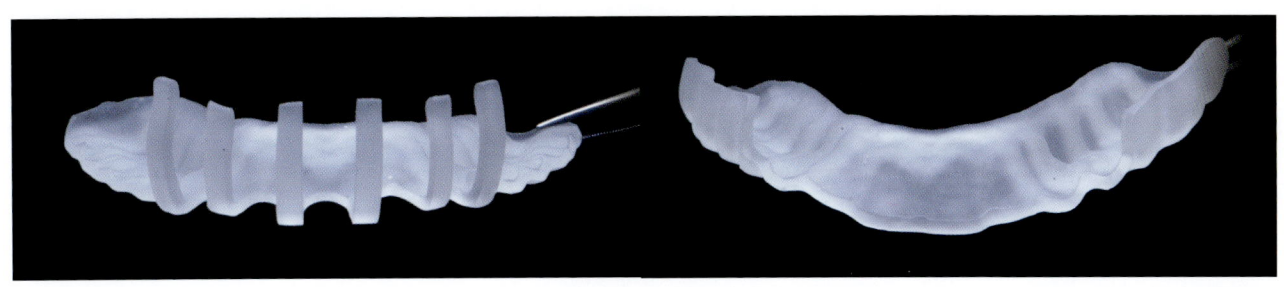

FIGURA 5.147 Llaves digitales impresas para el control de reducción.

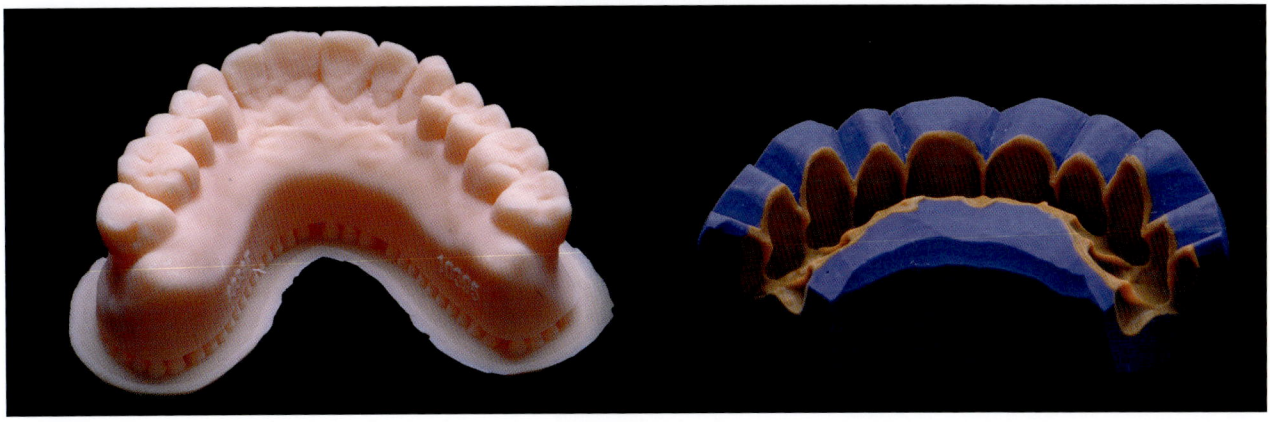

FIGURA 5.148 Llave de silicona realizada sobre el modelo impreso del *mock-up* de transición de la arcada superior para la fabricación de las restauraciones provisionales.

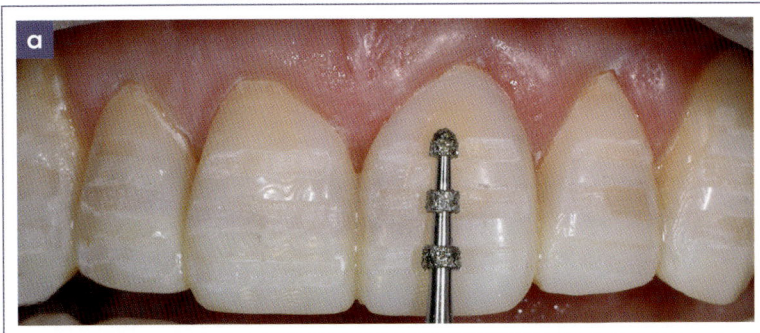

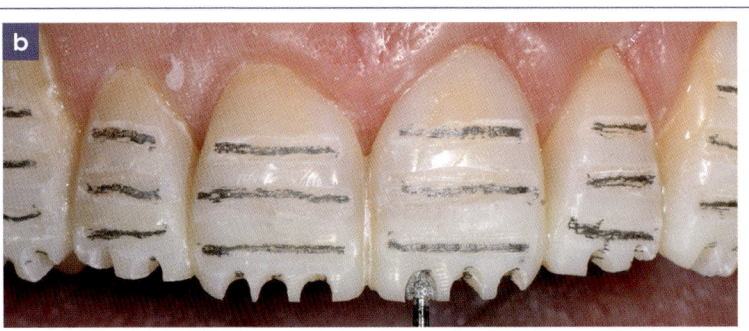

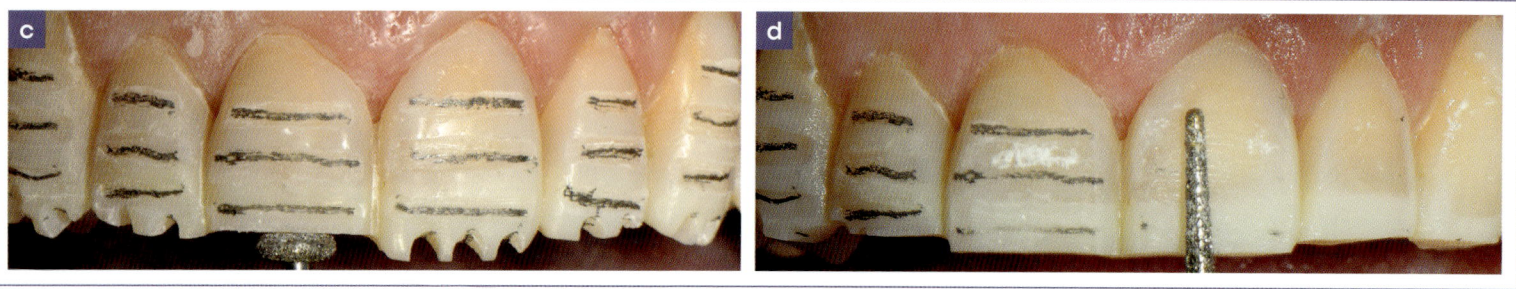

FIGURA 5.149 a) Creación de surcos de reducción vestibular sobre el *mock-up*. b) Surcos de reducción incisales. c) Reducción incisal. d) Reducción vestibular.

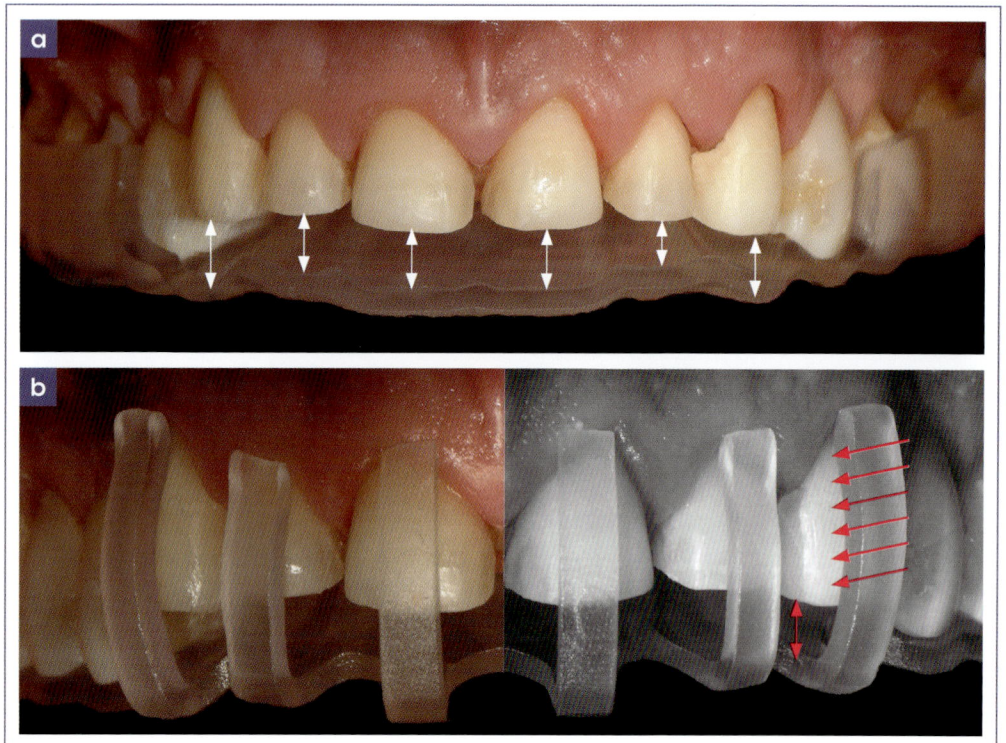

FIGURA 5.150 Evaluación del espacio restaurador con las llaves impresas. a) Valoración del espacio incisal. b) Valoración del espacio vestibular y lingual.

Impresiones y registro intermaxilar

Una vez tomadas las impresiones digitales (Fig. 5.151), se tomaron también los registros virtuales de mordida (*bite scans*), manteniendo el contacto entre ambas arcadas dentarias en máxima intercuspidación (MI = RC) de la forma ya descrita y el registro virtual de la cubeta de transferencia del analizador dentofacial (Fig. 5.152) para posicionar el modelo superior en el articulador virtual.

Provisionales

Las restauraciones provisionales también se fabricaron de forma directa con un material bisacrílico utilizando la llave de silicona previamente elaborada. Hay que **destacar la importancia de establecer no solamente la correcta adaptación a los márgenes gingivales, sino también generar el suficiente espacio en las troneras, para que las papilas interproximales, después de haber retirado el hilo**

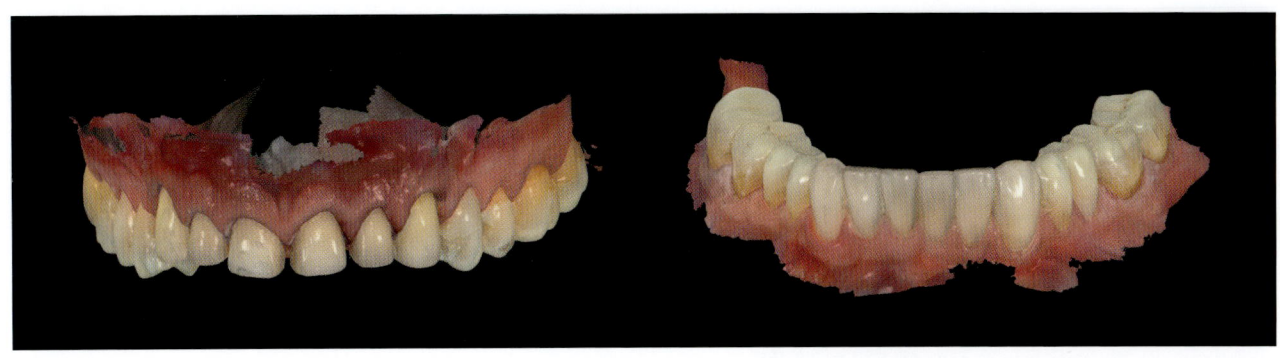

FIGURA 5.151 Impresiones digitales de la arcada superior con los dientes preparados para carillas en V de 1.3 a 2.3 y de la arcada antagonista.

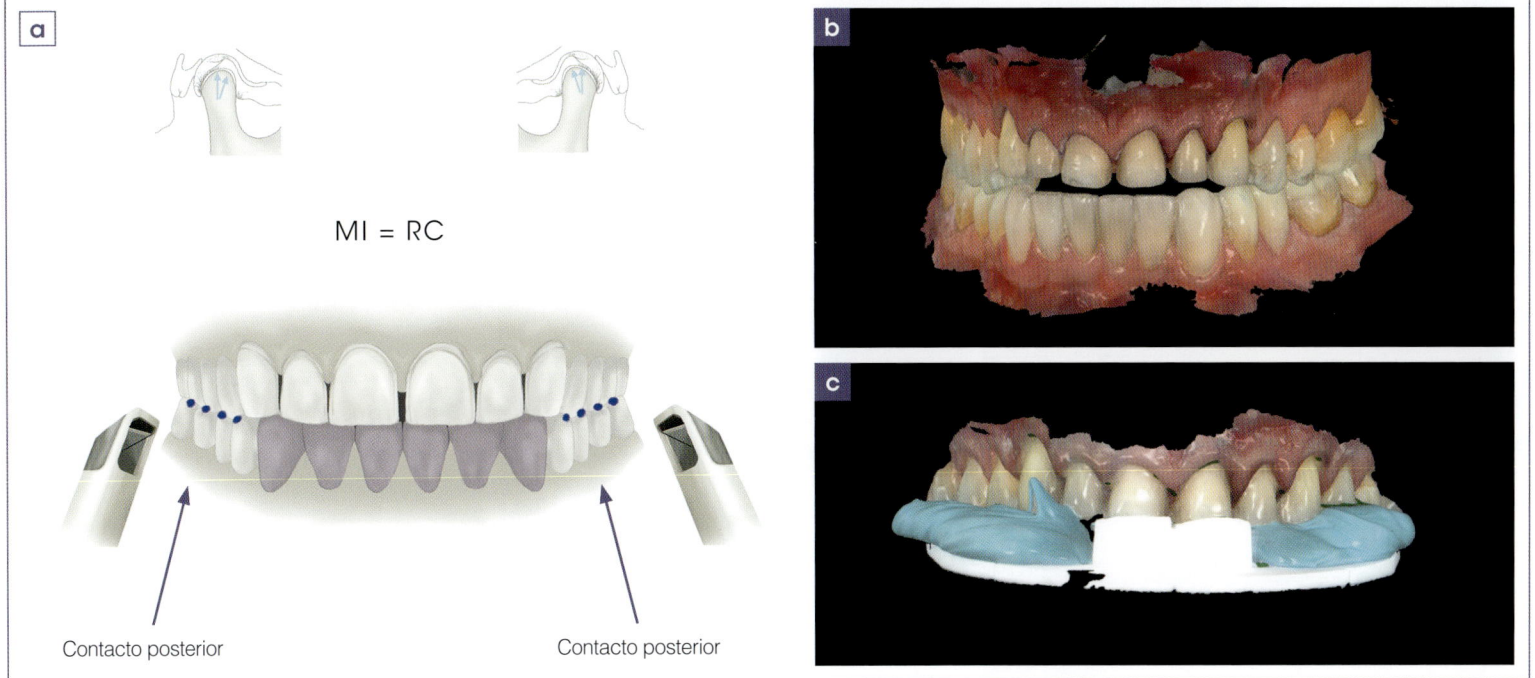

MI = RC

Contacto posterior   Contacto posterior

FIGURA 5.152 a) Registro digital de la relación intermaxilar de RC (*bite scans*). Al igual que para la restauración de los dientes anteriores inferiores, este registro se toma con los dientes posteriores en contacto manteniendo la DVO con los cóndilos en RC (MI = RC). Opcionalmente, se puede fijar la posición utilizando un material de registro a base de PVS en los dientes anteriores. b) Impresiones digitales de ambas arcadas relacionadas entre sí en RC mediante los *bite scans* antes de exportar al laboratorio. c) Escaneado de la cubeta de registro de la posición del maxilar superior.

de retracción una vez tomada la impresión digital, puedan recuperar su posición inicial y evitar la aparición de triángulos negros (Fig. 5.155). A su vez, dicho espacio interproximal a nivel de los dientes anteriores tiene que permitir el paso de la seda dental para permitir la higiene.

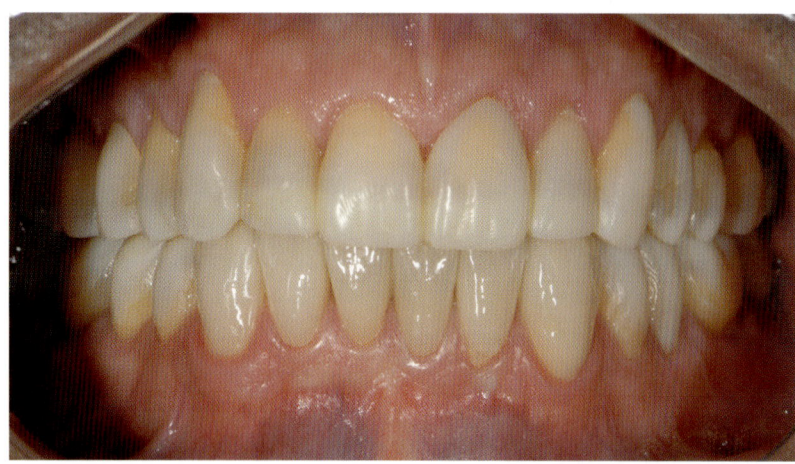

FIGURA 5.153 Respuesta de los tejidos blandos dos semanas después de la colocación de los provisionales, justo antes de su remoción para la colocación de las restauraciones definitivas.

Fase de laboratorio

En la Figura 5.154 se muestran las diferentes mallas utilizadas para la para la fabricación de las carillas en V.

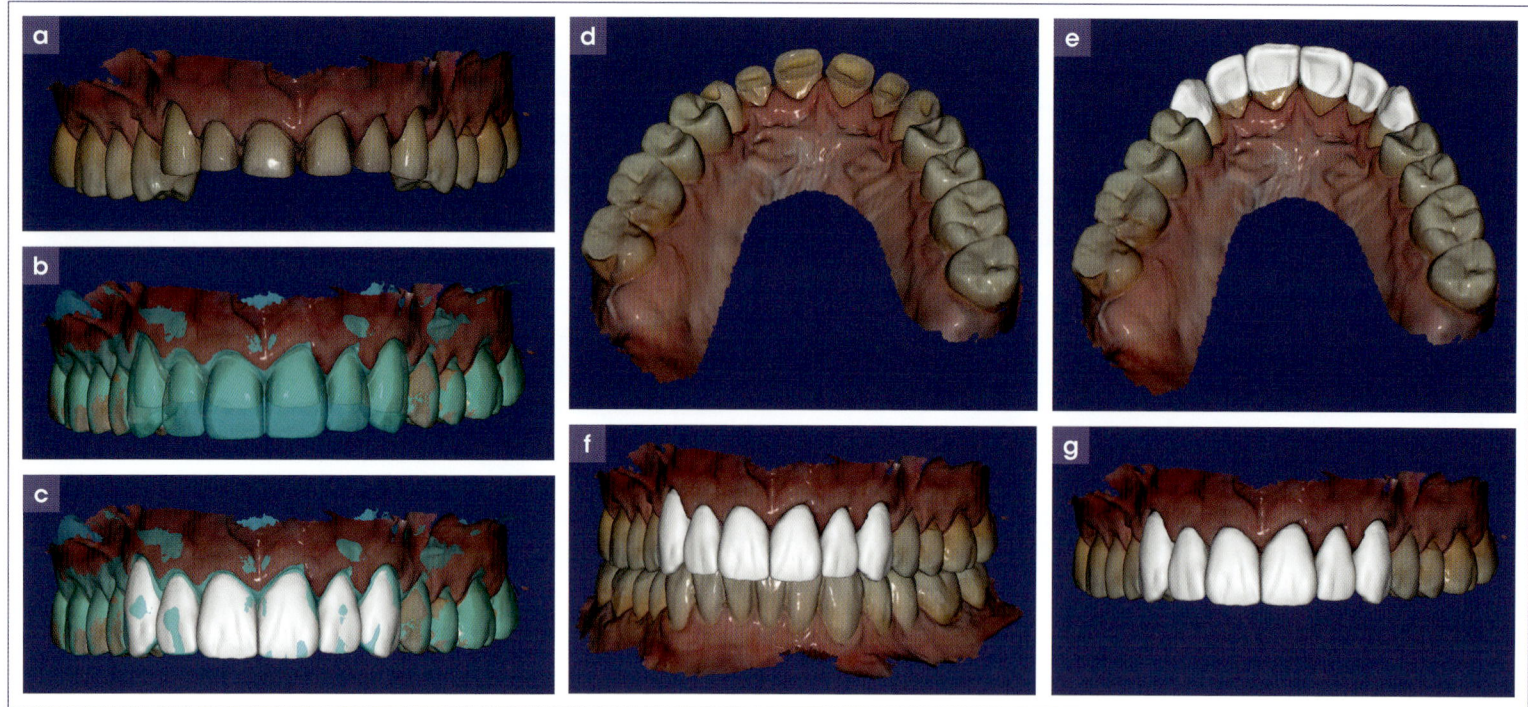

FIGURA 5.154 a) Malla del modelo superior con las preparaciones. b) En azul, malla del *mock-up* de transición (malla de referencia) superpuesta sobre la malla de las preparaciones. c) Encerado virtual de las carillas en V sobre las preparaciones con la malla de referencia. d) Visión lingual de la malla de las preparaciones donde se puede apreciar la extensión de las mismas en la cara lingual. e) Extensión lingual del encerado virtual de las carillas. f,g) Encerado virtual de las carillas sobre la malla de las preparaciones finalizado y articulado con la malla del modelo antagonista.

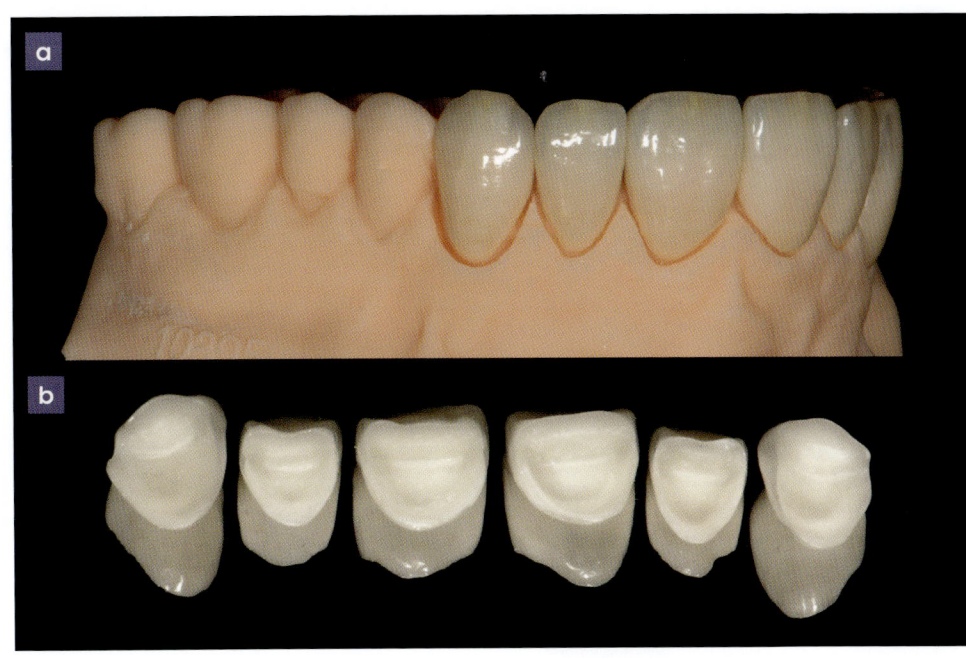

FIGURA 5.155 a) Aspecto vestibular de las carillas en V de disilicato de litio monolítico inyectadas en el modelo impreso. b) Visión interna de las mismas.

Procedimientos de acondicionamiento y cementado

Una vez finalizado el proceso de cementado (Figs. 5.156-5.159) y verificada la oclusión, **se efectuó el escaneado del maxilar inferior y se exportó al laboratorio para el diseño virtual e impresión de la llave de control de reducción** (Fig. 5.160).

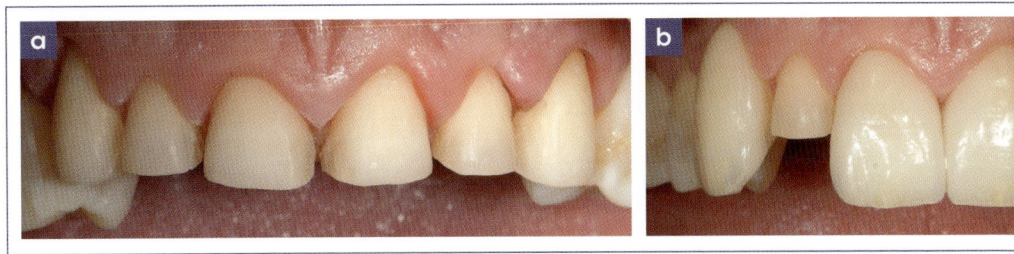

FIGURA 5.156 a) Preparaciones una vez retiradas las restauraciones provisionales. b) Valoración del color, ajuste, estabilidad y puntos de contacto de las carillas en V.

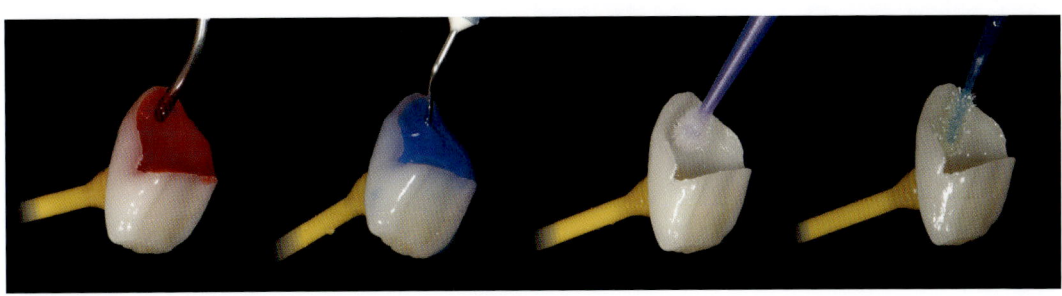

FIGURA 5.157 Acondicionamiento de las carillas (Capítulo 4).

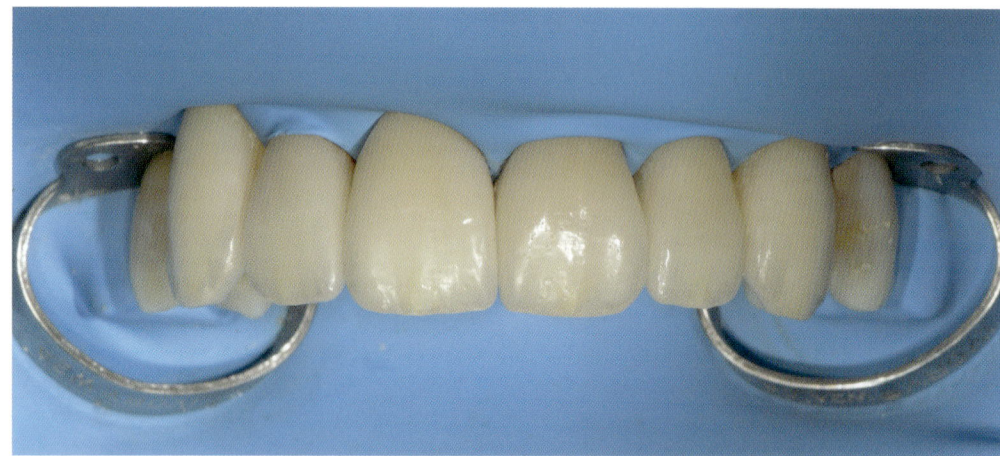

FIGURA 5.158 Una vez finalizado el cementado una por una de las carillas en V antes de retirar el dique de goma.

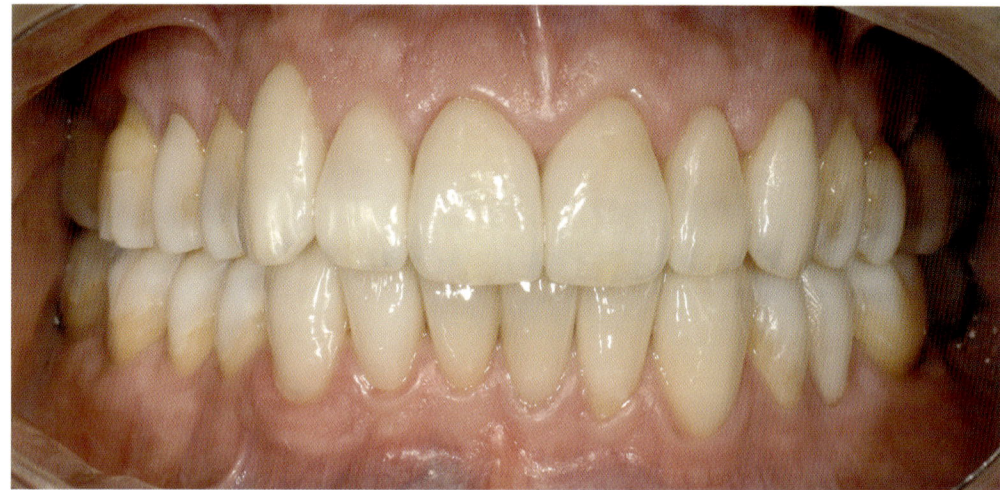

FIGURA 5.159 Restauración final de los dientes anteriores al cabo de dos semanas.

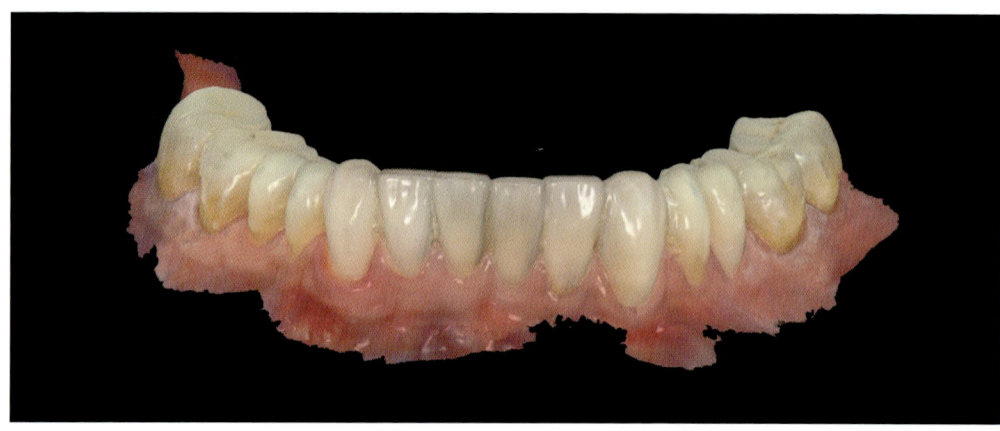

FIGURA 5.160 Escaneado del maxilar inferior. Los dientes anteriores están restaurados definitivamente y los posteriores presentan el *mock-up* de transición.

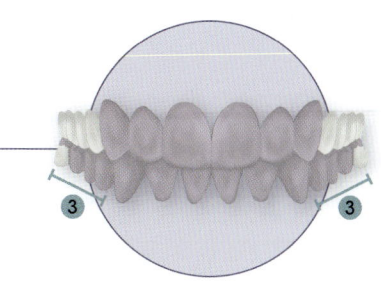

Restauración de dientes posteriores inferiores

Llave impresa y llave de silicona para los provisionales

Una vez recibida del laboratorio la llave de control de reducción y el modelo inferior impreso, se elaboraron las llaves de silicona para la posterior fabricación de las restauraciones provisionales (Fig. 5.161).

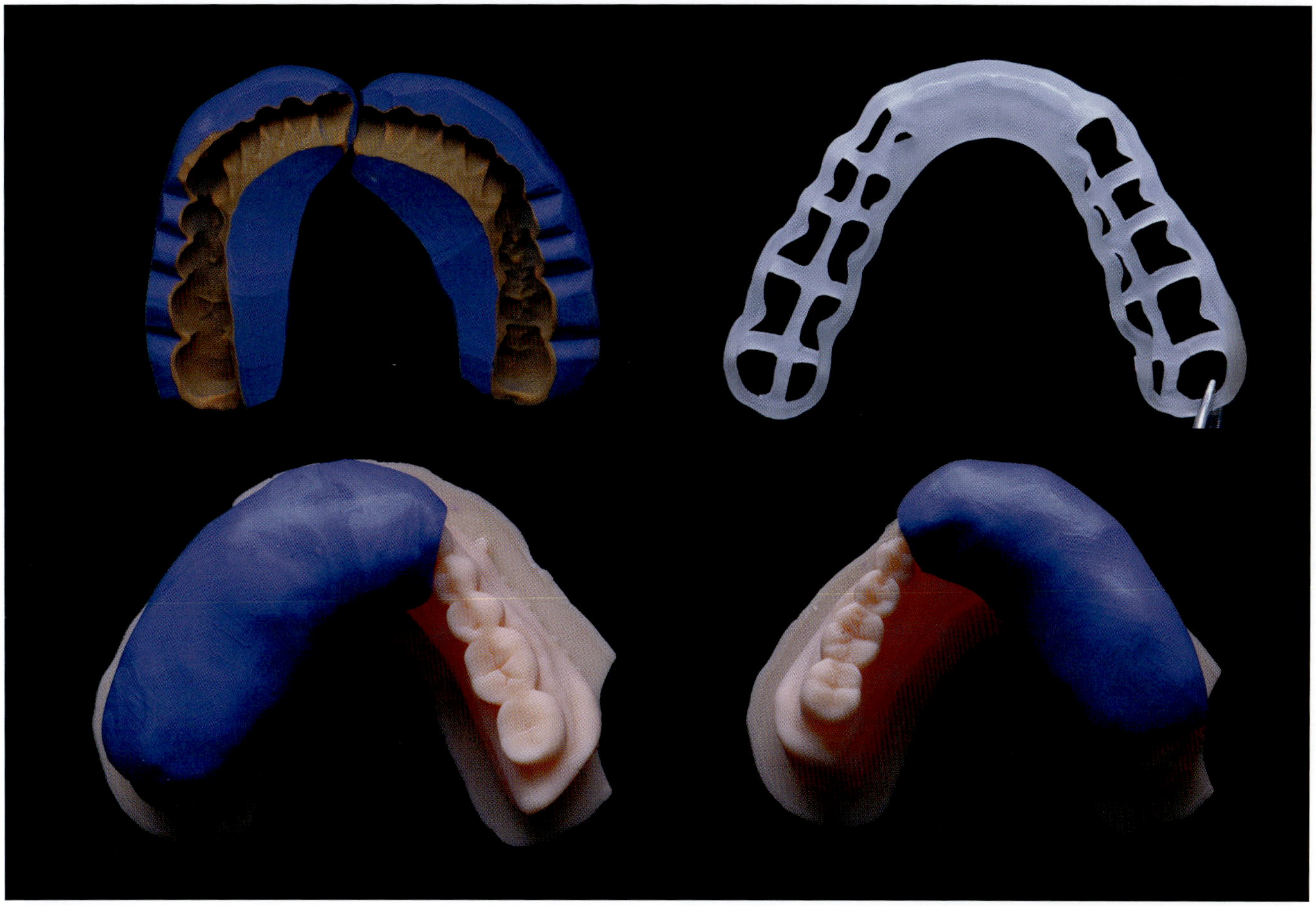

FIGURA 5.161 Llaves de silicona para la fabricación de las restauraciones provisionales y llaves digitales impresas para el control del espacio restaurador.

Preparaciones

Las preparaciones se realizaron a través del *mock-up* de transición, limitándose básicamente a **eliminar únicamente el material de las superficies oclusales de todos los dientes posteriores y a la reducción vestibular de los premolares y primeros molares**. La cara vestibular de los últimos molares se mantuvo intacta (Fig. 5.162). Los espacios restauradores oclusal y vestibular se verificaron mediante la llave impresa (Fig. 5.163).

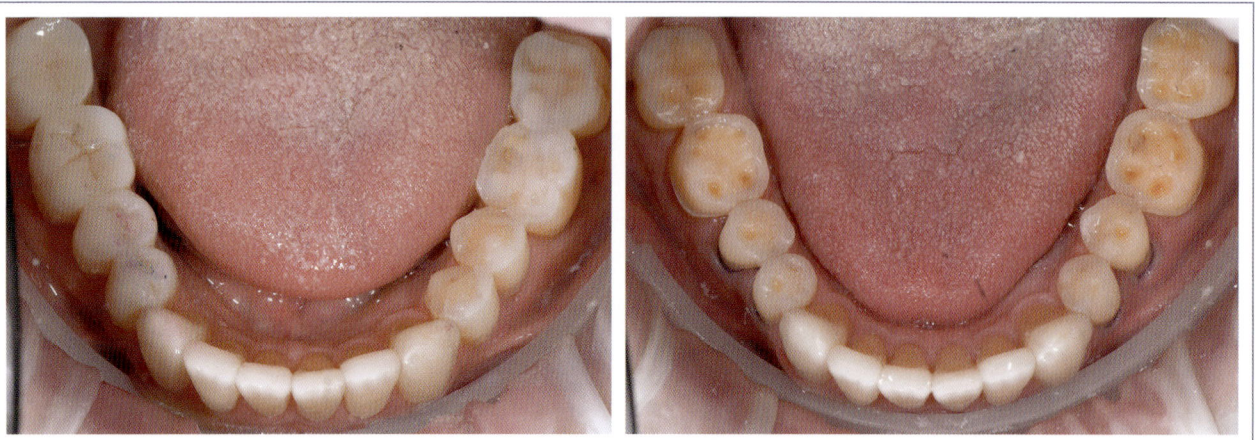

FIGURA 5.162 Preparación dentaria a través del *mock-up* de transición.

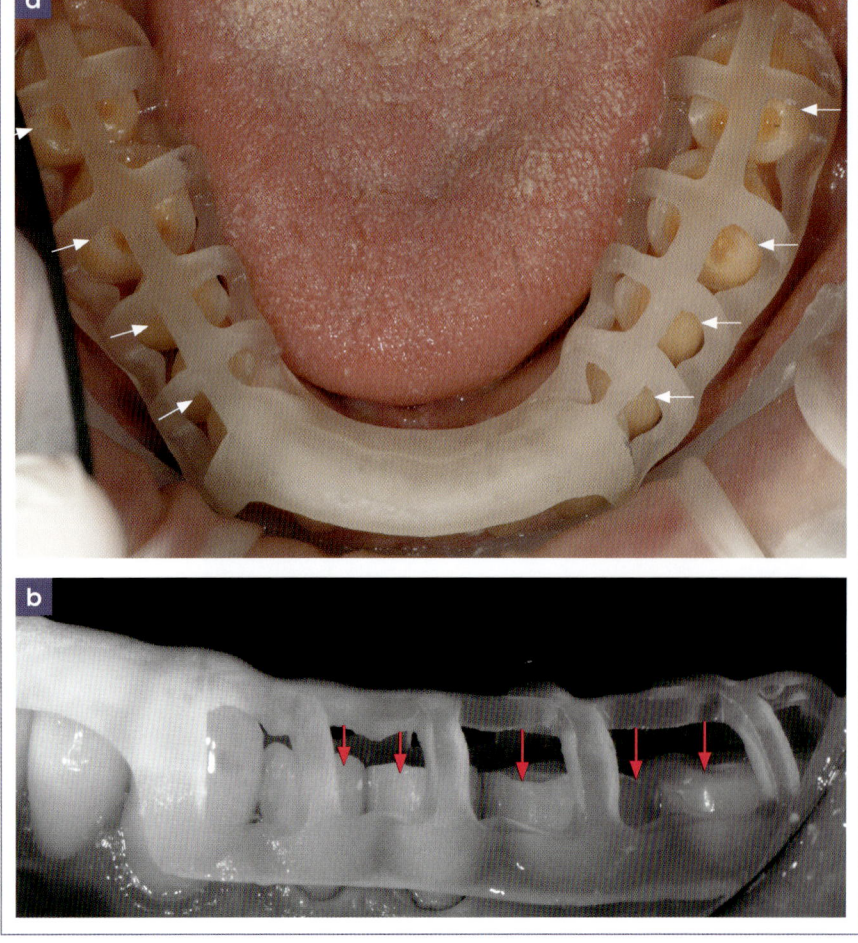

FIGURA 5.163 Se muestra el control del espacio restaurador mediante el empleo de la llave digital impresa. a) Valoración del espacio vestibular. b) Valoración del espacio oclusal.

Impresiones y registro intermaxilar

Una vez tomadas las impresiones digitales de ambas arcadas dentarias (Fig. 5.164), seguidamente se llevó a cabo el registro intermaxilar digital de RC (*bite scans*), manteniendo el contacto entre los dientes anteriores ya restaurados.

Provisionales

Con las llaves de silicona elaboradas previamente, se fabricaron las restauraciones provisionales de forma directa. El motivo por el que utilizamos dos llaves de silicona independientes, en lugar de una que abarcase la arcada completa, es que una vez cargadas con el material bisacrílico se facilita su asentamiento y estabilización sobre las preparaciones, lo que evita errores (Fig. 5.166).

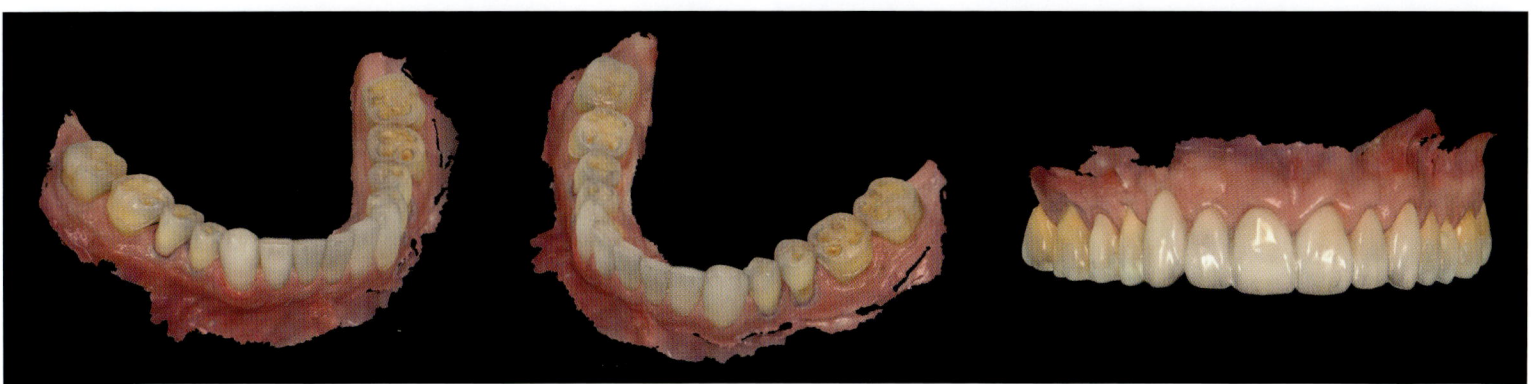

FIGURA 5.164 Impresiones digitales de la arcada inferior con los dientes posteriores preparados y de la arcada superior con los dientes anteriores ya restaurados y los posteriores con el *mock-up* de transición.

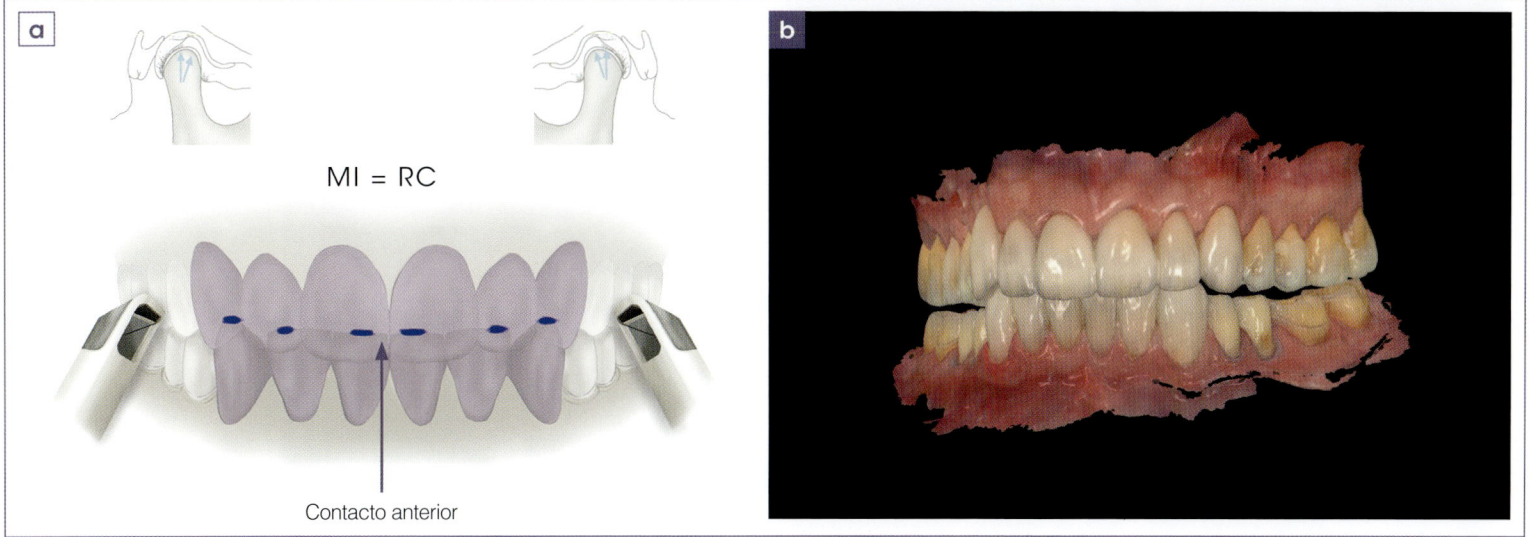

FIGURA 5.165 a) Registro intermaxilar digital en MI (*bite scans*). Debido al espacio restaurador oclusal generado en los dientes posteriores inferiores, el contacto se produce únicamente entre los dientes anteriores ya restaurados. Dicho contacto mantiene la DVO y facilita el asentamiento de los cóndilos en RC durante la toma del registro. b) Impresiones digitales de ambas arcadas dentarias relacionadas entre sí mediante el registro de mordida digital (*bite scans*) antes de enviar al laboratorio.

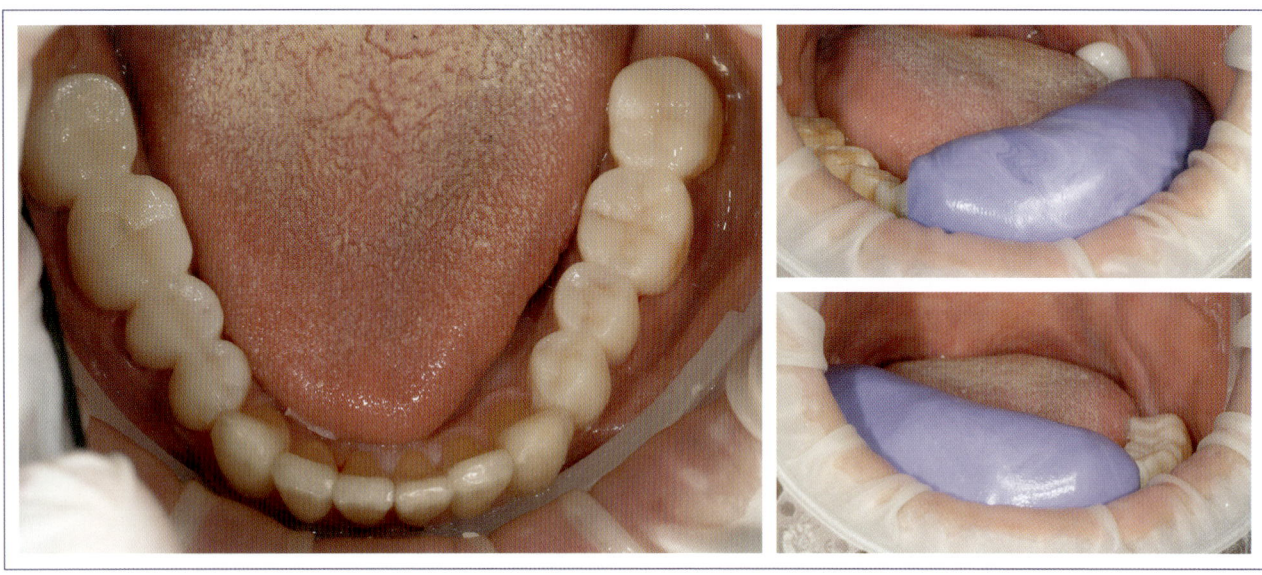

FIGURA 5.166 Elaboración de las restauraciones provisionales en la cavidad oral mediante las dos llaves de silicona.

Fase de laboratorio

En las Figuras 5.167 y 5.168 se muestra el trabajo de laboratorio.

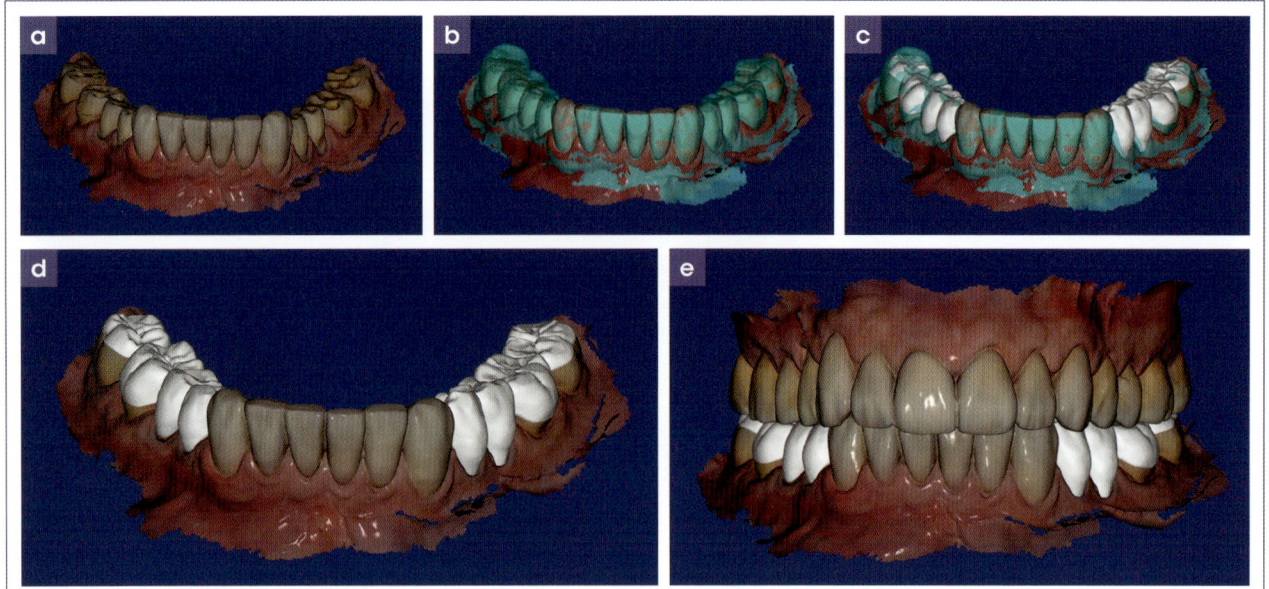

FIGURA 5.167 a) Malla del modelo inferior con las preparaciones de los dientes posteriores. b) En azul, malla del *mock-up* de transición (malla de referencia) superpuesta sobre la de las preparaciones. c) Encerado virtual de las carillas oclusovestibulares y oclusales sobre las preparaciones con la malla de referencia. d,e) Malla de las preparaciones con el encerado virtual de las carillas posteriores finalizado y articulado con la malla del modelo antagonista.

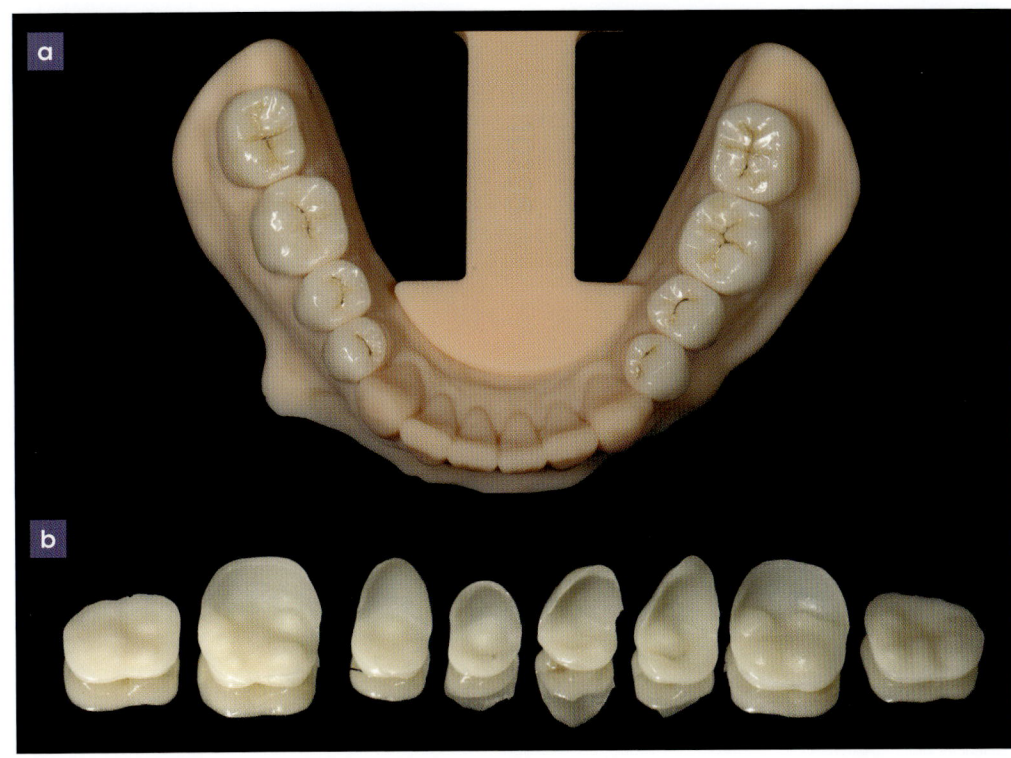

FIGURA 5.168 Carillas oclusovestibulares de disilicato de litio en los premolares y primeros molares. Carillas oclusales (*table tops*) en los segundos molares. a) Visión oclusal. b) Visión interna.

Procedimientos de acondicionamiento y cementado

En la Figura 5.169 se muestra el resultado. Antes de abandonar el paciente la cita de cementado, se tomó una impresión digital del modelo superior con los dientes anteriores ya restaurados y los posteriores con el *mock-up* de transición reajustados contra las restauraciones posteriores definitivas de la arcada inferior (Fig. 5.170). Una vez exportada al laboratorio, el técnico procedió de la misma forma descrita previamente para elaborar la llave de control de reducción de las preparaciones posteriores superiores.

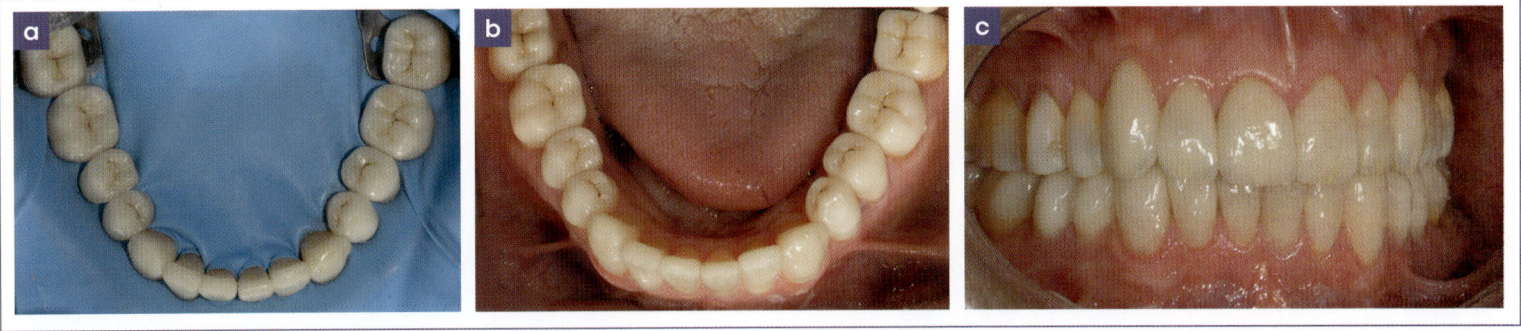

FIGURA 5.169 a) Una vez finalizados los procedimientos de adhesión antes de retirar el dique de goma. b) Visión oclusal de la arcada inferior una vez completada su restauración adhesiva. c) Vista lateral de ambas arcadas en contacto donde se puede apreciar todavía el *mock-up* de transición de los dientes posteriores superiores.

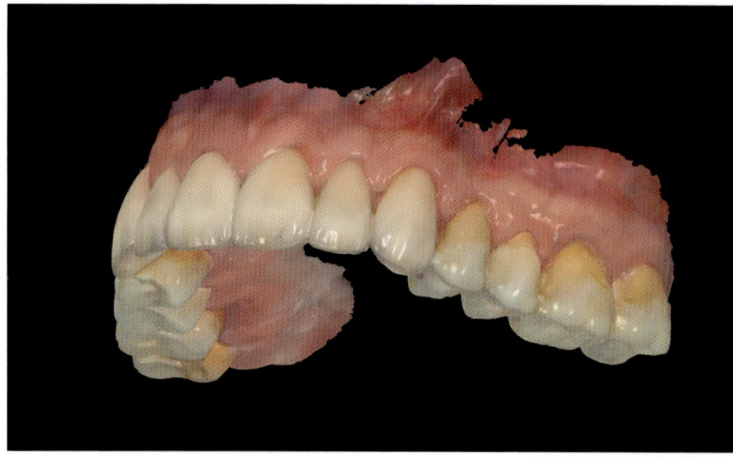

FIGURA 5.170 Impresión digital de la arcada superior.

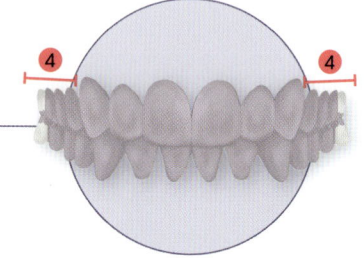

Restauración de dientes posteriores superiores

Llaves impresas y llave de silicona para los provisionales

Tanto el diseño de la llave de control de reducción impresa como las de silicona para elaborar las restauraciones provisionales son exactamente los mismos que los utilizados en la restauración de los dientes posteriores inferiores (Fig. 5.171).

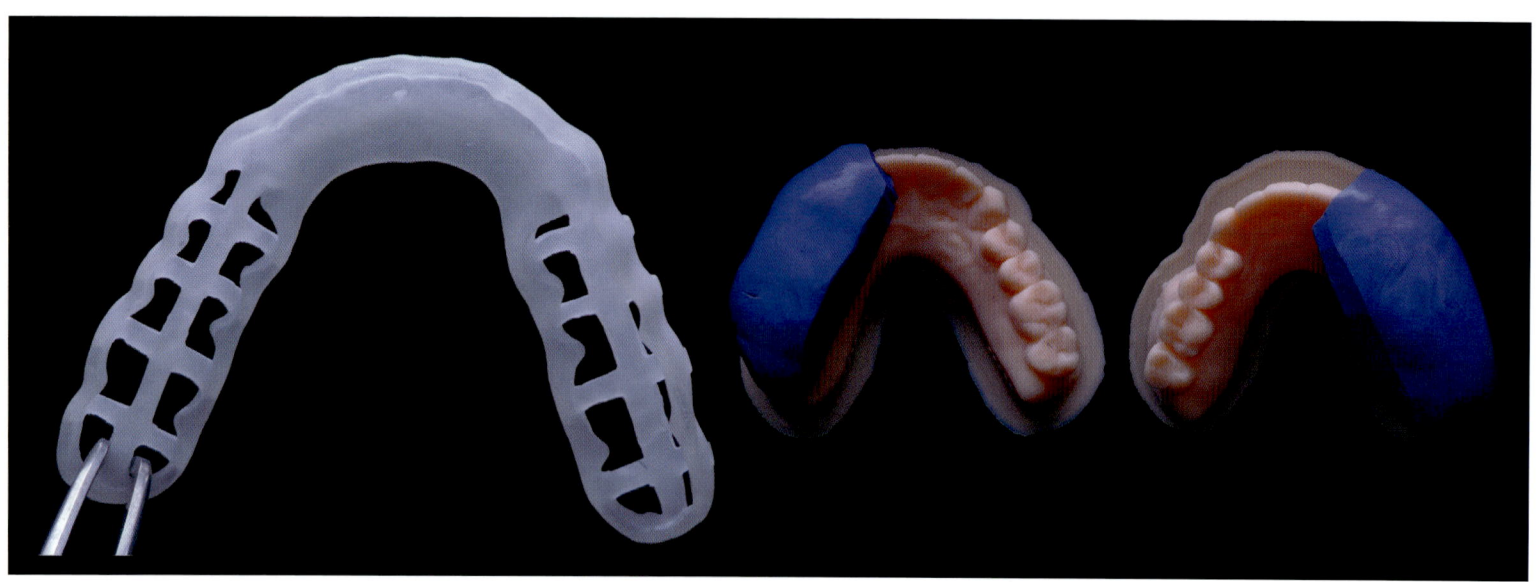

FIGURA 5.171 Se puede apreciar como el diseño de las llaves es similar al utilizado para los dientes posteriores inferiores.

Preparaciones

La preparación dentaria, al igual que en los dientes posteriores inferiores, consistió en eliminar el material del *mock-up* **de transición de las superficies oclusales de todos los dientes posteriores y en la reducción de la cara vestibular de premolares y primeros molares**. A su vez, la cara vestibular de los últimos molares se mantuvo intacta (Fig. 5.172). El control del espacio restaurador se llevó a cabo con la llave impresa (Fig. 5.173).

Impresiones y registro intermaxilar

Las Figuras 5.174 y 5.175 muestran las impresiones digitales y el registro intermaxilar virtual de RC. Recordemos que, en la restauración de los sectores posteriores, al tomar el registro intermaxilar de RC, será el contacto entre los dientes anteriores el que mantiene la DV y a su vez facilite el asentamiento de los cóndilos en RC.

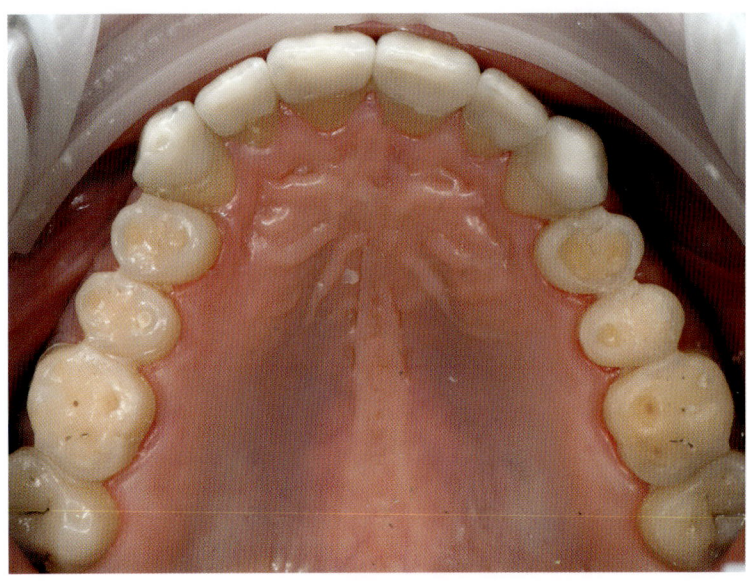

FIGURA 5.172 Vista oclusal de las preparaciones.

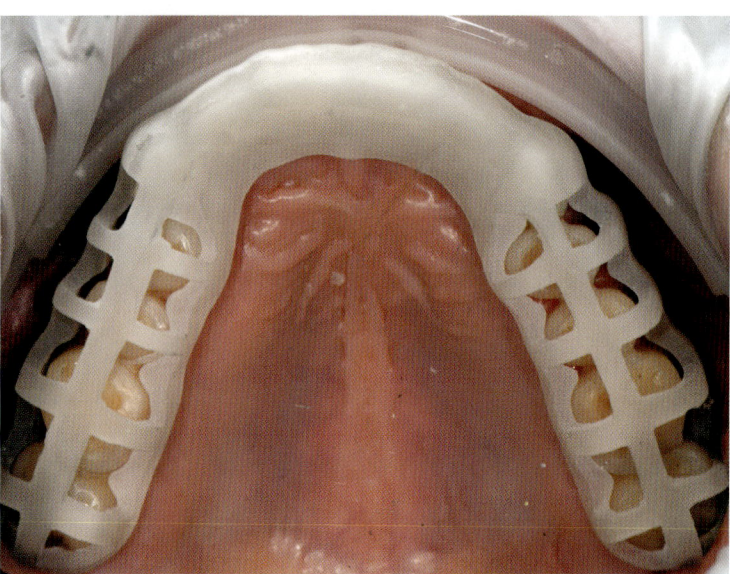

FIGURA 5.173 Control del espacio restaurador con la llave impresa.

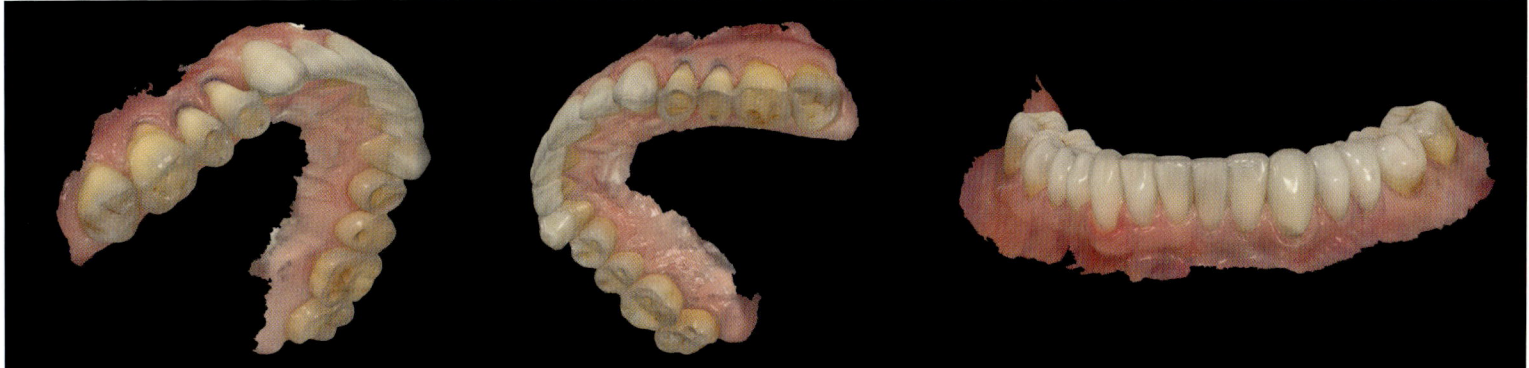

FIGURA 5.174 Escaneado del modelo superior con las preparaciones y del modelo antagonista.

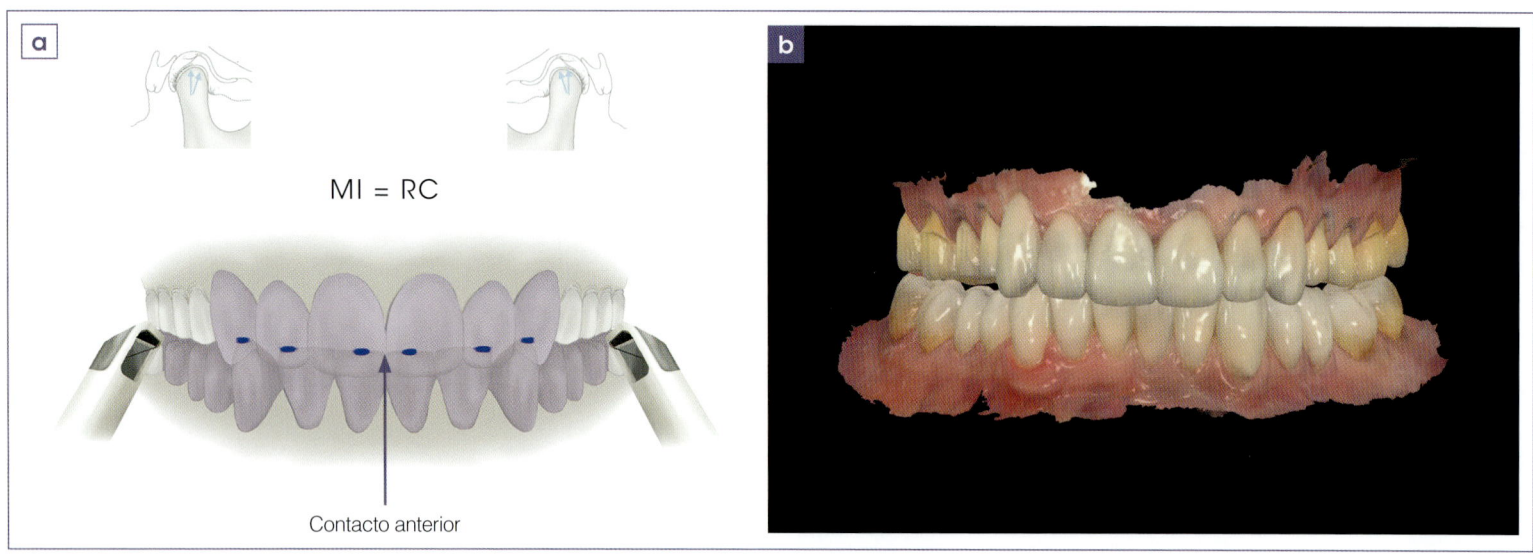

FIGURA 5.175 a) Toma del registro intermaxilar de RC (*bite sans*) con los dientes anteriores en contacto. b) Escaneados del maxilar superior e inferior relacionados entre sí mediante los *bite scans* antes de enviar al laboratorio.

Fase de laboratorio

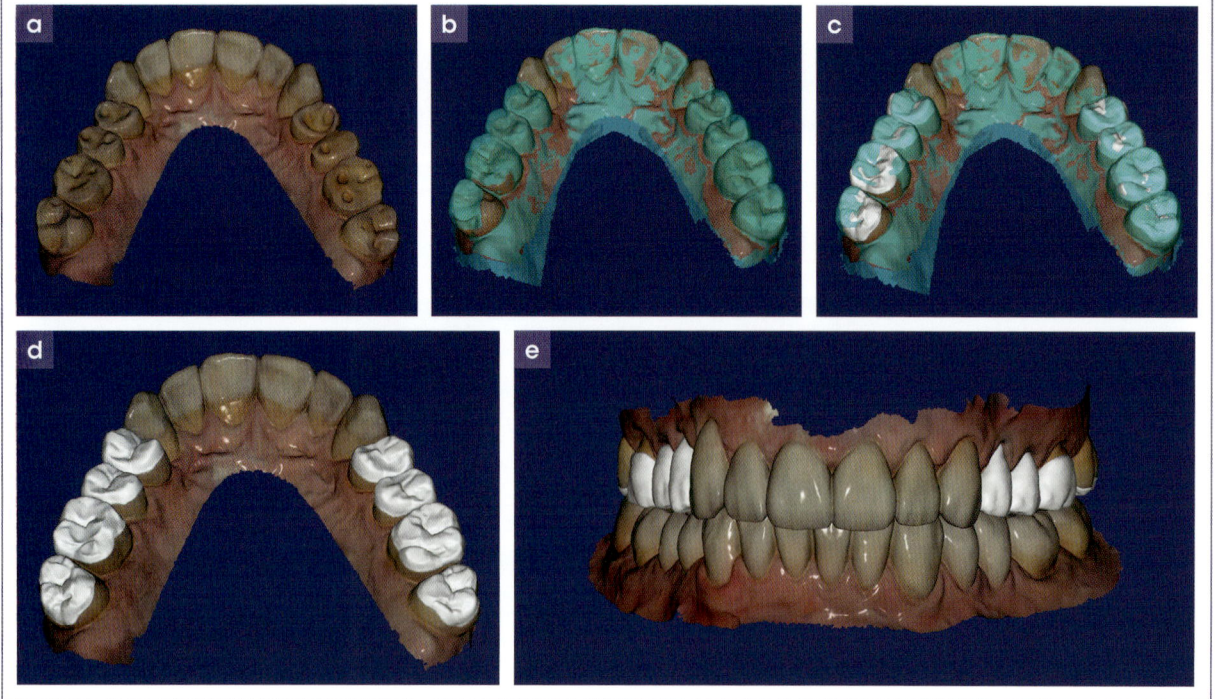

FIGURA 5.176 a) Malla del modelo superior con las preparaciones de los dientes posteriores. b) En azul, malla del *mock-up* de transición (malla de referencia) superpuesta sobre la de las preparaciones. c) Encerado virtual de las carillas oclusovestibulares y oclusales sobre las preparaciones con la malla de referencia. d,e) Malla de las preparaciones con el encerado virtual de las carillas posteriores finalizado y articulado con la del modelo antagonista.

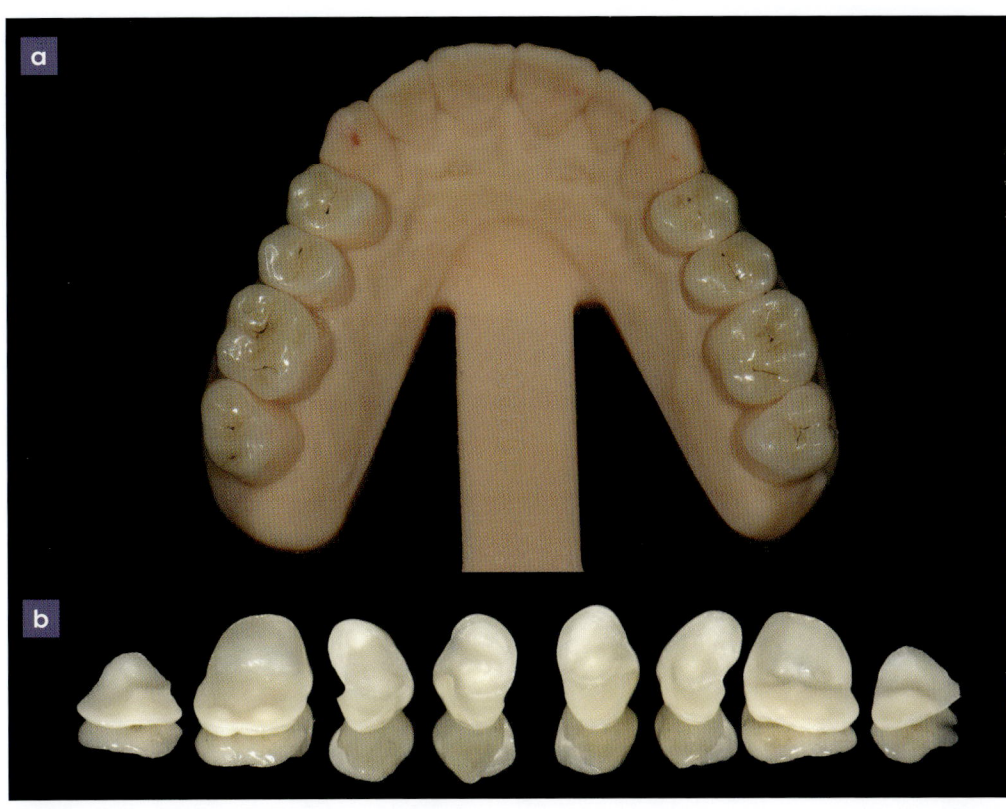

FIGURA 5.177 Carillas oclusovestibulares de disilicato de litio en los premolares y primeros molares, y oclusales (*table tops*) en los segundos molares. a) Visión oclusal. b) Cara interna.

Procedimientos de acondicionamiento y cementado

El resultado del acondicionamiento y cementado se muestra en la Figura 5.178. El ajuste de la oclusión se muestra en el Capítulo 6.

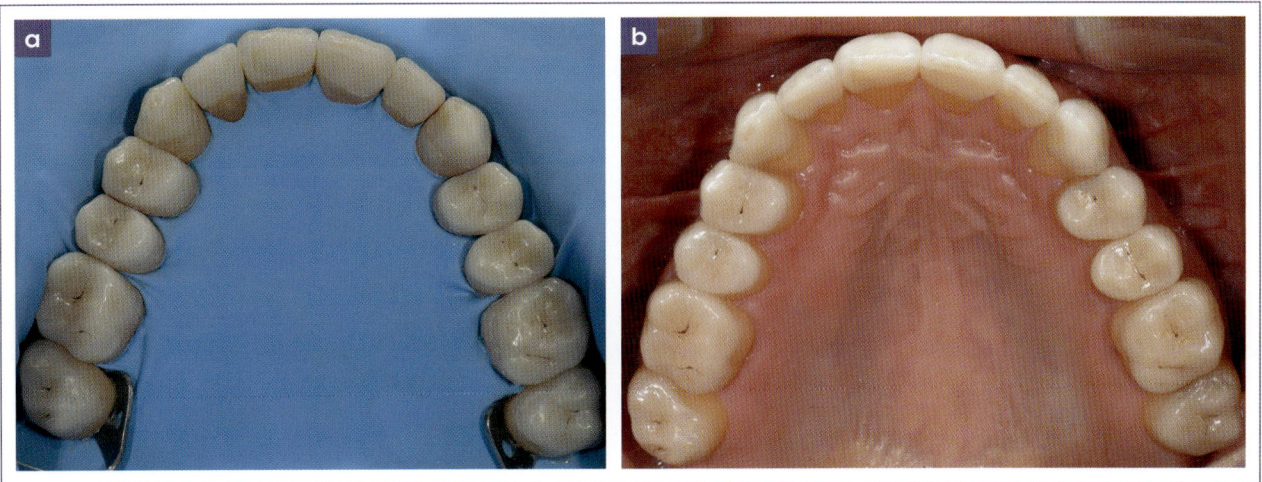

FIGURA 5.178 Carillas una vez cementadas. a) Antes de retirar el dique de goma. b) Una vez retirado el dique.

SERIE FOTOGRÁFICA AL MES

Una vez finalizado el tratamiento restaurador se muestra la serie fotográfica completa donde se puede apreciar el restablecimiento de los diferentes parámetros estéticos perdidos como consecuencia del desgaste dentario una vez finalizada la rehabilitación adhesiva (Figs. 5.179-5.182).

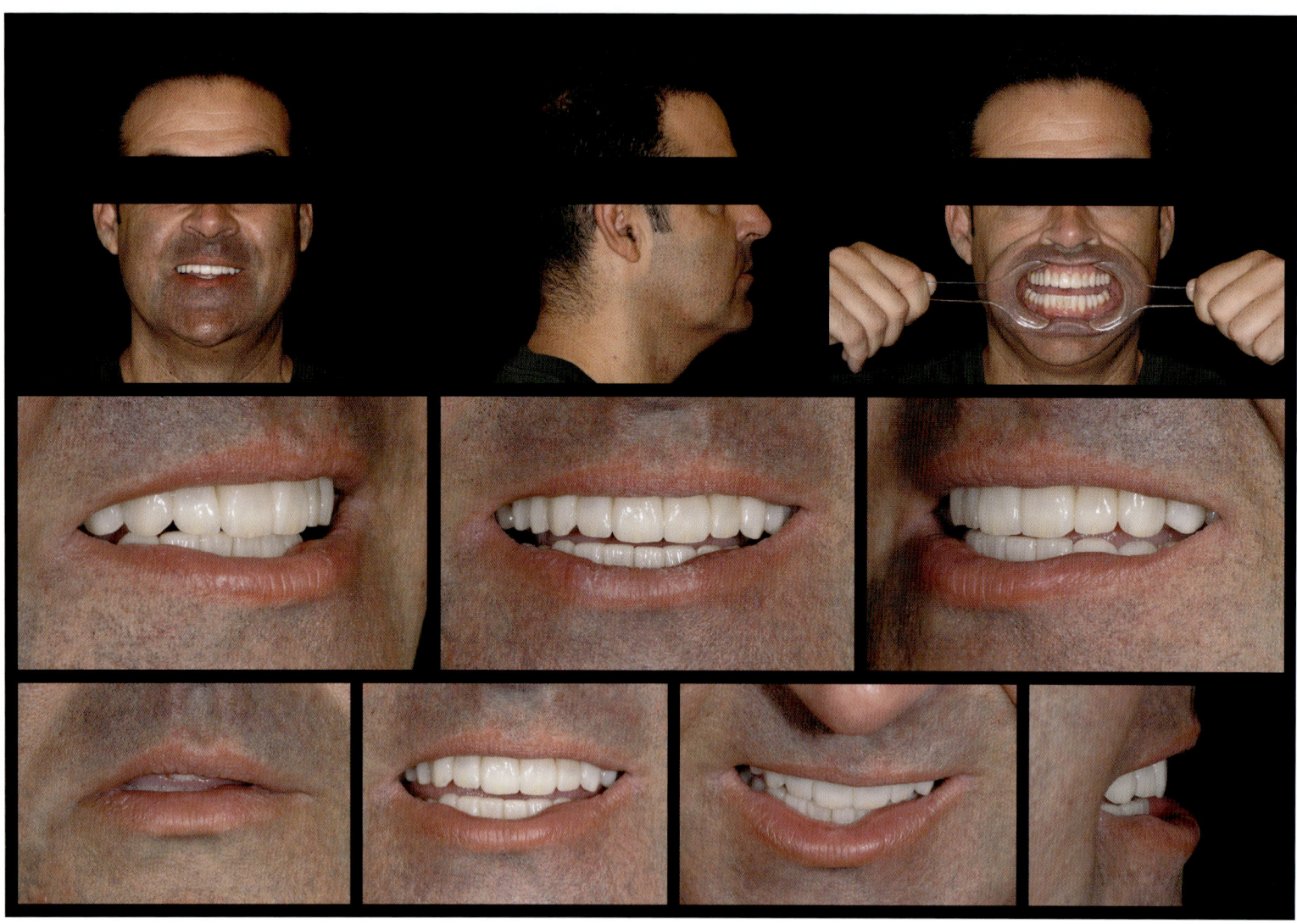

FIGURA 5.179 Fotografías extraorales al mes de finalizar el tratamiento.

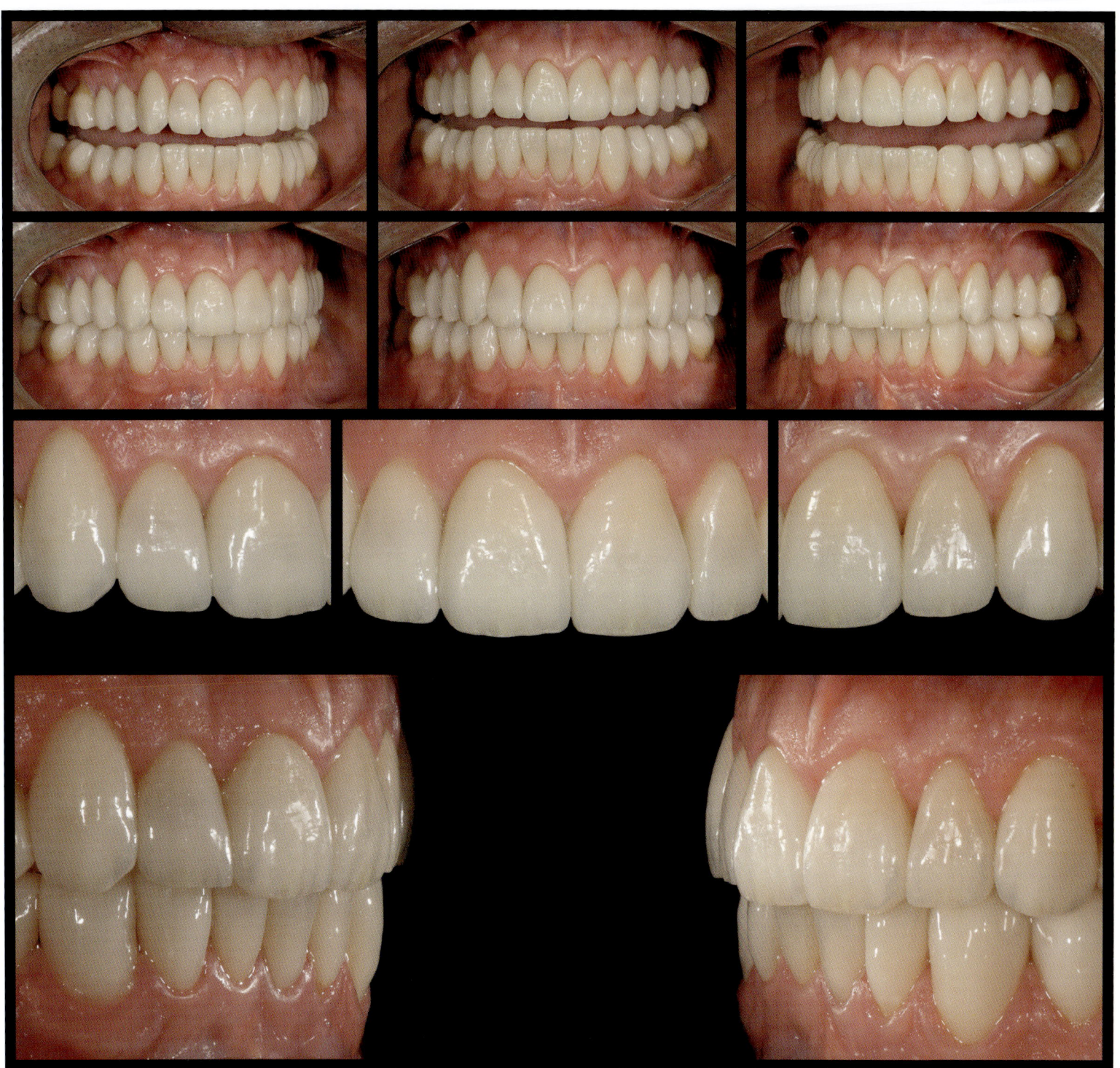

FIGURA 5.180 Fotografías intraorales al mes de finalizar el tratamiento.

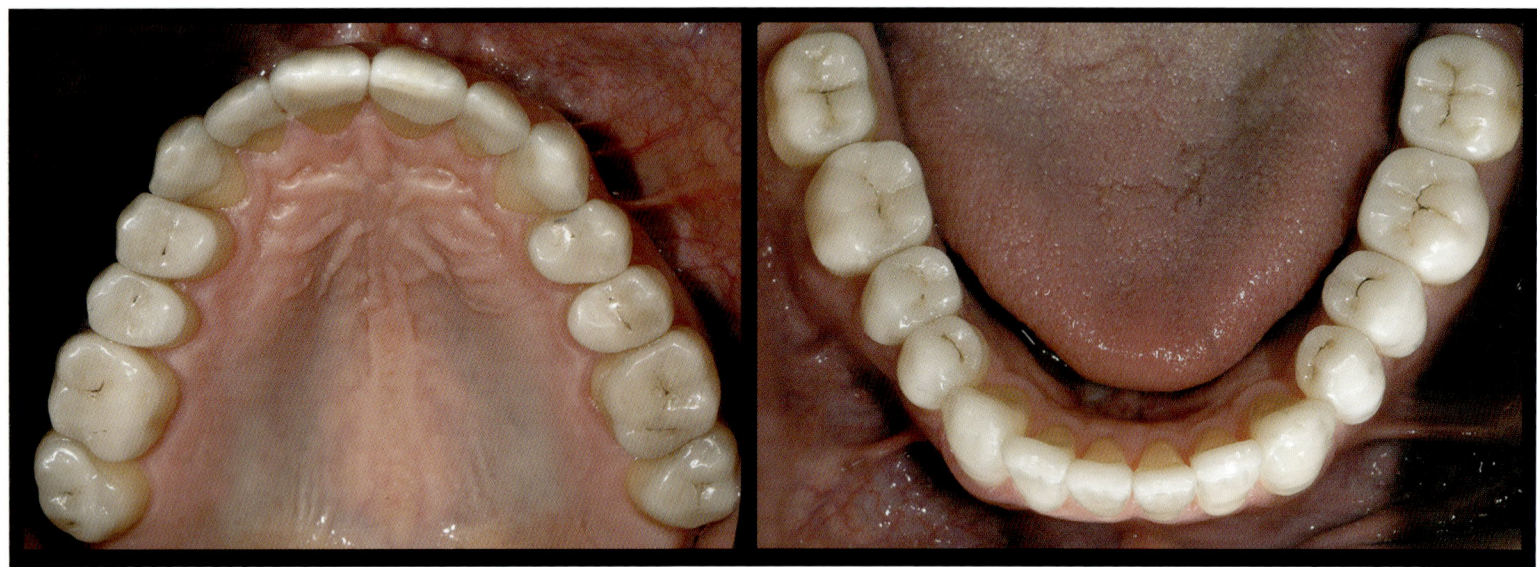

FIGURA 5.181 Fotografías oclusales al mes de finalizar el tratamiento.

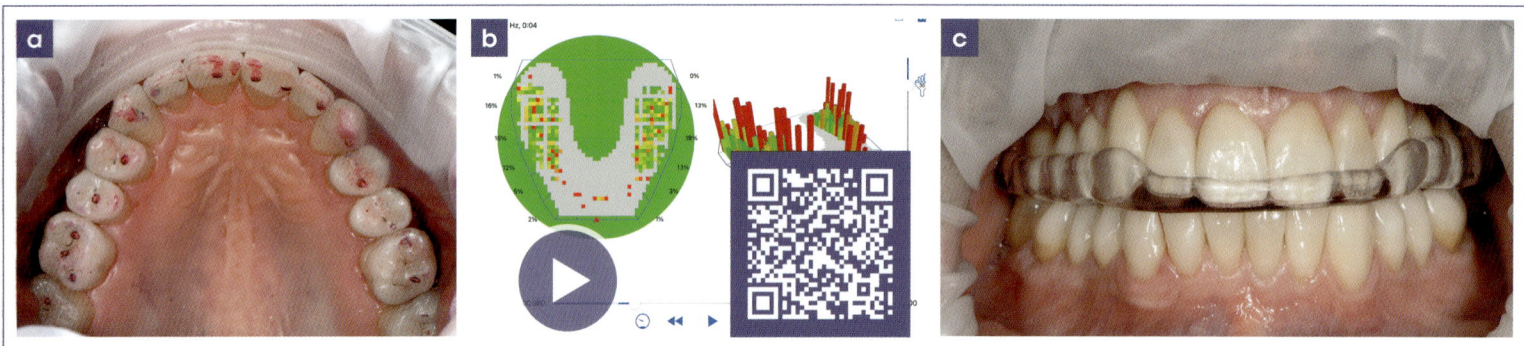

FIGURA 5.182 a) Se muestran los contactos oclusales obtenidos en MI = RC en todos los dientes. Las líneas en color rojo en los dientes anteriores representan las trayectorias de disoclusión. A su vez, la ausencia de líneas rojas en los dientes posteriores indica el correcto funcionamiento de la guía anterior durante los movimientos de lateralidad y protrusiva. b) El registro digital de la oclusión con el OccluSense muestra el razonable equilibrio oclusal obtenido una vez finalizado el ajuste oclusal. c) Placa oclusal de protección de uso nocturno. Se le insiste encarecidamente en la importancia de su utilización de forma sistemática.

SEGUIMIENTO DEL PACIENTE A LOS 11 MESES

La Figura 5.183 muestra el mantenimiento de la estabilidad estética y funcional del tratamiento restaurador. El paciente refiere la utilización nocturna de la placa oclusal de forma rutinaria.

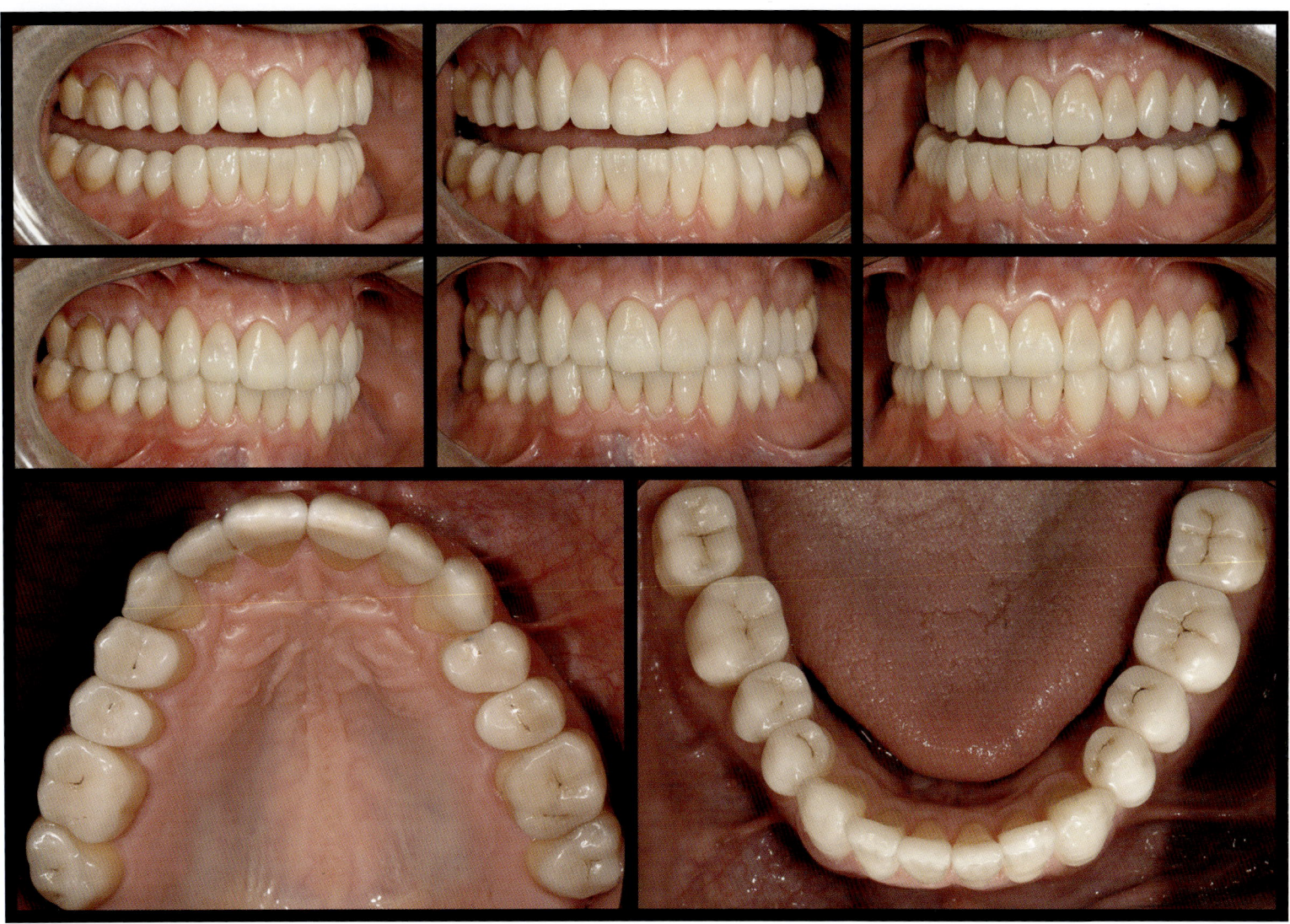

FIGURA 5.183 Fotografías intraorales a los 11 meses de terminado el tratamiento.

CONSIDERACIONES FINALES

LLAVES DE SILICONA

La elaboración de las llaves de silicona debe reunir los requisitos de precisión, rigidez y grosor (Fabbri *et al.*, 2018) y para que sea posible es necesario que se cumplan las siguientes condiciones:

- Que pueda **reproducir fielmente las características del encerado de diagnóstico**. Para ello, los modelos (analógicos o impresos) sobre los que se elabora dicha llave tienen que ser lo más exactos posible y así permitir su reposición en la cavidad oral de forma precisa.

- Que permita una perfecta adaptación del *mock-up* al margen gingival en la cavidad oral y facilite la remoción del exceso de resina bisacrílica. Así, en el caso de haber realizado el encerado de diagnóstico de forma analógica, es importante **delimitar el perfil de emergencia entre dicho encerado y el margen gingival del modelo de escayola a nivel del surco gingival e interproximalmente antes de elaborar la llave de silicona** (Magne y Belser, 2021) (Fig. 5.184).

- Que se utilice una masilla a base de polvinil siloxano de adición (Honigum putty soft fast®GC) rebasada con otra fluida (Honigum light fast®GC). Con ello proporcionamos una reproducción precisa de la superficie del encerado de diagnóstico tanto de las superficies axiales como a nivel cervical e interproximal.

- **Que se tengan puntos de referencia que sirvan de tope a la llave de silicona y permitan su asentamiento con precisión sobre las estructuras dentarias**. En el caso del *mock-up* emocional, dichos topes los proporcionan las propias superficies dentarias que no han sido todavía incluidas en el encerado (Fig. 5.185). En el *mock-up* de transición donde se incluyen todos los dientes y el encerado ya se ha completado, los topes los proporcionarán la propia anatomía de los tejidos blandos vecinos y algunas superficies dentarias que no van a estar incluidas en la restauración, como ocurre habitualmente con la cara lingual de los incisivos inferiores y también las caras linguales de molares y premolares superiores e inferiores (Fig. 5.186).

- Para obtener la rigidez necesaria y evitar que la llave se deforme durante los procedimientos intraorales, es preciso proporcionarle el **suficiente grosor**. Sin embargo, el volumen generado para conseguir dicho grosor no debe interferir con los labios y otras estructuras periorales en el momento de llevarla cargada con el material bisacrílico a la cavidad oral.

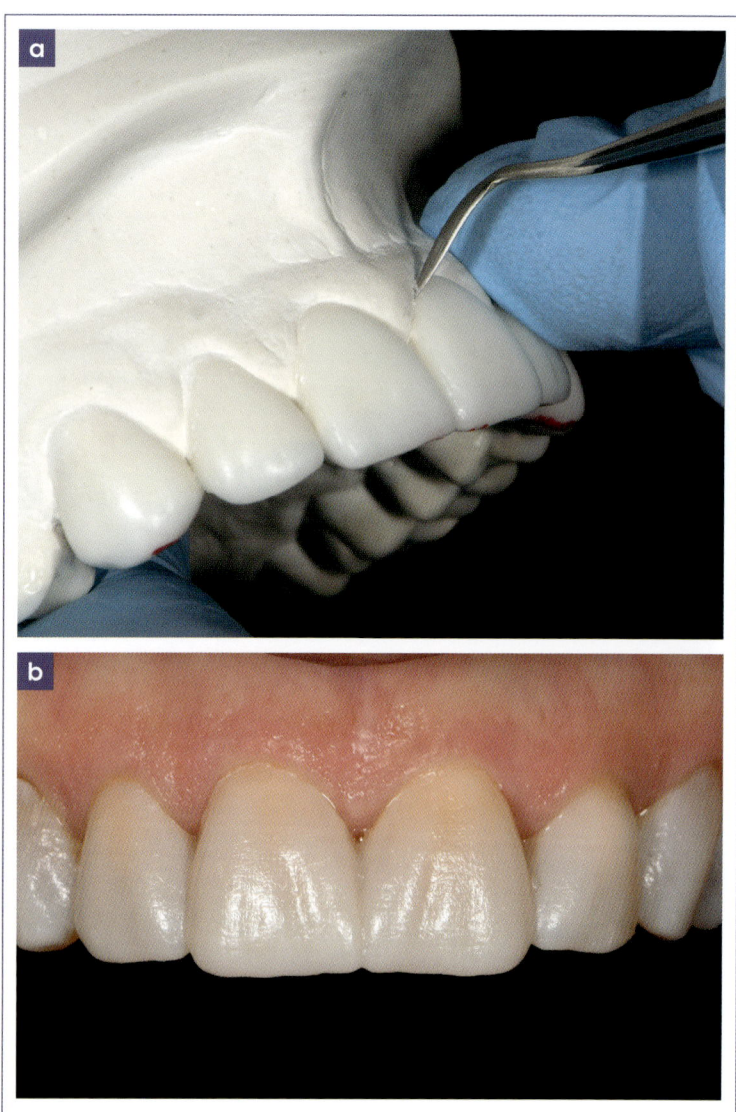

FIGURA 5.184 a) Delimitando el perfil de emergencia en el encerado de diagnóstico a nivel del surco gingival. b) Adaptación precisa del *mock-up* de transición a los márgenes gingivales.

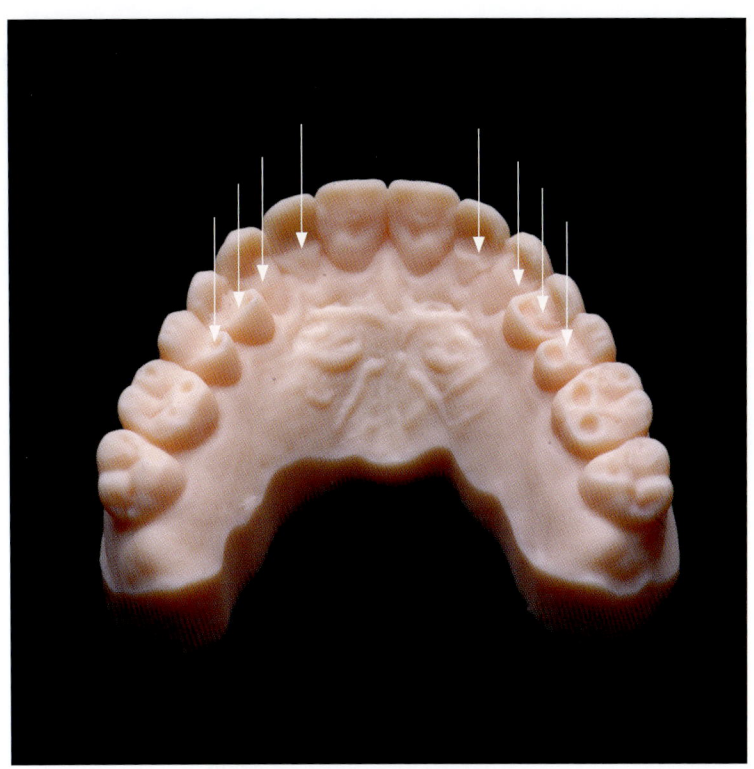

FIGURA 5.185 Modelo impreso para el *mock-up* emocional. Las flechas señalan los topes que proporcionan a la llave de silicona las superficies de los dientes que no están incluidas en el encerado en el caso del *mock-up* emocional.

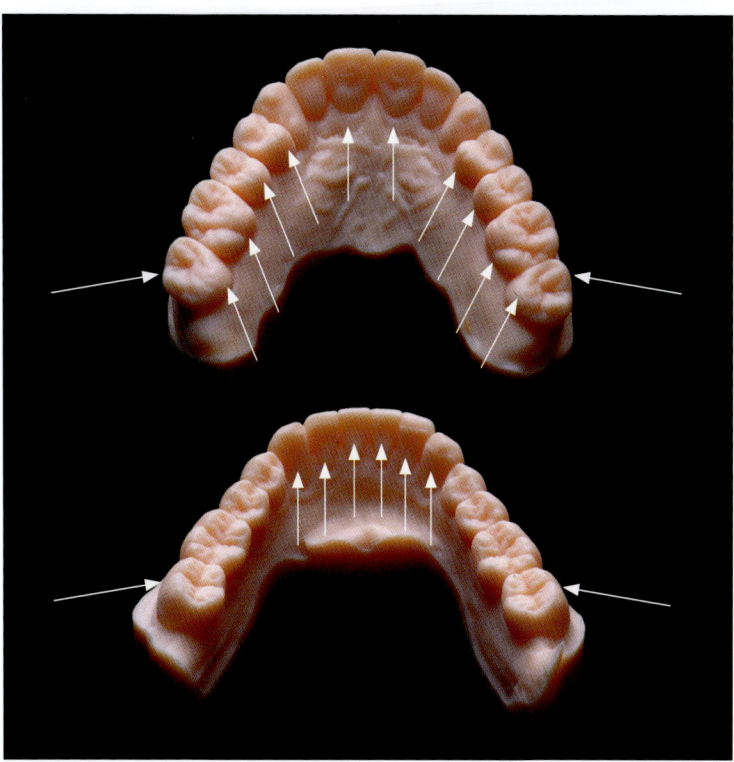

FIGURA 5.186 Modelos impresos para el *mock-up* de transición. Las flechas señalan las superficies de los dientes que no están involucradas en el encerado y contribuyen a dar estabilidad vertical a la llave de silicona. En aquellas situaciones en las que los molares se restauran con carillas oclusales (*table tops*) las paredes axiales de los mismos también contribuyen a proporcionar estabilidad.

■ En cuanto a los límites vestibulares de la llave, es necesario recortar el flanco vestibular, generando un festoneado que recorra toda la silueta del margen gingival hasta interproximal que alcance la punta de la papila. La distancia desde el margen gingival de la llave al borde del flanco vestibular debe ser de **0,5 mm**.

Si todos los requisitos anteriores se han cumplido, con este procedimiento la remoción del exceso de material bisacrílico a nivel cervical una vez se retire la llave de silicona va a ser prácticamente innecesaria (Fig. 5.187).

En relación con los límites palatinos de la llave, hay que evaluar la presencia de zonas retentivas (*undercuts*). Una vez retirada la llave del modelo del encerado (analógico o impreso), cualquier dificultad al tratar de reposicionarla nuevamente en el mismo indicaría

la presencia de zonas retentivas que interfieren con su inserción. Generalmente, estas zonas están localizadas en las caras linguales de los molares (también podría ocurrir en los premolares) y, dado que en la mayoría de las ocasiones la cara lingual de dichos molares no está involucrada en la restauración, comenzaríamos **recortando la silicona por encima de las superficies correspondientes al máximo ecuador dentario** (Fig. 5.188). Dicha modificación se llevará a cabo tantas veces como sea necesario, hasta que se verifique su colocación en el modelo sin ningún tipo de dificultad. De otra forma, el resto de los flancos palatinos de la llave se mantienen con cierto apoyo sobre la zona del modelo correspondiente a los tejidos blandos para proporcionar la estabilidad necesaria al hacer el *mock-up* en la cavidad oral. En el Vídeo 5.5 se muestra el proceso.

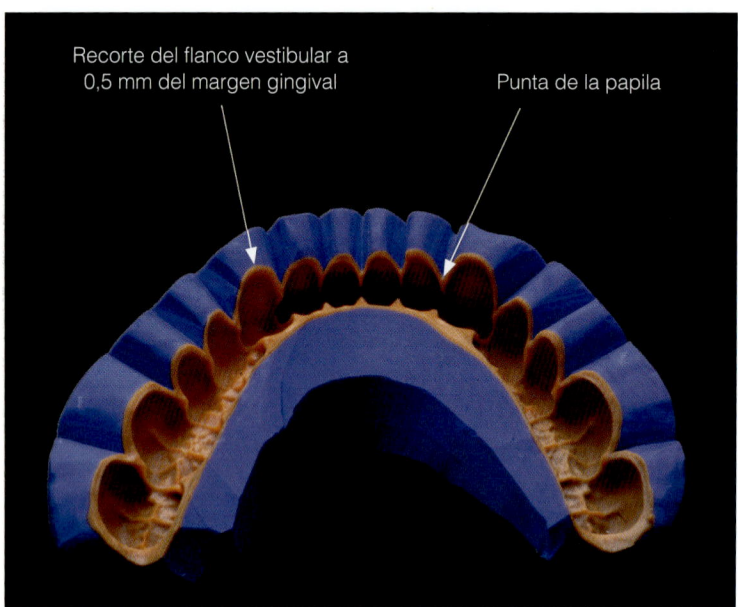

Recorte del flanco vestibular a
0,5 mm del margen gingival

Punta de la papila

FIGURA 5.187 Festoneado resultante del recorte del flanco vestibular siguiendo el contorno gingival.

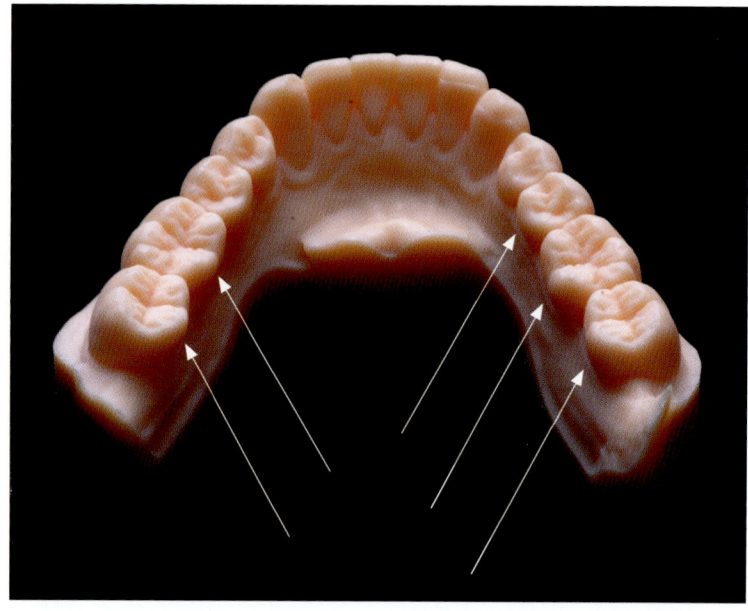

FIGURA 5.188 Las flechas señalan zonas retentivas que pueden interferir con la inserción de la llave de silicona.

Mock-up emocional

Para conseguir la mayor precisión posible durante el proceso de elaboración del *mock-up* emocional en la cavidad oral y facilitar posteriormente su remoción, una vez concluida la valoración estética y funcional de la forma descrita previamente en este capítulo, es necesario tener en cuenta las siguientes consideraciones:

- Seguir las indicaciones descritas para la elaboración de la llave de silicona.
- Confirmar que tanto la inserción como la retirada de la llave de silicona de la cavidad oral se producen sin dificultad alguna antes de cargarla con el material bisacrílico.
- Aplicar vaselina en la superficie dentaria, especialmente en zonas donde se hayan realizado recientemente restauraciones de composite.
- Eliminar las zonas retentivas como amplias troneras gingivales, restauraciones desbordantes, pónticos, etc., mediante la utilización de teflón u otro de material blando (Telio®Ivoclar).
- Evitar fracturas en zonas de esmalte sin soporte dentinario rellenando previamente las lesiones en copa con materiales blandos fotopolimerizables (Telio®Ivoclar).

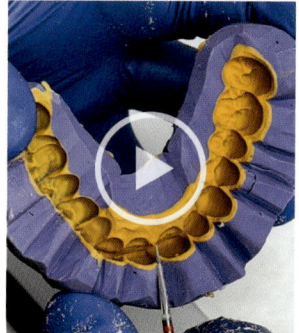

VÍDEO 5.5.
Elaboración de la llave de silicona.

- Una vez posicionada correctamente la llave de silicona con el material bisacrílico en la cavidad oral, se elimina primeramente el exceso del mismo (al cabo de 2 minutos aproximadamente) y seguidamente se espera a que se complete el tiempo de fraguado recomendado por el fabricante. Con ello, se evitan fracturas del *mock-up* o el polimerizado incompleto de su superficie al retirar la llave de silicona de forma prematura.

Mock-up de transición

A diferencia del *mock-up* emocional, el de transición se adhiere a la estructura dentaria remanente durante un cierto periodo de tiempo, y puede modificarse de acuerdo a las necesidades estéticas y funcionales específicas de cada paciente hasta conseguir los objetivos deseados y utilizarlo posteriormente como prototipo de referencia a partir del cual elaborar las restauraciones definitivas.

Para facilitar el proceso de elaboración en la cavidad oral, conseguir la máxima precisión, facilitar la higiene y garantizar la duración del mismo durante todo el proceso rehabilitador, es necesario seguir las siguientes recomendaciones:

- Cumplir las indicaciones descritas para la elaboración de la llave de silicona.
- Es **especialmente importante confirmar que tanto la inserción como la retirada de la llave de silicona de la cavidad oral se produzcan sin dificultad alguna antes de cargarla con el material bisacrílico**. Si, una que vez se han llevado a cabo los procedimientos de adhesión en la superficie dentaria, la llave con el material bisacrílico se posiciona de manera incorrecta sobre las estructuras dentarias, el proceso de retirada (una vez completada la polimerización de dicho material) para repetir nuevamente el proceso se complica considerablemente.

- En el caso de existir zonas de esmalte sin soporte dentinario en los dientes anteriores, antes de hacer el *mock-up* se recomienda efectuar el **relleno definitivo de las mismas con composite microhíbrido previo grabado ácido y adhesión del esmalte y dentina**.
- El acondicionamiento de la superficie dentaria implica el grabado completo con ácido ortofosfórico y la aplicación de adhesivo. En aquellas situaciones en las que existen restauraciones extensas previas de composite, se hace un arenado de su superficie con óxido de aluminio y, una vez efectuado el grabado ácido, se aplica el silano en la superficie del composite, antes de la colocación del adhesivo. En el caso de presentar **restauraciones antiguas de cerámica**, una vez arenada con óxido de aluminio su superficie, se graba la misma con ácido fluorhídrico, se aplica el silano y seguidamente el adhesivo (Fig. 5.189).
- Al igual que en el *mock-up* emocional, una vez posicionada correctamente la llave de silicona con el material bisacrílico en la cavidad oral, se elimina primeramente el exceso de material (al cabo de 2 minutos aproximadamente) y seguidamente se espera a que se complete el tiempo de fraguado recomendado por el fabricante. Con ello se evitan fracturas del *mock-up* o el polimerizado incompleto de su superficie al retirar la llave de silicona de forma prematura.

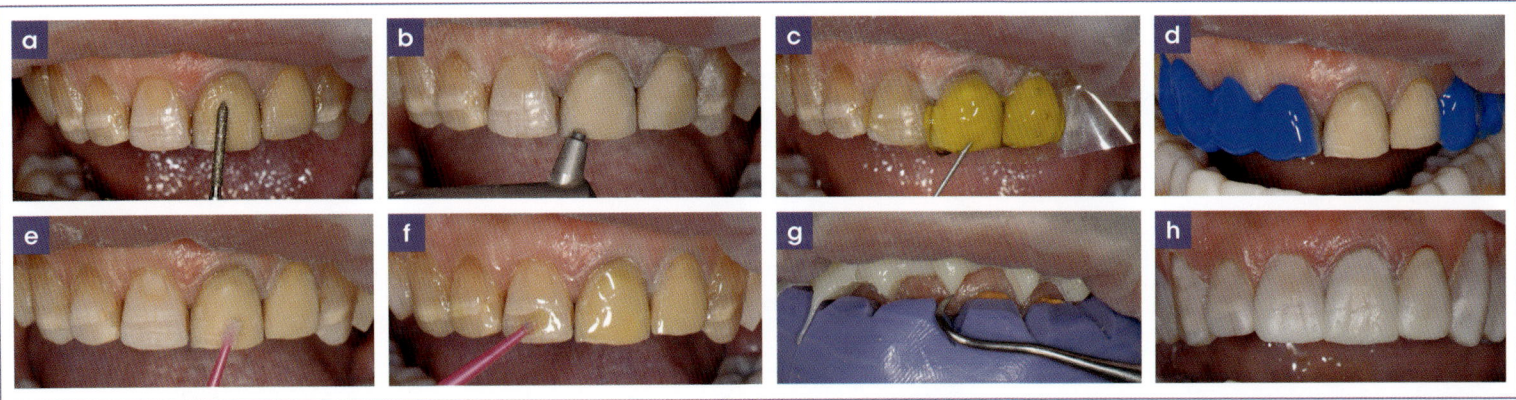

FIGURA 5.189 Ejemplo de acondicionamiento de restauraciones antiguas de cerámica feldespática antes de realizar un *mock-up* de transición. a) Tallado de la superficie de las coronas para generar espacio. b) Arenado con óxido de aluminio de 50 μm. c) Grabado de su superficie con ácido fluorhídrico al 9,5 % durante 90 s. d) Grabado de los dientes naturales con ácido ortofosfórico. También se incluye la limpieza de la superficie de la cerámica grabada con ácido ortofosfórico. e) Aplicación de silano en la superficie de la cerámica grabada. f) Aplicación de adhesivo dentinario en todas las superficies acondicionadas. g,h) *Mock-up* de transición una vez retirada la llave de silicona.

- Para dejar el espacio necesario a nivel de las troneras para facilitar la higiene y eliminar excesos de material bisacrílico especialmente a nivel de los márgenes, se puede combinar el empleo de una fresa de diamante de grano fino (8392 314 016®Komet) con el de una hoja de bisturí del n.º 12.
- La presencia de poros o pequeños defectos en el *mock-up* de transición se pueden rellenar con un composite fluido.
- El pulido de la superficie se efectúa utilizando gomas y cepillos de pulir composite.

En el Vídeo 5.6 se muestra el procedimiento de elaboración del *mock-up* de transición en la cavidad oral.

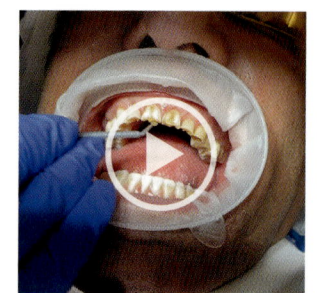

VÍDEO 5.6
Elaboración del el *mock-up* de transición en la cavidad oral.

RESUMEN DEL FLUJO ANALÓGICO Y DIGITAL RESTAURADOR

A continuación se presentan unos esquemas a modo de resumen de los flujos de trabajo analógicos y digitales.

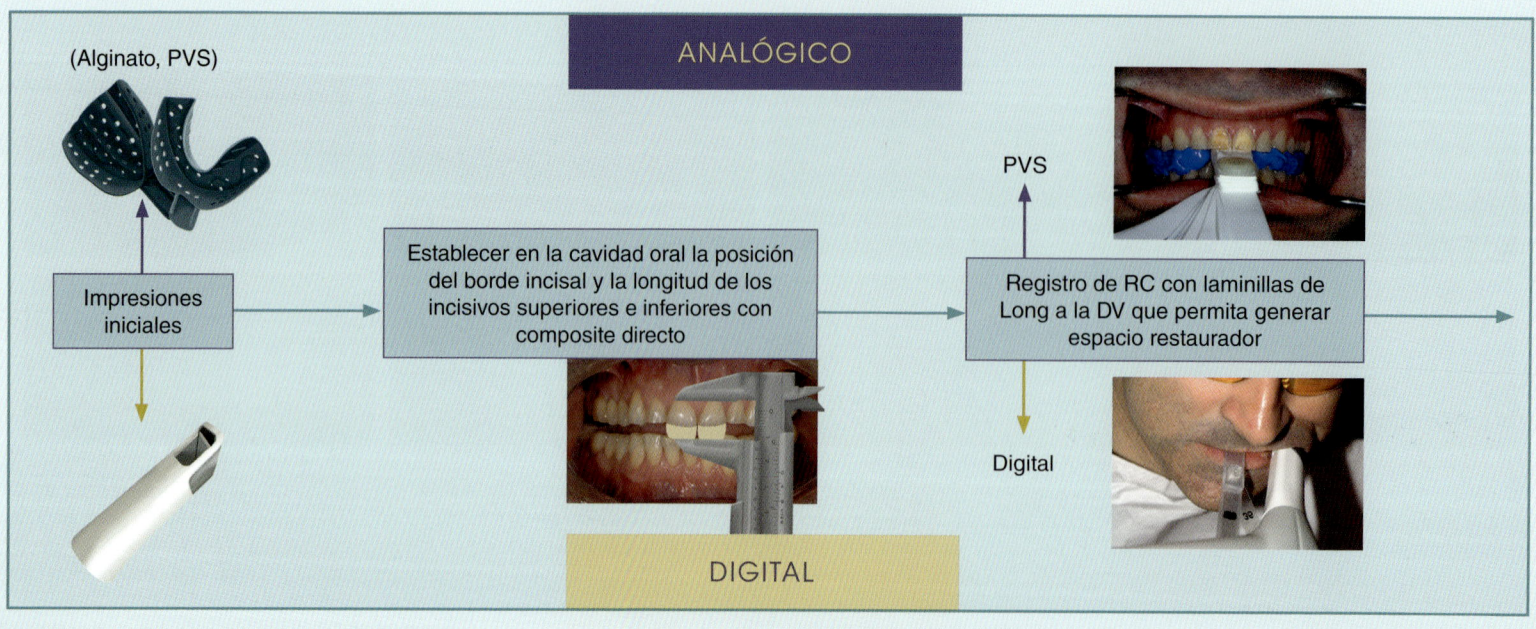

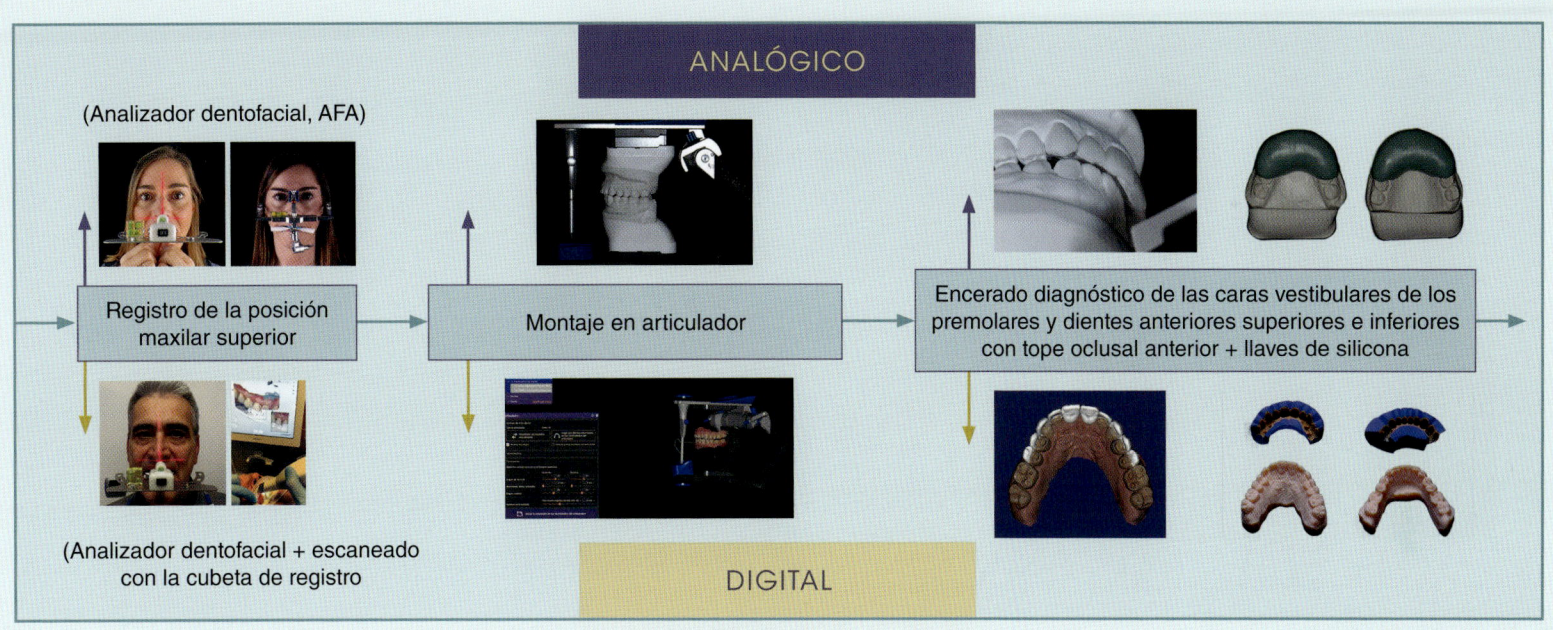

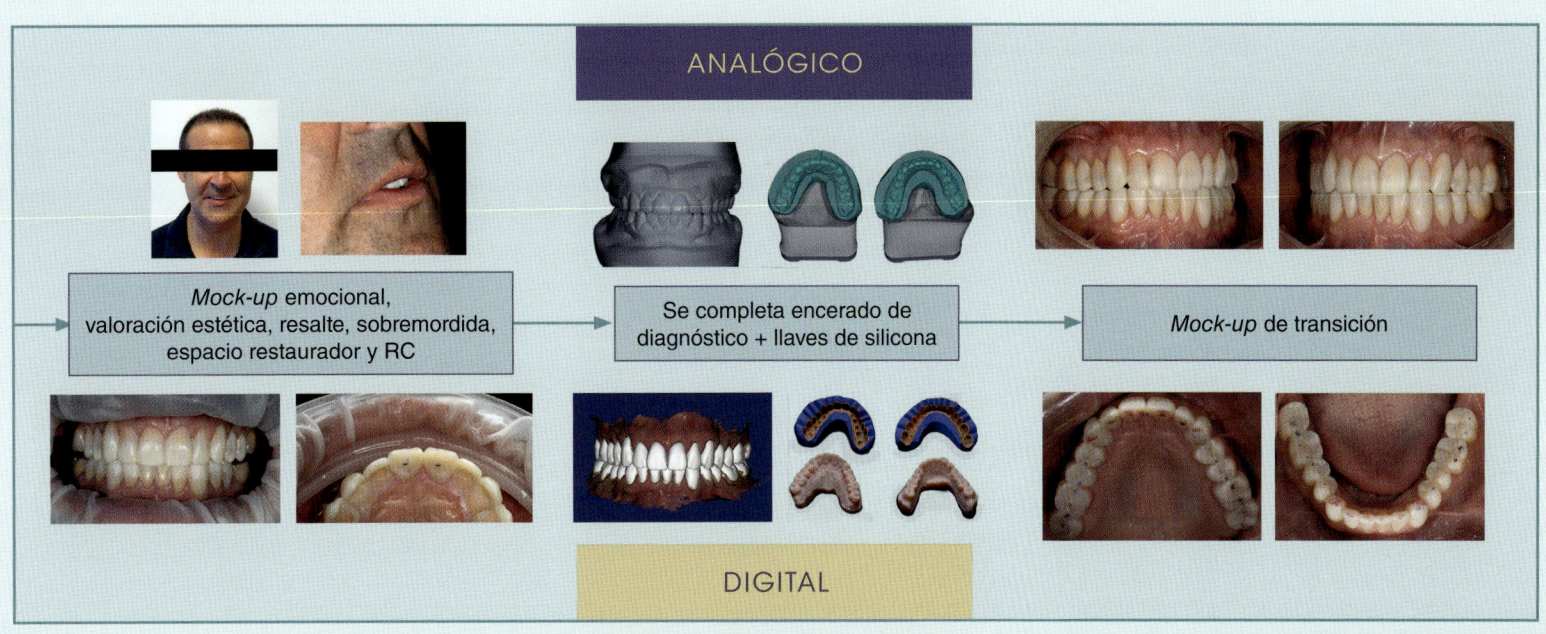

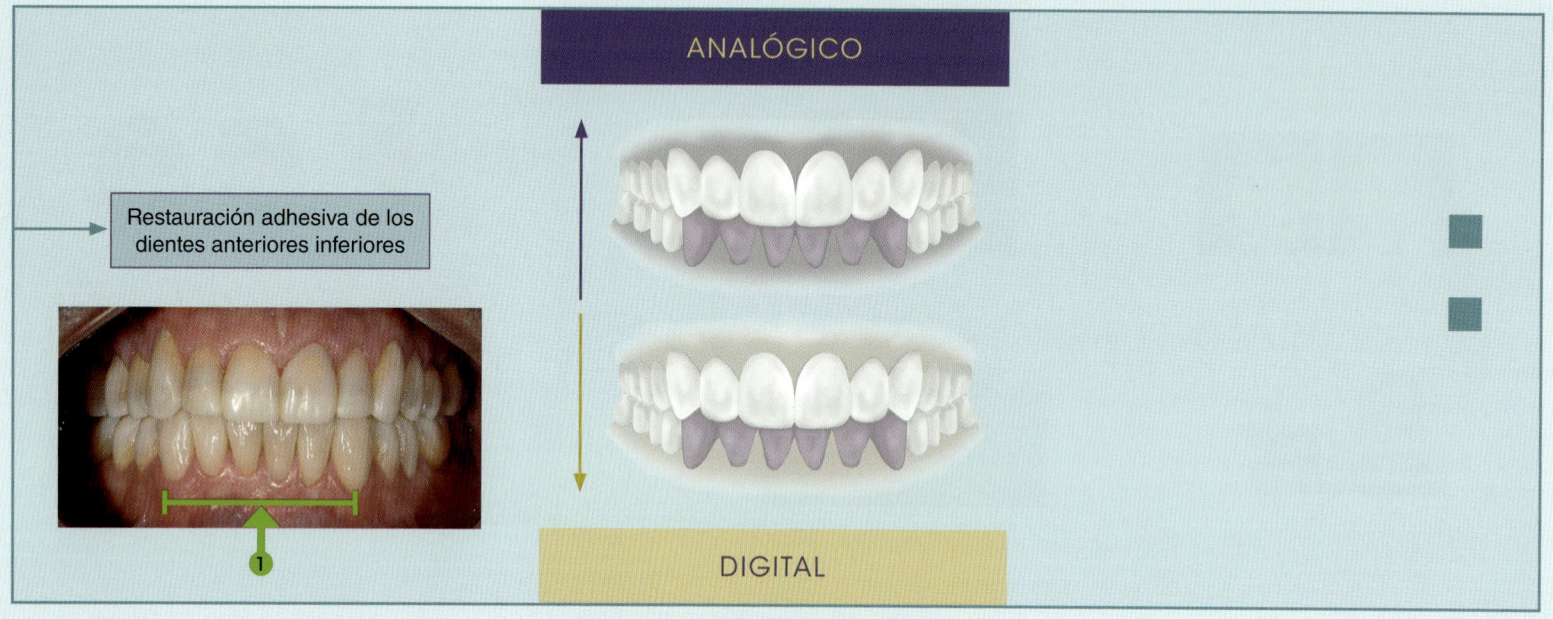

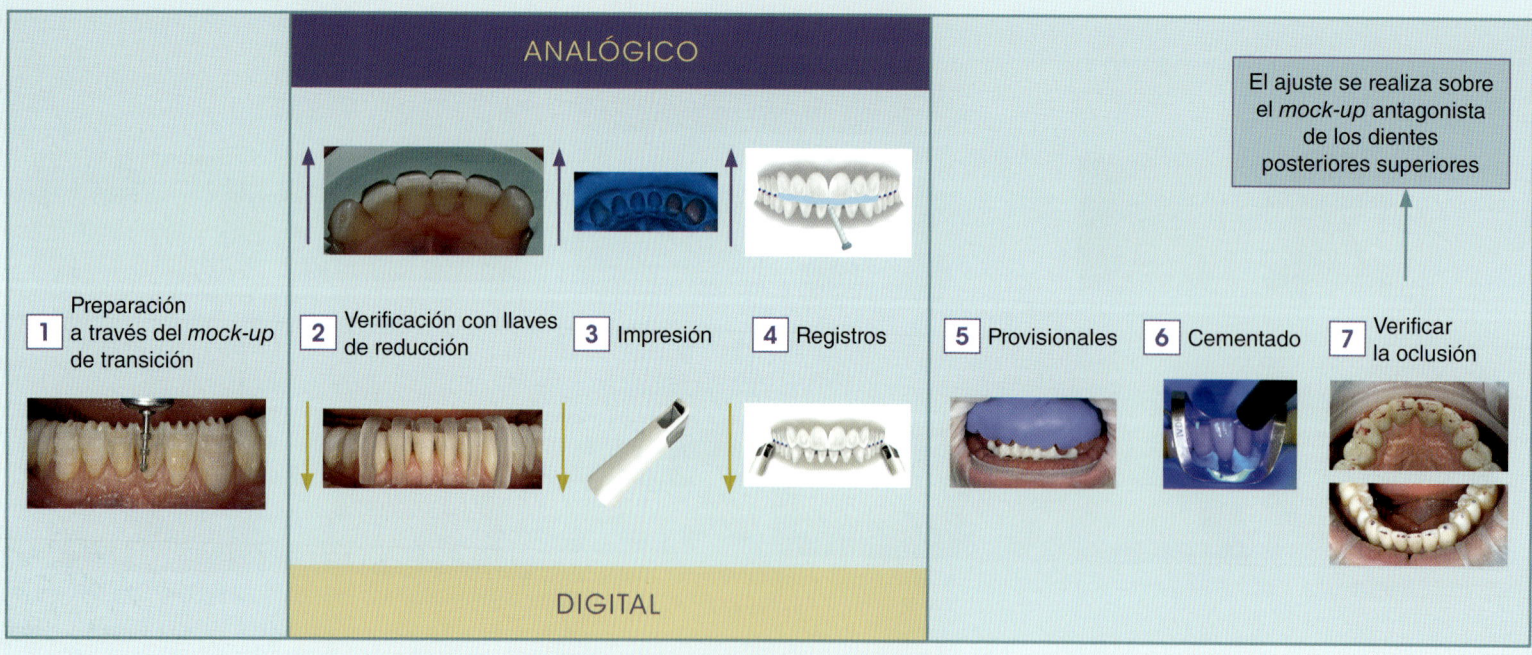

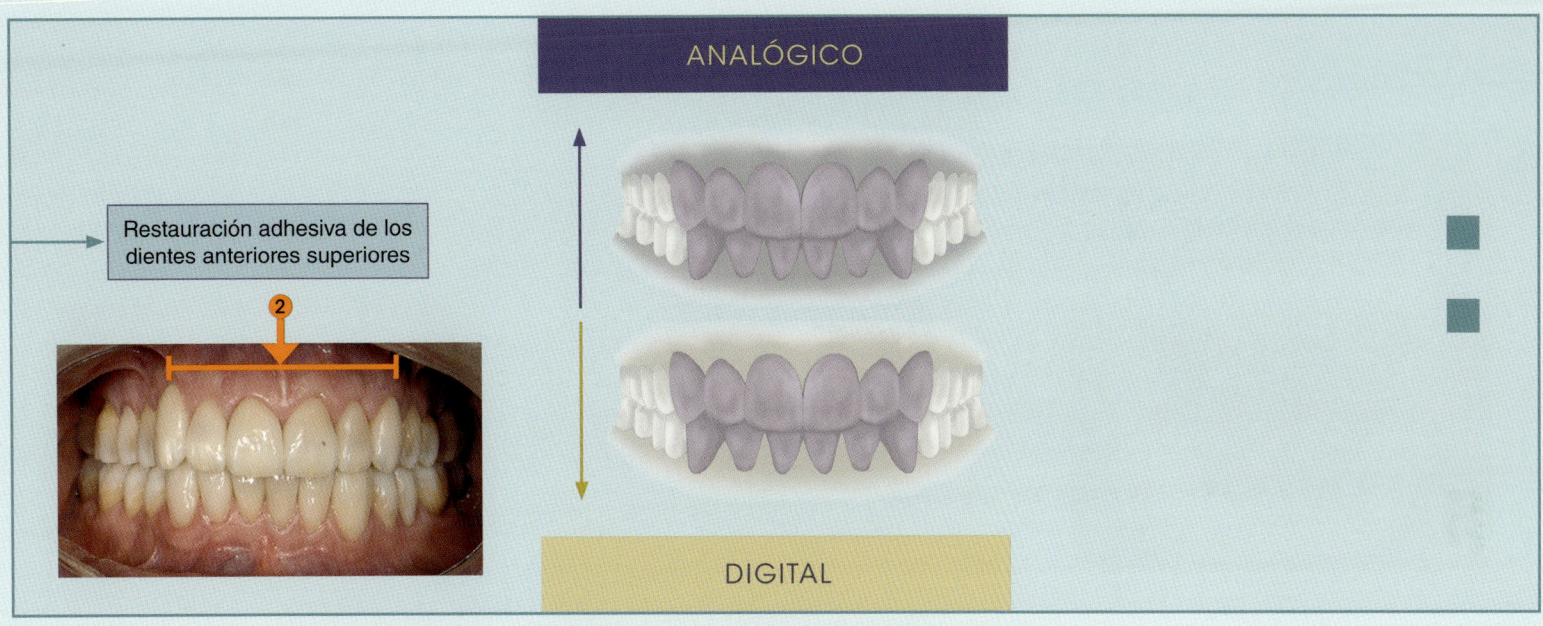

ANALÓGICO

Restauración adhesiva de los dientes anteriores superiores

②

DIGITAL

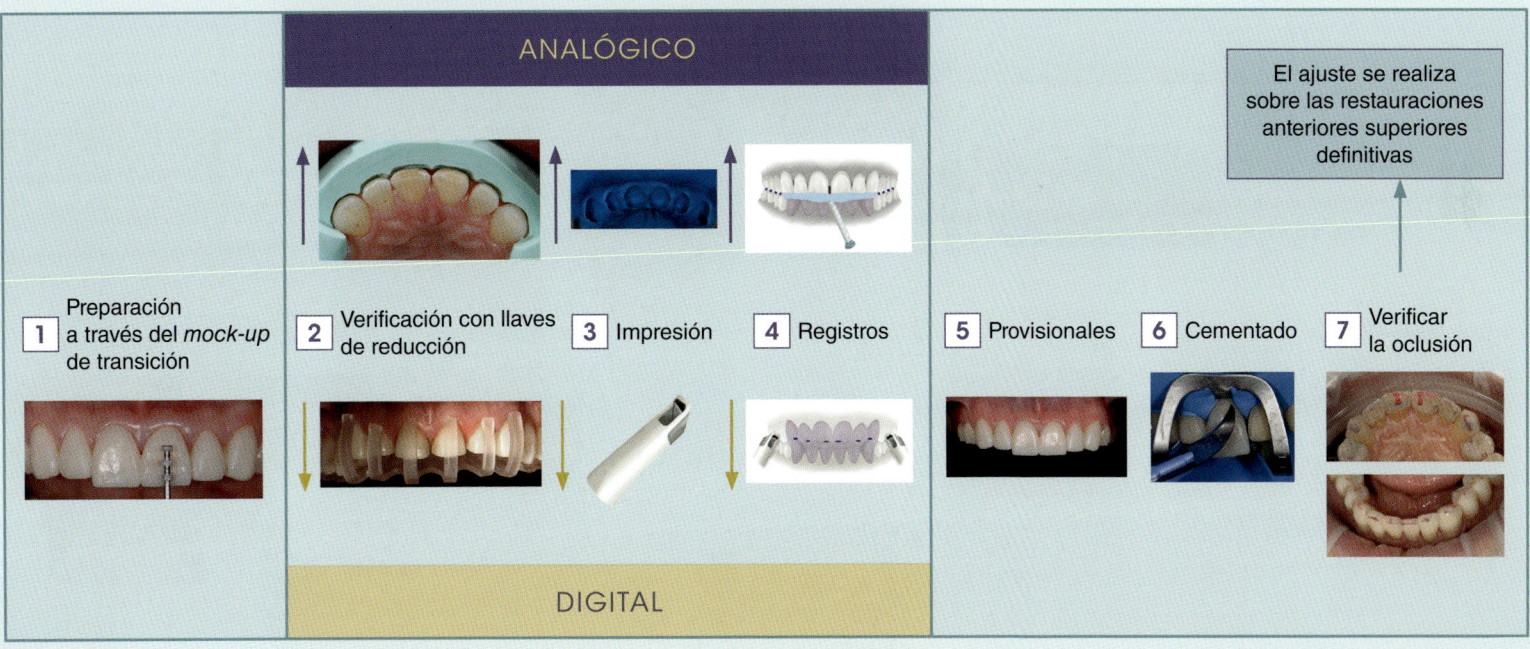

ANALÓGICO

El ajuste se realiza sobre las restauraciones anteriores superiores definitivas

1 Preparación a través del *mock-up* de transición

2 Verificación con llaves de reducción

3 Impresión

4 Registros

5 Provisionales

6 Cementado

7 Verificar la oclusión

DIGITAL

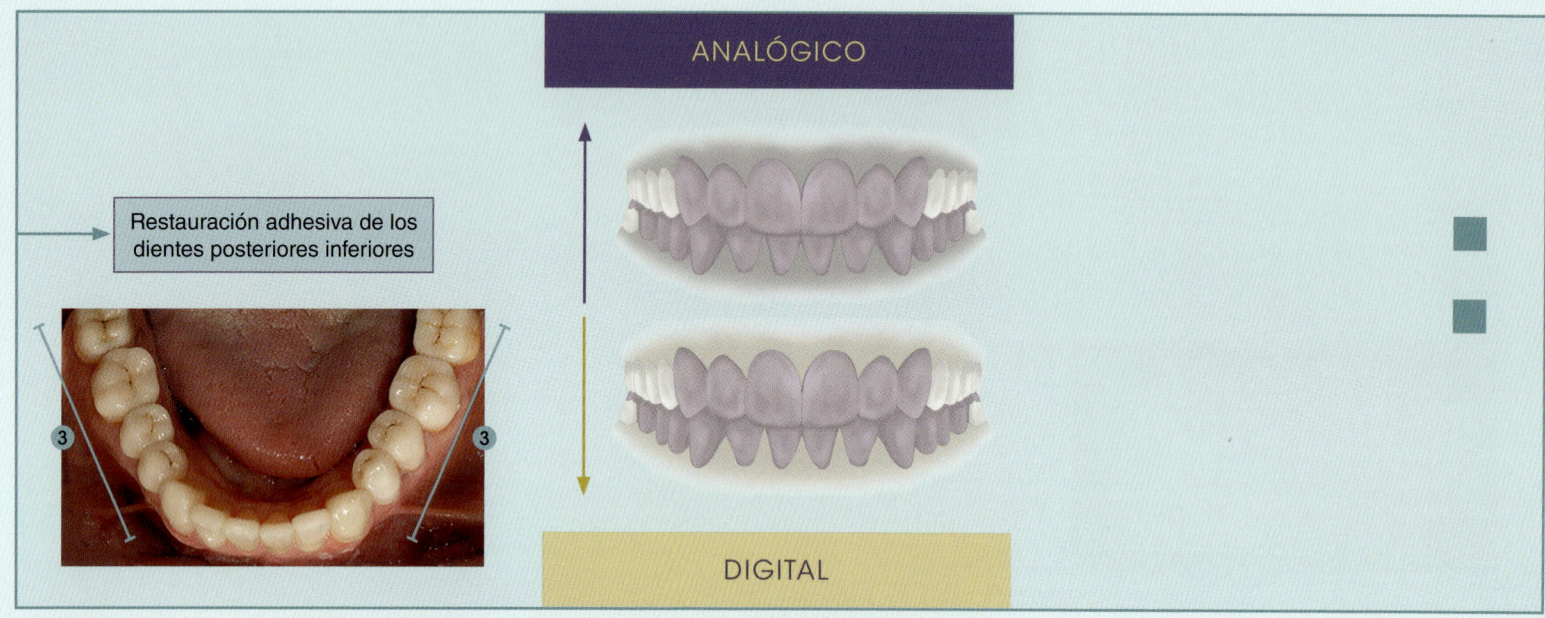

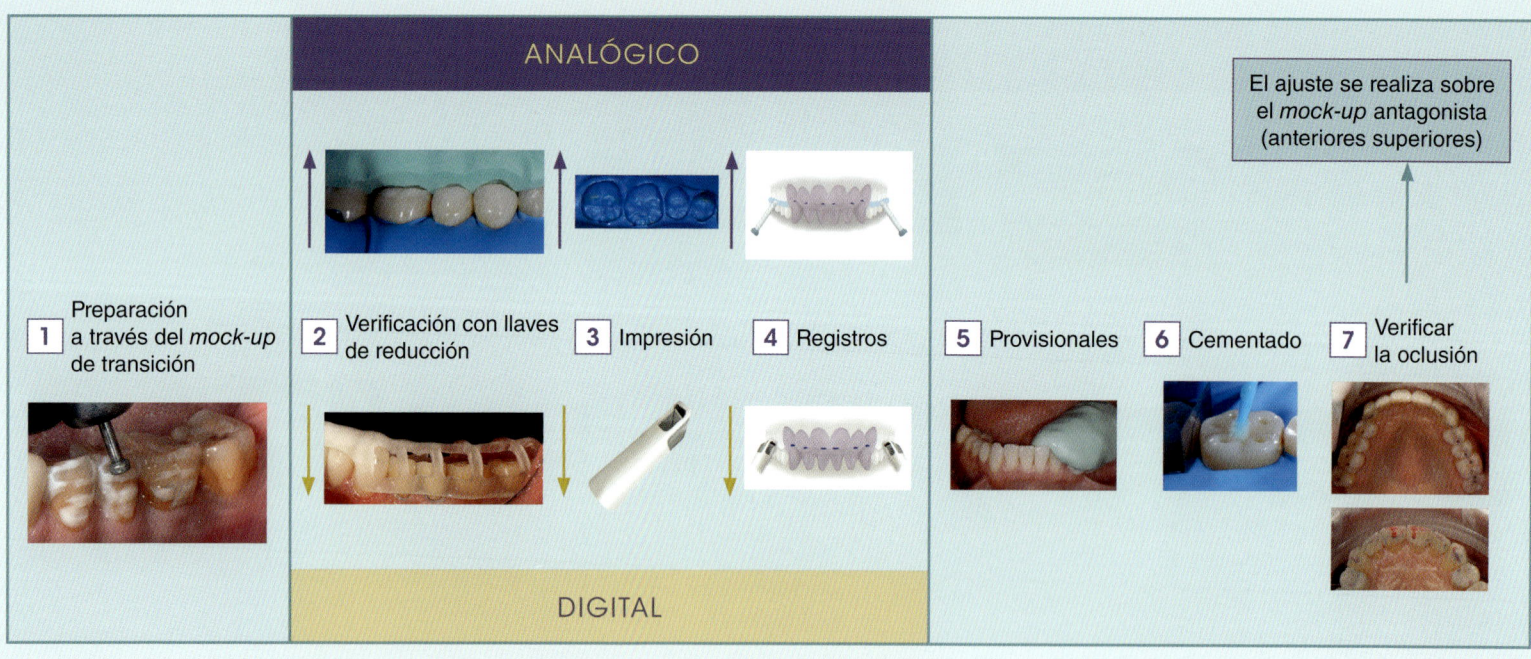

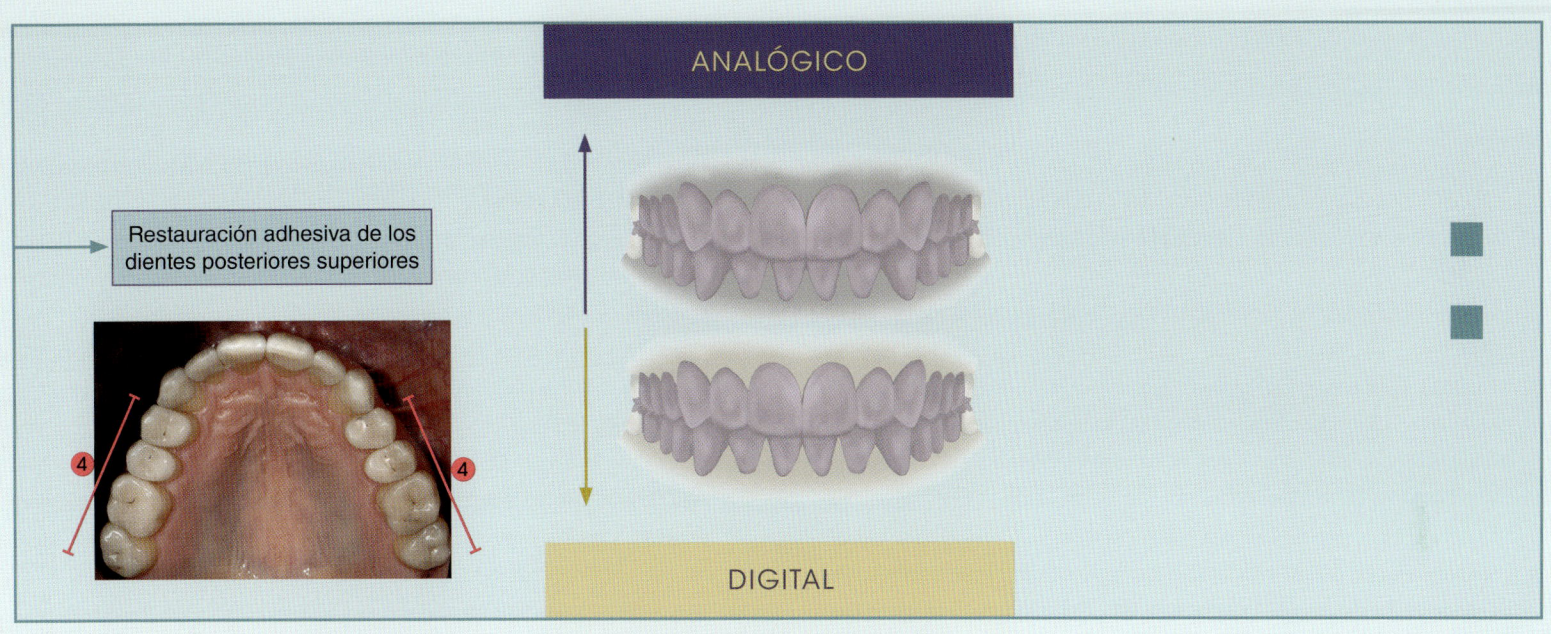

ANALÓGICO

Restauración adhesiva de los dientes posteriores superiores

DIGITAL

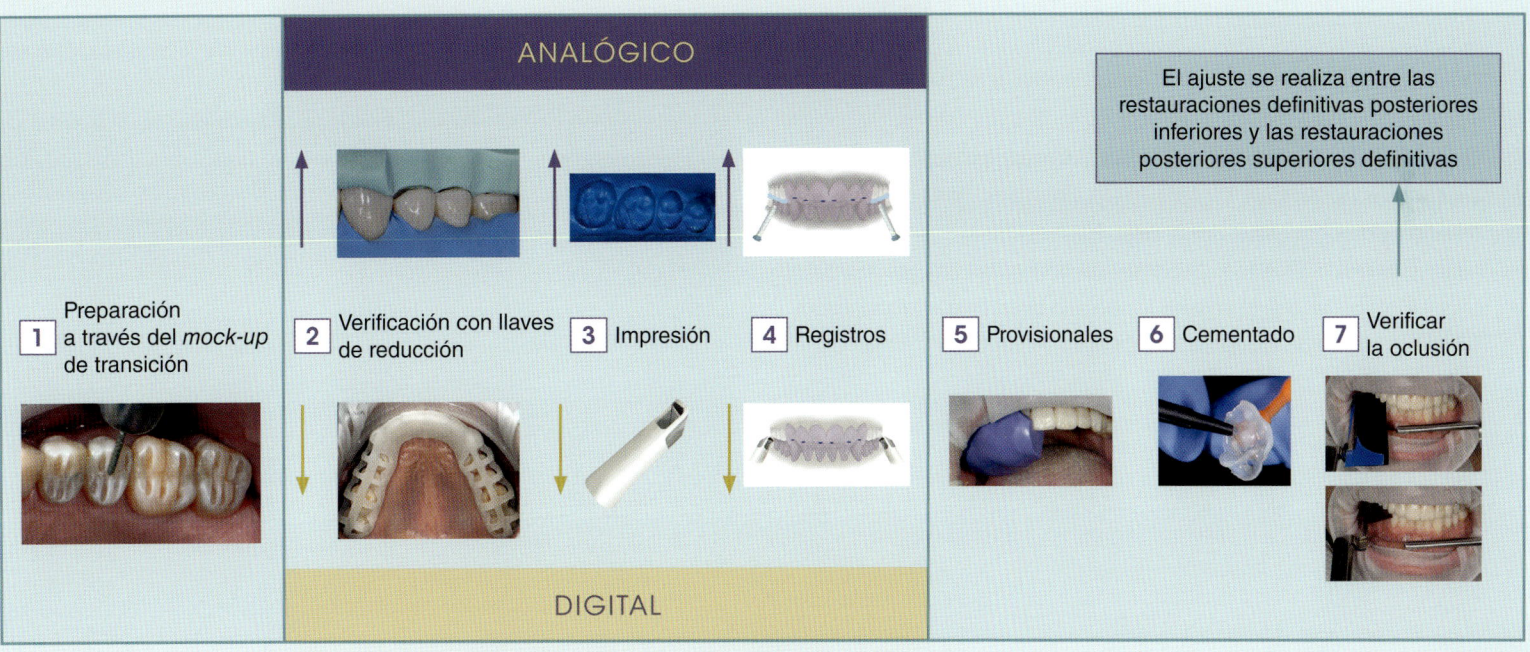

ANALÓGICO

El ajuste se realiza entre las restauraciones definitivas posteriores inferiores y las restauraciones posteriores superiores definitivas

1 Preparación a través del *mock-up* de transición

2 Verificación con llaves de reducción

3 Impresión

4 Registros

5 Provisionales

6 Cementado

7 Verificar la oclusión

DIGITAL

BIBLIOGRAFÍA

1. Buckle I. Minimally invasive rehabilitation of worn dentition. Understanding complete dentistry concepts. Dental Learning Systems LLC 2017; 65:3-9.

2. Chu FC, Yip HK, Newsome PR, Chow TW, Smales RJ. Restorative management of the worn dentition: I. Aetiology and diagnosis. Dent Update. 2002; 29:162-8.

3. Dawson PE. Functional Occlusion. From the TMJ to smile design. Mosby 2007.

4. Fabbri G, Cannistraro G, Pulcini C, Sorrentino R. The full-mouth mock-up: a dynamic diagnostic approach (DDA) to test function and esthetics in complex rehabilitations with increased vertical dimension of occlusion. Int J Esthet Dent. 2018;13(4):460-474.

5. Gurel G, Morimoto S, Calamita MA, Coachman C, Sesma N. Clinical performance of porcelain laminate veneers: outcomes of the aesthetic pre-evaluative temporary (APT) technique. Int J Periodontics Restorative Dent. 2012; 32:625-35.

6. Koubi S, Gurel G, Margossian P, Massihi R, Tassery H. A Simplified Approach for Restoration of Worn Dentition Using the Full Mock-up Concept: Clinical Case Reports. Int J Periodontics Restorative Dent. 2018 Mar/Apr;38(2):189-197.

7. Lassmann Ł, Calamita MA, Blatz MB. The "Smile Design and Space" Concept for Altering Vertical Dimension of Occlusion and Esthetic Restorative Material Selection. J Esthet Restor Dent. 2024; 1-12.

8. Magne P, Belser U. Biomimetic restorative dentistry 2021. Volume 2.

9. Magne P, Magne M. Use of additive waxup and direct intraoral mock-up for enamel preservation with porcelain laminate veneers. Eur J Esthet Dent. 2006; 1:10-9.

10. Miao C, Yang X, Wong MC, Zou J, Zhou X, Li C, Wang Y. Rubber dam isolation for restorative treatment in dental patients. Cochrane Database Syst Rev. 2021; 5:CD009858.

11. Radu M, Radu D, Abboud M. Digital recording of a conventionally determined centric relation: A technique using an intraoral scanner. J Prosthet Dent. 2020; 123:228-231.

12. Rebibo M et al. Vertical dimension of occlusion: the keys to decision. We may play with the VDO if we know some game´s rules. J Stomat Occ Med 2009; 2:147-159.

13. Saeidi Pour R, Engler MLPD, Edelhoff D, Prandtner O, Frei S, Liebermann A. A patient-calibrated individual wax-up as an essential tool for planning and creating a patient-oriented treatment concept for pathological tooth wear. Int J Esthet Dent. 2018; 13:476-492.

14. Sartori N, Ghishan T, O'Neill E, Hosney S, Zoidis P. Digitally designed and additively manufactured tooth reduction guides for porcelain laminate veneer preparations: A clinical report. J Prosthet Dent. 2022; 6: S0022-3913.

15. Spear F. Treating the worn dentition. Course manual. Scottsdale. Arizona. 2015

16. Vailati F, Belser UC. Full-mouth adhesive rehabilitation of a severely eroded dentition: the three-step technique. Part 1. Eur J Esthet Dent. 2008;3(1):30-44.

17. Wiskott A. Fixed prosthodontics. Principles and clinics. Quintessence 2011.

6

AJUSTE OCLUSAL OPTIMIZADO, DEL *MOCK-UP* DE TRANSICIÓN Y DE LAS RESTAURACIONES DEFINITIVAS

José María Suárez Feito

Cuando se utiliza el término ajuste oclusal (AO), lo habitual es pensar en un procedimiento complejo de carácter sustractivo e, incluso, controvertido, que se lleva a cabo de forma extensa sobre las superficies masticatorias de los dientes naturales, para armonizar la oclusión dentaria (Popa, 2015). Sin embargo, la realidad es que en el día a día de nuestra práctica cada vez que llevamos a cabo procedimientos restauradores sencillos, como una simple obturación, la colocación de un *onlay*, o una corona completa, también estamos haciendo ajustes oclusales, aunque sea de forma más localizada (Dawson, 2008). En estos casos su objetivo no es otro que evitar que tales restauraciones queden más altas que el resto de los dientes, lo que podría dar lugar a interferencias y prematuridades con las consiguientes complicaciones posoperatorias por todos conocidas.

Debido al desconocimiento por parte de muchos clínicos de principios básicos de ajuste oclusal, **lo habitual es que estos ajustes se limiten simplemente a la sustracción de forma grosera del material restaurador de acuerdo a las marcas de papel de articular, destruyendo así la anatomía creada por el técnico de laboratorio.** Por ello, en el caso de llevar a cabo procedimientos más extensos, como ocurre en aquellos pacientes con desgaste dentario en los que hay que rediseñar nuevamente una gran parte o la totalidad del esquema oclusal, el desconocimiento de unos principios básicos de ajuste oclusal puede dar lugar a resultados de pronóstico impredecible. También, con bastante frecuencia en este tipo de pacientes, como parte del tratamiento restaurador aditivo, es necesario involucrar dientes posteriores que no presentan desgaste pero que, para su integración en el desarrollo del nuevo esquema oclusal, es preciso efectuar en ellos algún tipo de ajuste oclusal sustractivo (Solow, 2017).

Por todo ello, el objetivo de este capítulo es el de mostrar un protocolo que permita llevar a cabo el ajuste oclusal de forma lógica y sencilla, tanto del *mock-up* de transición (MT) como de las restauraciones definitivas y que contribuya, a su vez, a preservar lo más posible la anatomía oclusal creada por el técnico de laboratorio. Además, también mostraremos cómo integrar el ajuste oclusal sustractivo de los dientes posteriores en el contexto de la rehabilitación adhesiva del desgaste de los dientes anteriores.

SELECCIÓN DEL MATERIAL IDÓNEO PARA EFECTUAR EL AJUSTE OCLUSAL

Un aspecto importante en el ajuste oclusal es la selección adecuada del papel de articular para permitir una correcta visualización e interpretación de las diferentes marcas que se generan durante dicho ajuste. Tanto el grosor como el tipo de material del papel de articular influyen directamente en el número de puntos de contactos obtenidos, la superficie de los mismos o la posibilidad de generar marcas adicionales por el roce del propio papel de articular. A su vez, otros factores como la presencia de saliva o las características de las superficies sobre las que actúa el papel de articular deben tenerse también en consideración (Duminil, 2016).

Según Halperin (1982), **el grosor ideal del papel de articular debería ser inferior a 21 μm,** para evitar modificar la respuesta propioceptiva por parte del paciente. También, un menor grosor facilita una mejor adaptación a las superficies oclusales permitiendo así identificar con mayor aproximación los contactos reales.

Los papeles de articular con base de plástico entre 8 y 20 μm de grosor (Artifol® Bausch, Troll Foil® Troll Dental, Accufilm II® Parkell), presentan **alta flexibilidad, resistencia a la tracción y capacidad para identificar los contactos oclusales**. Por ello, aconsejamos su utilización para llevar a cabo el ajuste oclusal tanto del *mock-up* de transición como de las restauraciones definitivas. Sin embargo, hay que tener en consideración que en presencia de humedad o en superficies altamente pulidas pueden dar lugar a falsos positivos.

Para optimizar la utilización de este tipo de papeles de articular se recomienda seguir las siguientes indicaciones:

1. Secar las superficies oclusales con el aire comprimido del equipo, seguido del empleo de una gasa antes de su utilización.
2. Una vez identificados los contactos oclusales y efectuados los ajustes pertinentes, eliminar las marcas residuales y los detritus generados durante dichos ajustes, con una gasa impregnada en alcohol.
3. En el caso de utilizar el papel de articular Accufilm II® (21 μm), **el fabricante recomienda aplicar una capa fina de vaselina en su superficie antes de su utilización**. Con ello se facilita la transferencia de sus pigmentos a las superficies dentarias y, especialmente, en aquellas altamente pulidas como ocurre en el caso de la cerámica.

4. Con base en la observación clínica de los autores, el papel de articular Artifol BK 27® (8 μm) estaría particularmente indicado durante el ajuste oclusal del MT (material bisacrílico) debido a su capacidad para generar contactos nítidos y reducir la aparición de falsos positivos.
5. Idealmente, después de cada uso el papel de articular debería remplazarse por otro nuevo.

Para facilitar la identificación entre los diversos tipos de contactos que se generan durante las diferentes fases del ajuste oclusal, recomendamos utilizar al menos dos colores diferentes de papel de articular. Por ejemplo, se podría utilizar el color azul para los contactos de MI = RC y el rojo para las lateralidades.

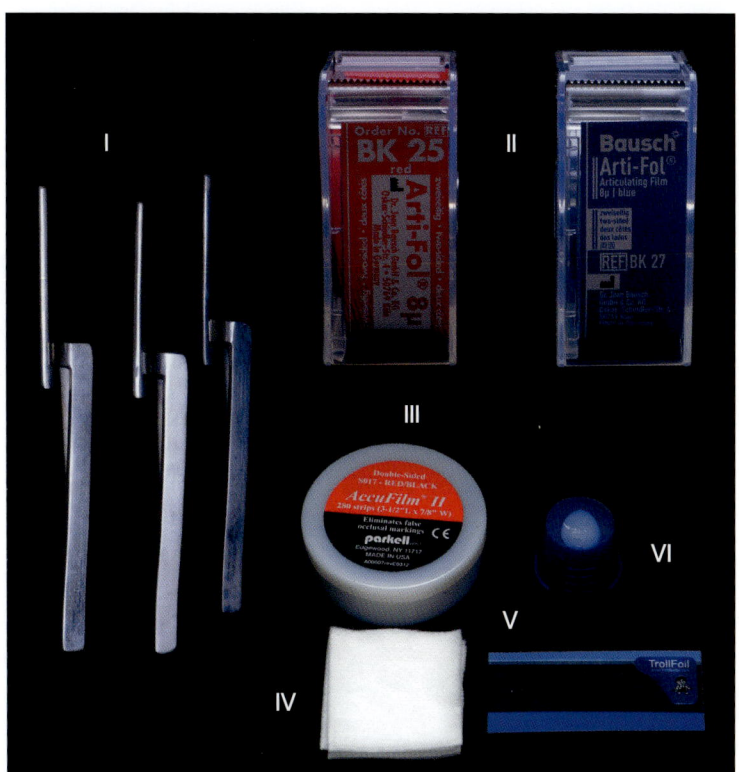

FIGURA 6.1 I) Pinzas Miller para el papel de articular. II) Papeles de articular de 8 μm Artifol Bk25® rojo y Artifol Bk27® azul. III) AccuFilm II® de 21 μm rojo/negro. IV) Gasa. V) TrollFoil de 8 μm azul. VI) Vaselina.

En relación con los instrumentos rotatorios para llevar a cabo el desgaste sustractivo, es aconsejable la utilización de un contra-ángulo multiplicador conectado a un micromotor eléctrico y a una velocidad entre 15 000 y 20 000 revoluciones por minuto. A su vez, emplearemos fresas de diamante en forma de balón de rugby de grano medio (379 314 023® Komet), de grano fino (8379 314 023® Komet) y de tungsteno de 12 filos (H 379 314 023® Komet). Para el pulido de las superficies después del ajuste sustractivo, en el caso del MT, utilizaremos copas de pulido para composite (Enhance® Dentsply Sirona), cepillos de pulir (Astrobrush® Ivoclar) y, en los casos de cerámica, pulidores impregnados con partículas de diamante puro (Diapol Twist® Eve).

AJUSTE OCLUSAL OPTIMIZADO DEL *MOCK-UP* DE TRANSICIÓN

Dado que el *mock-up* de transición (MT) será la referencia funcional y estética a partir de la cual se van a elaborar las restauraciones definitivas, el establecimiento de unas correctas relaciones oclusales en dicho MT será fundamental para simplificar posteriormente todo su proceso de fabricación por parte del laboratorio y facilitar su colocación en la cavidad oral sin contratiempos. Recordemos que, **una vez establecido en el MT un esquema oclusal estable con los cóndilos en relación céntrica (RC), el proceso de rehabilitación definitiva se efectuará por segmentos simplemente copiando los contornos estéticos y funcionales finales obtenidos en el propio MT** (véase el Capítulo 5).

Una vez adherido el MT a la superficie dentaria remanente y, como consecuencia de los diversos errores que se pueden introducir a lo largo de todo el proceso, habitualmente es necesario llevar a cabo en mayor o menor medida ajustes en la oclusión hasta conseguir los objetivos previamente descritos en el Capítulo 2 para restablecer un nuevo esquema oclusal en este tipo de pacientes. Para ello emplearemos la siguiente secuencia:

1. Obtener contactos simultáneos y uniformemente distribuidos entre todos los dientes de la arcada superior e inferior en MI con los cóndilos en RC.
2. Establecer la guía anterior.
3. Ajuste oclusal durante los movimientos de dentro afuera de la mandíbula.
4. Ajuste durante los movimientos de fuera adentro.
5. Verificación final del ajuste.

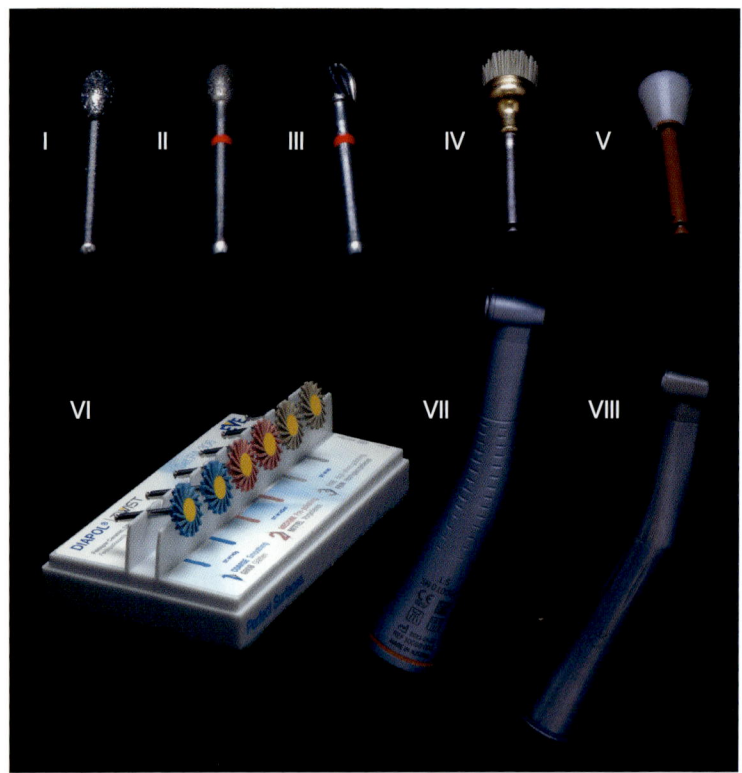

FIGURA 6.2 I) Fresa de diamante de grano medio. II) Fresa de diamante de grano fino. III) Fresa de tungsteno de 12 filos. IV) Cepillo de pulido Astrobrush®. V) Copa de Pulido Enhance®. VI) Pulidores de cerámica Diapol Twist®. VII) Contraángulo multiplicador. VIII) Contraángulo reductor.

PASO 1. OBTENCIÓN DE CONTACTOS EN MI = RC

Para obtener contactos simultáneos y uniformemente distribuidos entre todos los dientes de la arcada superior e inferior en MI con los cóndilos en RC (Fig. 6.3), **al menos debería haber un contacto por diente** e, idealmente, estos deberían localizarse entre las puntas de las cúspides funcionales vestibulares inferiores y las crestas marginales, y fosas/crestas triangulares de los dientes superiores. **Este tipo de contactos es similar al que buscamos durante el ajuste de una placa oclusal superior** (véase el Capítulo 7), por lo que, aplicando el mismo concepto con ligeras variaciones, se simplifica notablemente el ajuste oclusal del MT en el momento de su colocación en el paciente. **En ocasiones, si durante el ajuste no es posible obtener el contacto de las cúspides vestibulares inferiores (funcionales), este contacto se puede sustituir por alguna de las puntas de las cúspides linguales superiores (funcionales).**

Para efectuar el ajuste oclusal, comenzaremos utilizando directamente las laminillas de Long para así desprogramar y facilitar el asentamiento de los cóndilos en la fosa (RC). Simultáneamente con la utilización de las laminillas, utilizaremos un papel de articular de 8 μm de color azul (Artifol BK 27®Bausch, Troll Foil® Troll Dental,) para identificar los contactos prematuros que puedan existir con los cóndilos en RC. Habitualmente **empezamos la desprogramación con cuatro laminillas, indicándole al paciente que mueva la mandíbula hacia delante y hacia atrás y apriete** (véase la utilización de las laminillas de Long en el Capítulo 3). **Generalmente, suelen aparecer varios contactos prematuros al mismo tiempo que iremos eliminando de forma sustractiva empleando una fresa de diamante de grano medio en forma de balón de rugby (379 314 023® Komet)** (Fig. 6.4).

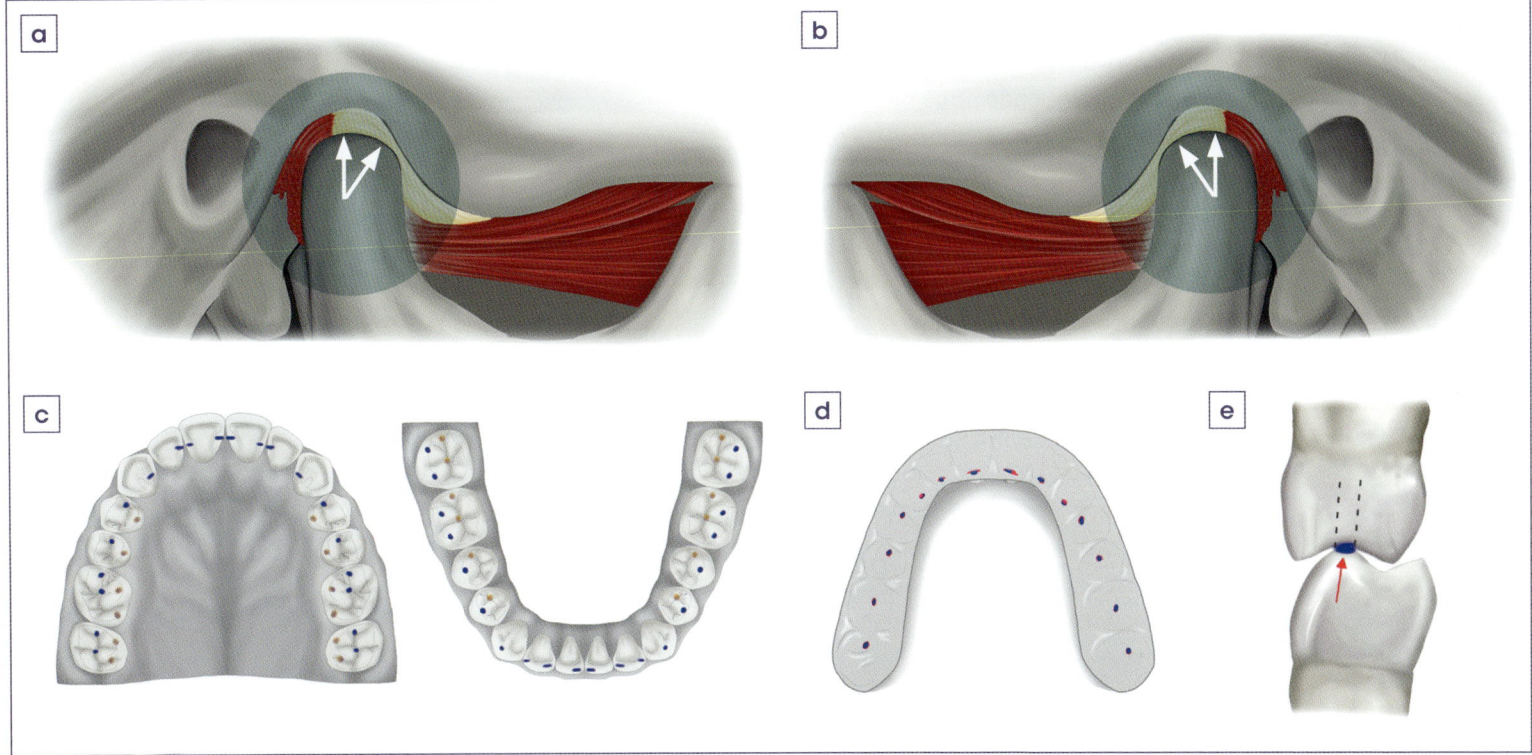

FIGURA 6.3 a,b) Cóndilos en RC. c) En azul, posición ideal del tipo de contactos que se deberían buscar durante el ajuste oclusal del MT. En color naranja los contactos opcionales. d) Contactos ideales en una placa oclusal superior. e) Distribución de fuerzas a lo largo del eje longitudinal.

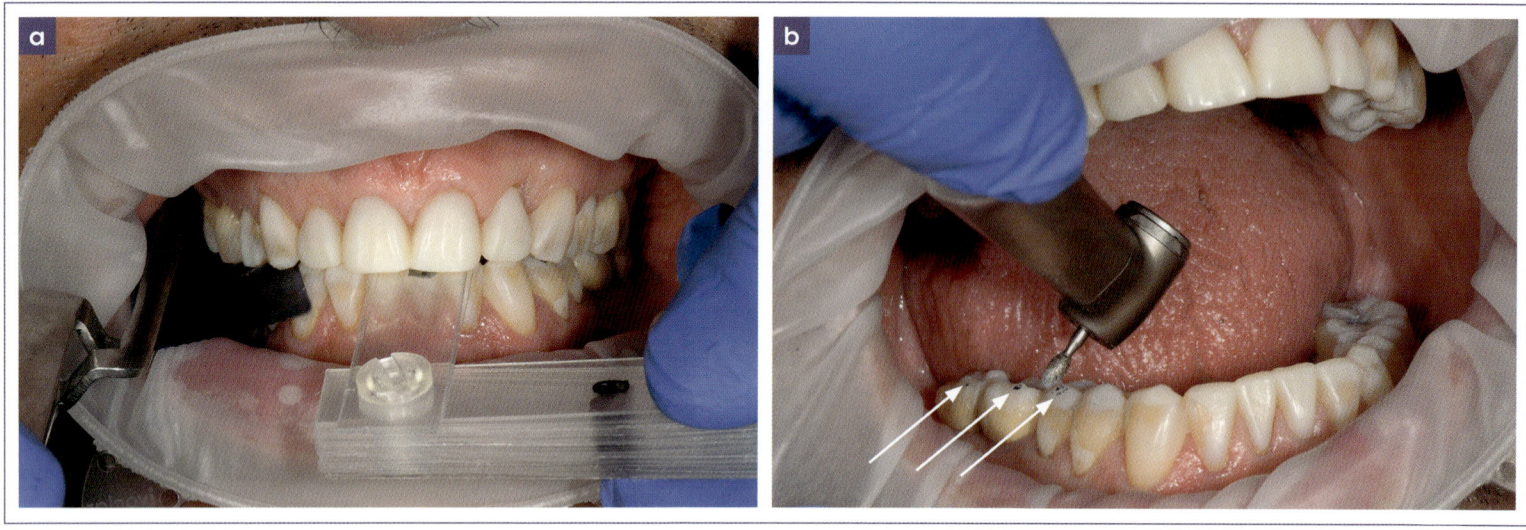

FIGURA 6.4 a) Utilización de las laminillas de Long para facilitar el ajuste oclusal con los cóndilos en RC. b) Ajuste oclusal del MT utilizando una fresa en forma de balón de rugbi.

Tengamos en cuenta que las cuatro laminillas darán lugar a un aumento de la DV y que, una vez identificados y eliminados mediante sustracción estos primeros contactos, **irán apareciendo otros nuevos en diferentes localizaciones a medida que vamos retirando laminillas y cerrando la DV mediante los ajustes sustractivos. Por ello, será preciso repetir este proceso hasta obtener la distribución uniforme de dichos contactos entre ambas arcadas al utilizar la última laminilla**.

El ajuste sustractivo del material provisional no se realiza eliminando sin más las marcas del papel de articular según estas van apareciendo, sino que emplearemos una secuencia que, además de simplificar el proceso de ajuste, contribuya también a preservar en lo posible la anatomía creada por el técnico de laboratorio.

Así, el objetivo fundamental en torno al cual gira todo el proceso de ajuste oclusal será el de ir reorientando las puntas de las cúspides funcionales de molares y premolares inferiores al centro de cada diente a medida que el ajuste progresa. Para ello, basta con recordar que el desgaste sustractivo se efectuará estrechando (afilando) las vertientes de las cúspides vestibulares inferiores (funcionales) y abriendo las vertientes internas de las cúspides superiores. (The Dawson Academy, 2009) (Figs. 6.5, 6.6). En las Figuras 6.7 y 6.8 se muestran los dos patrones de contactos más frecuentes que irán apareciendo a medida que progresa el ajuste.

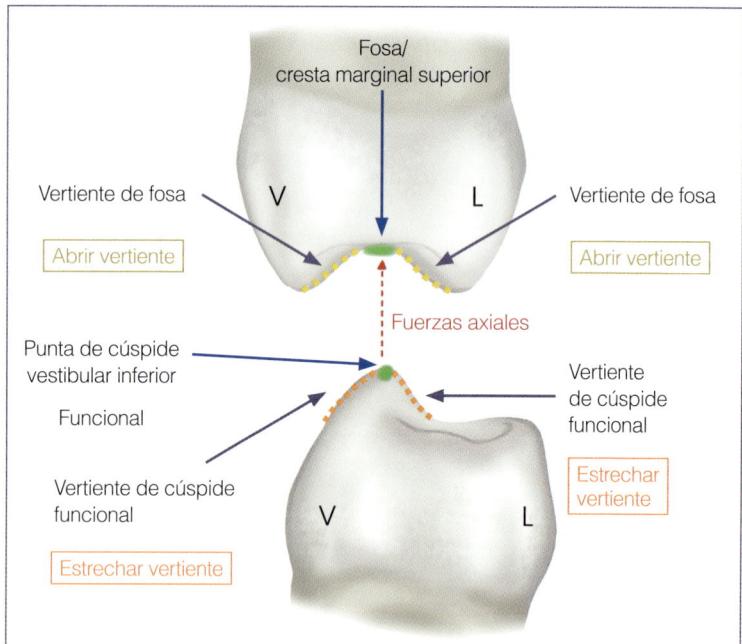

FIGURA 6.5 En color verde se muestra el objetivo básico de los contactos en RC. Las puntas de las cúspides funcionales inferiores deben contactar en el centro de crestas marginales o fosas/crestas triangulares superiores. Para conseguir este objetivo, el ajuste se efectuará estrechando las vertientes de las cúspides funcionales inferiores (punteado anaranjado) y abriendo las vertientes internas de las cúspides superiores (punteado amarillo).

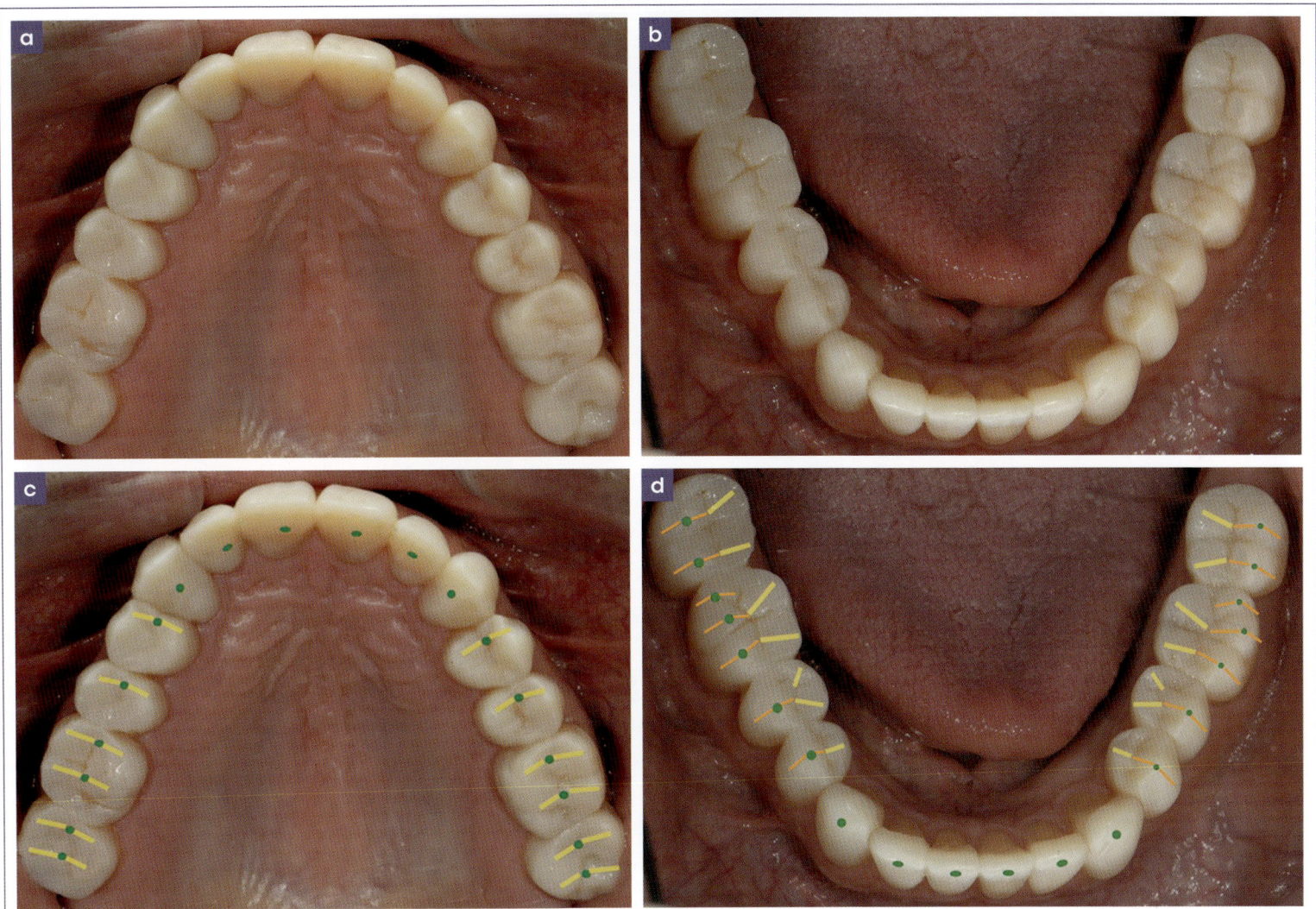

FIGURA 6.6 a,b) *Mock-up* de transición una vez finalizados los procedimientos de adhesión y eliminados los excesos de material provisional, para proporcionar el espacio suficiente a nivel de las troneras y facilitar la higiene. c) **MT en la arcada superior**. Los puntos verdes representan la posición ideal de los contactos en las crestas marginales/fosas de molares y premolares y en las caras palatinas de los incisivos y caninos superiores. Las líneas amarillas representan las vertientes internas de las cúspides superiores. d) **MT en la arcada inferior**. Los puntos verdes muestran la posición ideal de las puntas de las cúspides funcionales inferiores y en los bordes incisales de los incisivos inferiores. Las líneas de color naranja muestran las vertientes de las cúspides funcionales. Las líneas amarillas indican las vertientes internas de las cúspides no funcionales.

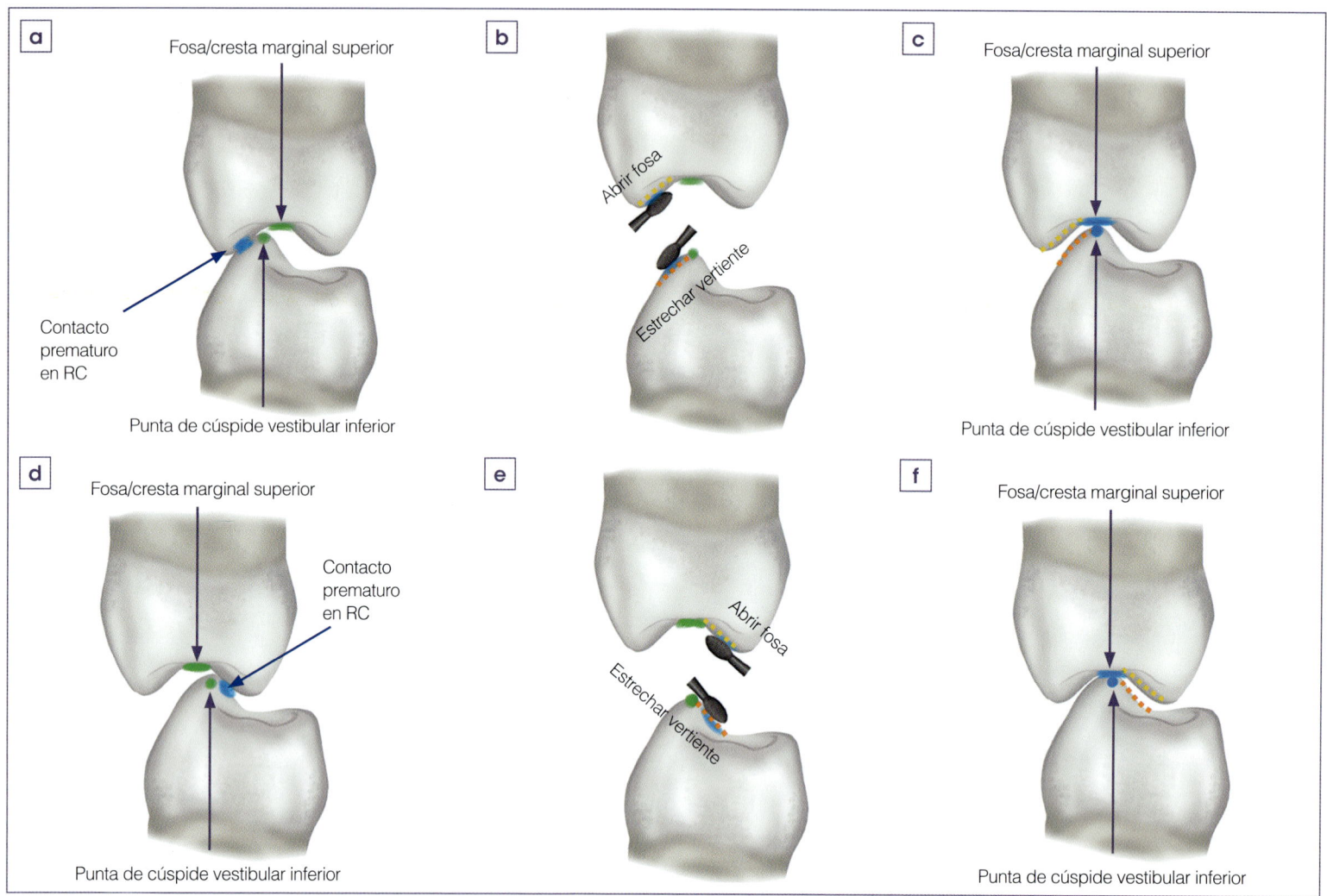

FIGURA 6.7 a-c) Cuando los contactos se producen entre las vertientes externas de las cúspides vestibulares inferiores (cúspides funcionales) y las vertientes internas de las cúspides vestibulares superiores, según lo descrito previamente, estrecharemos las vertientes externas de las cúspides vestibulares inferiores (punteado naranja) y abriremos las vertientes internas de las cúspides vestibulares superiores (punteado amarillo). d-f) Cuando los contactos aparecen entre las vertientes internas de las cúspides vestibulares inferiores (cúspides funcionales) y las vertientes internas de las cúspides linguales superiores, estrecharemos las vertientes internas de las cúspides vestibulares inferiores (punteado naranja) y abriremos las vertientes internas de las cúspides linguales superiores (punteado amarillo).

Por lo tanto, siguiendo este protocolo de ajuste sustractivo de las diferentes vertientes, las puntas de las cúspides se irán progresivamente desplazando hacia el centro del diente.

Con frecuencia, puede ocurrir que durante el transcurso del ajuste oclusal todavía no se haya obtenido la distribución uniforme de todos los contactos; sin embargo, algunas de las puntas de las cúspides funcionales podrían haber alcanzado ya el centro de las fosas/crestas marginales. En estos casos, estaría indicado remodelar las puntas de dichas cúspides en lugar de profundizar las fosas; con ello, además de continuar con el ajuste sin perder la axialidad previamente obtenida, reducimos la posibilidad de generar interferencias durante los movimientos excursivos. Sin embargo, al remodelar las puntas de las

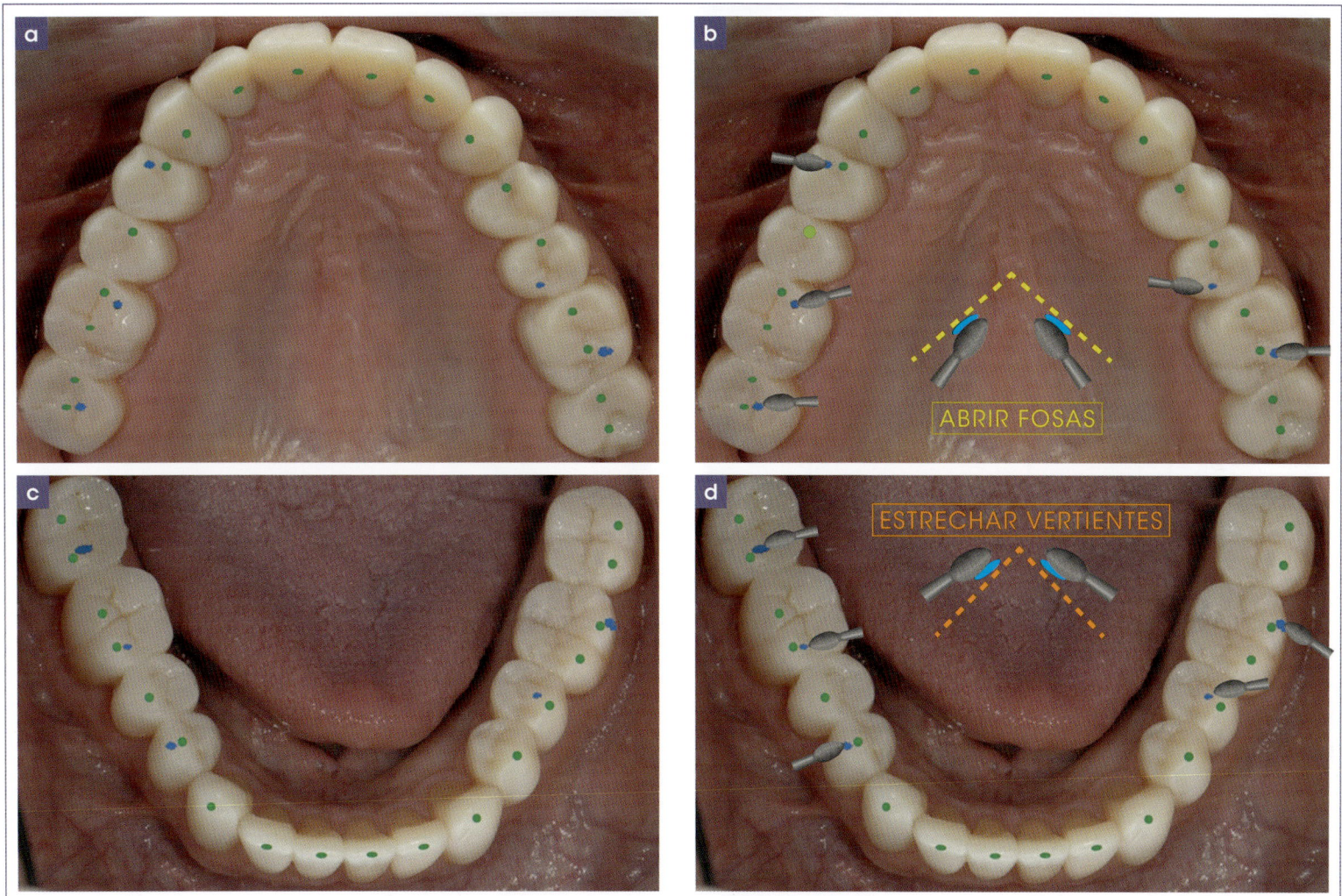

FIGURA 6.8 a,c) Las marcas azules representan algunas de las posibles localizaciones de los contactos prematuros que pueden ir apareciendo según va progresando el ajuste. Las marcas verdes representan el objetivo ideal de los contactos al final del ajuste. b,d) Al localizarse los contactos prematuros azules en las vertientes internas y externas de molares y premolares inferiores, el objetivo del desgaste con la fresa en forma de balón de rugbi será estrechar dichas vertientes. En molares y premolares superiores al corresponderse la localización de los contactos con las vertientes internas, el objetivo será abrir vertientes (abrir fosas).

cúspides hay que tener en consideración no alterar significativamente el plano oclusal, en cuyo caso estaría indicado profundizar la fosa antagonista.

Recordemos también, que según lo descrito en el Capítulo 2, los contactos de céntrica en molares y premolares se establecen en una relación punta de cúspide cresta marginal y fosa/cresta triangular en una superficie plana de **0,5 a 1 mm de diámetro.** Con ello, además de distribuir las fuerzas a lo largo del eje longitudinal de los dientes se proporciona cierto grado de libertad en céntrica (Fig. 6.9).

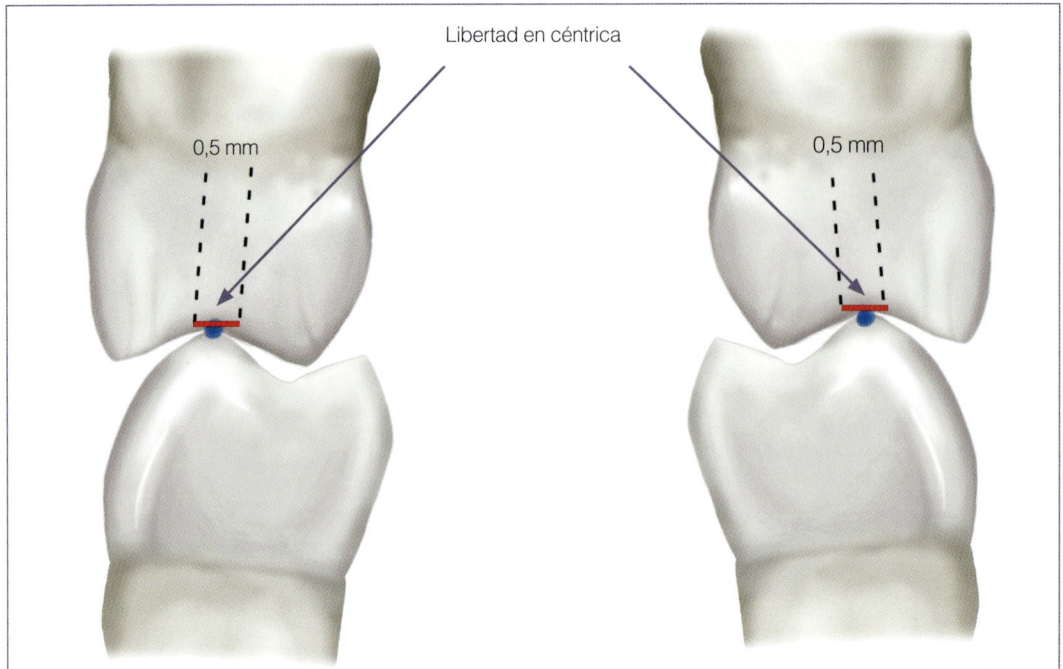

FIGURA 6.9 En molares y premolares los contactos de céntrica en se establecen en una relación punta de cúspide cresta marginal y fosa/cresta triangular en una superficie plana de 0,5 a 1 mm de diámetro.

Aunque el objetivo al final del ajuste oclusal del MT es obtener al menos un contacto por diente (Fig. 6.10), podría ocurrir que al final del mismo, con la última laminilla, hubiese ausencia de alguno de dichos contactos tanto a nivel de los dientes anteriores como de los posteriores. En este caso, estos podrían crearse simplemente añadiendo composite.

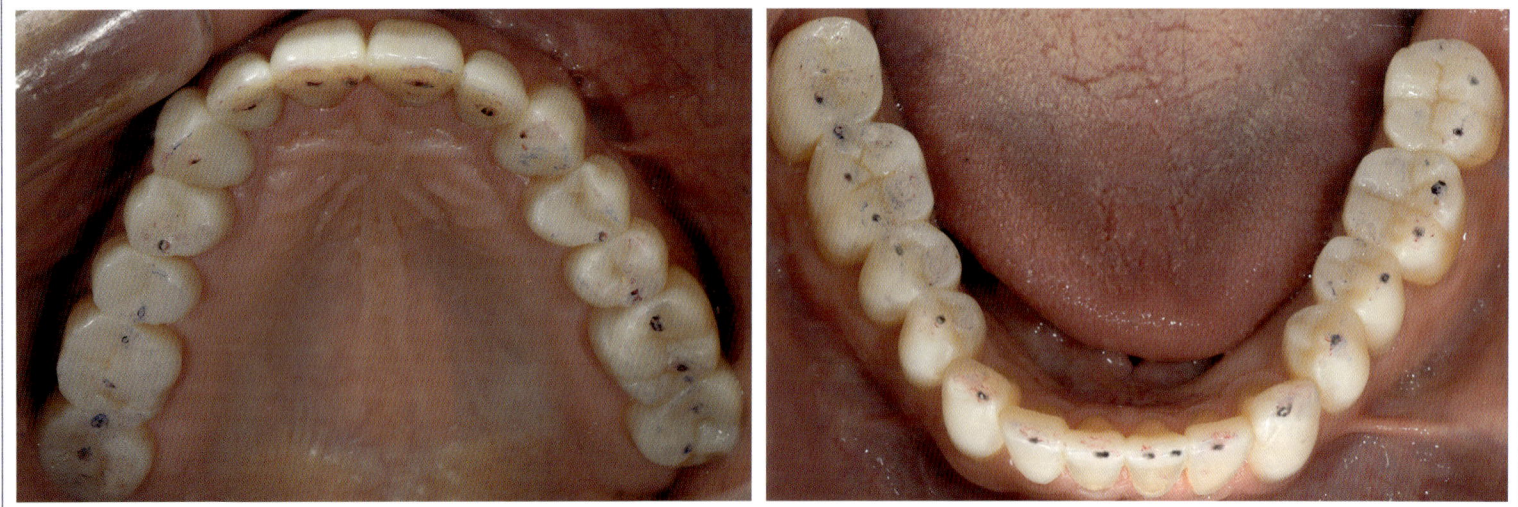

FIGURA 6.10 Distribución de los contactos una vez finalizado el ajuste oclusal del MT en MI = RC. Debemos obtener al menos un contacto por diente.

Verificación del ajuste mediante sistemas de análisis oclusal digital

En este punto del ajuste oclusal y antes de establecer la guía anterior, una vez conseguida la "aparente distribución ideal" de los contactos con el papel de articular, no tenemos más que una foto final que indica que hemos conseguido dichos contactos, sin embargo, ello no nos permite identificar ni la secuencia en la que estos se producen ni los porcentajes de fuerza correspondientes a cada uno de ellos (Kerstein, 2001). Para obtener esta información, podemos utilizar dispositivos de análisis oclusal digital como el OccluSense (OccluSense®Bausch) (Fig. 6.11, Vídeo 6.1) y el T-Scan (T-Scan Novus®Teckscan, Inc) (Fig. 6.12, Vídeo 6.2) y, así, comprobar el grado de desviación existente entre el aparente equilibrio mostrado en la distribución de los contactos con el papel de articular y la información proporcionada por los registros digitales. A partir del análisis digital, iremos efectuando los ajustes necesarios combinando el papel de articular y los dispositivos digitales hasta conseguir el equilibrio deseado verificado por el registro digital.

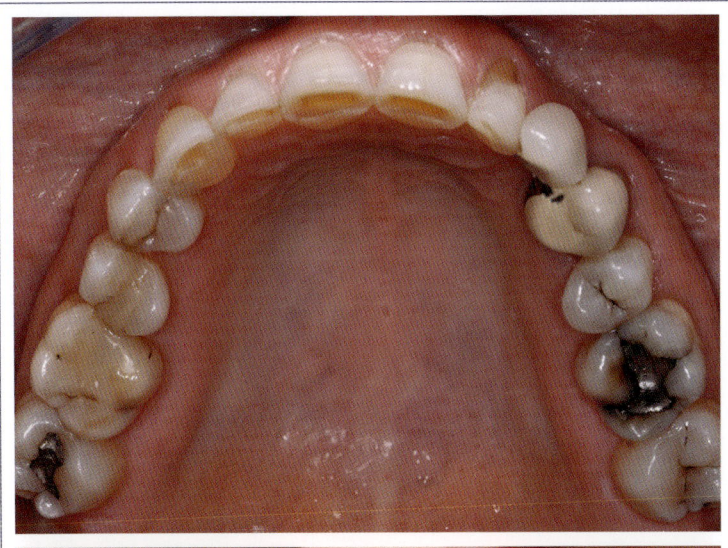

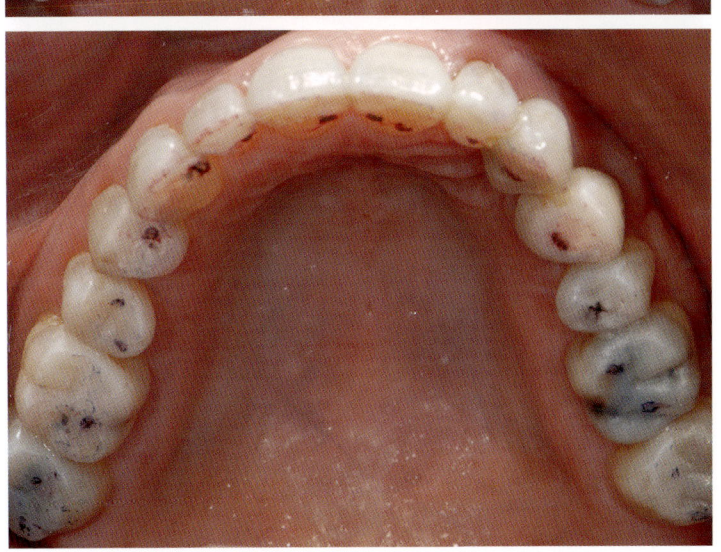

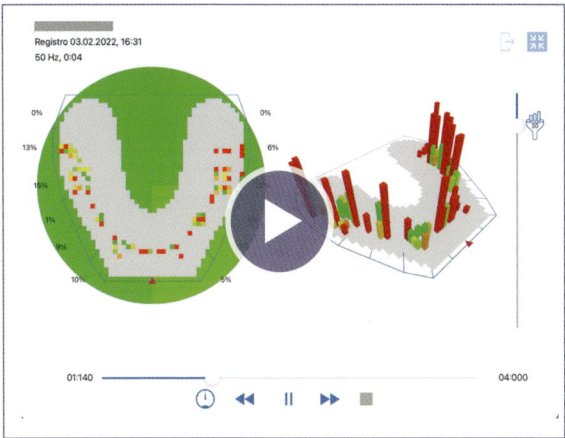

VÍDEO 6.1
El registro digital realizado con el OccluSense confirma la distribución uniforme de los contactos y de los porcentajes de fuerza.

FIGURA 6.11 *Mock-up* de transición en la arcada superior en la que se muestra una distribución uniforme de los contactos con el papel de articular.

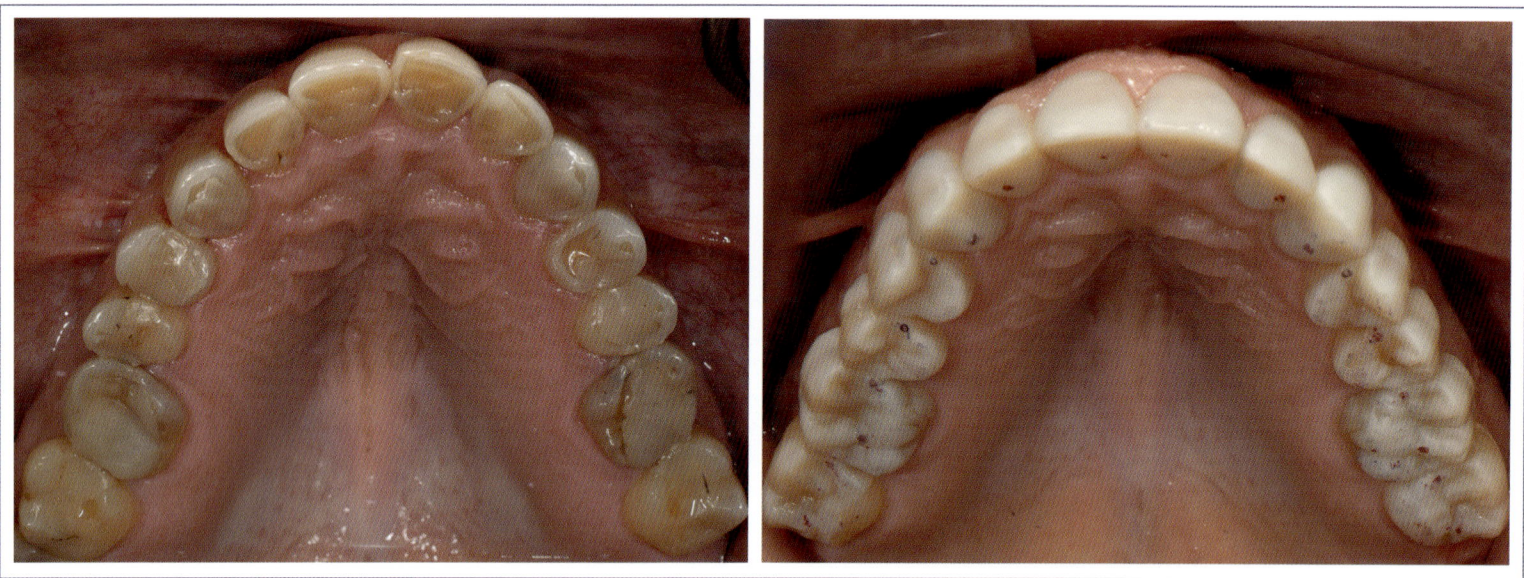

FIGURA 6.12 Distribución uniforme de los contactos oclusales con el papel de articular en otro *mock-up* de transición superior.

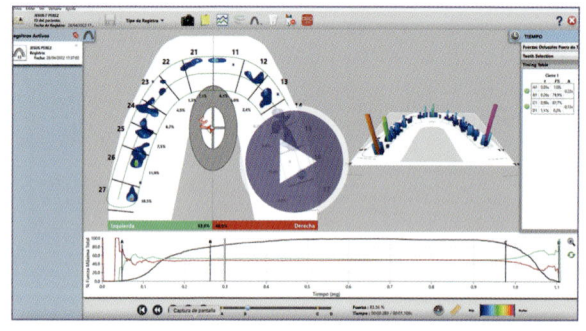

VÍDEO 6.2
La confirmación de la distribución uniforme de los contactos se llevó a cabo mediante el empleo del T-Scan.

En el caso de no disponer del OccluSense o el T-Scan, aunque menos preciso, el procedimiento clásico empleado para verificar que los contactos son razonablemente simultáneos consiste en utilizar una lámina Shimstock de 8 μm (Hanel Shimstock-Foil 8μ® Coltene). Para ello, iremos interponiendo esta lámina entre todos los dientes posteriores de ambas arcadas dentarias de uno en uno, e indicando al paciente que ocluya sobre la misma. En todo momento la lámina Shimstock debería quedar retenida al tirar de ella hacia vestibular, lo que indicaría que los contactos serían uniformes y de la misma intensidad. A su vez, la lámina debería poder deslizarse con ligera dificultad cuando se interpone entre los bordes incisales de los incisivos inferiores y las caras palatinas de los incisivos superiores y el paciente está apretando en intercuspidación máxima (Bakeman y Kois; 2012).

PASO 2. ESTABLECER LA GUÍA ANTERIOR

En primer lugar, con el paciente en decúbito supino en el sillón dental **verificamos nuevamente los contactos en MI** con papel de articular de 8 μm azul (Artifol BK27® Bausch, Troll Foil® Troll Dental) (Fig. 6.13).

A continuación, **valoramos la necesidad de efectuar ajustes posturales (céntrica larga)**. La idea de efectuar ajustes posturales fue introducida por Dawson (1989) al observar que en algunos pacientes, al cambiar de la posición horizontal del sillón a la posición vertical y

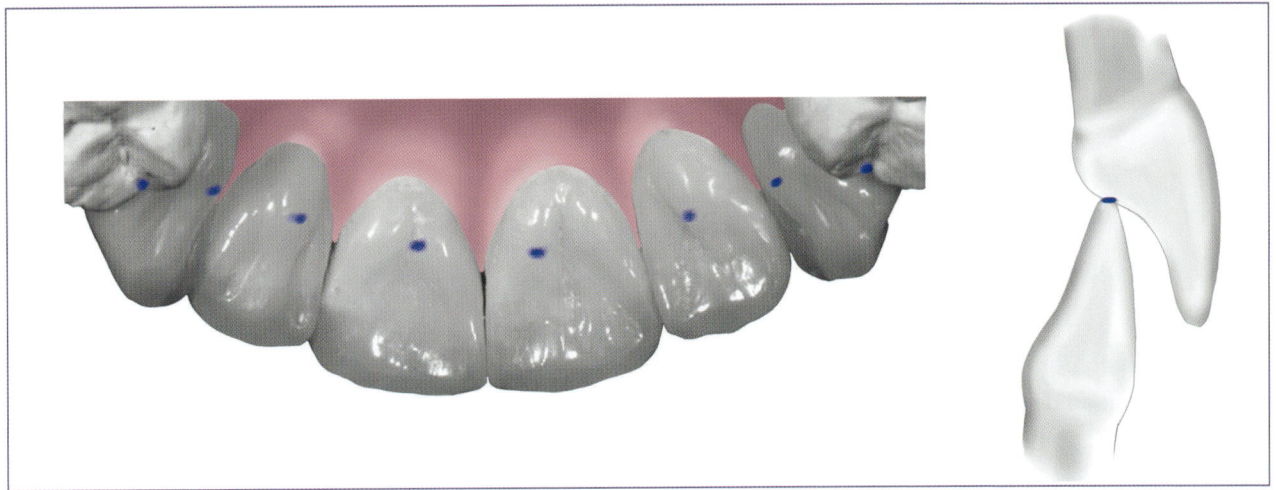

FIGURA 6.13 Ilustración que muestra los contactos de céntrica en los dientes anteriores. Debería haber, al menos, un contacto por diente.

cerrar en MI, los incisivos inferiores contactaban ligeramente por delante de los contactos obtenidos en las caras palatinas de los dientes anteriores superiores. Ello lo atribuía a un ligero desplazamiento anterior de la posición condilar desde RC. **Al estar estos contactos localizados en planos inclinados, podrían comportarse como interferencias al cierre mandibular** en los dientes anteriores y generar fuerzas laterales si no se identifican y se modifican convenientemente. Aproximadamente, un 50 % de la población precisa este ajuste postural y la extensión del mismo suele ser de alrededor de 0,5 mm.

Makofsky (1989) introdujo la teoría del desplazamiento craneal. Según esta, cambios en la posición de la cabeza pueden dar lugar a variaciones en la relación de los dientes maxilares con los dientes mandibulares al cierre en MI.

Para identificar la necesidad de céntrica larga, primeramente, confirmamos los contactos de los dientes anteriores en MI con el paciente en decúbito supino utilizando un papel de articular azul de 8 µm (Artifol BK27®Bausch, Troll Foil® Troll Dental) (Fig. 6.14).

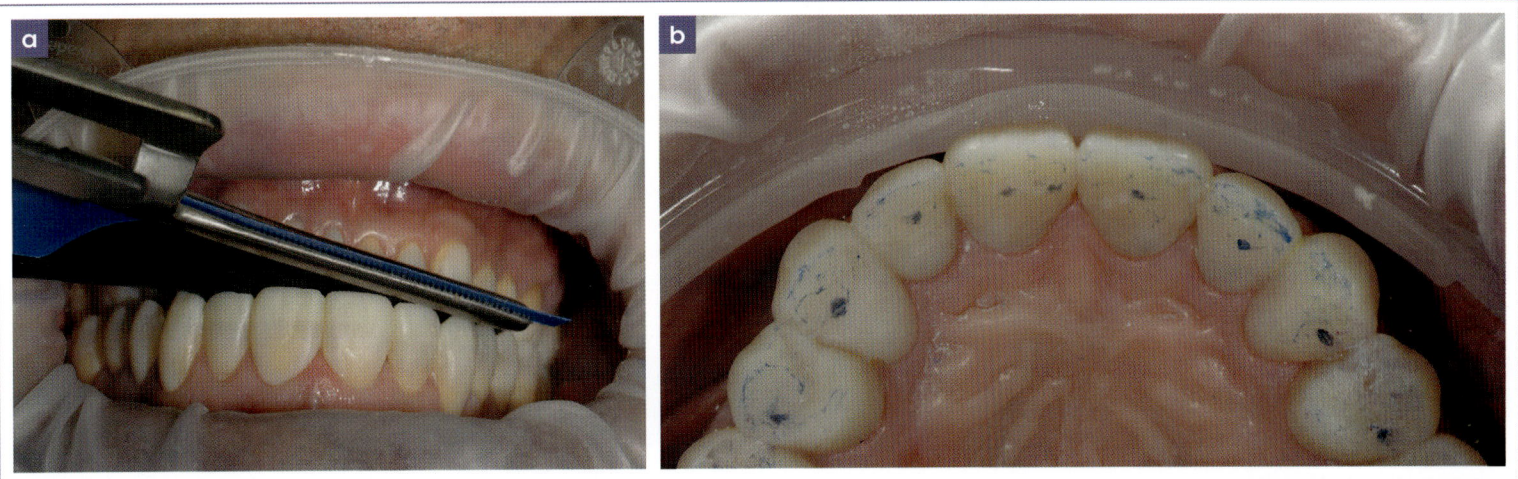

FIGURA 6.14 a) Verificación de los contactos con el paciente en decúbito supino. b) Se muestran las marcas de los contactos obtenidas con papel de articular azul.

Seguidamente, le mandamos ponerse de pie con la cabeza ligeramente inclinada hacia adelante e introduciremos, a continuación, un papel de articular rojo de 8 µm (Artifol BK25® Bausch) entre los bordes incisales de los incisivos inferiores y las caras linguales de los incisivos superiores, indicándole a su vez que abra y cierre varias veces golpeando sobre el mismo en MI a la vez que vamos desplazando dicho papel de articular a derecha e izquierda a lo largo de todo el borde incisal inferior (Fig. 6.15).

Con el paciente tumbado nuevamente en el sillón dental, **observamos si aparece alguna marca roja justo por delante del contacto azul. Su presencia mostraría la necesidad de extender dicho contacto azul de MI hacia vestibular para adaptarlo a los cambios posturales** (Fig. 6.16).

Mediante la utilización de una fresa de balón de rugby de grano medio (379 314 023® Komet) **eliminaremos la marca roja efectuando el ajuste en sentido horizontal y hacia vestibular, pero respetando el contacto azul inicial** (Fig. 6.17, Vídeo 6.3). Con ello reorientamos las fuerzas laterales generadas en una dirección más axial.

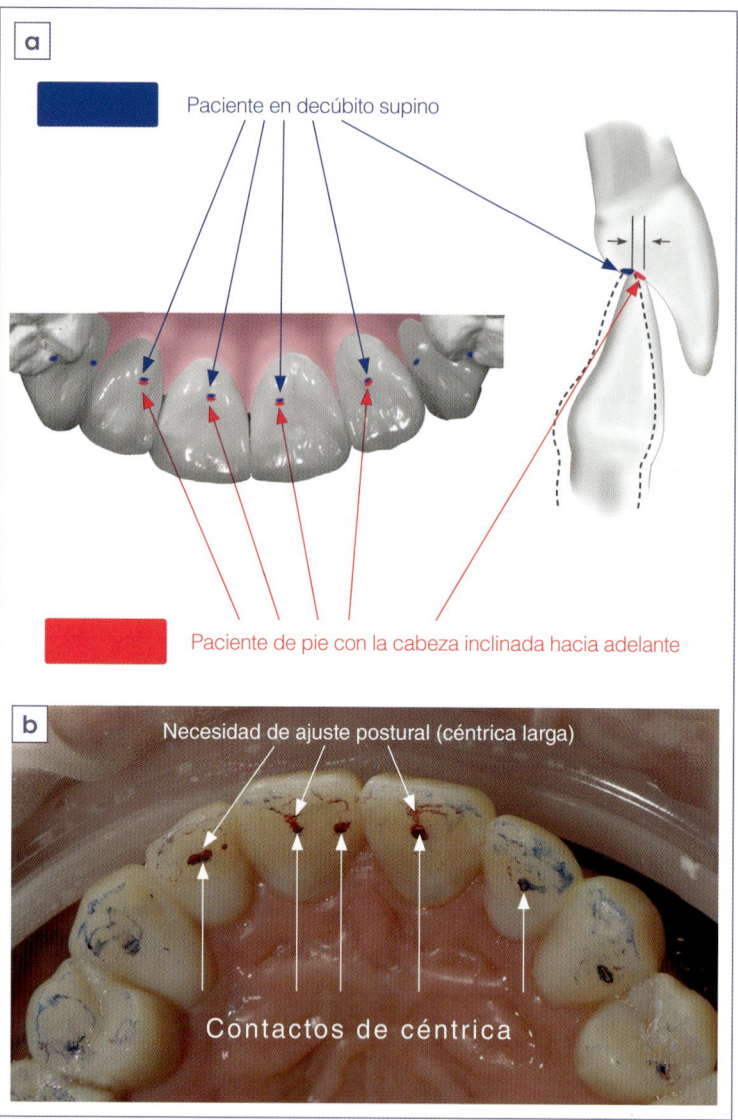

FIGURA 6.16 a) La presencia de contactos rojos por delante de los contactos azules en MI indicaría la necesidad de ajuste postural en RC. b) *Mock-up* de transición en un paciente. Se pueden apreciar contactos de color rojo por delante de los contactos azules generados en MI = RC, lo que indicaría la necesidad de ajuste postural en RC.

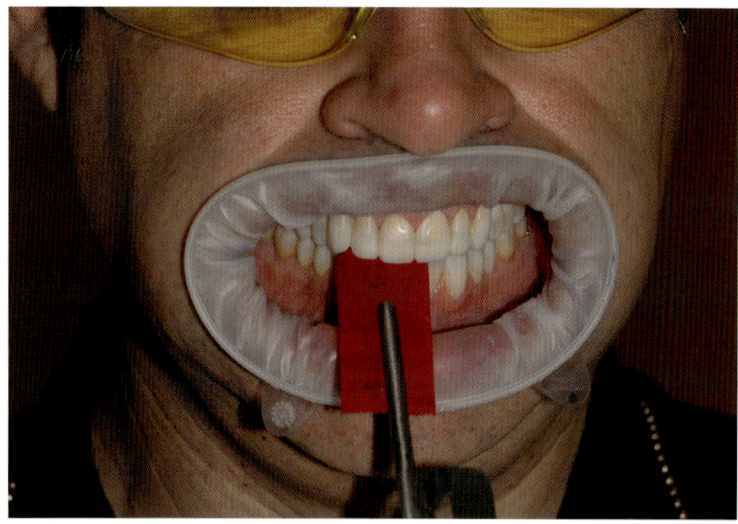

FIGURA 6.15 Con el paciente de pie y la cabeza ligeramente inclinada hacia adelante, le indicamos que abra y cierre en MI golpeando sobre el papel de articular.

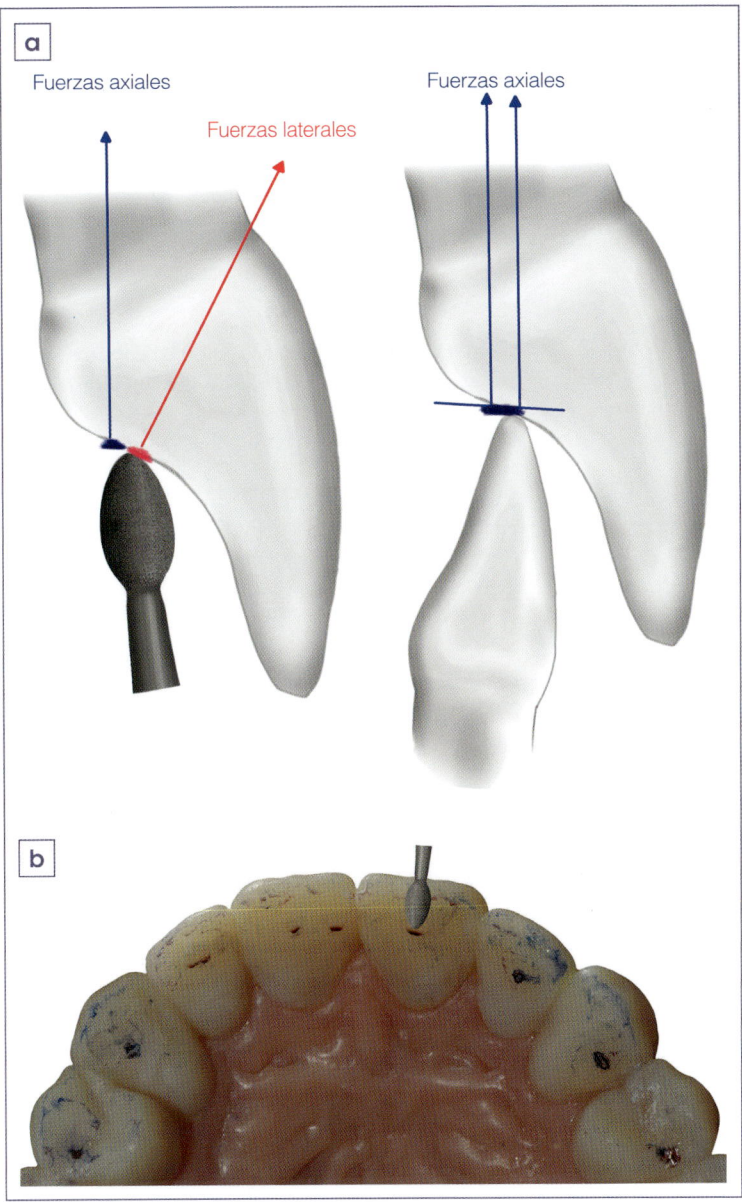

FIGURA 6.17 a) Con una fresa de diamante en forma de balón de rugby eliminaremos la marca roja, lo que permite extender hacia vestibular y en el mismo plano el contacto en MI, evitando así la presencia de fuerzas laterales. b) MT del paciente una vez eliminados los contactos rojos.

VÍDEO 6.3
Céntrica larga.

El objetivo final de este ajuste, cuando sea necesario, **será permitir que al cierre mandibular los contactos, tanto en posición horizontal como en vertical y a pesar del cambio postural, ocurran prácticamente en el mismo plano y no den lugar a la aparición de fuerzas laterales en los dientes anteriores.**

PASO 3. AJUSTE OCLUSAL DURANTE LOS MOVIMIENTOS DE ADENTRO AFUERA DE LA MANDÍBULA

Este ajuste incluye **los movimientos de protrusiva y lateralidades desde la posición de MI = RC**. Las marcas de las trayectorias de disoclusión generadas con el papel de articular deberían tener un ancho mesiodistal aproximado de **1-1,5 mm** (Darveniza, 2001).

Las trayectorias de disoclusión que buscamos durante el ajuste del MT **serán también muy similares a las obtenidas durante el ajuste de una placa oclusal superior** (véase el Capítulo 7). Realmente, el esquema oclusal simplificado que desarrollamos durante el ajuste de dicha placa oclusal será, básicamente, el mismo que emplearemos tanto en el MT como posteriormente en las restauraciones definitivas, aunque incorporando algunas modificaciones para proporcionar una anatomía más funcional (Fig. 6.18). En opinión de los autores, la aplicación de forma rutinaria del protocolo de ajuste oclusal de placas oclusales expuesto en el Capítulo 7 servirá de entrenamiento al lector menos experimentado para poner en práctica los principios de oclusión simplificada mostrados en este libro durante la rehabilitación de pacientes con desgaste dentario.

Movimiento de protrusiva

También con el paciente en semidecúbito supino, y utilizando el papel de articular rojo mencionado previamente, le indicaremos que desplace la mandíbula hacia adelante. Idealmente, los incisivos inferiores deberían contactar la **cara lingual de los dos incisivos centrales superiores** de forma simultánea durante todo el movimiento para favorecer una acción muscular más simétrica (Fig. 6.19). Sin embargo, **en pacientes con desgaste dentario en los que observamos un componente destacado de atrición, opcionalmente, se pueden incluir también los incisivos laterales para facilitar una mayor distribución de fuerzas sobre los dientes anteriores restaurados** (Fig. 6.20).

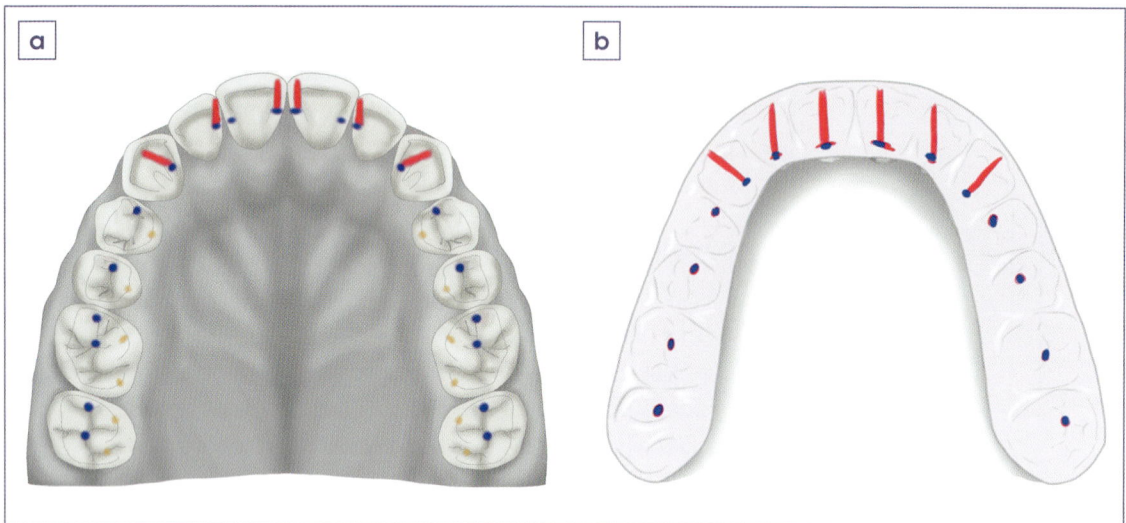

FIGURA 6.18 a) Los caninos separan los dientes posteriores durante los movimientos de lateralidad. Durante el movimiento de protrusiva los incisivos centrales y, opcionalmente, los incisivos laterales, separan los dientes posteriores. b) El mismo esquema se emplea en las placas oclusales.

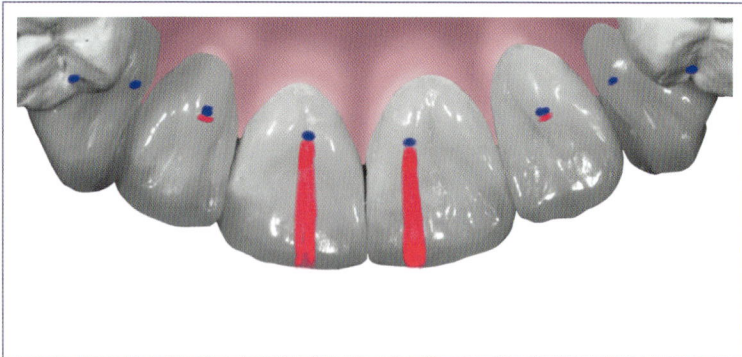

FIGURA 6.19 Patrón de disoclusión en protrusiva utilizando los dos incisivos centrales.

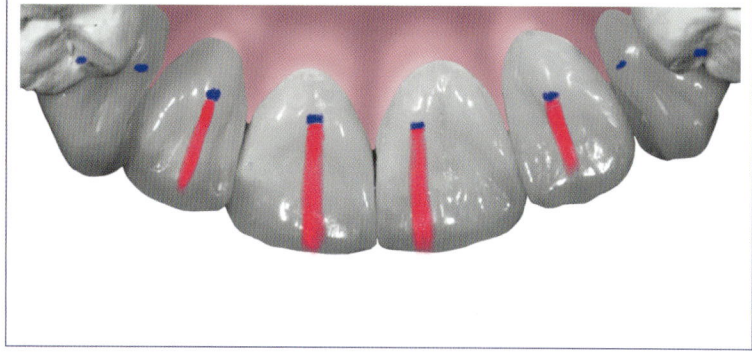

FIGURA 6.20 Patrón de disoclusión en protrusiva utilizando también los incisivos laterales.

La disoclusión ideal generada durante el movimiento de protrusiva debería reunir dos requisitos:

1. Que las marcas de las trayectorias de disoclusión generadas con el papel de articular no se interrumpan durante todo el recorrido del movimiento hasta la posición de borde a borde.

2. Que el contacto sobre toda la trayectoria de la guía sea lo más simultáneo posible, sin irregularidades y sin que el paciente aprecie sensación de tensión o molestia alguna (Tarantola, 2010).

Así pues, las **marcas de las trayectorias de disoclusión generadas con el papel de articular no se interrumpirán** durante todo

el recorrido del movimiento hasta la posición de borde a borde. (Fig. 6.21).

Si alguna de dichas marcas muestra alguna interrupción a lo largo de su recorrido, y dependiendo del grado de inclinación de las mismas, estaría indicado sustraer material en las zonas que no muestran interrupción o añadirlo en aquellas que están incompletas (con composite, por ejemplo) (Figs. 6.22, 6.23; Vídeo 6.4). Esta decisión se tomará evaluando la repercusión que dichas modificaciones podrían tener sobre el grado de disoclusión posterior. También hay que descartar la presencia de posibles interferencias posteriores que puedan, a su vez, generar interrupciones de dichas guías.

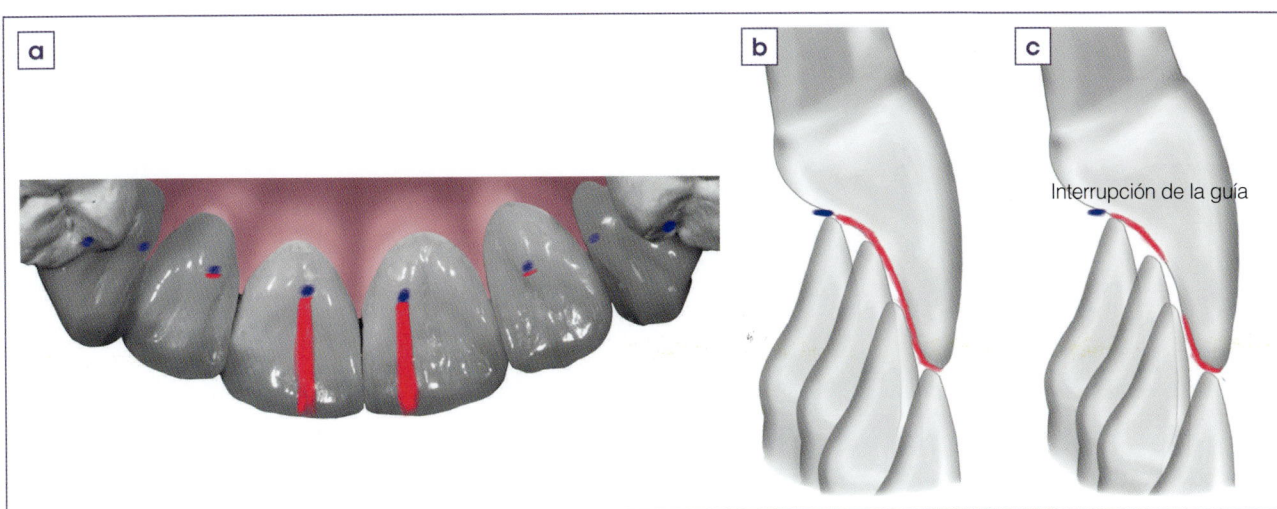

Interrupción de la guía

FIGURA 6.21 a,b) Trayectorias de las guías de disoclusión sin interrupciones. c) Interrupción de la trayectoria de la guía de disoclusión.

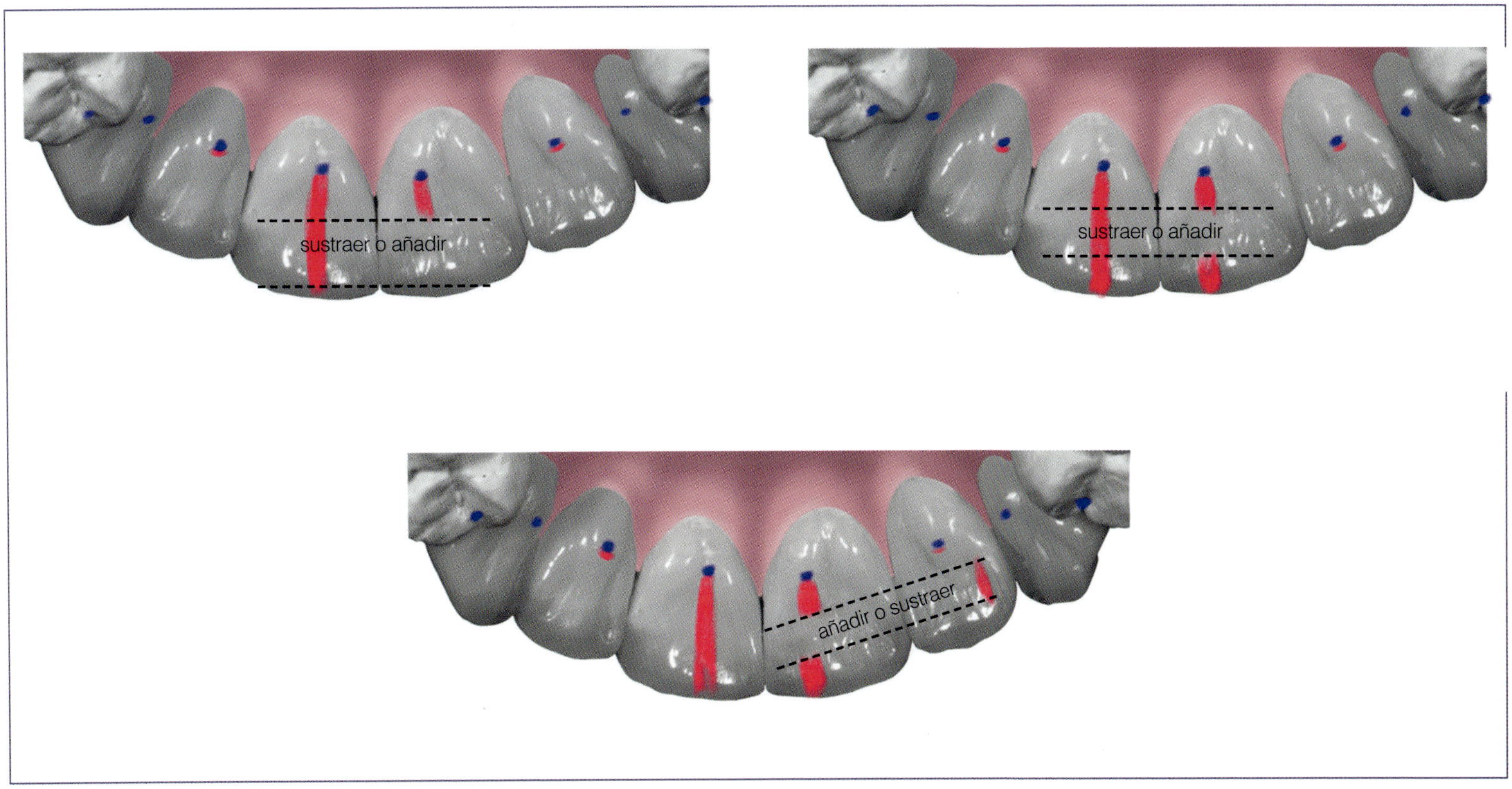

sustraer o añadir

sustraer o añadir

añadir o sustraer

FIGURA 6.22 Representación de algunas de las posibilidades de interrupción de las trayectorias de disoclusión. La decisión de sustraer o añadir para conseguir un contacto simultáneo y sin interrupciones dependerá de la mayor o menor concavidad de la cara palatina y de la valoración de la repercusión que estas modificaciones podrían tener sobre el grado de disoclusión posterior y sobre la posible presencia de interferencias posteriores. Puede ser necesario efectuar estos ajustes varias veces hasta conseguir la distribución uniforme de los contactos.

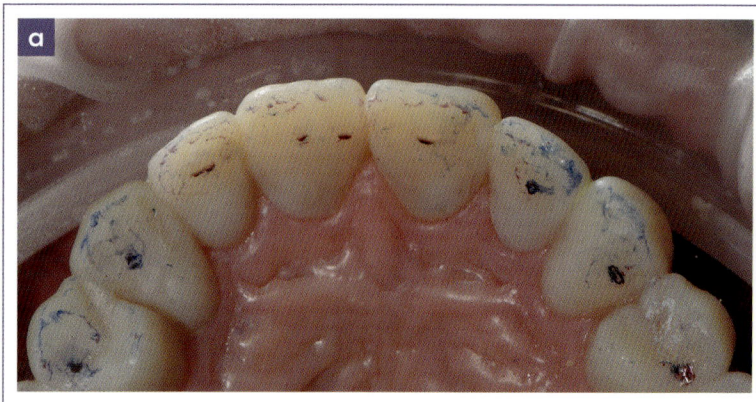
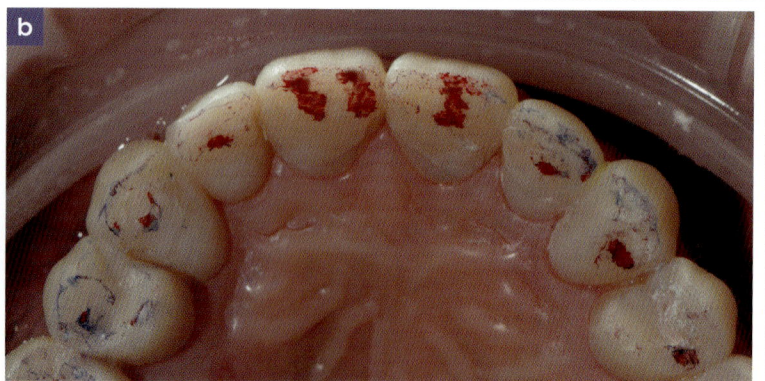

FIGURA 6.23 a) Contactos de céntrica en los dientes anteriores en el *mock-up* de transición después de haber realizado el ajuste de céntrica larga. b) Situación una vez efectuados, en este caso, varios ajustes sustractivos hasta conseguir trayectorias uniformes y sin interrupciones en los incisivos centrales durante el movimiento de protrusiva.

A continuación, se debe asegurar que el **contacto sobre toda la trayectoria de la guía sea lo más simultáneo posible, sin irregularidades** y sin que el paciente aprecie **sensación de tensión** o molestia alguna (Tarantola, 2010). Ante la presencia de tensión, será preciso ir reduciendo mediante ajuste sustractivo la inclinación de dicha trayectoria hasta que esta desaparezca (Fig. 6.24).

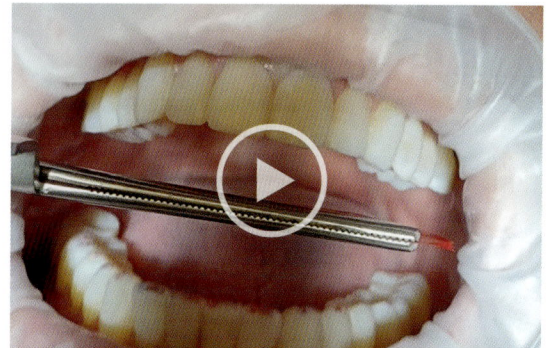

VÍDEO 6.4
Ajuste sustractivo en protrusiva.

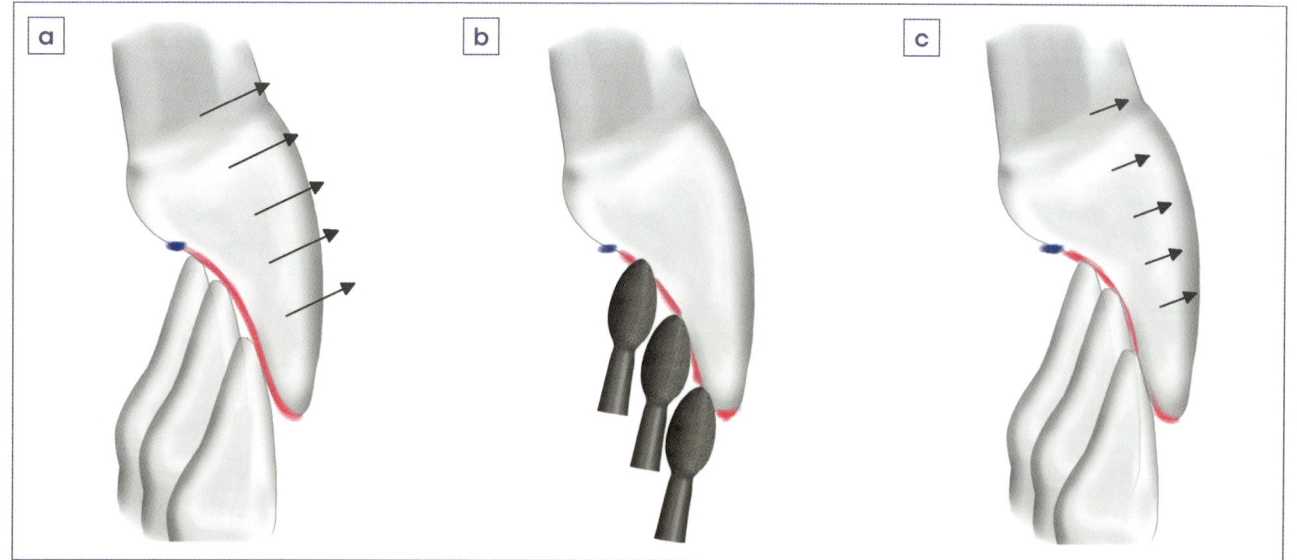

FIGURA 6.24 a) El paciente refiere tensión. b) Se reduce la inclinación de la guía con una fresa de balón de rugbi. c) Disminuye la tensión.

Movimientos de lateralidad derecha e izquierda

Con el paciente en el sillón en semidecúbito supino y utilizando el mismo papel de articular rojo, comenzaremos evaluando los movimientos de lateralidad derecha e izquierda (véase el Capítulo 2). Salvo las excepciones mencionadas en el Capítulo 2, **utilizaremos los caninos para efectuar la disoclusión de los sectores posteriores** (Fig. 6.25).

Similarmente al caso anterior, la disoclusión ideal generada por los caninos también debería reunir dos requisitos:

1. Que **no haya interrupción en la marca generada por el papel de articular** durante toda la trayectoria de la guía, y que la guía sea **lo más inmediata posible**.

2. Que el deslizamiento del canino inferior sobre la cara lingual del canino superior se produzca de forma **suave** y sin generar **tensión alguna** a medida que este se produce.

Se debe conseguir en primer lugar que **no haya interrupción en la marca generada por el papel de articular** durante toda la trayectoria de la guía. Además, **esta debe ser lo más inmediata posible**. Ello quiere decir que, desde el contacto en MI (=RC), los caninos deberían separar de forma instantánea los dientes posteriores cuando comienza el movimiento de lateralidad (Kerstein y Radke, 2012) (Figs. 6.26, 6.27).

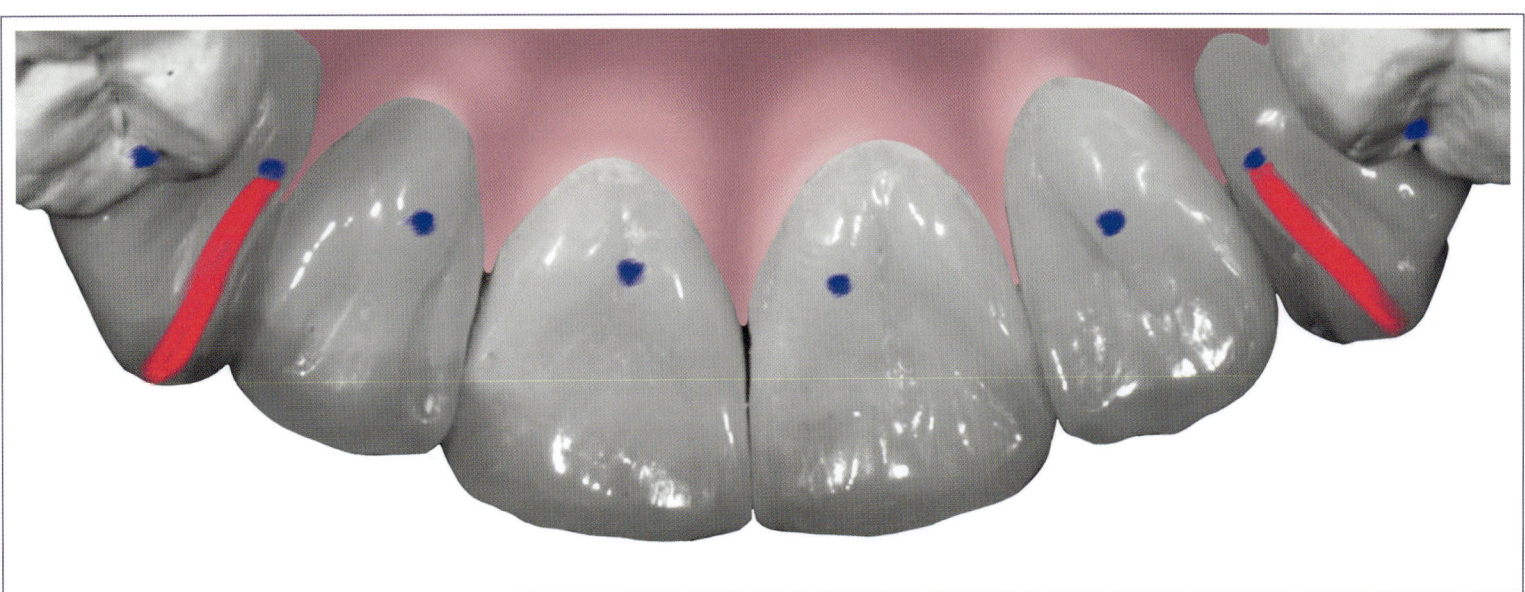

FIGURA 6.25 Los caninos se utilizan para efectuar la disoclusión de los sectores posteriores.

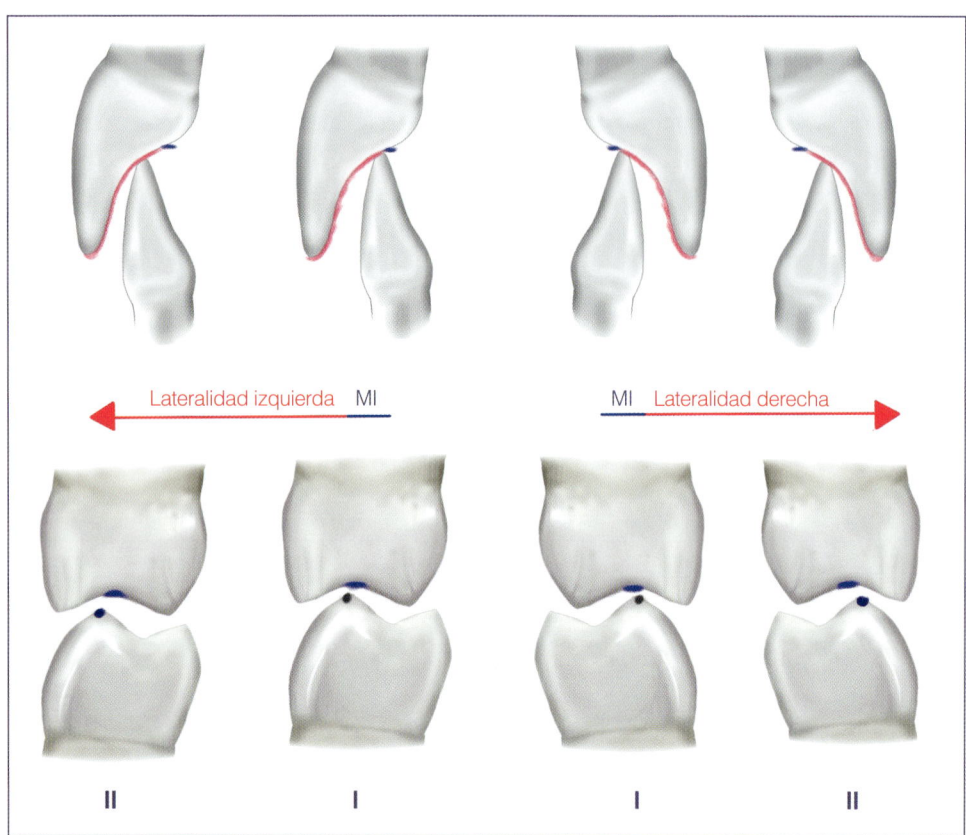

Lateralidad izquierda   MI

MI   Lateralidad derecha

II   I   I   II

FIGURA 6.26 Ilustración que muestra cómo desde el primer momento en que comienza el movimiento de lateralidad (I) se produce la separación inmediata de los dientes posteriores, y que dicha separación sigue manteniéndose a medida que continúa el movimiento (II). A su vez, se puede apreciar cómo el contacto del canino inferior se mantiene sin interrupción alguna a lo largo de todo el movimiento de lateralidad.

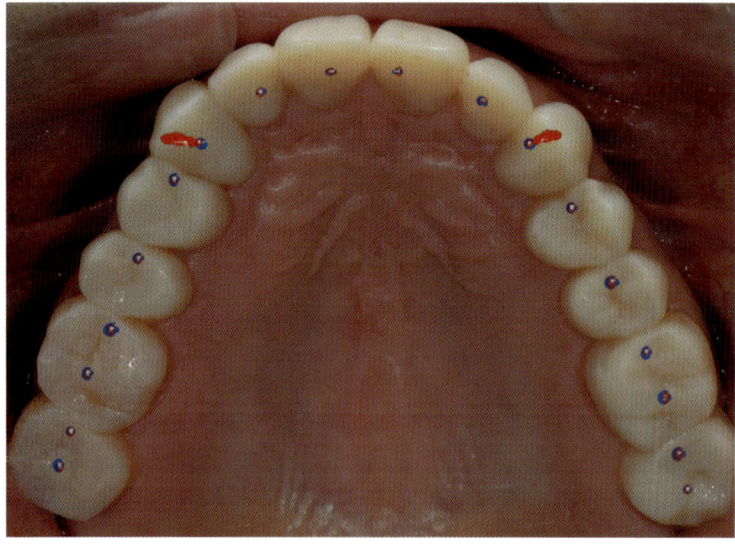

FIGURA 6.27 Representación ideal de la disoclusión lateral inmediata producida por la guía canina.

Con frecuencia, esta disoclusión inmediata no se produce, aunque luego la guía continúe de forma normal. La ausencia de esta separación inmediata (Figs. 6.28, 6.29) justo al principio de la disoclusión dará lugar a interferencias por detrás de los caninos y aumentará de forma considerable la actividad de los músculos elevadores y concentrará fuerzas excesivas sobre los materiales restauradores, especialmente en los dientes más posteriores (Kerstein y Radke, 2012). Mediante la adición de composite en el *mock-up* de transición (bien en la cara lingual del canino superior, bien en el borde incisal del canino inferior), podemos generar de forma sencilla esta disoclusión inmediata.

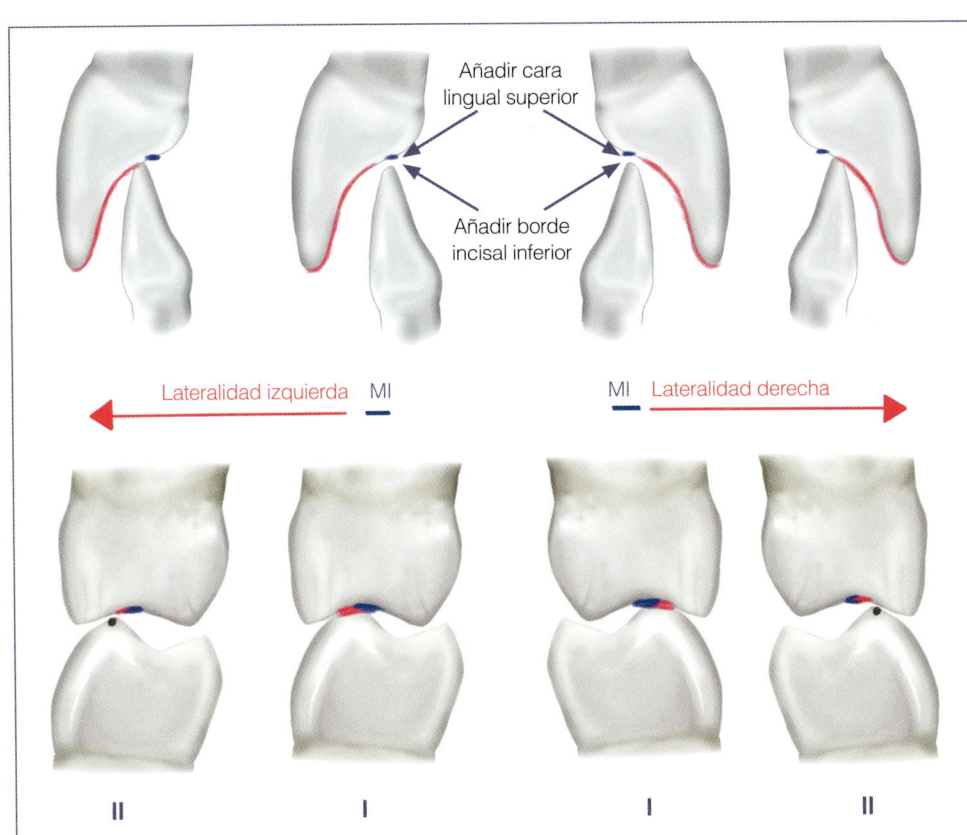

FIGURA 6.28 Desde el primer momento en que comienza el movimiento de lateralidad (I), al no haber contacto inmediato del canino inferior con el superior no se produce la deseada separación inmediata a nivel posterior, lo que da lugar a interferencias posteriores justo a partir del contacto de céntrica (marcas en rojo). Una vez que el movimiento de lateralidad continúa y el canino inferior entra en contacto con el superior (II) desaparecen las interferencias y ya se completa la separación de los dientes posteriores. Para obtener contacto inmediato se puede añadir composite en la cara lingual del canino superior o en el borde incisal del canino inferior.

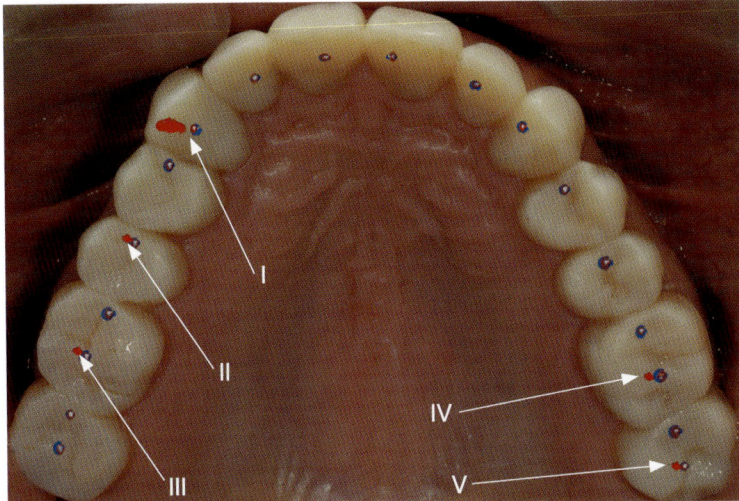

FIGURA 6.29 I) Ausencia de disoclusión inmediata del canino durante el movimiento de lateralidad derecha. II-V) En rojo, algunas de las posibles interferencias posteriores inmediatas desde el punto de contacto en MI.

A su vez, cabe la posibilidad de que, aun habiendo disoclusión inmediata, el resto de la trayectoria del canino inferior sobre el superior en algún punto de la misma pueda verse interrumpida. Ello puede ser debido a la presencia de **interferencias en algún diente por detrás de los caninos** o a la ausencia de **material restaurador en la guía** (Fig. 6.30, Vídeo 6.5). En cualquiera de las dos situaciones, lo primero que hay que hacer es valorar **si las vertientes de las cúspides posteriores son muy pronunciadas, en cuyo caso reduciríamos su inclinación, o si la guía en los caninos no presenta la inclinación adecuada (o muestra excesiva concavidad), en cuyo caso añadiríamos material restaurador para incrementar dicha inclinación.**

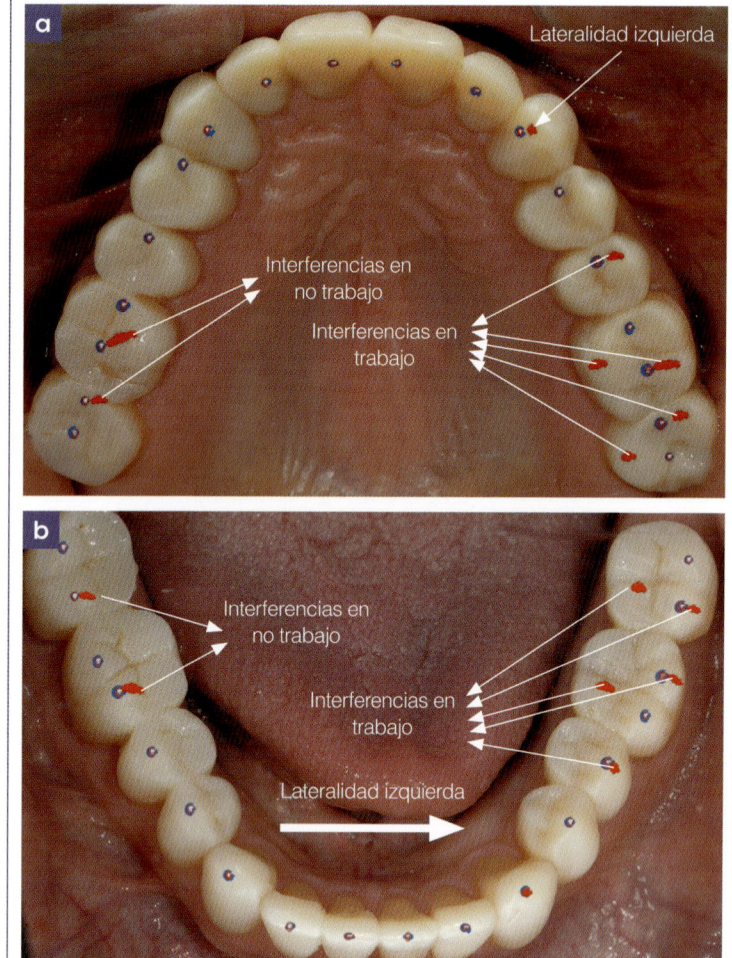

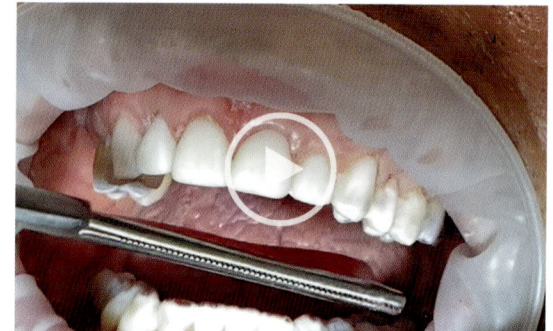

VÍDEO 6.5
Establecimiento de
una guía canina.

FIGURA 6.30 Se muestran algunos ejemplos de posibles localizaciones de interferencias posteriores que darían lugar a interrupciones de la guía canina durante el movimiento de lateralidad izquierda. **Antes de eliminar las interferencias posteriores hay que valorar la cara lingual del canino por si fuese necesario añadir material restaurador para aumentar su inclinación.**

Una vez que se haya conseguido que no haya interrupción, se debe conseguir que el deslizamiento del canino inferior sobre la cara lingual del canino superior se produzca de forma **suave** y sin generar **tensión alguna** a medida que este se produce. **Si esto último ocurriera, habría que disminuir el ángulo de disoclusión reduciendo para ello la inclinación de la guía mediante sustracción.** Repetiríamos este procedimiento cuantas veces sea necesario hasta que el paciente se encuentre cómodo. Mientras procedemos a dicha sustracción, debemos comprobar que **nunca** se quita tanta pendiente como para que aparezcan interferencias en los dientes posteriores. Se trata, por lo tanto, de buscar un equilibrio entre **sustraer** para que

la pendiente no sea excesiva y **mantener** la guía sin interferencias posteriores.

Al utilizar durante el ajuste oclusal papel de articular azul para identificar los contactos de céntrica y rojo durante los movimientos de lateralidad y protrusiva, se facilita significativamente preservar dichos contactos de céntrica previamente obtenidos mientras se llevan a cabo la detección y posterior eliminación de las interferencias en los dientes posteriores.

Una vez finalizado el ajuste de los movimientos de protrusiva y lateralidades (Fig. 6.31), **debería haber ausencia de marcas rojas de papel de articular en los dientes posteriores fuera de los contactos**

de céntrica. Dichas marcas rojas únicamente deberían estar presentes a nivel de los dientes anteriores, dado que estas representan las trayectorias de disoclusión. La única excepción sería aquellos casos en los que sea necesario establecer una función de grupo, en cuyo caso, las marcas rojas también estarían presentes en las vertientes internas de las cúspides vestibulares de los premolares superiores e, incluso, también en las vertientes internas de las cúspides mesiovestibulares de los primeros molares superiores (Fig. 2.123).

¿CUÁL ES EL PUNTO FINAL DE LAS TRAYECTORIAS DE DISOCLUSIÓN?

Para determinar este punto se deben tener en cuenta los movimientos por protrusiva y de lateralidad.

Al final del movimiento de protrusiva, una vez que los incisivos inferiores alcanzan la posición de borde a borde con los dos incisivos centrales superiores, **el contacto de ambos incisivos tiene que ser simultáneo y sobre una superficie que proporcione estabilidad**. A su vez, la transición de la cara lingual al borde incisal debe ser suave, que evite cualquier ángulo agudo que pueda generar cambios bruscos durante la misma y generar tensiones en el material restaurador (en este caso, resina bisacrílica) que puedan dar lugar a fracturas del mismo (Becker, 2011). Por el mismo motivo, al continuar el movimiento de protrusiva más allá de la posición de borde a borde, al producirse el entrecruzamiento de los incisivos inferiores sobre la cara vestibular de los superiores, debería ser igualmente suave y sin cambios bruscos (Fig. 6.32).

Al final del movimiento de lateralidad, cuando el canino inferior se encuentra en la posición de borde a borde con el canino superior y la mandíbula continúa su desplazamiento, **se producirá un entrecruzamiento entre la cara lingual del canino inferior y la cara vestibular del canino superior (*cross over*).** Este desplazamiento debe ser igualmente progresivo y suave (sin saltos bruscos). El siguiente diente que entrará en contacto durante el entrecruzamiento será el primer incisivo central del mismo lado, seguido de su homólogo contralateral a medida que el desplazamiento avanza. A lo largo de todo el recorrido durante este movimiento **debe haber ausencia absoluta de contacto con el incisivo lateral superior.** En términos generales, no habrá ningún contacto en otros dientes que no sean los que acabamos de mencionar incluyendo los dientes posteriores. Los contactos que podrían aparecer durante la realización de este movimiento más allá de la posición de borde a borde son conocidos como interferencias en el *cross over*

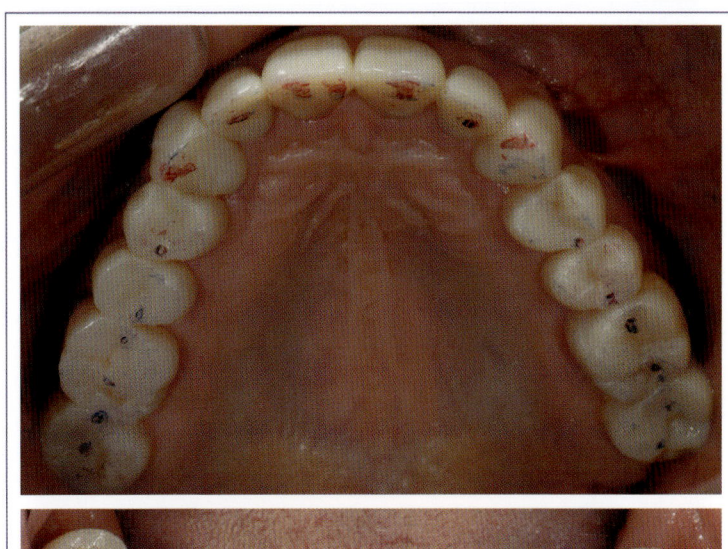
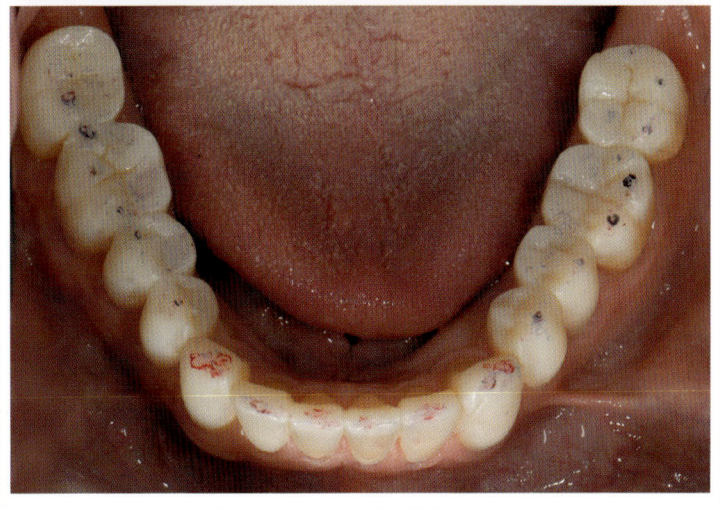

FIGURA 6.31 En el MT se pueden observar únicamente que las marcas rojas están presentes en los dientes anteriores y representan las trayectorias de disoclusión.

(Spear, 2015) (Fig. 6.33). **Con frecuencia, en la restauración de los dientes anteriores, los odontólogos no tienen en consideración este entrecruzamiento una vez finalizado el cementado de carillas o coronas en los dientes anteriores, por lo que se producirán fracturas cohesivas o adhesivas a nivel de los incisivos laterales al poco tiempo de su colocación, que probablemente se atribuirán a un fallo en el laboratorio o en la técnica de cementado**. La repetición de la restauración sin tener cuenta dicha interferencia durante el *cross over* estaría condenada nuevamente al fracaso.

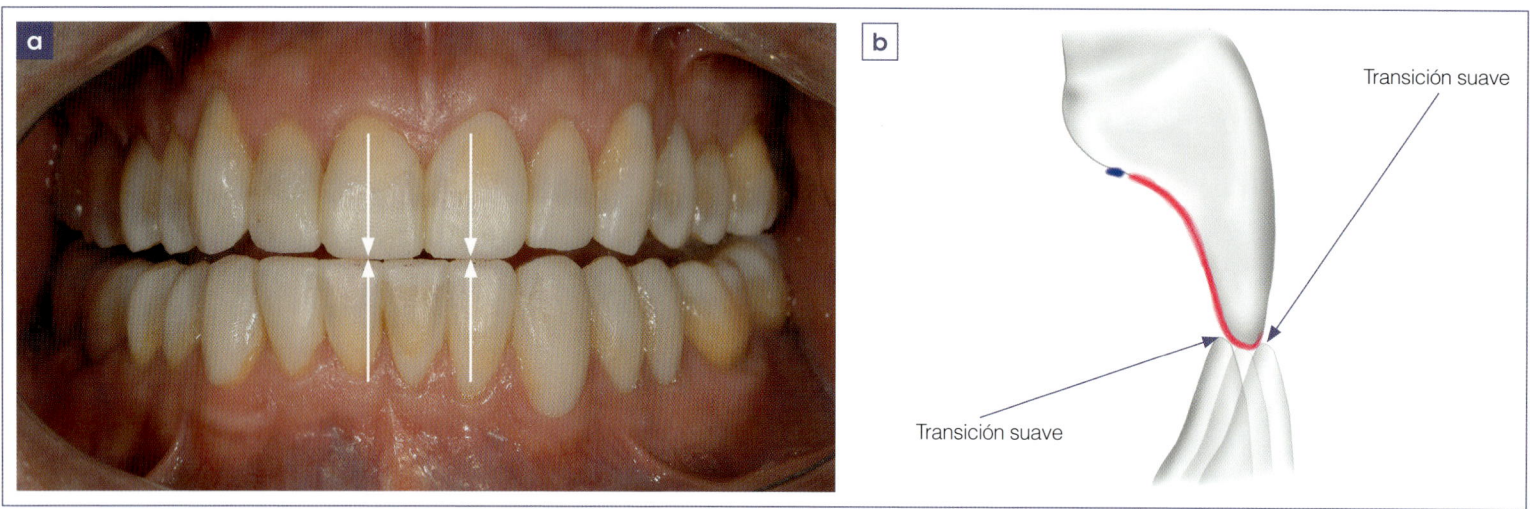

FIGURA 6.32 a) MT donde se muestra el contacto simultáneo del borde incisal de los incisivos centrales superiores con los bordes incisales de los incisivos inferiores. b) La transición del borde incisal inferior desde la cara lingual a la posición de borde a borde debe ser suave. Lo mismo debe ocurrir al producirse la transición desde el borde incisal a la cara vestibular de los incisivos superiores.

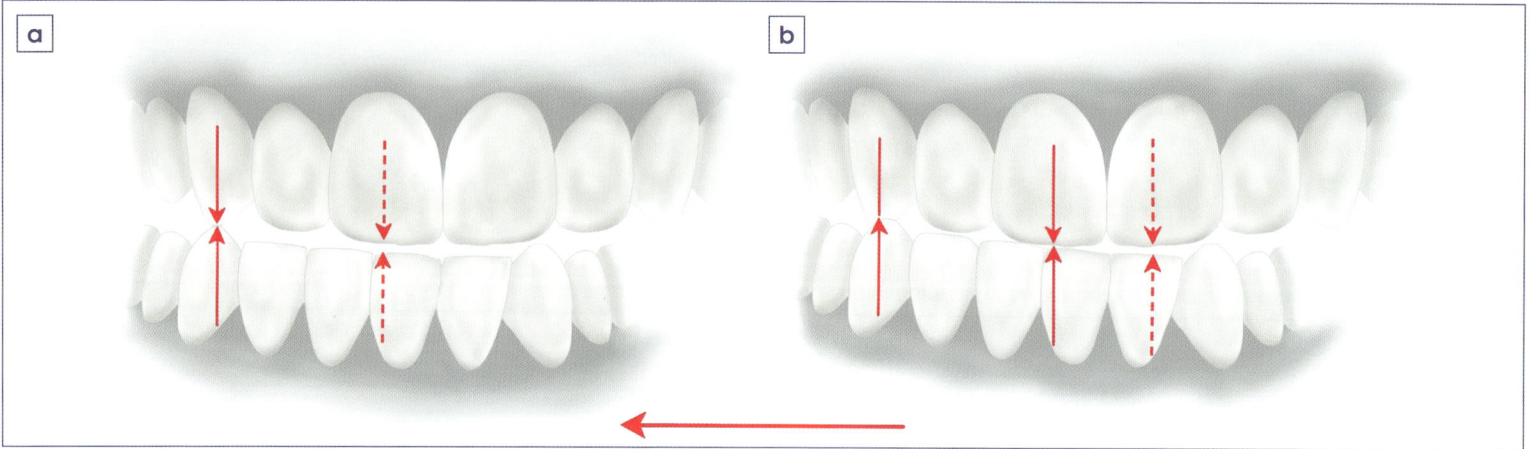

FIGURA 6.33 a) Posición de borde a borde entre los caninos. b) Entrecruzamiento entre ambos caninos y contacto del borde incisal del incisivo central del mismo lado con los incisivos inferiores. Al continuar el movimiento entrará también en contacto el siguiente incisivo central.

PASO 4. AJUSTE DURANTE LOS MOVIMIENTOS DE FUERA ADENTRO

Este sería un paso opcional y estaríamos valorando si algún punto de las trayectorias de las guías de disoclusión que hemos creado previamente, o alguna otra parte de la cara palatina, podría interferir con los movimientos funcionales de la mandíbula (EOF) (Fig. 6.34). Sin embargo, según la experiencia clínica de los autores, en la mayoría de los casos, **efectuando el ajuste de céntrica larga primero (cuando sea necesario), seguido del ajuste de los movimientos de adentro afuera (lateralidades y protrusiva) de la forma descrita previamente, las posibilidades de interferir con el EOF del paciente son mínimas, por lo que este último ajuste sería innecesario.**

Hay autores como Bakeman y Kois (2012) que, una vez establecidos los contactos en MI = RC, optan por efectuar primeramente el ajuste de los movimientos de fuera adentro (EOF) y posteriormente aquellos de dentro afuera (lateralidades y protrusiva). Para llevar a cabo este ajuste, Kois y Hartrick (2007) colocan el paciente en posición vertical, le introducen una herradura de papel de articular de color azul de 100 µm en la cavidad oral y le indican que mastique sobre el mismo de forma bilateral. La aparición de marcas azules en las caras linguales de los dientes anteriores superiores indicaría la existencia de contactos friccionales (interferencias) que se producen entre estas y los incisivos inferiores durante los movimientos funcionales de la mandíbula (EOF) (Figs. 6.34, 6.35).

En el caso que el lector considerase oportuno llevar a cabo esta comprobación para descartar posibles interferencias en el EOF, una vez efectuados los ajustes de lateralidad y protrusiva empleando el papel de articular rojo, se llevará a cabo el procedimiento descrito por Kois y Hartrick (2007) con el paciente en posición vertical (Fig. 6.36, Vídeo 6.6). Sin embargo, los autores recomiendan que en lugar de utilizar papeles de articular en herradura de 100 µm se utilicen aquellos con una base de plástico (Artifol BK27®, Accufilm II®). Estos últimos darían lugar a menos falsos positivos que los de mayor grosor y con soporte a base de papel, debido a su mayor facilidad para liberar el tinte ante cualquier mínimo roce con la superficie dentaria.

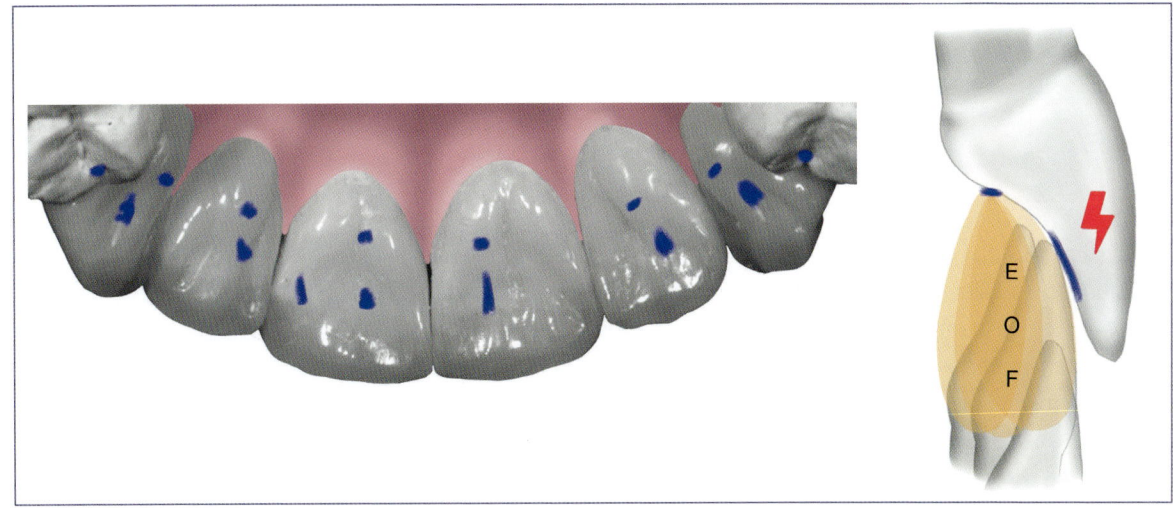

FIGURA 6.34 Localización de posibles interferencias durante los movimientos de fuera adentro (EOF).

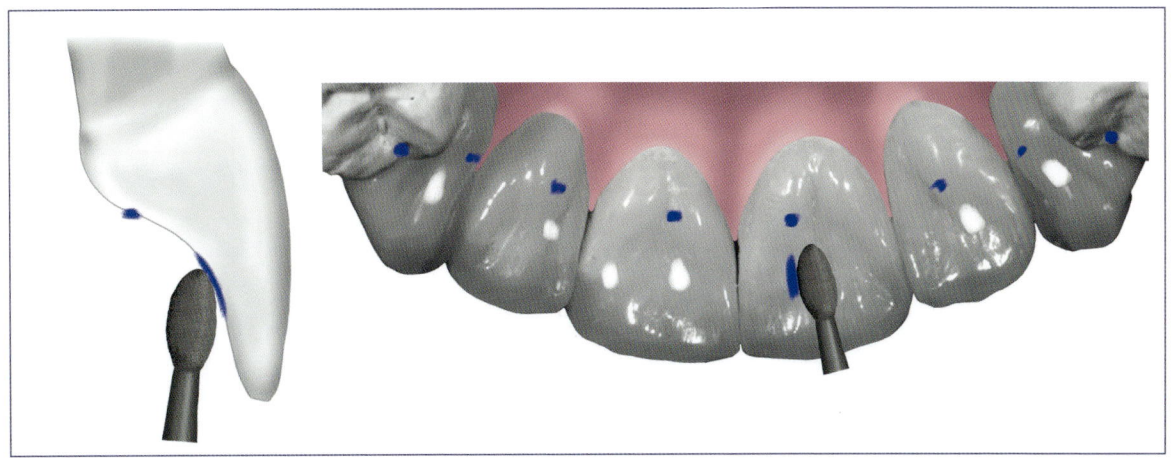

FIGURA 6.35 Eliminación de las interferencias en el EOF con una fresa en forma de balón de rugby.

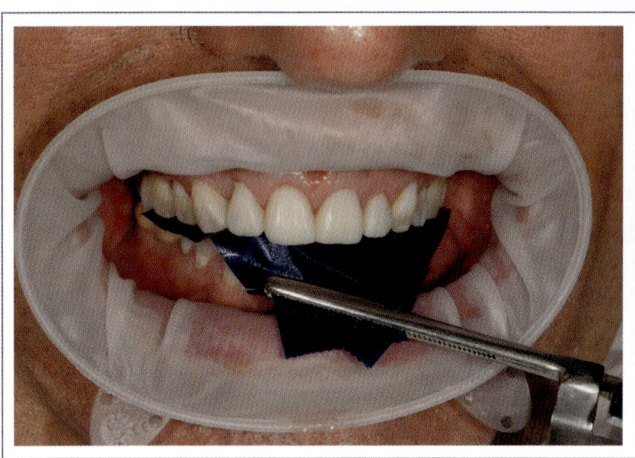

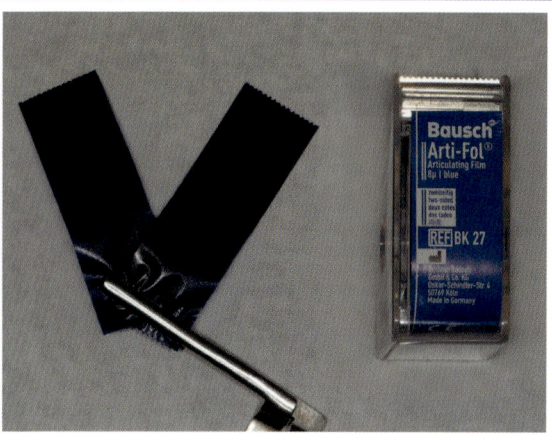

FIGURA 6.36 Las posibles interferencias se comprueban en el EOF mediante la utilización de papel de articular Artifol BK 27®.

VÍDEO 6.6
Comprobación de posibles interferencias del paciente de la Figura 6.36.

PASO 5. VERIFICACIÓN FINAL DEL AJUSTE

Con el paciente sentado en posición vertical en el sillón dental y mediante la colocación de las yemas de los dedos en la cara vestibular de los dientes anteriores superiores, valoraremos la posible presencia de frémito (Fig. 6.37). A su vez, en esta misma posición e interponiendo una lámina Shimstock de 8 μm (Hanel Shimstock-Foil 8μ®

Coltene) entre los dientes anteriores superiores e inferiores en MI(=RC) esta debe poder deslizarse, aunque con cierta dificultad (Bakeman y Kois, 2012). Por el contrario, a nivel de los sectores posteriores esta debería quedar fuertemente retenida (Fig. 6.38). En la Figura 6.39 y el Vídeo 6.7 se muestran los pasos de la verificación final.

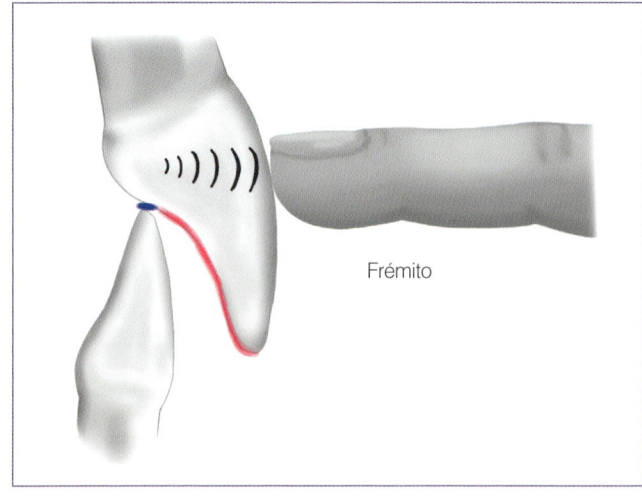

Frémito

FIGURA 6.37 Valoración de la presencia de frémito.

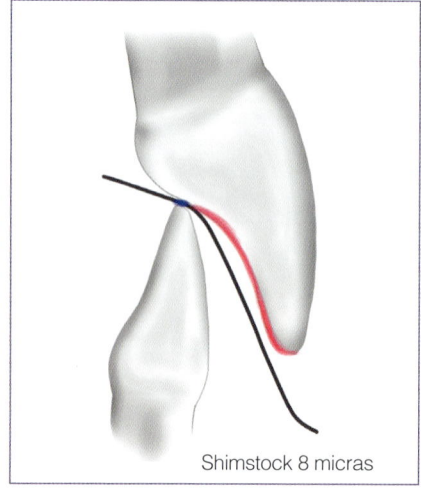

Shimstock 8 micras

FIGURA 6.38 Valoración con una lámina Shimstock de 8 μm.

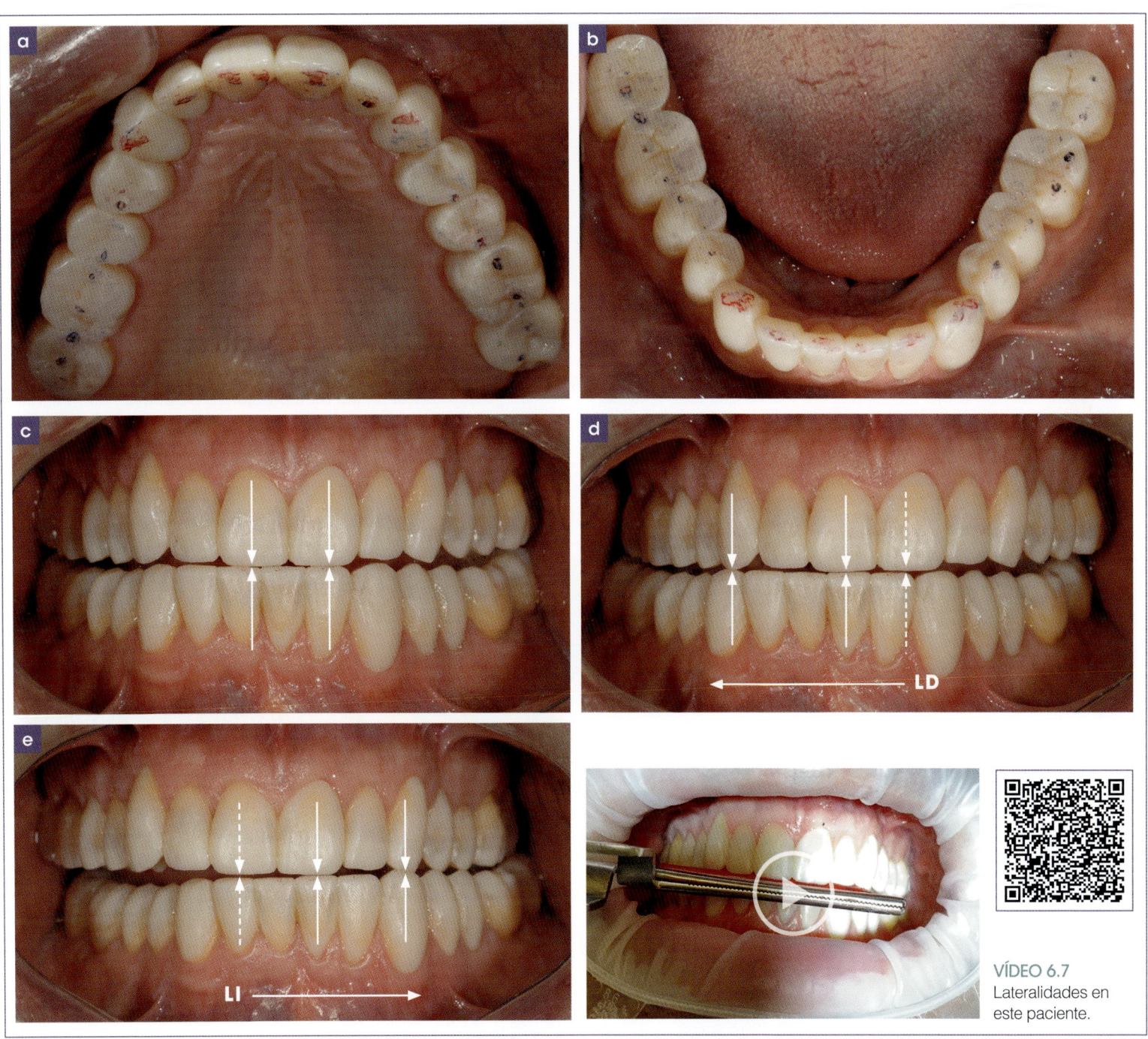

VÍDEO 6.7
Lateralidades en
este paciente.

FIGURA 6.39 Se muestra el ajuste oclusal final del *mock-up* de transición (MT). a,b) Caras oclusales de los contactos y trayectorias de disoclusión obtenidas. c) Posición de borde a borde durante el movimiento de protrusiva. d,e) En el movimiento de lateralidad durante el *cross over,* el siguiente diente que entra en contacto después del canino es el incisivo central del mismo lado, al continuar dicho *cross over* entrará en contacto también el siguiente incisivo central. Leyenda: LD, lateralidad derecha; LI, Lateralidad izquierda.

AJUSTE OCLUSAL OPTIMIZADO DE LAS RESTAURACIONES DEFINITIVAS

Una vez efectuado el ajuste oclusal del MT en el momento de su colocación en el paciente, durante aproximadamente un mes, observamos la estabilidad funcional del mismo valorando la necesidad de llevar a cabo nuevos ajustes oclusales antes de continuar con las restauraciones definitivas. Una vez confirmada dicha estabilidad, continuaremos con el protocolo de rehabilitación definitiva de acuerdo con la secuencia mostrada en el Capítulo 5.

Para el ajuste oclusal de las restauraciones definitivas en los incisivos y caninos inferiores, una vez cementadas las restauraciones anteriores inferiores se emplea la misma secuencia descrita para ajustar la guía anterior en el MT. La única diferencia es que todo el ajuste sustractivo que sea necesario efectuar lo llevaremos a cabo sobre las caras palatinas antagonistas del MT (Fig. 6.40). Las modificaciones efectuadas en el MT de los dientes anteriores superiores después del ajuste oclusal se tomarán como referencia para elaborar los dientes anteriores superiores.

Con respecto al ajuste oclusal de las restauraciones definitivas en incisivos y caninos superiores, el ajuste oclusal se llevará a cabo entre los bordes incisales de las restauraciones definitivas inferiores y las caras palatinas de las restauraciones definitivas superiores (Fig. 6.41). Una vez verificados los contactos de céntrica, confirmamos primeramente si hemos proporcionado la céntrica larga que precisa el paciente (cuando sea necesario). Seguidamente, se comprueban las trayectorias de disoclusión de los dientes anteriores.

El ajuste oclusal de las restauraciones definitivas de molares y premolares inferiores se realizará sobre el MT de los dientes posteriores superiores hasta conseguir la distribución uniforme de los contactos entre ambas arcadas; por lo tanto, no es necesario efectuar en

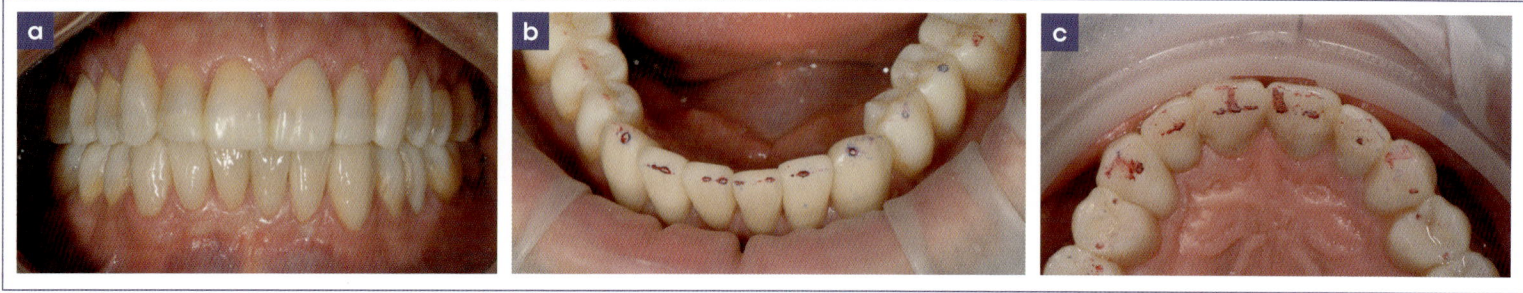

FIGURA 6.40 a) Carillas vestibulares anteriores inferiores de disilicato de litio una vez cementadas. b) Contactos oclusales de céntrica en sus bordes incisales. c) Contactos oclusales y trayectorias de disoclusión en las caras palatinas de los dientes anteriores del MT una vez efectuado mínimos ajustes sustractivos de los mismos.

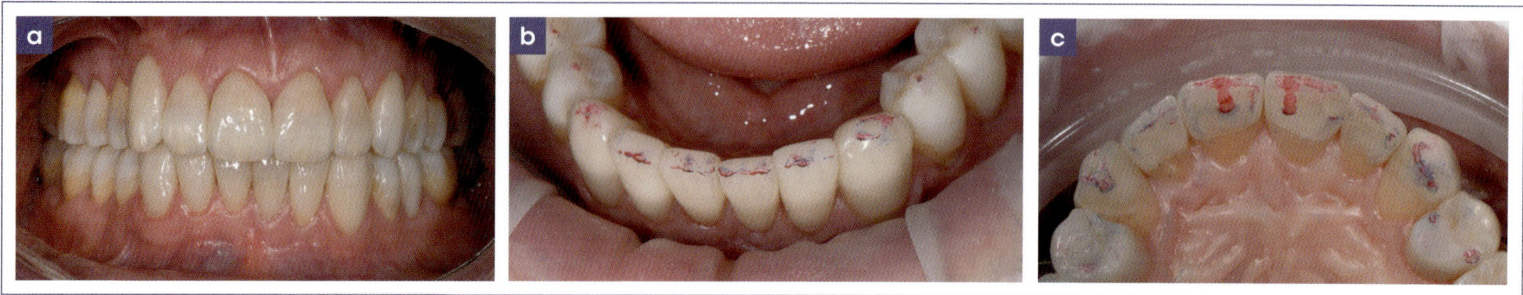

FIGURA 6.41 a) Carillas en V superiores de disilicato de litio. b,c) Contactos oclusales y trayectorias de disoclusión.

este momento ninguna modificación en las restauraciones definitivas posteriores inferiores (Fig. 6.42). Una vez realizadas dichas modificaciones para conseguir los objetivos funcionales deseados, el contorno final resultante del MT será la referencia para la elaboración de las restauraciones definitivas.

El ajuste oclusal de las restauraciones definitivas de molares y premolares superiores se llevará a cabo, una vez cementadas las restauraciones de premolares y molares superiores, compartiendo, si fuese necesario, el desgaste sustractivo con las restauraciones posteriores de la arcada inferior. Para ello, utilizamos primeramente las laminillas de Long para identificar la presencia de posibles contactos

prematuros en RC de la forma descrita previamente durante el ajuste del MT. Lo habitual es que los primeros contactos aparezcan a partir de las dos últimas laminillas (Fig. 6.43). **Para facilitar la fijación de los pigmentos en las superficies de cerámica y, en consecuencia, lograr una mejor identificación de los contactos oclusales, los autores utilizan la combinación de un papel de articular azul de 8 μm (Troll Foil® Troll Dental) y otro rojo de 21 μm (Accufilm II® Parkell). Primeramente, se utiliza el papel azul seguido del papel rojo impregnado muy levemente con vaselina**. Entre ajuste y ajuste se recomienda limpiar las superficies oclusales con una gasa impregnada en alcohol seguido de otra gasa seca.

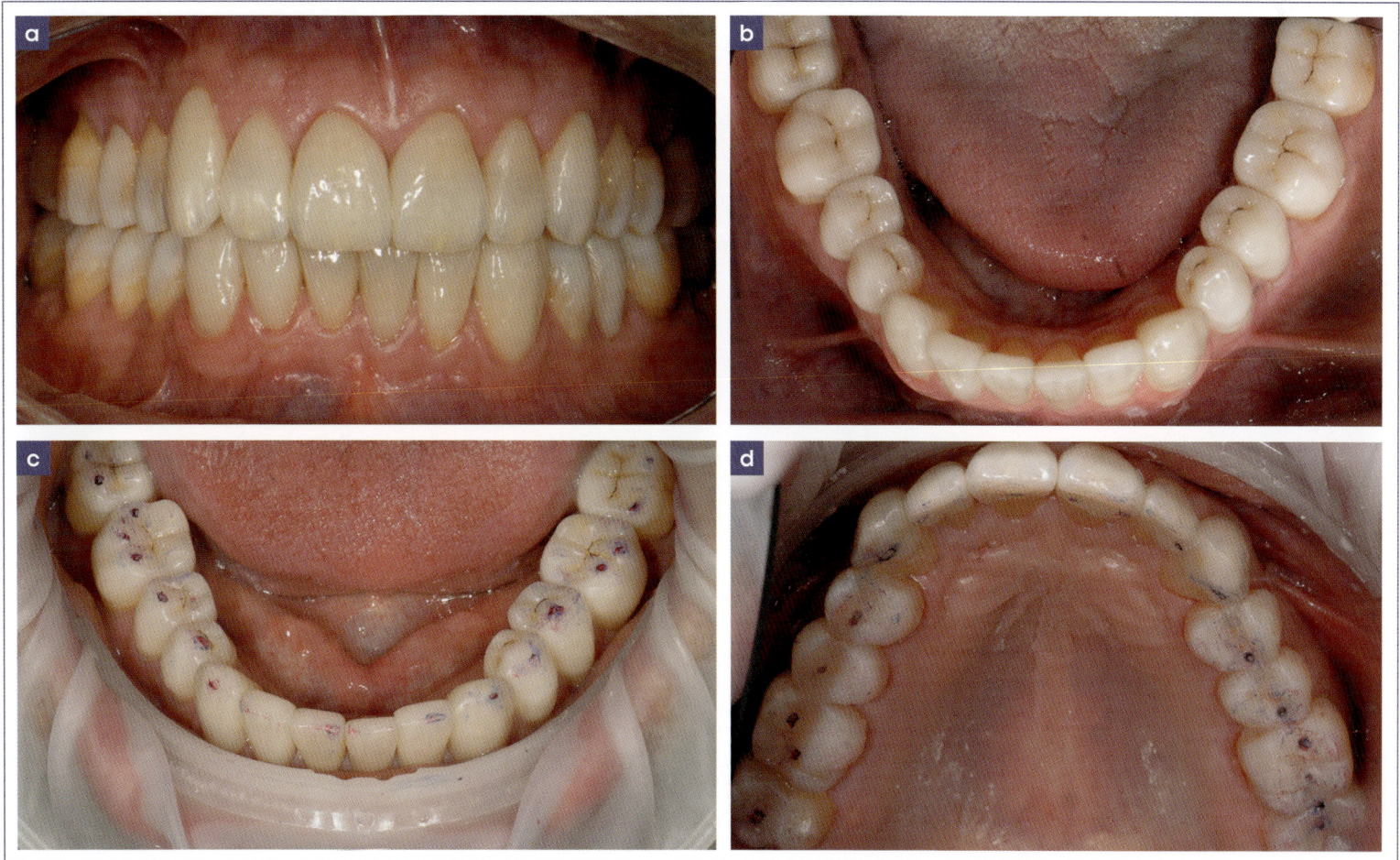

FIGURA 6.42 a,b) Restauración final de la arcada inferior una vez cementadas las carillas oclusovestibulares y oclusales de disilicato de litio. c,d) Los contactos oclusales posteriores se establecen entre las restauraciones definitivas inferiores y el MT de los dientes posteriores superiores.

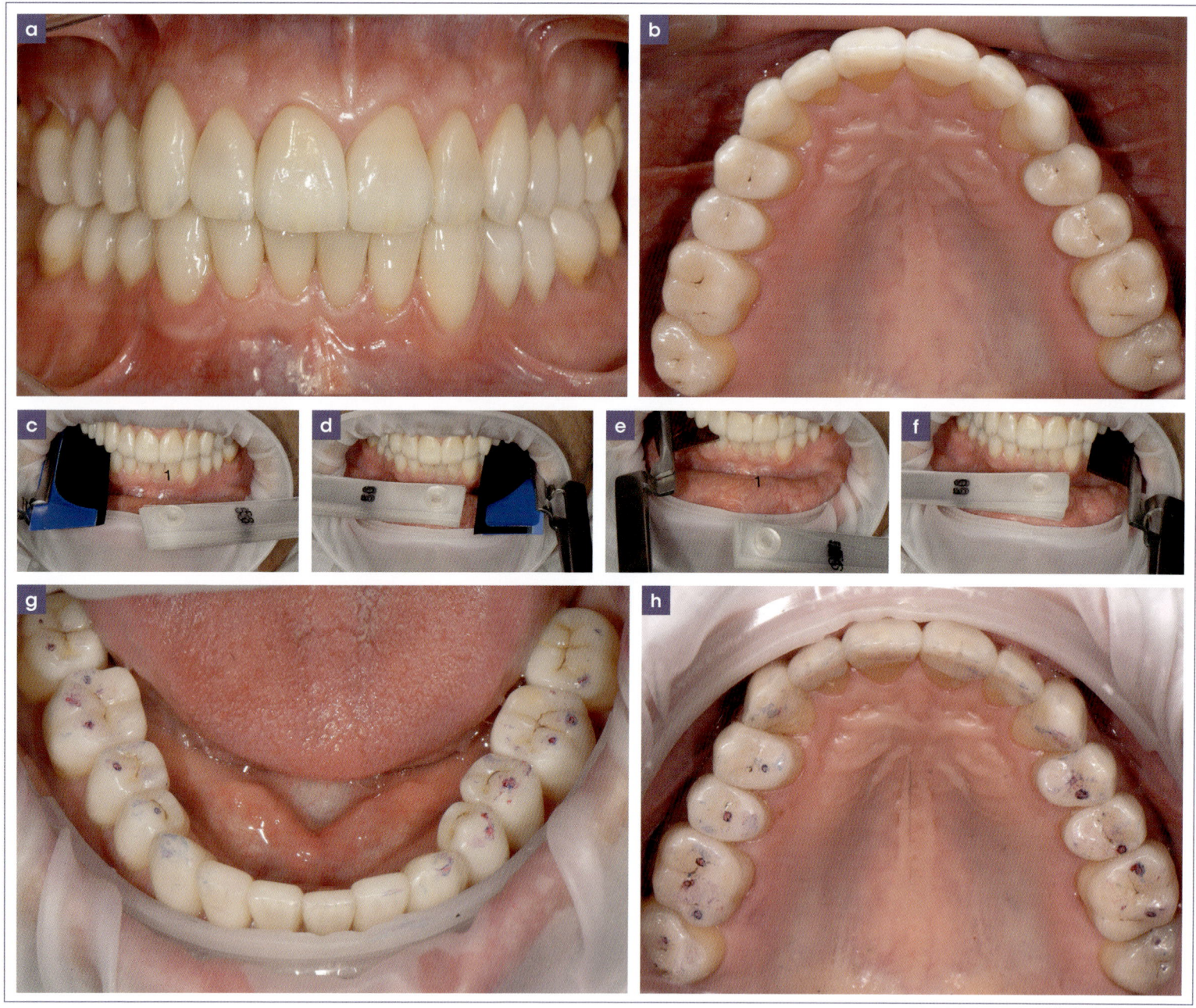

FIGURA 6.43 a,b) Restauración final de la arcada superior una vez cementadas las carillas oclusovestibulares y oclusales de disilicato de litio. c-f) Se utilizan las laminillas de Long para facilitar así el asentamiento de los cóndilos en RC y simplificar el ajuste oclusal final. g,h) Contactos obtenidos después del ajuste oclusal con la última laminilla mediante la combinación de dos papeles de articular (rojo y azul).

Dado que el grosor de cada laminilla de Long es de 100 μm, para que el ajuste oclusal sea todavía más preciso, después de la última laminilla empleamos en su lugar una matriz de acetato de 0,05 mm (45 μm) de grosor (Hawe Striproll®Kerr-Hawe) (Fig. 6.44). La secuencia de ajuste oclusal empleada para conseguir contactos simultáneos a ambos de la arcada será exactamente la misma que la empleada en el *mock-up* de transición.

Llevaremos a cabo los procedimientos de sustracción utilizando un contraángulo multiplicador a bajas revoluciones y una fresa en forma de balón de rugbi de grano fino (8379 314 023® Komet).

Una vez conseguidos contactos uniformes y de la "misma intensidad en MI = RC" con el papel de articular, tanto la secuencia de los mismos como los porcentajes de fuerza pueden ser evaluados (al igual que en el MT) mediante el empleo del OccluSense o el T-Scan (Figs. 6.11, 6.12). En su lugar se puede utilizar una lámina Shimstock

de 8 μm (Hanel Shimstock-Foil 8μ® Coltene) de la forma previamente descrita durante el ajuste oclusal del MT.

Después de confirmar los contactos en MI = RC y verificar nuevamente la necesidad de céntrica larga (Fig. 6.45), comprobamos que durante los movimientos de lateralidad y protrusiva no exista ninguna interferencia en los dientes posteriores y que las trayectorias de disoclusión sean uniformes y sin interrupciones en los dientes anteriores. Para detectar la presencia de interferencias posteriores, **utilizaremos un papel de articular con base de plástico de color rojo de 21 μm doblado y ligeramente impregnado con vaselina (Accufilm II® Parkell). Así, al proporcionar más grosor (42 μm), durante los movimientos de lateralidad y protrusiva se pueden identificar interferencias que podrían pasar desapercibidas** (Fig. 6.46). A su vez, por si el paciente no utilizase la placa oclusal de protección nocturna, se recomienda también aplicar presión firme con ambas manos en la

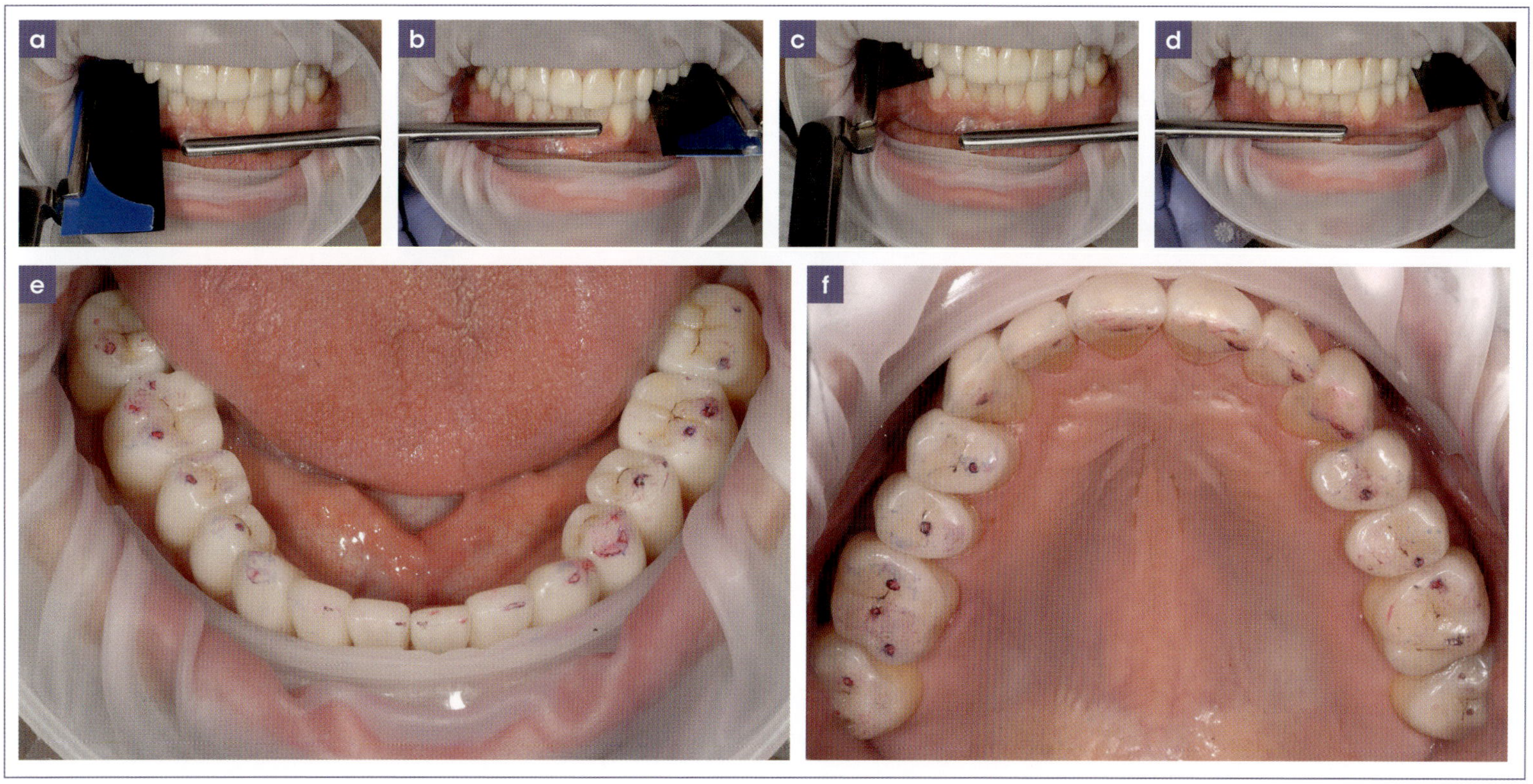

FIGURA 6.44 a-d) Ajuste utilizando la matriz de acetato. e,f) Contactos oclusales obtenidos después del ajuste.

rama horizontal del maxilar inferior durante los movimientos de lateralidad de la forma descrita en el Capítulo 7 durante el ajuste de la placa de protección superior (Fig. 7.28). Con ello, se facilita la identificación de posibles contactos que podrían aparecer como consecuencia de la deformación de la mandíbula durante las fuerzas excesivas que podrían generarse durante el bruxismo nocturno (Okeson, 1982).

Es especialmente importante verificar nuevamente que **la transición del borde incisal de caninos e incisivos inferiores desde la cara lingual de incisivos centrales y caninos superiores al borde incisal durante los movimientos de lateralidad y protrusiva, sea progresiva y suave** (Fig. 6.47), **evitando ángulos agudos que puedan concentrar fuerzas indeseables en el material cerámico dando lugar a *chippings***. Para ello, realizamos meticulosamente el acabado final de las zonas de transición con los pulidores del sistema Diapol Twist (Diapol Twist®Eve).

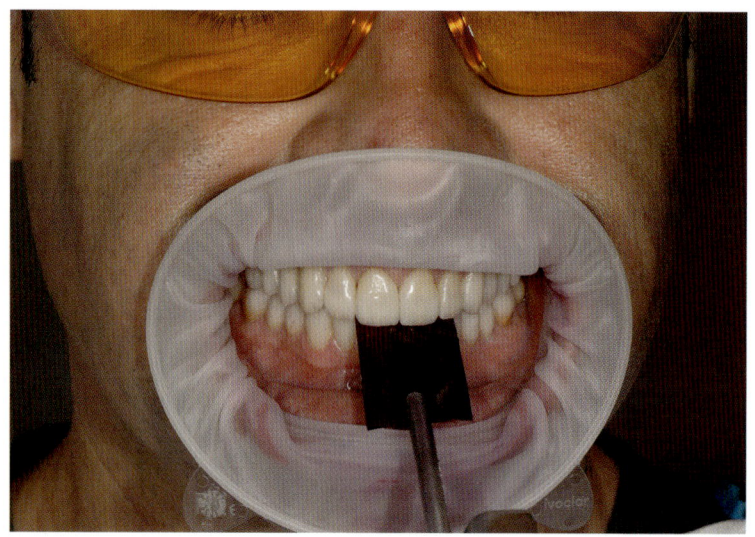

FIGURA 6.45 Verificación final de la necesidad de céntrica larga.

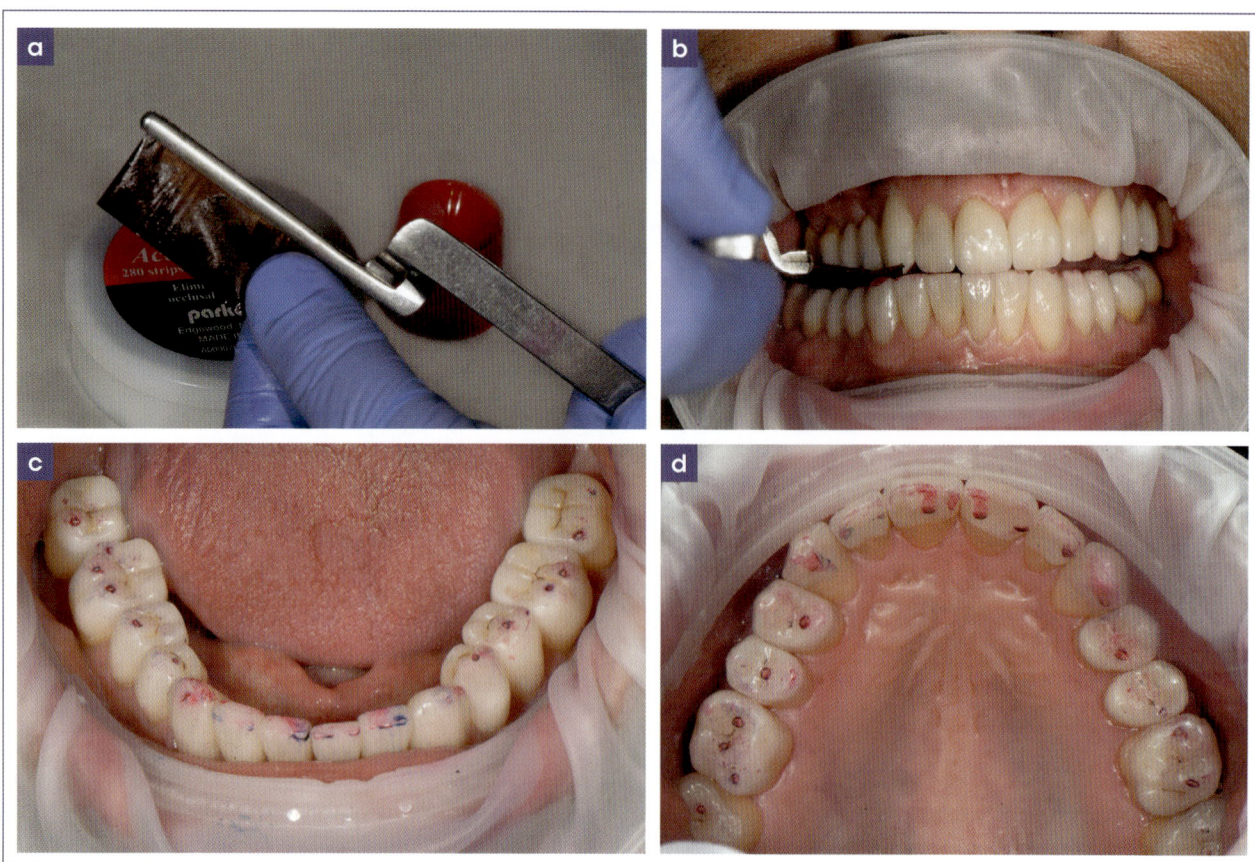

FIGURA 6.46 a) Papel de articular rojo (Accufilm II®) doblado e impregnado en vaselina. b) Durante los movimientos de lateralidad. c,d) Distribución final de los contactos y trayectorias de disoclusión.

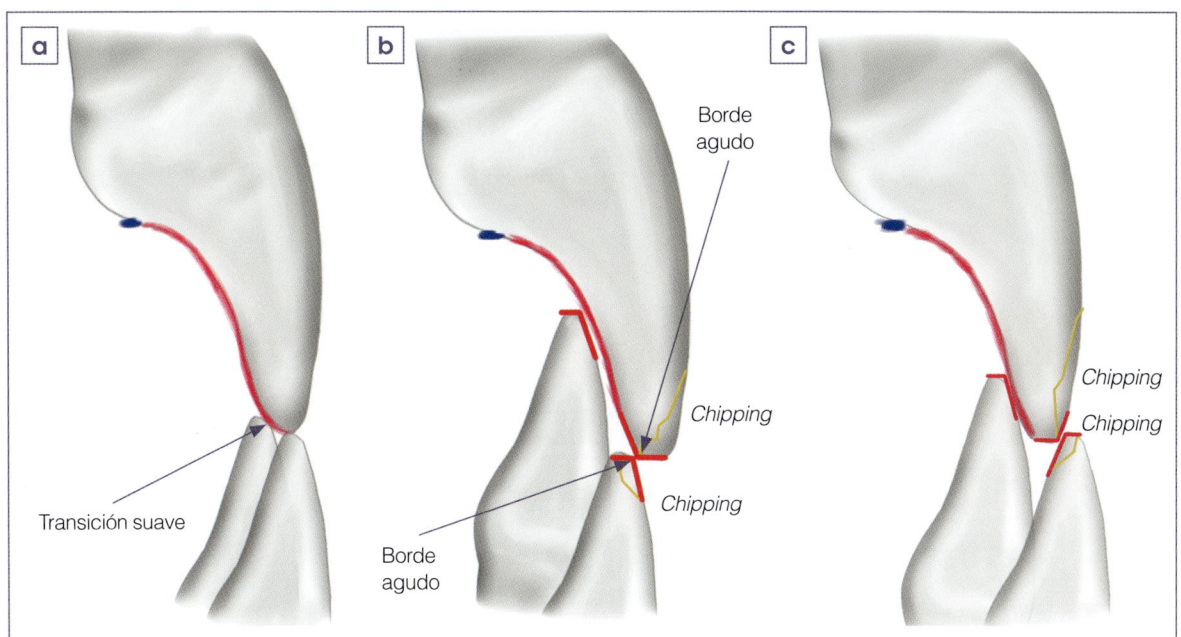

Borde agudo

Chipping

Transición suave

Chipping

Borde agudo

Chipping

Chipping

FIGURA 6.47 a) Transiciones suaves entre el borde incisal superior e inferior. b,c) Transiciones bruscas, en las que se generarán zonas de tensión en la cerámica.

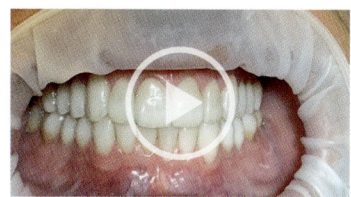

VÍDEO 6.8
Verificación de bordes incisales y de entrecruzamiento.

Al igual que hacemos en el MT, verificamos también que al final del movimiento de protrusiva los bordes incisales de los dos incisivos centrales superiores contacten simultáneamente con los bordes incisales de los incisivos inferiores (Fig. 6.48a, Vídeo 6.8). A su vez, durante el movimiento de lateralidad una vez alcanzada la posición de borde a borde entre ambos caninos, al continuar el desplazamiento de la mandíbula y producirse el entrecruzamiento (*cross-over*), será el incisivo central del mismo lado el siguiente diente el que entrará en contacto y se evitará en todo momento el contacto del incisivo lateral superior por las razones expuestas previamente en este capítulo (Fig. 6.48a,c,).

Para la comprobación final del ajuste oclusal utilizamos una lámina Shimstock de 8 µm (Hanel Shimstock-Foil 8µ® Coltene) interponiendo esta entre los bordes incisales de los incisivos inferiores y las caras palatinas de los incisivos superiores. Dicha lámina debe poder deslizarse con ligera dificultad, cuando el paciente aprieta en intercuspidación máxima (Fig. 6.49, Vídeo 6.9) Finalmente, mediante la colocación de las yemas de los dedos en la cara vestibular de los dientes anteriores superiores confirmamos la ausencia de frémito (Fig. 6.50, Vídeo 6.10).

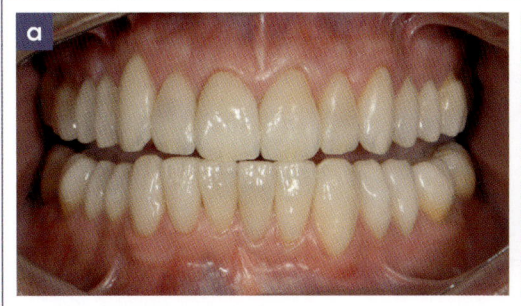
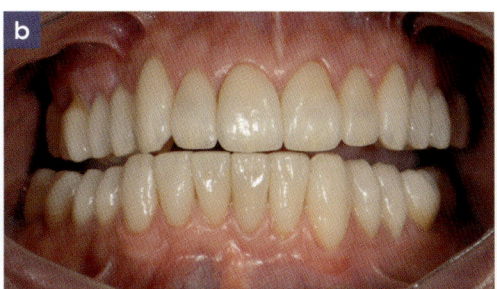
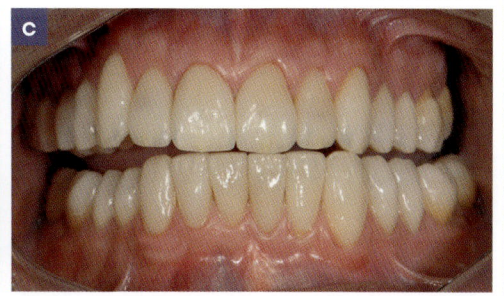

FIGURA 6.48 a) Posición de borde a borde en protrusiva. b,c) Entrecruzamiento durante las lateralidades derecha e izquierda.

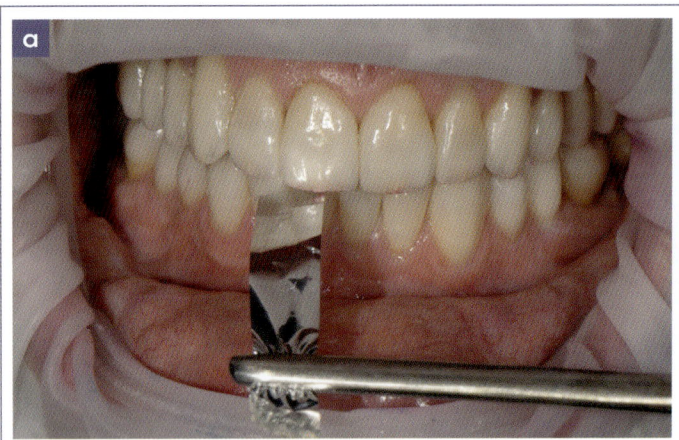
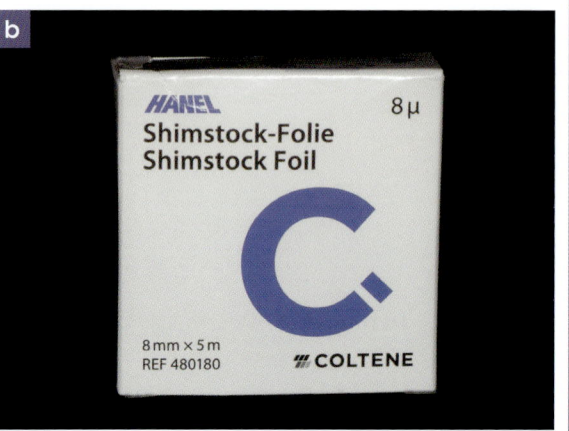

FIGURA 6.49 a) La lámina se desliza con ligera dificultad cuando el paciente aprieta en intercuspidación máxima. b) Imagen de las láminas Shimstock-Folie®.

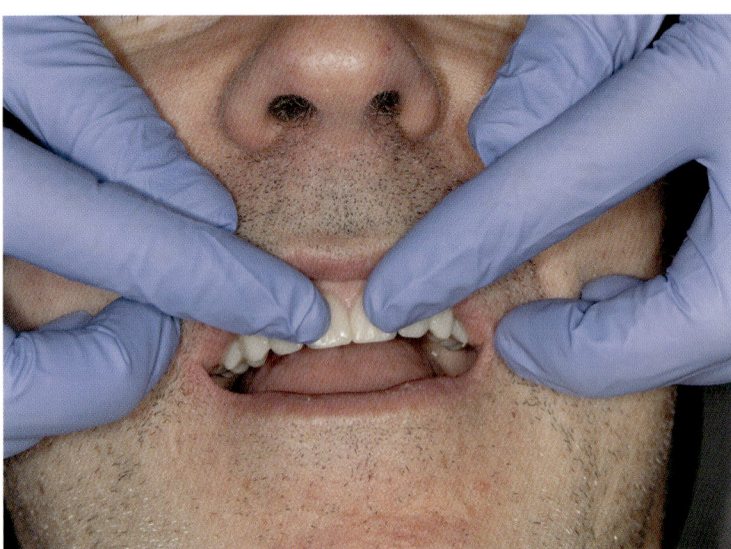

FIGURA 6.50 Comprobación de la posible presencia de frémito en otro paciente.

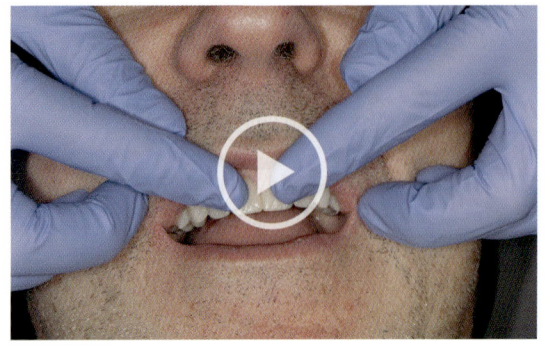

VÍDEO 6.10 Comprobación del frémito en el paciente de la Figura 6.50.

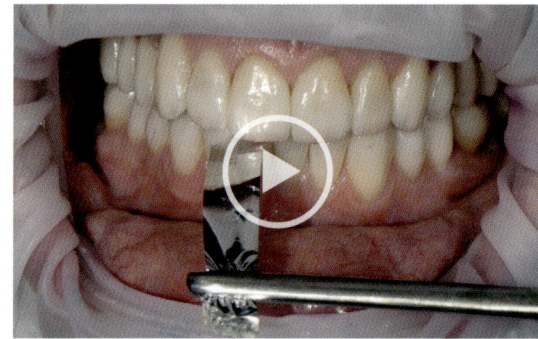

VÍDEO 6.9 Comprobación del ajuste en el paciente de la Figura 6.49.

PULIDO FINAL DE LAS RESTAURACIONES DE CERÁMICA DESPUÉS DEL AJUSTE OCLUSAL

El pulido final después del ajuste intraoral de las restauraciones de cerámica con fresas de diamante es especialmente importante sobre todo en las crestas marginales y bordes incisales, para mejorar sus propiedades mecánicas al ser zonas sometidas a una mayor concentración de fuerzas tensionales y de cizallamiento. A su vez, también contribuye a mantener la estabilidad del color, disminuir la adherencia de microorganismos en su superficie y reducir el desgaste de los dientes antagonistas (Meléndez, 2023). Sin embargo, no se recoge en la literatura un protocolo concreto para el pulido ideal de las restauraciones de cerámica (Silva *et al.*, 2014). El procedimiento empleado por los autores consiste en la utilización del sistema de pulidores Diapol Twist (Diapol Twist® Eve) (Fig. 6.2). La propia geometría de los mismos permite acceder a cualquier superficie de la restauración con el mismo pulidor, simplificando así todo el proceso. A su vez, al contener en su espesor partículas de diamante puro permiten obtener con rapidez un alto grado de pulido. En la secuencia empleada en este sistema se utilizan tres pulidores que proporcionan, a su vez, tres niveles progresivos de pulido: azul grueso (alisado), rosa medio (prepulido) y gris fino (pulido alto brillo) (Fig. 6.51). El número de revoluciones por minuto recomendado para el pulido es entre 7000 y 11 000; en todo caso, nunca debe ser superior a 20 000.

Una vez finalizada esta última cita de cementado de las restauraciones posteriores superiores, se toma una impresión de la arcada superior para elaborar una placa blanda de la forma descrita en el Capítulo 7 (Fig. 7.2) y entregársela al paciente en el mismo día como elemento de protección hasta el momento de colocación de la placa de protección superior. A las 48 horas revisamos nuevamente la oclusión siguiendo prácticamente los mismos pasos descritos durante el ajuste del MT. Seguidamente se toman los registros necesarios (analógicos o digitales) para la elaboración de la placa oclusal de protección superior (Capítulo 7).

¿QUÉ PUEDE OCURRIR CON LA ESTABILIDAD DE LA OCLUSIÓN CON EL PASO DEL TIEMPO?

Una vez finalizado el tratamiento restaurador, cabe esperar pequeñas variaciones en la oclusión como consecuencia de los diferentes cambios tisulares que se van a ir produciendo en el aparato masticatorio con el paso del tiempo (Wiscott, 2011). Dependiendo de la intensidad y la velocidad con que se produzcan dichos cambios, puede variar la respuesta adaptativa de las estructuras dentarias restauradas siendo preciso ajustar nuevamente la oclusión. Un diseño oclusal simplificado no solamente contribuye a esta respuesta adaptativa sino que además facilita el llevar a cabo futuros ajustes oclusales cuando sea necesario. Nuestra observación clínica coincide con la opinión de otros autores (Spear, 2016), en que la mera observación de pequeños cambios en la distribución de los contactos oclusales en el tiempo, si no van acompañados de signos objetivos como *chippings*, movilidad, sensibilidad dentaria, migraciones, frémito u otras manifestaciones subjetivas, como sensibilidad dentaria o dolor, no justifica de por sí realizar nuevos ajustes oclusales.

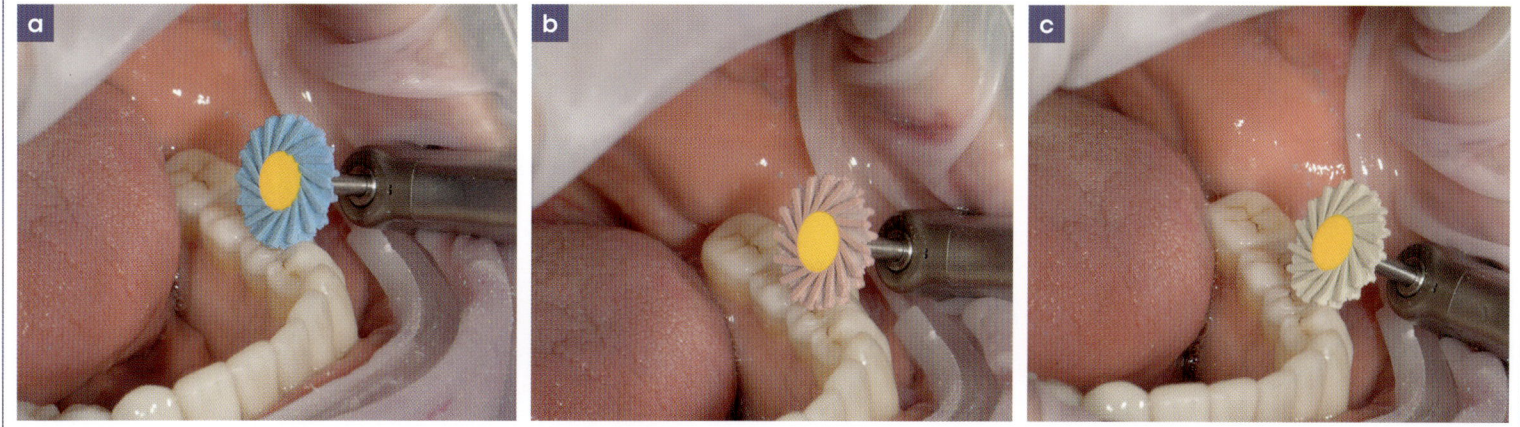

FIGURA 6.51 a) Azul grueso, alisado. b) Rosa medio, prepulido. c) Gris fino, pulido alto brillo.

AJUSTE OCLUSAL OPTIMIZADO EN PRESENCIA DE DESGASTE LOCALIZADO EN LOS DIENTES ANTERIORES, PERO AUSENCIA DEL MISMO EN LOS POSTERIORES

La necesidad de combinar adición y ajuste oclusal sustractivo en los dientes posteriores adquiere especial importancia en los pacientes que presentan desgaste dentario localizado en los dientes anteriores, pero prácticamente inexistente en los posteriores. Para generar espacio restaurador a nivel de dichos dientes anteriores, se podría reconstruir una arcada completa aumentando sin más la DVO para crear dicho espacio, aunque la intrusión mediante ortodoncia del complejo dentoalveolar anterior y su posterior restauración sería la opción menos invasiva. Sin embargo, para proporcionar contactos simultáneos entre todos los dientes de ambas arcadas con los cóndilos en RC a la hora de restablecer una nueva guía anterior, es necesario también llevar a cabo procedimientos de ajuste oclusal sustractivo en los dientes posteriores (Fig. 6.52).

Dado que el ajuste oclusal sustractivo en los dientes posteriores forma parte del tratamiento restaurador en este tipo de pacientes, la posibilidad real de llevarlo a cabo en la cavidad oral del paciente es una decisión que se toma durante el plan de tratamiento con los modelos montados en el articulador. Una vez establecida la posición del borde incisal superior e inferior mediante el encerado de diagnóstico y evaluado el espacio restaurador necesario, se lleva a cabo el ajuste sustractivo de prueba en el articulador. Ello nos permitirá valorar con antelación la viabilidad de dicho ajuste en el paciente con el mínimo sacrificio de estructura dentaria (Fig. 6.53).

Básicamente, los principios de ajuste oclusal que aplicaremos en la dentición natural serán los mismos ya descritos para el ajuste oclusal

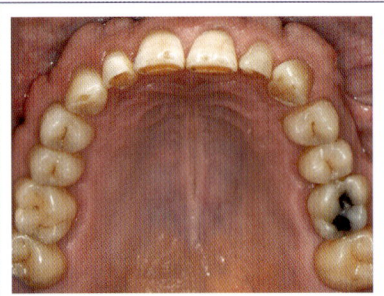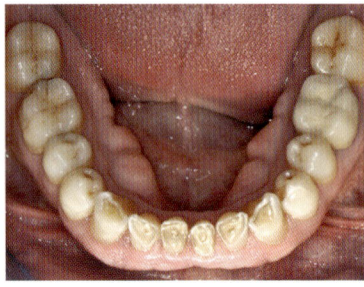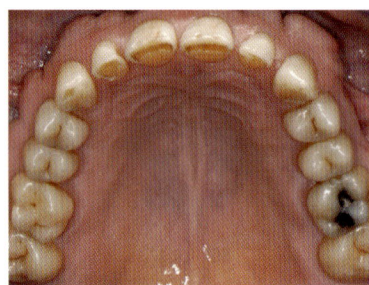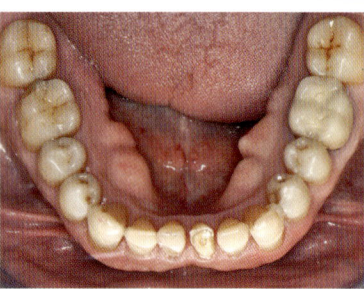

FIGURA 6.52 Paciente con desgaste localizado únicamente en los dientes anteriores superiores e inferiores. Una vez efectuado el tratamiento de ortodoncia, su rehabilitación se llevó a cabo mediante ajuste oclusal sustractivo posterior en RC y restauración de los dientes anteriores con carillas en V de disilicato de litio (véase el Capítulo 2, Figs. 2.41-2.52).

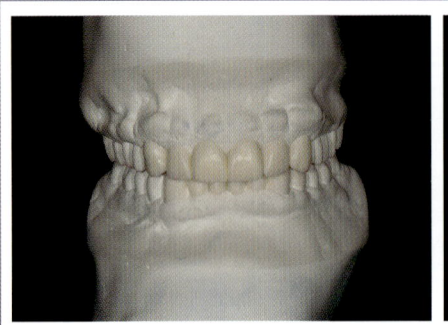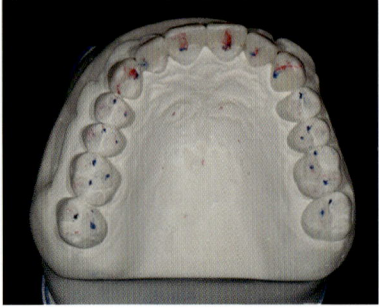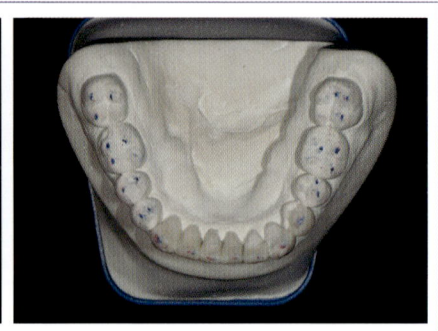

FIGURA 6.53 Encerado de diagnóstico en los dientes anteriores y ajuste oclusal sustractivo en los dientes posteriores.

del *mock-up* de transición (MT) y de las restauraciones definitivas. Sin embargo, hay que tener en consideración que los dientes naturales ya tienen su propia anatomía establecida, a diferencia de los dientes restaurados en los que tenemos la capacidad de simplificar en el diseño de una nueva anatomía. Así, mientras en la restauración del desgaste de los dientes posteriores utilizábamos fundamentalmente las cúspides funcionales inferiores para establecer el contacto con los dientes superiores, cuando tenemos que llevar a cabo el ajuste sustractivo en los dientes posteriores naturales **también estarán involucradas en el ajuste las cúspides linguales superiores (funcionales).**

Una vez establecido el plan de tratamiento restaurador, el abordaje clínico comienza con la adhesión del *mock-up* de transición en los dientes anteriores (Fig. 6.54) seguido del ajuste oclusal sustractivo de los dientes posteriores con los cóndilos asentados en la fosa en RC en la misma cita.

Para ello empleamos la siguiente secuencia:

1. **Eliminar las prematuridades existentes** a partir del primer contacto en RC hasta obtener contactos uniformemente distribuidos entre todos los dientes de ambas arcadas dentarias. Insistimos una vez más, que el objetivo durante todo el proceso de ajuste sustractivo será reorientar las puntas de las cúspides funcionales al centro de cada diente (crestas marginales, fosas/rebordes triangulares). Recordemos que, para conseguirlo, el ajuste sustractivo se efectuará estrechando (afilando) las vertientes de las cúspides funcionales y abriendo las vertientes de las cúspides no funcionales (The Dawson Academy, 2009) (Fig. 6.55).

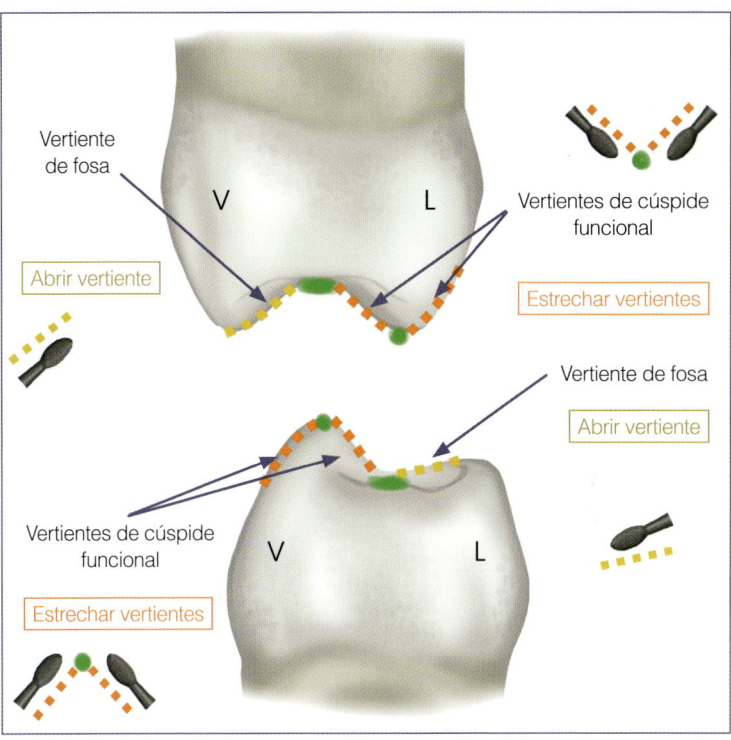

FIGURA 6.55 En el ajuste oclusal sustractivo de los dientes naturales entran también en juego las puntas de las cúspides linguales superiores (funcionales). El objetivo será conseguir que las puntas de las cúspides funcionales (color verde) terminen contactando en el centro de crestas marginales o fosas/crestas triangulares antagonistas (color verde). Para conseguir dicho objetivo, el ajuste se efectuará estrechando las vertientes de las cúspides funcionales (punteado anaranjado) y abriendo las vertientes internas de las cúspides no funcionales (punteado amarillo).

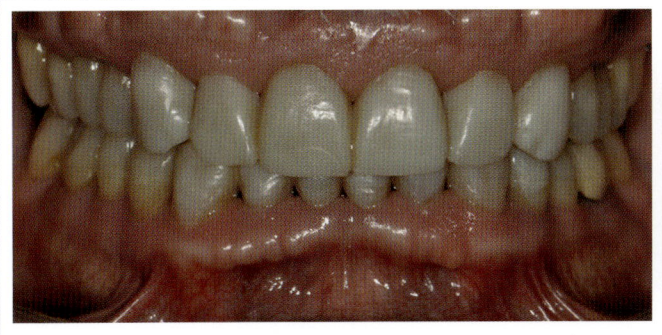
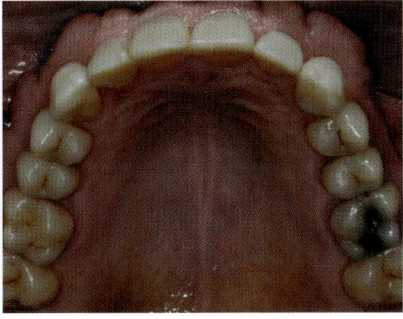
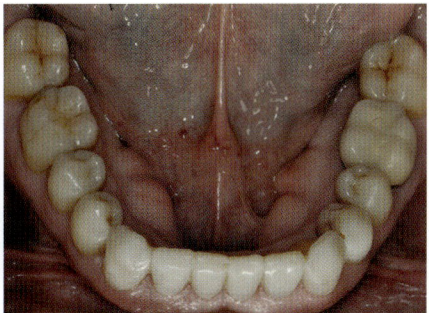

FIGURA 6.54 *Mock-up* de transición.

Una vez identificada la localización del primer contacto con papel de articular (azul) y el empleo de laminillas de Long, se analiza dónde será necesario sustraer estructura dentaria para poder ir reorientando la punta de la cúspide hacia el centro del diente de la forma más conservadora posible (Fig. 6.56).

El primer contacto prematuro en RC, se localice donde se localice, da lugar a un aumento de la DVO en relación a la MI del paciente (Fig. 6.57).

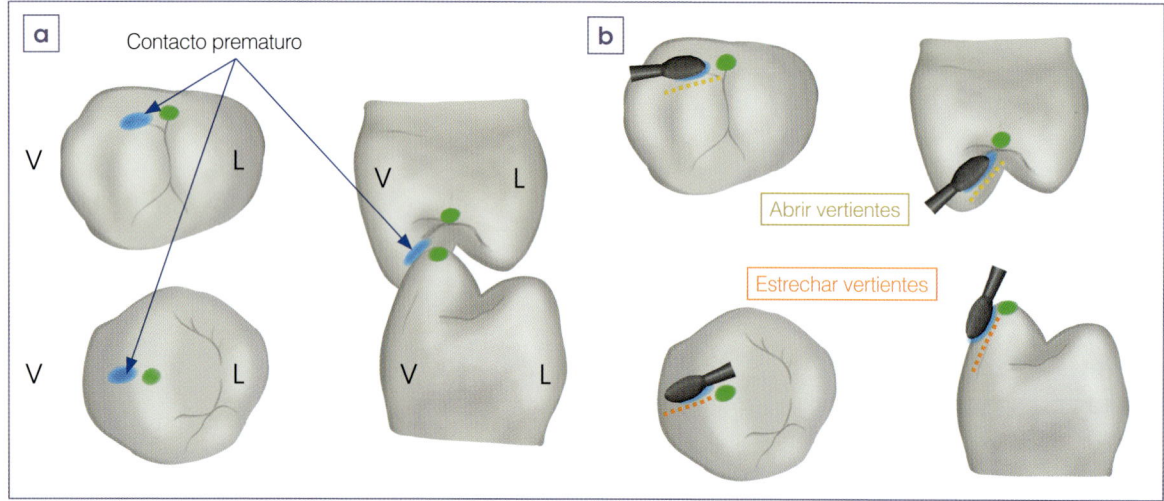

FIGURA 6.56 Se muestra un ejemplo de uno de los posibles contactos prematuros entre dos premolares. a) Las marcas azules representan el contacto prematuro en RC entre la vertiente interna de la cúspide no funcional superior y la vertiente externa de la cúspide funcional inferior. b) En este caso estrechamos la vertiente externa de la cúspide vestibular inferior (funcional) y abriremos la vertiente interna de la cúspide vestibular superior (no funcional).

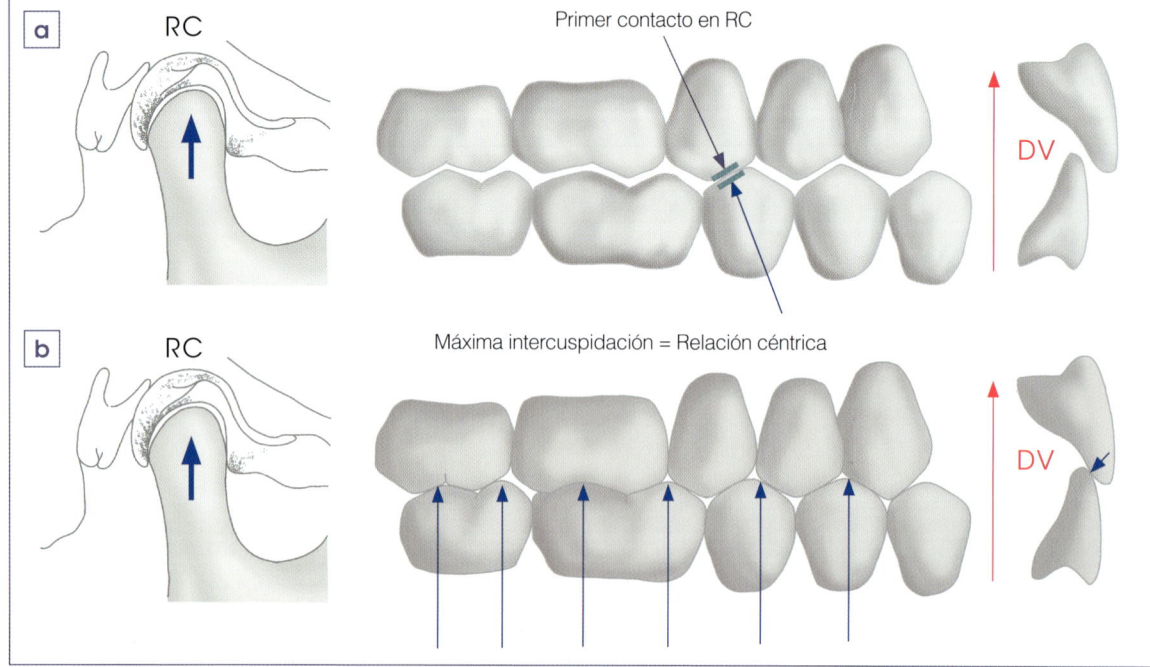

FIGURA 6.57 a) Ilustración que muestra cómo, cuando se produce el primer contacto (contacto prematuro) en RC entre el 1.5 y el 4.5, se produce un aumento de la DVO. b) Una vez que el ajuste sustractivo avanza, esta DVO se va cerrando progresivamente e irán apareciendo nuevos contactos en otros dientes posteriores hasta, finalmente, conseguir máximo contacto dentario entre todos los dientes de ambas arcadas con los cóndilos en RC.

A medida que progresamos con el ajuste sustractivo, la DV se va cerrando e irán apareciendo nuevos contactos en los dientes posteriores en diferentes localizaciones (Fig. 6.58). Llevaremos a cabo los diferentes ajustes sustractivos siguiendo las indicaciones mostradas en la Figura 6.55.

Para no perder la referencia de los contactos que van apareciendo a medida que se va haciendo el juste sustractivo, es importante dejar siempre **un pequeño remanente de la marca del papel de articular en cada ajuste** (The Dawson Academy, 2009) (Fig. 6.59, Vídeo 6.11).

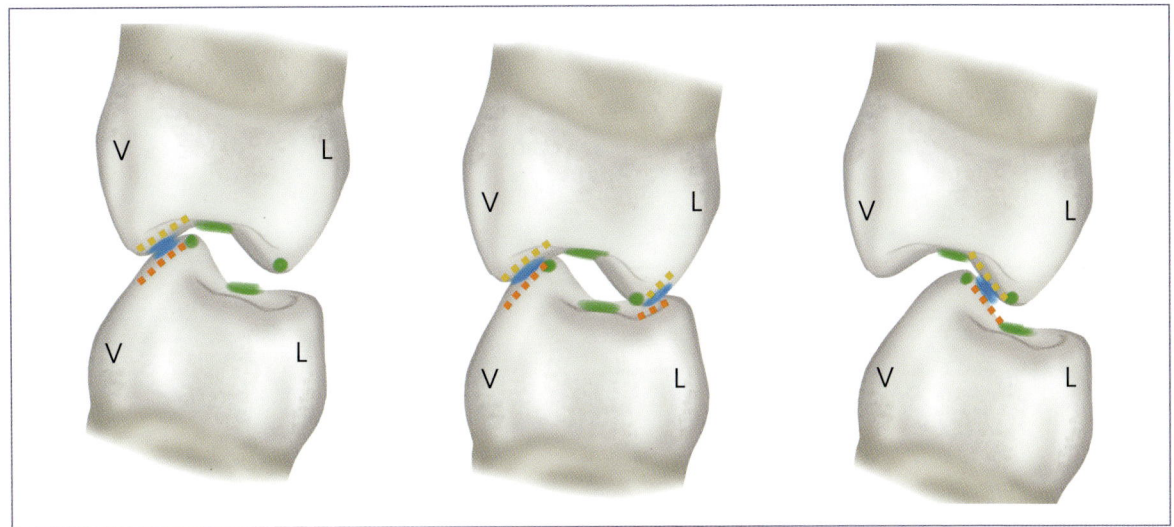

FIGURA 6.58 Se muestran diferentes localizaciones de los contactos que pueden ir apareciendo a lo largo del ajuste oclusal sustractivo a medida que se vaya cerrando la DV.

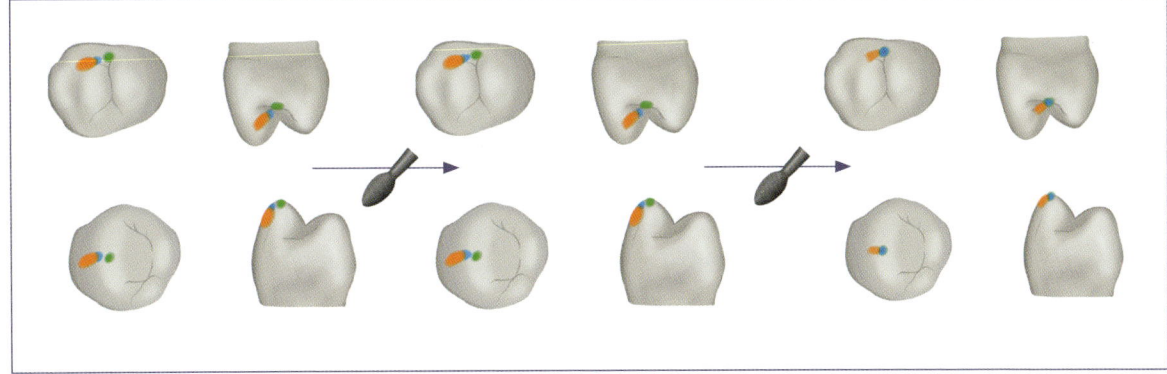

FIGURA 6.59 Las marcas en color ocre representan el ajuste sustractivo realizado y las de color azul el remanente de la marca del papel de articular. Aplicando los principios mencionados, a medida que el ajuste sustractivo avanza y la DV se va cerrando, los contactos azules se irán desplazando hasta conseguir centrar las puntas de las cúspides funcionales en las crestas marginales y fosas/crestas triangulares.

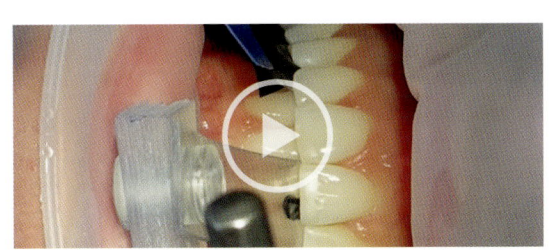

VÍDEO 6.11
Ajuste sustractivo.

Algunos autores recomiendan preservar las puntas de las cúspides funcionales (Abjean y Korbendau, 1980; Klineberg, 2004) durante el ajuste oclusal sustractivo, pero con frecuencia nos encontramos con que algunas de estas ya han alcanzado el centro del diente antes de completar el ajuste oclusal. En estas situaciones, para progresar con el ajuste (al ir cerrando la dimensión vertical) y no perder la axialidad conseguida, en términos generales, se recomienda remodelar las puntas de las cúspides funcionales (The Dawson Academy, 2009) evitando en la medida de lo posible profundizar en la superficie antagonista y reducir así la posibilidad de generar interferencias durante los movimientos excursivos. Sin embargo, la decisión final de dónde efectuar el ajuste sustractivo dependerá de aspectos como la presencia de obturaciones antiguas, la alineación de las cúspides funcionales dentro del plano oclusal y la capacidad de proporcionar una guía anterior adecuada que facilite el proceso de disoclusión (Fig. 6.60).

2. **Establecer la guía anterior** en el *mock-up* de transición (MT) de los dientes anteriores de la forma previamente descrita en este capítulo (Fig. 6.61). Sin embargo, antes de eliminar las posibles interferencias posteriores que pudieran aparecer, hay que considerar la posibilidad de modificar la inclinación de la guía anterior mediante la adición de composite en el propio (MT), para no sacrificar innecesariamente estructura dentaria.

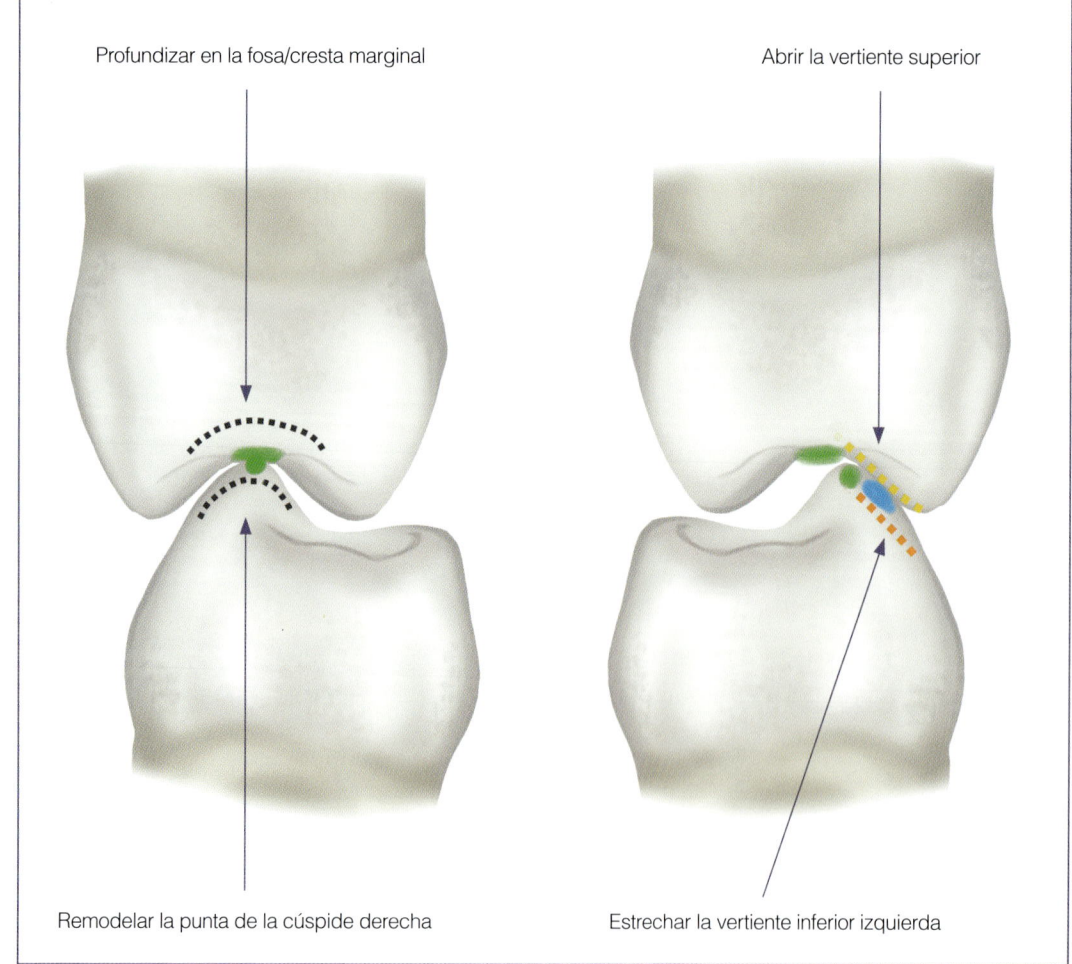

Profundizar en la fosa/cresta marginal

Abrir la vertiente superior

Remodelar la punta de la cúspide derecha

Estrechar la vertiente inferior izquierda

FIGURA 6.60 Ilustración que muestra la punta de la cúspide en el centro del diente (derecha), sin embargo, el ajuste oclusal sustractivo no ha finalizado aún (izquierda). Para poder seguir progresando con el ajuste y mantener centrada dicha cúspide, idealmente se debería remodelar la punta cuspídea aunque también se puede profundizar la cresta marginal o la fosa/cresta triangular antagonista (o la combinación de ambos).

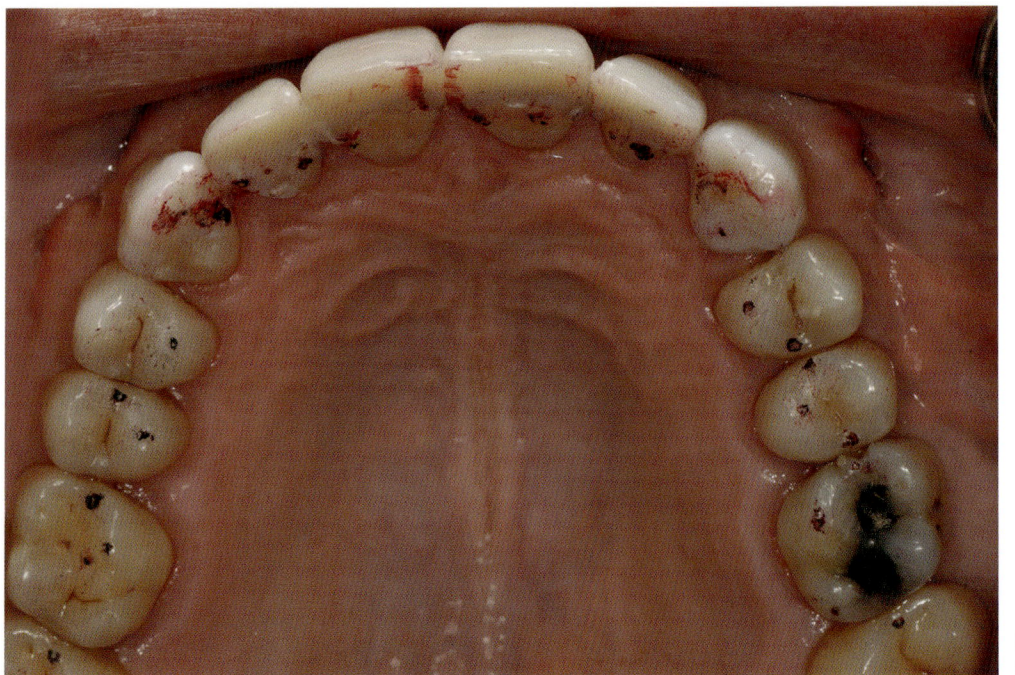

FIGURA 6.61 Ajuste oclusal finalizado en la misma cita de colocación del MT de los dientes anteriores.

3. **Remplazar el MT de los dientes anteriores** por las restauraciones definitivas una vez confirmada la estabilidad funcional durante un periodo aproximado de un mes (Fig. 6.62). Durante la fase final del ajuste sustractivo de los dientes naturales, para evitar dejar superficies rugosas, se pueden utilizar fresas de tungsteno de 12 filos (H 379 314 023® Komet) seguido del empleo de pulidores Diapol Twist.

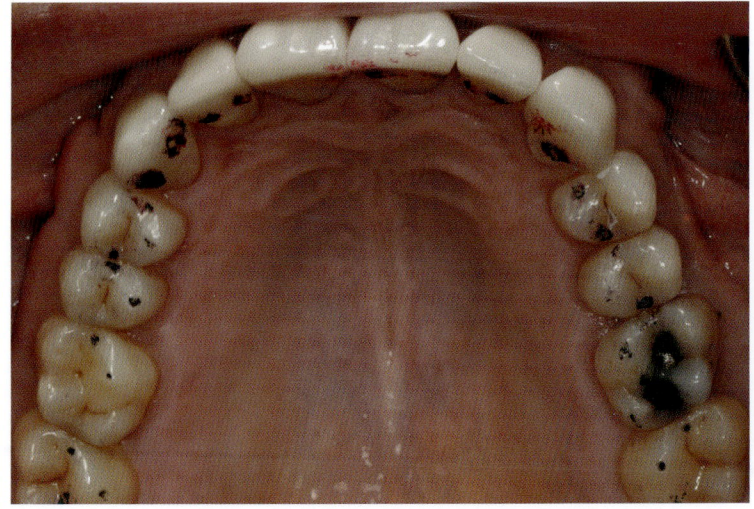
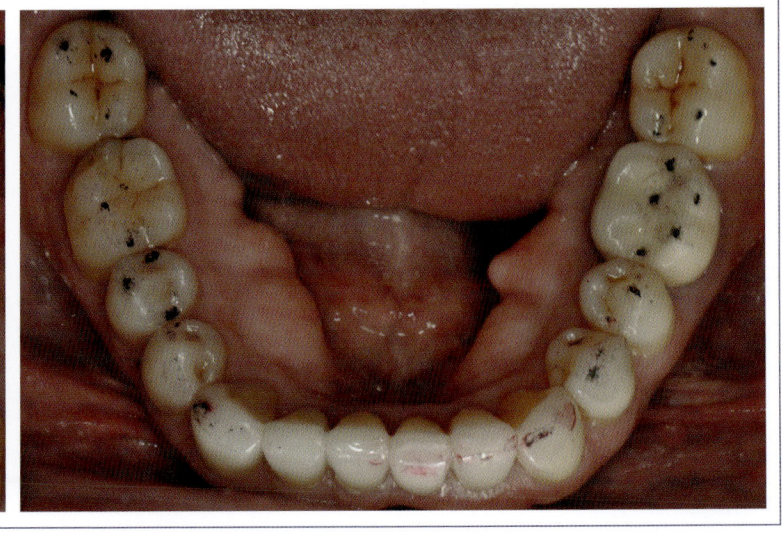

FIGURA 6.62 Confirmación de la estabilidad funcional al mes de la colocación del MT de los dientes anteriores.

BIBLIOGRAFÍA

1. ABJEAN J, KORBENDAU JM. Oclusión. Panamericana 1980.

2. BAKEMAN E, KOIS J. The myth of anterior guidance. 10 steps in designing proper clearance for functional pathways. J C D 2012; 28:56-62.

3. BECKER I. Comprehensive oclusal concepts in clinical practice. Wiley-Blackwell 2011.

4. DARVENIZA M. Full occlusal protection. Theory and practice of occlusal therapy. Aust Dent J 2001; 46:70-79.

5. DAWSON PE. Evaluation, diagnosis and treatment of occlusal problems. Mosby 1989. p. 264-273.

6. DUMINIL G. Occlusion made eassy. Espace ID. Press Edition Multimédia 2016. p. 8-36.

7. HALPERIN GC, HALPERIN AR, NORLING BK. Thickness, strength, and plastic deformation of occlusal registration strips. J Prosthet Dent. 1982;48:575-8.

8. KERSTEIN R, GRUNDSET K. Obtaining measurable bilateral simultaneous occlusal contacts with computer-analyzed and guided occlusal adjustments. Quintessence Int 2001; 32:7-18.

9. KERSTEIN R, RADKE J. Masseter and temporalis hyperactivity decreased by measured anterior guidance development. Cranio 2012; 30:243-254.

10. KLINEBERG I, JAGGER R. Occlusion and clinical practice. Wright 2004.

11. KOIS J, HARTRICK N. Functional occlusion: science-driven management. JCD 2007; 3.

12. MAKOFSKY H. The effect of head posture on muscle contact position: The sliding cranium theory. Cranio; 1989; 7:286-292.

13. MELÉNDEZ D, MAS J, TAY L. Polishing systems for ceramic restorations. Literature review. Rev Estomatol Herediana 2023; 33:68-75.

14. OKESON JP, DICKSON JL, KEMPER JT. The influence of assisted mandibular movement on the incidence of nonworking tooth contact. J Prosthet Dent. 1982; 48:174-7.

15. POPA ST, POPESCU SM, CONSTANTINESCU MV. Occlusal equilibration between option and clinical reality. Stoma Edu J 2015; 2:57-63.

16. SILVA TM, SALVIA AC, CARVALHO RF, PAGANI C, ROCHA DM, SILVA EG. Polishing for glass ceramics: which protocol? J Prosthodont Res. 2014; 58:160-70.

17. SOLOW RA. Clinical protocol for occlusal adjustment: Rationale and application. Cranio. 2018; 36:195-206.

18. SPEAR F. Seminar II. Occlusion in clinical practice. Course manual. The Seattle institute for advanced dental education 1999.

19. SPEAR F. Treating the worn dentition. Course manual. Scottsdale. Arizona. 2015.

20. TARANTOLA G J. Clinical cases in restorative and reconstructive dentistry. Wiley-Blackwell 2010. p.63-120.

21. THE DAWSON ACADEMY. The art and science of equilibration. Course manual. Wirral (UK) Dawson Center; 2009.

22. WISKOTT A. Fixed prosthodontics. Principles and clinics. Quintessence 2011.

José María Suárez Feito

LA PLACA OCLUSAL COMO ELEMENTO DE PROTECCIÓN DE LAS NUEVAS RESTAURACIONES

7

Las placas oclusales son dispositivos que cubren todas o alguna de las superficies oclusales de los dientes, de cualquiera de las arcadas maxilar o mandibular (Capp, 1999). Desde principios del siglo pasado, su utilización estuvo relacionada con el tratamiento del bruxismo, el trauma oclusal y diferentes trastornos temporomandibulares (Nelson, 1995). Sin embargo, **su utilización también desempeña un papel importante desde el punto de vista oclusal como elemento de protección en odontología restauradora frente a las posibles fuerzas indeseables que se pueden generar durante el sueño** (Ré et al., 2009).

Una vez finalizado el tratamiento restaurador, en caso de que el paciente presente bruxismo nocturno, es muy difícil controlar el estrés generado sobre las nuevas restauraciones salvo que interpongamos entre ellas algo que proporcione una mayor resiliencia y menor dureza que las propias restauraciones. Esto lo conseguimos mediante la utilización de placas oclusales que van a permitir amortiguar y disipar las posibles fuerzas excesivas que se generen durante el bruxismo nocturno. Basándose en el seguimiento de casos clínicos de pacientes con desgaste dentario restaurados previamente, algunos autores (Vigoren y Macklaren, 2007) observaron que la duración del tratamiento restaurador de dichos pacientes era de 2 a 4 veces mayor utilizando placas oclusales durante la noche.

Por ello, la prescripción de dichas placas una vez finalizado el tratamiento restaurador no es otra que el de reorientar y amortiguar las posibles fuerzas excesivas que se puedan generar mientras el paciente duerme.

MECANISMO DE PROTECCIÓN DE LAS PLACAS OCLUSALES UNA VEZ FINALIZADA LA REHABILITACIÓN

Desde el punto de vista biomecánico, la presencia de fuerzas excesivas que actúan de forma repetitiva sobre los dientes restaurados dará lugar a fuerzas de flexión y tensión que pueden ocasionar fracturas cohesivas en el espesor del propio material restaurador. A su vez, dichas fuerzas también pueden afectar la interfase entre el diente y la restauración (adhesión o cementado convencional), de forma que se pueden generar microfiltraciones a nivel marginal y, finalmente, dar lugar a su fracaso.

Además de la mayor resiliencia y menor dureza de la placa oclusal, hay otros aspectos que también contribuyen al control biomecánico de la rehabilitación como son:

- La creación de disoclusión anterior con mínima inclinación contribuye a reducir la actividad electromiográfica de los músculos elevadores, cuya fuerza muscular disminuye en un 80 % (Williamson y Lundkist, 1983).
- Reduciendo el número de contactos también contribuimos a reducir la actividad de los músculos elevadores (Ferrario *et al.*, 2002).
- Basándonos en la física de las palancas, y al tratarse la relación de la mandíbula con el maxilar de una palanca de clase III, al desplazar los contactos a los dientes anteriores, el fulcro sería la ATM y la aplicación

de la fuerza, los dientes anteriores. Así, durante los movimientos parafuncionales, los músculos se encontrarían en desventaja mecánica y reducirían su fuerza hasta un 90 % (Mansour y Reynik, 1975).

- Según Baad-Hansen *et al.* (2007), mientras que el número de episodios de bruxismo nocturno excéntrico es de 19,3 en sujetos que no utilizan placas oclusales nocturnas, dichos episodios se reducen a 16,2 en aquellos que utilizan placas oclusales nocturnas planas con moderada disoclusión anterior.

¿PLACA OCLUSAL MAXILAR O MANDIBULAR?

Tanto las placas maxilares como mandibulares deben cumplir los mismos objetivos oclusales; sin embargo, en la rehabilitación de pacientes con desgaste dentario intenso, **las maxilares son las más indicadas debido a la mayor facilidad para establecer en ellas los objetivos oclusales durante su ajuste (especialmente la guía anterior) y también al efecto protector de contención frente a las fuerzas de cizallamiento laterales que se generan por la acción de la mandíbula durante los posibles movimientos parafuncionales** (Dylina, 2001) (Fig. 7.1) A su vez, en aquellos casos en los que se ha efectuado un tratamiento de ortodoncia previo, la utilización de una placa maxilar contribuye a estabilizar en la nueva posición los dientes restaurados.

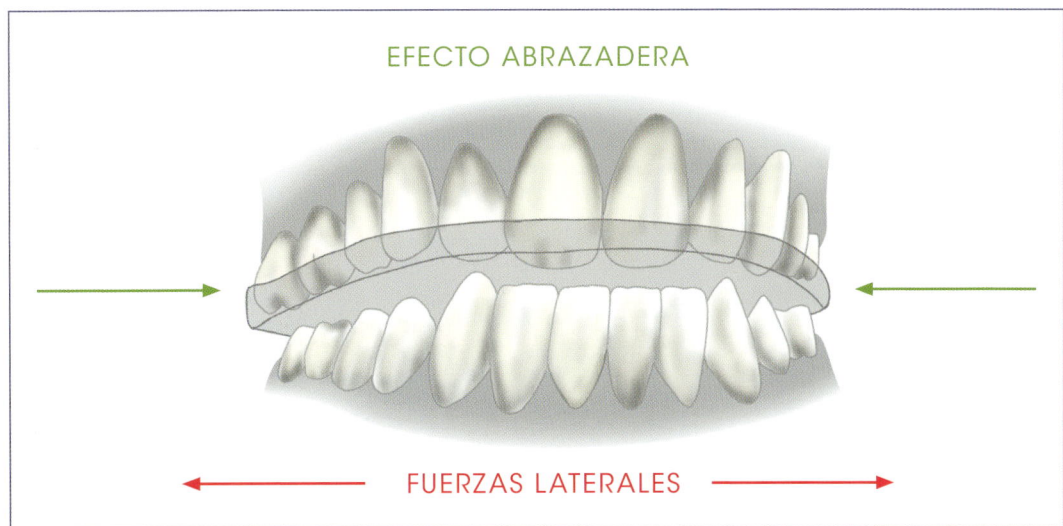

EFECTO ABRAZADERA

FUERZAS LATERALES

FIGURA 7.1 Ilustración en la que se puede observar el efecto abrazadera de la placa oclusal frente a la acción de las fuerzas laterales.

¿PLACA RÍGIDA O BLANDA?

En principio, cabría pensar que una placa blanda proporcionaría de forma más efectiva una mayor resiliencia para absorber las fuerzas generadas durante la parafunción nocturna y también facilitar su utilización por parte del paciente debido a su elasticidad. Sin embargo, la realidad es bastante diferente debido a la dificultad desde el punto de vista clínico para efectuar los ajustes necesarios para establecer contactos uniformes y precisos a lo largo de la placa, la cual podría, incluso, dar lugar a contactos prematuros a nivel posterior. Okeson (1987), en un estudio comparativo sobre los efectos entre la utilización de placas oclusales rígidas y blandas en pacientes con bruxismo nocturno, observó que mientras las primeras daban lugar a una reducción de la actividad muscular en un 80 %, las segundas la incrementaban en un 50 %.

Por todo ello, la utilización de placas rígidas estaría sobradamente justificada para proteger la rehabilitación de pacientes con desgaste dentario y, en especial, cuando se observa durante el *mock-up* de transición que el hábito de bruxismo persiste en cierta medida.

A pesar de las limitaciones de las placas blandas, los autores recomiendan su utilización de forma transitoria durante el corto periodo de tiempo que debería transcurrir desde la toma de registros una vez finalizada la rehabilitación hasta la colocación de la placa rígida. Dichas placas blandas se elaboran a partir de las mismas planchas de goma utilizadas para fabricar mediante dispositivos de vacío las cubetas de blanqueamiento dental (Mouthguard®Dentaflus). Debido a su fino grosor (1 mm), proporcionaremos cierta resiliencia, aunque con mínimas variaciones oclusales (Fig. 7.2).

DISEÑO DE LA PLACA OCLUSAL SUPERIOR

Básicamente, la placa tiene que ser plana con una rampa anterior para proporcionar disoclusión posterior y cumplir una serie de requisitos, tanto generales como oclusales. Los **requisitos generales** son los siguientes:

- Debe **cubrir todas las superficies oclusales** de los dientes de la arcada maxilar. Ello es fundamental para evitar movimientos dentarios indeseados de los dientes que no están incluidos en la placa (Clark, 1984).
- Una vez colocada en la cavidad oral, tiene que estar **estable y no permitir movimiento alguno de la misma ante la acción de las fuerzas parafuncionales**. A su vez, **no debe generar tensión alguna sobre las estructuras dentarias una vez asentada**. La presencia de tensión es uno de los motivos por los que el paciente abandona la utilización de la placa oclusal de protección (Dylina, 2001).
- **No debe interferir con la zona neutra** (Dylina, 2001). Un grosor excesivo por palatino puede limitar el espacio para la lengua e interferir con la vía aérea durante el sueño favoreciendo así el bruxismo. La presencia de un flanco vestibular muy prominente al establecer la guía anterior puede interferir con el labio inferior y dar lugar al abandono de su utilización. Por ello, idealmente dicho flanco vestibular debería situarse en lo posible por dentro del borde interno del bermellón del labio inferior, siempre que cumpla con los requisitos de dicha guía anterior.
- **El grosor oclusal debe ser de 1,5-2 mm a nivel de los últimos molares** para evitar su fractura (Solow, 2011). Dado que asumimos

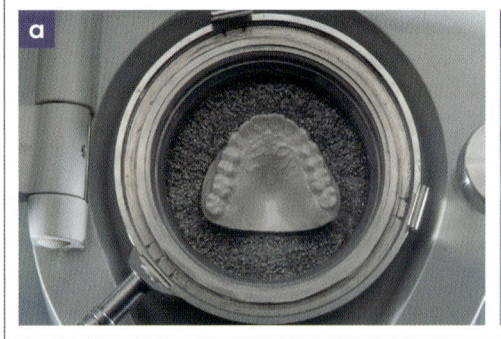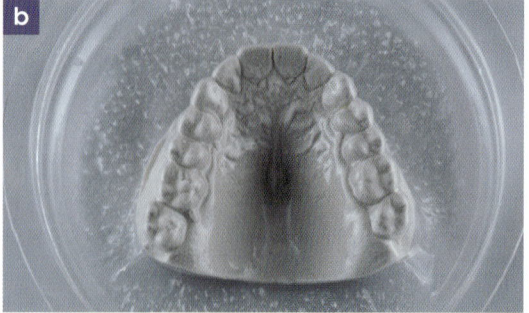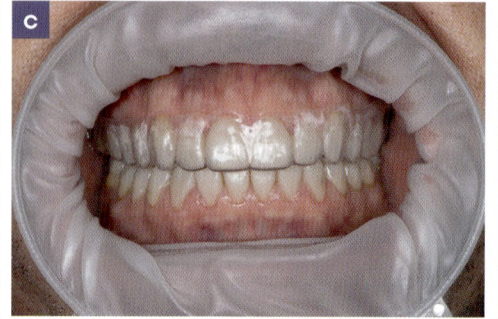

FIGURA 7.2 a,b) Elaboración de la placa blanda al vacío. c) Una vez colocada en la arcada superior.

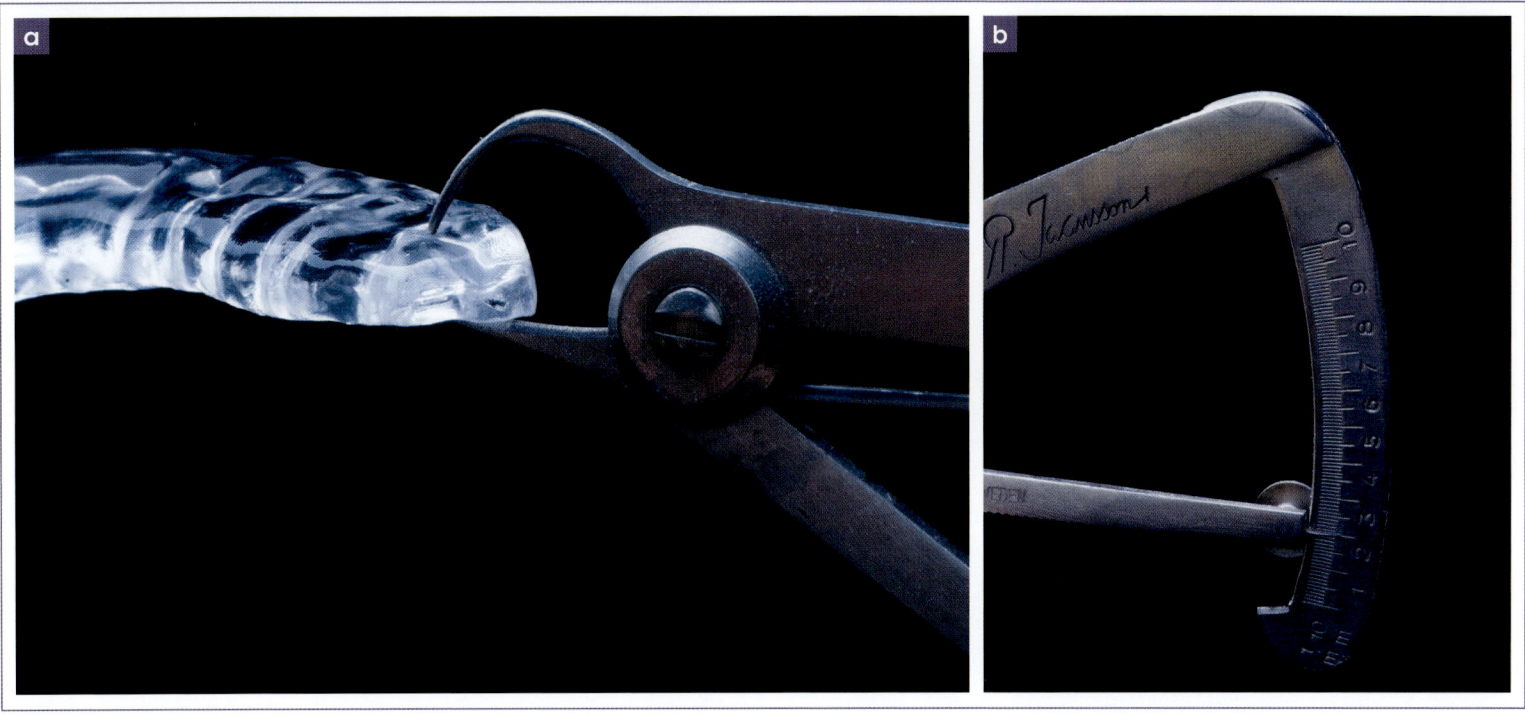

FIGURA 7.3 a) Valoración del espacio oclusal a nivel de los últimos molares utilizando un calibrador de coronas. b) En este caso se muestra que el grosor de la placa oclusal es de 2,5 mm.

que la rehabilitación se ha efectuado con los cóndilos en relación céntrica (RC), y que por lo tanto el registro para hacer la placa se ha tomado en esta posición condilar, no es de esperar cambios significativos en dicha posición durante su inserción y ajuste oclusal, por lo que no debería existir riesgo de perforación de la misma (Fig. 7.3).

En cuanto a los **requisitos oclusales**, son los siguientes:

- **La superficie oclusal de la placa debe ser plana**. Ello permitirá identificar más fácilmente mediante el papel de articular el contacto de las puntas de las cúspides vestibulares inferiores y a su vez facilitar la disoclusión posterior (Wilkinson, 2005). Si a la hora de colocar la placa en el paciente, esta muestra las huellas de las cúspides de los dientes antagonistas, deben eliminarse y dejar su superficie plana antes de comenzar el ajuste oclusal (Fig. 7.4). **Durante todo el proceso del ajuste se deberá buscar que la placa mantenga su superficie plana.**

No es infrecuente encontrar pacientes con sintomatología muscular e intracapsular que son portadores de placas oclusales con presencia de huellas de las caras oclusales antagonistas en su superficie. En estas situaciones, si la retención y la estabilidad de la placa es correcta, se les informa de los inconvenientes que ello representa y bajo consentimiento informado esta se modifica eliminando dichas huellas hasta dejar su superficie plana (Fig. 7.5).

- **Los contactos oclusales posteriores** tienen que ser generados única y exclusivamente por las puntas de **las cúspides vestibulares inferiores** (cúspides funcionales) y, al menos, debe haber un contacto por diente para una distribución uniforme de las fuerzas a ambos lados de la placa. **Las cúspides linguales deben permanecer fuera de contacto**. Los contactos anteriores los proporcionan los bordes incisales de caninos e incisivos inferiores (Wilkinson, 2005).
- **Los contactos oclusales en la placa** deben producirse **de forma simultánea con los cóndilos en RC.**

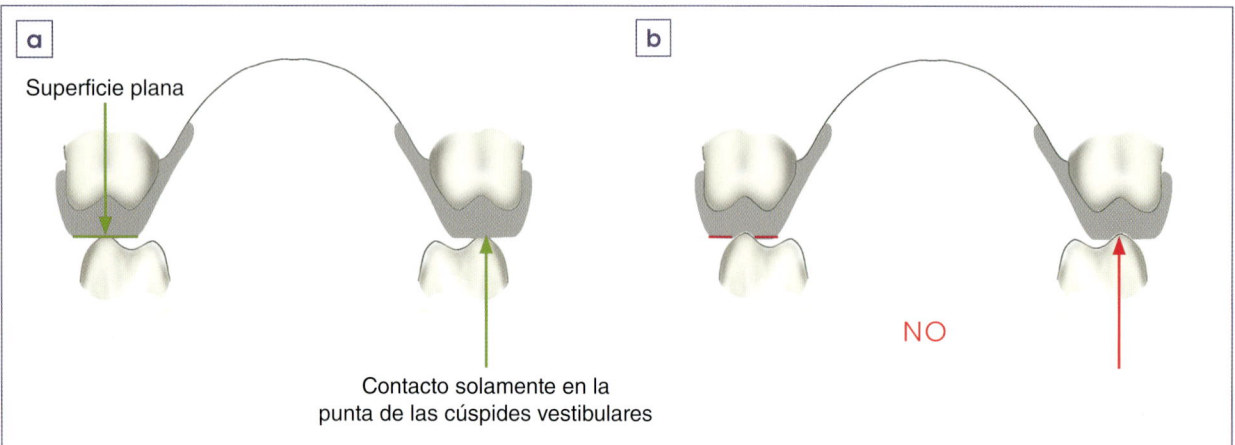

a

Superficie plana

Contacto solamente en la
punta de las cúspides vestibulares

b

NO

FIGURA 7.4 a) La superficie
oclusal de la placa debe ser
plana. b) No puede haber
huellas de cúspides antagonistas en la superficie de la
misma.

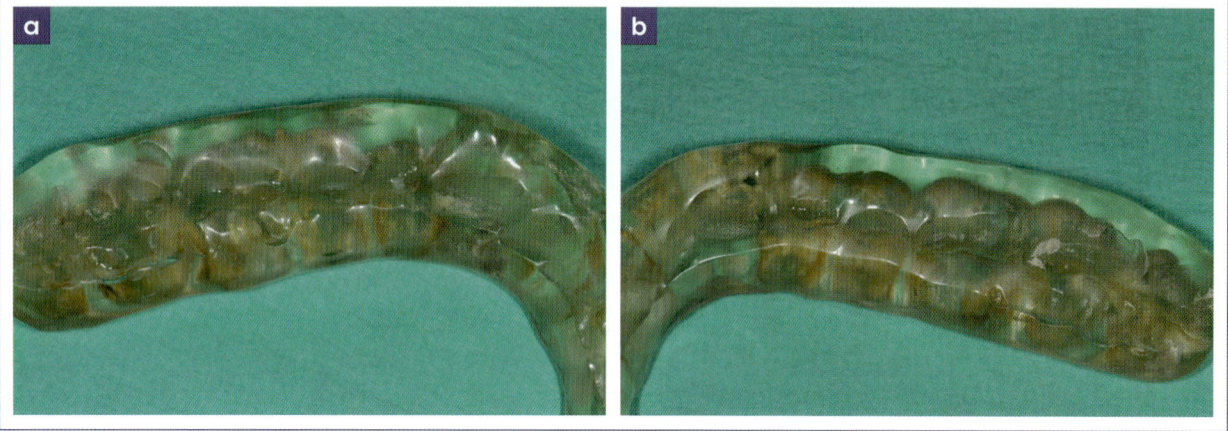

a

b

FIGURA 7.5 Placa oclusal
con huellas de las cúspides
antagonistas. El paciente nos
informa de que le fue entre-
gada directamente sin ningún tipo de ajuste previo por
parte del clínico. El motivo de
la consulta fue la presencia de
dolor a nivel de músculos temporales y maseteros al des-
pertar por la mañana desde
el momento de su colocación
(7 meses).

En cuanto a la superficie anterior de la placa, esta variará dependiendo de si el paciente restaurado tenía un patrón de desgaste funcional horizontal o vertical.

- En el caso de tratarse de un **patrón horizontal** y dado que los
rangos de movimiento son muy amplios, el grado de sobremordida y el ángulo de disoclusión generados en la guía anterior en
la restauración serán mínimos. Por ello, también la superficie anterior de la placa tendrá también **una ligera inclinación** (aproximadamente 25°-30°), para facilitar la separación inmediata de
los sectores posteriores de forma suave durante los movimientos
de lateralidad y protrusiva, contribuyendo así a reducir considerablemente el esfuerzo muscular y la creación de fuerzas laterales

excesivas (Abraham, 2004). La extensión de la superficie de
disoclusión debe ser de aproximadamente 4-5 mm (Wilkinson,
2005) (Fig. 7.6).

- Cuando se trata de un **patrón vertical**, este lleva asociado, generalmente, una marcada sobremordida y rangos de movimiento
reducidos de marcado componente vertical. Una vez finalizada
la restauración, dicha sobremordida seguirá estando presente en
cierta medida, por lo que para que la parte anterior de la placa
de protección tenga las mismas características descritas para los
sujetos con patrones horizontales, habría que incrementar mucho
más la dimensión vertical (DV). Dado que los rangos de movimiento son reducidos y de marcado componente vertical, en su

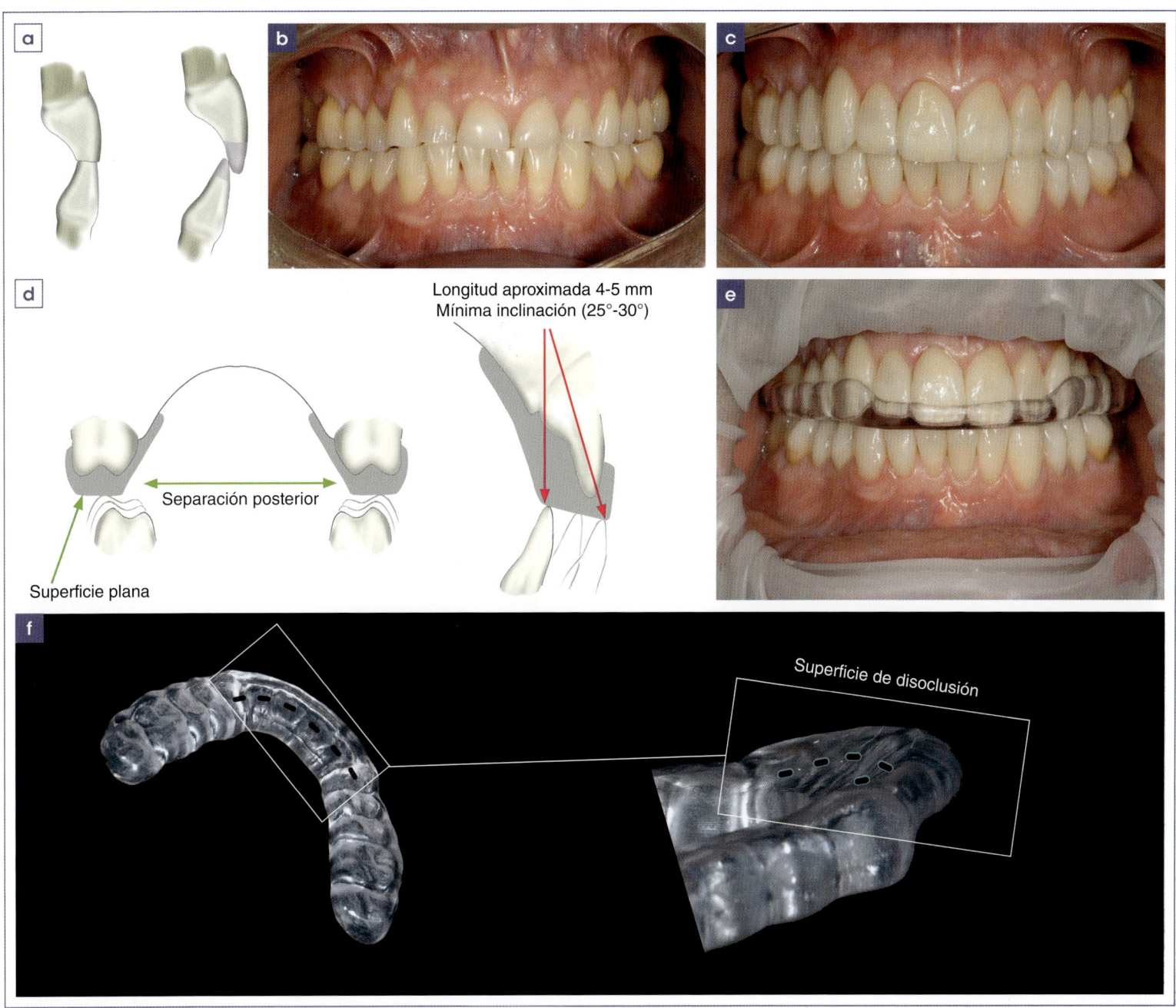

FIGURA 7.6 a-c) Rehabilitación de un paciente con un patrón de desgaste funcional horizontal. d-f) Se muestra el diseño de la superficie anterior de la placa que tendrá la mínima inclinación necesaria (25°-30°) para separar de forma suave los sectores posteriores, lo que reducirá así el esfuerzo muscular y el efecto de las fuerzas laterales.

diseño es suficiente con establecer una plataforma de aproximadamente 1-2 mm a partir del contacto de céntrica de los incisivos y caninos inferiores para proporcionar así el espacio necesario en caso de producirse parafunción nocturna. La plataforma

continuará con una superficie de disoclusión que tendrá más longitud e inclinación (45° o incluso más) que en los sujetos con patrones horizontales (Fig. 7.7).

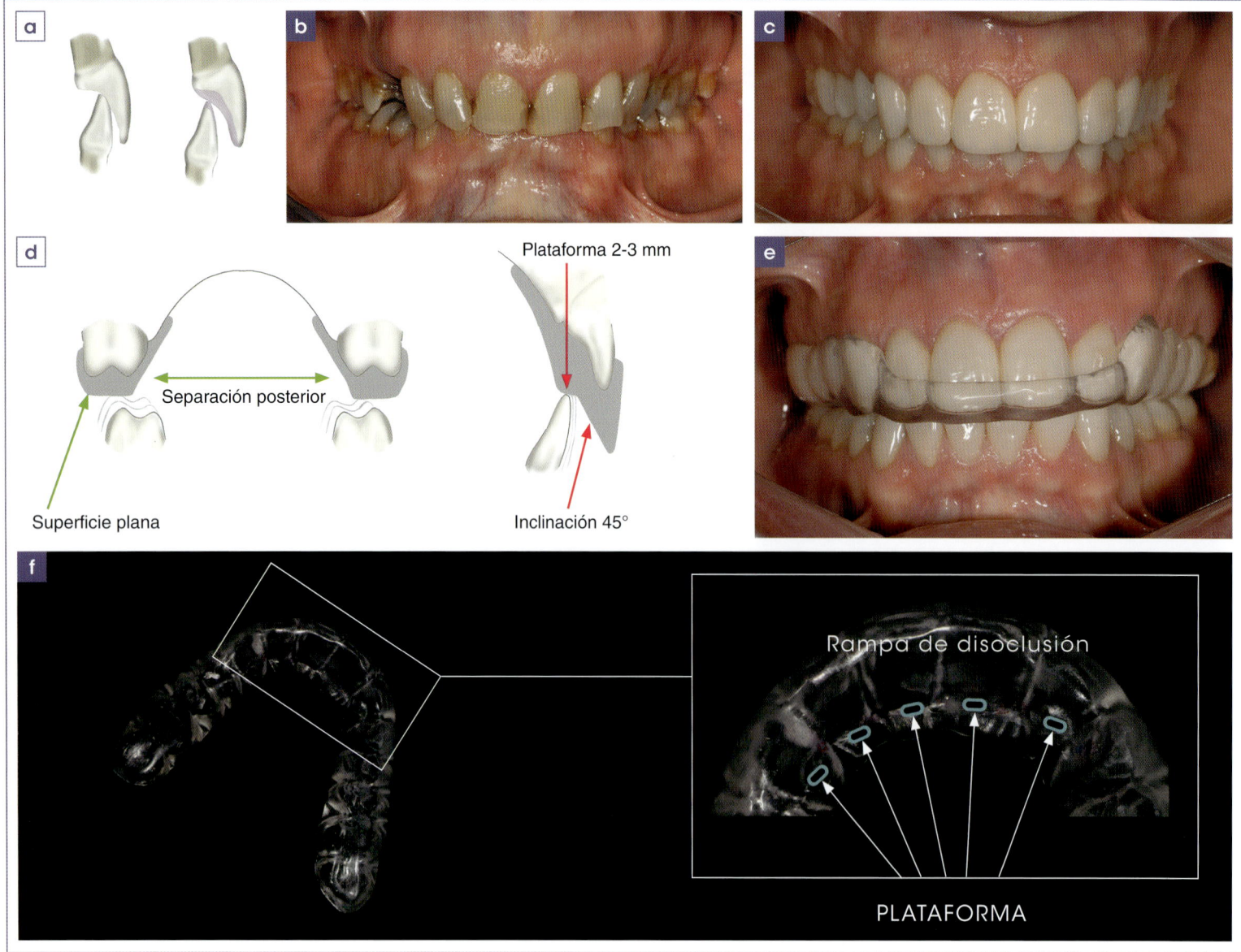

FIGURA 7.7 a-c) Rehabilitación de un paciente con un patrón de desgaste funcional vertical. d-f) Se muestra la superficie anterior de la placa que tendrá una meseta de 1-2 mm de superficie, antes de comenzar la pendiente de disoclusión. Esta última tendrá más longitud e inclinación (45° o más) que en el caso de los patrones horizontales debido a la sobremordida.

Durante el **movimiento de lateralidad serán únicamente los caninos inferiores** los que asuman el contacto en la placa, mientras que el resto de los dientes permanecerán fuera de contacto; por otro lado, durante el **movimiento de protrusiva serán los cuatro incisivos inferiores** los que entrarán en contacto con la placa, mientras que el resto de los dientes quedarán fuera de contacto (Fig. 7.8).

En *crossover* (entrecruzamiento) habrá una transición suave de la punta del canino sobre el flanco vestibular de la placa al finalizar la guía, para seguidamente entrar en contacto los dos incisivos centrales inferiores (Spear, 1999). Durante todo este recorrido, no habrá ningún otro contacto dentario sobre la placa excepto los dientes mencionados.

Cuando sea preciso, habrá que incorporar también el **componente de céntrica larga** (ajuste postural) en los dientes anteriores. Esto se determinará en el momento de efectuar el ajuste de la placa oclusal en la cavidad oral (Spear, 1999).

En aquellas situaciones clínicas en las que es necesario utilizar la placa oclusal como elemento de estabilización muscular o articular (problemas intracapsulares), antes de comenzar el plan de tratamiento restaurador aplicaremos los mismos principios anteriormente descritos. Sin embargo, en estos casos, una vez colocada la placa en el paciente, caben esperar cambios musculares y de la posición condilar, que darán lugar a variaciones de los contactos oclusales con el tiempo, por lo que será preciso efectuar varios ajustes hasta conseguir la estabilidad muscular y articular necesaria antes de llevar a cabo el tratamiento restaurador. Por este motivo, el grosor inicial de la placa tiene que ser suficiente como para permitir los ajustes sustractivos que sean necesarios para adaptarse a los cambios mencionados sin debilitarla estructuralmente.

REGISTROS NECESARIOS PARA LA FABRICACIÓN EN EL LABORATORIO DE LA PLACA OCLUSAL

Aunque la utilización de escáneres intraorales por parte de los clínicos es cada vez más frecuente, todavía existe un porcentaje considerable de ellos que no disponen de esta tecnología, por lo que el proceso de la toma de registros y elaboración de las placas oclusales, en la actualidad se está llevando a cabo tanto de forma analógica como digital e, incluso, de forma mixta (Fig. 7.9).

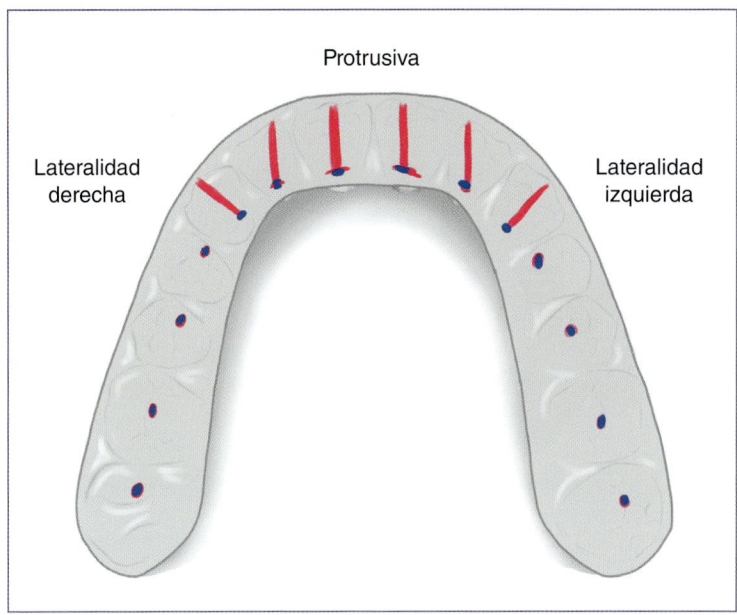

FIGURA 7.8 Representación esquemática de los contactos ideales de una placa oclusal superior. Las líneas rojas representan las trayectorias de disoclusión durante los movimientos de lateralidad y protrusiva. En azul los contactos de céntrica. La ausencia de marcas rojas en los sectores posteriores indicaría que la superficie anterior de la placa tiene la suficiente inclinación para generar la disoclusión posterior.

IMPRESIONES

Para la elaboración de una placa oclusal de protección o de estabilización, el técnico de laboratorio necesita disponer de un juego de modelos de ambas arcadas dentarias y un registro intermaxilar para poder relacionar ambos modelos en el articulador.

Para las impresiones analógicas, lo habitual es efectuar la toma de impresiones con alginato y enviarlas seguidamente al laboratorio para su posterior vaciado. La mezcla de polvo y agua debería efectuarse siguiendo las indicaciones del fabricante e, idealmente, el espatulado debería ser mecánico para garantizar un resultado más cercano a la situación óptima. La utilización de un temporizador nos permite garantizar que el tiempo de fraguado será el indicado. La impresión debe ser inspeccionada cuidadosamente y el alginato no debería mostrar ninguna perforación que exponga zonas de la cubeta que pudieran estar en relación con caras oclusales, bordes incisales y contornos de los dientes, evitando con ello introducir errores y, en consecuencia, repeticiones innecesarias.

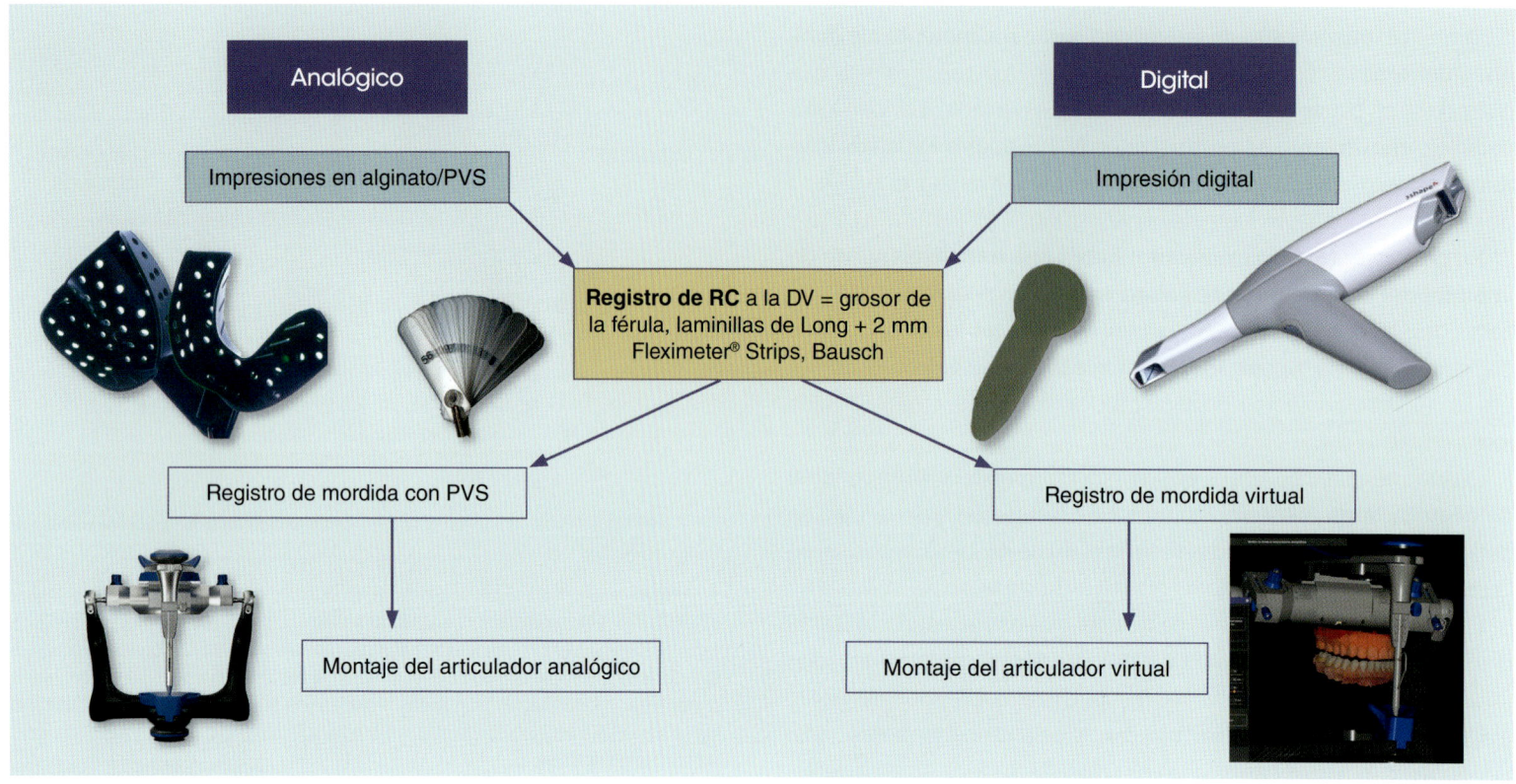

FIGURA 7.9 Flujo analógico y digital en la toma de registros para poder elaborar una placa oclusal.

Aunque el vaciado de los modelos debería efectuarse en clínica, ello no siempre es posible; de hecho, lo habitual es enviarlas directamente al laboratorio. Haga quien haga el vaciado, las proporciones de escayola y agua recomendadas por el fabricante deberían seguirse escrupulosamente para controlar la expansión.

En cuanto a las impresiones digitales, la utilización de escáneres intraorales representa una serie de ventajas sobre las impresiones analógicas tales como evitar al paciente la incomodidad asociada a la introducción en la cavidad oral de cubetas con los materiales de impresión, la capacidad de que el propio escaneado corrija posibles detalles no satisfactorios que puedan observarse y la simplificación de los procedimientos clínicos. Esta simplificación se produce al poder transmitir las impresiones virtuales (STL) directamente al laboratorio por correo electrónico, de forma que se reducen tiempos y ahorran costes al eliminar la necesidad de usar un servicio de mensajería (Mangano *et al.*, 2017).

REGISTRO INTERMAXILAR

Es bastante habitual que los odontólogos envíen las impresiones al laboratorio y sin más información pedir que hagan la placa oclusal. En estas condiciones, el técnico articulará el modelo superior contra el inferior directamente, los fijará en un articulador (generalmente de tipo charnela) y seguidamente abrirán la DV para continuar con la elaboración y procesado de la placa. Cuando llega el momento de colocarla en el paciente, **lo habitual es que el contacto se produzca a nivel de los últimos molares**, por lo que será preciso emplear demasiado tiempo en su ajuste hasta conseguir contactos uniformes a lo largo de toda ella. Incluso en ocasiones podrían aparecer perforaciones a ese nivel, especialmente en aquellos casos en los que la discrepancia entre la posición condilar en máxima intercuspidación (MI) y en RC tenga un marcado componente vertical.

Está descrito que este problema se puede evitar tomando un registro de arco facial arbitrario y otro de RC para relacionar ambos modelos y así reproducir con bastante aproximación los arcos de apertura y cierre mandibular en el articulador (Dawson, 2007; Saldanha y Cardoso, 2020). Sin embargo, hay autores que consideran que el registro con un arco facial no proporciona beneficios clínicos relevantes (Shodadai *et al.*, 2001; Wassell *et al.*, 2008; Alqutaibi *et al.*, 2021). Desde hace años los autores han llegado a la misma conclusión en función de la observación de los resultados clínicos obtenidos. De forma sistemática, hemos venido omitiendo la utilización del arco facial arbitrario empleando únicamente un **registro de RC a la DV adecuada para proporcionar los 1,5-2 mm necesarios a nivel de los últimos molares y que permitan dotar a la placa del grosor correcto**. Para dicho registro, utilizamos las laminillas de Long en combinación con los calibradores de espacio de goma de 1-2 mm (Fleximeter® Strips, Bausch). El número de lamillas necesario para establecer la DV se confirma observando que el calibrador de espacio de goma seleccionado se desliza libremente sin ofrecer resistencia entre las caras oclusales de los últimos molares (Fig. 7.10).

Registro de RC analógico. Una vez establecida la DV con las laminillas de Long y confirmado el espacio con los calibradores, se toma el registro de RC con un material a base de PVS (polivinilsiloxano) de la forma descrita en el Capítulo 3. El técnico efectuará el montaje en el articulador semiajustable (ASA) y, sin variar el puntero del articulador, retirará los registros y el espacio disponible será el utilizado para elaborar la placa oclusal (Fig. 7.11).

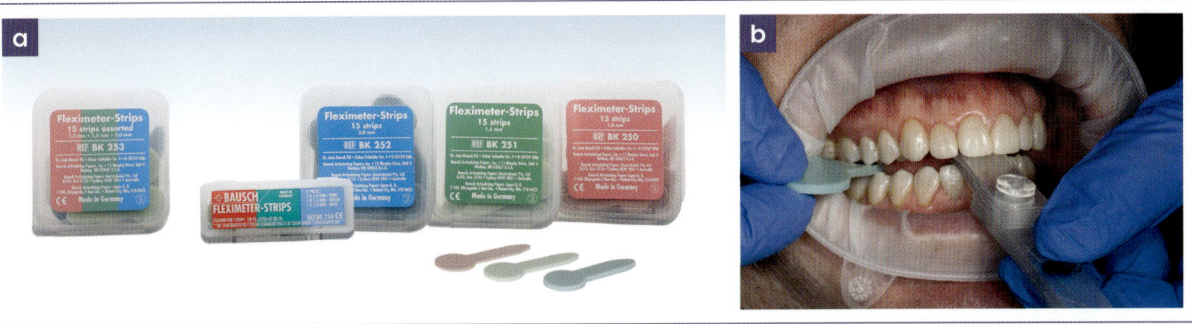

FIGURA 7.10 a) Calibradores de goma de diferentes grosores (Fleximeter® Strip, Bausch). b) Valoración intraoral del espacio necesario para establecer el grosor de la placa oclusal de protección antes de tomar el registro intermaxilar de RC utilizando un espaciador de goma (1-2 mm) y las laminillas de Long.

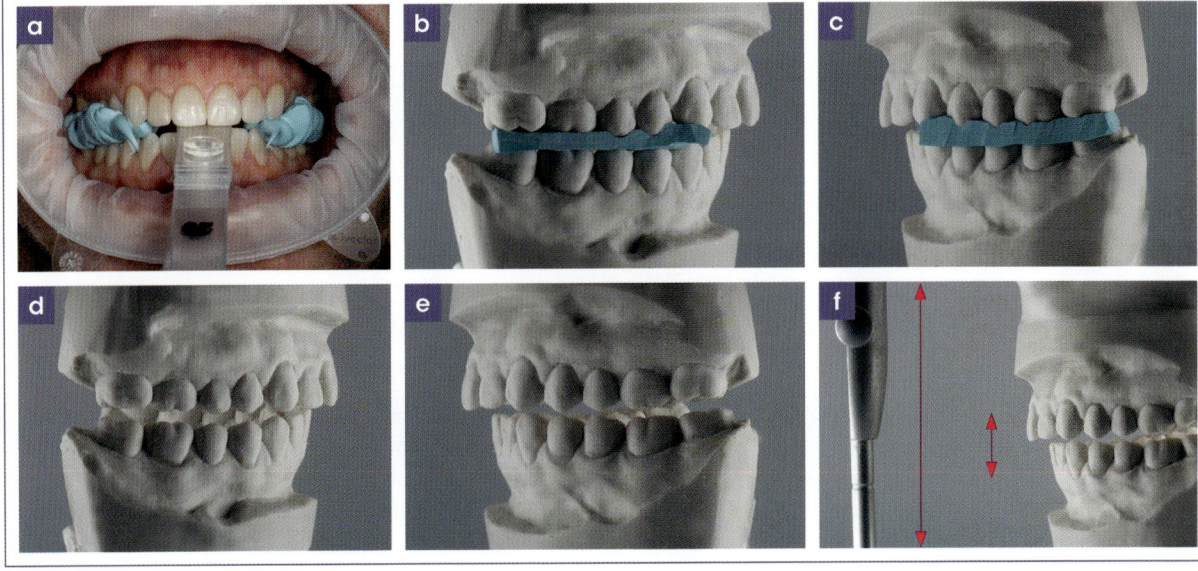

FIGURA 7.11 a) Registro intermaxilar de RC con PVS a la DV previamente establecida. b,c) Se articulan ambos modelos en el articulador mediante el registro de PVS. d,e) Espacio disponible para la elaboración de la placa oclusal a la DV deseada una vez retirados los registros. f) La posición del puntero incisal del articulador permanecerá inalterable en todo momento, manteniendo así la DV que tendrá la placa oclusal.

Registro de RC virtual. Seguiremos exactamente los mismos pasos descritos para el registro analógico, con la diferencia de que, en lugar de utilizar el material a base de PVS una vez confirmada la posición intermaxilar, esta se escanea para obtener los *bite scans* (registros de mordida virtuales) que permitirán posteriormente al técnico de laboratorio establecer la relación intermaxilar en el articulador virtual y, a partir de ahí, efectuar el diseño de la placa (Fig. 7.12 y Vídeo 7.1).

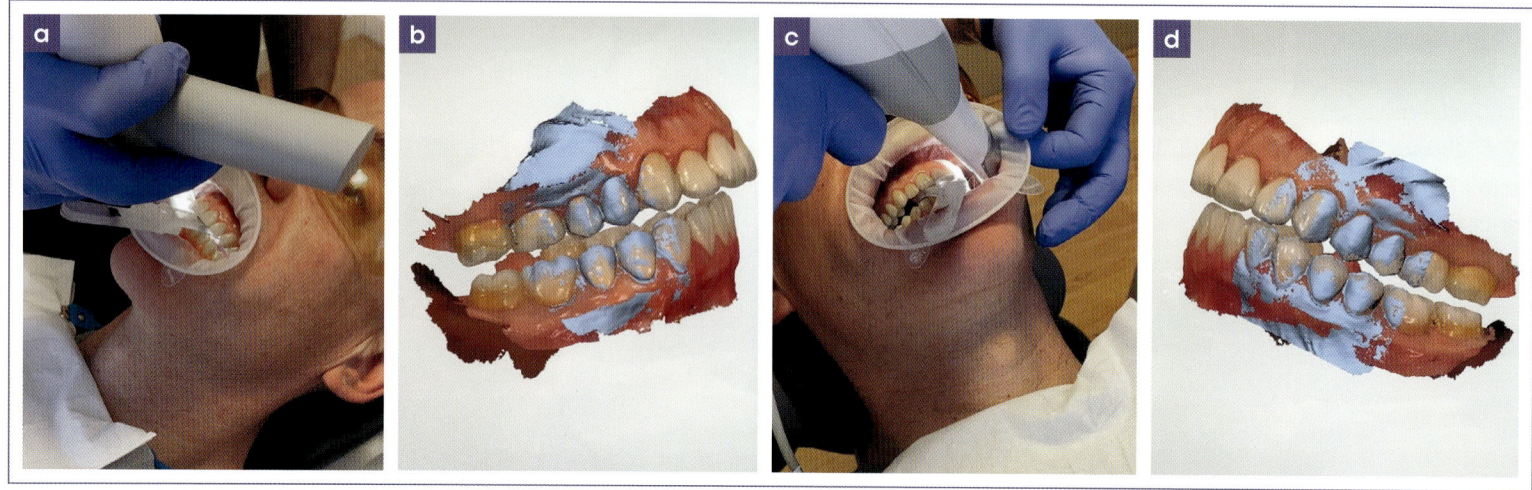

FIGURA 7.12 Secuencia del registro intermaxilar de RC virtual. Una vez establecido el espacio intermaxilar con los espaciadores de goma y las laminillas de Long, el registro de RC se lleva a cabo colocando la cabeza del escáner a ambos lados de la cavidad oral mientras las laminillas de Long mantienen la DV seleccionada.

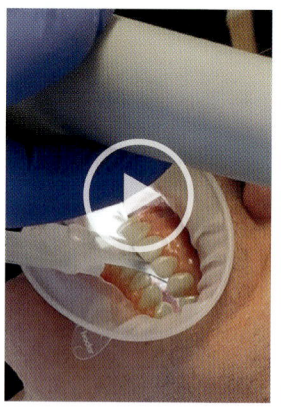

VÍDEO 7.1
Registro intermaxilar de RC virtual del paciente de la Figura 7.12.

ELABORACIÓN DE LA PLACA OCLUSAL EN EL LABORATORIO

En la actualidad se utilizan procedimientos tanto analógicos como digitales.

Procedimiento analógico. Habitualmente con los modelos montados en el articulador, el técnico elabora una placa monolítica en resina a base de polimetil metacrilato (PMMA) procesada con calor o en frío. Sin embargo, estos procedimientos dan lugar a la formación de poros en su superficie, liberan monómero residual y dan lugar a una contracción durante su polimerización, lo que compromete la calidad de la misma (Wedekind *et al.*, 2021). También se pueden fabricar de forma más rápida directamente sobre el modelo utilizando un composite fotopolimerizable (Delta Splint® Kuss), que además de su facilidad de manejo está libre de metil metacrilato (MMA) (Fig. 7.13).

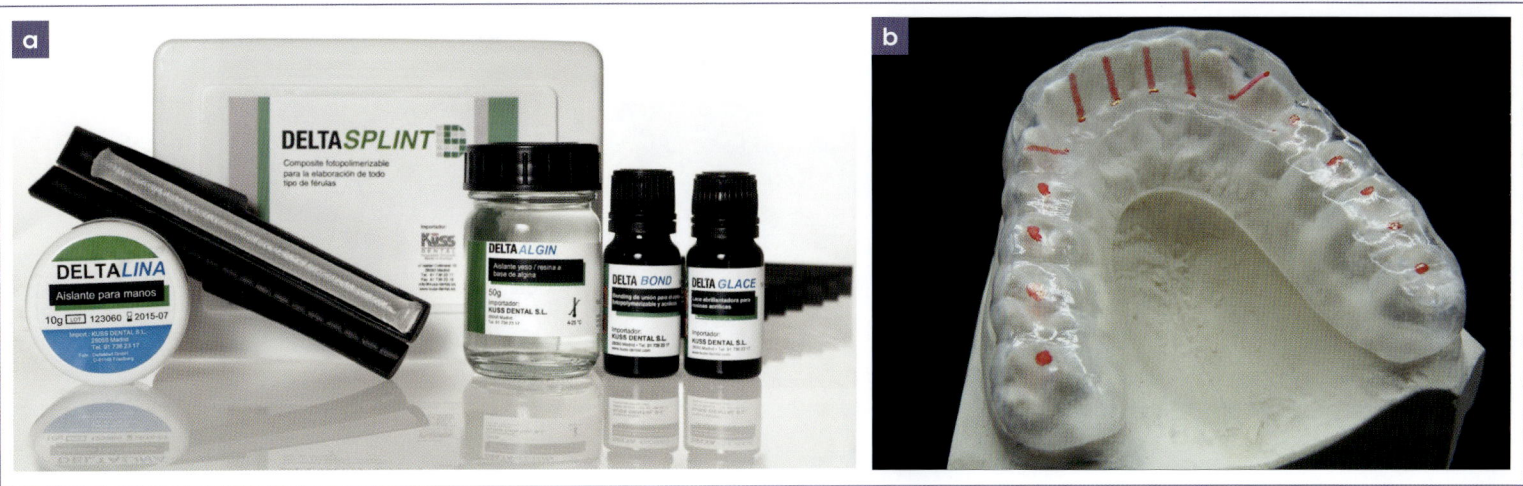

FIGURA 7.13 a) Presentación comercial del material fotopolimerizable. b) Aspecto de la placa después de su elaboración directamente en el modelo una vez ajustada en el articulador y pulida.

Procedimiento digital. El técnico importará los modelos a un *software* CAD-CAM (Dental CAD®Exocad) y los montará en el centro del articulador virtual de acuerdo a la DV a la que se ha tomado el registro virtual de RC y que representa el futuro grosor de la placa oclusal. Seguidamente, y en función de dicho grosor, se procederá al encerado virtual de la placa, teniendo en cuenta los objetivos oclusales previamente descritos (Fig. 7.14).

El manufacturado digital puede ser llevado a cabo mediante fresado de un bloque de PMMA (Disco PMMA Clear Splint 98 mm × 25 mm® HUGE) (Fig. 7.15) o mediante impresión 3D por adición de resina líquida que se polimeriza mediante láser o con luz. Mientras que el fresado proporciona una mayor resistencia a la fractura y permite elaborar placas con menor grosor, la impresión, debido a las propias características del procedimiento, condiciona las propiedades (Prpic *et al.*, 2023).

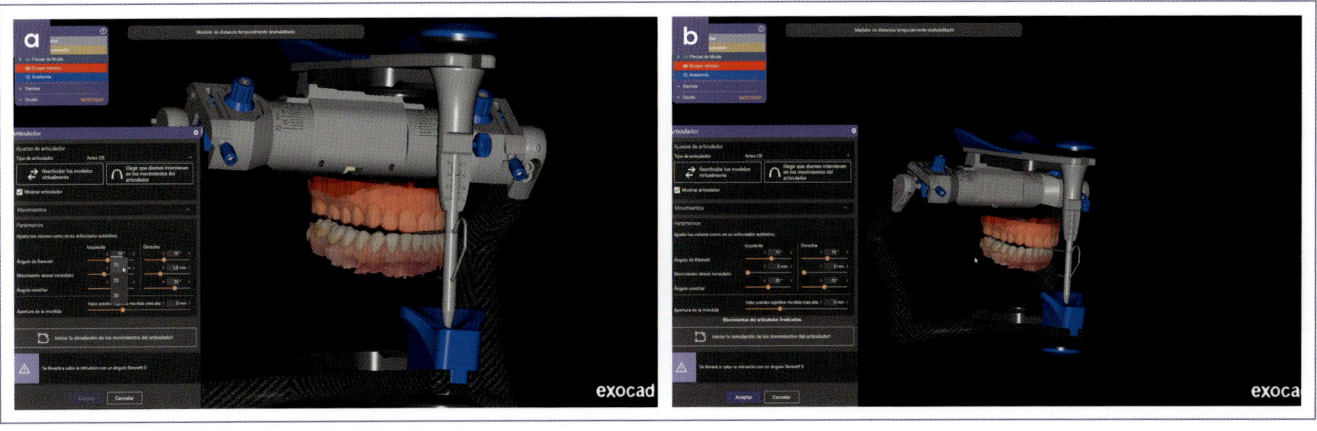

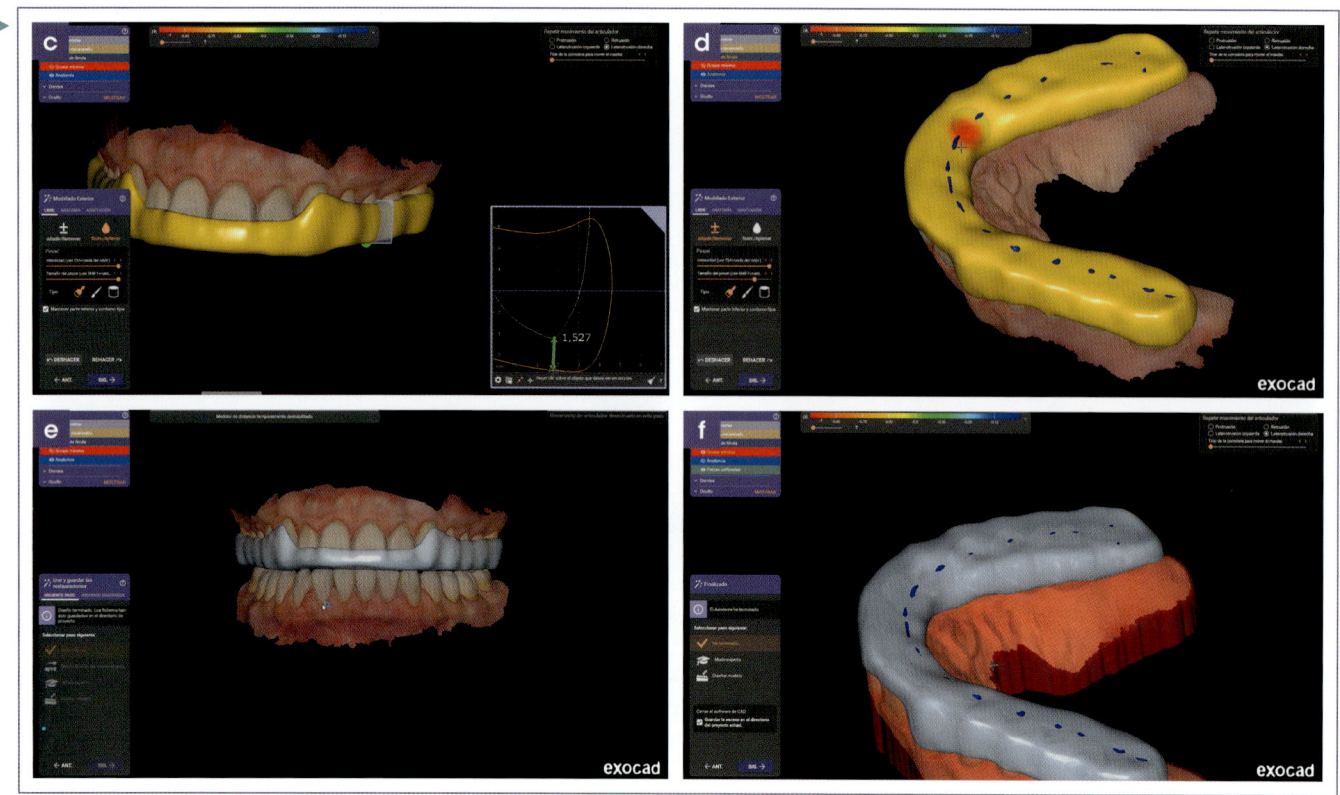

FIGURA 7.14 a) El laboratorio posiciona en el centro del articulador virtual los modelos virtuales en la relación oclusal que nosotros hemos regis-trado en el paciente. b) Se establecen los parámetros funcionales: inclinación de la guía condílea 20°, ángulo de Bennett 15° y Bennett inmediato 0°. c,d) Se diseña la placa marcando puntos de referencia sobre el modelo para que nos genere la estructura y, en función de parámetros internos de inserción, retención y suavizado de formas, vamos generando el volumen necesario para poder dar oclusión uniforme en toda la estructura. Mediante herramientas de medición se valoran grosores oclusales y periféricos. Podemos realizar ajustes oclusales tanto estáticos como dinámi-cos de acuerdo a los parámetros funcionales establecidos en el articulador virtual. e,f) Placa oclusal ya terminada y malla ya conformada. Aun-que en este punto podemos diseñar también partes externas de la misma, no se puede modificar ningún aspecto de su parte interna. (Diseño efectuado por el Sr. Jose Peralta Álvarez. Laboratorio Custom Dental Technologies).

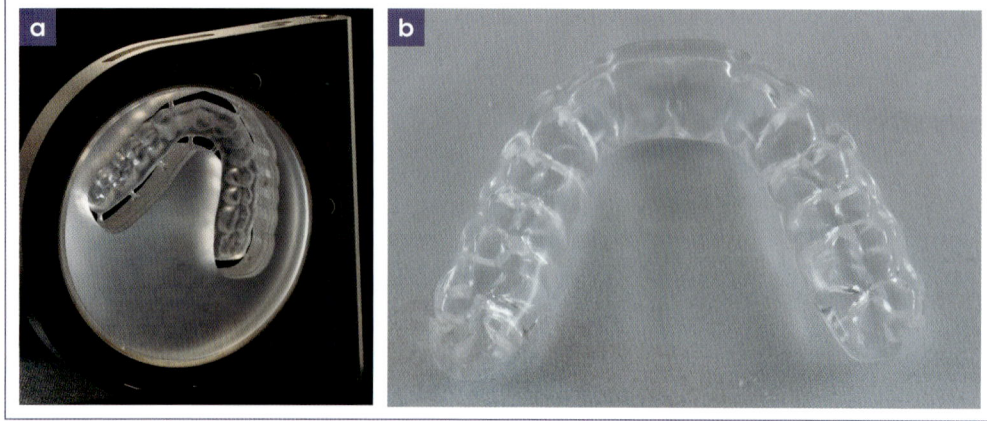

FIGURA 7.15 a) Placa oclu-sal fresada sobre un bloque de PMMA. b) Placa oclusal una vez pulida y preparada para colocar en el paciente.

SECUENCIA DE COLOCACIÓN Y AJUSTE DE LA PLACA EN EL PACIENTE

La colocación y ajuste de la placa en el paciente comienza preparando el material necesario (Fig. 7.16).

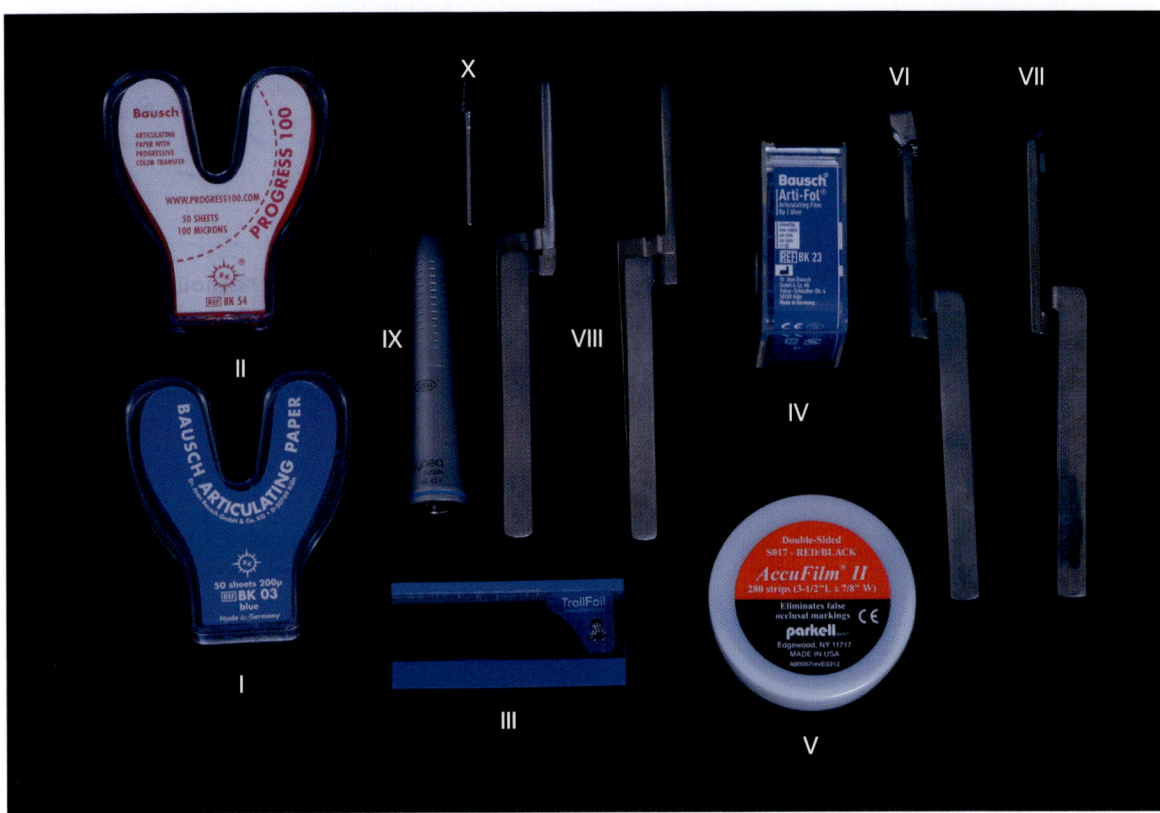

FIGURA 7.16 Material para la colocaión y ajuste de la placa. I) Papel de articular azul en forma de herradura de 200 µm. II) Papel de articular rojo en forma de herradura de 100 µm. III,IV) Papeles de articular azul de 8 µm. V) Papel de articular rojo de 21 µm. VI) Pinza de papel de articular con lámina Shimstock de 8 µm. VII) Pinza de papel de articular con matriz de acetato de 0,05 mm. VIII) Pinzas de papel de articular. IX) Pieza de mano recta. X) Fresa de tungsteno.

En el momento de la colocación de la placa y antes de comenzar el ajuste oclusal, evaluaremos previamente los siguientes aspectos:

- **El grado de retención**. En el caso de que la placa se encuentre demasiado ajustada a las estructuras dentarias, efectuaremos ajustes sustractivos en su interior en aquellas zonas donde el paciente señale la presencia de tensión, utilizando generalmente la misma fresa que empleamos para el ajuste oclusal. Repetiremos este proceso tantas veces como sea necesario hasta que dicha tensión desaparezca y el paciente pueda colocarla y retirarla sin dificultad. Si la placa no presentase la retención suficiente, los autores prefieren comunicar al laboratorio dicho problema y repetirla nuevamente.

- **La posible presencia de balanceo**. Para la identificación de aquellas zonas que dan lugar a dicho balanceo (con frecuencia en zonas interproximales), así como las que pueden contribuir a generar excesiva tensión durante su inserción, se pueden utilizar también los mismos materiales empleados para verificar la precisión del ajuste de las prótesis a base de vinil poliéter (Fit Checker Advanced®GC) (Fig. 7.17). En el caso de no poder eliminar dicho balanceo o tensión excesiva, la repetición de la placa será inevitable.

Una vez confirmada su estabilidad y retención, continuaremos con el ajuste oclusal. Hay que tener en consideración que, a pesar de haber tomado el registro intermaxilar en RC (en la placa oclusal de protección), debemos asumir la posibilidad de introducir **pequeños errores** en alguno de los diferentes pasos a lo largo de todo el proceso de registros y elaboración de la placa, por lo que a menudo será necesario efectuar **ajustes en la oclusión en el momento de su colocación en el paciente.**

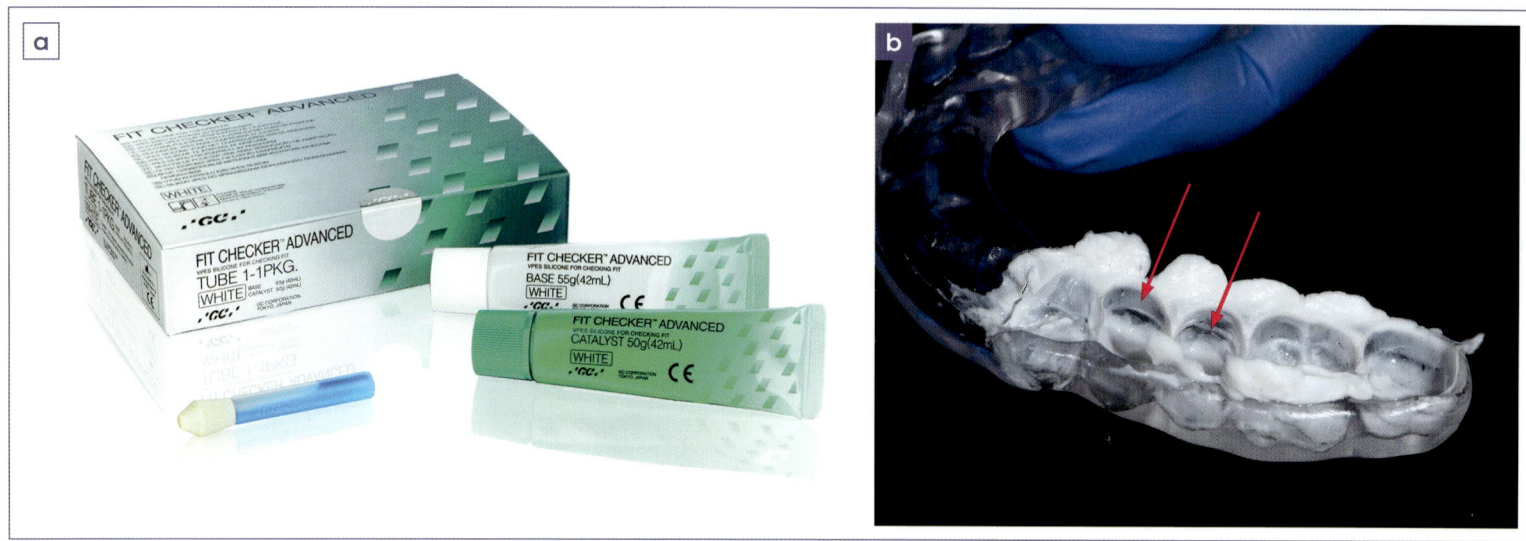

FIGURA 7.17 a) Material a base de vinil poliéter. b) Utilización del material para identificar posibles interferencias en el interior de la placa oclusal.

PROTOCOLO DE AJUSTE OCLUSAL DE LA PLACA EN EL MOMENTO DE SU COLOCACIÓN EN EL PACIENTE

1. Distribución uniforme de los contactos

Inicialmente buscaremos una distribución uniforme de los contactos a lo largo de la superficie oclusal de la placa (cúspides vestibulares inferiores y bordes incisales inferiores). Para ello, con el paciente en decúbito supino introduciremos en la cavidad oral un papel de articular azul de 200 μm en forma de herradura (BK 01® Bausch) indicándole que realice movimientos de apertura y cierre golpeando sobre la placa ("tap, tap").

Idealmente debería haber una distribución razonable de contactos (puntos azules) a ambos lados de la misma. De no ser así y si aparecen solamente algunos de ellos, se deberán eliminar mediante ajuste sustractivo. Repetiremos este proceso tantas veces como sea necesario hasta conseguir una distribución razonable de los mismos a lo largo de toda la placa. El proceso de ajuste sustractivo se realiza utilizando una fresa de tungsteno (MC079FE-040®NTI) montada en una pieza de mano recta y colocándola **paralela a la superficie plana de la placa.**

Con ello conseguiremos seguir manteniendo la superficie de la placa plana durante los sucesivos ajustes y, así, evitar generar concavidades alrededor de los puntos de contacto (Fig. 7.18, Vídeo 7.2).

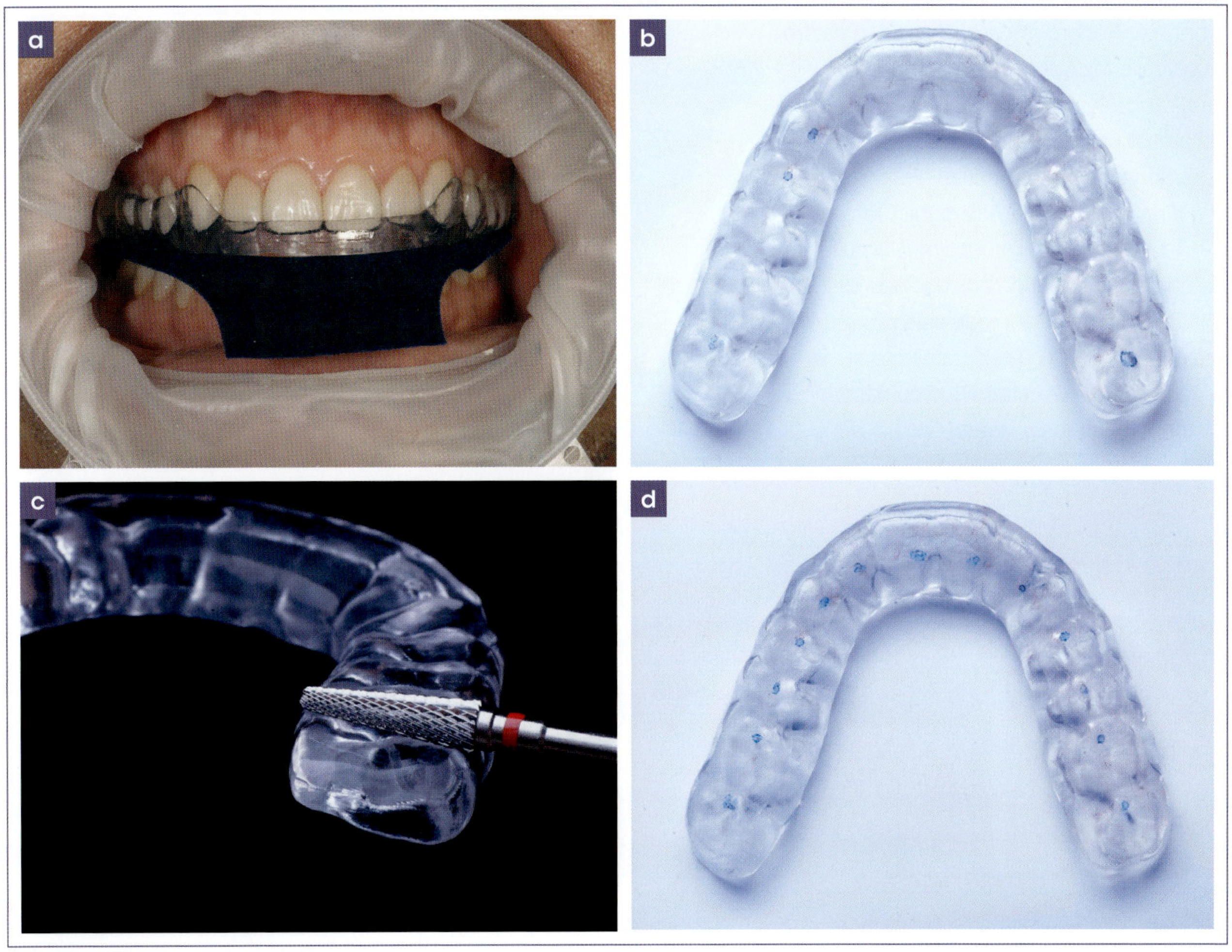

FIGURA 7.18 a) Valoración inicial del número de contactos mediante un papel de articular azul en forma de herradura de 200 μm. b) Se muestra un número de contactos insuficiente en la placa. c) Ajuste sustractivo de los contactos existentes colocando la fresa paralela a su superficie. d) Contactos uniformemente distribuidos a lo largo de toda la placa.

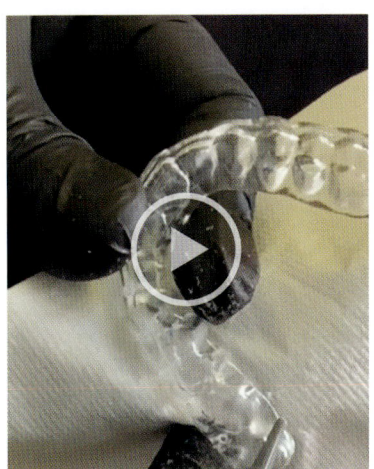

VÍDEO 7.2
Ajuste sustractivo inicial.

2. Verificación de los contactos obtenidos

A continuación, será necesario **verificar si los contactos obtenidos en el paso 1 coinciden con la posición condilar de RC**. En la mayoría de las situaciones clínicas al final del ajuste en la fase 1 existirá una ligera discrepancia con la posición condilar de RC.

Para identificar dicha discrepancia, primeramente borraremos las marcas de los contactos obtenidas con el papel de articular en el paso 1 mediante una gasa impregnada en alcohol y utilizaremos seguidamente las laminillas de Long. Para ello, tomaremos seis laminillas y las interpondremos **entre los bordes incisales de los dientes anteriores inferiores y la parte anterior de la placa.** Indicaremos al paciente que realice movimientos primeramente de protrusiva, luego retrusiva y finalmente que apriete. Recordemos que con ello estaremos facilitando el asentamiento de los cóndilos en la fosa (RC). Repetiremos dicho proceso retirando laminillas una a una hasta que aparezca el primer contacto prematuro. **Lo habitual es que este aparezca cuando solamente queden de 1 a 3 laminillas** (Fig. 7.19).

En el momento en el que el paciente nos señale subjetivamente la posible presencia de un contacto prematuro, introducimos simultáneamente con las laminillas una pinza con papel de articular azul de 8 μm (Troll Foil® Troll Dental, Artifol® Bausch) en el lado que este nos muestre y le indicaremos nuevamente que apriete. A su vez, repetimos el mismo proceso en el lado opuesto por si también existiese otro contacto.

Una vez identificado el primer o primeros contactos con el papel de articular, estos se eliminarán con la fresa de tungsteno.

Este proceso se repetirá tantas veces como sea necesario hasta conseguir, al menos, un contacto por diente a lo largo de toda la superficie oclusal de la placa con cada laminilla hasta llegar a la última. Dado que el grosor de cada laminilla es de 100 μm (0,1 mm) y el del papel de articular de 8 μm, al ser este último más fino estamos contribuyendo a facilitar aún más al asentamiento de los cóndilos en la fosa por la acción de los músculos elevadores cada vez que el paciente aprieta (Fig. 7.20, Vídeo 7.3).

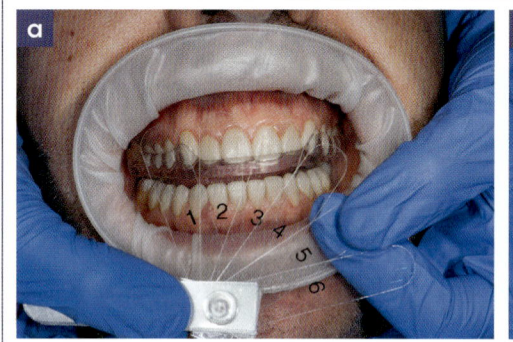 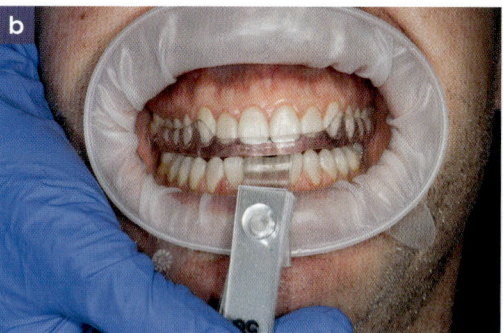 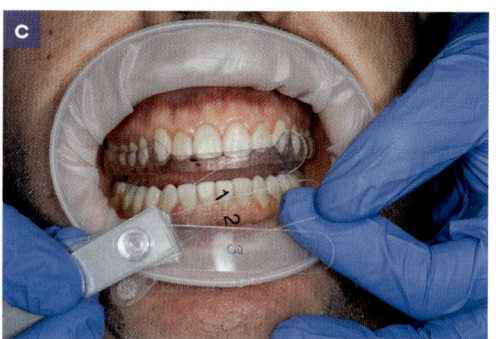

FIGURA 7.19 a) Selección de 5-6 laminillas. b) Las laminillas se interponen entre la placa y los incisivos inferiores y comenzamos con el proceso de desprogramación. c) No suelen aparecer contactos prematuros hasta que quedan menos de 3 laminillas.

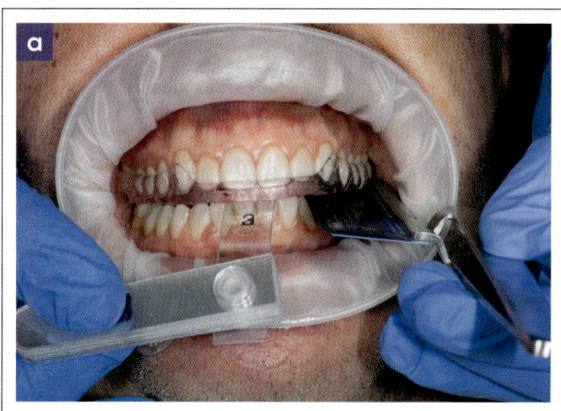 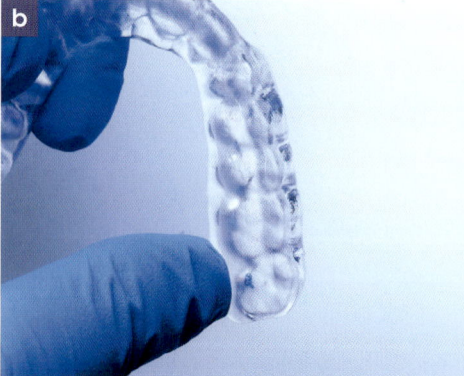 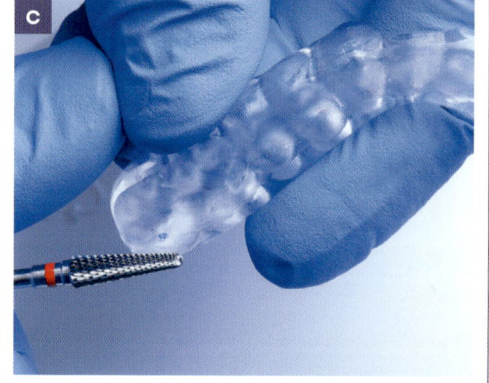

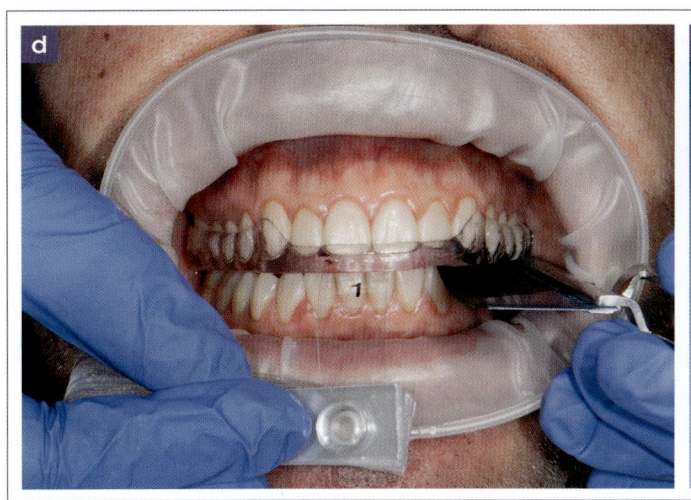
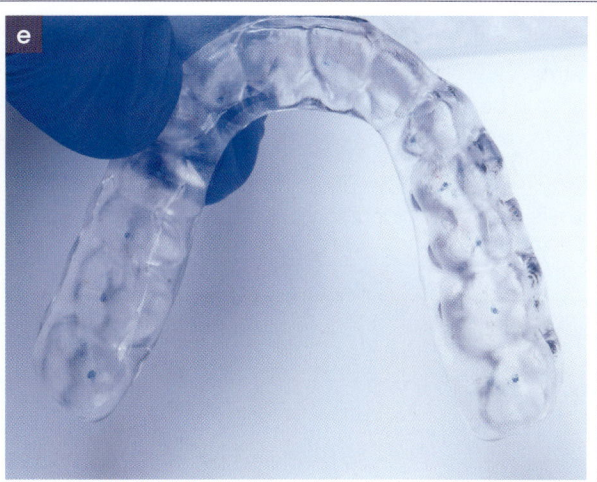
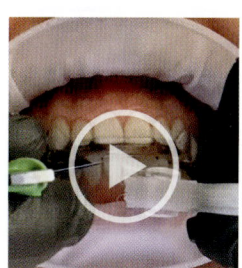

VÍDEO 7.3
Ajuste con laminillas de Long.

FIGURA 7.20 a,b) Aparecen los primeros contactos con tres laminillas y el papel de articular de 8 μm. c) Se eliminan con la fresa de tungsteno. d,e) Ajuste con la última laminilla y verificación de los contactos obtenidos a nivel posterior pero incompletos a nivel anterior.

A su vez, al ser la última laminilla más gruesa (100 μm) que el papel de articular (8 μm) podrían no aparecer todavía contactos a nivel anterior. Por ese motivo, los autores recomiendan que una vez utilizada la última laminilla y efectuado el ajuste correspondiente, esta sea reemplazada por una **matriz de acetato 0,05 mm (45 μm) de grosor** (Hawe Striproll®Kerr-Hawe) y el papel de articular de 8 μm sustituido por otro de **21 μm rojo (0,02 mm)** (Accufilm II double sided ® Parkell) puesto que al ser la diferencia de grosor entre ambos menor, es más fácil extender todos los contactos a los dientes anteriores al mismo tiempo que mantenemos los cóndilos asentados en la fosa (Fig. 7.21, Vídeo 7.4).

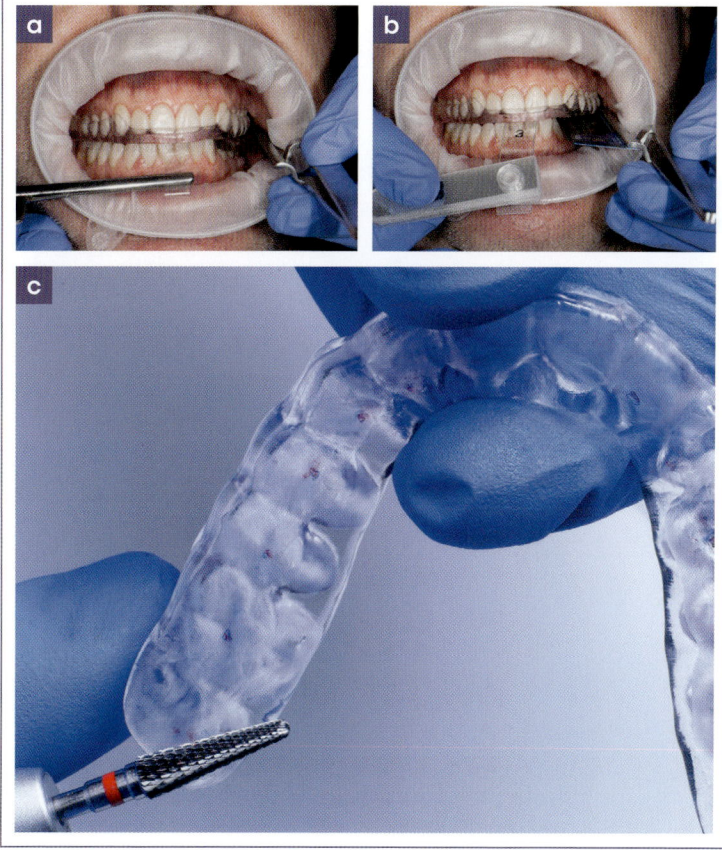

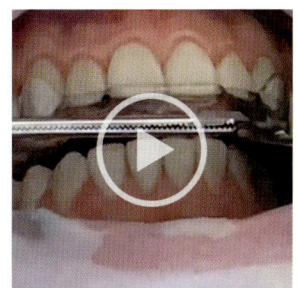

VÍDEO 7.4
Ajuste con tira de acetato.

FIGURA 7.21 a,b) Interponemos la tira de acetato y el papel de articular para identificar los contactos. c) Se efectúa el ajuste sustractivo hasta conseguir la distribución deseada de los mismos.

Una vez efectuado el ajuste con la matriz de acetato, verificamos nuevamente la distribución de los contactos mandando abrir y cerrar al paciente únicamente sobre el papel de articular, utilizando primeramente uno de 8 μm azul (Troll Foil® Troll Dental, Artifol®Bausch) y a continuación otro de 21 μm rojo (Accufilm II double sided ® Parkell). Los autores han observado que con ello se facilita la identificación de los mismos

de forma más nítida. Idealmente deberíamos obtener al menos un contacto por diente antagonista sobre la placa. Al introducir una lámina Shimstock de 8 μm (Hanel Shimstock-Foil 8μ® Coltene) entre los dientes anteriores inferiores y la placa e indicar al paciente que apriete fuerte, esta debería poder deslizarse ofreciendo ligera resistencia. Con ello se proporciona cierto grado de libertad anterior (Fig. 7.22, Vídeo 7.5).

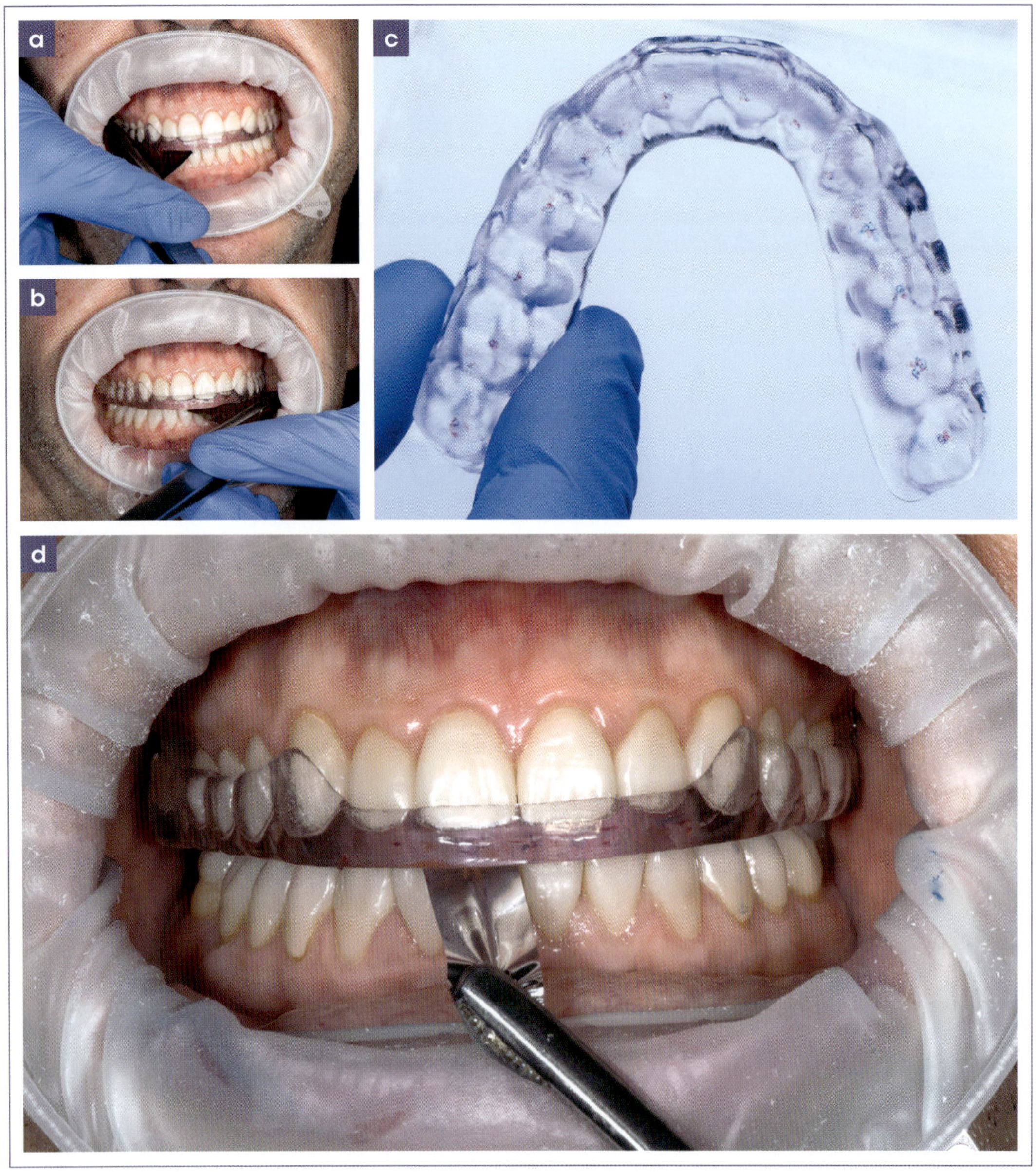

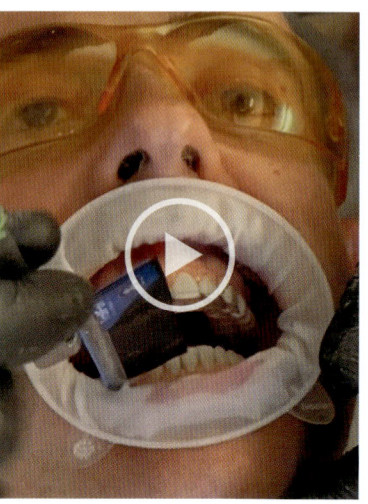

VÍDEO 7.5
Ajuste final.

FIGURA 7.22 a,b) Verificamos los contactos únicamente con el papel de articular. c) Distribución de los contactos. d) La lámina Shimstock de 8 μm tiene que pasar ofreciendo ligera resistencia cuando el paciente aprieta fuerte.

La presencia uniforme de halos blancos en el centro de las marcas que deja el papel de articular ("ojo de buey", "donut") en la superficie de la placa indicaría que estos contactos son "razonablemente simultáneos" (Fig 7.23).

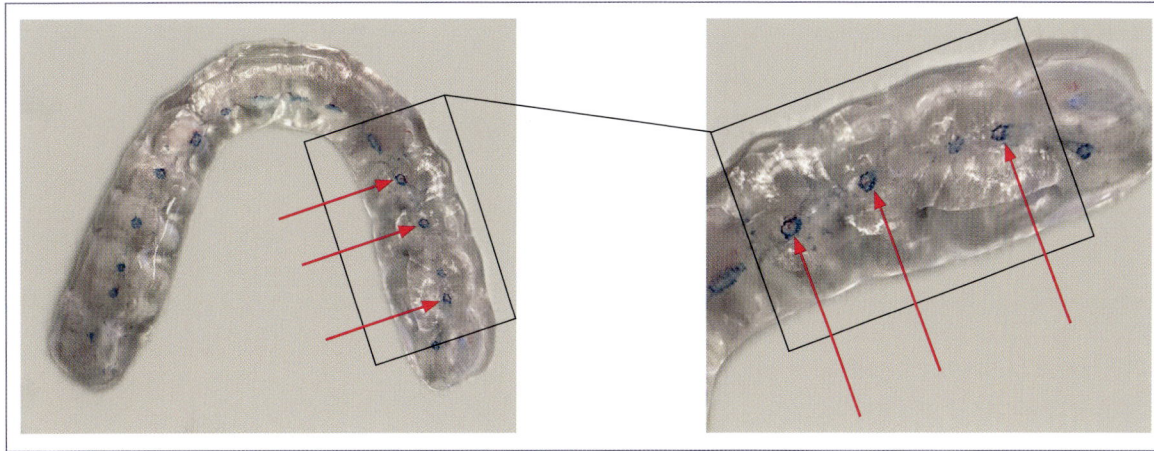

FIGURA 7.23 Idealmente todos los contactos deberían presentar el halo blanco en su interior como se puede apreciar en la imagen de la derecha. Ello indicaría que la distribución de las presiones en cada contacto sería "razonablemente simultánea".

Empleamos el término "razonablemente simultáneos", puesto que las marcas de papel de articular únicamente representan la foto final de dichos contactos, y si queremos verificar de forma más precisa el *timing* y sus porcentajes de fuerza se pueden utilizar dispositivos de análisis digital de la oclusión como el OccluSense (Occlusense® Bausch) y el T-scan (T-Scan® Tek-Scan Inc) (Solow, 2014) (Fig. 7.24, Vídeo 7.6).

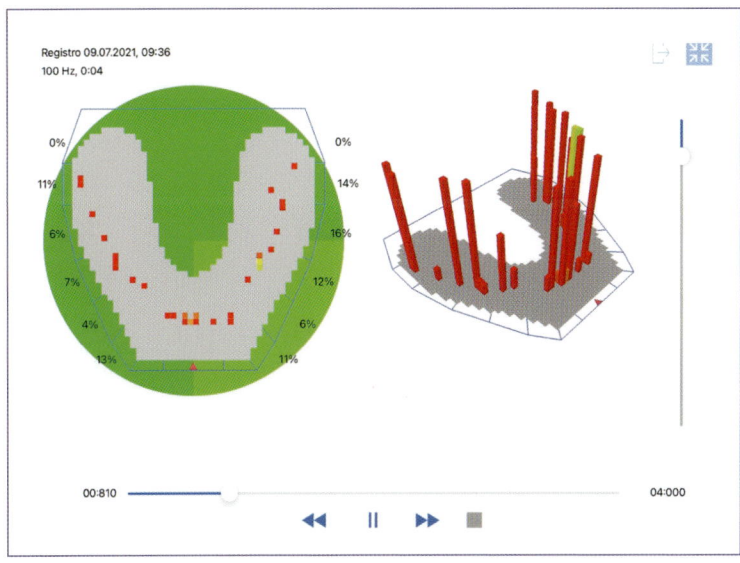

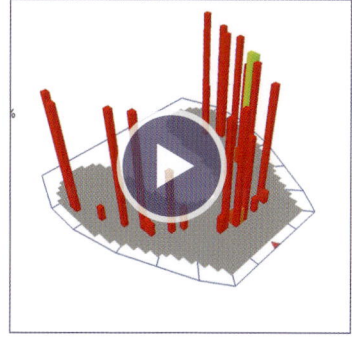

VÍDEO 7.6
OccluSense.

FIGURA 7.24 Mediante el OccluSense podemos analizar el *timing* y los porcentajes de fuerza correspondientes a cada contacto.

3. Verificar la disoclusión posterior durante los movimientos de lateralidad

Para esta verificación, interpondremos un papel de articular rojo de 100 µm en forma de herradura (BK 54® Bausch) entre la placa y la arcada inferior e indicaremos al paciente que realice movimientos de lateralidad pura hacia la derecha y hacia la izquierda. Serán los caninos inferiores los únicos dientes que entrarán en contacto con la placa durante dichos movimientos, generando una línea roja recta continua (Fig. 7.25, Vídeo 7.7).

La presencia de interrupciones a lo largo de dicha línea roja puede estar relacionada con la existencia de interferencias posteriores, bien en el lado de trabajo, bien en el de no trabajo, que se ponen de manifiesto con la aparición de marcas rojas por detrás de los caninos fuera de los contactos de céntrica (Fig. 7.26).

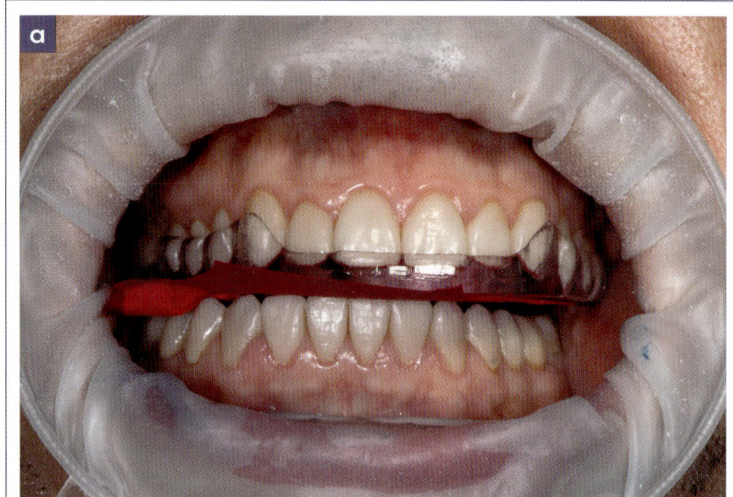

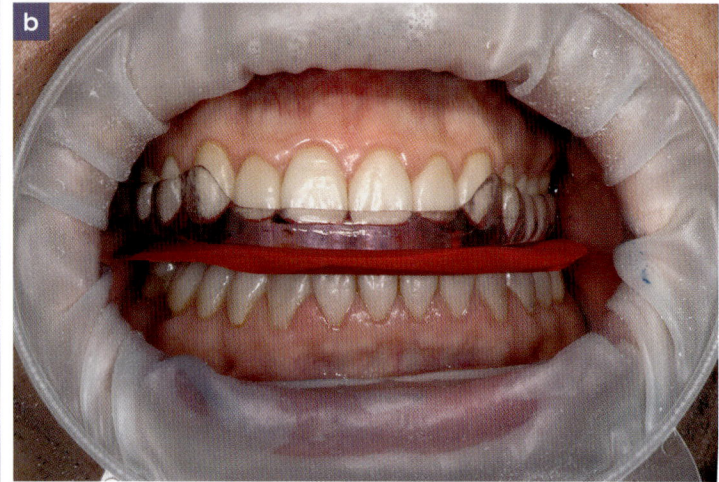

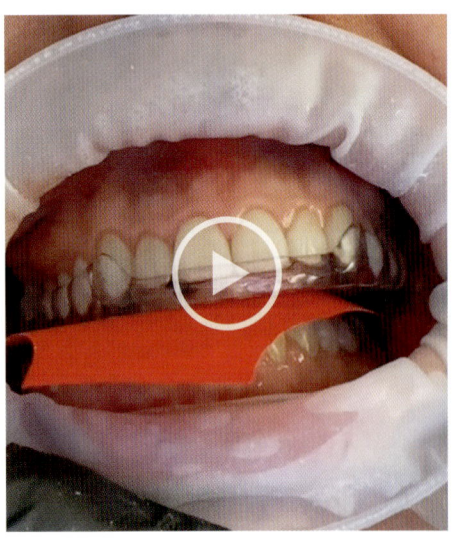

VÍDEO 7.7
Ajuste de
lateralidades.

FIGURA 7.25 a,b) Utilización del papel rojo en forma de herradura de 100 µm para verificar el contacto de los caninos inferiores sobre la placa durante los movimientos de lateralidad. c) Las líneas rojas representan las trayectorias de disoclusión generadas.

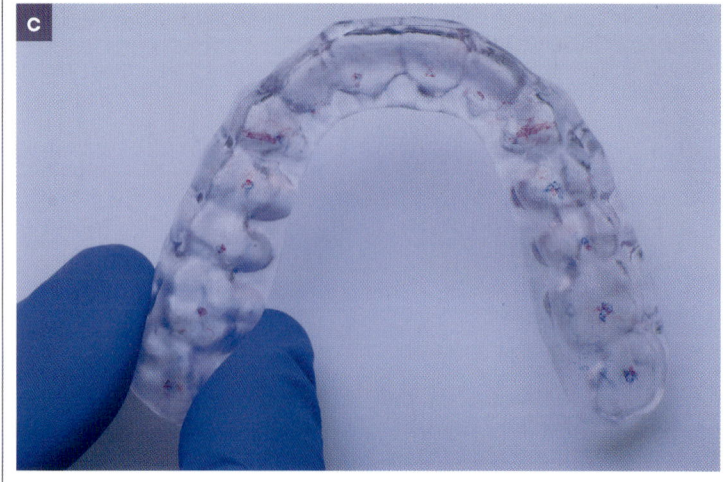

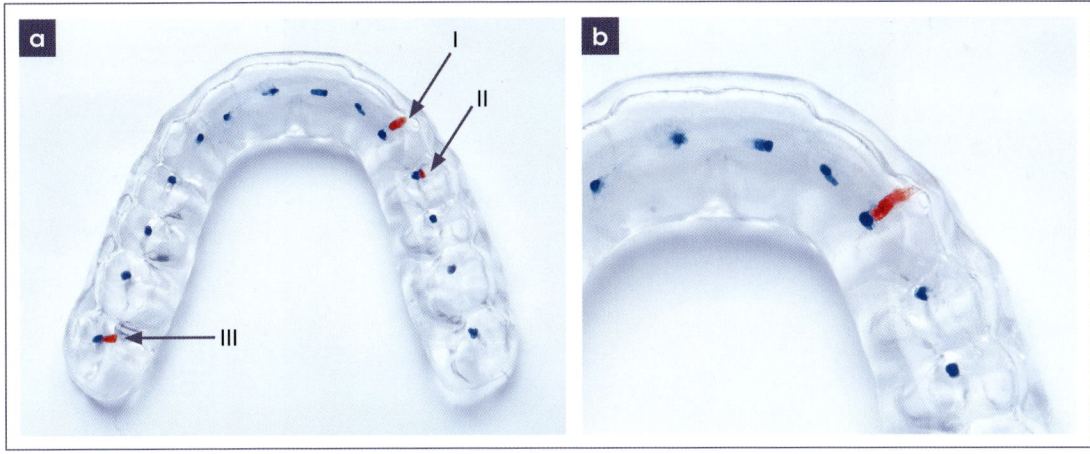

FIGURA 7.26 a) Verificación de la disoclusión posterior; I: interrupción de la trayectoria de disoclusión canina al principio del movimiento de lateralidad izquierda; II: interferencia en el lado de trabajo; III: interferencia en el lado no trabajo. Ambas interferencias podrían ser responsables de la interrupción de la guía canina al comienzo del movimiento de disoclusión izquierda. b) Trayectoria sin interrupciones de la guía canina izquierda una vez eliminadas las interferencias posteriores.

Si se producen estas interrupciones, se eliminarán dichas marcas rojas tantas veces como sea necesario hasta que dicha línea roja sea continua y sin interrupciones.

Con frecuencia, también **la parte anterior de la placa puede interferir con el contacto generado por la trayectoria del canino inferior mostrando esta también interrupciones**. Una vez más, eliminaremos esas interferencias hasta conseguir que dicha trayectoria del canino inferior sea continua (Fig. 7.27).

Finalmente, **con el papel rojo en forma de herradura se repetirán nuevamente los movimientos de lateralidad, pero aplicando presión firme con ambas manos en la rama horizontal del maxilar inferior**. Según Okeson *et al.* (1982), con esta maniobra se facilita la identificación de posibles contactos que podrían originarse como consecuencia de la deformación de la mandíbula durante las fuerzas excesivas generadas durante el bruxismo nocturno (Fig. 7.28, Vídeo 7.8).

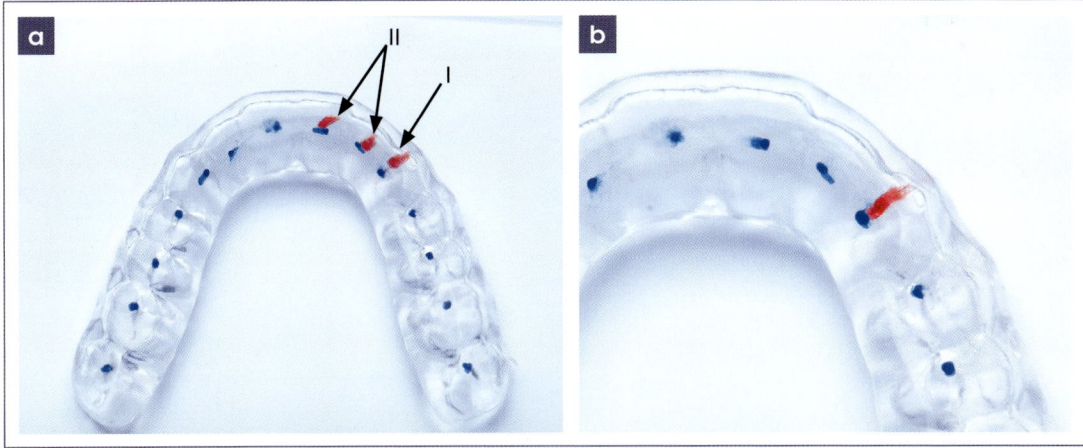

FIGURA 7.27 a) Ejemplo de interferencias (I y II) a nivel anterior que interrumpen el comienzo de la trayectoria de disoclusión canina durante el movimiento de lateralidad izquierda. b) Trayectoria sin interrupciones una vez eliminadas las interferencias anteriores.

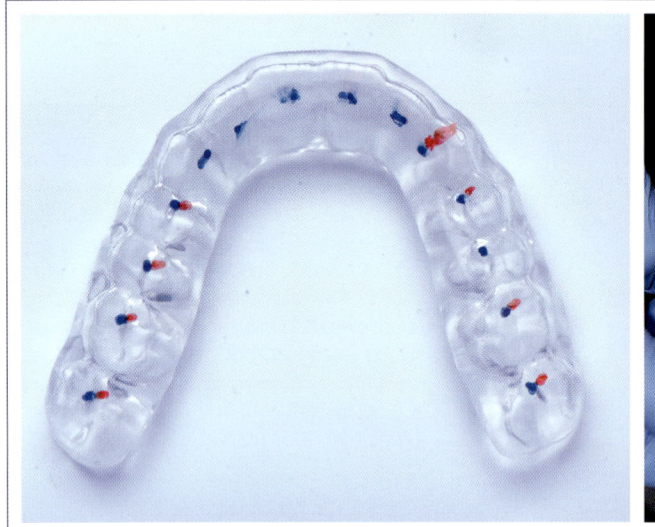
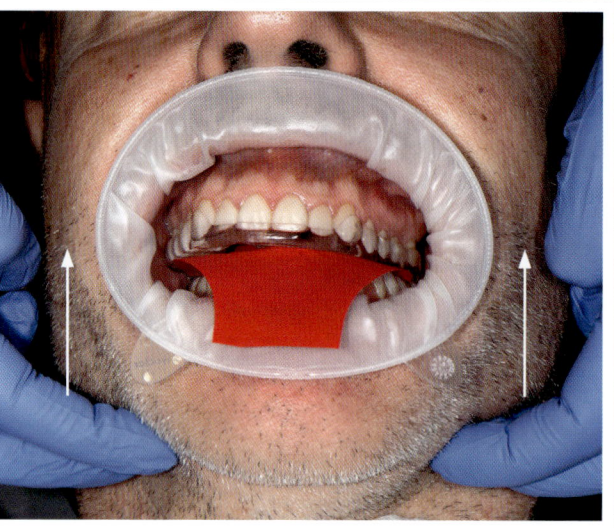
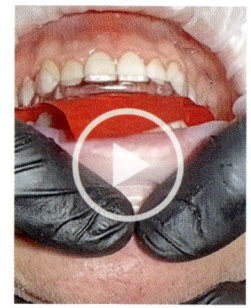

FIGURA 7.28 Con el papel rojo en forma de herradura verificamos la posible aparición de interferencias tras la aplicación de presión firme con ambas manos.

VÍDEO 7.8
Lateralidad con presión firme.

4. Verificar la disoclusión posterior durante el movimiento de protrusiva

Nuevamente con el mismo papel de articular rojo en forma de herradura de 100 μm indicaremos al paciente que realice movimientos de protrusiva y retrusiva (Fig. 7.29, Vídeo 7.9).

El único contacto presente en la placa durante dichos movimientos debería ser el generado por los bordes incisales de los cuatro incisivos inferiores, dando lugar a cuatro líneas rectas rojas continuas que, idealmente, no deberían mostrar interrupción alguna.

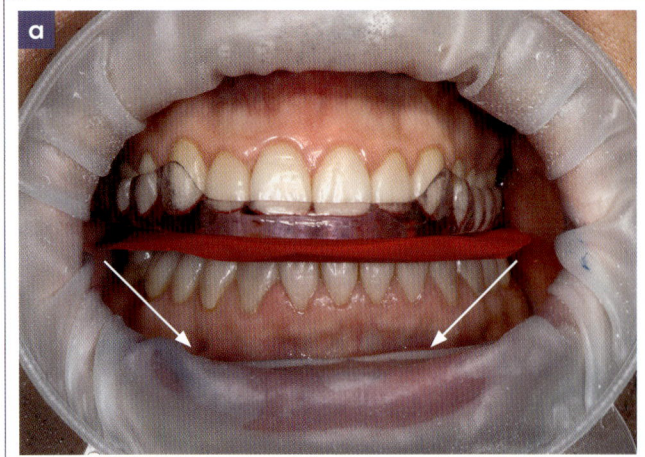
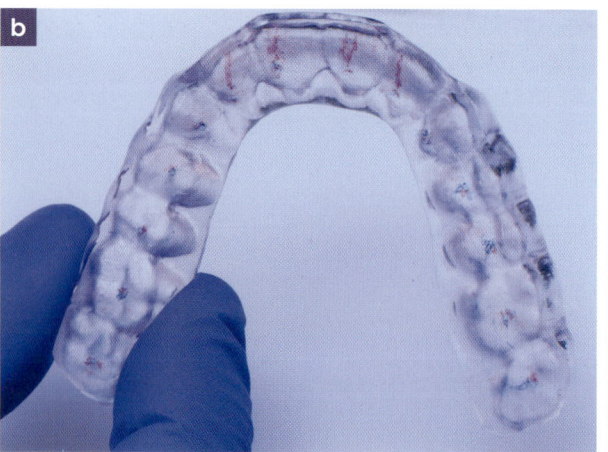
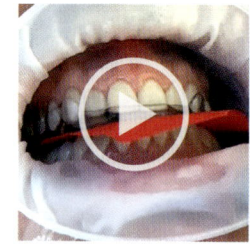

FIGURA 7.29 a) Verificación mediante un papel rojo en forma de herradura de 100 μm del contacto de los incisivos inferiores durante el movimiento de protrusiva. b) Las líneas rojas representan las trayectorias de protrusiva generadas por el contacto de los incisivos inferiores.

VÍDEO 7.9
Ajuste durante el movimiento de protrusiva.

La presencia de marcas rojas en los sectores posteriores de la placa durante el movimiento de protrusiva indicaría la existencia de interferencias que podrían dar lugar a interrupciones de dichas líneas rojas al comienzo de dicho movimiento.

Tales interferencias posteriores se eliminarán completamente para conseguir establecer el contacto completo de los cuatro incisivos inferiores durante el movimiento de protrusiva (Fig. 7.30).

Aun no habiendo presencia de interferencias posteriores, en el caso de que las marcas del papel de articular durante el movimiento de protrusiva sean discontinuas, será necesario ajustar la placa mediante sustracción hasta conseguir que su distribución sea lo más uniforme posible y sin interrupciones (Fig. 7.31).

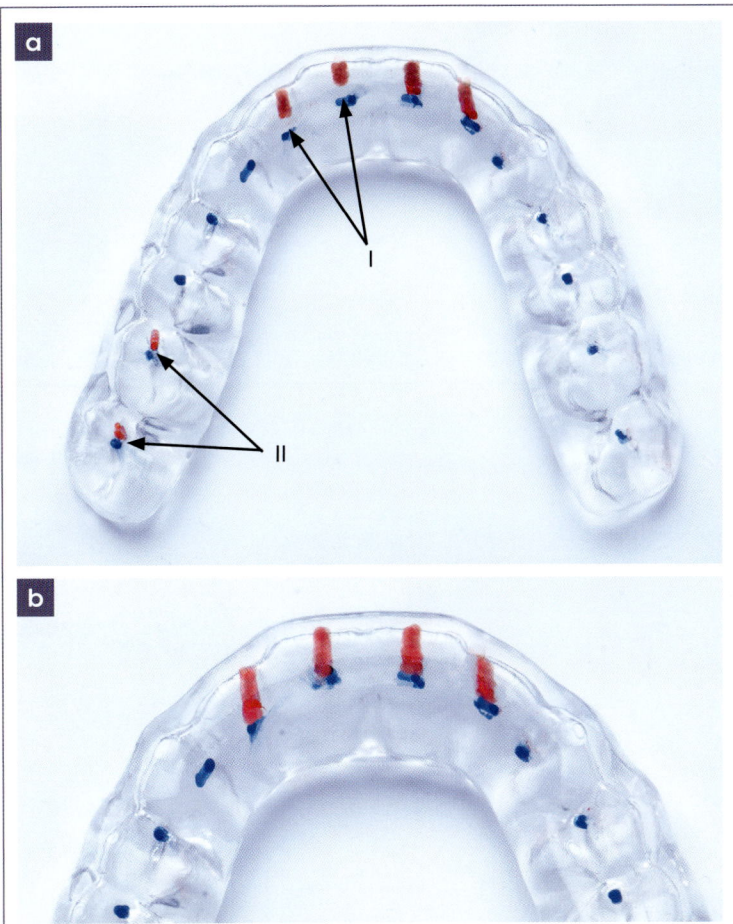

FIGURA 7.30 a) Interferencias. I: interrupción de los contactos de disoclusión al comienzo de la trayectoria de protrusiva como consecuencia de dichas interferencias; II: interferencias al comienzo del movimiento de protrusiva. b) Contactos de protrusiva simultáneos durante toda la trayectoria de disoclusión una vez eliminadas las interferencias posteriores.

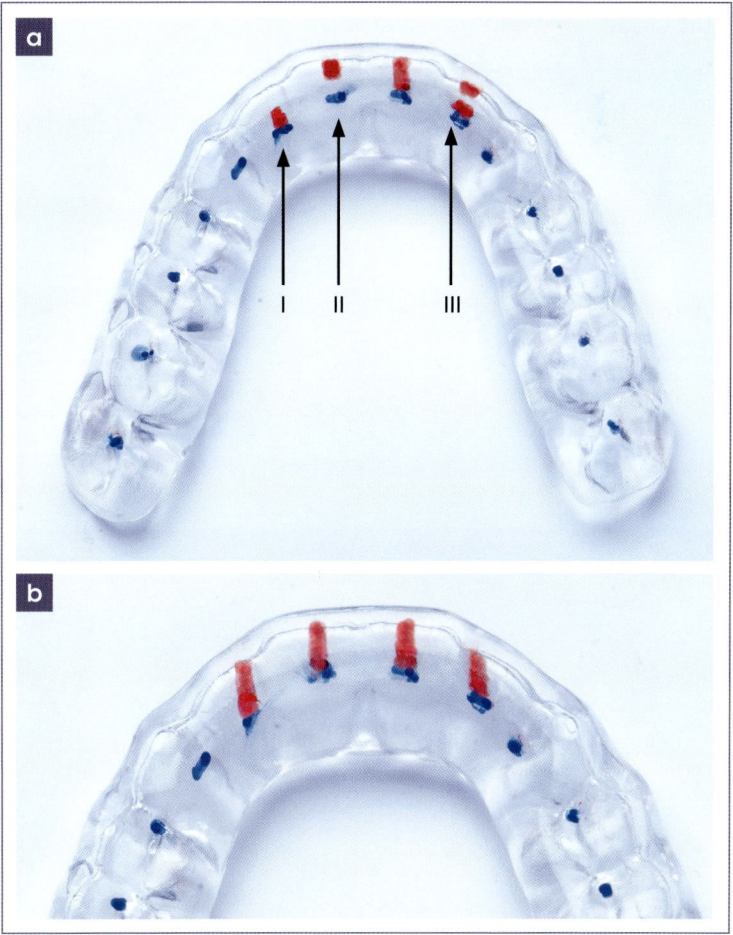

FIGURA 7.31 a) Ausencia de interferencias posteriores durante el movimiento de protrusiva, pero presencia de interrupciones en los contactos de los dientes anteriores durante dicho movimiento (I-III). Se comenzaría haciendo ajuste sustractivo en I y en III a partir del contacto de céntrica y hacia la mitad del único contacto de protrusiva continuo. b) Uniformidad en la distribución de los contactos de protrusiva una vez efectuado varios ajustes sustractivos.

5. Verificar el contacto del canino inferior durante el *cross-over* (entrecruzamiento)

Una vez establecidas las guías de disoclusión lateral y de protrusiva como hemos descrito (Fig. 7.32), todavía queda por comprobar el rango completo de movimiento. Es decir, durante la lateralidad y una vez que los caninos inferiores alcanzan la posición de borde a borde con la placa, el movimiento más allá de ese punto debe continuar mediante una transición suave hasta que entran en contacto de forma progresiva los incisivos inferiores (Tarantola, 2010) (Fig. 7.33, Vídeo 7.10). **Esto se consigue redondeando convenientemente el borde externo de la placa**. Durante este movimiento, hay que verificar que no existen interferencias en los sectores posteriores. La verificación del contacto durante el *cross-over* es fundamental en aquellos pacientes con patrones horizontales en los que sospechemos la posible presencia de bruxismo nocturno después de la rehabilitación.

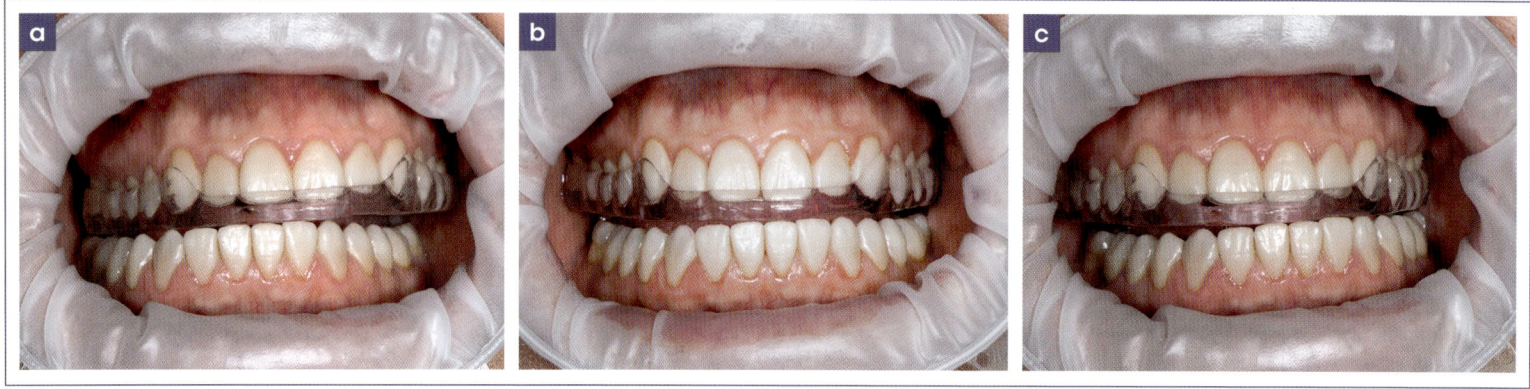

FIGURA 7.32 a) Lateralidad derecha. b) Protrusiva. c) Lateralidad izquierda.

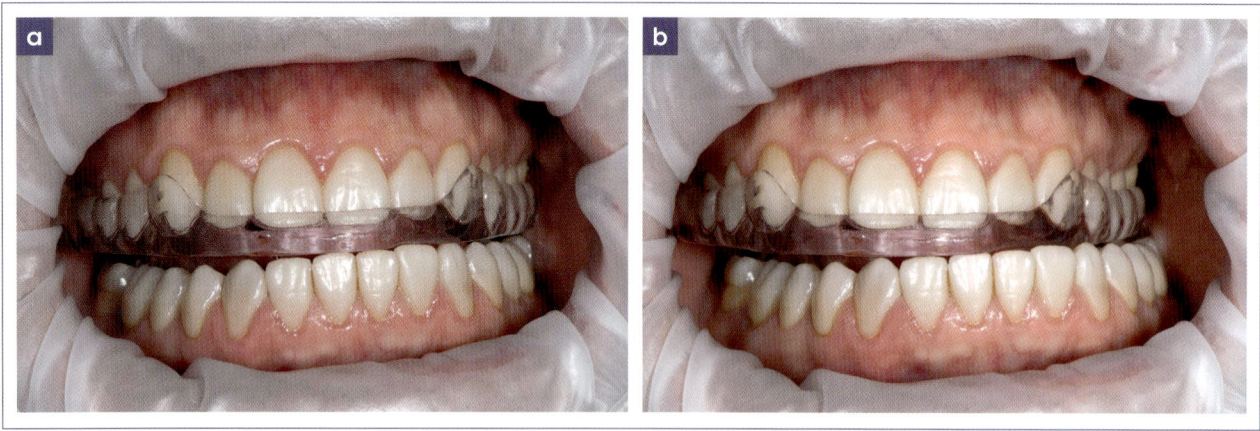

FIGURA 7.33 a) Posición borde a borde del canino inferior (3.1) con la placa. b) Transición de la punta del canino inferior que está sobrepasando la cara vestibular de la placa. Los incisivos inferiores asumen progresivamente el contacto con la placa mientras el canino queda fuera de contacto.

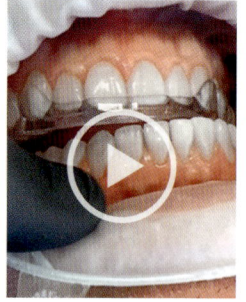

VÍDEO 7.10
Verificación
en *cross-over*.

6. Evaluar la necesidad de "céntrica larga"

Este ajuste (véase el ajuste postural en el Capítulo 6) **es especialmente importante en los pacientes que utilizan la placa oclusal ocasionalmente durante el día (trabajando en el ordenador, conduciendo, haciendo deporte, etc.)**

Primeramente, con el paciente tumbado en el sillón dental, marcaremos los contactos de los dientes anteriores en la placa empleando un papel de articular azul de 8 μm (Troll Foil® Troll Dental, Artifol® Bausch) (Fig. 7.34). En esta posición, los cóndilos estarán en RC.

Seguidamente, ponemos al paciente de pie con la cabeza ligeramente inclinada hacia delante y, utilizando un papel de articular rojo de 21 μm (Accufilm II double sided® Parkell), le indicaremos que abra y cierre golpeando sobre el mismo varias veces (Fig. 7.35, Vídeo 7.11). La necesidad de proporcionar céntrica larga se pone de manifiesto con la presencia de marcas rojas por delante del contacto azul de céntrica.

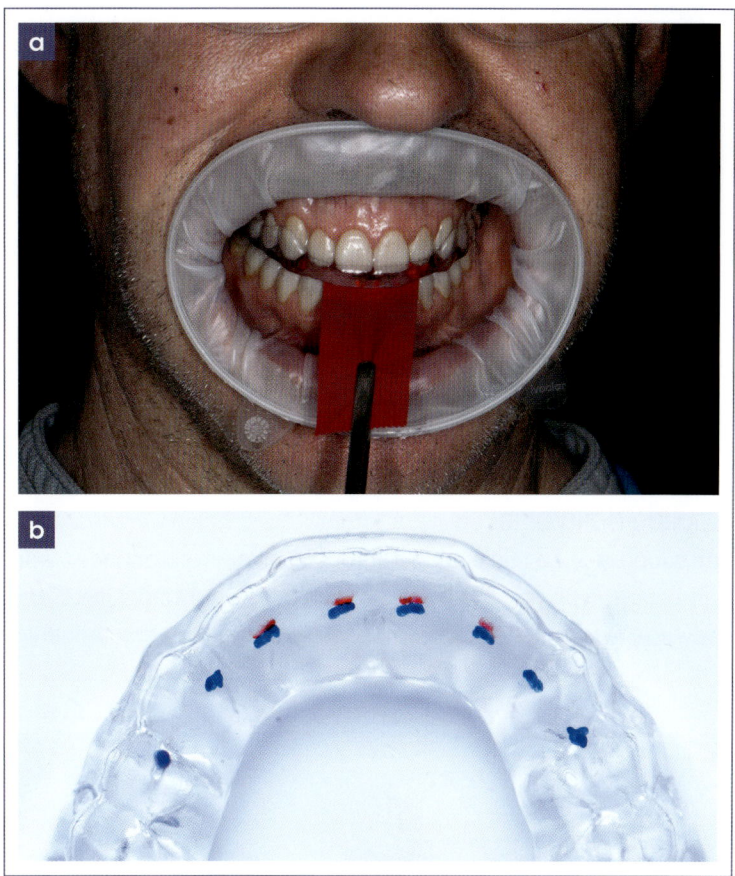

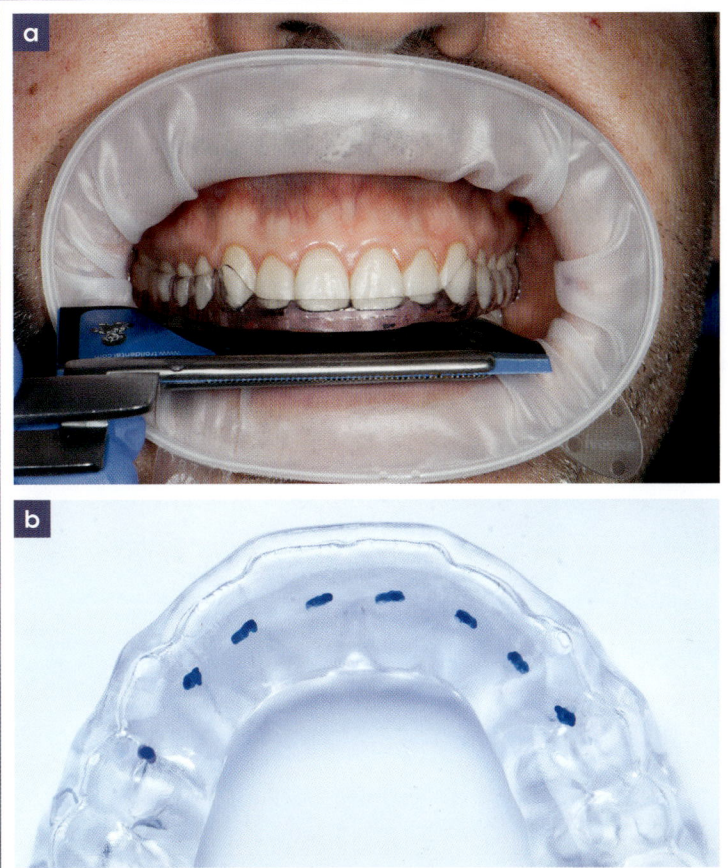

FIGURA 7.34 a) Con el paciente tumbado introducimos un papel de articular azul de 8 μm entre los dientes anteriores inferiores y la placa, indicándole que abra y cierre varias veces golpeando sobre el mismo (con un sonido similar a "tap, tap"). b) Contactos de los dientes anteriores en la placa en color azul.

FIGURA 7.35 a) Con el paciente de pie y la cabeza ligeramente inclinada hacia delante introducimos el papel de articular rojo de 21 μm entre los dientes anteriores y la placa, le indicamos nuevamente que abra y cierre varias veces golpeando sobre el mismo ("tap, tap"). b) La presencia de marcas rojas por delante de los contactos de céntrica indicaría la necesidad de ajuste postural y, por lo tanto, de proporcionar céntrica larga.

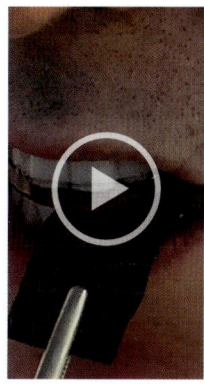

VÍDEO 7.11
Ajuste de céntrica larga.

Con la misma fresa empleada previamente, se eliminan dichas marcas rojas generando una ligera plataforma anterior por delante del contacto azul de céntrica (Fig. 7.36). Con ello proporcionaremos el espacio suficiente para que en caso de ser necesario este ajuste postural los bordes incisales inferiores contacten ligeramente en una superficie plana en lugar de sobre un plano inclinado.

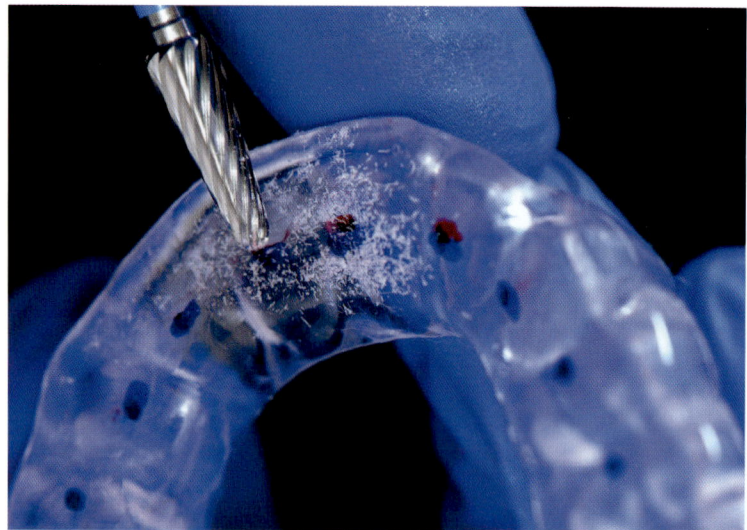

FIGURA 7.36 Ajuste sustractivo de las marcas rojas por delante de los contactos de céntrica.

7. Armonizar las trayectorias de disoclusión y pulido de la placa

Las superficies de la placa no deben presentar irregularidades y deben estar lo suficientemente pulidas para facilitar el deslizamiento suave de los bordes incisales de los dientes anteriores durante las disoclusiones. Podremos alcanzar este objetivo mediante la utilización de una goma de laboratorio de pulir resina (9432.104.055® Komet) a baja velocidad y así evitar alterar las guías de disoclusión establecidas. Finalizamos el pulido a baja velocidad utilizando un borreguillo en seco montado en una pieza de mano recta (Fig. 7.37).

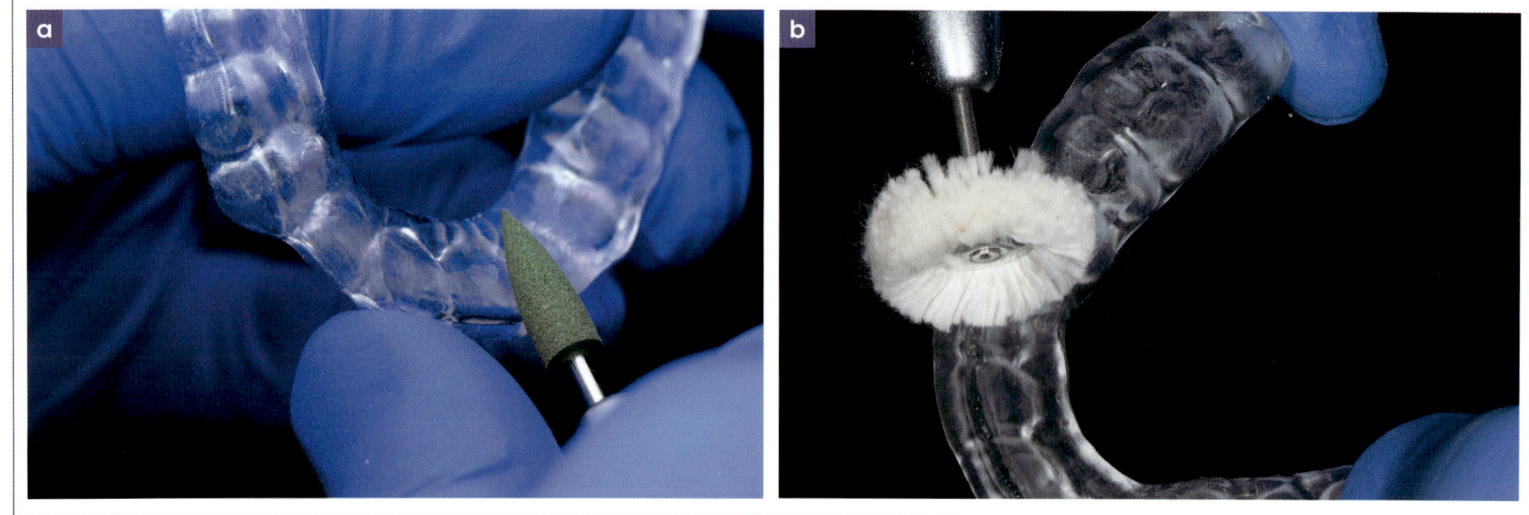

FIGURA 7.37 Pulido final después del ajuste oclusal. a) Con una goma para pulir resina. b) Con un borreguillo.

RECOMENDACIONES GENERALES Y MANTENIMIENTO

La entrega de la placa una vez finalizado el ajuste oclusal debe acompañarse de una hoja de instrucciones relacionadas con su limpieza, advertencias y recomendaciones relacionadas con su utilización:

- La limpieza debe efectuarse inmediatamente después de retirarla de la cavidad oral, utilizando para ello, agua tibia, jabón neutro y un cepillo de los empleados para la higiene de las prótesis removibles (se le entrega al paciente uno de cortesía). El uso continuado de pastas dentales para la limpieza de la placa está contraindicado dado que pueden deteriorar su superficie. La placa debe secarse antes de guardarla en la caja que se le da al paciente (en el momento de su entrega) y así evitar el crecimiento bacteriano. Se aconseja también que al menos dos veces por semana esta se sumerja en un recipiente con agua con un agente antibacteriano de los utilizados en la desinfección de las prótesis removibles (Corega Tabs®, Kukident Pastillas limpiadoras®).

- Es importante advertir al paciente que, una vez retirada la placa de la cavidad oral después de haber sido utilizada unas horas, puede notar su mordida desajustada, aunque esta se normalizará en pocos minutos. Ello no debería ocurrir tras la colocación de la placa oclusal de protección al asumir que el tratamiento restaurador se ha efectuado en una posición condilar estable (RC).

- Se le recomienda utilizar la placa diariamente y no interrumpir su empleo durante largos periodos de tiempo para evitar que la aparición de posibles micromovimientos generen tensión y que dificulten, a su vez, su correcto asentamiento.

- En caso de fractura o pérdida, se le recomienda que contacte con la clínica lo antes posible para la elaboración de una nueva placa oclusal.

PROTOCOLO DE SEGUIMIENTO Y CONTROL DEL PACIENTE CON PLACA OCLUSAL

El protocolo de seguimiento variará en función del objetivo buscado con su utilización:

- En aquellos pacientes en los que la placa se emplea como elemento de protección del tratamiento restaurador, recomendamos efectuar una revisión a los 8 días después de la cita de su ajuste y entrega. En esta cita el paciente nos informa de la posible existencia de molestias o incomodidades, lo que permitirá corregirlas y evitar que abandone su utilización. Una vez al año durante el control del tratamiento restaurador, además de valorar el grado de conservación de la restauración, evaluamos también la posible presencia de áreas brillantes en su superficie, lo que indicaría la presencia de actividad parafuncional durante la noche.

- Cuando las placas se utilizan como elemento de estabilización del aparato masticatorio previo al tratamiento restaurador por problemas musculares o intracapsulares, habitualmente son necesarias varias citas de ajuste que pueden variar tanto en función de cada situación clínica en particular como de la respuesta individual de cada sujeto al tratamiento. A modo de orientación y en función de la observación clínica de los autores, se recomienda la siguiente secuencia: primera revisión a las 24-48 horas del ajuste inicial, la segunda a los 8 días, la tercera a las dos semanas, la cuarta revisión al mes, la quinta a los dos meses, etc. En casos graves con dolor asociado puede ser necesario acortar estos tiempos durante las primeras semanas.

La modificación de la respuesta propioceptiva que se produce con la utilización de la placa oclusal dará lugar a cambios musculares y tisulares intracapsulares. Estos cambios, a su vez, modificarán la posición condilar y alterarán en consecuencia la distribución de los contactos en la placa, por lo que será necesario efectuar ajustes en cada visita hasta conseguir una nueva redistribución uniforme de los mismos. Este proceso puede durar días e incluso meses, hasta llegar un momento en el que los contactos obtenidos después de los diferentes ajustes se mantengan estables en el tiempo.

BIBLIOGRAFÍA

1. ABRAHAM R. Unit 8 Occlusal splints. Module 5 Aetiology and management of tooth wear. Kings College London 2004.

2. ALQUTAIBI AY, ALGABRI R, IBRAHIM WI, BORZANGY S. Does the facebow affect the outcome of CAD/CAM occlusal splint. Randomized clinical trial. Saudi Dent J. 2021; 7:628-634.

3. BAAD-HANSEN L, JADIDI F, CASTRILLON E, THOMSEN PB, SVENSSON P. Effect of a nociceptive trigeminal inhibitory splint on electromyographic activity in jaw closing muscles during sleep. J Oral Rehabil. 2007; 34:105-11.

4. CAPP NJ. Occlusion and splint therapy. Br Dent J. 1999; 186:217-22.

5. CLARK GT. A critical evaluation of orthopedic interocclusal appliance therapy: design, theory, and overall effectiveness. J Am Dent Assoc.1984; 108:359-64.

6. DAWSON PE. Functional Occlusion. From the TMJ to smile design. Mosby 2007.

7. DYLINA TJ. A common-sense approach to splint therapy. J Prosthet Dent. 2001 Nov;86(5):539-545.

8. FERRARIO VF, MARCIANDI PV, TARTAGLIA GM, DELLAVIA C, SFORZA C. Relathionship between the number of occlusal contacts and masticatory muscle activity in healthy young adults. Cranio 2002; 20:91-98.

9. MANGANO F, GANDOLFI A, LUONGO G, LOGOZZO S. Intraoral scanners in dentistry: a review of the current literature. BMC Oral Health. 2017 17:149.

10. MANSOUR RM, REYNIK RJ. In vivo occlusal forces and moments: I. Forces measured in terminal hinge position and associated moments. J Dent Res 1975; 54:114:120.

11. NELSON SJ. Principles of stabilization bite splint therapy. Dent Clin North Am. 1995 Apr; 39:403-21. PMID: 7781834.

12. OKESON JP, DICKSON JL, KEMPER JT. The influence of assisted mandibular movement on the incidence of nonworking tooth contact. J Prosthet Dent. 1982; 48(2):174-7.

13. OKESON JP. The effects of hard and soft occlusal splints on nocturnal bruxism. J Am Dent Assoc. 1987 Jun;114(6):788-91. doi: 10.14219/jada. archive.1987.0165. PMID: 3475357.

14. PRPIC V, SPEHAR F, STAJDOHAR D, BJELIKA R, CIMIC S, PAR M. Mechanical properties of 3D-printed occlusal splints materials. Dent J 2023; 11:1-10

15. RÉ JP, PÉREZ C, DARMOUNI L, CARLIER JF, ORTHLIEB JD. The occlusal splint therapy. J. Stomat. Occ. Med. 2009; 2:1-5.

16. SALDANHA S, CARDOSO A. Placas oclusales tipos e indicaciones. En: PICCIN H, FELTRIN P, RICCI W. Lógica. Un abordaje clínico de la oclusión. Quintessence Publishing Brasil 2021. p. 390-421.

17. SHODADAI SP, TÜRP JC, GERDS T, STRUB JR. Is there a benefit of using an arbitrary facebow for the fabrication of a stabilization appliance? Int J Prosthodont. 2001; 6:517-22.

18. SOLOW R. Computerized occlusal analysis in occlusal splint theraphy. In: Kerstein RB. Computerized occlusal analysis technology applications in dental medicine. IGI Global 2014. p. 602-648.

19. SOLOW RA. Occlusal bite splint theray. In: Becker IM. Comprehensive occlusal concepts in clinical practice. Wiley & Blackwell 2011. p. 169-214.

20. SPEAR F. Seminar II. Occlusion in clinical practice. The Seattle institute for advanced dental education 1999. January 7-9. 1999.

21. TARANTOLA G J. Clinical cases in restorative and reconstructive dentistry. Wiley-Blackwell 2010.

22. VIGOREN G, MACKLAREN E. Splint are not just for TMD therapy. Inside Dentistry 2007. November-December pg 92-93.

23. WASSELL R, NARU A, STEELE J, NOHL F. Applied occlusion. Quintessence Publishing 2008.

24. WEDEKIND L, GÜT JF, SCHWEIGER J, KOLLMUSS M, REICHL FX, EDELHOFF D, HÖGG C. Elution behavior of a 3D-printed, milled and conventional resin-based occlusal splint material. Dent. Mater.2021; 37: 701-710.

25. WILKINSON T. Occlusal splints and management of the occlusion. In: Klineberg I, Jagger R. Occlusion and clinical practice. An evidenced-based approach. Wright 2005. p. 125-131.

26. WILLIAMSON HE, LUNDKIST DO. Anterior guidance: its effect on electromyographic activity of the temporal and masseter muscles. J Prosthet Dent 1983; 49:816-823.

8

GALERÍA DE CASOS CLÍNICOS

José María Suarez Feito, Carlota Suárez-Feito, Alberto Díaz López

CASO CLÍNICO 1

Edad: 38 años.

Motivo de consulta: Fractura de una carilla antigua en el 1.1. Una vez cementado el fragmento desprendido, la paciente mostró su interés en cambiar las carillas antiguas de 1.3 a 2.3 que le habían hecho en otro país. Antes de efectuar ninguna planificación al respecto, se le indicó la necesidad de una nueva cita para llevar a cabo la exploración completa del aparato masticatorio. En el breve periodo de tiempo trascurrido hasta dicha cita, se produjo, a su vez, la fractura de la cúspide lingual del 1.5.

La exploración intraoral puso en evidencia la presencia de desgaste dentario por erosión y atrición en la cara palatina de los dientes anteriores superiores, en la cara vestibular y bordes incisales de los dientes anteriores inferiores y en las puntas de las cúspides vestibulares de primeros molares y primeros y segundos premolares inferiores. Una vez mostrada a la paciente la relación entre el desgaste y las consecuencias funcionales y estéticas presentes, se le indicó la necesidad de incluir en el tratamiento más dientes de los que ella, inicialmente, deseaba restaurar.

Para poder efectuar el plan de tratamiento se tomaron modelos y registros virtuales, además de la serie fotográfica inicial completa descrita en el Capítulo 5.

SERIE FOTOGRÁFICA INICIAL COMPLETA

Análisis de las fotografías extraorales

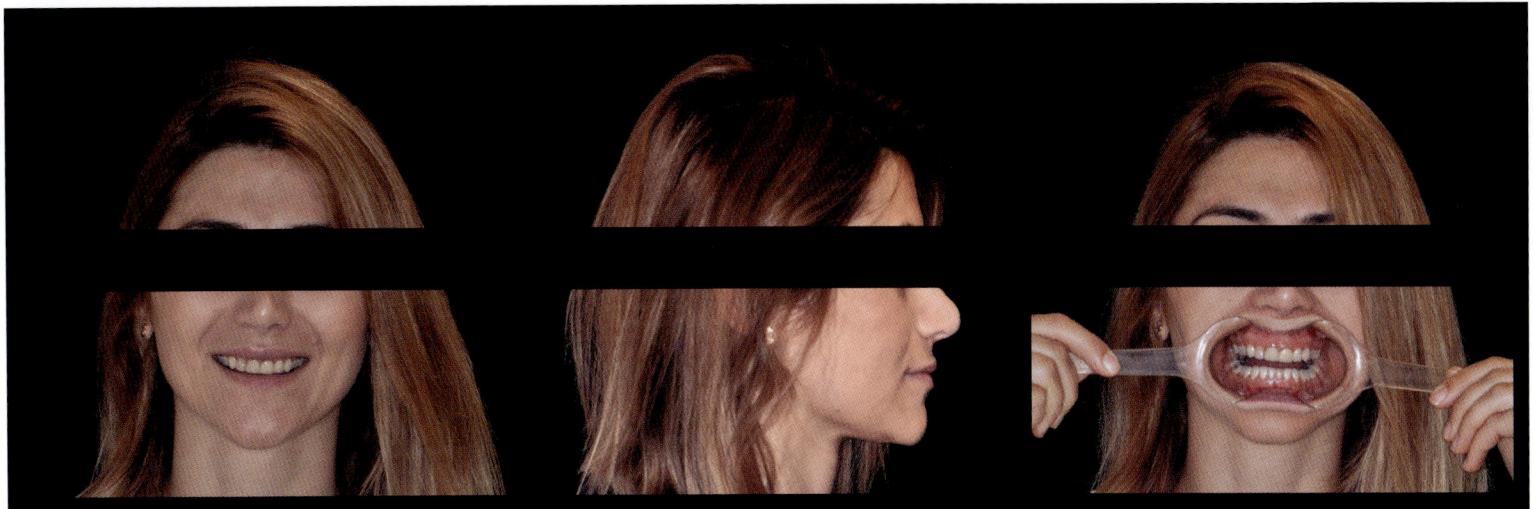

FIGURA 8.1 Inclinación del borde incisal superior y el borde incisal inferior invertido.

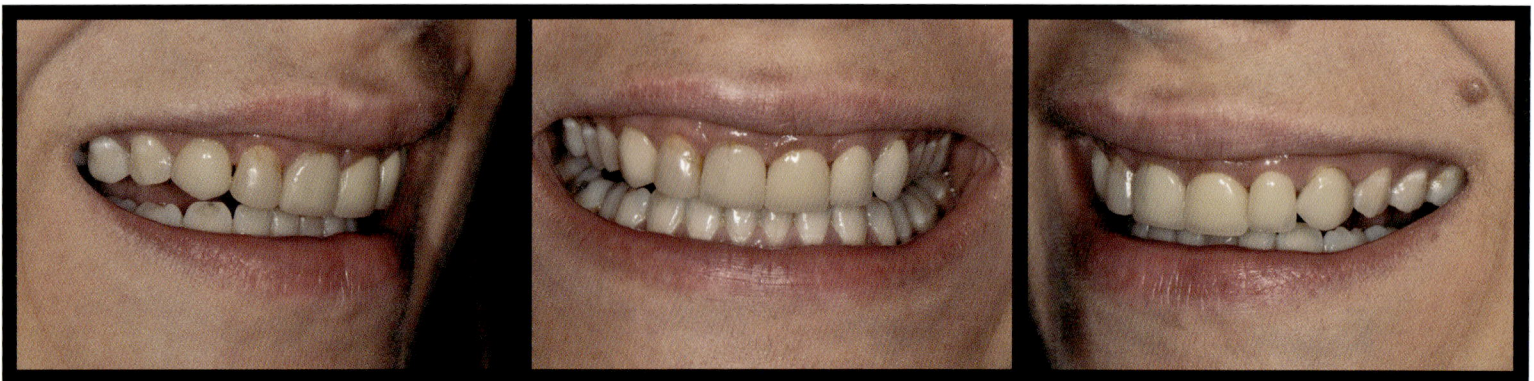

FIGURA 8.2 Erupción compensatoria de los dientes anteriores superiores y relación anchura-longitud desfavorable de las restauraciones antiguas. La tronera labial entre ambos incisivos centrales superiores se encuentra inclinada hacia la derecha. A su vez, se puede apreciar cómo el contorno excesivo de los caninos potencia visualmente el torque negativo de los dientes posteriores superiores en los corredores bucales.

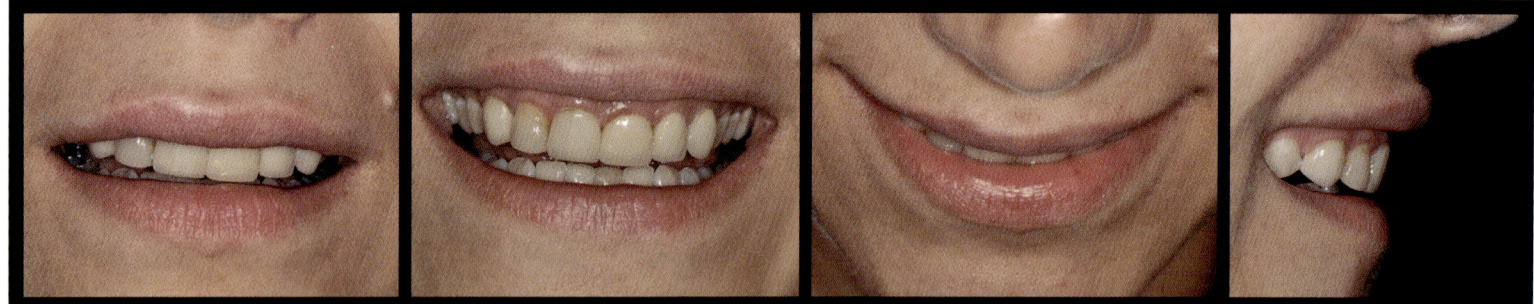

FIGURA 8.3 La posición del borde incisal superior en sentido vertical no sigue la curvatura del borde superior del labio inferior.

Análisis de las fotografías intraorales

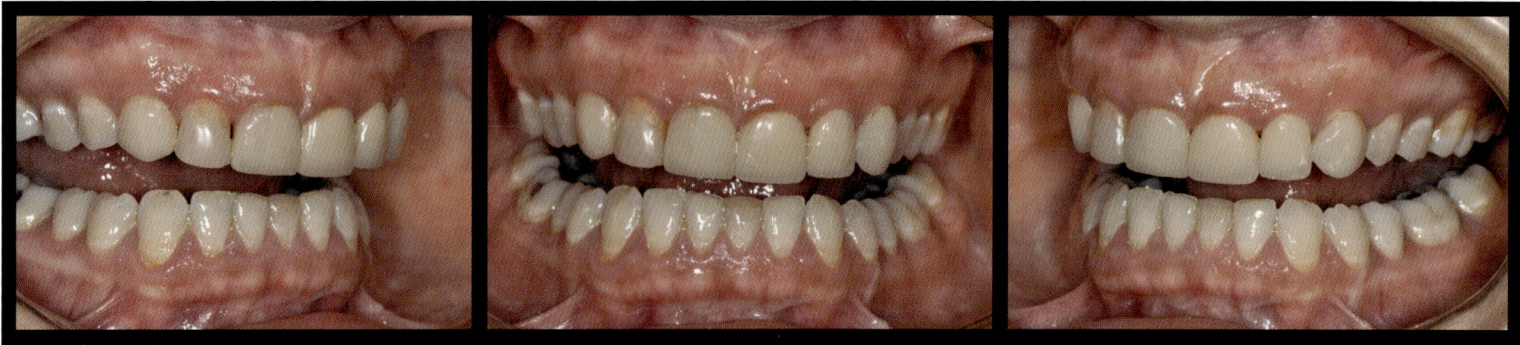

FIGURA 8.4 Marcada curva de Spee. Borde incisal inferior invertido. Erupción compensatoria de los incisivos inferiores. Desgaste de las puntas de las cúspides de los premolares y primeros molares, además de los dientes anteriores inferiores.

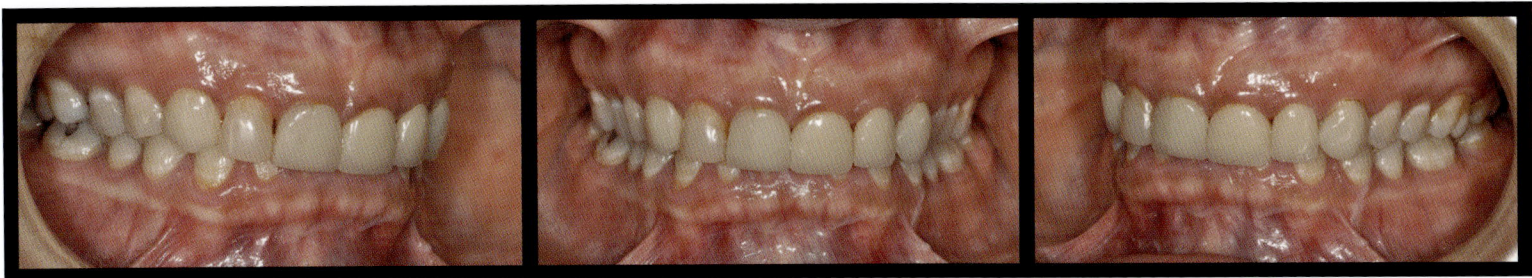

FIGURA 8.5 Marcada sobremordida y ausencia de resalte, lo que limita el espacio necesario para el *envelope of function* (EOF).

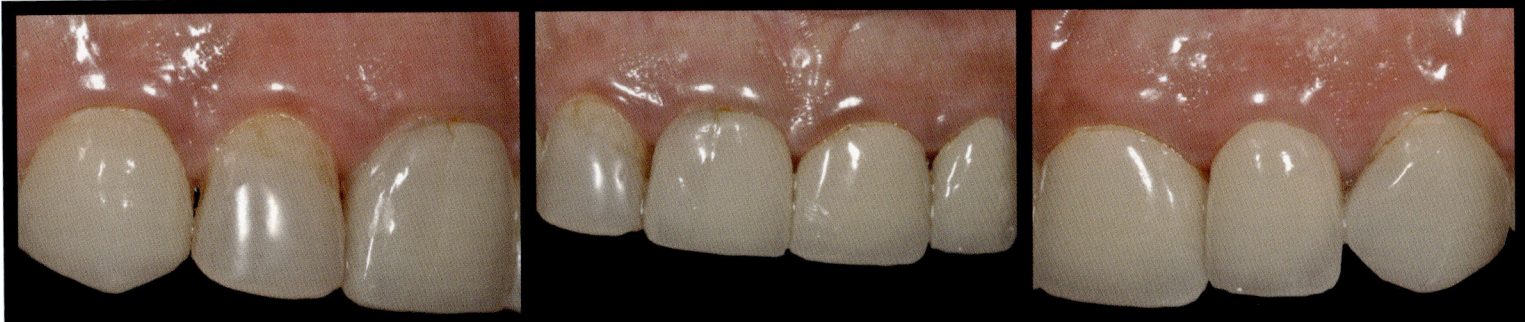

FIGURA 8.6 Se puede apreciar el deterioro de los márgenes de las restauraciones antiguas y la línea de fractura en el 1.1 después de haber cementado el fragmento distal en la cita de urgencia.

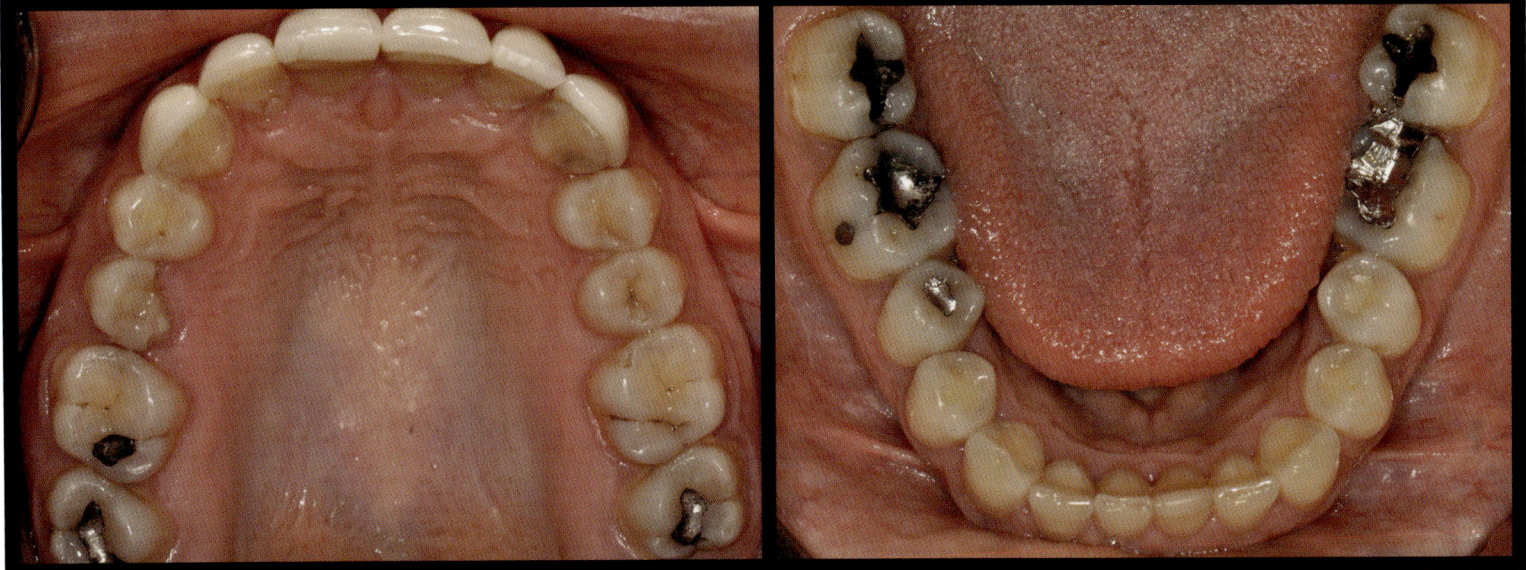

FIGURA 8.7 Además del desgaste dentario en los dientes previamente mencionados, se puede observar la fractura de la cúspide lingual del 1.5 y la presencia de restauraciones antiguas de amalgama en los dientes posteriores y de composite en los dientes anteriores inferiores.

Durante la fase de planificación (fase 1), se consideró necesario la colaboración del ortodoncista para mejorar la posición de los dientes anteriores antes del tratamiento restaurador.

SECUENCIA DEL TRATAMIENTO DE ORTODONCIA
Gentileza de la Dra. Iciar Llaca y del Dr. Luis Llaca

Uno de los principales objetivos fue corregir el exceso de torque negativo de los incisivos ya que su raíz se encontraba totalmente fuera de la tabla ósea. A su vez, la alteración del plano oclusal suponía una complicación añadida al propio tratamiento de ortodoncia.

El tratamiento ortodóncico, desde el comienzo hasta su finalización, estuvo basado en mantener en todo momento una posición condilar estable. La corrección del plano oclusal se llevó a cabo mediante el uso de *bite turbos* anteriores para proporcionar un efecto de *jig* de Lucia y, además, permitir la extrusión de los molares inferiores. Con ello conseguimos aumentar la dimensión vertical, corregir la sobremordida y nivelar la curva de Spee. Otro objetivo durante el tratamiento de ortodoncia fue facilitar el suficiente espacio restaurador.

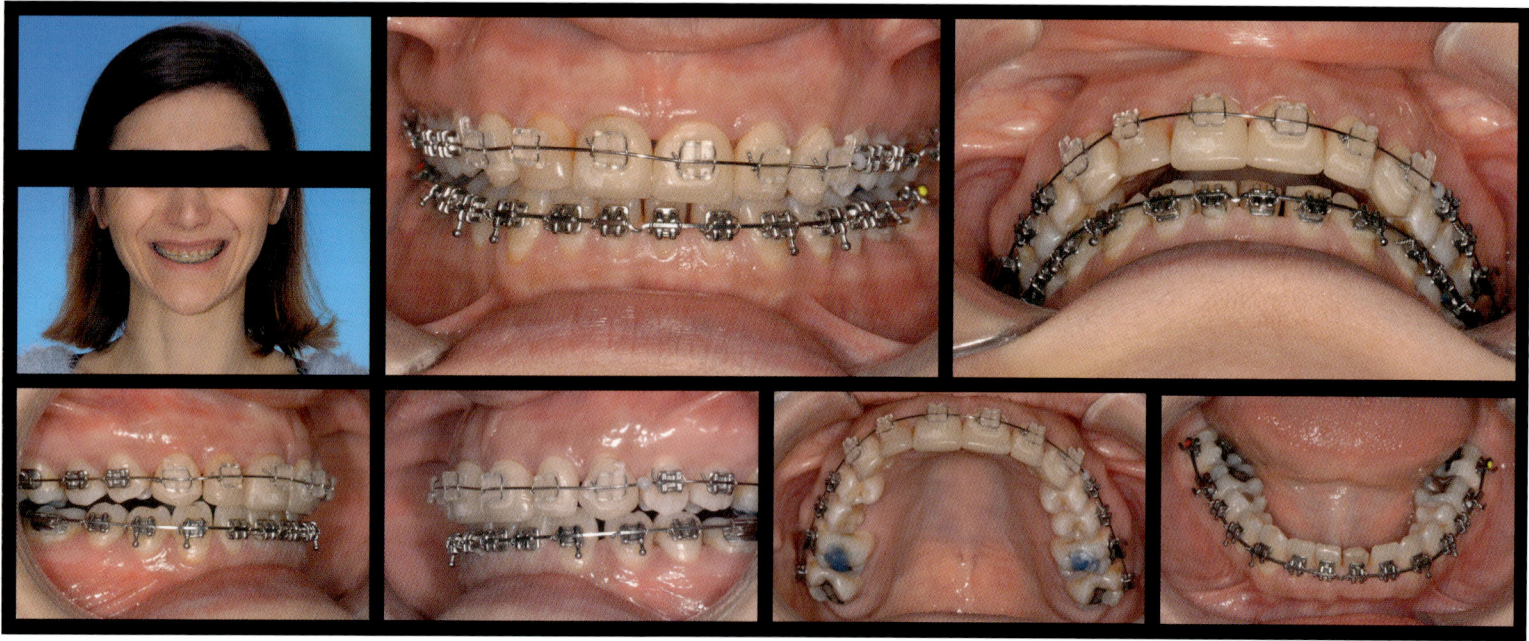

FIGURA 8.8 A los 13 meses de iniciado el tratamiento se realiza la revaluación del caso con modelos montados en articulador y registro de relación céntrica tras la desprogramación con laminillas de Long. Se recementaron varios *brackets* y se colocaron planos de composite posteriores equilibrados en relación céntrica (RC).

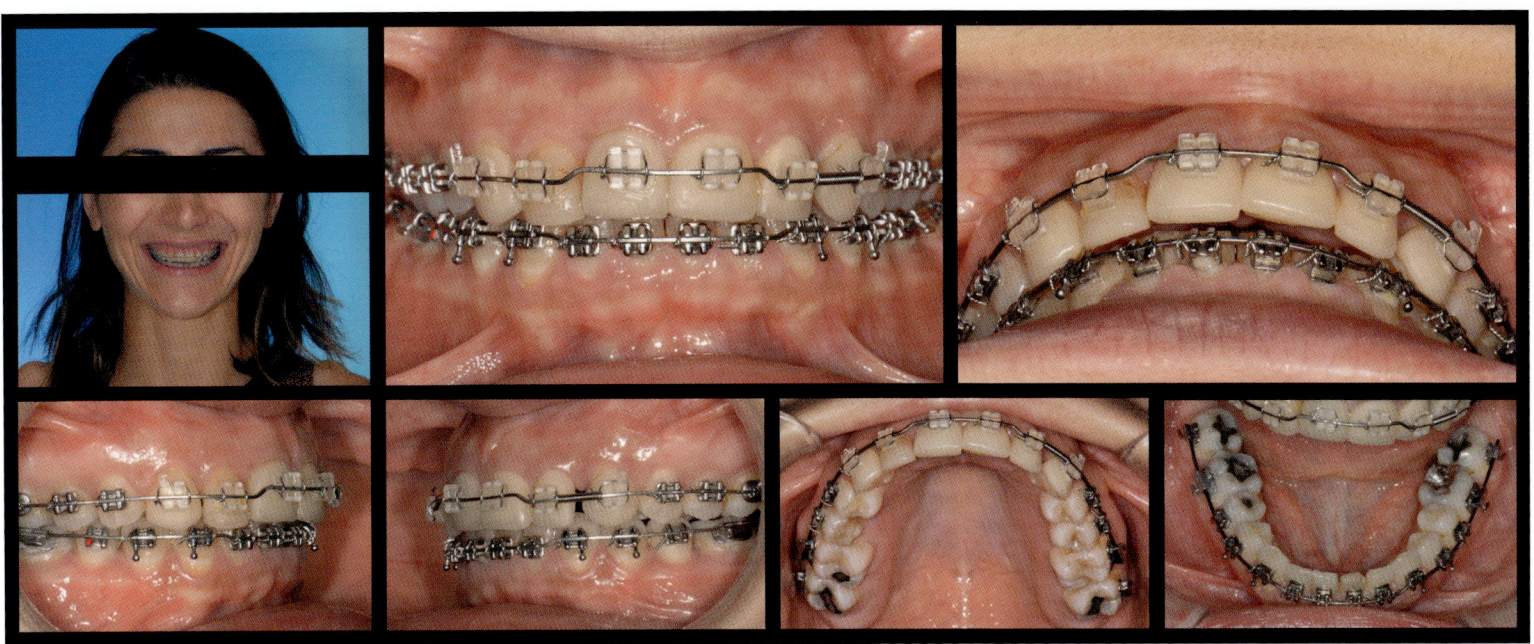

FIGURA 8.9 Nivelación de los márgenes gingivales, distribución de espacios e intrusión de incisivos inferiores para corregir la erupción compensatoria.

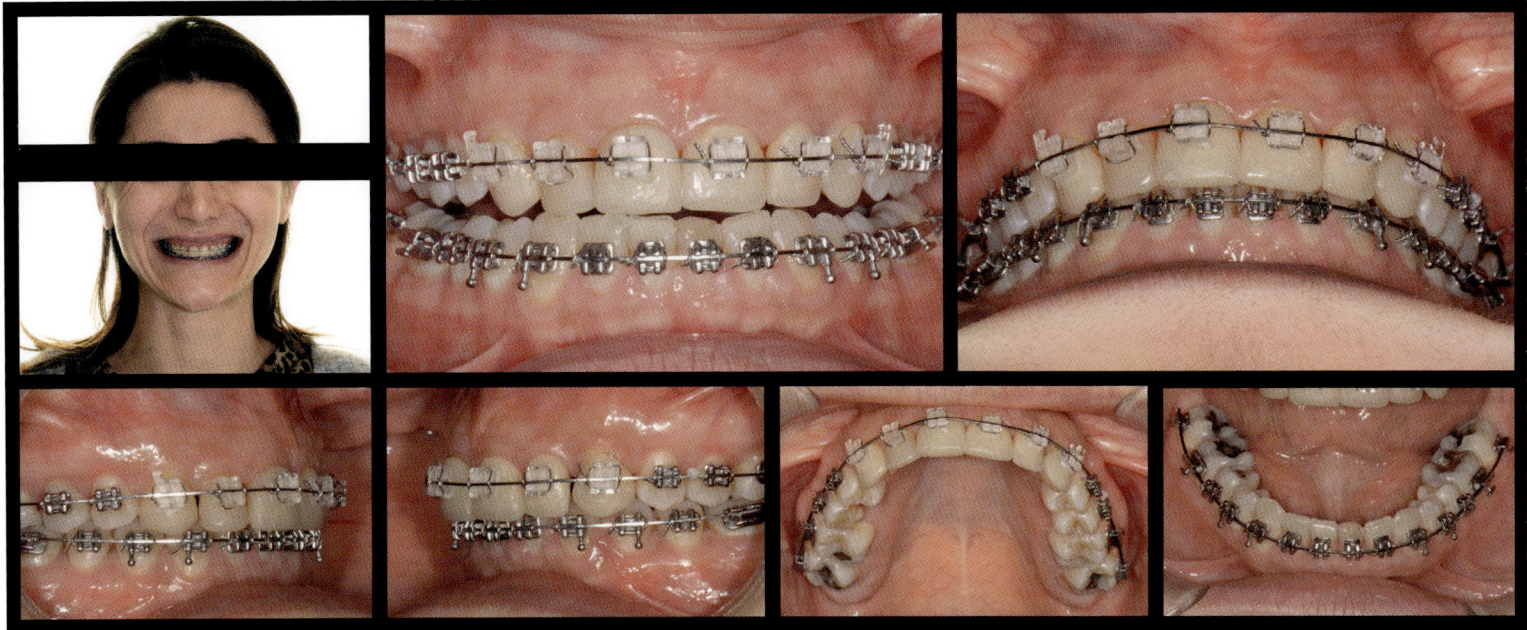

FIGURA 8.10 Tras la coordinación de arcadas en la que se utilizaron arcos de acero individualizados manualmente siguiendo los criterios de Andrews, se realizó el detallado final antes del trabajo restaurador.

PLAN DE TRATAMIENTO RESTAURADOR

Una vez finalizado el tratamiento de ortodoncia se estableció el siguiente plan de tratamiento restaurador:

1. *Mock-up* emocional. A partir del encerado de diagnóstico parcial (Capítulo 5).
2. *Mock-up* de transición. A partir del encerado de diagnóstico completo (Capítulo 5).
3. Restauración de dientes anteriores inferiores mediante carillas vestibulares de disilicato de litio.
4. Restauración de dientes anteriores superiores mediante carillas de disilicato de litio de 360° de 1.3 a 2.2 y en V en el 2.3.
5. Restauración de las cúspides funcionales inferiores con composite directo y remodelado aditivo con composite de las caras oclusales de los primeros molares y premolares superiores.
6. Extracción del 1.5 fracturado y colocación de un implante osteointegrado. Posteriormente, restauración del mismo mediante una corona atornillada de circonio.

Mock-up emocional

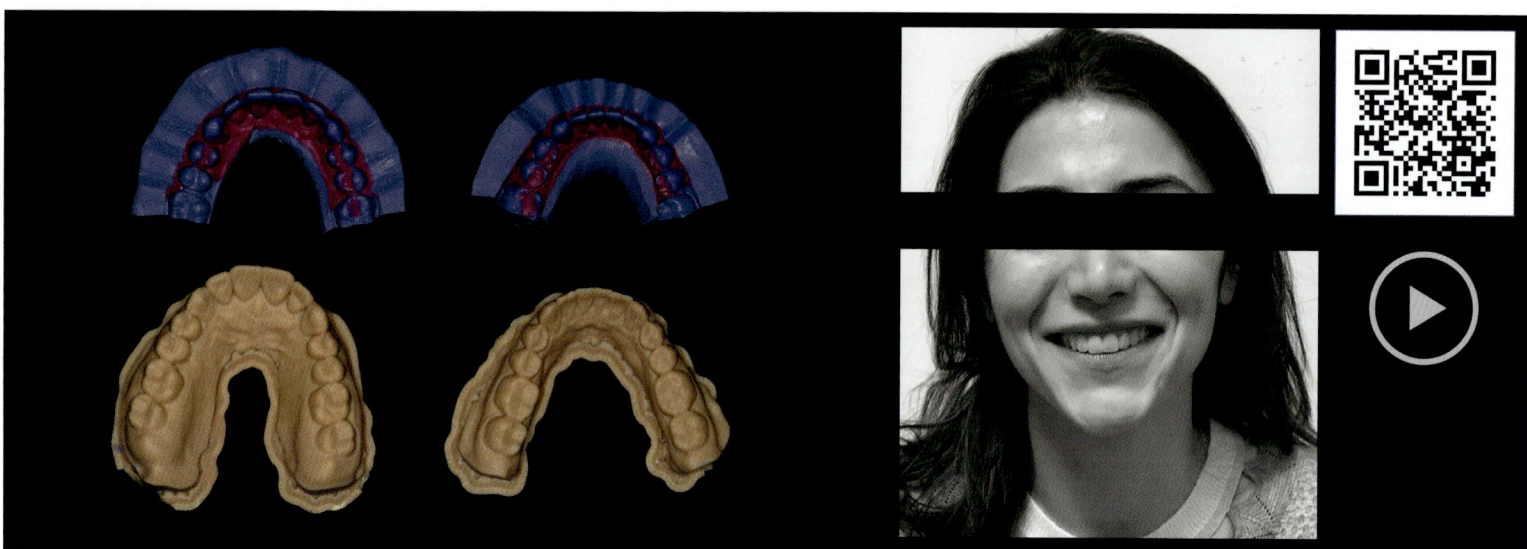

FIGURA 8.11 *Mock-up* emocional.

Mock-up de transición

En la misma cita en la que se llevó a cabo el *mock-up* de transición, se realizó también la **restauración de las cúspides vestibulares de molares y premolares inferiores**. A su vez, el *mock-up* se fijó directamente a la superficie de las restauraciones antiguas previo ligero remodelado de su superficie y el grabado ácido de la misma con ácido fluorhídrico. **La posición intermaxilar de referencia empleada fue la de RC, la cual se mantuvo durante el resto del tratamiento.**

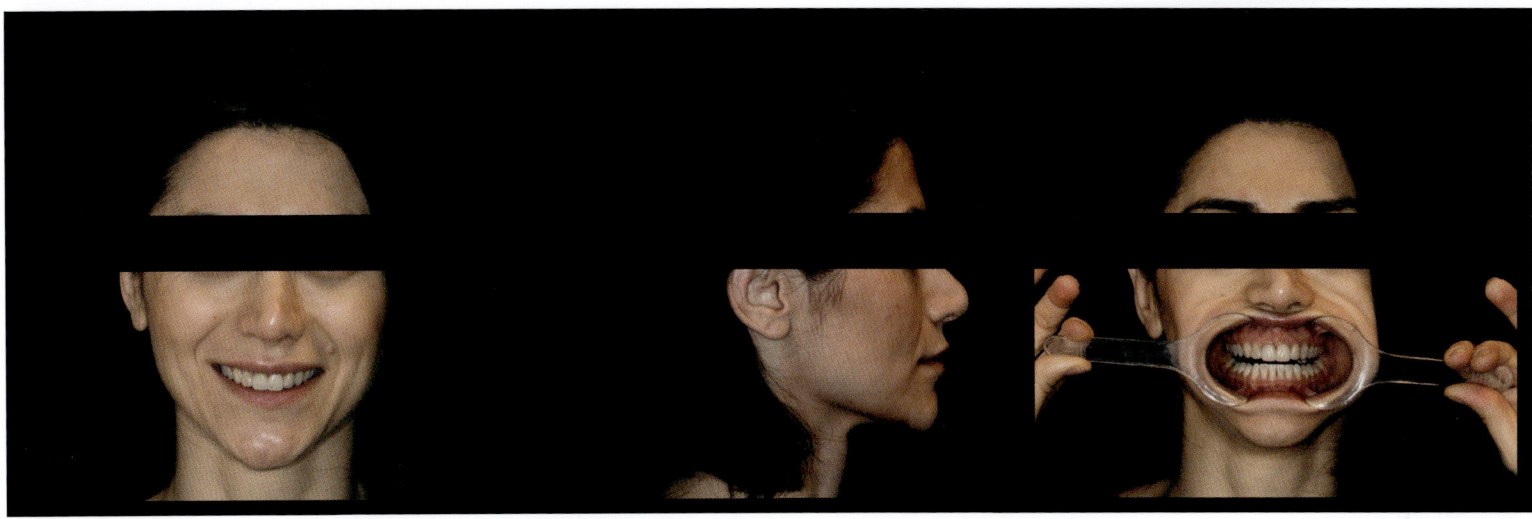

FIGURA 8.12 Nueva posición del borde incisal superior e inferior.

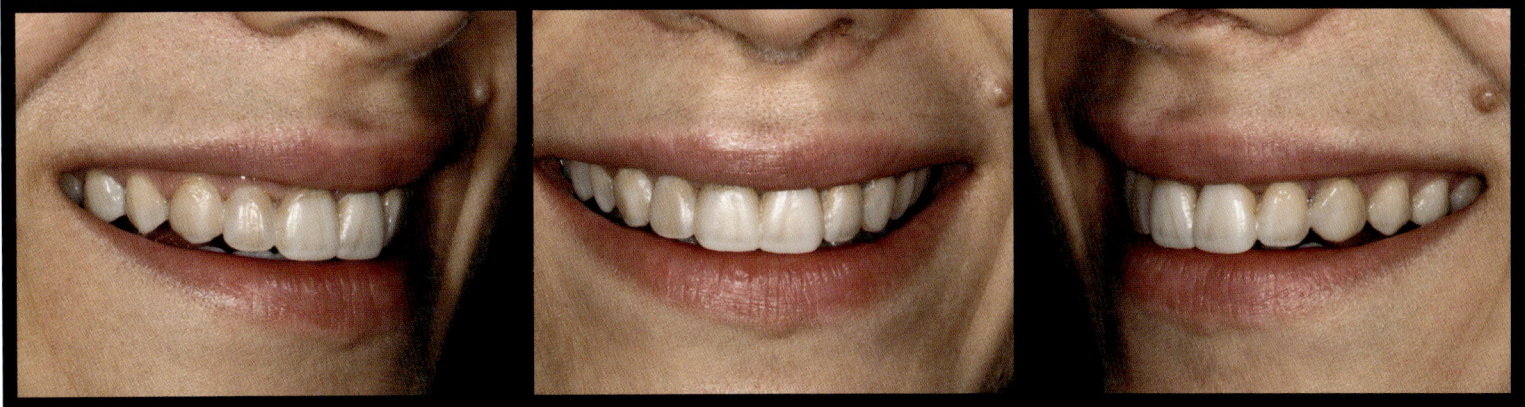

FIGURA 8.13 Nueva posición del borde incisal superior en armonía con la curvatura del borde superior del labio inferior.

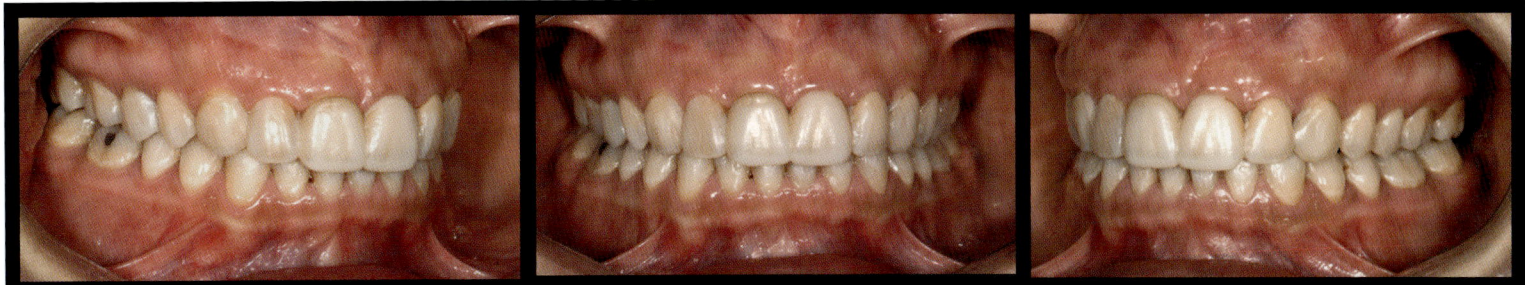

FIGURA 8.14 Reducción de la sobremordida y restablecimiento del nuevo resalte.

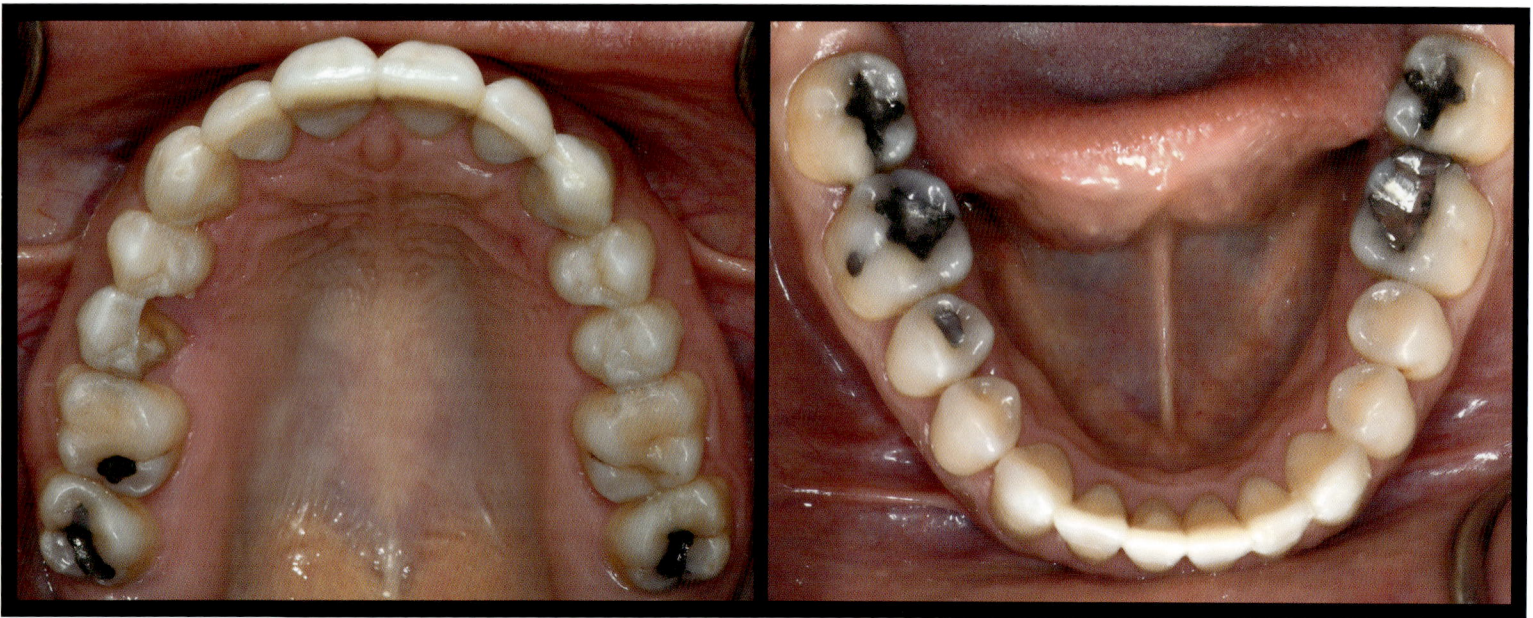

FIGURA 8.15 Como se puede apreciar en la imagen, en este punto del tratamiento la paciente todavía presenta el 1.5 con la fractura de la raíz palatina.

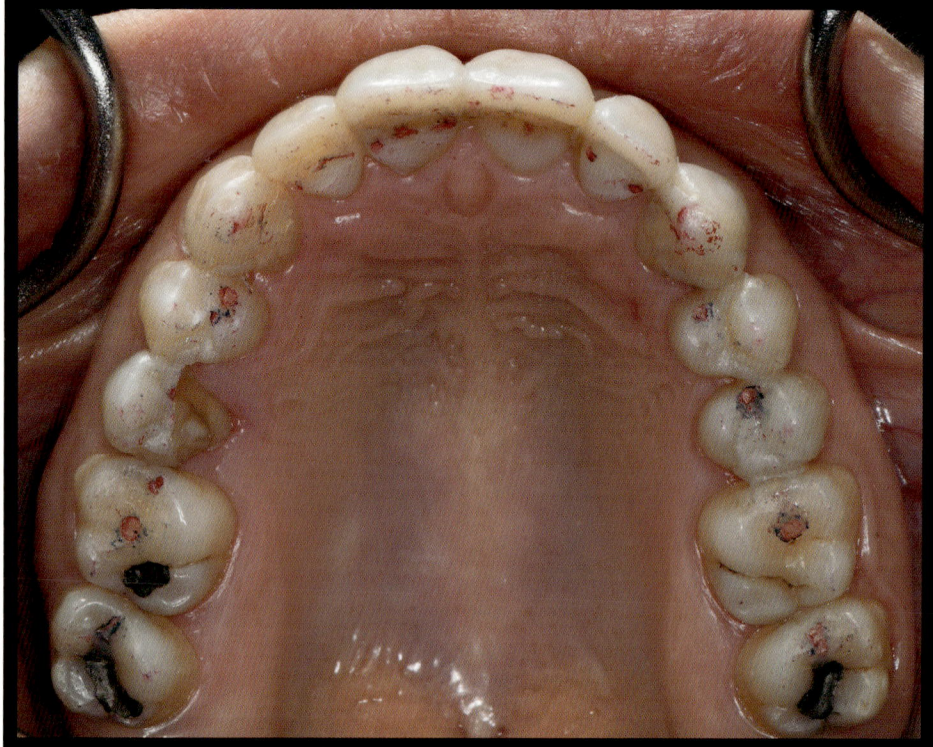

FIGURA 8.16 Contactos oclusales y guía anterior obtenidos una vez finalizado el ajuste oclusal del *mock-up* de transición. La relación intermaxilar obtenida se efectuó con los cóndilos en RC, posición que será mantenida hasta el final del tratamiento.

Restauración de dientes anteriores inferiores

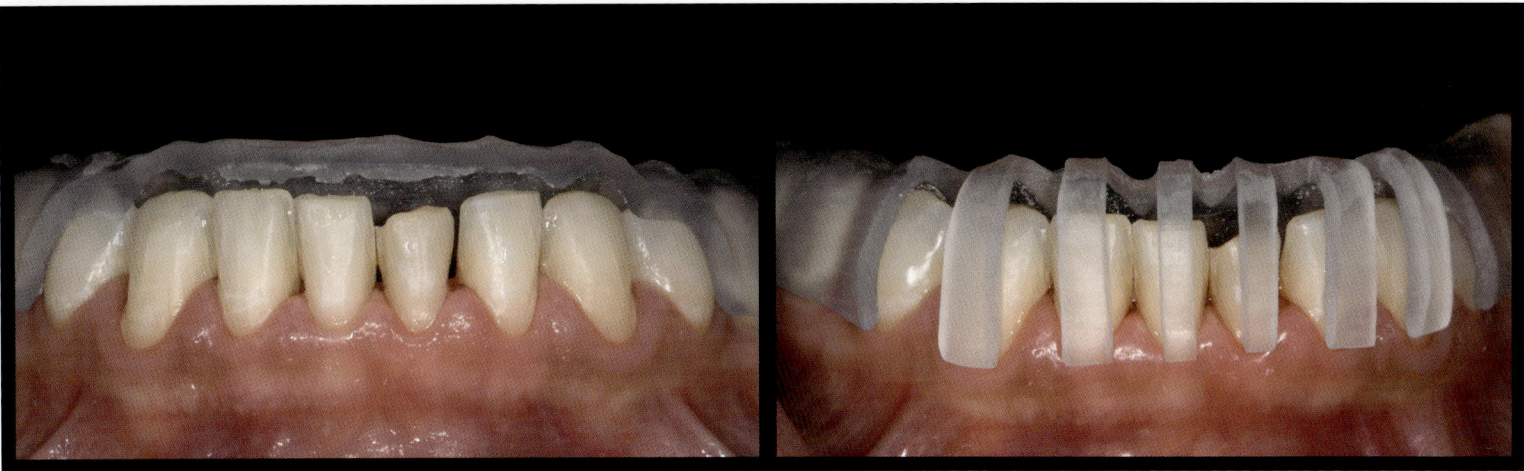

FIGURA 8.17 Utilización de llaves de reducción impresas una vez efectuada la preparación dentaria mediante fresas calibradas a través del *mock-up* de transición.

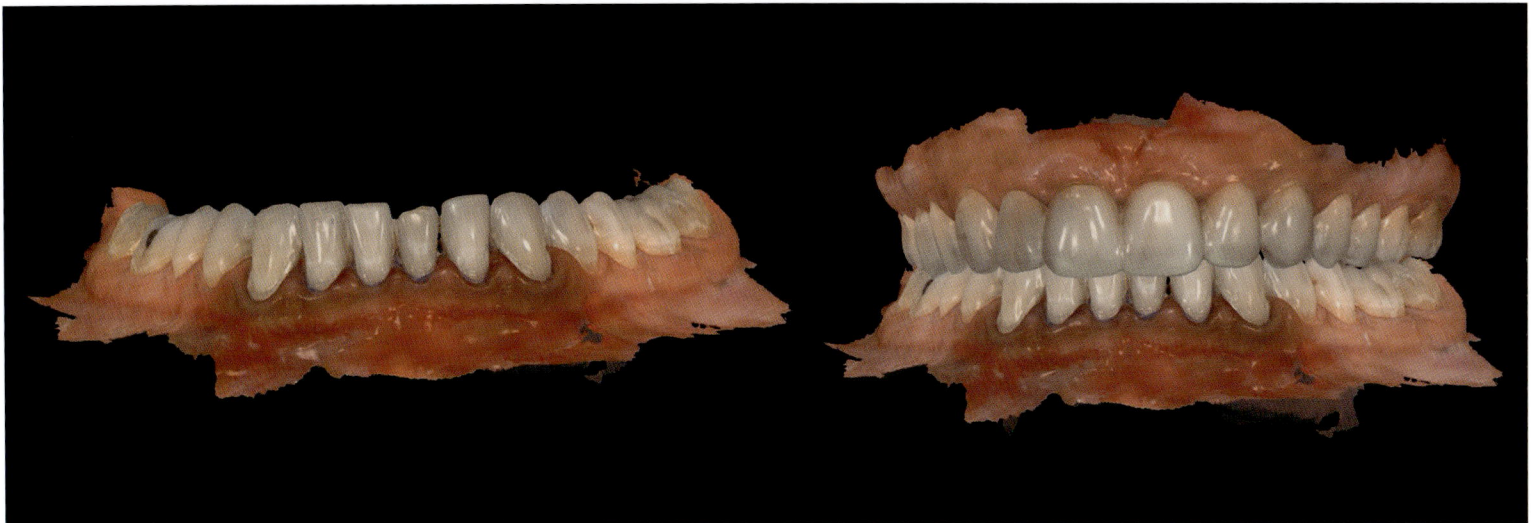

FIGURA 8.18 Impresiones digitales y registro intermaxilar de RC.

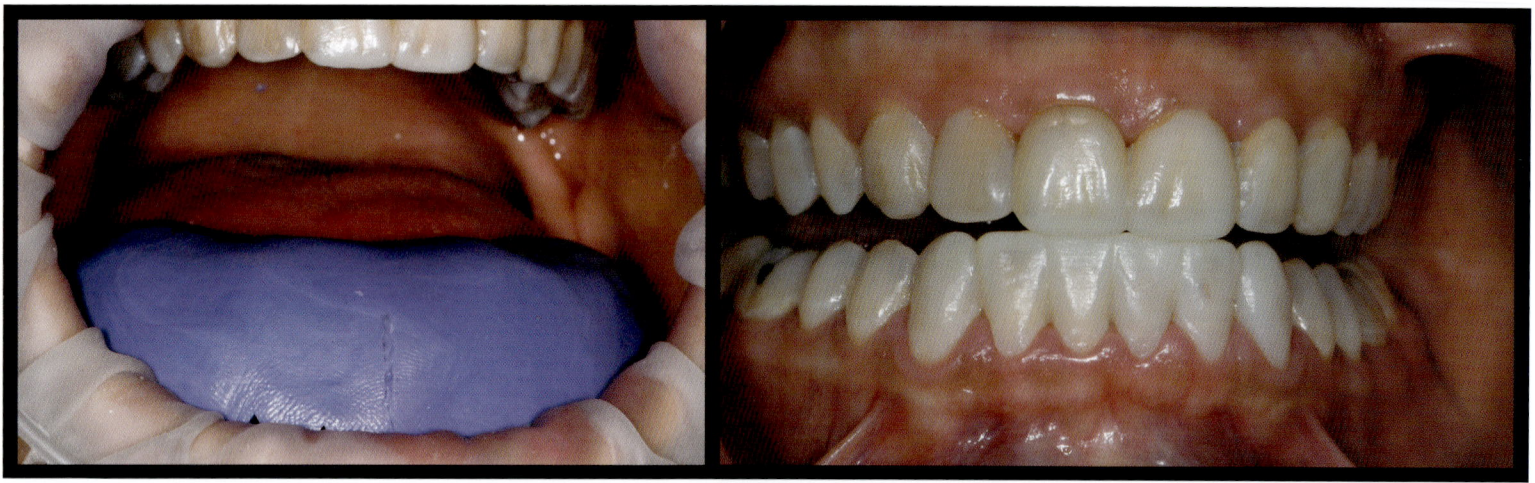

FIGURA 8.19 Elaboración de las restauraciones provisionales con una llave de silicona y aspecto de las mismas transcurridas 2 semanas.

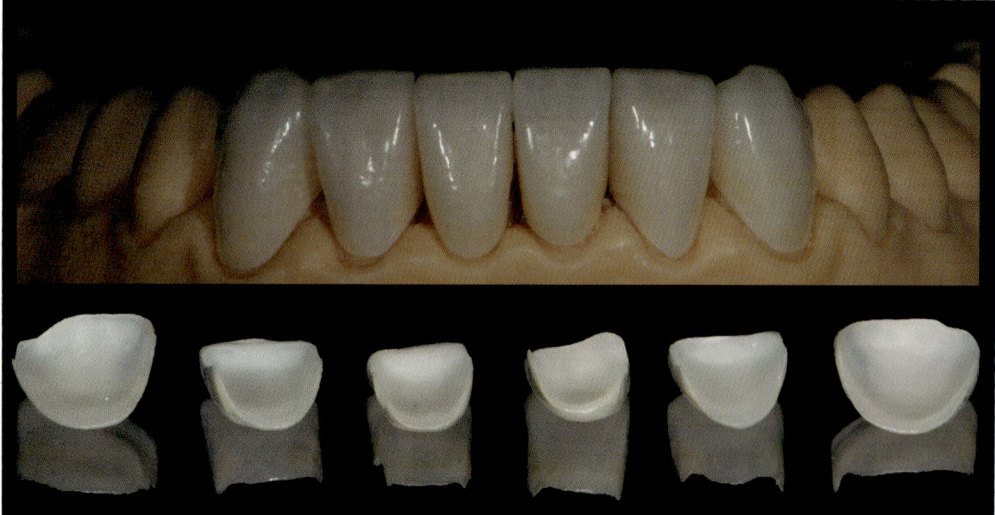

FIGURA 8.20 Carillas vestibulares de disilicato de litio monolítico inyectado.

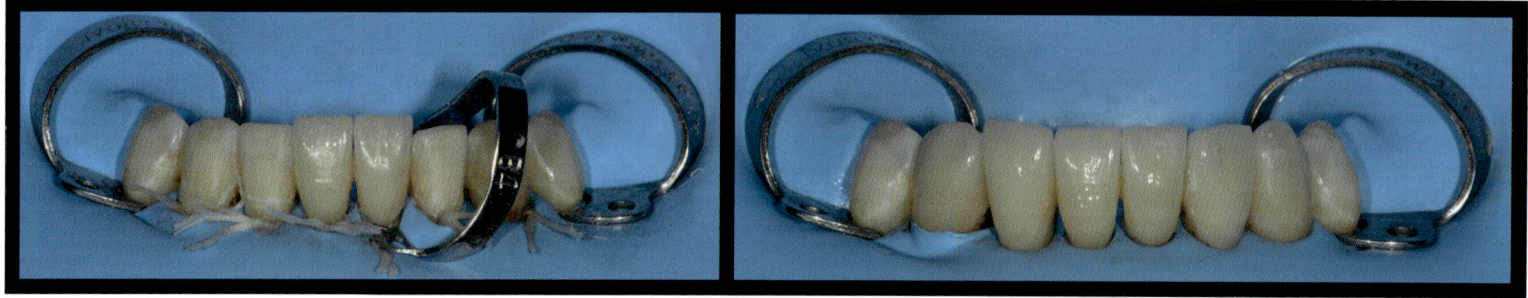

FIGURA 8.21 Cementado de las carillas bajo aislamiento absoluto con dique de goma.

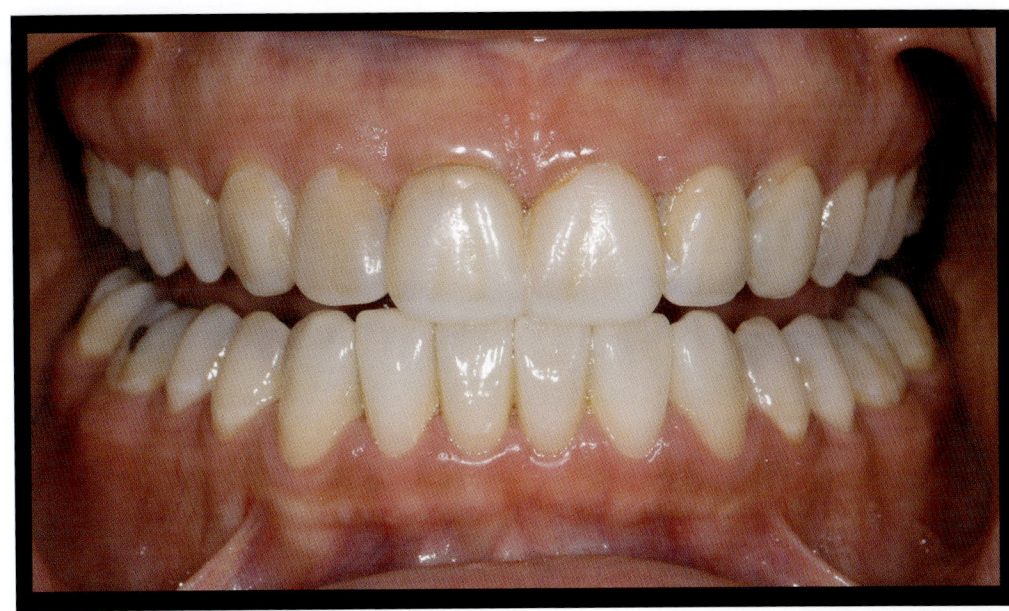

FIGURA 8.22 Se pueden apreciar las restauraciones de los dientes anteriores inferiores ya finalizadas y los dientes anteriores superiores todavía con el *mock-up* de transición.

Restauración de dientes anteriores superiores

En la Figura 8.23 se muestra la presencia de **caries interproximales debajo de las carillas antiguas una vez efectuada su remoción**. Por este motivo, y debido a la presencia del desgaste palatino, se optó por efectuar preparaciones para carillas de 360° de 1.3 a 2.2 y para una carilla ¾ vestibular en el 2.3.

Una vez finalizada la colocación de las carillas superiores se efectuó la extracción del 1.5 con colocación simultánea del implante y la carga inmediata del mismo. La restauración definitiva se llevó al cabo de tres meses.

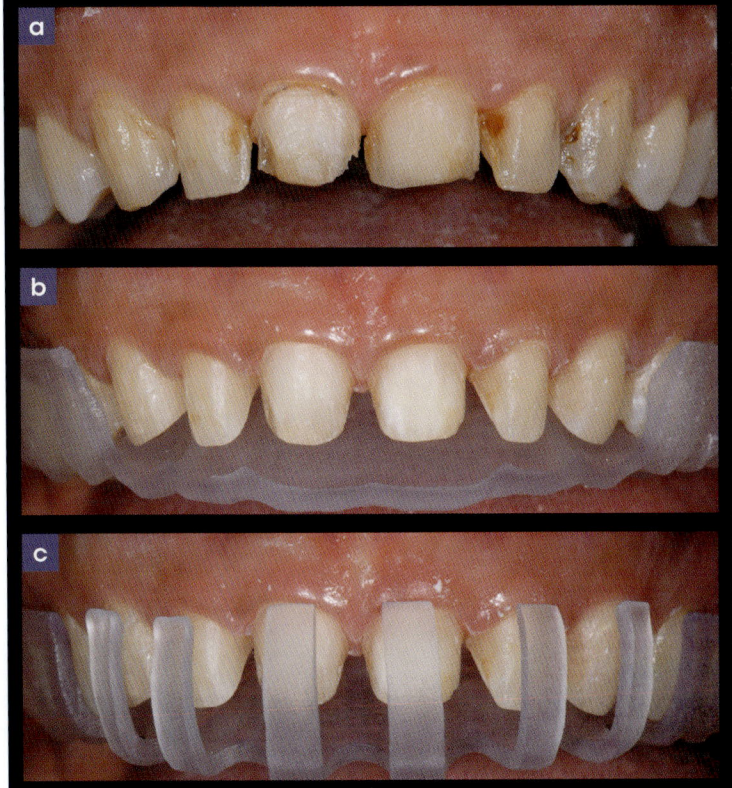

FIGURA 8.23 a) Presencia de caries interproximales una vez retiradas las carillas antiguas. b,c) Control de la reducción incisal y vestibular de las preparaciones mediante llaves impresas.

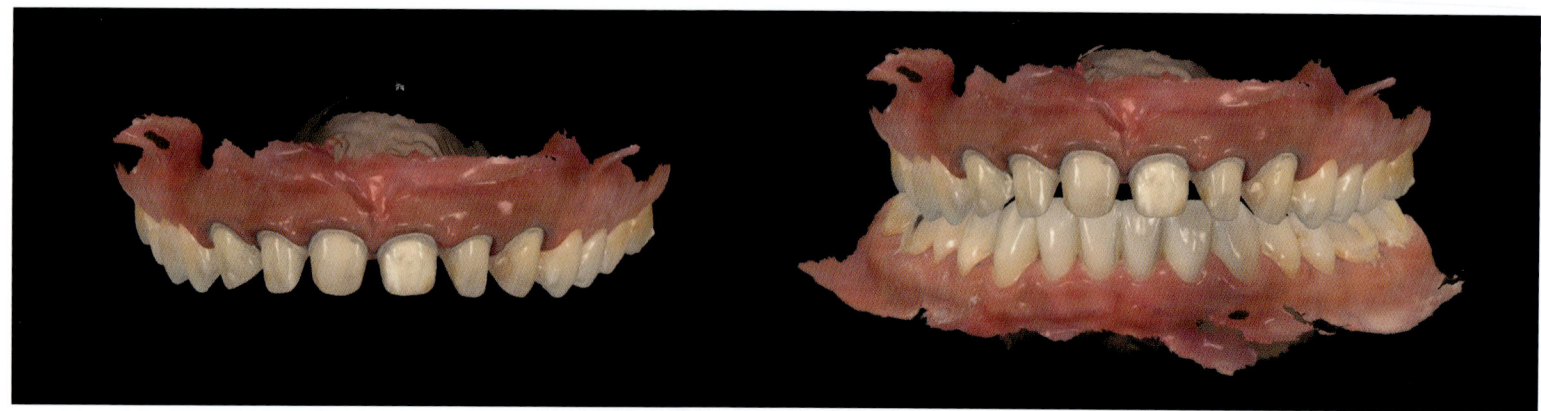

FIGURA 8.24 Impresiones digitales y registro intermaxilar virtual de RC.

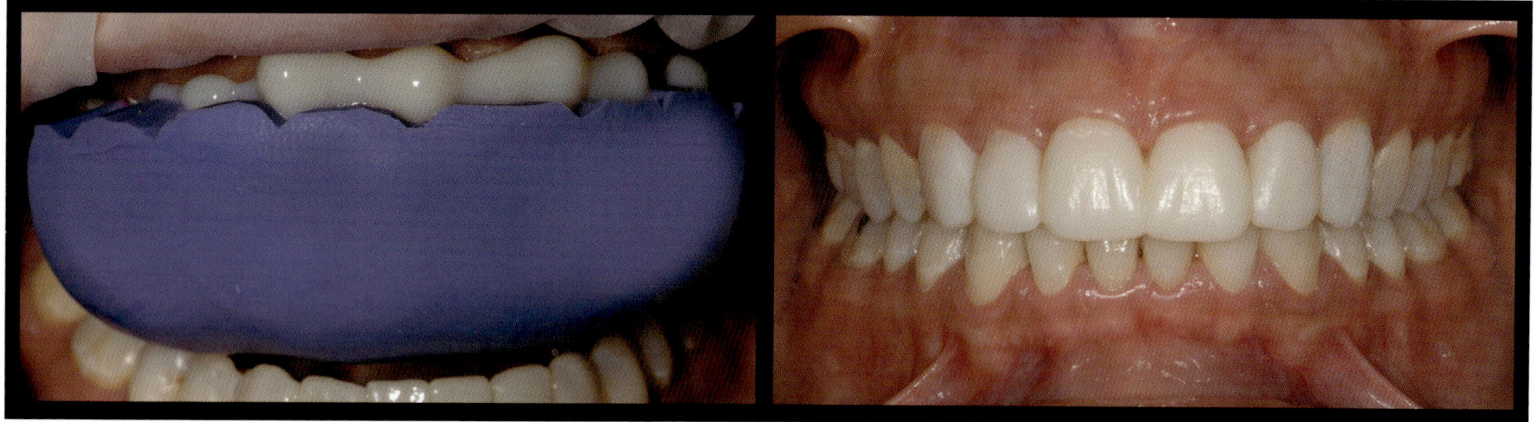

FIGURA 8.25 Restauraciones provisionales.

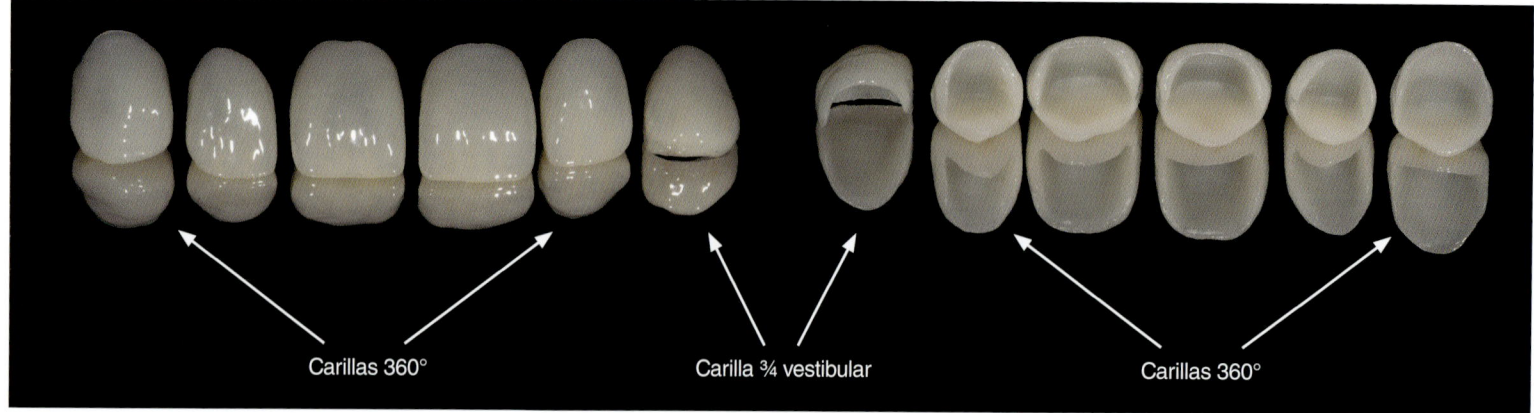

Carillas 360°   Carilla ¾ vestibular   Carillas 360°

FIGURA 8.26 Carillas 360° de disilicato de litio monolítico inyectado. En el 2.3 se realizó una carilla en V.

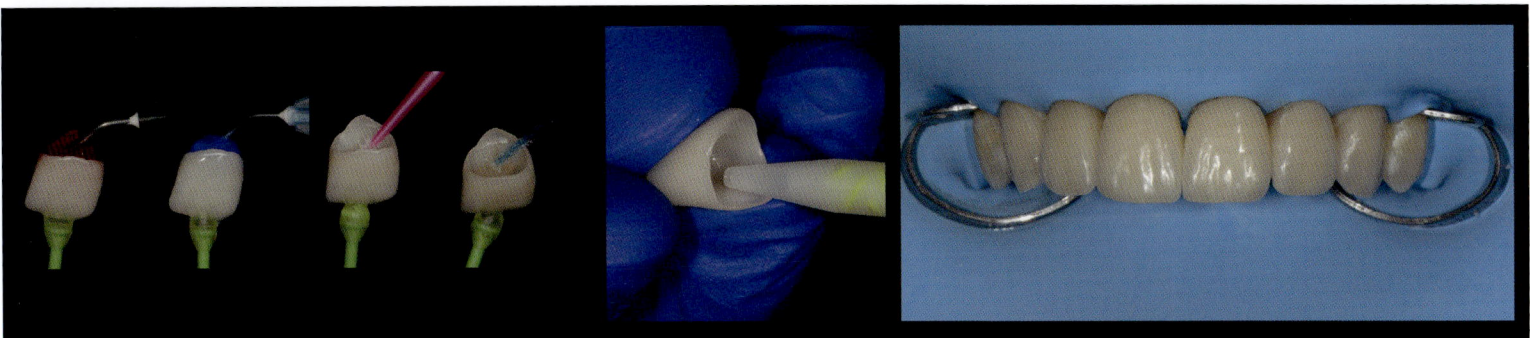

FIGURA 8.27 Acondicionamiento de las carillas y cementado finalizado antes de retirar el dique de goma.

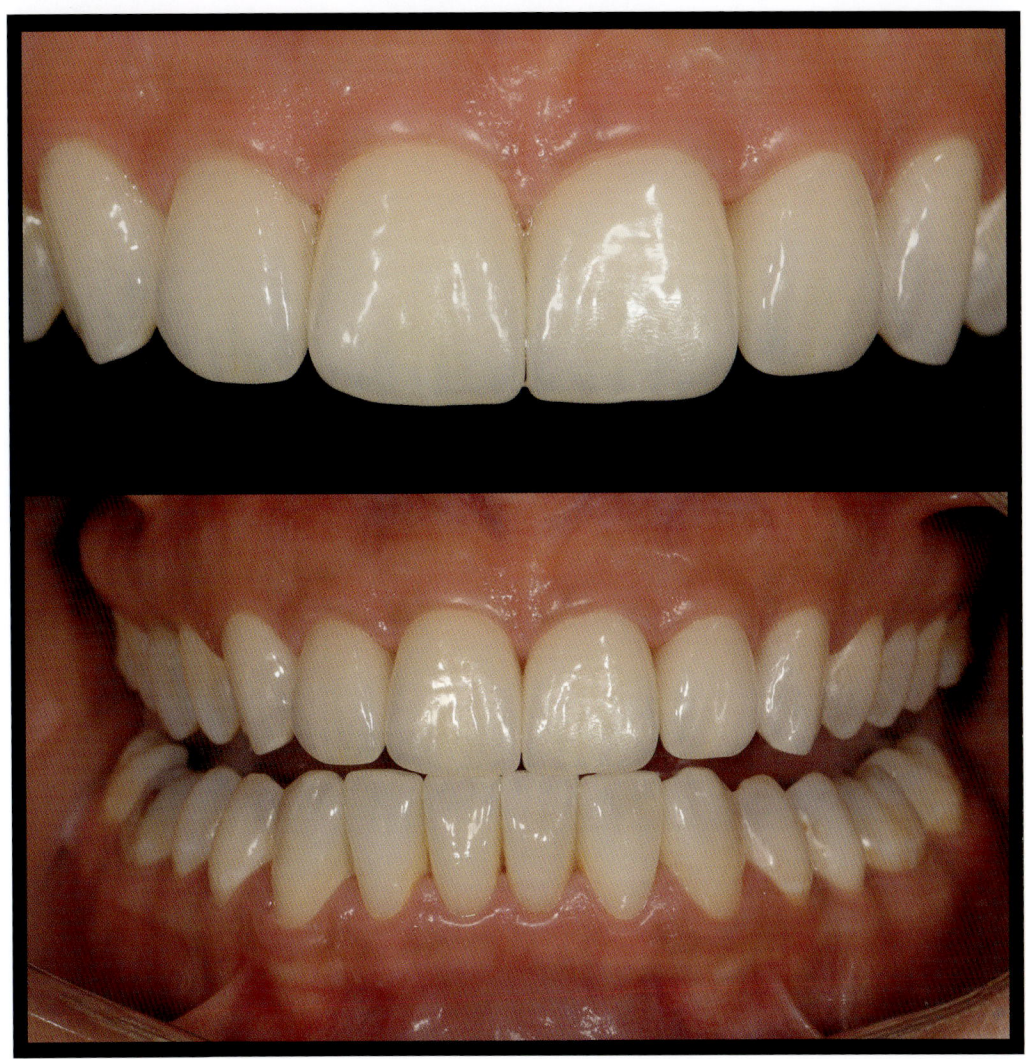

FIGURA 8.28 Aspecto de las carillas superiores al cabo de 2 semanas.

SERIE FOTOGRÁFICA COMPLETA A LOS MESES DE HABER FINALIZADO EL TRATAMIENTO

Fotografías extraorales

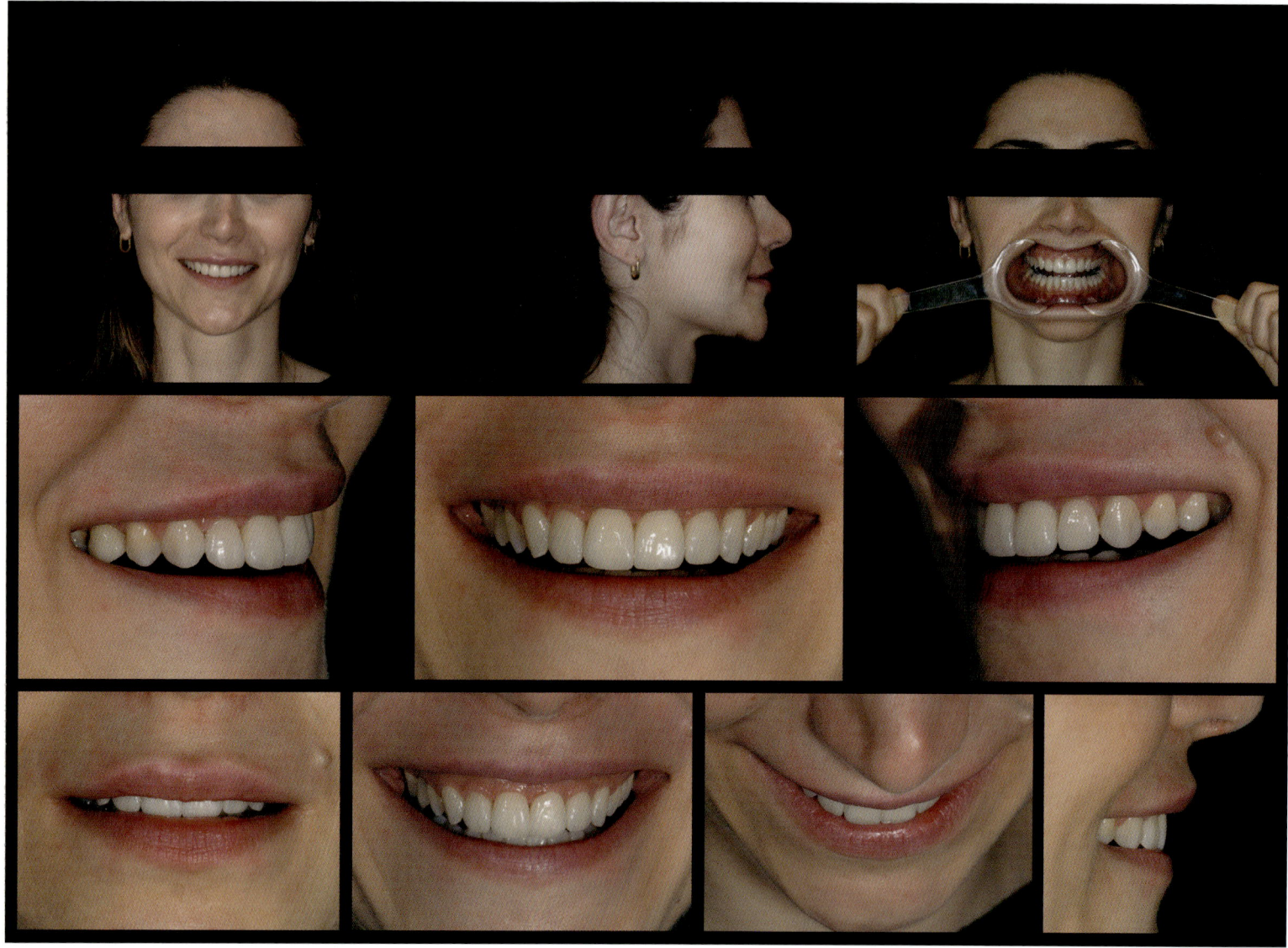

FIGURA 8.29 Las fotografías extraorales muestran la corrección de la posición del borde incisal superior y borde incisal inferior, la creación de unos contornos gingivales mas armónicos y la obtención de una relación anchura-longitud de los dientes anteriores más favorable. A su vez, se puede observar la armonía obtenida en ambos corredores bucales y entre la nueva posición del borde incisal superior y el borde interno del bermellón del labio inferior.

Fotografías intraorales

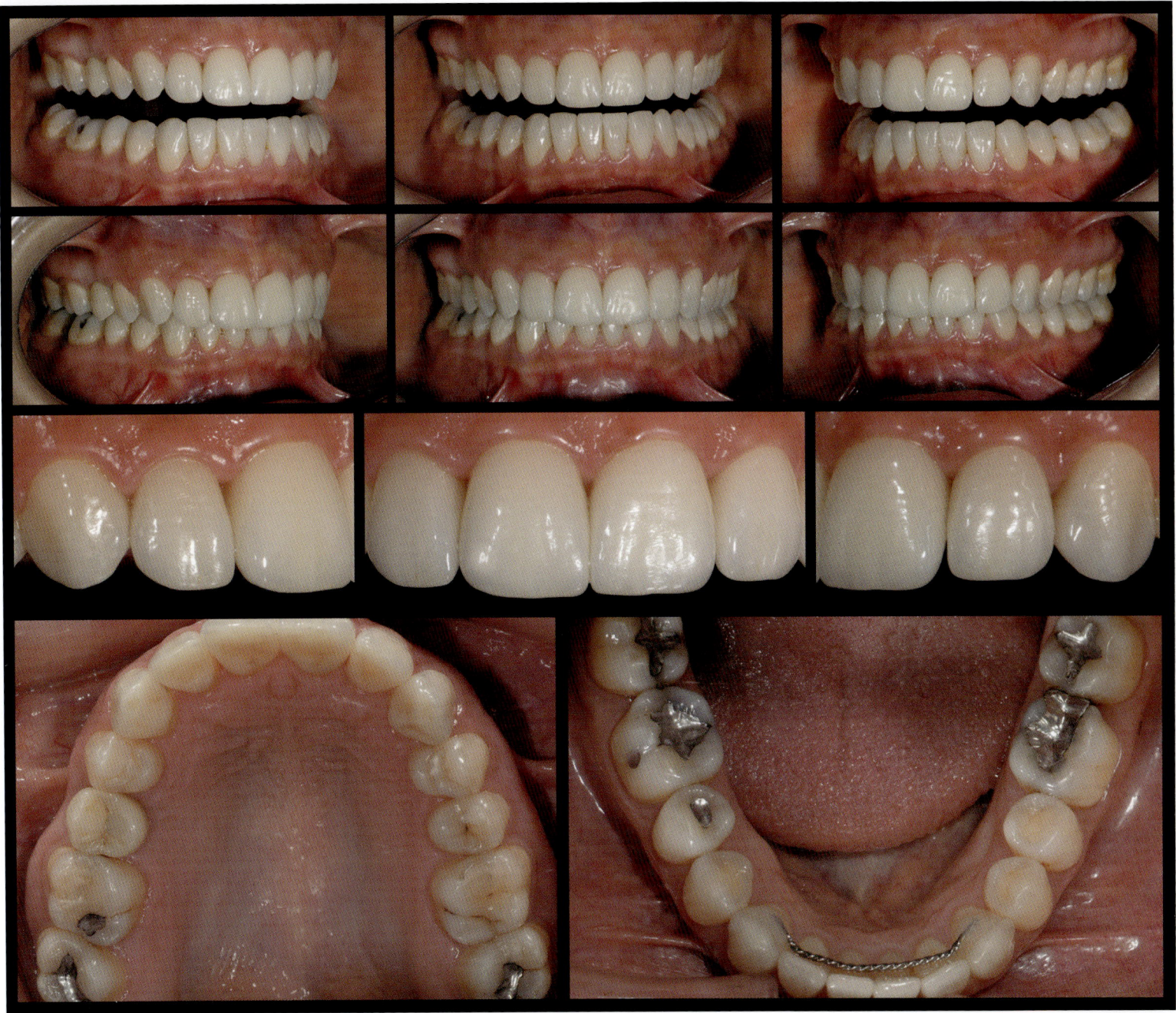

FIGURA 8.30 Las fotografías intraorales permiten apreciar la corrección del plano oclusal superior e inferior, la marcada reducción de la sobremordida y el aumento del resalte, proporcionando así más espacio para el *envelope of function* (EOF). A su vez, también se puede observar la restauración implantosoportada del 1.5.

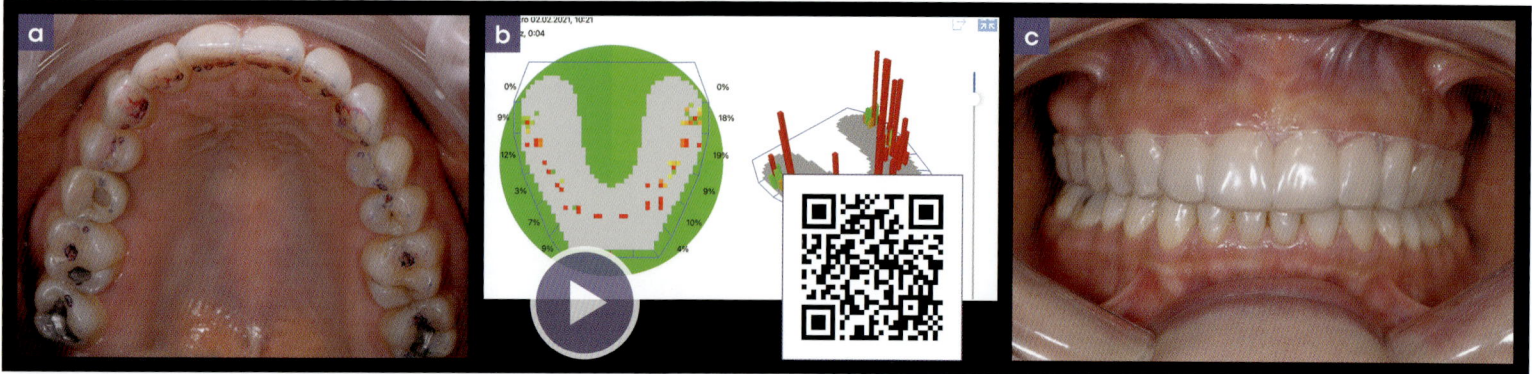

FIGURA 8.31 a) Control analógico de la oclusión con papel de articular. b) Verificación de la misma mediante el registro digital con el OccluSense a los 6 meses de haber finalizado el tratamiento. c) Debido a que la paciente rechazaba la utilización de una placa oclusal rígida, en su lugar se empleó un retenedor Essix (correctamente equilibrado oclusalmente) como elemento de retención y de protección al mismo tiempo.

CONTROL A LOS 3 AÑOS Y 4 MESES

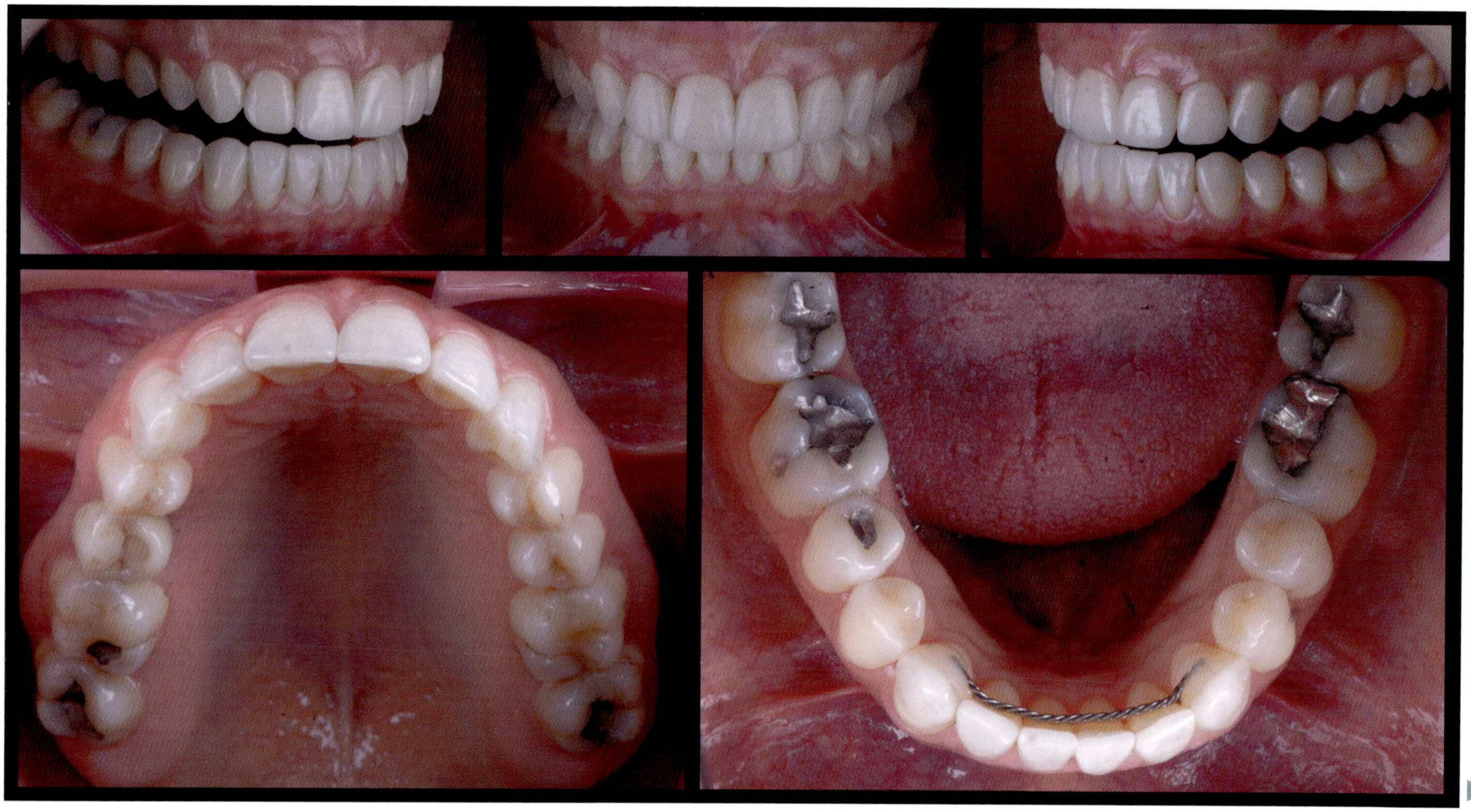

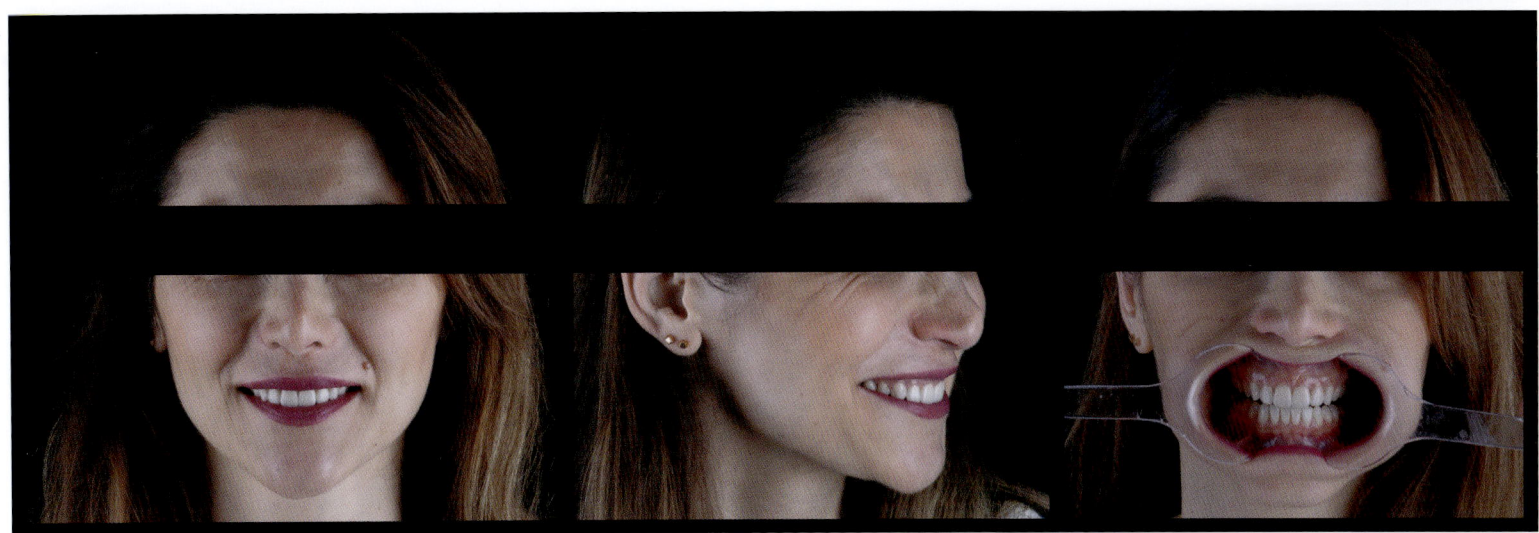

FIGURA 8.32 El control a los cuatro años muestra la estabilidad del tratamiento restaurador y la salud de los tejidos blandos.

■ Tratamiento restaurador: *Dr. José M.ª Suárez Feito*
■ Tratamiento de ortodoncia: *Dra. Iciar Llaca y Dr. Luis Llaca*
■ Tratamiento de implantología: *Dr. Alberto Sicilia*
■ Técnico de laboratorio: *Sr. Alberto Díaz López, Custom Dental Technologies*

CASO CLÍNICO 2

Edad: 58 años.

Motivo de consulta: Seria preocupación por el avance del desgaste dentario en los últimos años. En realidad, a la paciente se le había programado una consulta hacía 12 años para la restauración del desgaste dentario después de haber sido tratada con ortodoncia y haberle colocado un implante osteointegrado. Por circunstancias personales, abandonó el tratamiento hasta el momento de la nueva consulta en 2017, cuando mostró la imperiosa necesidad de finalizar el tratamiento sin más dilación.

La exploración intraoral permitió confirmar el avanzado desgaste generalizado por atrición y erosión, el implante sin restaurar en posición del 2.6, la existencia de un resto radicular en el 1.7 y la presencia de restauraciones extensas de composite en los molares inferiores.

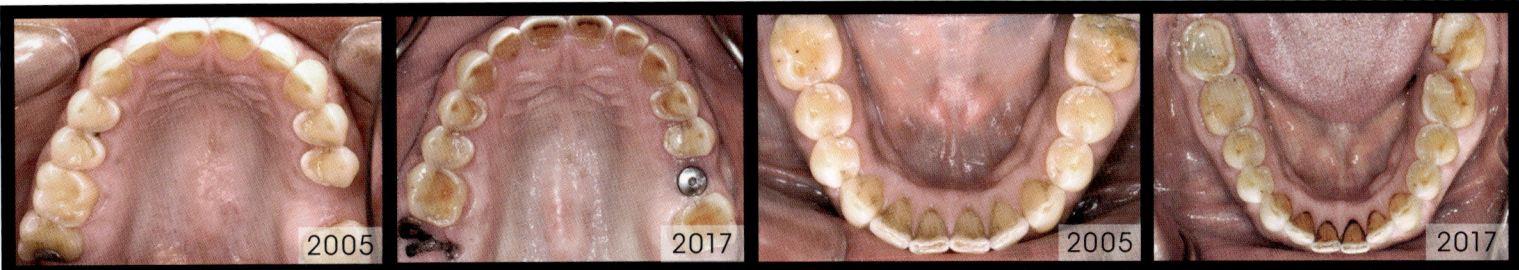

FIGURA 8.33 Se puede apreciar el marcado avance del desgaste y la destrucción del 1.7 en el tiempo transcurrido entre las imágenes del 2005 (fotos proporcionadas por el ortodoncista) y las de la nueva consulta en 2017.

SERIE FOTOGRÁFICA INICIAL COMPLETA

Análisis de las fotografías extraorales

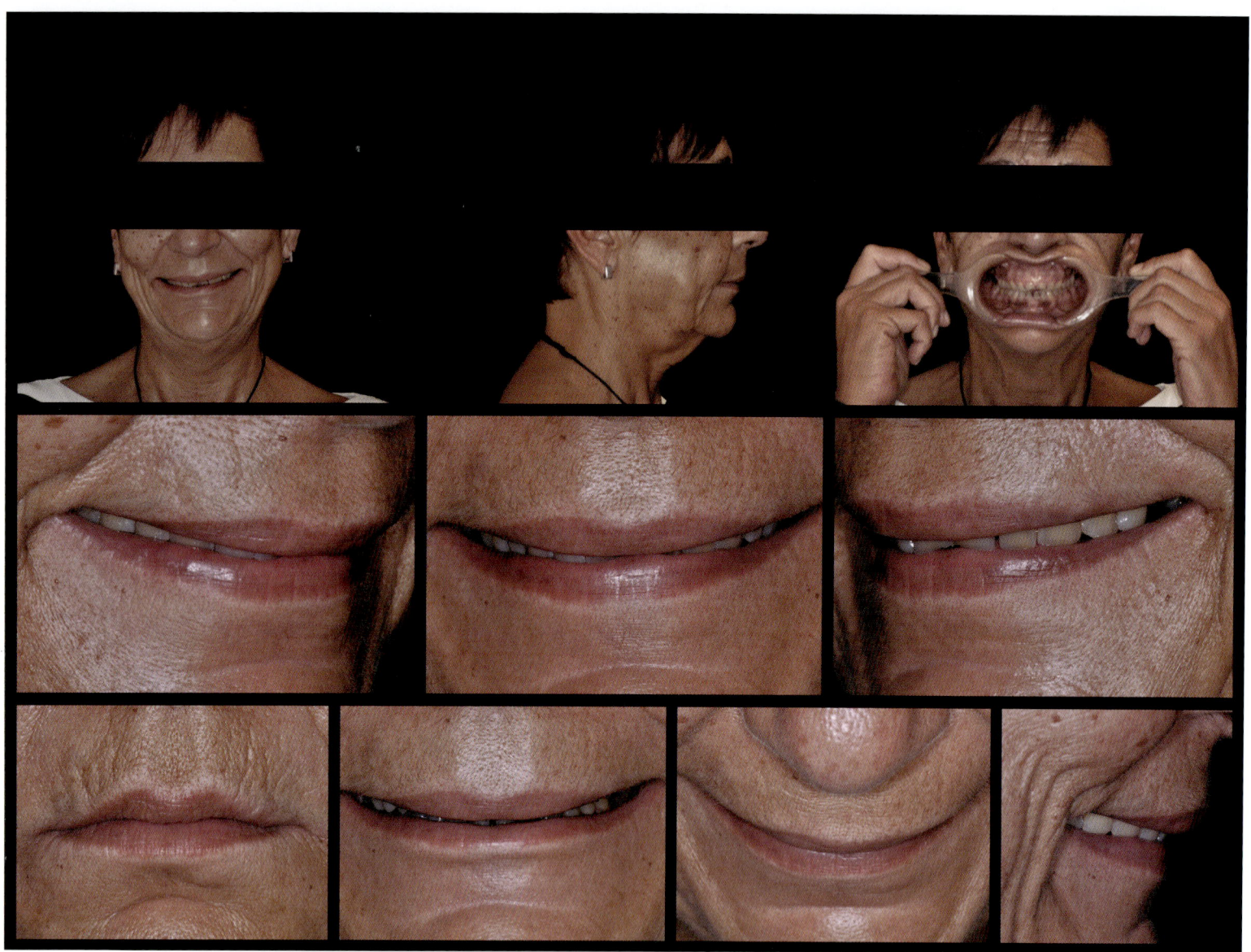

FIGURA 8.34 Clase II división segunda. Presencia del borde incisal superior invertido y limitada movilidad labial.

Análisis de las fotografías intraorales

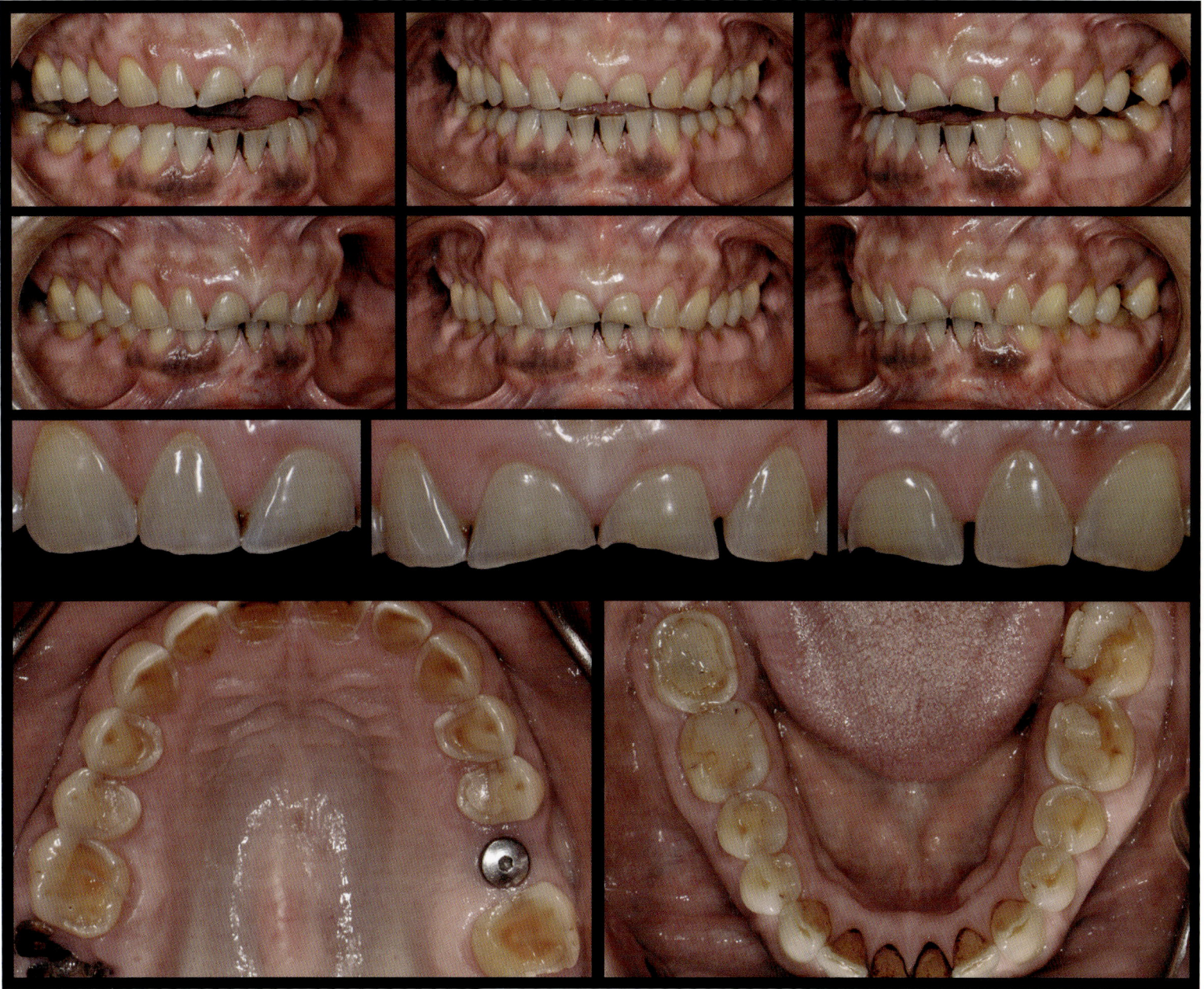

FIGURA 8.35 Desgaste dentario generalizado por atrición y erosión. Borde incisal superior e inferior invertido. Niveles gingivales del 1.2 y 2.1 posicionados incisalmente con relación a los de los incisivos laterales. Proporción anchura-longitud de los dientes anteriores desfavorable. Sobremordida con dientes anteriores superiores lingualizados, lo que limita el espacio necesario para el EOF. Restauraciones extensas de composite en los molares inferiores. Resto radicular del 1.7. Implante en el 2.6.

Es importante destacar que la paciente rechazó cualquier posibilidad de ningún nuevo tratamiento de ortodoncia.

PLAN DE TRATAMIENTO RESTAURADOR

Una vez verificada de forma repetitiva la posición condilar de RC, se efectuó el montaje en articulador y se confirmó la necesidad de **incrementar la DV para generar espacio restaurador**. Seguidamente se estableció el siguiente plan de tratamiento restaurador:

1. *Mock-up* emocional. A partir del encerado de diagnóstico parcial (Capítulo 5).
2. *Mock-up* de transición. A partir del encerado de diagnóstico completo (Capítulo 5).
3. Restauración de dientes anteriores inferiores utilizando carillas vestibulares de disilicato de litio.
4. Restauración de dientes anteriores superiores mediante carillas en V de disilicato de litio.
5. Restauración de dientes posteriores con carillas oclusovestibulares de disilicato de litio.
6. Restauración de dientes posteriores superiores mediante una combinación de carillas oclusovestibulares y oclusales de disilicato de litio y una restauración de metal-porcelana implantosoportada en el implante en posición del 2.6.

Mock-up de transición

La Figura 8.35 muestra el *mock-up* de transición completo de ambas arcadas, excepto en el implante, donde **la posición condilar de referencia empleada para establecer la relación intermaxilar de referencia fue la de RC. Dicha posición de referencia se mantuvo a lo largo de las diferentes fases del tratamiento restaurador.**

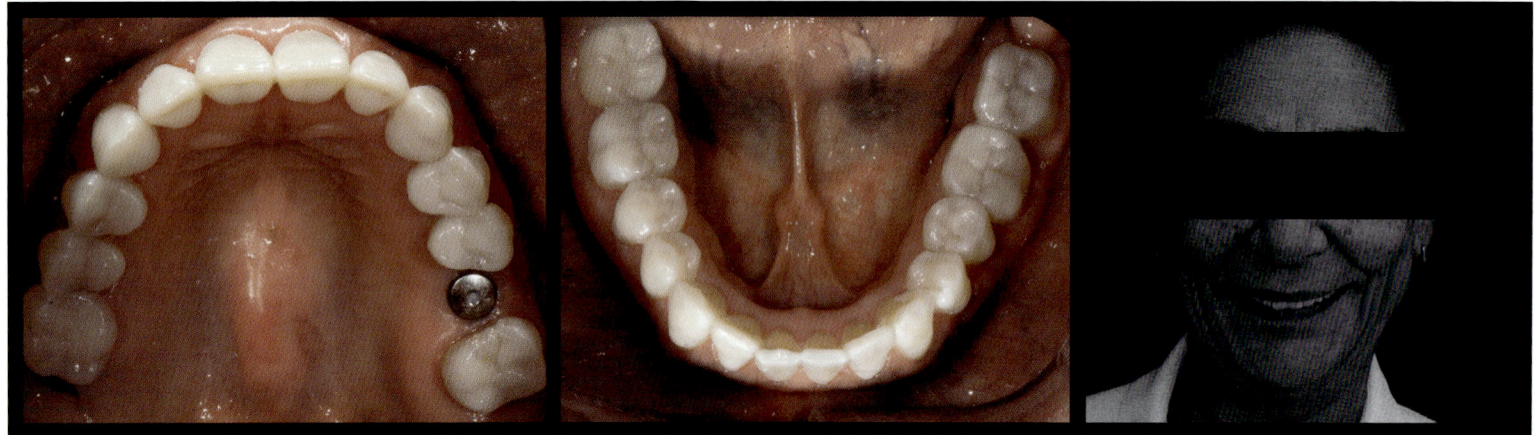

FIGURA 8.36 En la fotografía de cara completa al cabo de tres semanas, se puede apreciar la positiva respuesta que manifiesta la paciente al *mock-up* de transición al mostrar una mayor exposición dentaria que en la fotografía inicial de cara completa.

Restauración de dientes anteriores inferiores

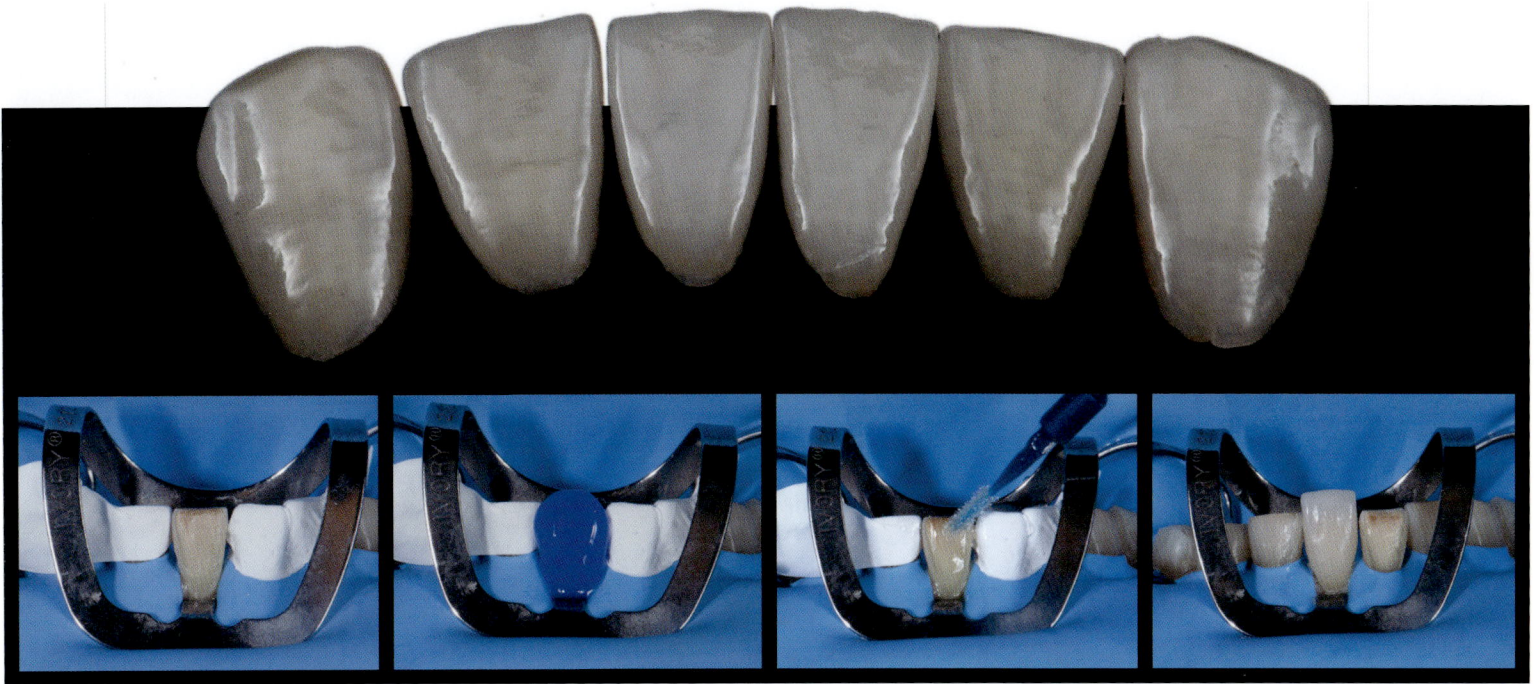

FIGURA 8.37 Carillas vestibulares de disilicato de litio monolítico inyectado y cementado de las mismas una a una, bajo aislamiento con dique de goma.

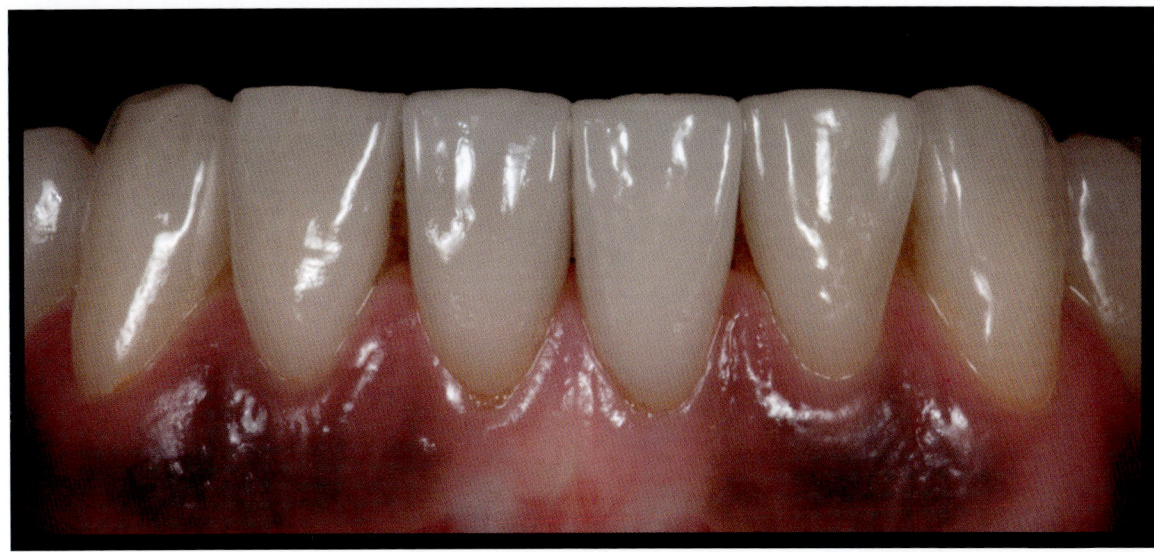

FIGURA 8.38 Restauraciones al cabo de 3 semanas.

Restauración de dientes anteriores superiores

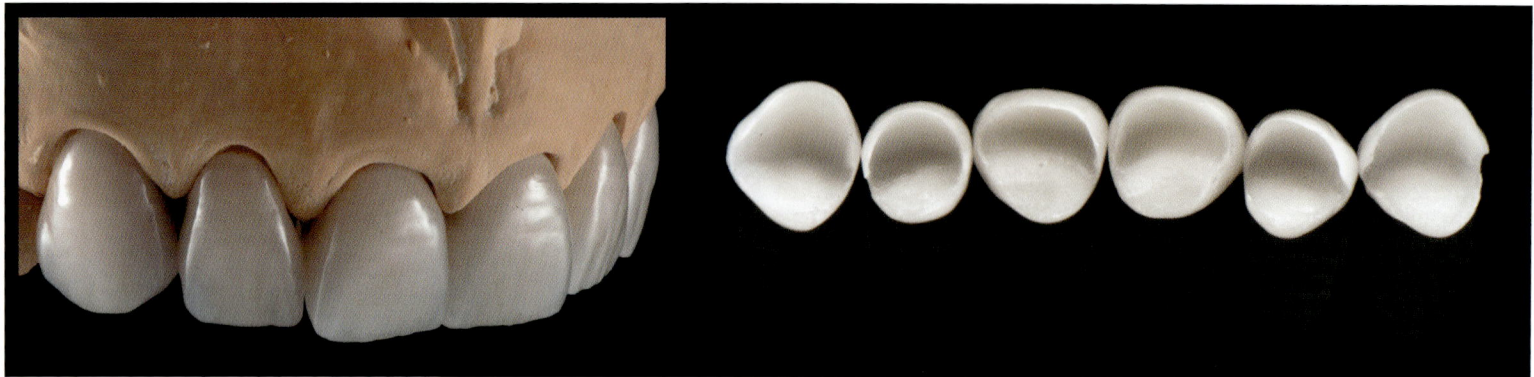

FIGURA 8.39 Carillas en V de disilicato de litio monolítico inyectado.

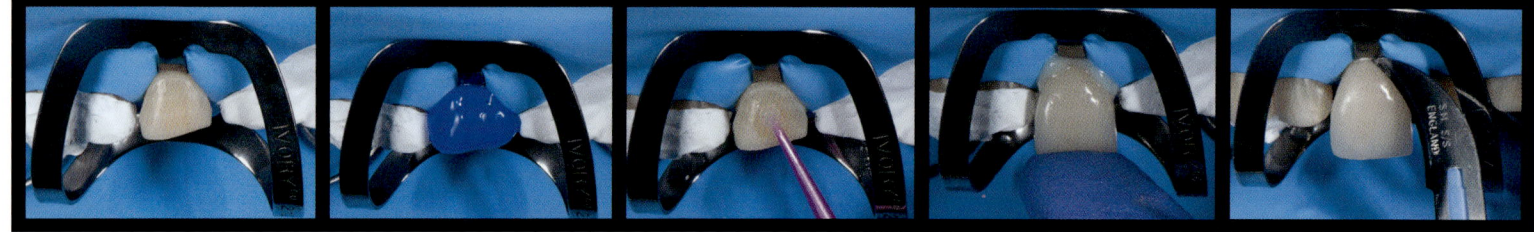

FIGURA 8.40 Procedimientos de acondicionamiento dentario y cementado de las carillas en V.

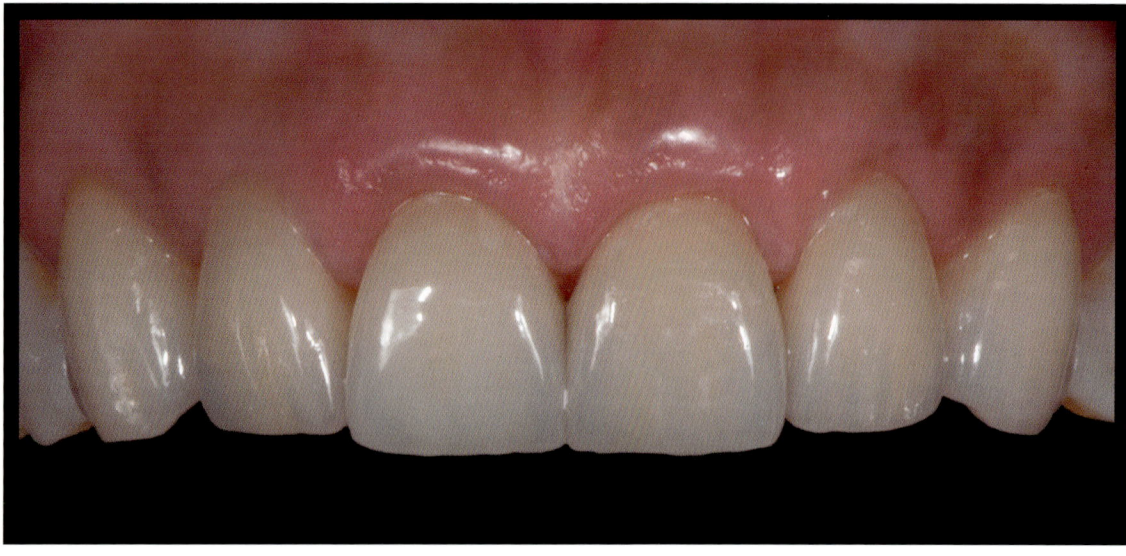

FIGURA 8.41 Restauraciones al cabo de 3 semanas.

Restauración de dientes posteriores inferiores

Debido a la extensa pérdida de esmalte en la cara oclusal de los últimos molares inferiores **se incluyeron también sus caras vestibulares, para proporcionar mayor resistencia y superficie de adhesión a las restauraciones.**

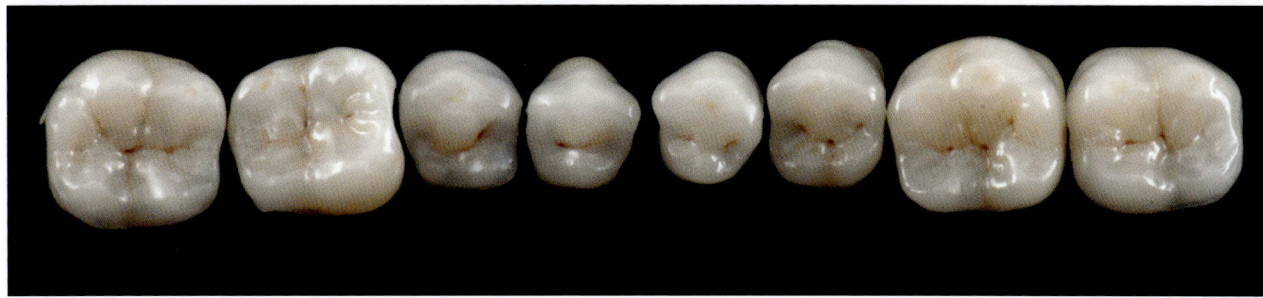

FIGURA 8.42 Carillas oclusovestibulares de disilicato de litio monolítico inyectado en todos los dientes posteriores inferiores.

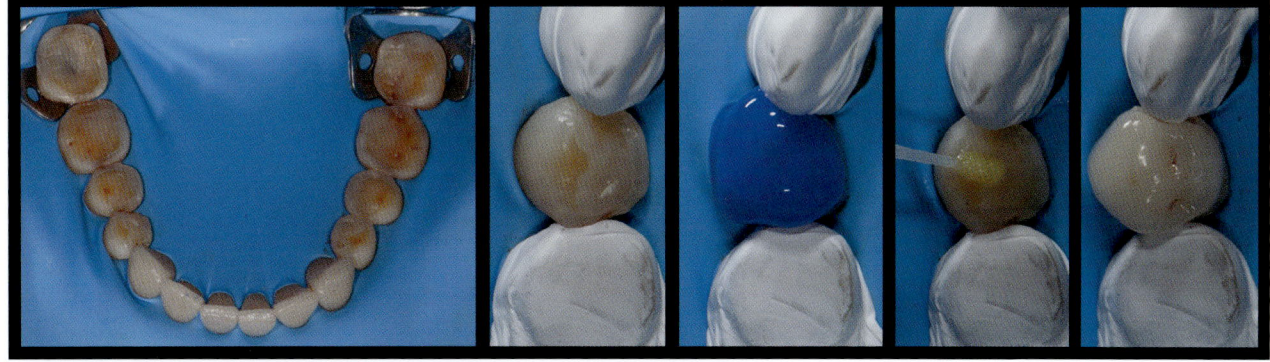

FIGURA 8.43 Acondicionamiento de las preparaciones y cementado de las carillas.

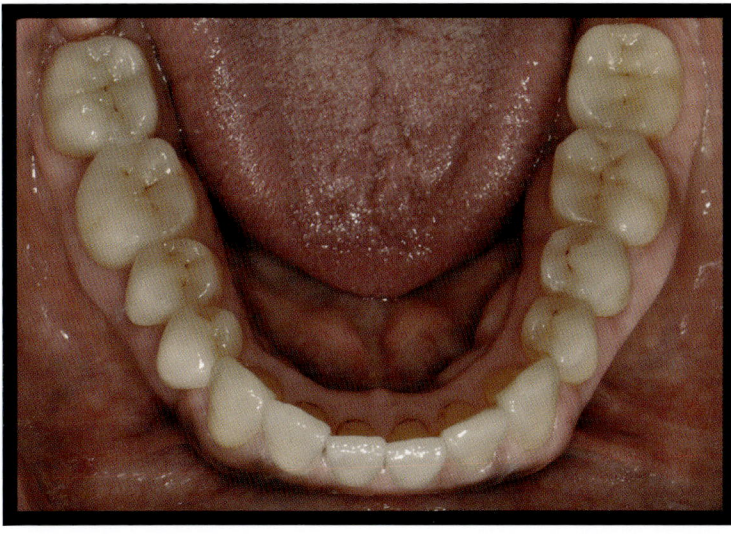

FIGURA 8.44 Restauración de la arcada inferior completada. Se puede apreciar la inclusión también de la cara vestibular de los últimos molares inferiores.

Restauración de dientes posteriores superiores

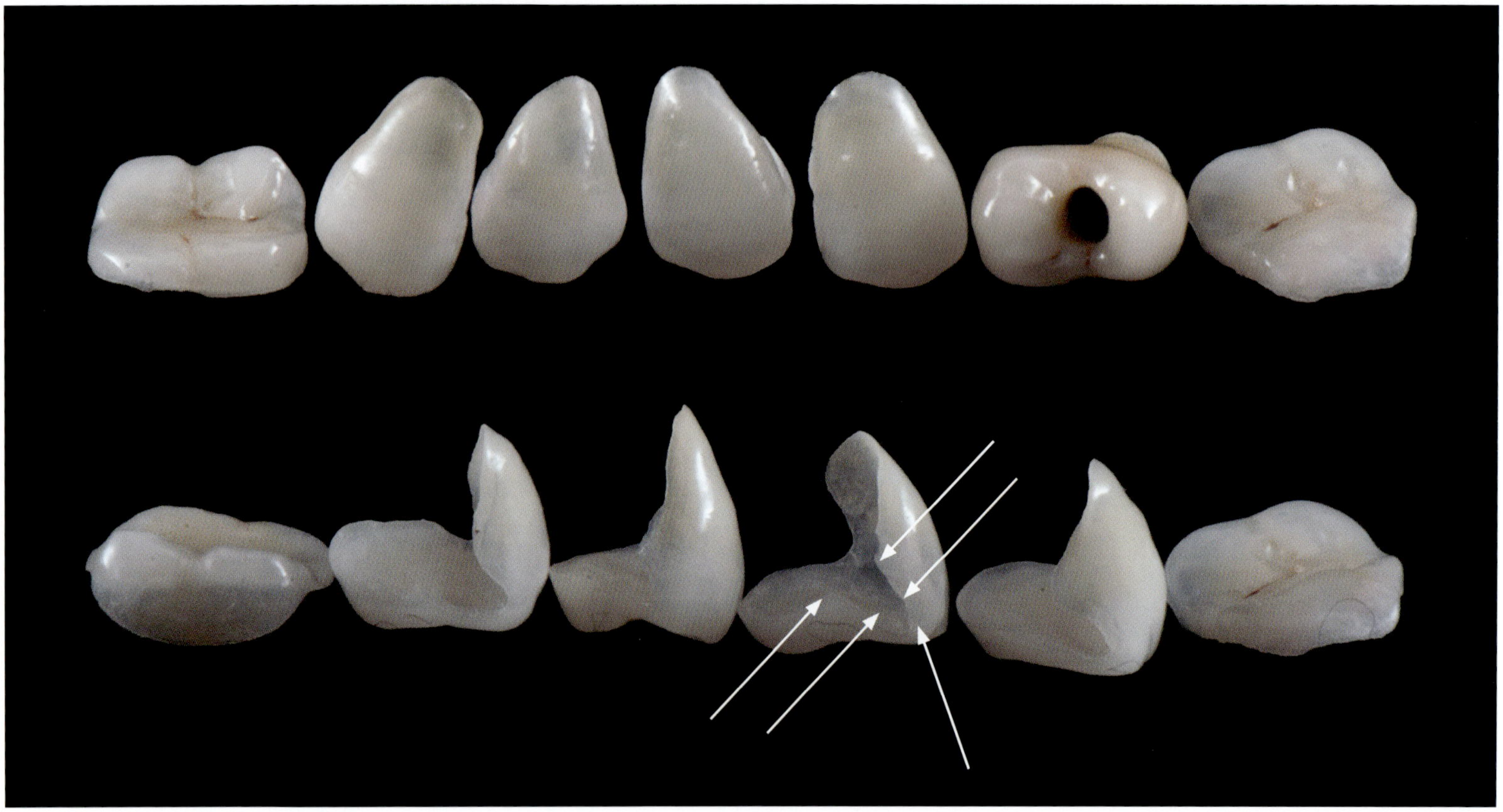

FIGURA 8.45 Restauraciones de disilicato de litio monolítico inyectado: carillas oclusales con ligera extensión vestibular en 1.6 y 2.7 y carillas oclusovestibulares en 1.4, 1.5, 2.4 y 2.5. En las carillas oclusovestibulares de los premolares las flechas señalan **cómo sus límites periféricos interproximales indican la ausencia de eliminación de estructura dentaria a ese nivel durante la preparación dentaria**.

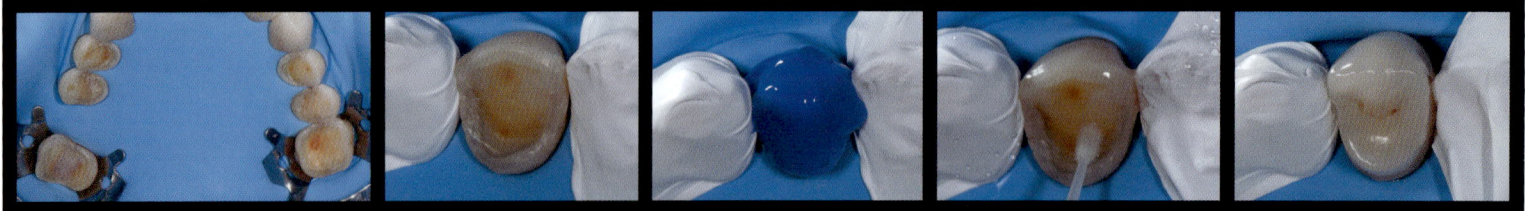

FIGURA 8.46 Procedimientos de acondicionamiento dentario y cementado de las carillas en V.

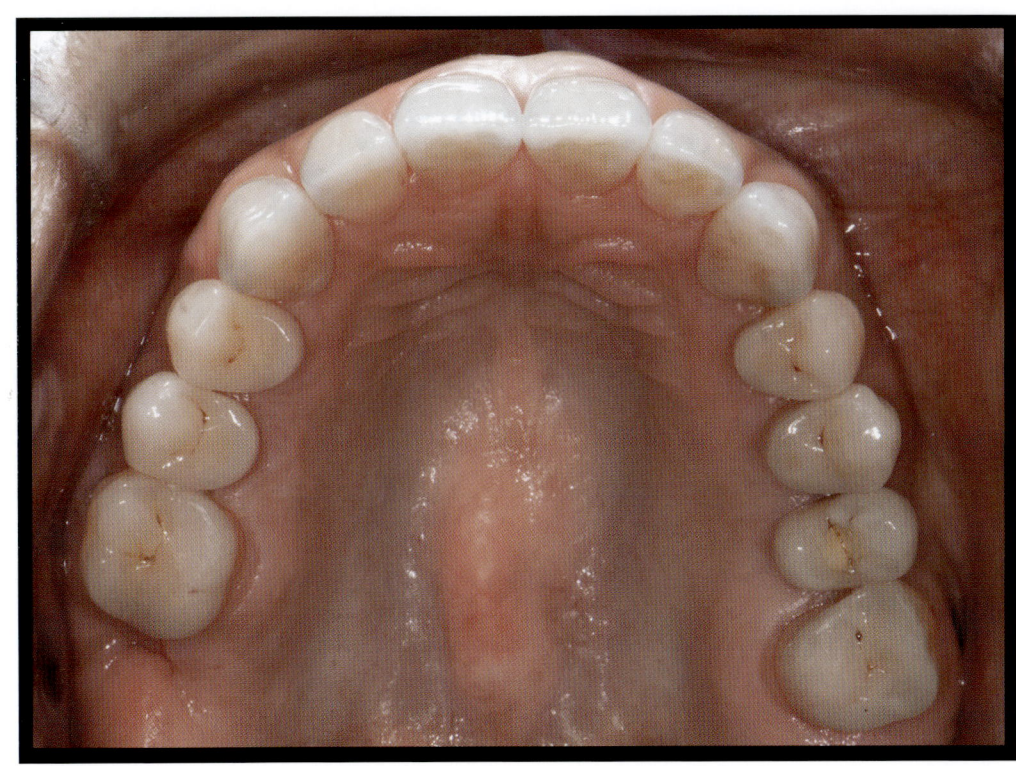

FIGURA 8.47 Restauración de dientes posteriores superiores al cabo de un mes.

SERIE FOTOGRÁFICA COMPLETA AL MES DE HABER FINALIZADO EL TRATAMIENTO

Fotografías extraorales

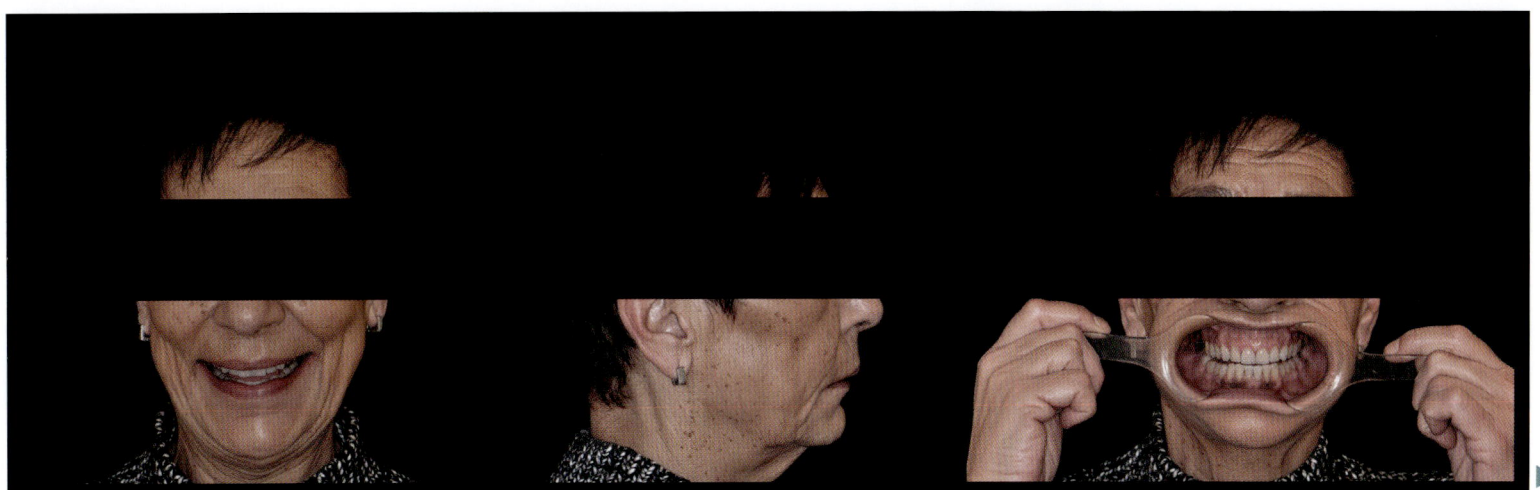

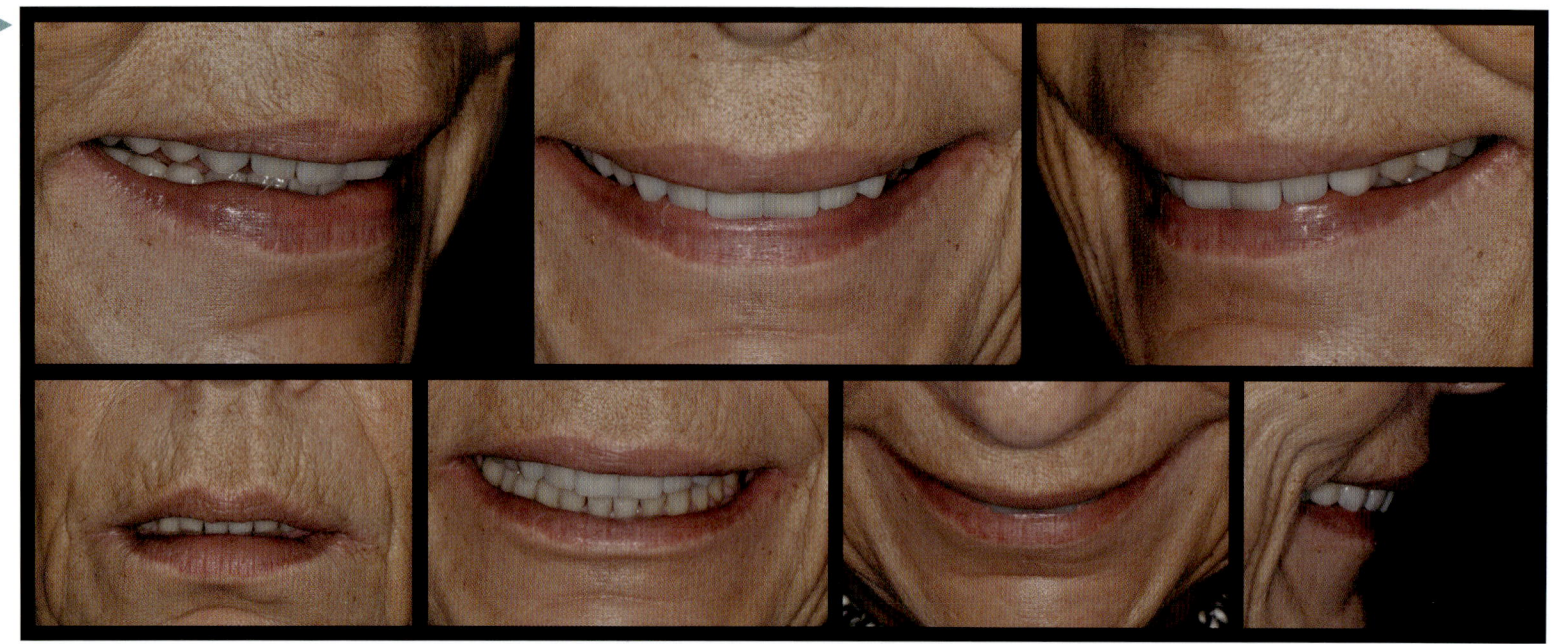

FIGURA 8.48 Se puede observar que, cuando la paciente sonríe, presenta una mayor exposición dentaria que antes de comenzar el tratamiento. Al restablecer la posición del borde incisal superior, se puede apreciar la armonía obtenida entre este y el borde interno del bermellón del labio.

Fotografías intraorales

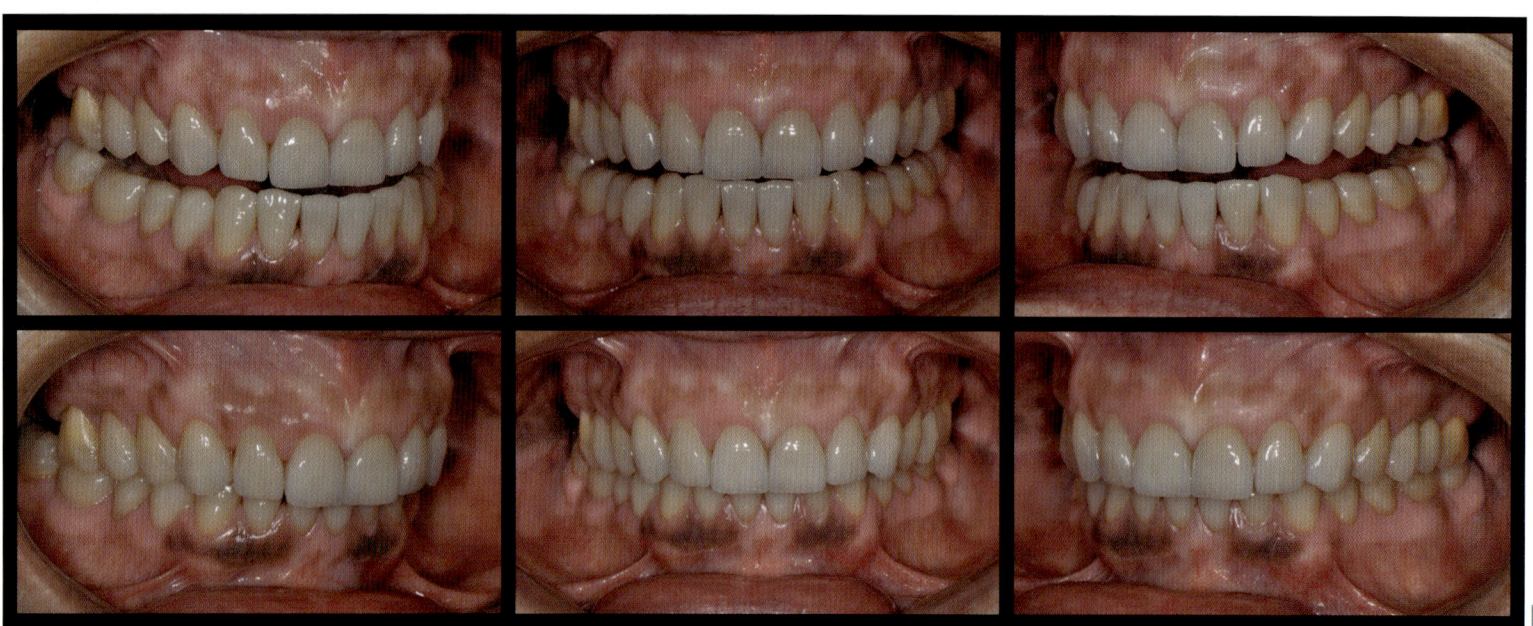

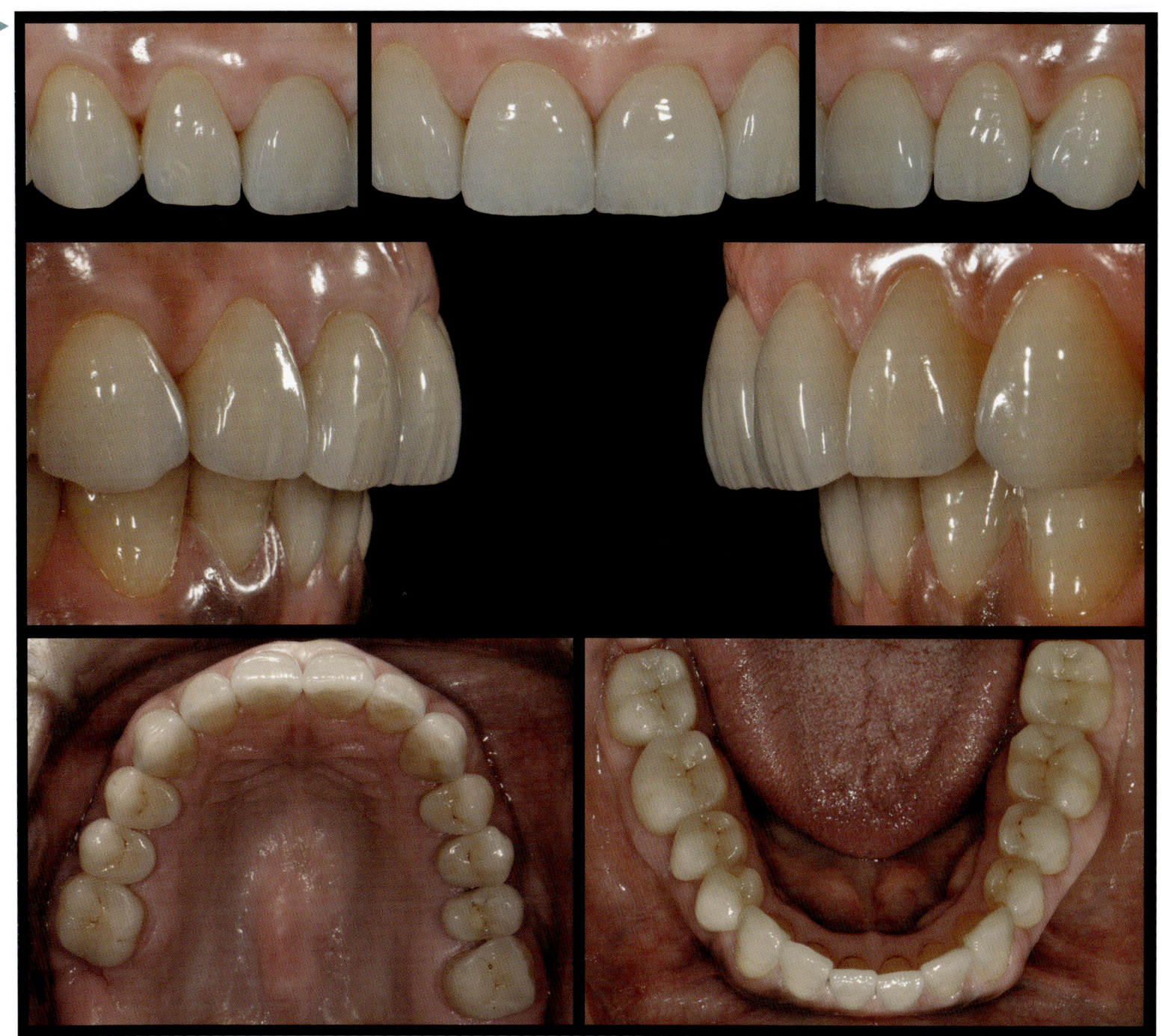

FIGURA 8.49 **A pesar de la discrepancia existente entre los niveles gingivales de los incisivos centrales y los de los incisivos laterales, al establecer unas nuevas proporciones anchura-longitud en las restauraciones de los dientes anteriores dicha discrepancia se hace visualmente menos manifiesta**. A su vez, al aumentar la DV para generar espacio restaurador, además de reducir la sobremordida se incrementa también el resalte, lo cual permite generar más espacio para evitar interferencias con el *envelope of function* (EOF).

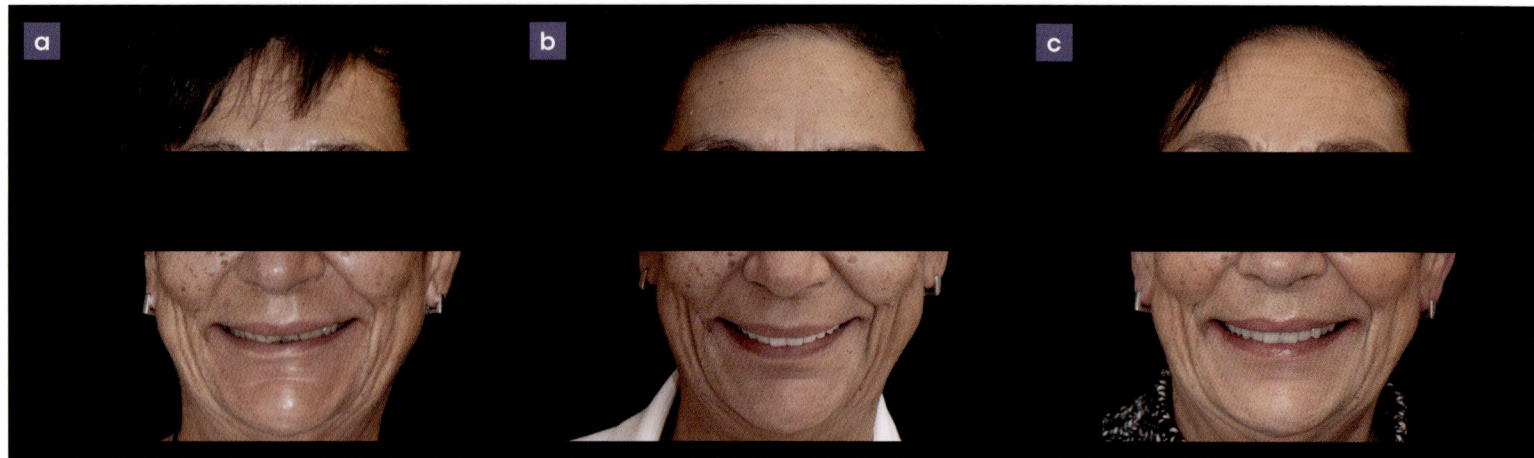

FIGURA 8.50 Fotografías de cara completa en las que se muestra la sonrisa de la paciente. a) Antes de comenzar el tratamiento. b) Con el *mock-up* de transición. c) Con las restauraciones finales.

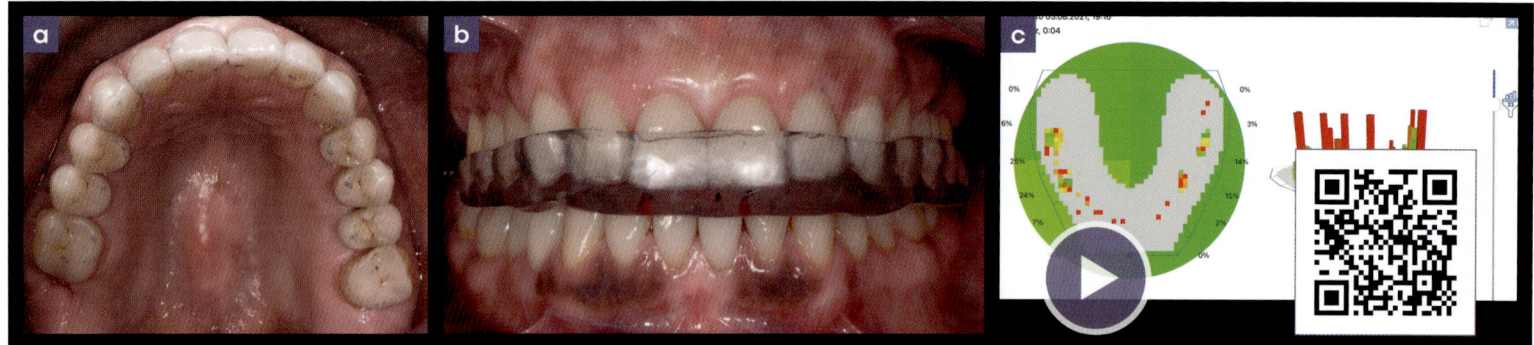

FIGURA 8.51 Control de la oclusión a los 4 años de haber finalizado el tratamiento. Verificación de la misma mediante papel de articular y de forma digital con el OccluSense.

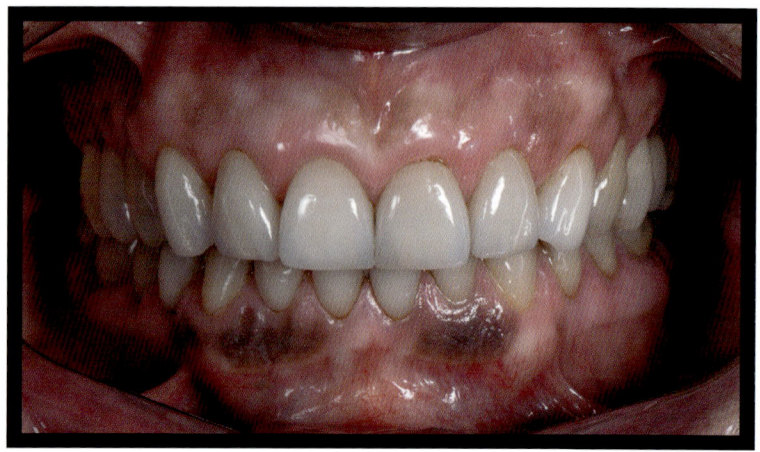

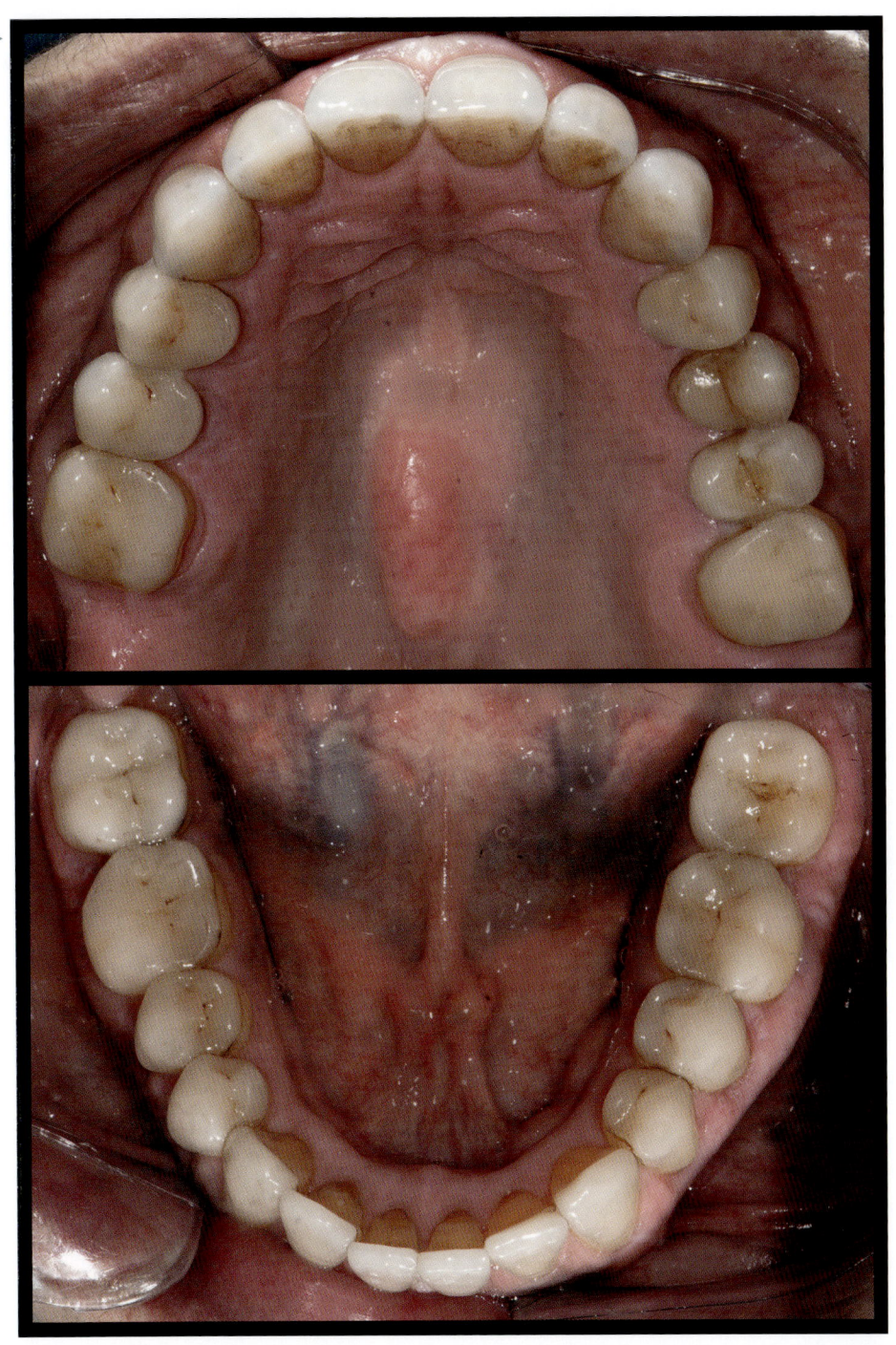

FIGURA 8.52 Seguimiento a los 7 años. Se puede apreciar la razonable estabilidad biológica y funcional del tratamiento, aunque debido al hábito tabáquico de la paciente se puede observar la presencia de numerosas tinciones.

■ Tratamiento restaurador: Dra. Carlota Suárez-Feito Tuero   ■ Técnico de laboratorio: *Sr. Alberto Díaz López, Custom Dental Technologies*

CASO CLÍNICO 3

Edad: 51 años.

Motivo de la consulta: Preocupación por el rápido avance del desgaste de sus dientes, sensibilidad a la masticación y la fractura reciente del 1.4. Este último incidente hizo que el paciente fuese todavía más consciente del deterioro estético y funcional que ya venía experimentando últimamente.

La exploración intraoral confirmó el desgaste dentario por atrición y erosión. Dicha erosión pudo relacionarse con el consumo habitual de fruta verde. A su vez, también se observó la presencia de numerosas restauraciones extensas de amalgama y composite que también estaban contribuyendo a debilitar aún más la estructura dentaria remanente.

SERIE FOTOGRÁFICA INICIAL COMPLETA

Análisis de las fotografías extraorales

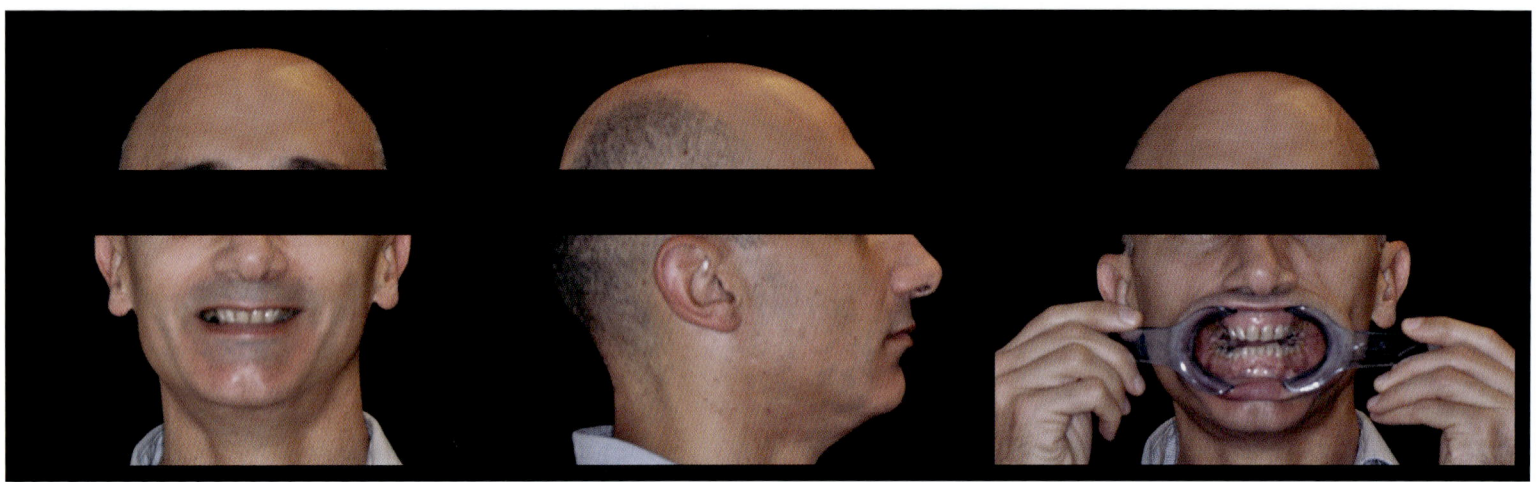

FIGURA 8.53 Marcada inclinación del borde incisal inferior.

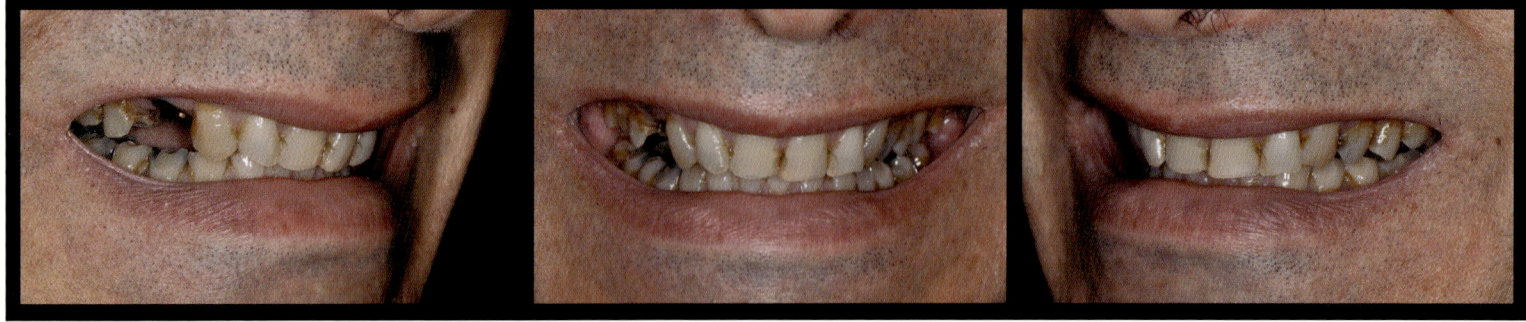

FIGURA 8.54 Los corredores bucales muestran el llamativo torque negativo de los dientes de la arcada superior. La tronera labial entre ambos incisivos centrales superiores se encuentra también inclinada hacia la derecha.

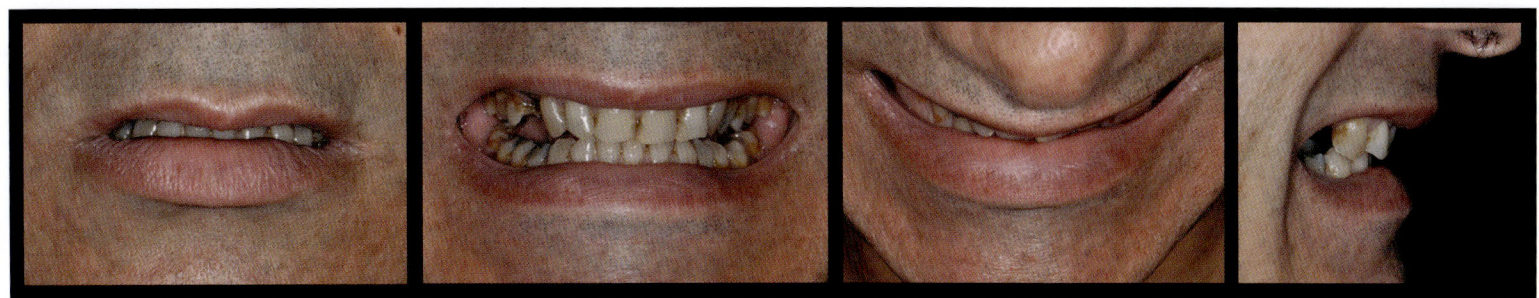

FIGURA 8.55 Ausencia de exposición del borde incisal superior con los labios en reposo. Falta de armonía entre la posición del borde incisal superior en sentido vertical y horizontal con el borde interno del bermellón del labio inferior.

Análisis de las fotografías intraorales

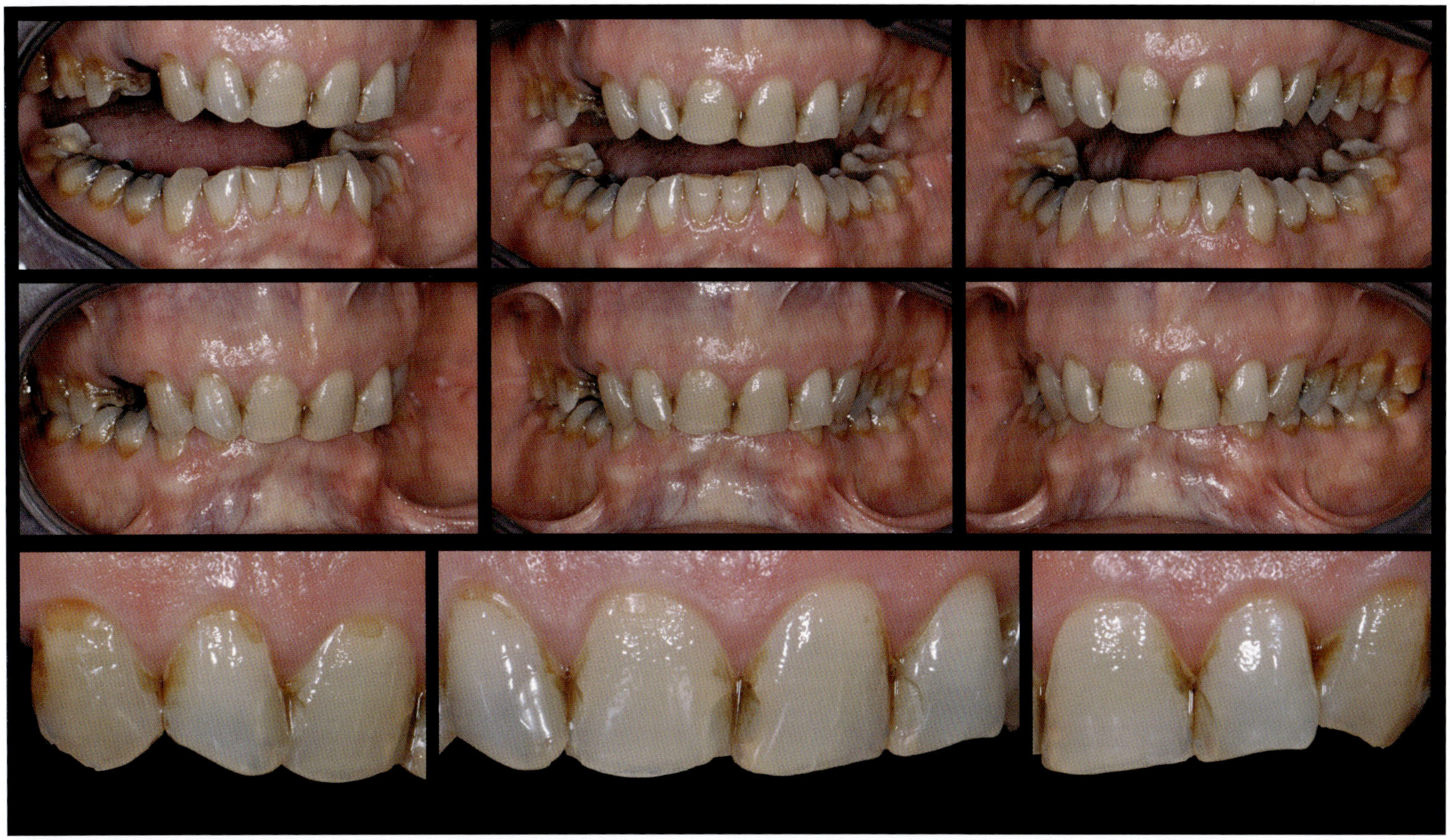

FIGURA 8.56 Plano oclusal inferior inclinado hacia la derecha con pronunciada curva de Spee. Intensa sobremordida y lingualización de los dientes anteriores superiores, lo que limita el espacio necesario para el *envelope of function* (EOF). Desfavorable proporción anchura-longitud de los dientes anteriores superiores y ausencia de troneras incisales.

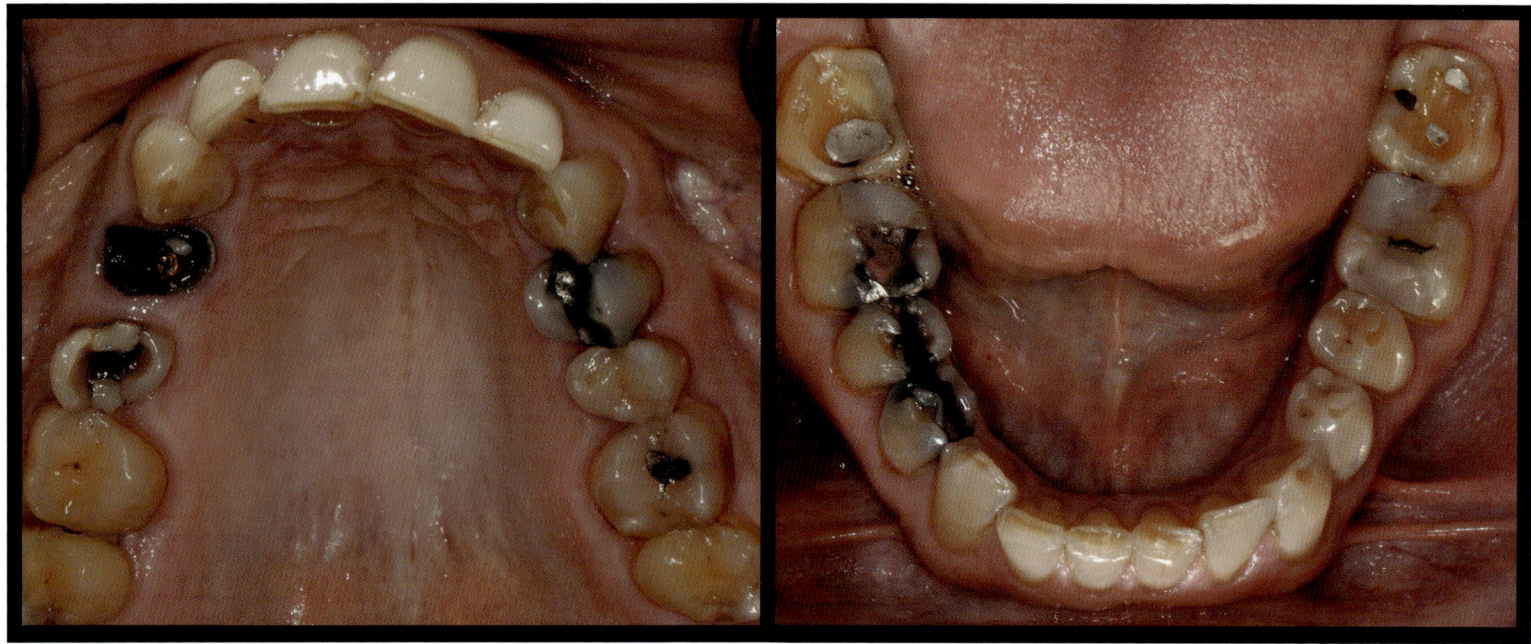

FIGURA 8.57 Desgaste dentario generalizado por atrición y erosión. Restauraciones extensas de composite y amalgama. Apiñamiento de dientes anteriores superiores e inferiores. Fractura del 1.4.

Durante la fase de planificación (fase 1), se llevó a cabo una interconsulta con los ortodoncistas para analizar la posibilidad de mejorar la posición dentaria y así llevar a cabo un tratamiento restaurador lo menos invasivo posible.

SECUENCIA DEL TRATAMIENTO DE ORTODONCIA
Gentileza de la Dra. Iciar Llaca y del Dr. Luis Llaca

Desde el punto de vista del diagnóstico ortodóncico, se trataba de una clase II división segunda con sobremordida completa por el maxilar superior, cuyo tratamiento es complejo. El objetivo fue crear suficiente espacio para las restauraciones y para la función. Para ello se comenzó el tratamiento con *bite turbos* anteriores para mantener una posición condilar estable y empezar a corregir la sobremordida mediante extrusión de molares inferiores; esto nos permitió aumentar la dimensión vertical. Una vez corregida la sobremordida, se realizó la distribución de espacios mesiodistales, la nivelación de márgenes gingivales y la eliminación de la erupción compensatoria.

Antes de comenzar el tratamiento de ortodoncia, se realizó la extracción del 1.4.

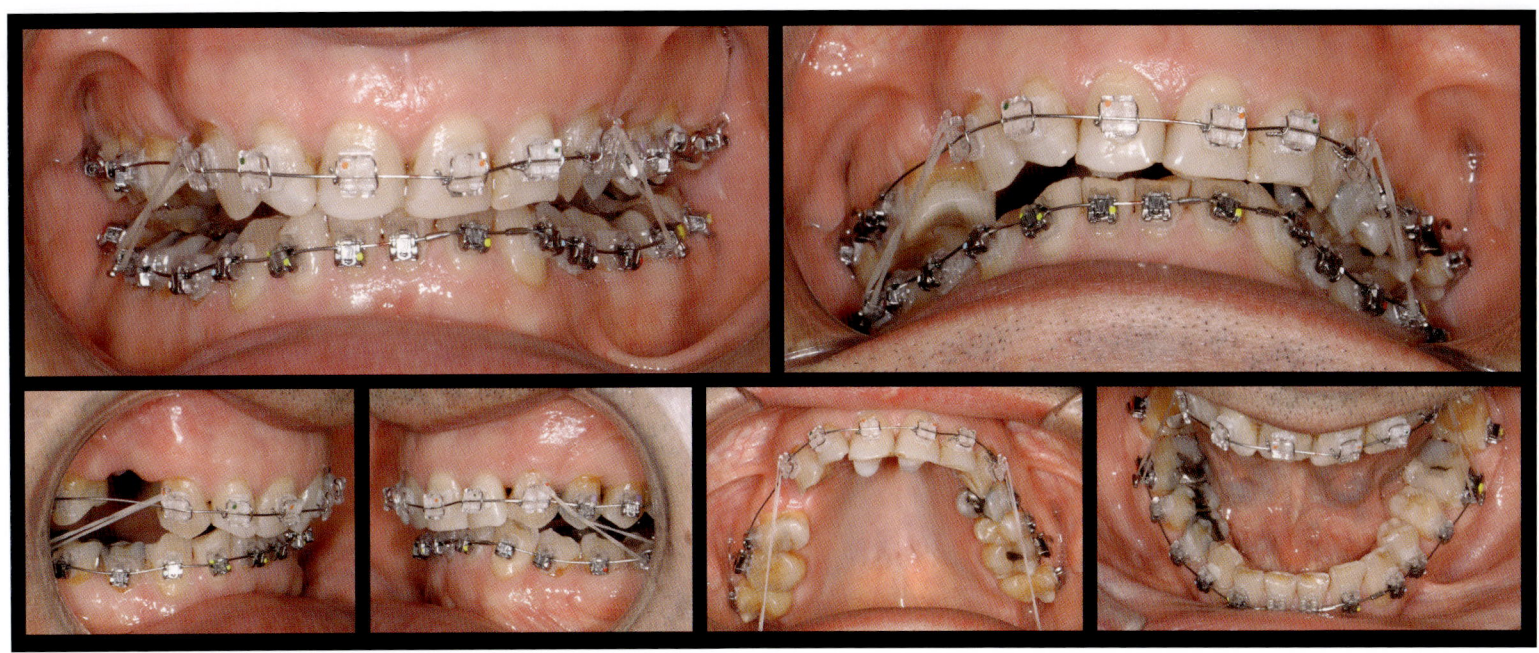

FIGURA 8.58 Inicio del tratamiento de ortodoncia: los *bite turbos* anteriores mantuvieron la dimensión vertical que se buscaba como objetivo y mediante el uso de elásticos ligeros se consiguió la extrusión de los molares inferiores.

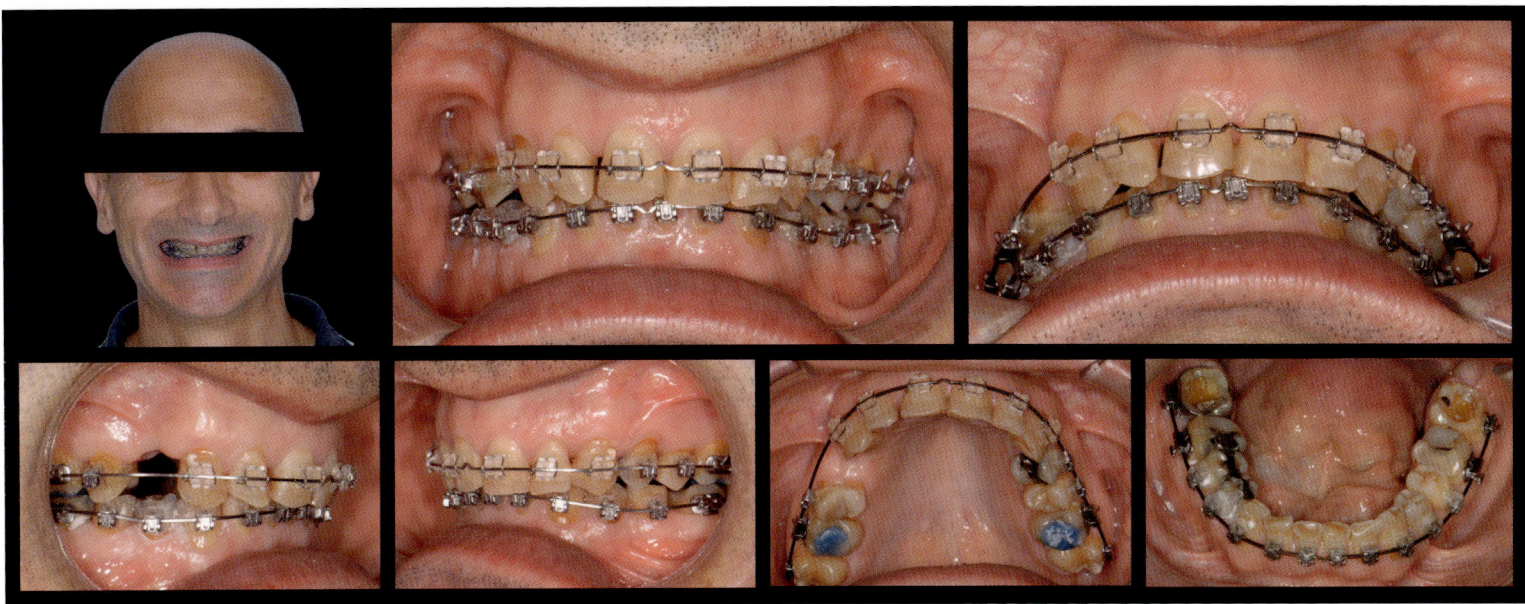

FIGURA 8.59 Eliminación de la erupción compensatoria mediante arcos de intrusión anterior.

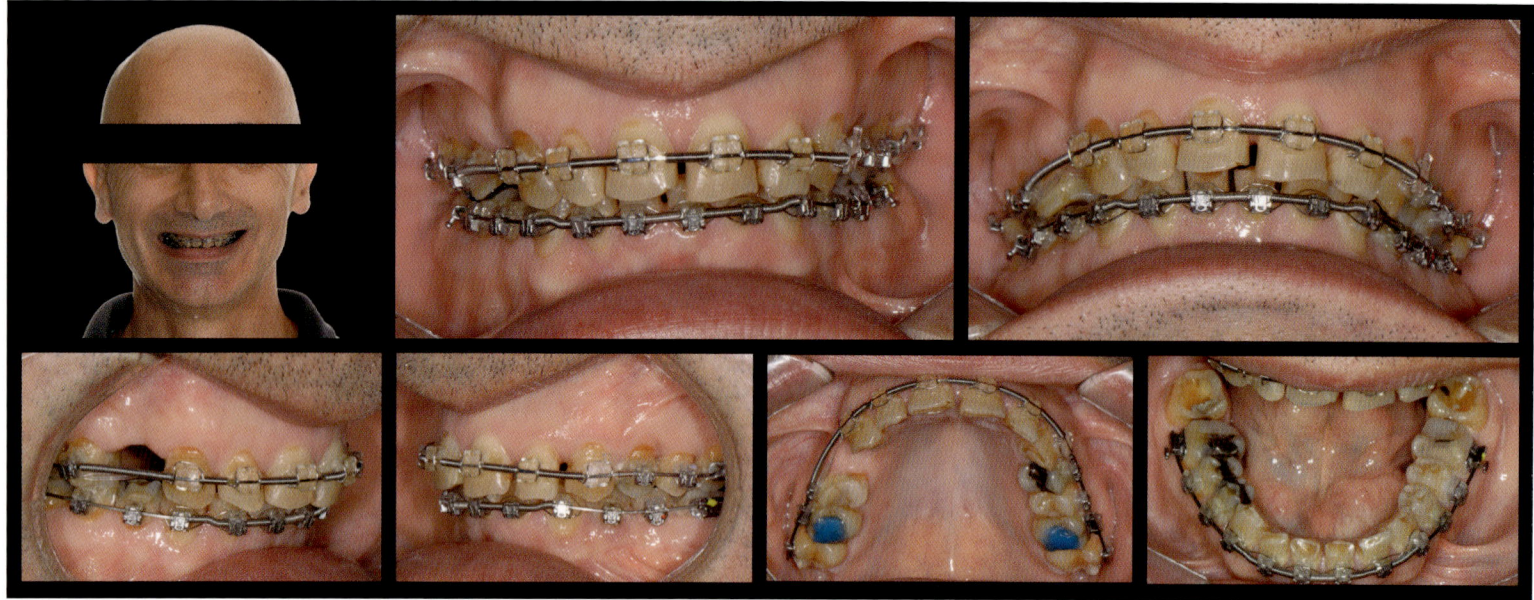

FIGURA 8.60 Distribución de espacios mesiodistales y nivelación de márgenes gingivales.

PLAN DE TRATAMIENTO RESTAURADOR

Una vez finalizado el tratamiento de ortodoncia, además de la serie fotográfica que se muestra a continuación se realizaron impresiones digitales de ambas arcadas, nuevos registros de RC y de arco facial para montar los modelos virtuales en el articulador virtual. **Para generar aún más espacio restaurador a nivel de los molares inferiores se incrementó a su vez la DV**. Con toda esta información, se estableció el siguiente plan de tratamiento restaurador:

1. *Mock-up* emocional. A partir del encerado de diagnóstico parcial (Capítulo 5).
2. *Mock-up* de transición. A partir del encerado de diagnóstico completo (Capítulo 5).
3. Colocación de un implante osteointegrado en posición del 1.4.
4. Restauración de dientes anteriores inferiores utilizando carillas vestibulares de disilicato de litio.
5. Restauración de dientes anteriores superiores mediante carillas 360° de disilicato de litio.
6. Restauración de dientes posteriores con carillas oclusovestibulares de disilicato de litio.

7. Restauración de dientes posteriores superiores mediante una combinación de carillas oclusovestibulares y oclusales de disilicato de litio y una restauración de circonio implantosoportada en el 1.4.

Serie fotográfica completa una vez finalizado el tratamiento de ortodoncia

La serie fotográfica extraoral e intraoral muestra la obtención de los objetivos previamente establecidos una vez finalizado el tratamiento de ortodoncia. **Se puede apreciar la aparición de diastemas como consecuencia de la distribución de espacios mesiodistales, la forma triangular de los dientes anteriores, la eliminación de la erupción compensatoria, la armonización de márgenes gingivales y la reducción de la sobremordida**.

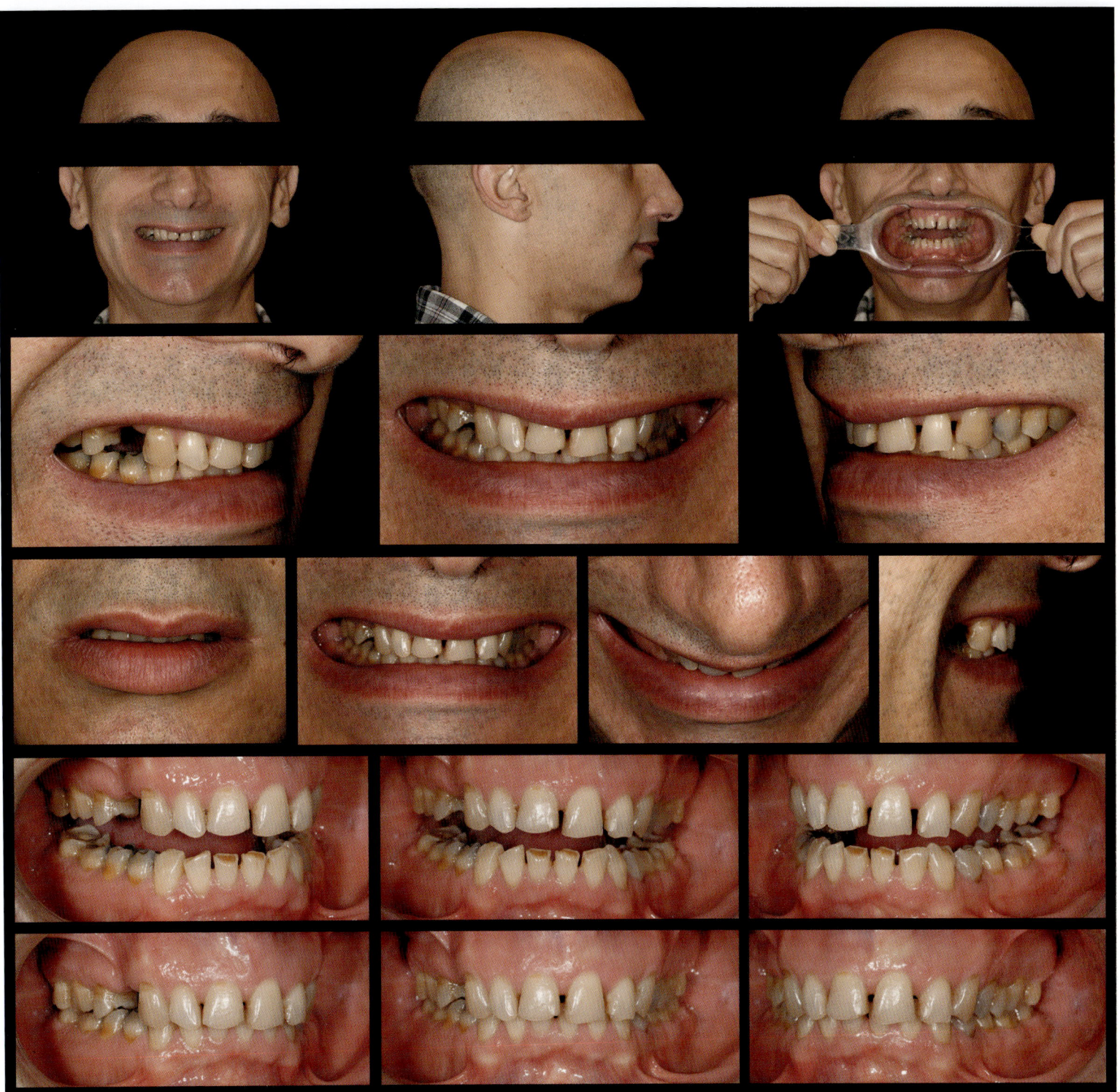

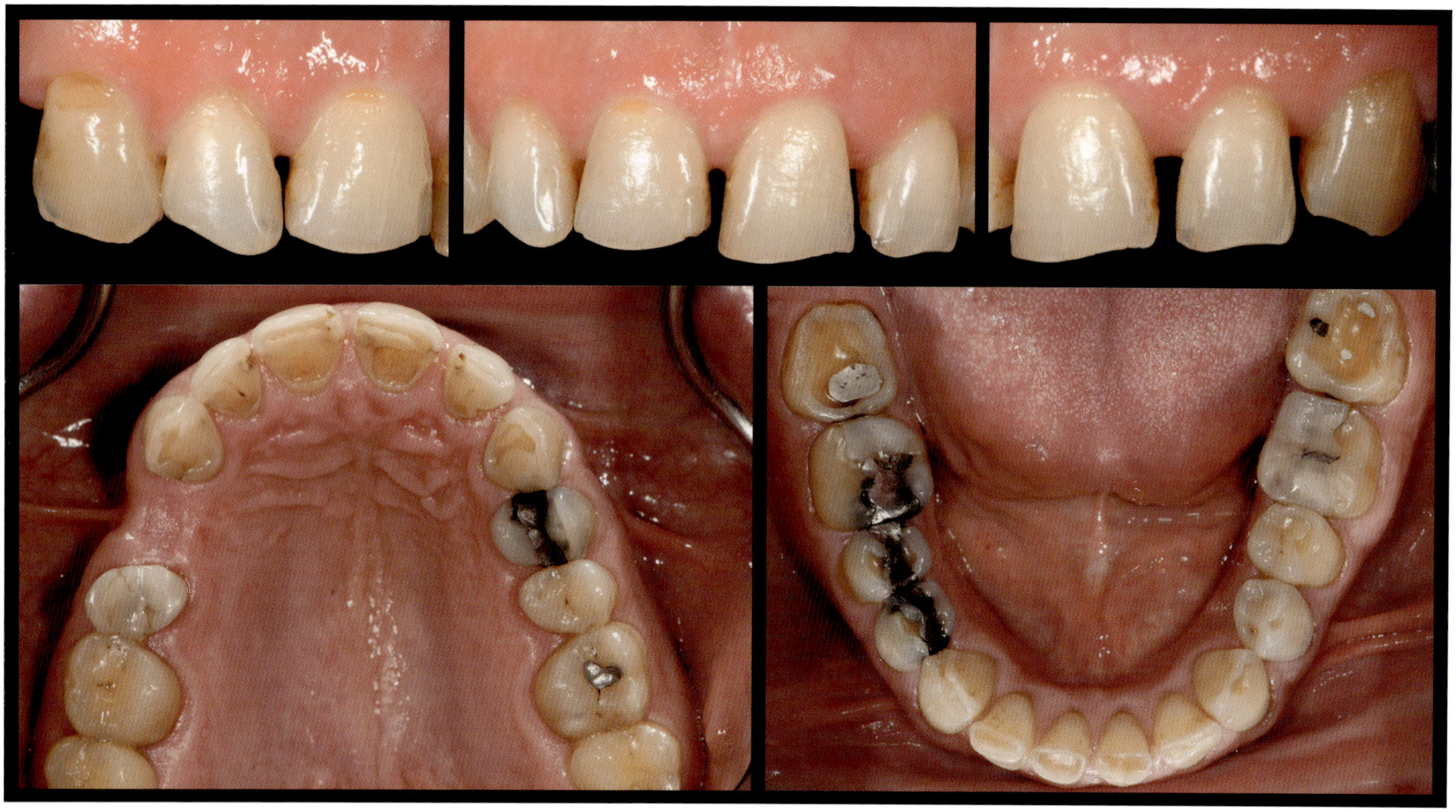

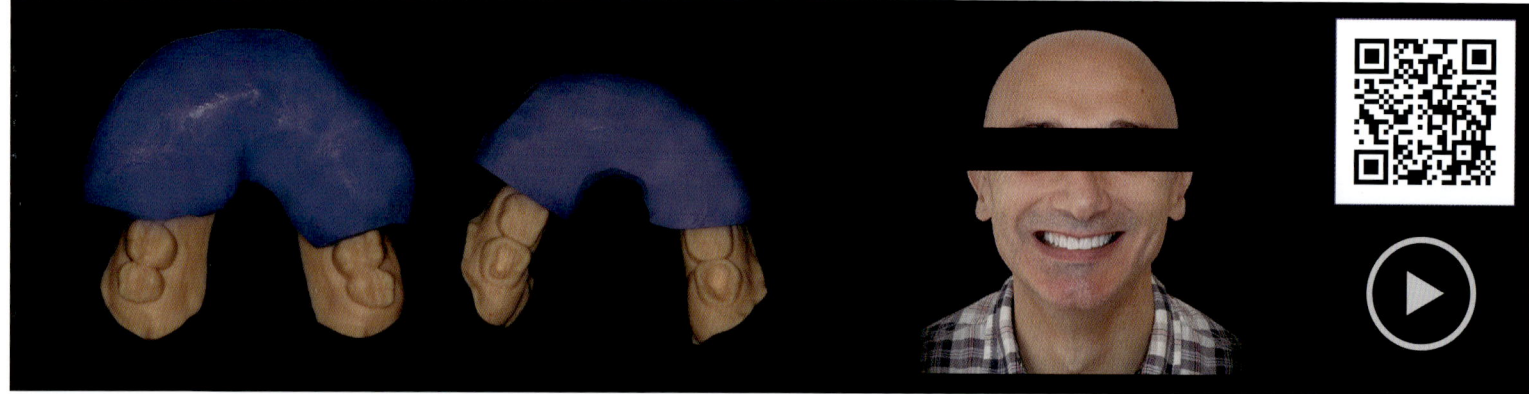

FIGURA 8.61 Aparición de diastemas, forma triangular de los dientes anteriores, eliminación de la erupción compensatoria, armonización de márgenes gingivales y reducción de la sobremordida.

Mock-up emocional

FIGURA 8.62 *Mock-up* emocional. Encerado parcial y elaboración de las llaves de silicona.

Mock-up de transición

La elaboración del *mock-up* de transición se llevó a cabo sin efectuar previamente la remoción de las restauraciones antiguas.

La DV establecida, así como la posición condilar de referencia empleada para establecer la relación intermaxilar (RC) se mantuvieron durante todas las fases del tratamiento restaurador.

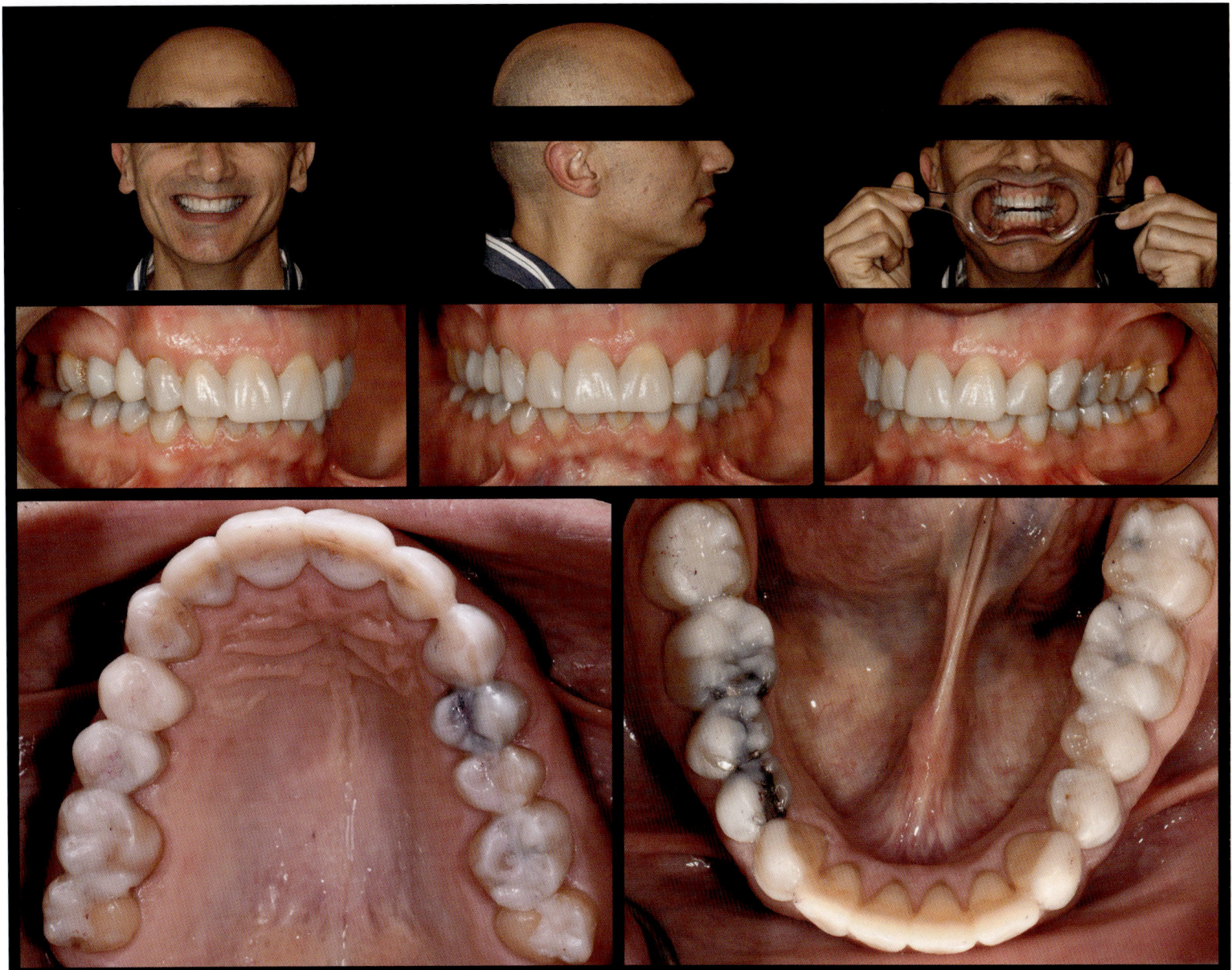

FIGURA 8.63 Las fotografías del *mock-up* muestran la nueva posición del borde incisal superior e inferior, la armonía del plano oclusal obtenida, la corrección de la tronera labial entre ambos incisivos centrales superiores y la marcada reducción del impacto del torque negativo de los dientes posteriores en el corredor bucal.

La colocación del implante en posición del 1.4 se efectuó antes de comenzar con la restauración definitiva de los dientes anteriores inferiores sin llevar a cabo la carga inmediata del mismo en el momento de la cirugía.

Restauración de dientes anteriores inferiores

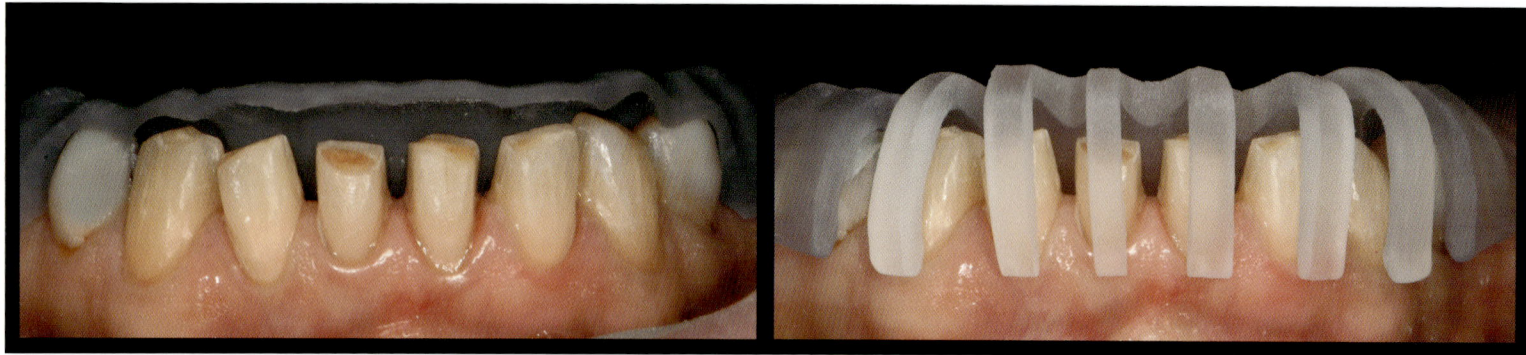

FIGURA 8.64 Verificación del espacio restaurador de los dientes preparados mediante el empleo de llaves impresas.

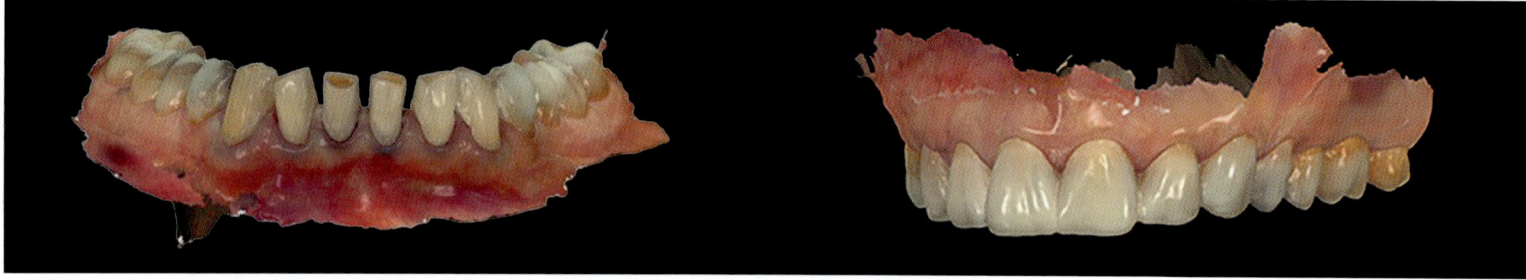

FIGURA 8.65 Impresiones digitales.

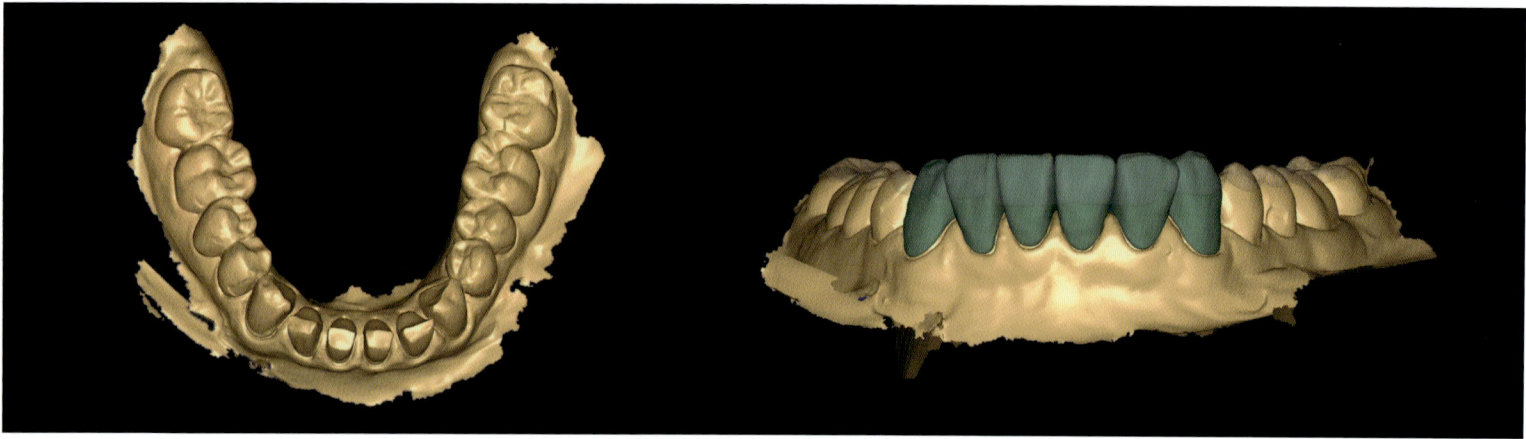

FIGURA 8.66 Diseño virtual de las carillas vestibulares en el laboratorio.

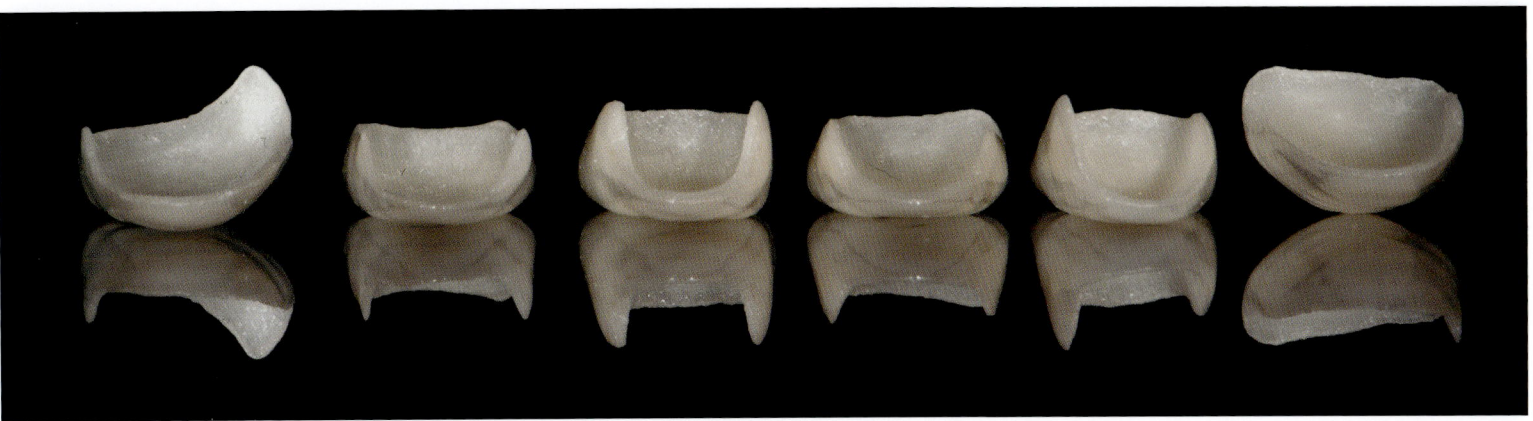

FIGURA 8.67 Carillas vestibulares de disilicato de litio monolítico inyectadas.

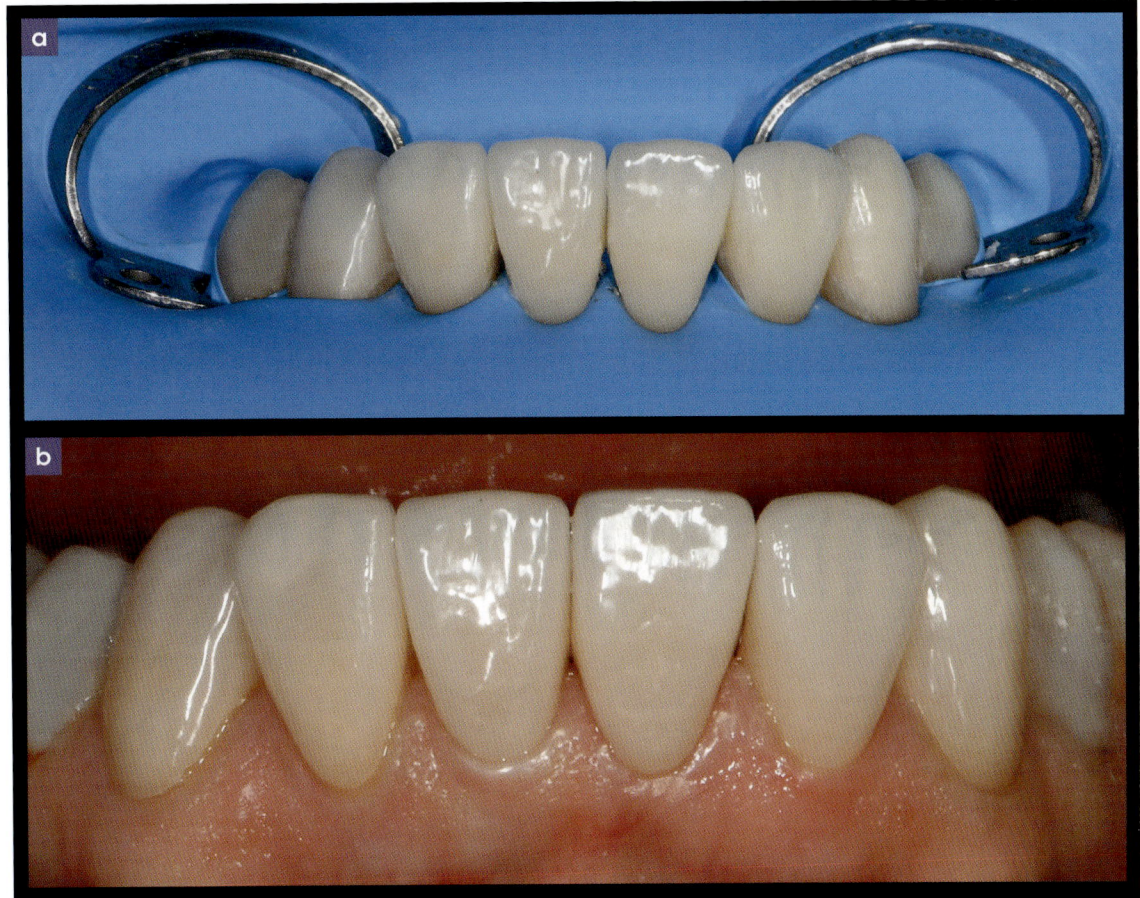

FIGURA 8.68 a) Carillas una vez cementadas antes de retirar el dique de goma. b) Integración de los tejidos blandos al cabo de 2 semanas.

Restauración de dientes anteriores superiores

Debido a la presencia de restauraciones antiguas de composite de clase III, al desgaste de la cara palatina, a la presencia de diastemas después del tratamiento de ortodoncia y a la forma triangular de los dientes, se realizaron preparaciones para carillas de 360°. Con este tipo de preparaciones, en este paciente se pretendía evitar la aparición de triángulos negros a nivel de las papilas interproximales.

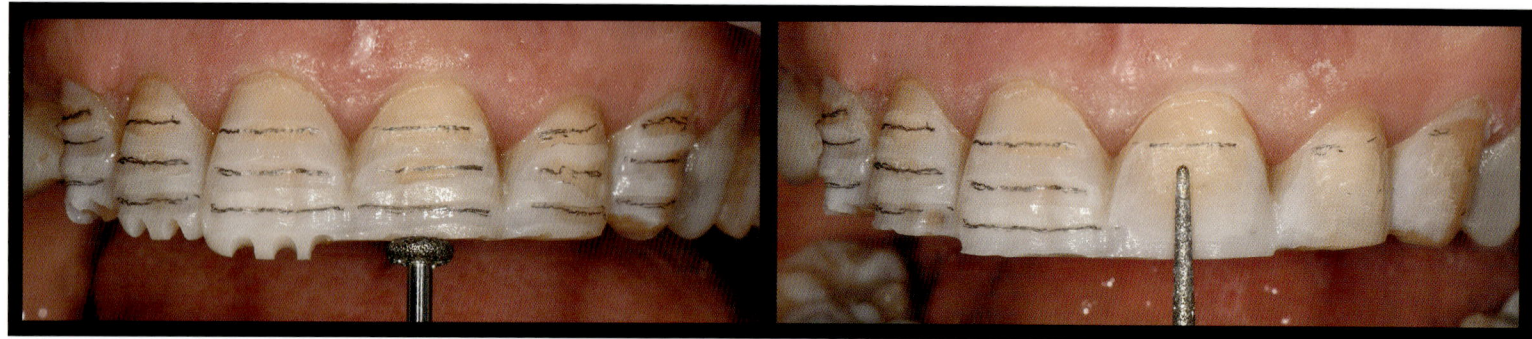

FIGURA 8.69 Preparación con fresas calibradas a través del *mock-up* de transición.

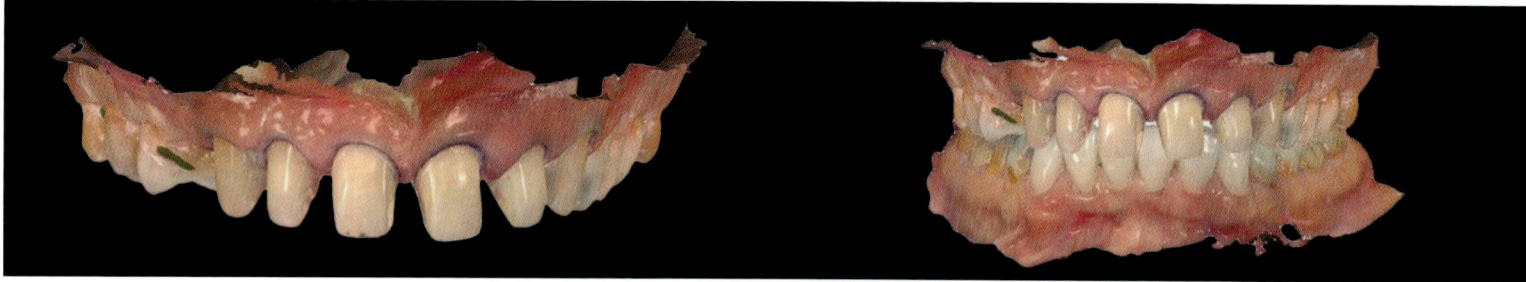

FIGURA 8.70 Impresiones digitales de las preparaciones y registro virtual de RC.

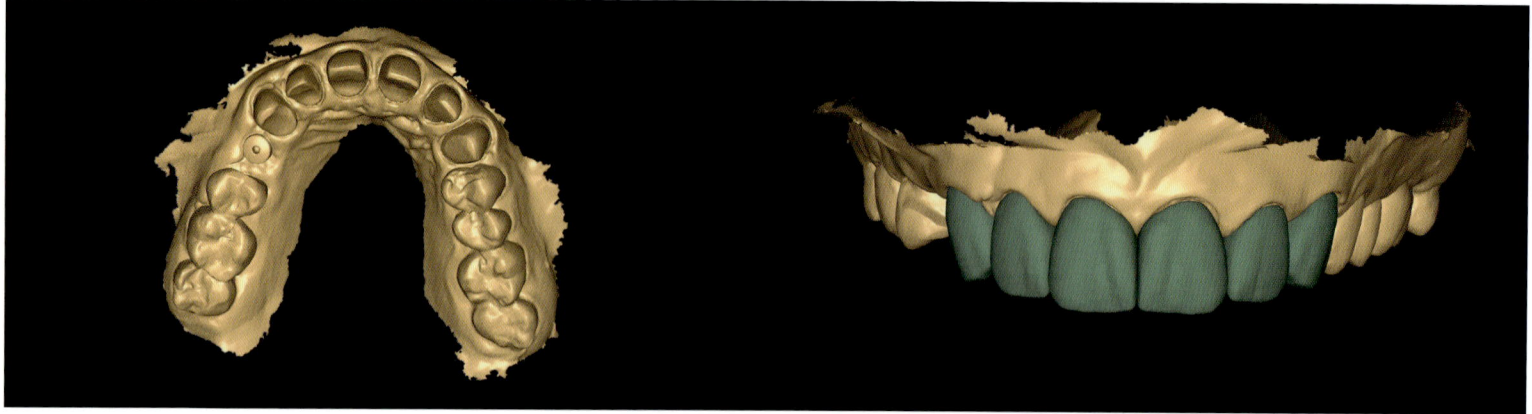

FIGURA 8.71 Diseño virtual de las carillas 360° en el laboratorio.

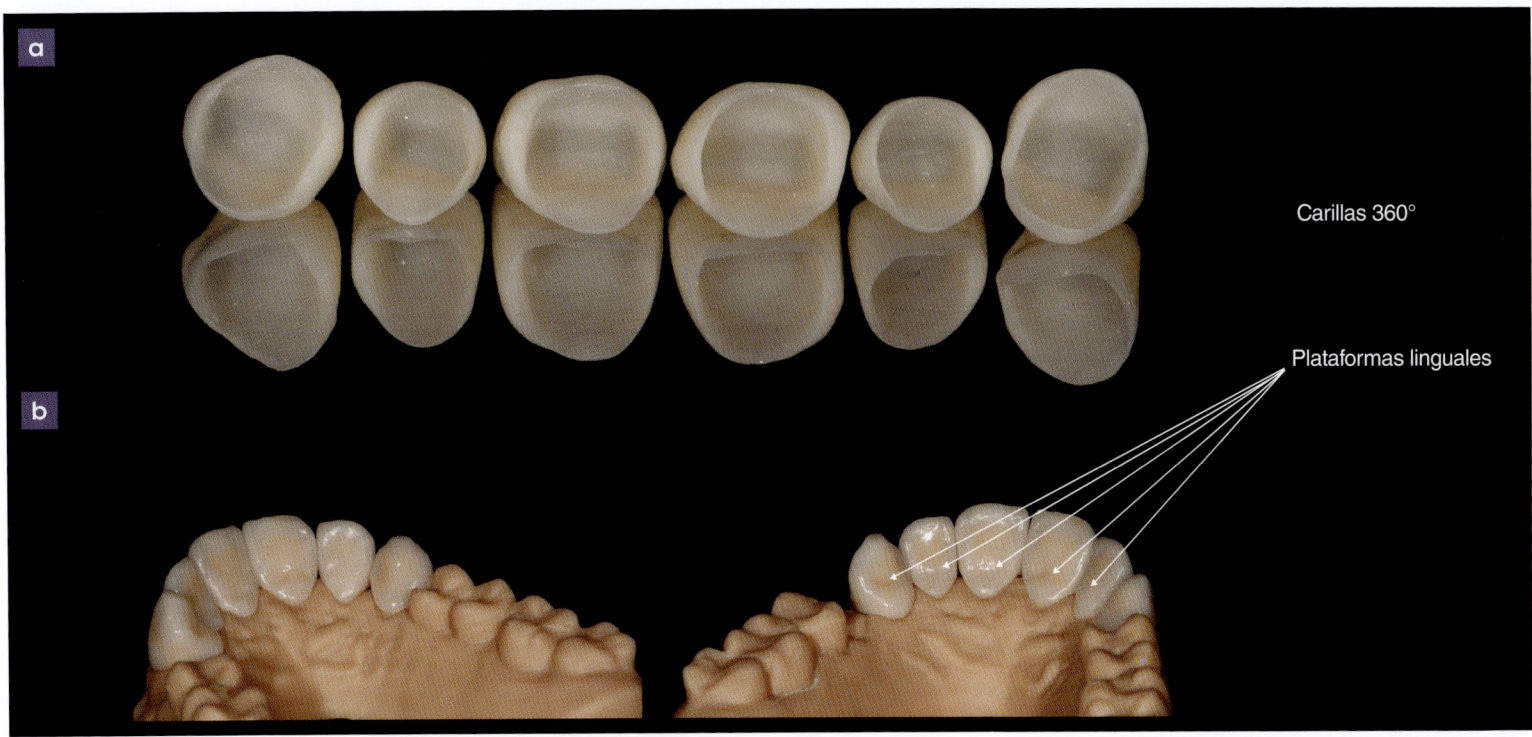

Carillas 360°

Plataformas linguales

FIGURA 8.72 a) Visión interna de las carillas 360° de disilicato de litio monolítico inyectadas. b) Cara lingual de las mismas donde se puede apreciar las **ligeras plataformas características que se crean en los pacientes con patrones de parafunción vertical** (Capítulo 2, Figura 2.122).

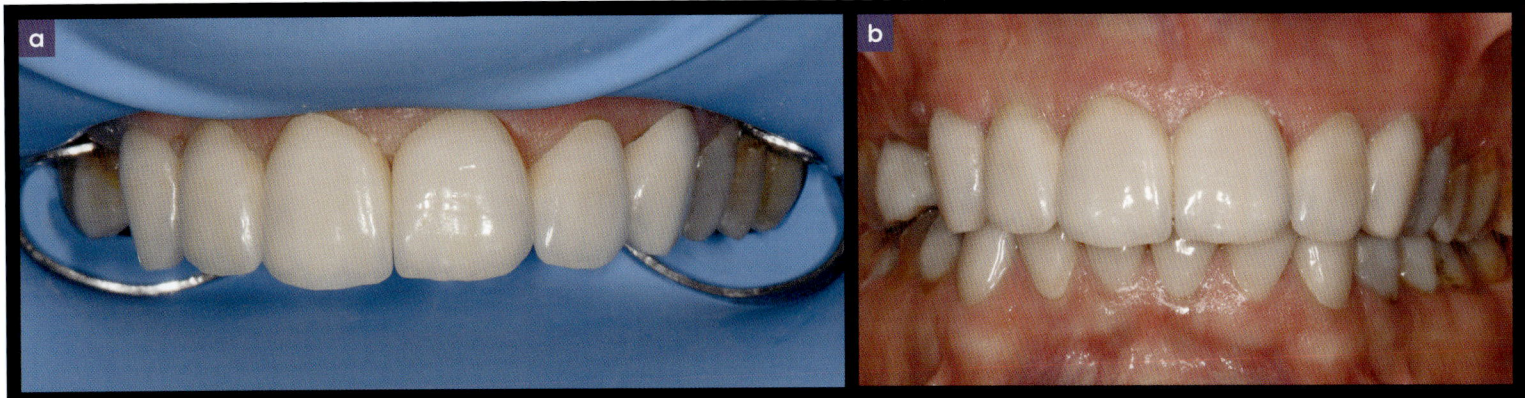

FIGURA 8.73 a) Cementado de las carillas empleando **aislamiento parcial con dique de goma.** b) Una vez retirado el dique de goma.

Restauración de dientes posteriores inferiores

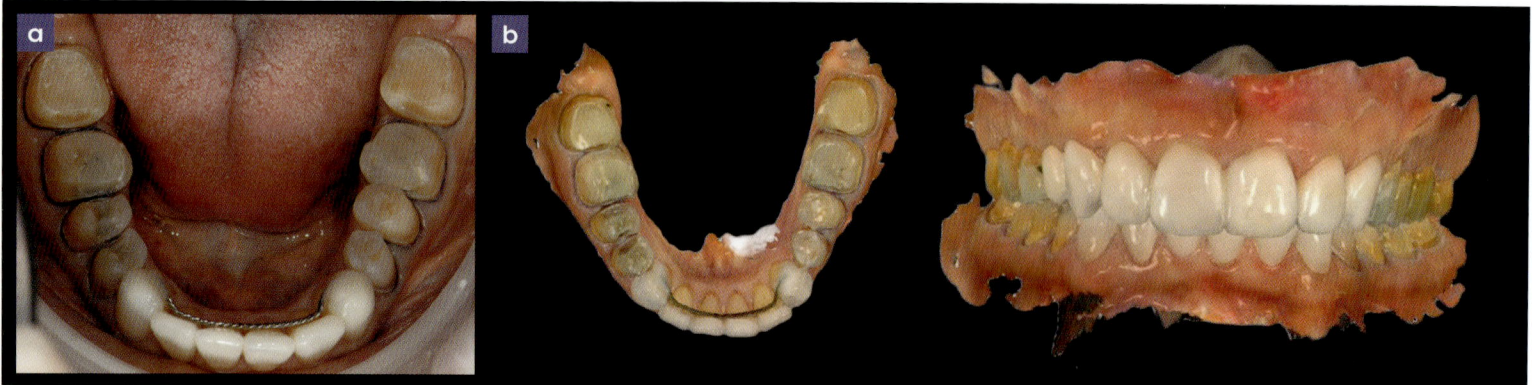

FIGURA 8.74 a) Se muestran **diferentes tipos de preparaciones oclusovestibulares en los dientes posteriores en función de la extensión de las restauraciones antiguas**. b) Impresiones digitales y registro virtual de RC.

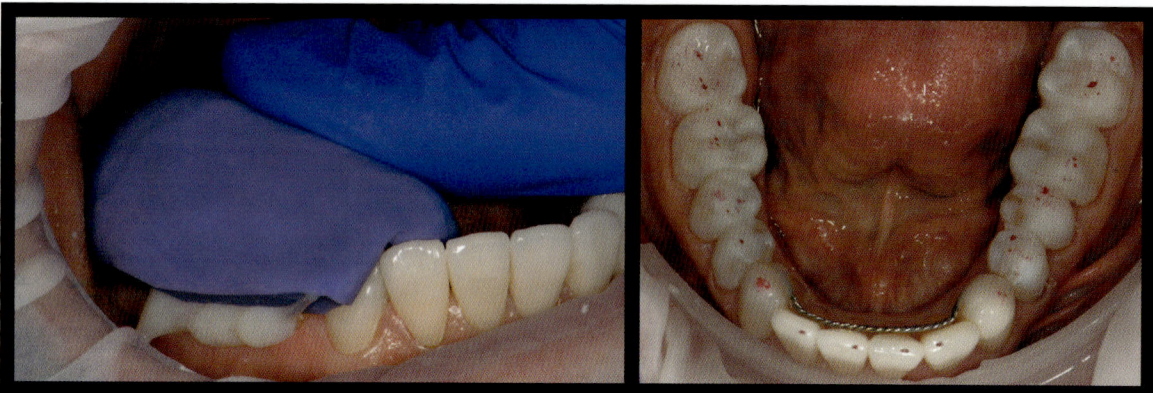

FIGURA 8.75 Restauraciones provisionales.

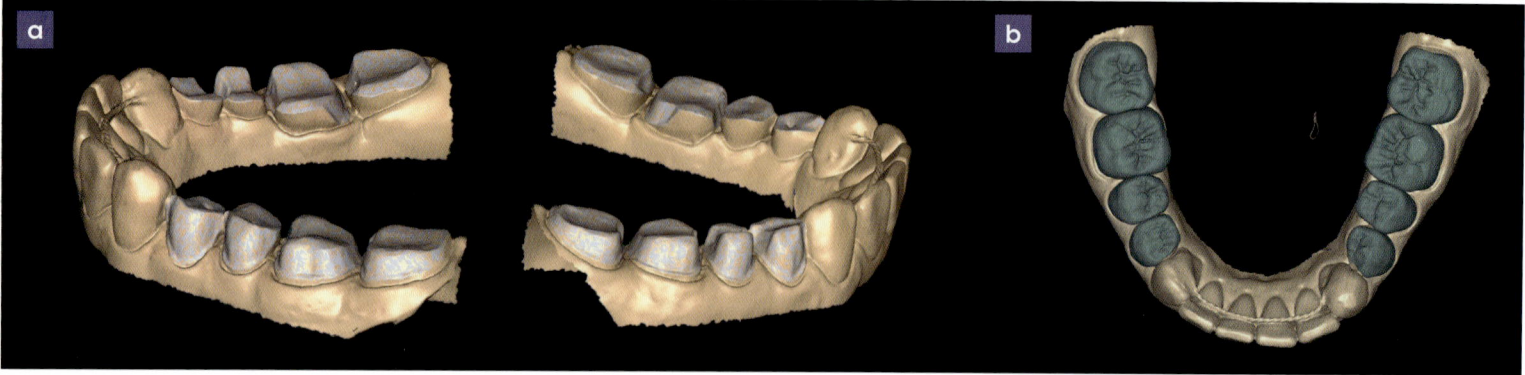

FIGURA 8.76 a) Los modelos virtuales permiten una mejor visualización del grado de extensión de las preparaciones. En todas ellas las preparaciones oclusovestibulares incluyeron todas o alguna de las caras proximales, excepto en el 3.4 y 3.5 en los que no fue necesario.

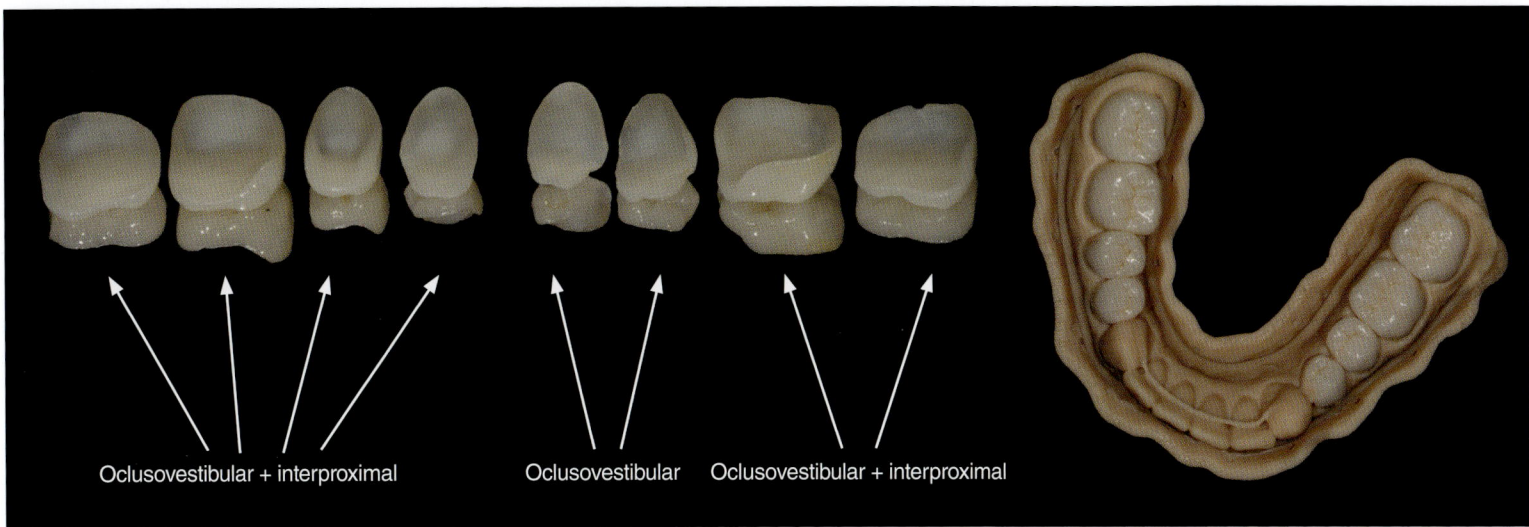

Oclusovestibular + interproximal   Oclusovestibular   Oclusovestibular + interproximal

FIGURA 8.77 Diferentes tipos de carillas carillas oclusovestibulares de disilicato de litio monolítico inyectado de acuerdo a los diferentes grados de preparación dentaria condicionada por la extensión de las restauraciones antiguas.

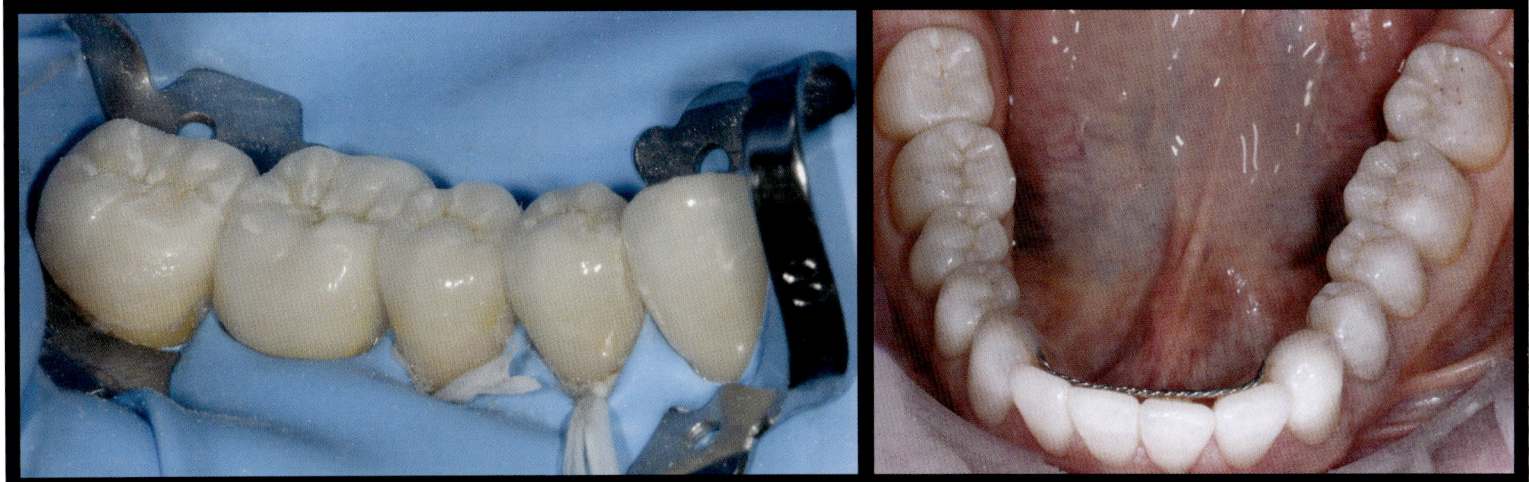

FIGURA 8.78 El cementado adhesivo se efectuó mediante **aislamiento absoluto con dique de goma en dos sextantes de manera independiente**. Con ello, al retirar el dique de goma al finalizar el cementado de un sextante permitimos al paciente descansar hasta la retirada de las restauraciones provisionales del otro sextante y la nueva colocación del dique para continuar con los procedimientos de cementado. Incluso antes de seguir adelante, se puede llevar a cabo el ajuste oclusal del sextante ya cementado.

Restauración de dientes posteriores superiores

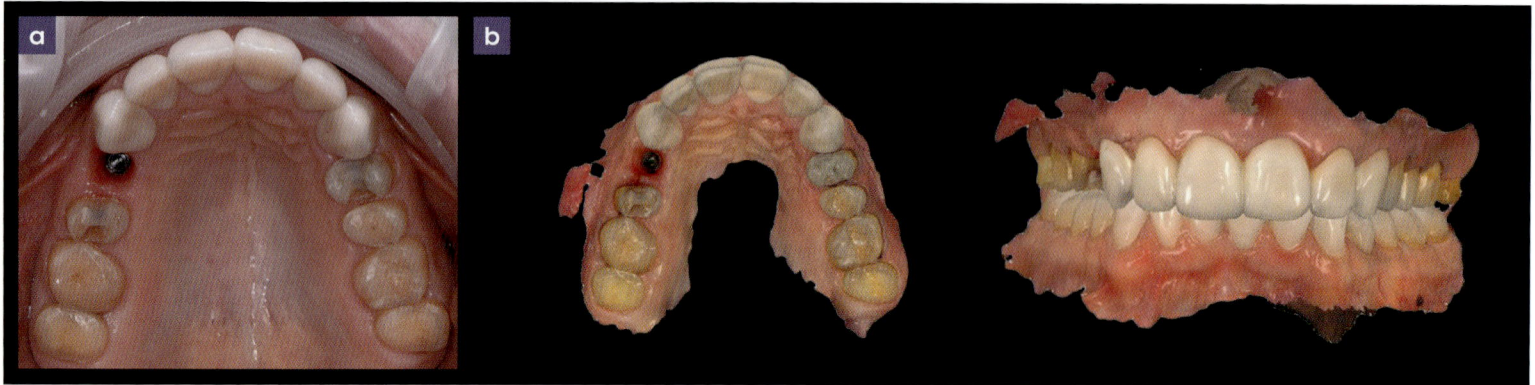

FIGURA 8.79 a) Preparaciones posteriores superiores e implante en posición del 1.4. b) Impresiones digitales y registro de RC virtual.

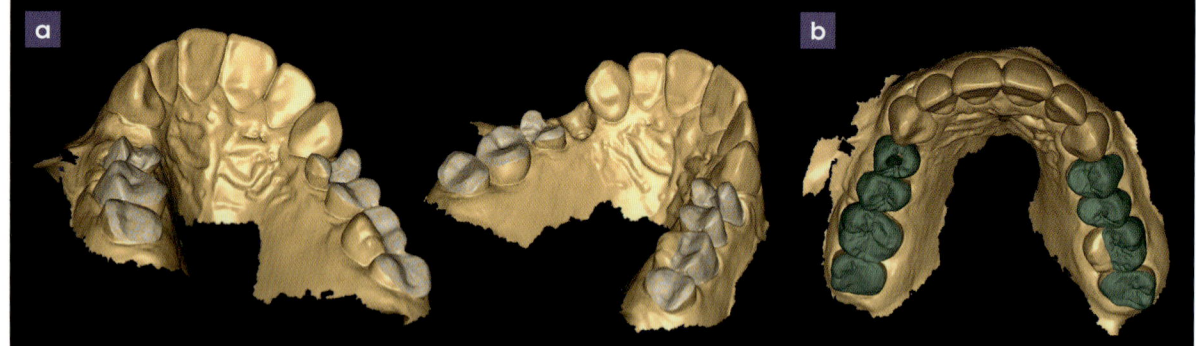

FIGURA 8.80 a) Los modelos virtuales muestran los diferentes tipos de preparaciones: en 1.7 y en 2.7 carillas oclusales; en 1.5 y en 2.4, carillas oclusovestibulares (incluyendo las caras proximales); en 2.5 y en 1.6, carillas oclusovestibulares; por último, en 2.6, carilla oclusovestibular sin involucrar en la preparación la cúspide lingual. b) Encerado virtual de las restauraciones parciales y de la restauración implantosoportada.

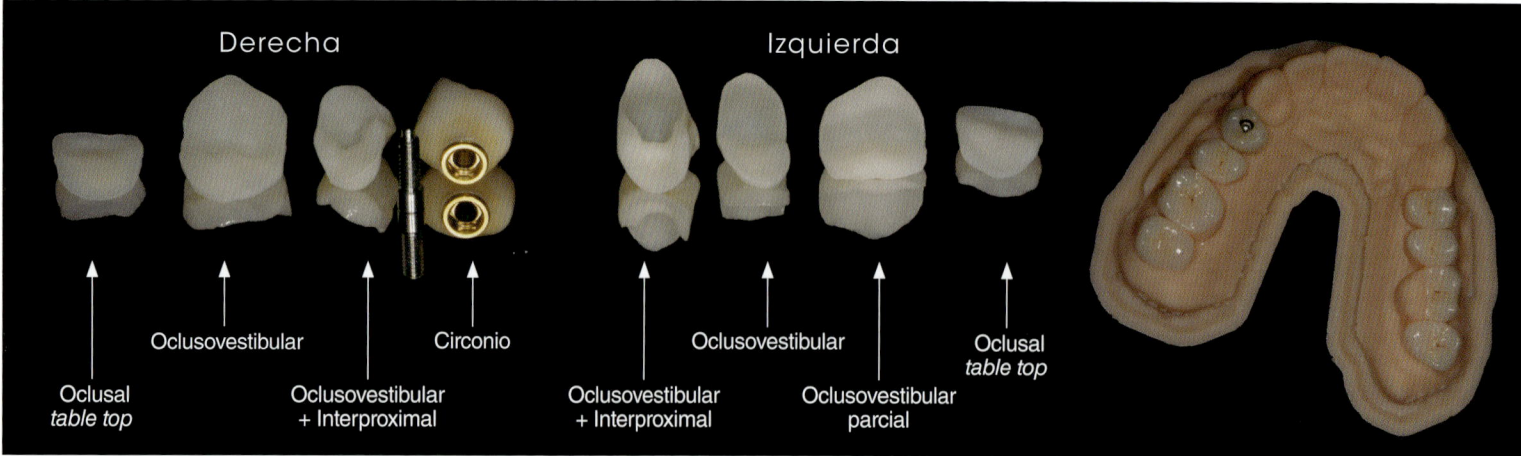

FIGURA 8.81 Diferentes tipos de carillas oclusovestibulares de disilicato de litio monolítico inyectadas y restauración implantosoportada de circonio atornillada.

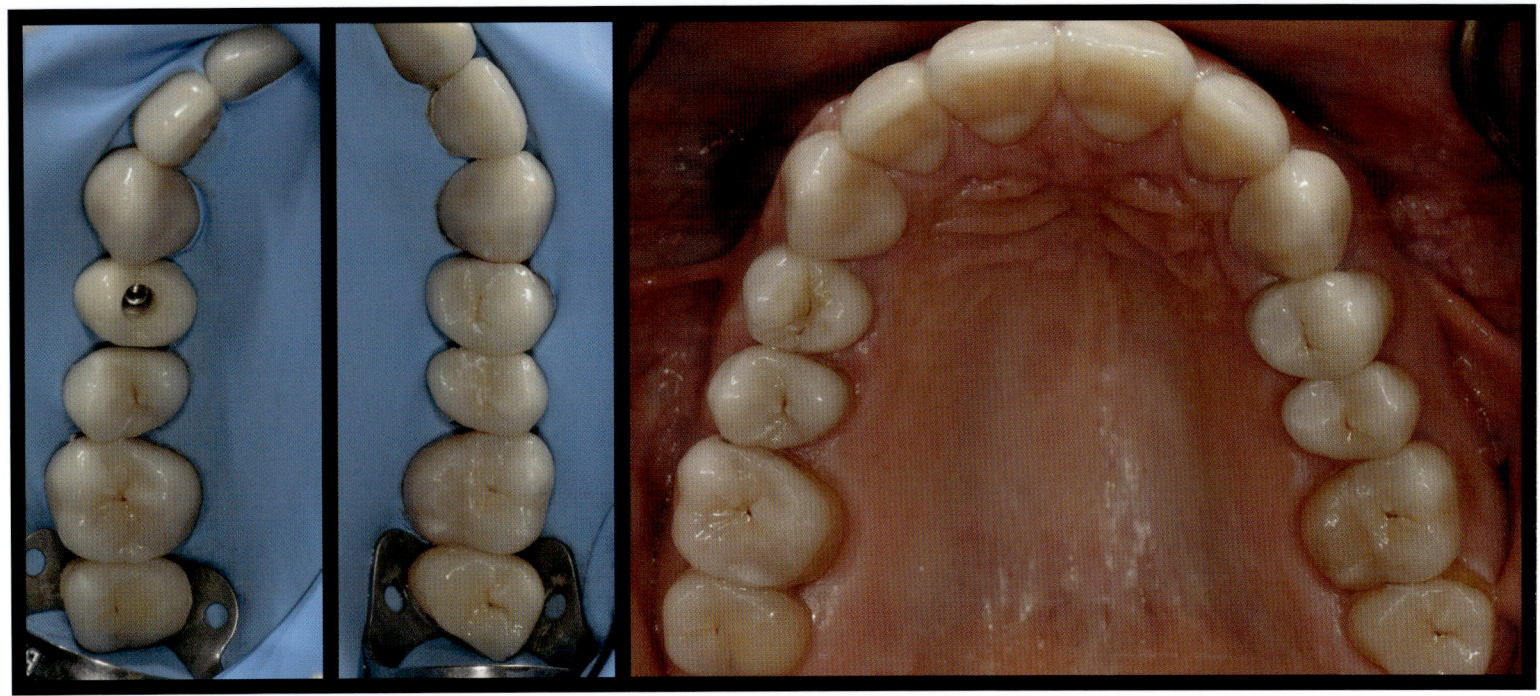

FIGURA 8.82 a) Carillas oclusovestibulares una vez cementadas mediante **aislamiento absoluto con dique de goma en dos sextantes independientemente** y de la colocación de la corona implantosoportada. b) Restauraciones posteriores a las 48 horas. Se puede apreciar cómo la carilla oclusovestibular del 2.6 involucra únicamente un poco más de la mitad de la cara oclusal, respetando prácticamente intacta la cúspide lingual.

SERIE FOTOGRÁFICA COMPLETA AL MES DE HABER FINALIZADO EL TRATAMIENTO

Fotografías extraorales

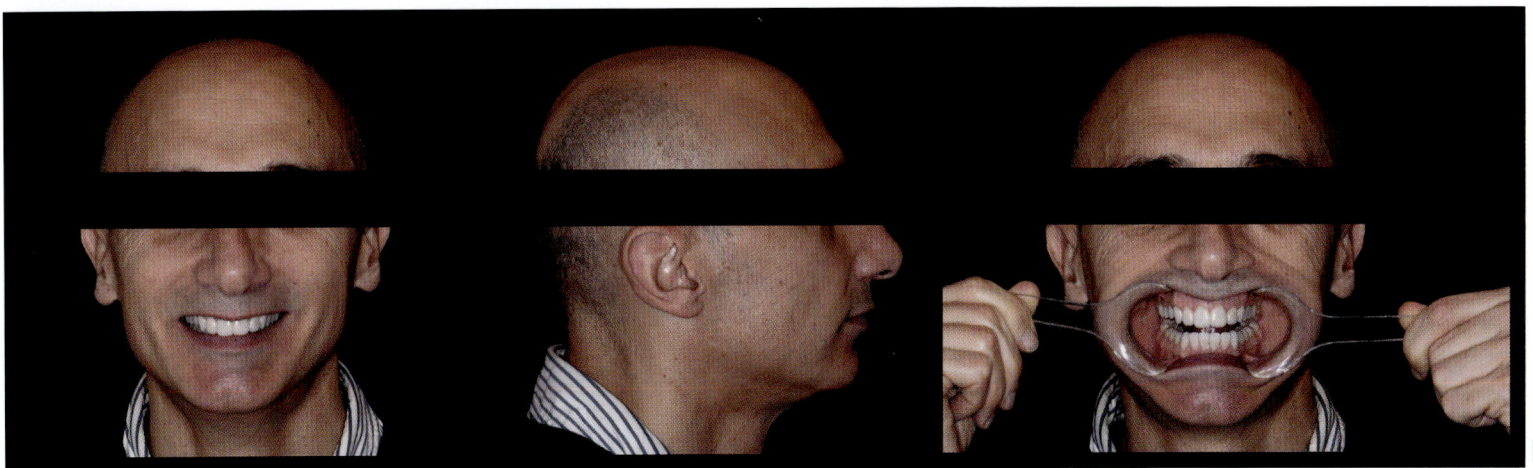

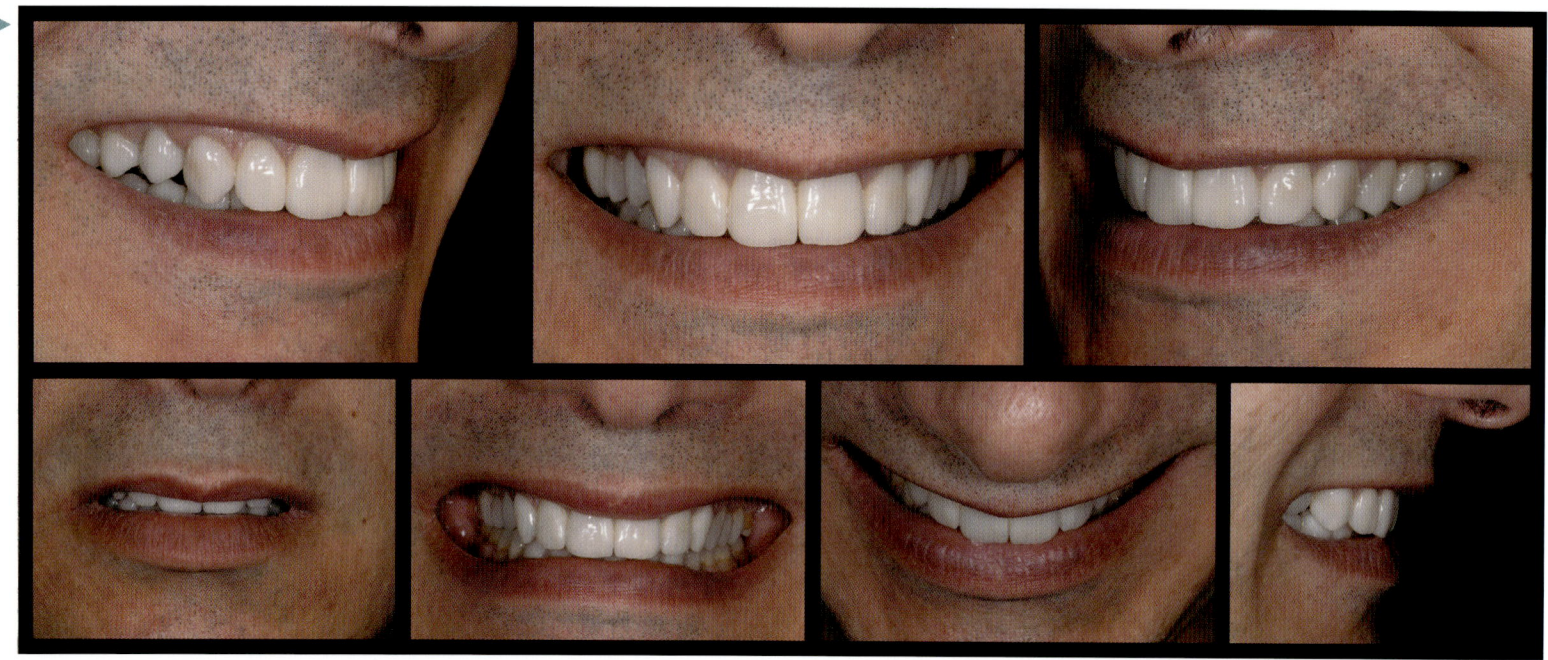

FIGURA 8.83 Se puede observar la corrección de la inclinación del borde incisal inferior, la armonía de los contornos gingivales y la creación de unas proporciones anchura-longitud de los dientes anteriores más favorable. A su vez, se puede apreciar una mayor armonía entre ambos corredores bucales tras la corrección del torque negativo mediante la ortodoncia y el tratamiento restaurador.

Fotografías intraorales

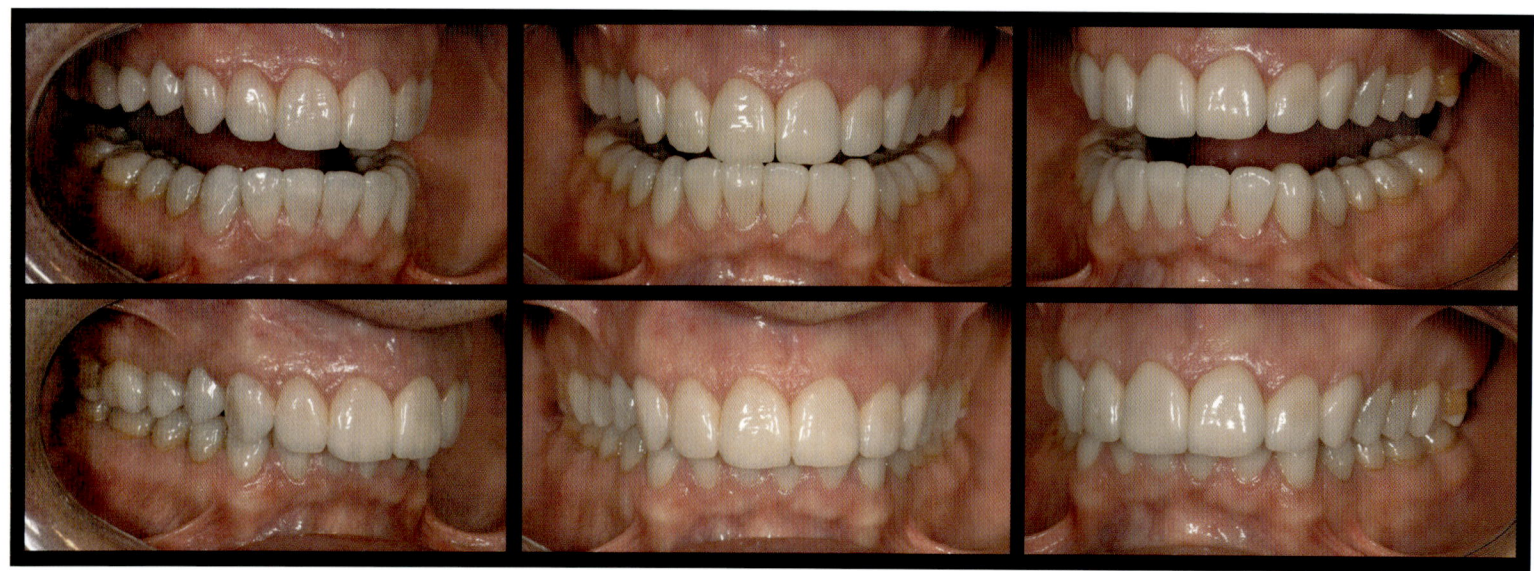

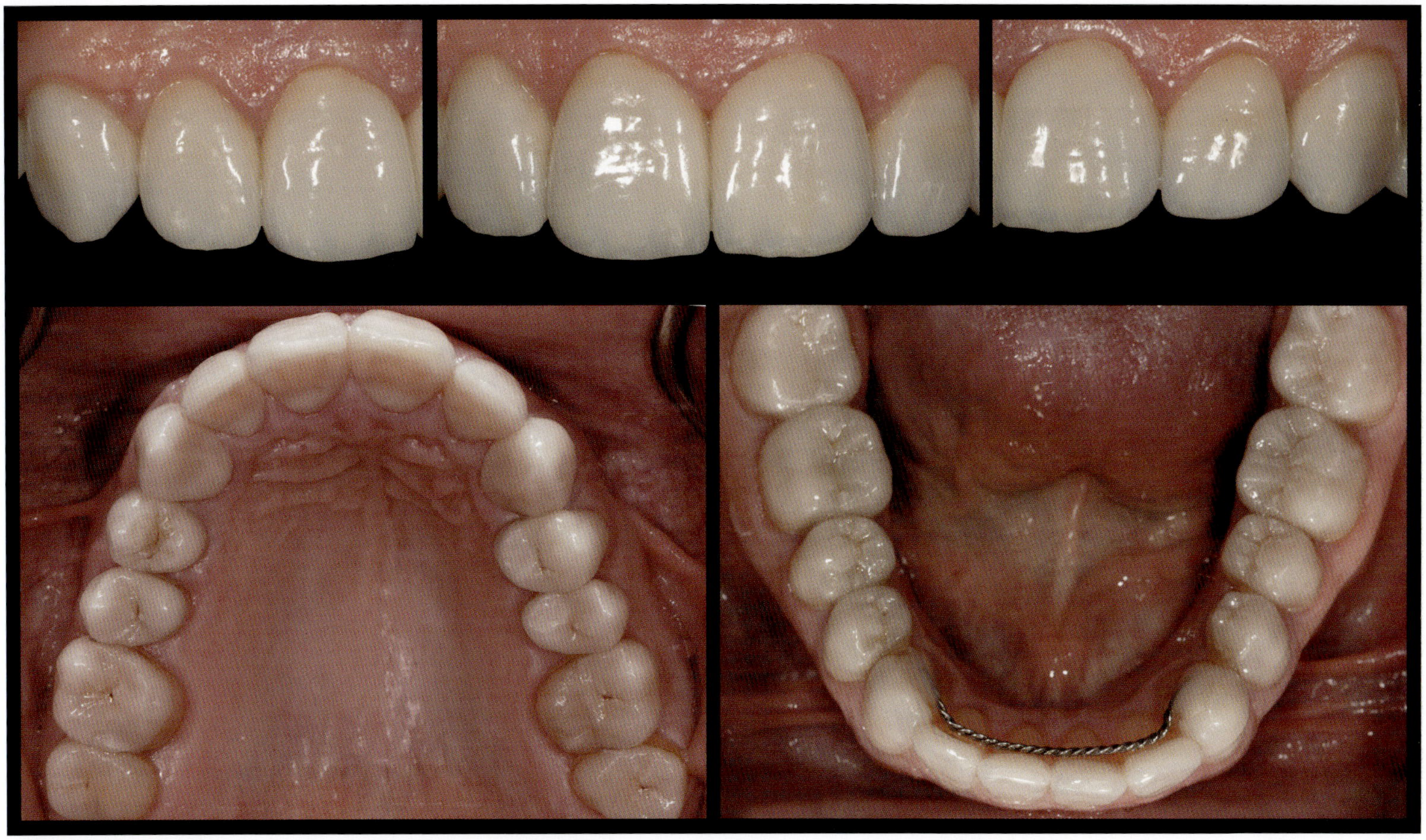

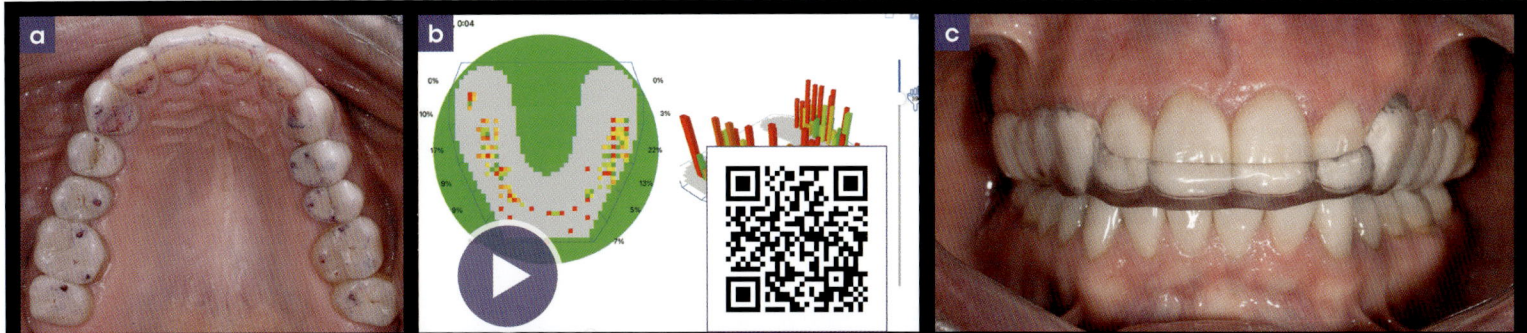

FIGURA 8.84 Las fotografías intraorales muestran la armonía del plano oclusal, la reducción de la sobremordida y la creación del resalte necesario para evitar interferencias con el EOF. A su vez, en las fotografías oclusales se puede observar la nueva forma de arcada conseguida en ambos maxilares y la retención ortodóncica de canino a canino inferior.

FIGURA 8.85 a) Ajuste de la oclusión con papel de articular a las 2 semanas de finalizar el tratamiento. b) El registro digital con el OccluSense confirma la distribución simétrica de los contactos a ambos lados de la arcada. c) Protección del tratamiento restaurador con placa oclusal de utilización nocturna.

CONTROL A LOS 4 AÑOS

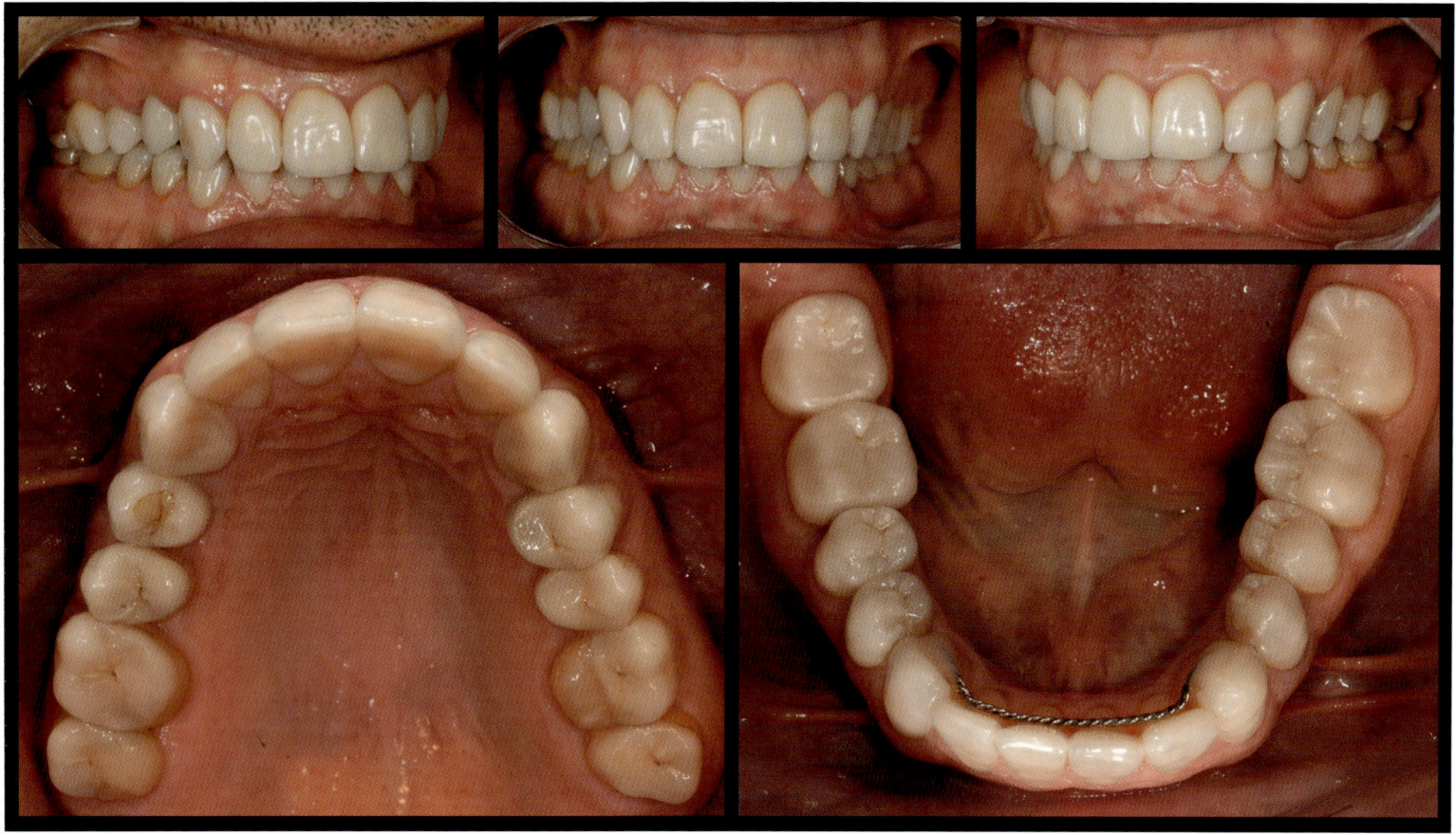

FIGURA 8.86 Las imágenes permiten apreciar la excelente respuesta de los tejidos blandos. Las caras oclusales de los molares inferiores muestran los ajustes oclusales que fue necesario realizar una vez finalizado el tratamiento. Sin embargo, en el momento actual la ausencia de *chippings* o facetas de desgaste permiten confirmar la estabilidad funcional alcanzada después de dichos ajustes.

■ Tratamiento restaurador: *Dr. José M.ª Suárez Feito*   ■ Tratamiento de implantología: *Dr. Alberto Sicilia*
■ Tratamiento de ortodoncia: *Dra. Iciar Llaca y Dr. Luis Llaca*   ■ Técnico de laboratorio: *Sr. Alberto Díaz López, Custom Dental Technologies*

CASO CLÍNICO 4

Edad: 58 años.

Motivo de consulta: Preocupación por la estética debido al acortamiento de los dientes anteriores como consecuencia del desgaste dentario.

El examen completo mostró la existencia de desgaste por erosión y atrición, más intenso en los dientes anteriores. También la presencia de restauraciones antiguas de amalgama.

SERIE FOTOGRÁFICA INICIAL COMPLETA

Análisis de las fotografías extraorales

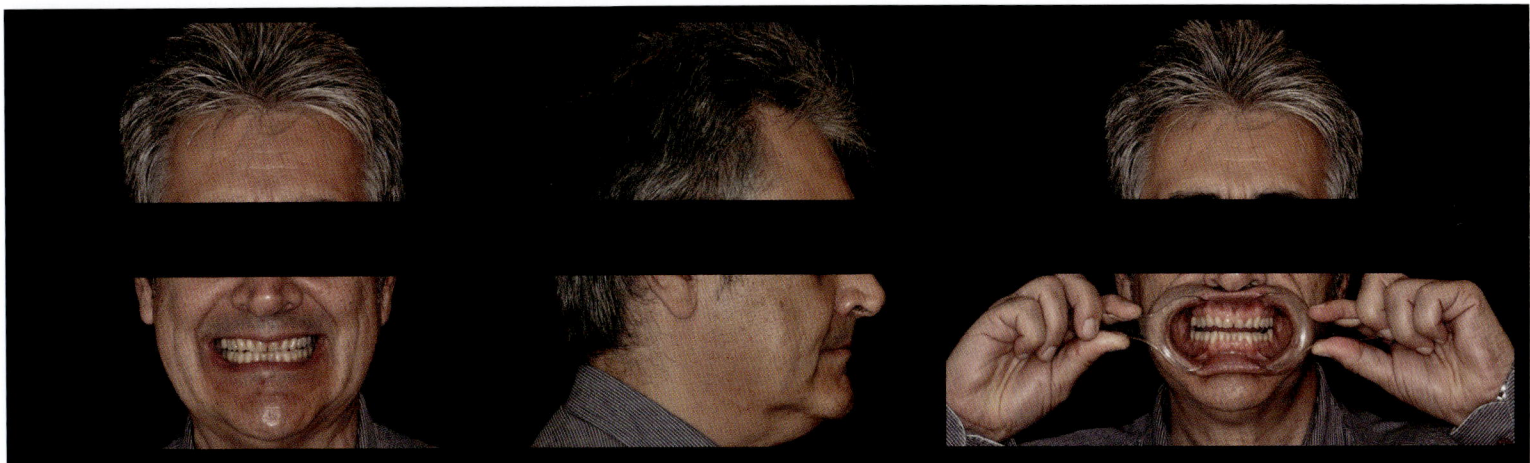

FIGURA 8.87 Plano oclusal inferior irregular.

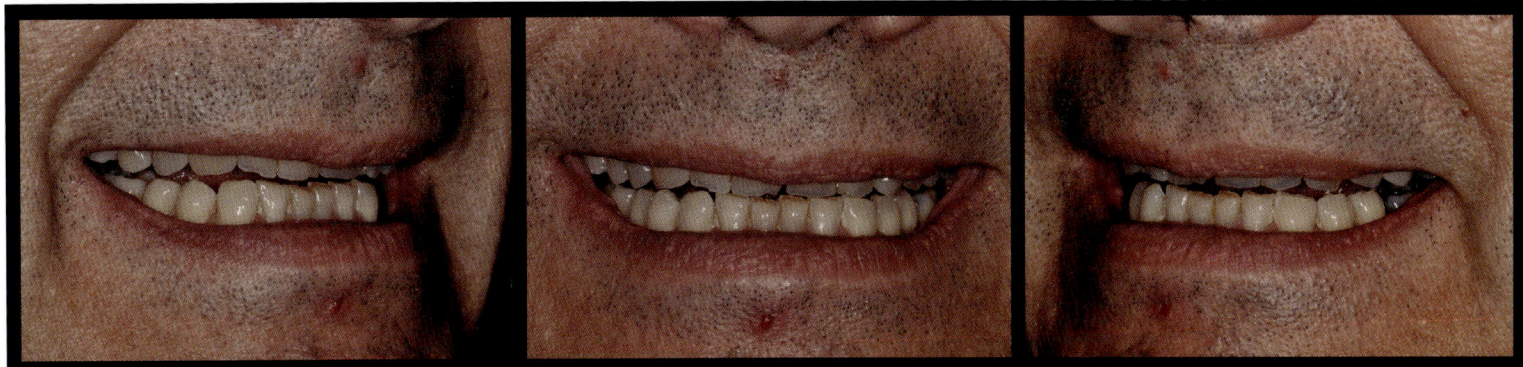

FIGURA 8.88 El borde incisal superior está ligeramente cóncavo y no sigue la curvatura del borde superior del labio inferior.

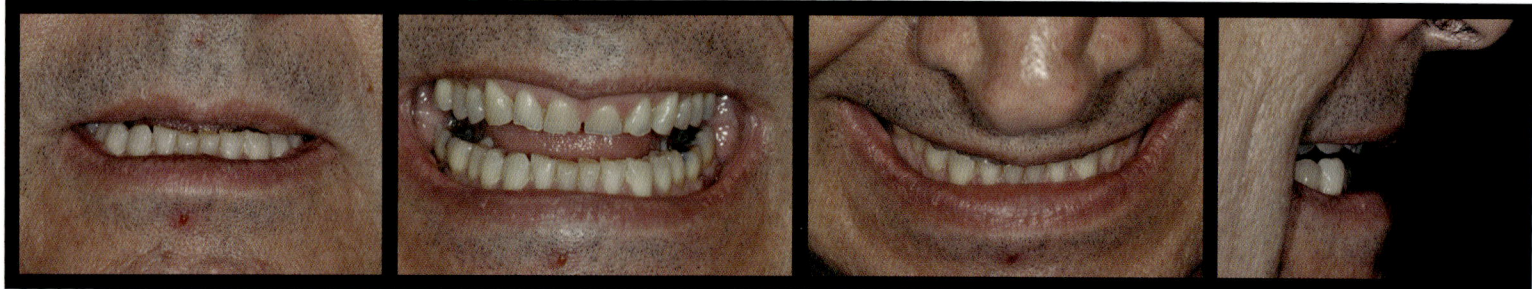

FIGURA 8.89 Ausencia de exposición del borde incisal superior con los labios en reposo. La posición del borde incisal de los incisivos superiores no está en armonía con el borde interno del bermellón del labio.

Análisis de las fotografías intraorales

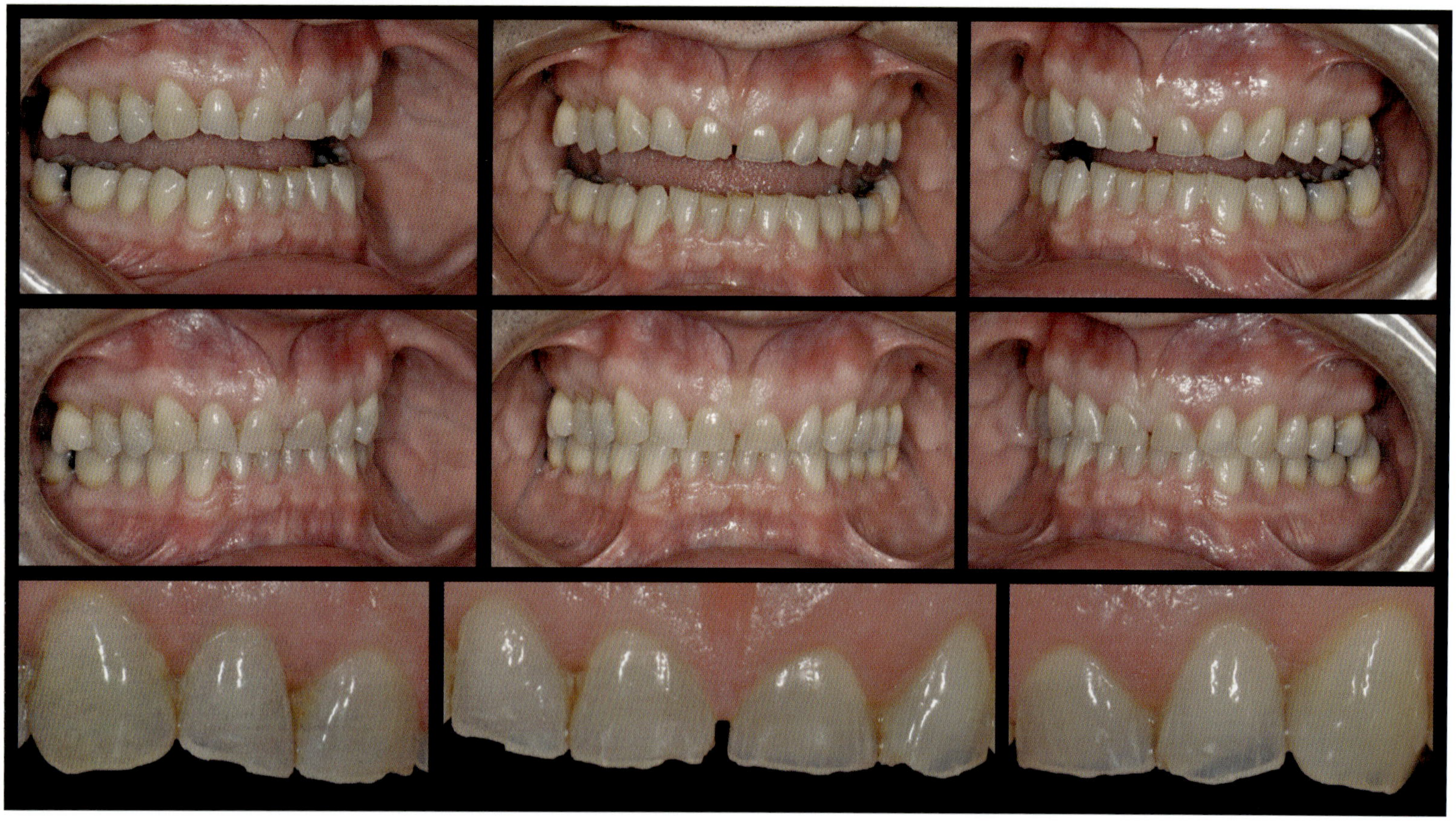

FIGURA 8.90 Erupción compensatoria de los incisivos centrales superiores y de los incisivos inferiores con marcada alteración de la proporción anchura-longitud de las coronas clínicas del 1.1 y del 2.1. Niveles gingivales alterados. Ausencia de troneras incisales. Espacio limitado para el *envelope of function* (EOF) debido a la considerable lingualización de los incisivos superiores como consecuencia del desgaste.

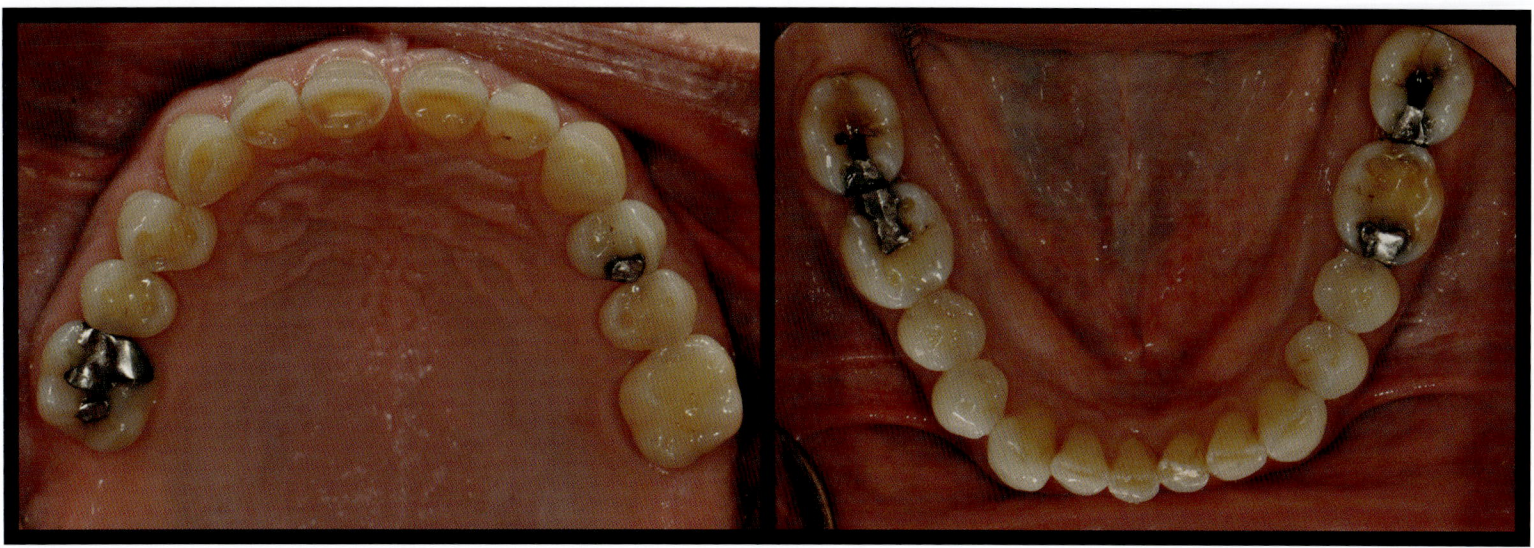

FIGURA 8.91 Se puede observar el desgaste por erosión y atrición generalizado, aunque más marcado en los cuatro incisivos superiores. Apiñamiento inferior. Restauraciones antiguas de amalgama.

En la fase de planificación (fase 1) se realiza interconsulta con los ortodoncistas para valorar la posibilidad de colocar los dientes en una posición más favorable antes de llevar a cabo el tratamiento restaurador y, así, obtener un mejor resultado estético y funcional.

SECUENCIA DEL TRATAMIENTO DE ORTODONCIA
Gentileza de la Dra. Iciar Llaca y del Dr. Luis Llaca

Para integrar el plan estético con la oclusión funcional, entre los objetivos del tratamiento de ortodoncia estaban el aumento de la DV y la corrección de la erupción compensatoria, así como proporcionar espacio restaurador. A su vez, al aumentar el espacio restaurador también se evitó la posibilidad de generar interferencias en el EOF. También se recuperó la arquitectura gingival y se aumentó el espacio mesiodistal de los incisivos. Se intruyeron los molares 3.6 y 4.6 en relación con el nuevo plano oclusal para ganar espacio restaurador.

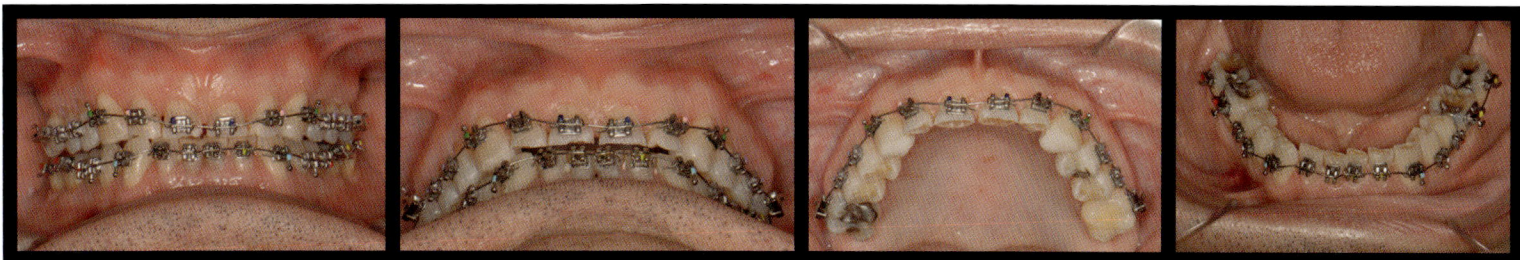

FIGURA 8.92 Inicio del tratamiento de ortodoncia con *bite turbos* en los caninos superiores.

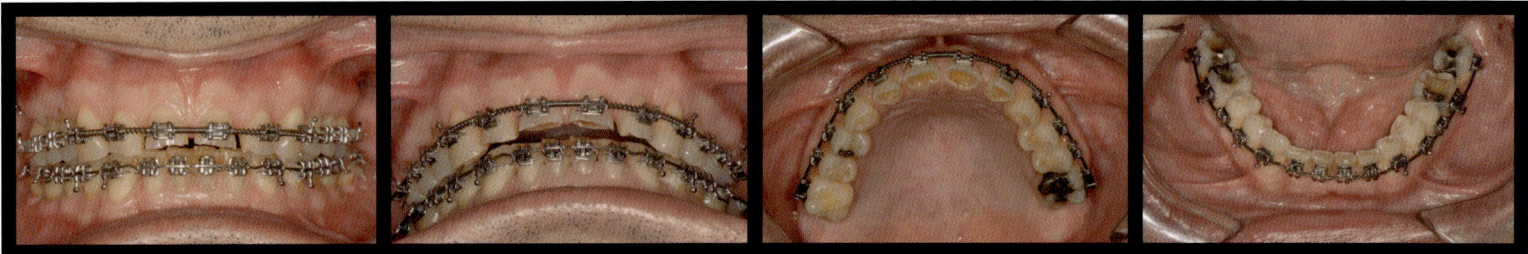

FIGURA 8.93 Distribución del espacio restaurador.

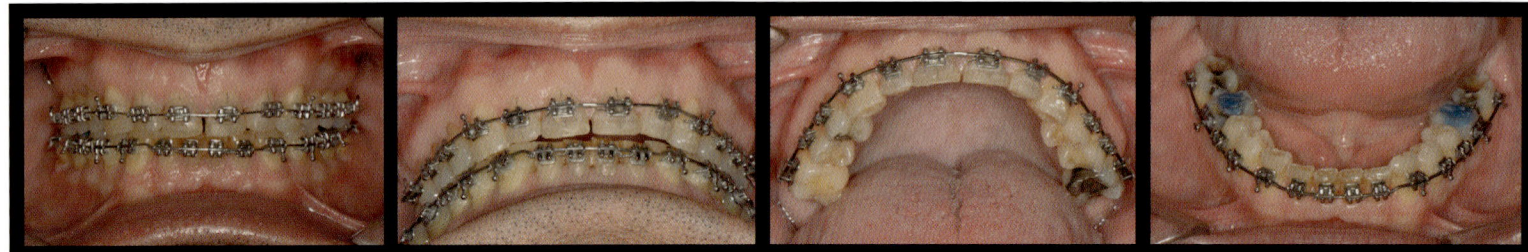

FIGURA 8.94 Recementado de *brackets* tras la colocación de restauraciones provisionales de composite. Se colocan arcos de TMA con dobleces para corrección de la erupción compensatoria.

PLAN DE TRATAMIENTO RESTAURADOR

Una vez finalizado el tratamiento de ortodoncia se realizó una nueva serie fotográfica, las impresiones digitales de ambas arcadas y los nuevos registros de RC y de arco facial para montar los modelos en el articulador virtual. En este paciente también se incrementó la DV para obtener todavía más espacio restaurador. El plan de tratamiento restaurador establecido fue el siguiente:

1. *Mock-up* emocional.
2. Remoción de las restauraciones antiguas de amalgama y sustitución de las mismas por otras de composite.
3. Restauraciones inyectadas de composite fluido. Se eligió esta opción a pesar de las limitaciones a medio plazo del propio material restaurador por razones económicas.

Serie fotográfica completa una vez finalizado el tratamiento de ortodoncia

Las fotografías muestran el restablecimiento de los niveles gingivales, la creación de una mejor proporción anchura-longitud de las coronas clínicas de los dientes anteriores superiores y el espacio generado para restaurar la posición del borde incisal inferior.

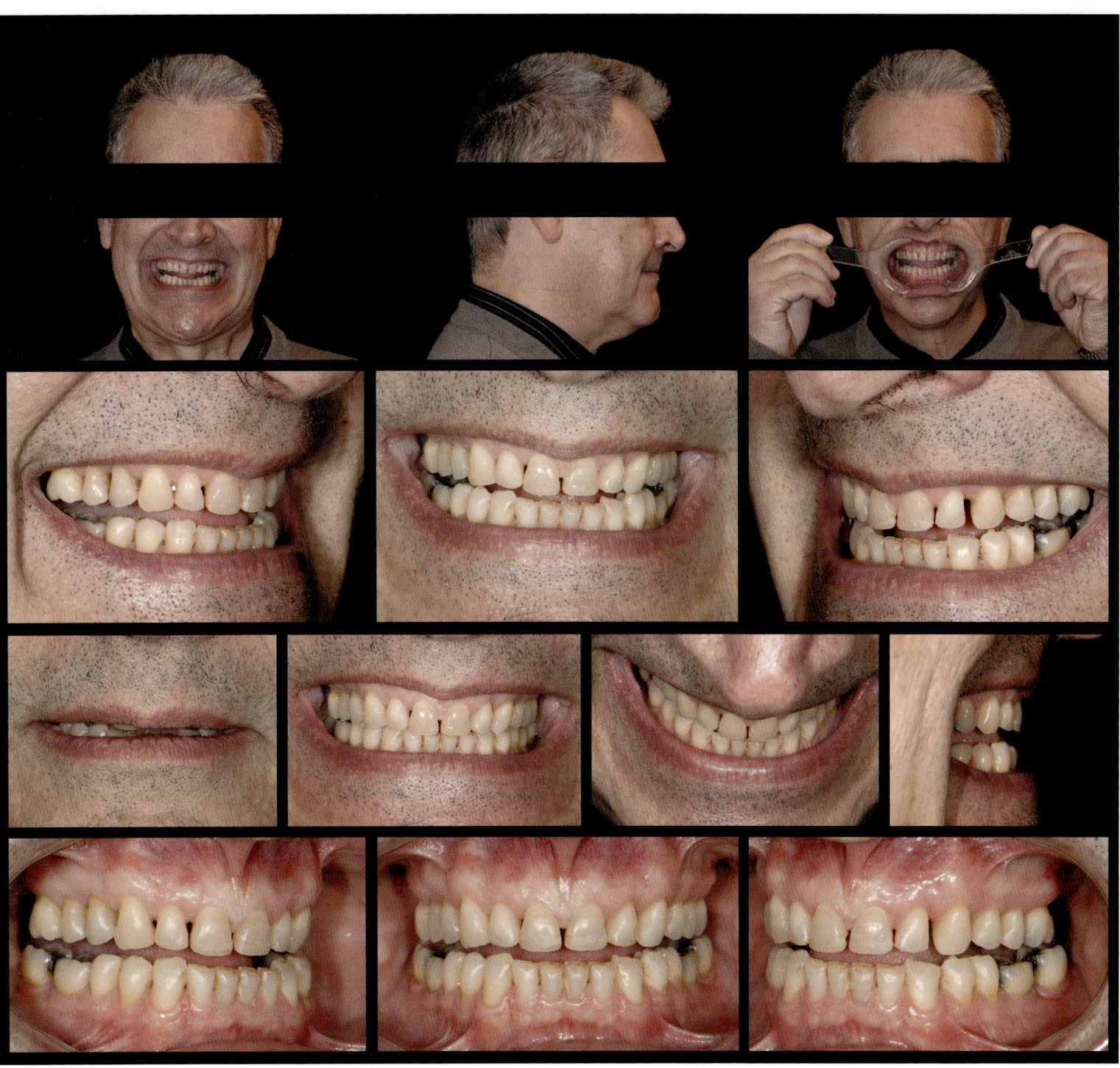

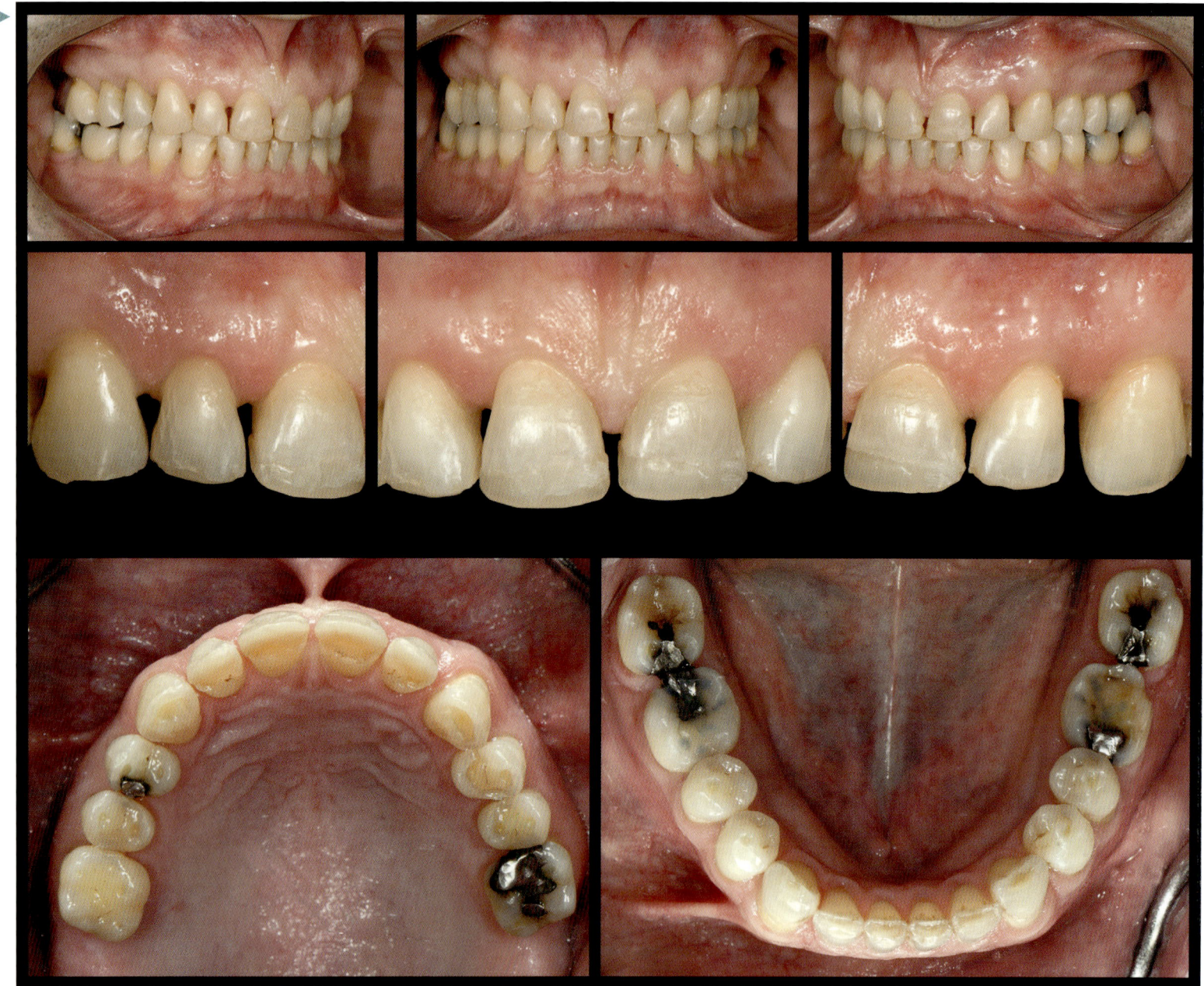

FIGURA 8.95 En la arcada superior se aprecia el espacio mesiodistal generado a nivel de los dientes anteriores superiores para permitir la creación de espacio restaurador y la creación de unas nuevas proporciones anchura-longitud. Sin embargo, la forma triangular de los dientes anteriores superiores supuso un reto en el momento de su restauración para evitar la formación de triángulos negros. En la arcada inferior, se puede observar la eliminación del apiñamiento de los incisivos inferiores antes del tratamiento.

Mock-up emocional

En este paciente se llevó únicamente a cabo el *mock-up* emocional puesto que, al estar basado el tratamiento restaurador en la utilización de composites directos inyectados, en caso de ser necesario, permitiría hacer modificaciones de carácter aditivo o sustractivo en su superficie una vez finalizado el tratamiento. Este *mock-up* emocional, además de evaluar los aspectos estéticos y funcionales mencionados en el Capítulo 5, también nos permitió observar **la presencia de áreas donde se apreciaba la estructura dentaria a través del mismo, indicando así la necesidad de modificar los contornos del encerado virtual o efectuar sustracción de la estructura dentaria subyacente**.

En este paciente, concretamente, además de hacer un blanqueamiento previo, se modificaron los contornos dentarios mediante una ligera sustracción de las áreas mencionadas de la superficie dentaria y una pequeña adición en el encerado virtual.

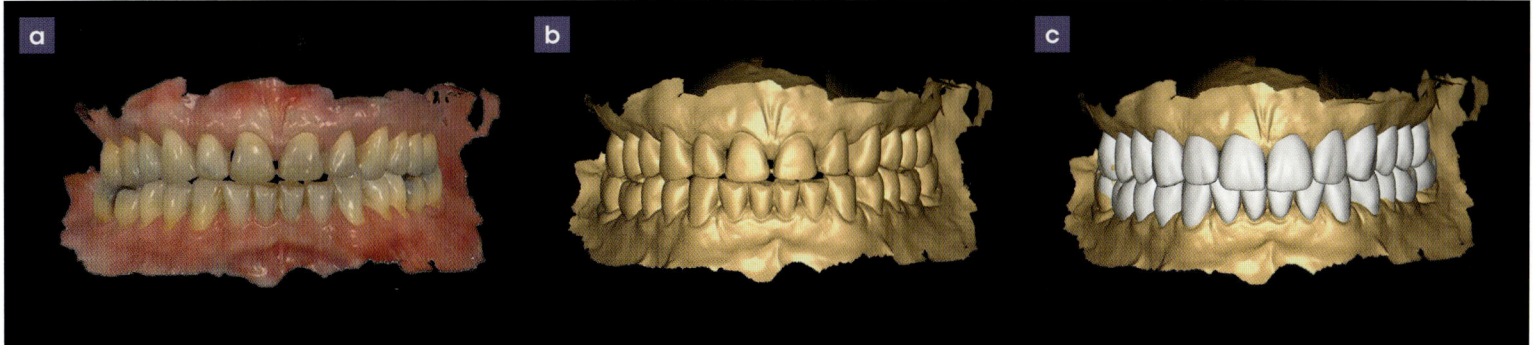

FIGURA 8.96 a) Impresiones digitales de ambas arcadas dentarias relacionadas entre sí mediante *bite scans* (registro de mordida virtual) en RC. b) Modelos virtuales en RC. c) Encerado virtual.

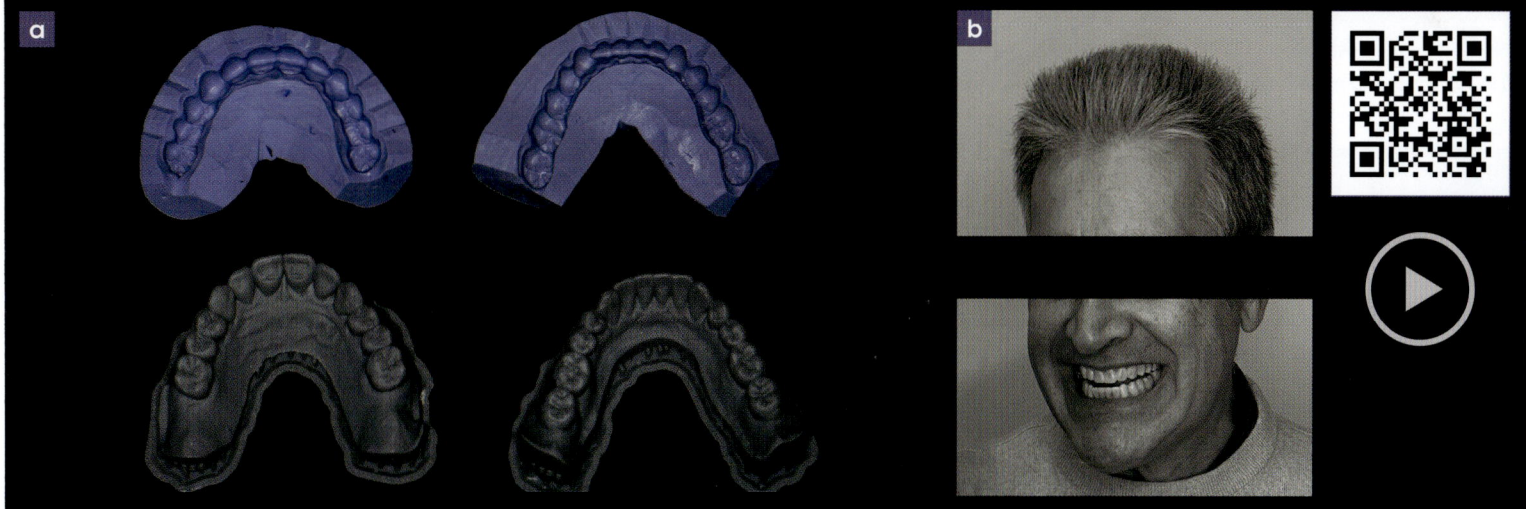

FIGURA 8.97 a) Llaves de silicona realizadas a partir de los modelos impresos del encerado virtual. b) *Mock-up* emocional en el que **se pueden apreciar algunas zonas del mismo en las que transparenta la estructura dentaria subyacente.** Ello indica la necesidad de efectuar modificaciones de carácter aditivo en el encerado virtual o de carácter sustractivo en la superficie dentaria antes de realizar la restauración con composite.

Tratamiento restaurador mediante composite fluido inyectado

Para efectuar el tratamiento restaurador mediante composite inyectado, se le pidió al laboratorio la elaboración de dos modelos impresos de los encerados virtuales de cada arcada dentaria, uno con el encerado de todos los dientes y otro con el encerado de dientes alternos.

A partir de los modelos impresos se elaboraron dos llaves de silicona de cada arcada, una con el encerado completo y la otra con encerados alternos.

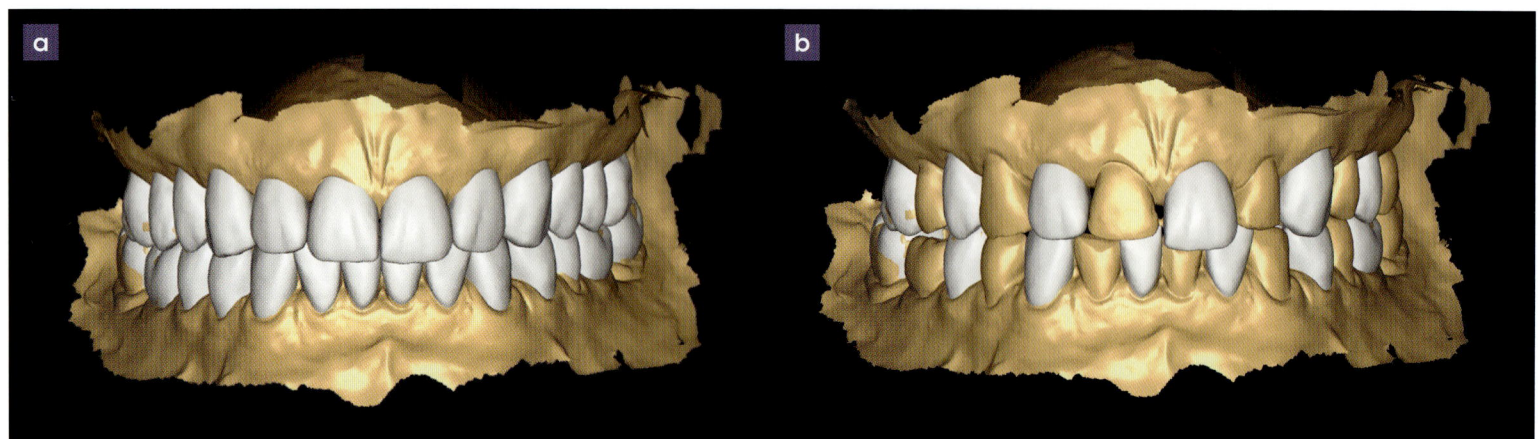

FIGURA 8.98 a) Encerado virtual de todos los dientes. b) El mismo modelo virtual con alternancia de dientes encerados y sin encerar.

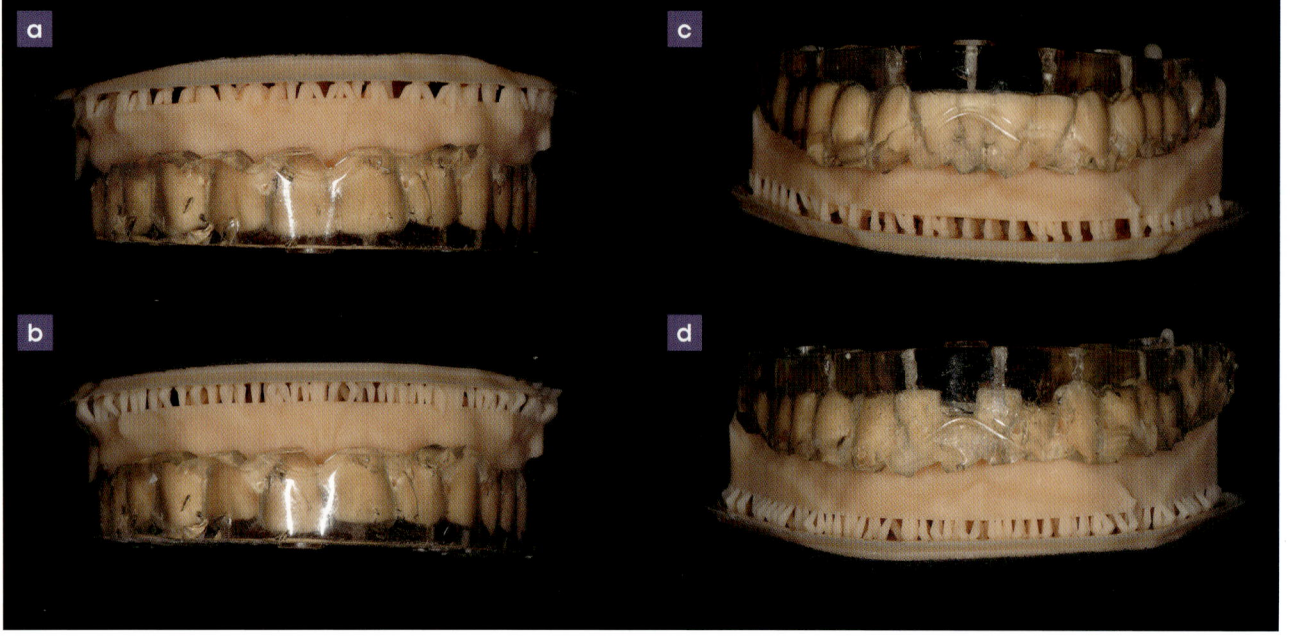

FIGURA 8.99 Llaves de silicona transparente (Exaclear® GC) sobre los modelos impresos del encerado virtual con las chimeneas para la introducción de la cánula de inyección. a,c) Sobre el modelo del encerado virtual de todos los dientes. b,d) Sobre el modelo impreso de encerado de dientes alternativos.

Antes de comenzar con el acondicionamiento de la superficie dentaria para efectuar los procedimientos de inyección, **se eliminaron los composites provisionales que se habían colocado durante el tratamiento de ortodoncia y se retiraron las restauraciones antiguas de amalgama.**

Básicamente, la técnica empleada consistió en utilizar primeramente la llave elaborada sobre el modelo de los encerados alternos y efectuar la inyección y polimerizado del composite fluido en el espacio correspondiente al diente o dientes que se van a restaurar. Aquellos dientes que no están involucrados en la inyección se aislaron con teflón. Seguidamente, una vez retirada la llave transparente, se eliminaron los jitos de inyección de las chimeneas y otros excesos y se repitió el proceso descrito con la otra llave fabricada sobre el modelo de los encerados completos para completar la restauración de los dientes restantes.

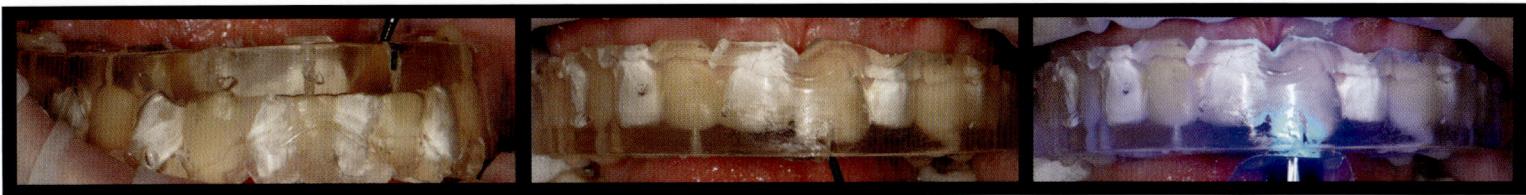

FIGURA 8.100 Diferentes pasos durante los procedimientos clínicos del inyectado del composite fluido (Gaenial Universal Lo Flow®GC) a través de las llaves de silicona transparente.

SERIE FOTOGRÁFICA COMPLETA AL MES DE HABER FINALIZADO EL TRATAMIENTO

Fotografías extraorales

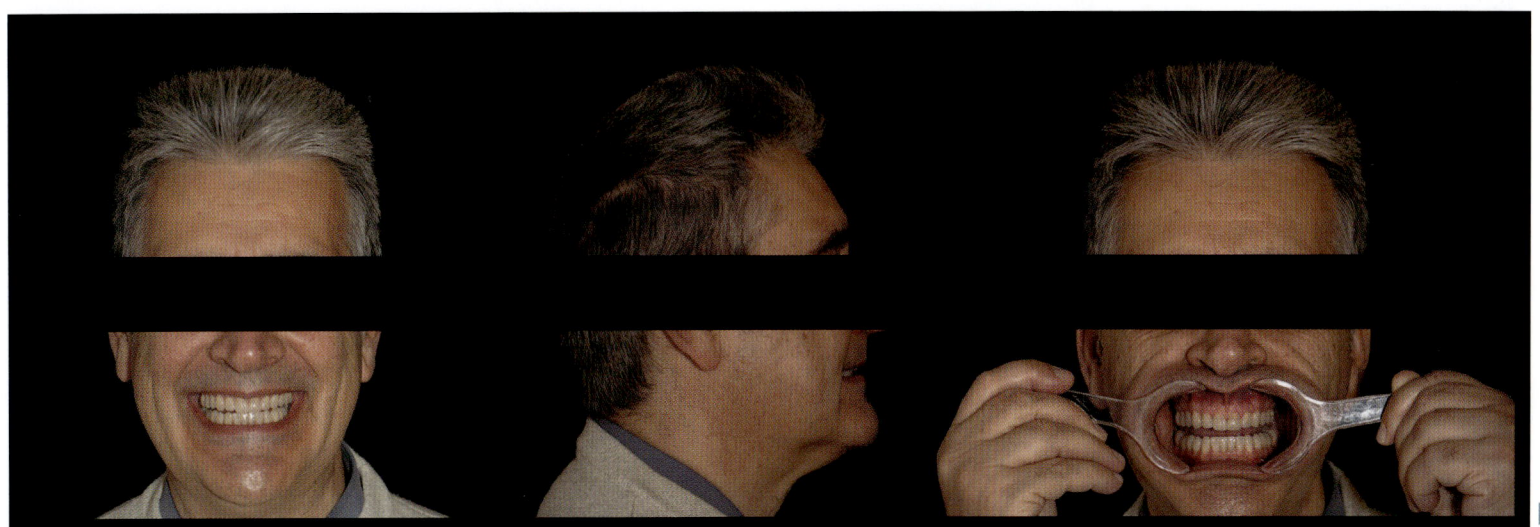

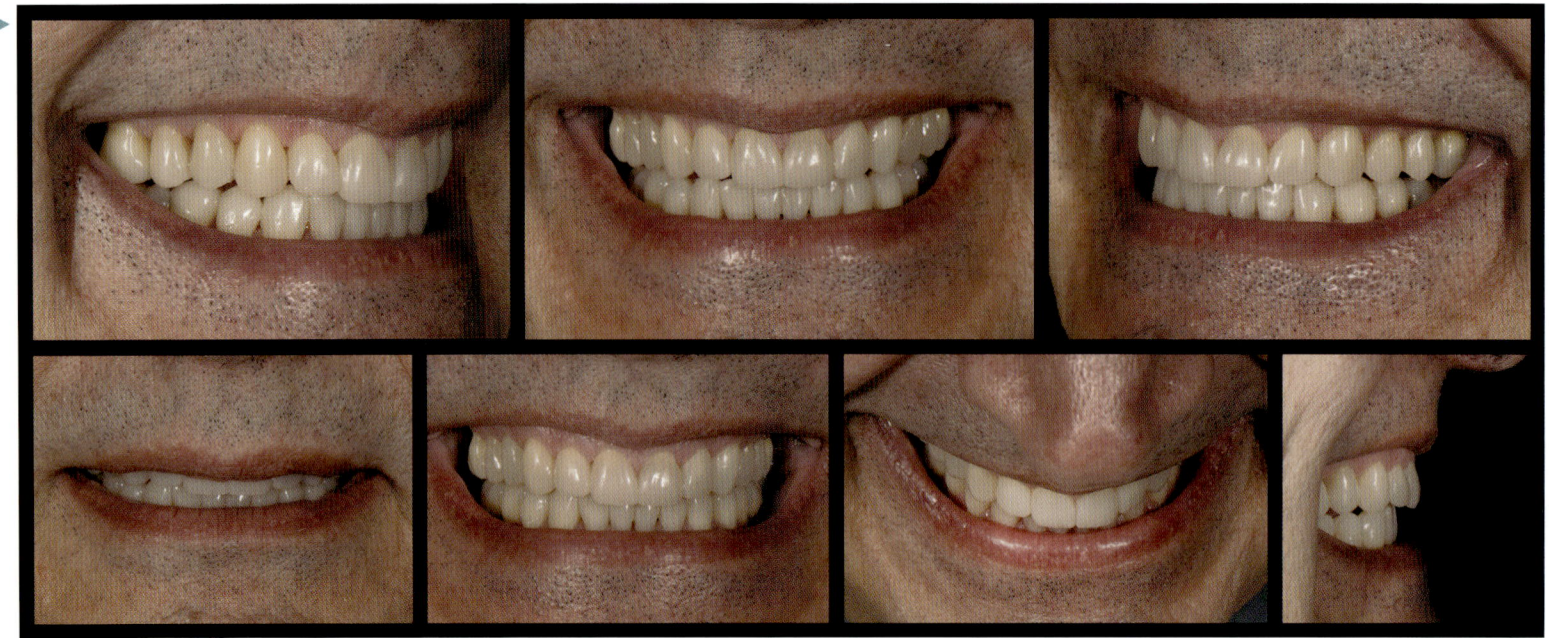

FIGURA 8.101 En las fotografías extraorales se aprecia la nueva posición del borde incisal en reposo, la corrección de los niveles gingivales, la proporción anchura-longitud obtenida con las restauraciones en los dientes anteriores y la armonía obtenida entre el borde incisal superior y el borde interno del bermellón del labio inferior.

Fotografías intraorales

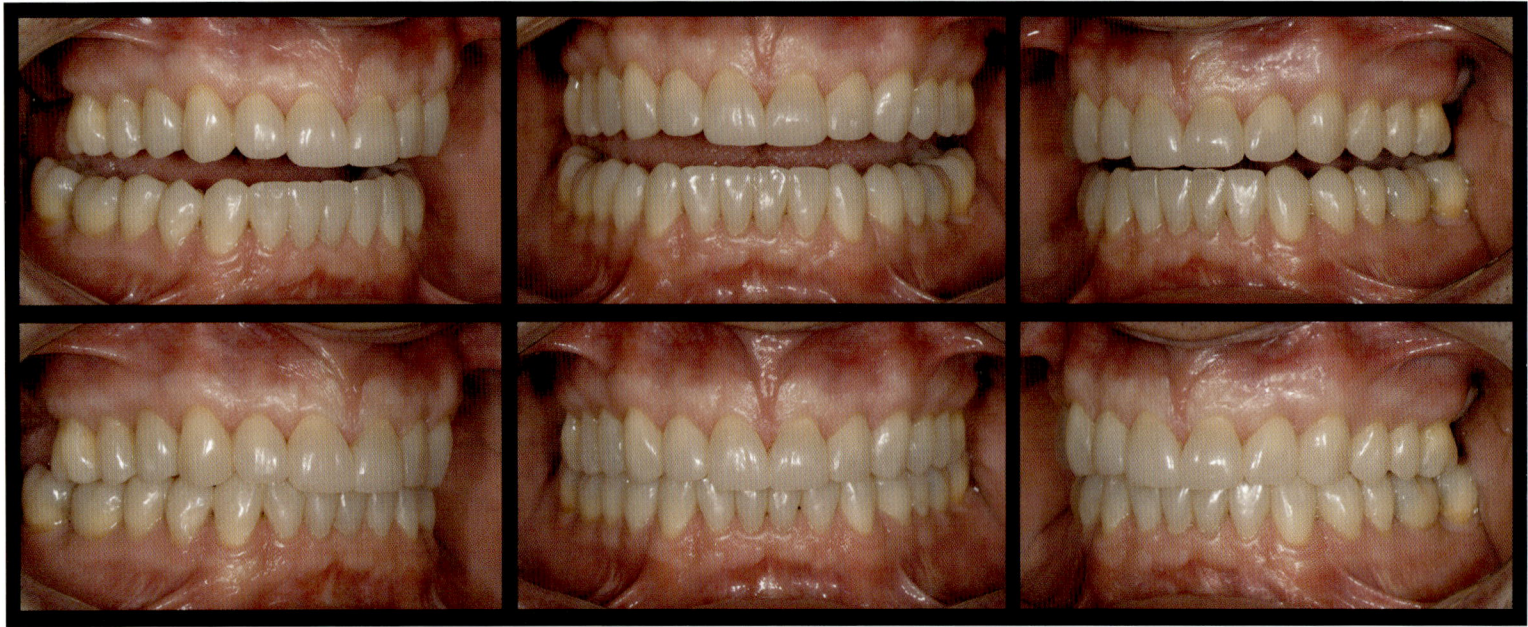

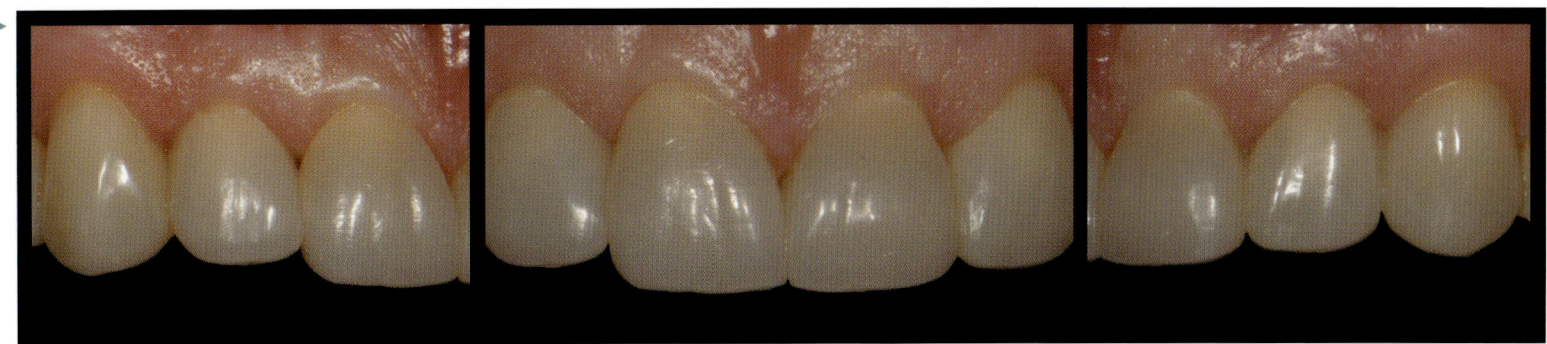

FIGURA 8.102 Las fotografías intraorales muestran la armonía del nuevo plano oclusal, así como el grado de resalte y sobremordida alcanzados para proporcionar suficiente espacio para el EOF. A su vez, también se puede apreciar la correcta posición de las papilas sin la presencia de triángulos negros y la creación de nuevas troneras incisales.

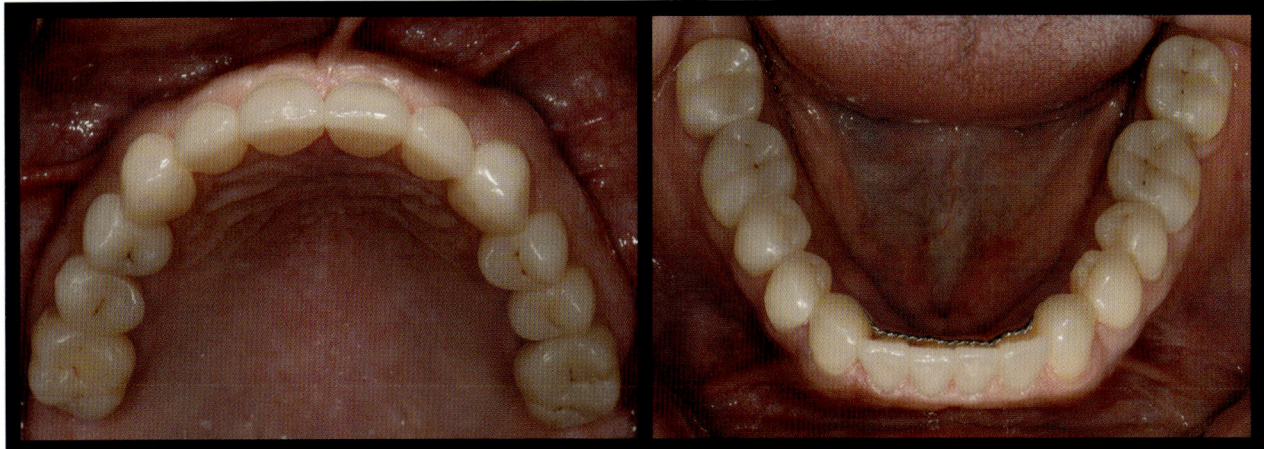

FIGURA 8.103 La arcada superior muestra la redistribución de los espacios mesiodistales de los dientes anteriores superiores y la eliminación del apiñamiento de los dientes anteriores inferiores. También se puede observar la retención de canino a canino inferior.

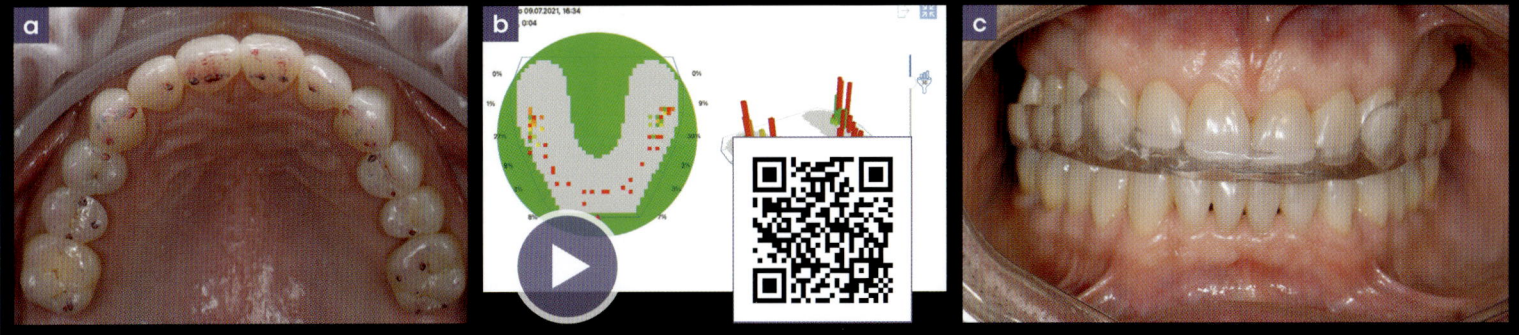

FIGURA 8.104 Control de la oclusión. a) Se muestran los contactos obtenidos en MI = RC (contactos azules). Las líneas rojas en los dientes anteriores representan las trayectorias de disoclusión. La ausencia de líneas rojas en los dientes posteriores indica el correcto funcionamiento de la guía anterior durante los movimientos de lateralidad y protrusiva. b) El registro digital de la oclusión con el OccluSense permite confirmar el razonable equilibrio oclusal obtenido una vez finalizado el ajuste oclusal. c) Placa oclusal de uso nocturno.

CONTROL A LOS TRES AÑOS Y MEDIO

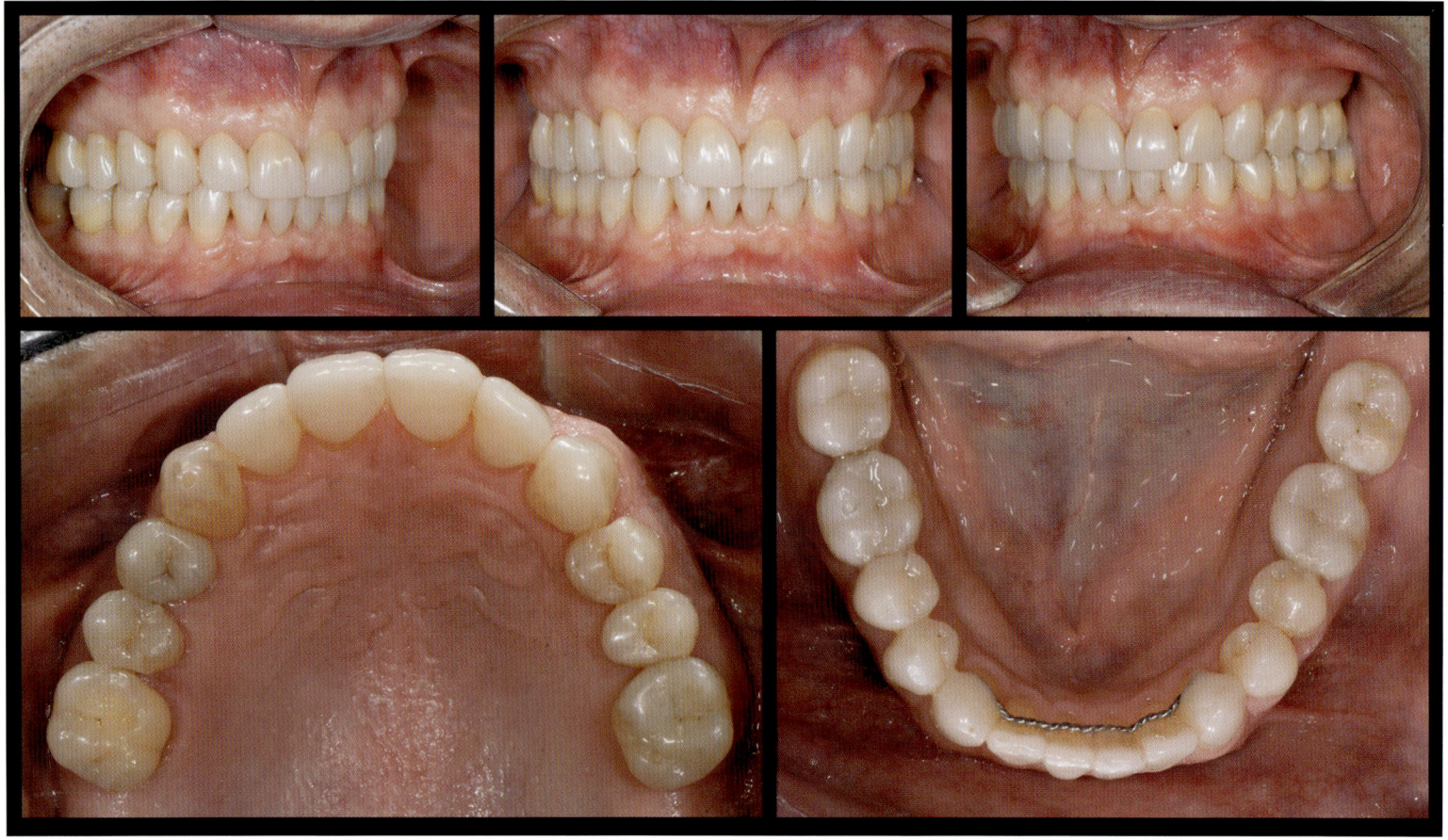

FIGURA 8.105 El control a los tres años y medio muestra la ausencia de facetas de desgaste y *chippings* significativos, así como la estabilidad del color. Sin embargo, se puede apreciar la pérdida de las tinciones oclusales creadas inicialmente en los surcos oclusales.

- Tratamiento restaurador: *Dr. José M.ª Suárez Feito*
- Tratamiento de ortodoncia: *Dra. Iciar Llaca y Dr. Luis Llaca*
- Técnico de laboratorio: *Sr. Alberto Díaz López, Custom Dental Technologies*

CASO CLÍNICO 5

Edad: 45 años.

Motivo de consulta: Paciente que había acudido directamente al ortodoncista al ser consciente del deterioro estético como consecuencia del apiñamiento de los dientes anteriores inferiores y el avance del desgaste generalizado de su dentición. El paciente es remitido seguidamente por el propio ortodoncista a nuestra consulta para valorar el tratamiento restaurador del desgaste dentario y coordinar el posible tratamiento previo de ortodoncia.

El examen completo mostró la existencia de desgaste por erosión y atrición, la presencia de restauraciones extensas de composite en los dientes posteriores y también de carillas vestibulares de composite antiguas en los dientes anteriores.

SERIE FOTOGRÁFICA INICIAL COMPLETA

Análisis de las fotografías extraorales

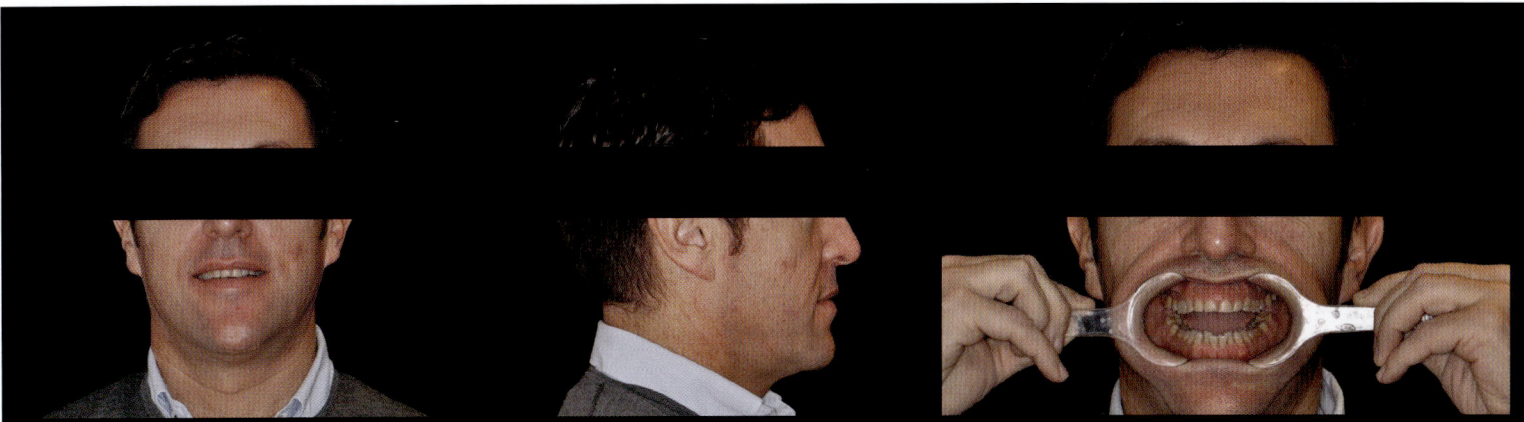

FIGURA 8.106 Alteración significativa del plano oclusal.

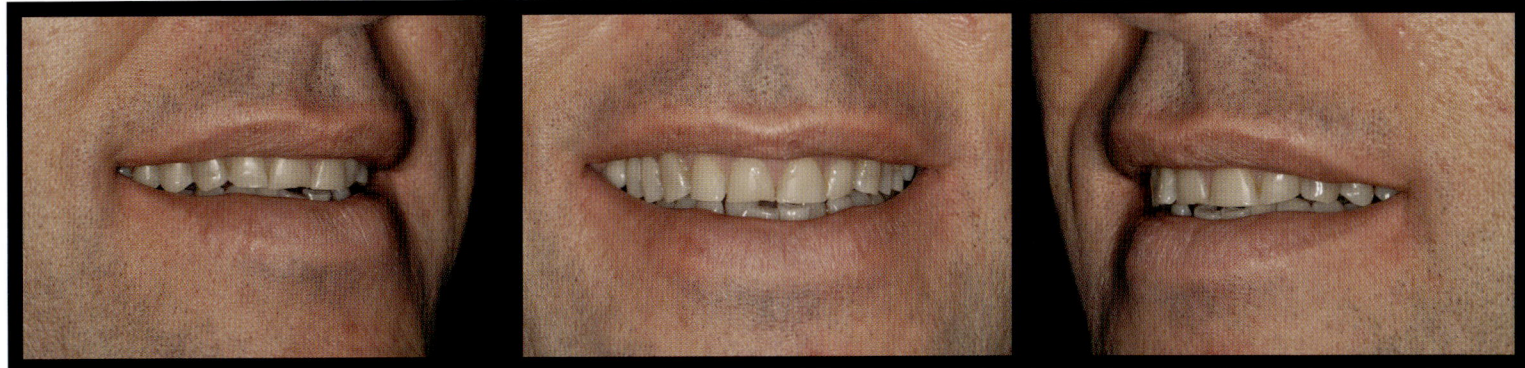

FIGURA 8.107 Borde incisal superior invertido que no sigue la curvatura del borde superior del labio inferior. Corredores bucales asimétricos.

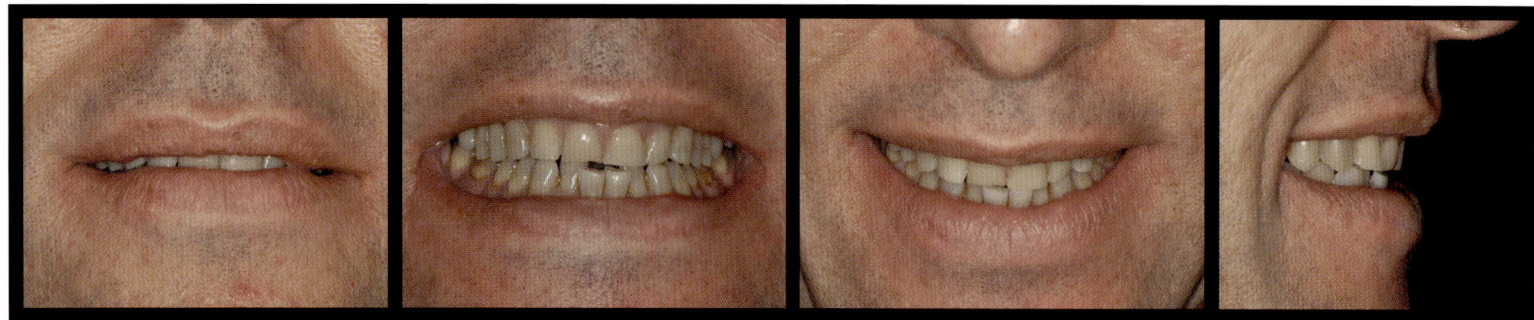

FIGURA 8.108 Ausencia de exposición del borde incisal superior con los labios en reposo. La posición del borde incisal de los incisivos superiores no está en armonía con el borde interno del bermellón del labio inferior, tanto en sentido vertical como horizontal (1.2 vestibulizado, 1.1 lingualizado).

Análisis de las fotografías intraorales

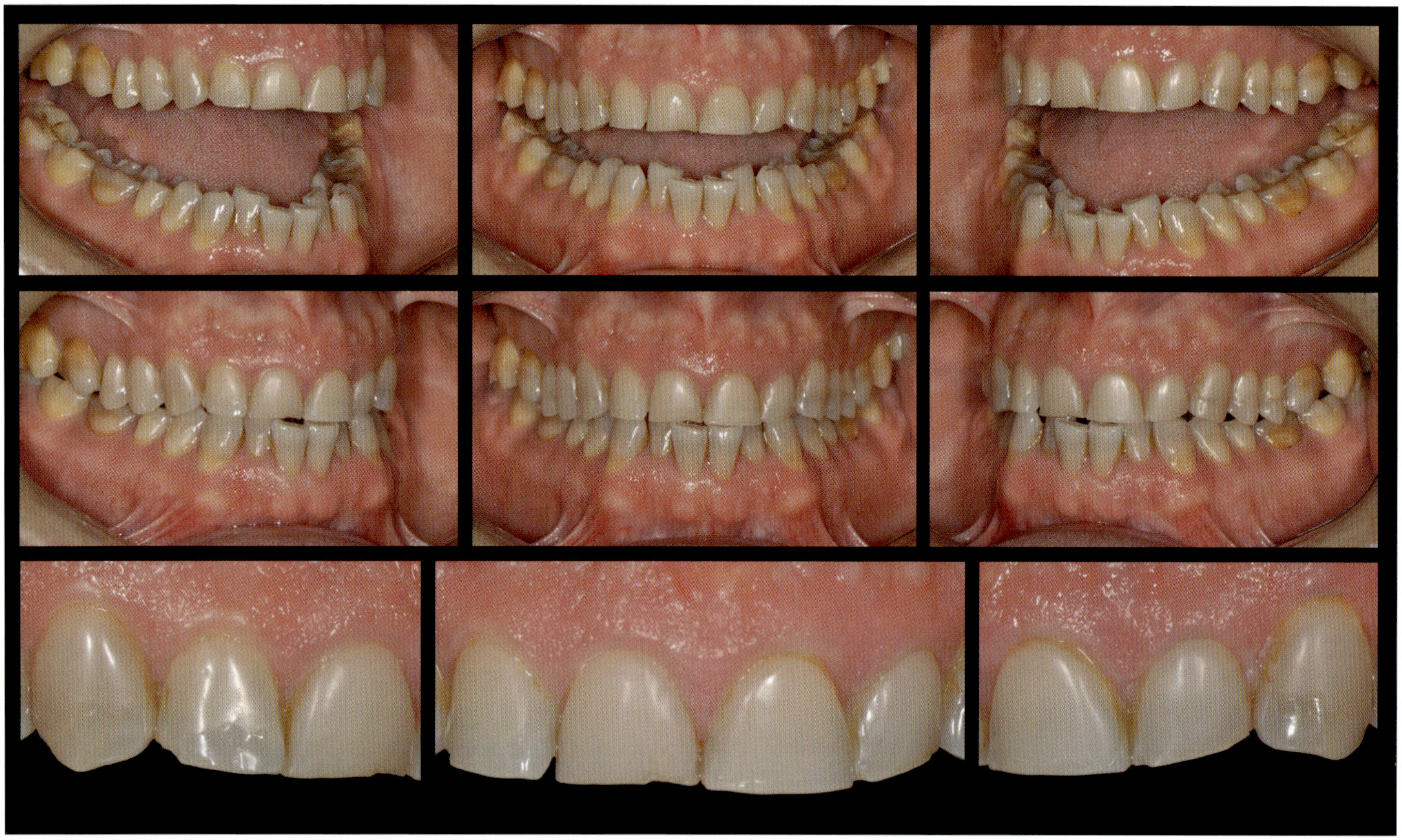

FIGURA 8.109 Erupción compensatoria de los dientes anteriores superiores con niveles gingivales alterados y desfavorable proporción anchura-longitud de sus coronas clínicas. Carillas vestibulares de composite de 1.3 a 2.3 y ausencia de troneras incisales. Plano oclusal inferior con marcada curva de Spee. Carencia de resalte y sobremordida en los dientes anteriores, lo que limita el espacio necesario para el *envelope of function* (EOF).

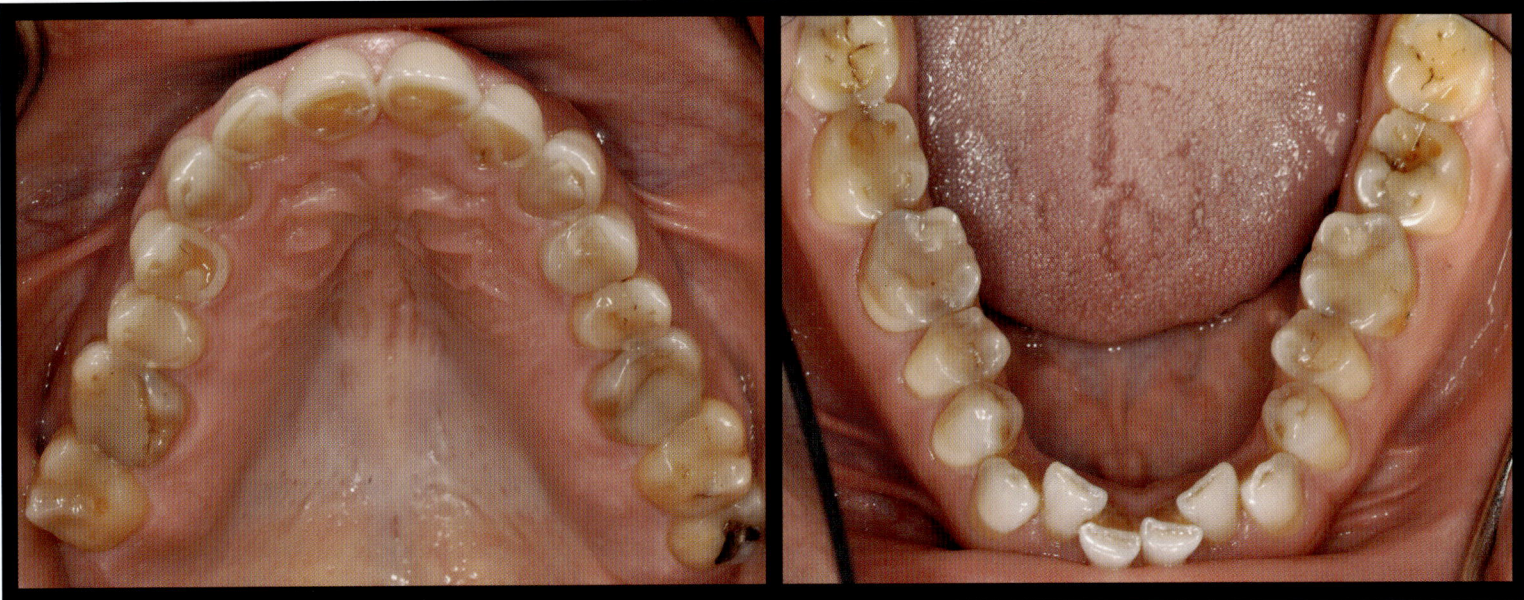

FIGURA 8.110 Las imágenes oclusales muestran, además del desgaste dentario, el significativo apiñamiento de los incisivos inferiores y la existencia de amplias restauraciones antiguas de composite en los dientes posteriores de ambas arcadas, que debilitan aún más la estructura dentaria remanente. A su vez, la presencia del 2.8, 3.8 y 4.8 contribuye a pronunciar aún mas la curva de Spee y generar problemas funcionales.

Siguiendo el protocolo habitual, la fase de planificación (fase 1) se llevó a cabo conjuntamente con el ortodoncista referidor del paciente para coordinar los objetivos de su tratamiento con nuestras necesidades restauradoras, siempre desde una perspectiva lo menos invasiva posible.

SECUENCIA DEL TRATAMIENTO DE ORTODONCIA
Gentileza del Dr. Guillermo Ibaseta

Entre los objetivos del tratamiento de ortodoncia estaban la eliminación del apiñamiento inferior, la corrección del plano oclusal y la rectificación de la erupción compensatoria para mejorar la arquitectura gingival y crear el suficiente espacio restaurador. Con ello se facilitaría el establecimiento de unas adecuadas proporciones anchura-longitud de los dientes anteriores y el suficiente resalte y sobremordida para generar una guía anterior en armonía con el EOF.

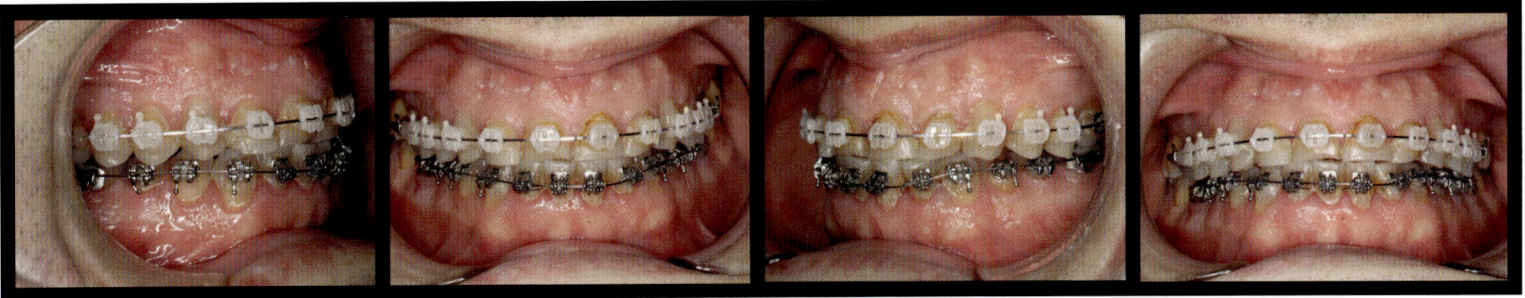

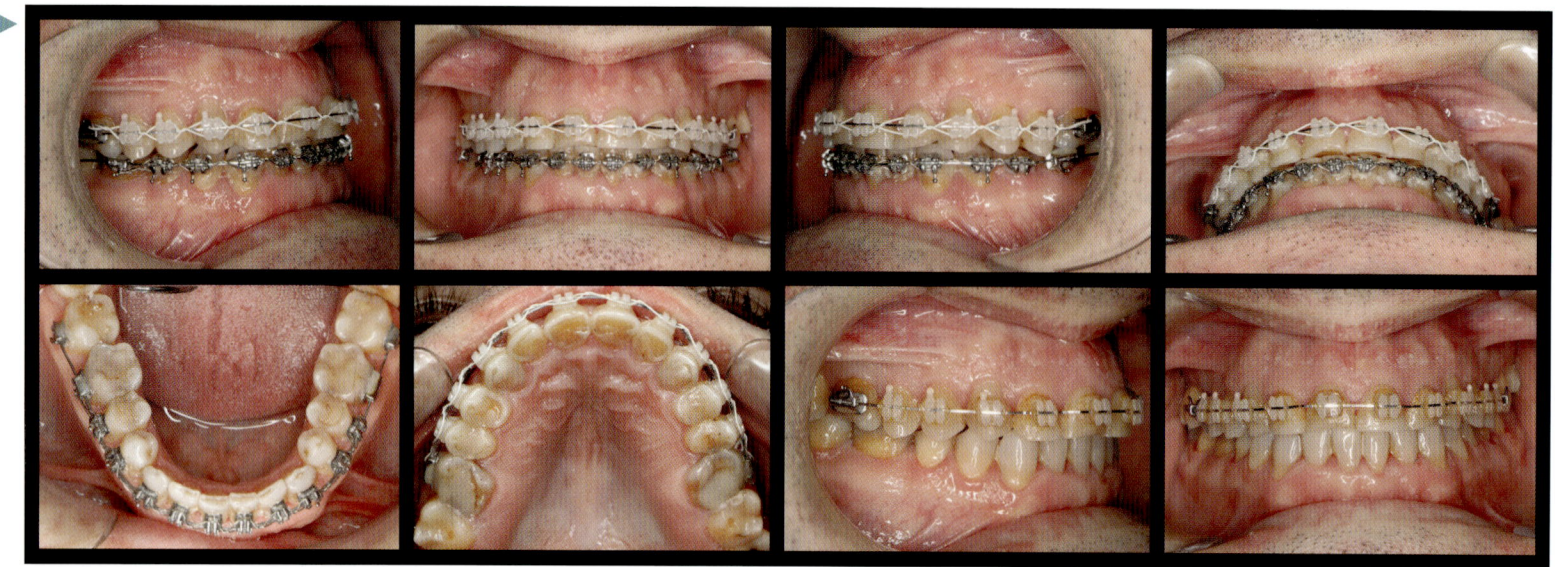

FIGURA 8.111 El tratamiento de ortodoncia se comenzó ampliando la forma de arcada superior para permitir acomodar los cambios efectuados en la arcada inferior para corregir el apiñamiento y facilitar la creación de una mayor armonía en los corredores bucales al finalizar el tratamiento restaurador. A su vez mediante la colocación individualizada de *brackets* en incisivos y también de topes oclusales, se modificaron el plano oclusal y el torque incisal, generando así el espacio suficiente para el posterior tratamiento restaurador.

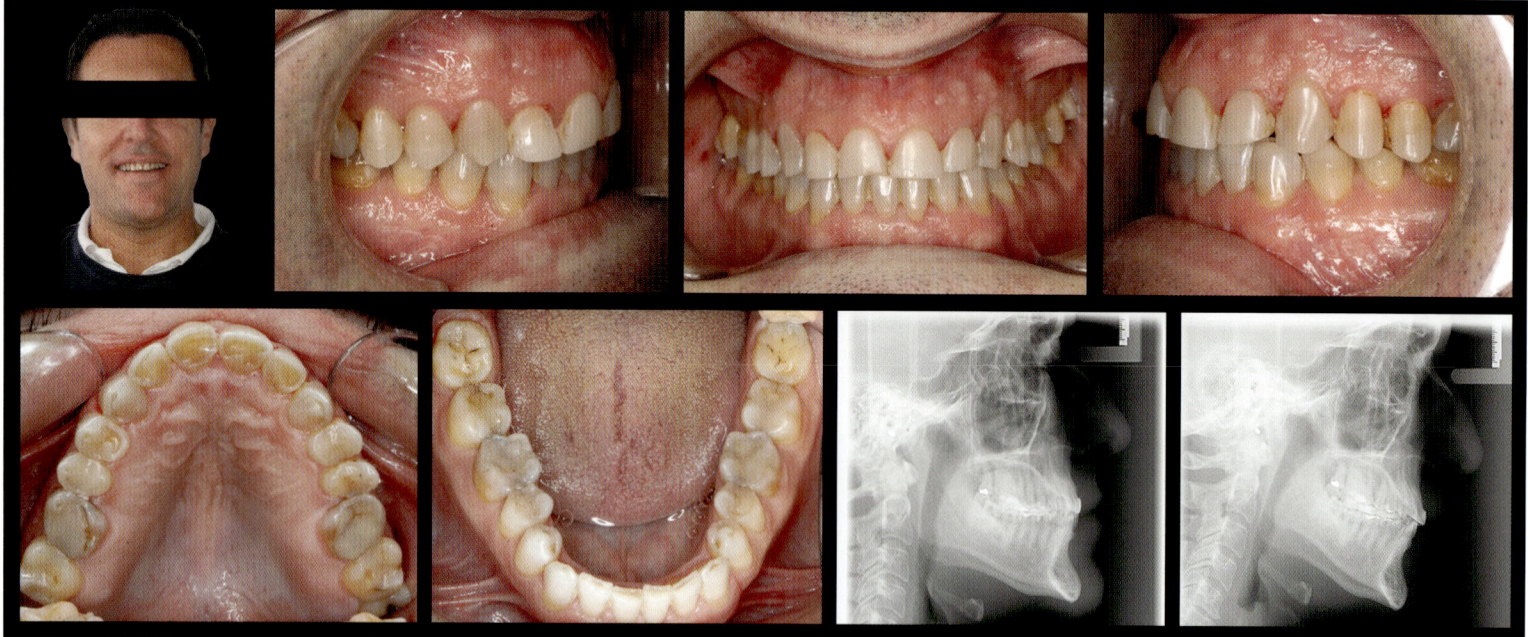

FIGURA 8.112 Mediante la modificación de la secuencia de arcos, siempre con el objetivo de modificar márgenes gingivales, modificar la forma de arcada, corregir el apiñamiento y crear espacio para el tratamiento restaurador, se consiguió el resultado ortodóncico final. Las fotos intraorales y las telerradiografías muestran el cumplimiento de los objetivos.

PLAN DE TRATAMIENTO RESTAURADOR

Una vez finalizado el tratamiento de ortodoncia, se efectuaron las extracciones del 2.8, el 3.8 y el 4.8.

Transcurrido el periodo de cicatrización, se tomó una nueva serie fotográfica y, una vez verificada de forma repetitiva la posición condilar de RC, se tomaron impresiones digitales de ambas arcadas, el registro intermaxilar en dicha posición de RC y un arco facial (EZ Bow®AD2) para montar los modelos virtuales en el articulador virtual. Para proporcionar más espacio restaurador a nivel de dientes posteriores, se aumentó también la DV. Se estableció el siguiente plan de tratamiento restaurador:

1. *Mock-up* emocional. A partir del encerado de diagnóstico parcial (Capítulo 5).
2. *Mock-up* de transición. A partir del encerado de diagnóstico completo (Capítulo 5).
3. Restauración de dientes anteriores inferiores utilizando carillas vestibulares de disilicato de litio.
4. Restauración de dientes anteriores superiores mediante carillas en V de disilicato de litio.
5. Restauración de dientes posteriores con carillas oclusales y oclusovestibulares de disilicato de litio.
6. Restauración de dientes posteriores superiores mediante una combinación de carillas oclusales y oclusovestibulares de disilicato de litio.

Mock-up emocional

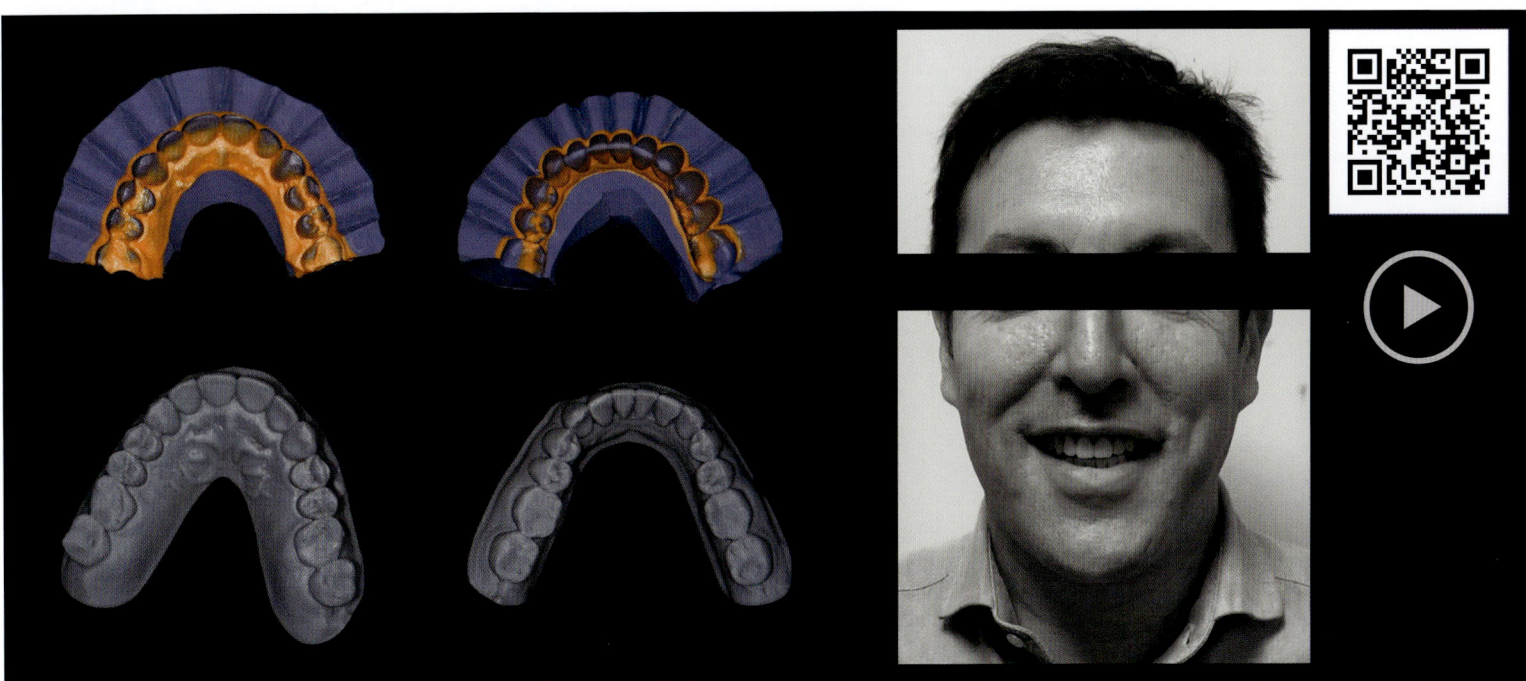

FIGURA 8.113 Llaves de silicona elaboradas sobre los modelos impresos del encerado virtual en el que se incluyeron únicamente los dientes anteriores y los premolares de ambas arcadas.

Mock-up de transición

Antes de comenzar con el acondicionamiento de la superficie de los dientes superiores para llevar a cabo el *mock-up* de transición, **fue necesario efectuar un remodelado sustractivo de los dos tercios incisales de las cúspides vestibulares de los premolares para** **corregir el torque y así facilitar la creación de la nueva forma de arcada del maxilar superior** A su vez, se llevó a cabo el **arenado con óxido de aluminio de la superficie de las restauraciones antiguas de composite** antes del grabado ácido, seguido de la silanización de las mismas y la posterior aplicación del adhesivo dentinario.

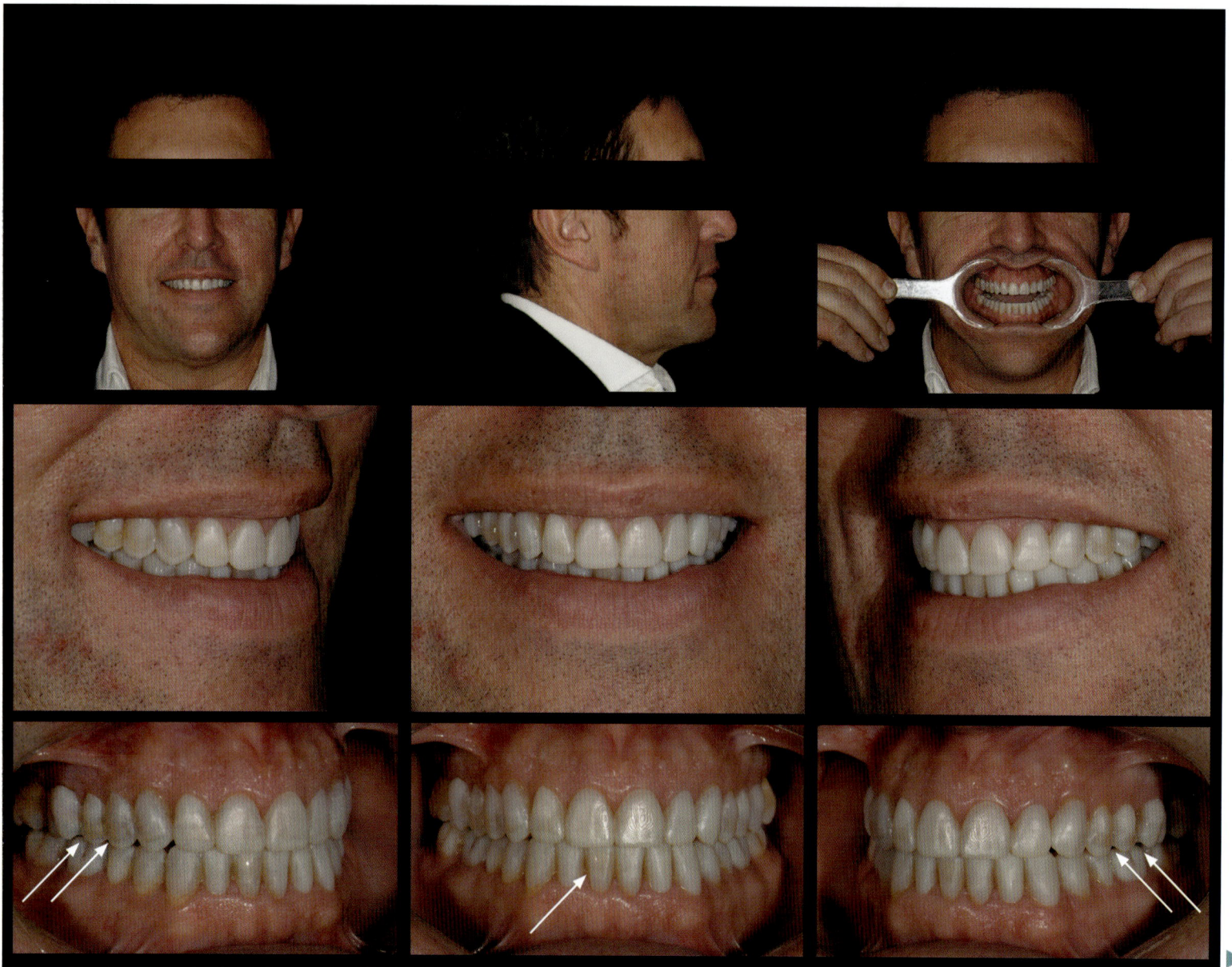

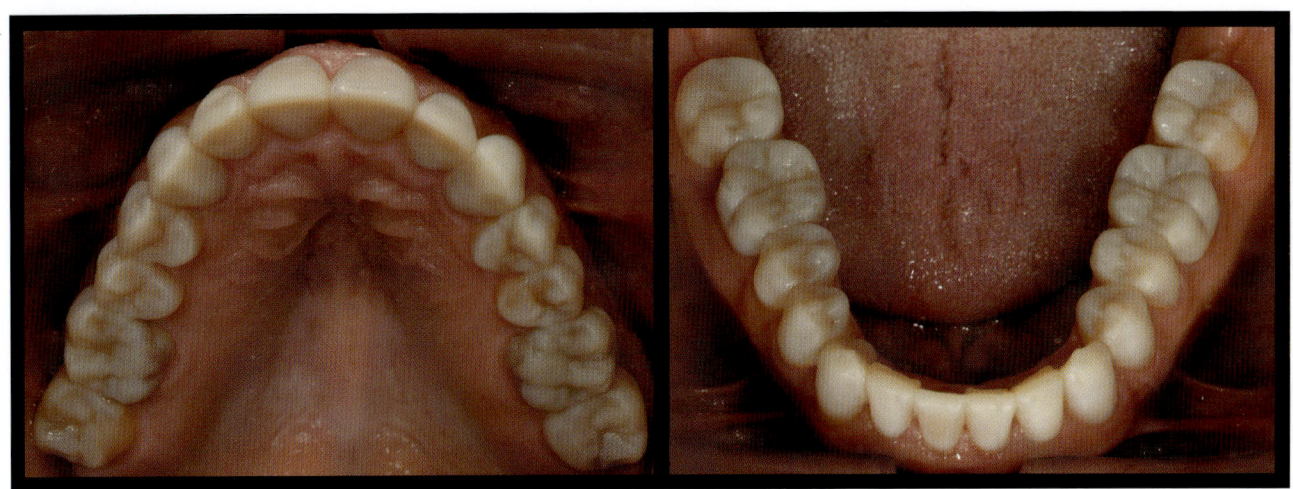

FIGURA 8.114 Se muestra la corrección de los parámetros estéticos y funcionales conseguidos en el *mock-up* de transición y que serán la referencia para las restauraciones definitivas. La mayor transparencia de estructura dentaria subyacente que se puede apreciar a través del *mock-up* de los dos tercios incisales de los premolares superiores y la cara vestibular del 4.1, indica la necesidad de mayor sustracción dentaria durante la preparación.

Restauración de dientes anteriores inferiores

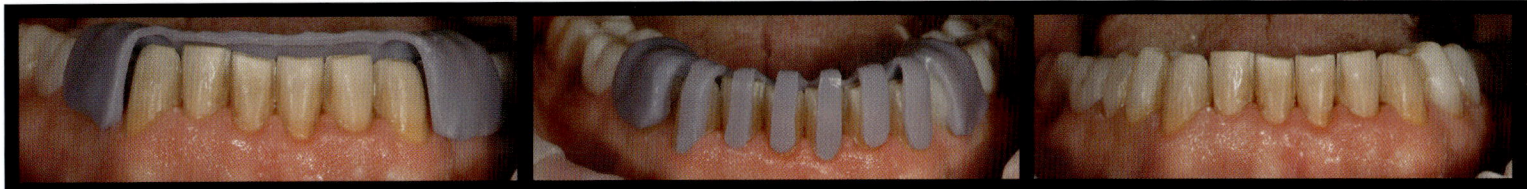

FIGURA 8.115 Valoración del espacio restaurador incisal y vestibular con llaves impresas una vez finalizadas las preparaciones a través del *mock-up* de transición.

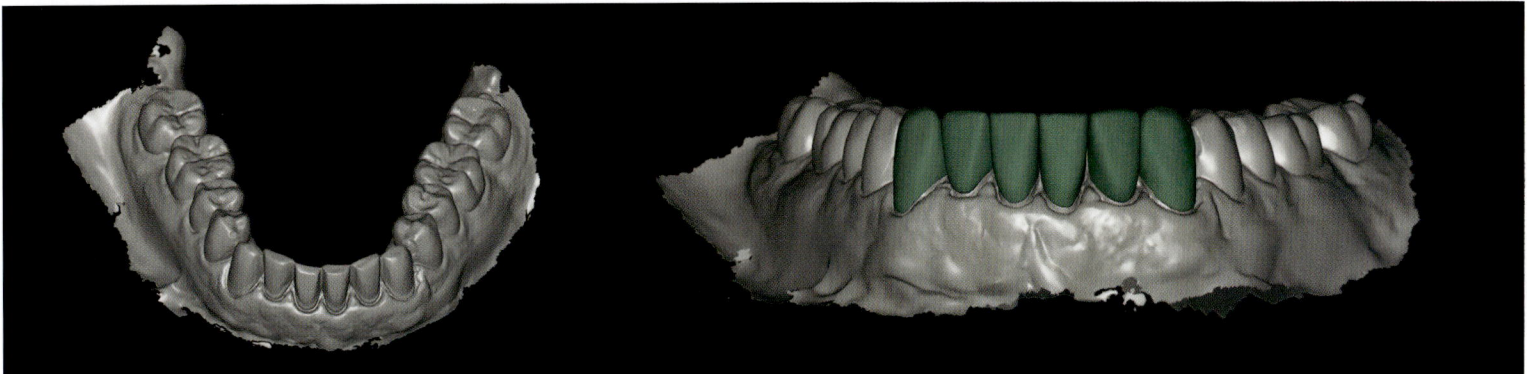

FIGURA 8.116 Encerado virtual de las carillas vestibulares.

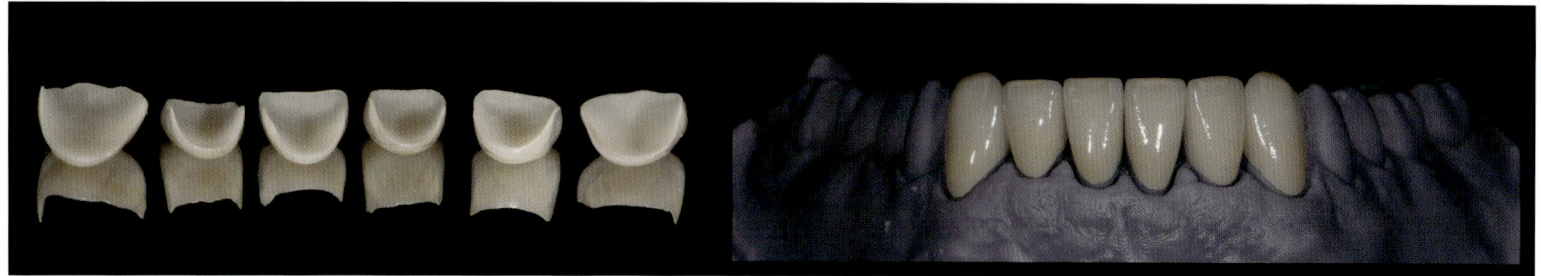

FIGURA 8.117 Carillas vestibulares de disilicato de litio monolítico fresado.

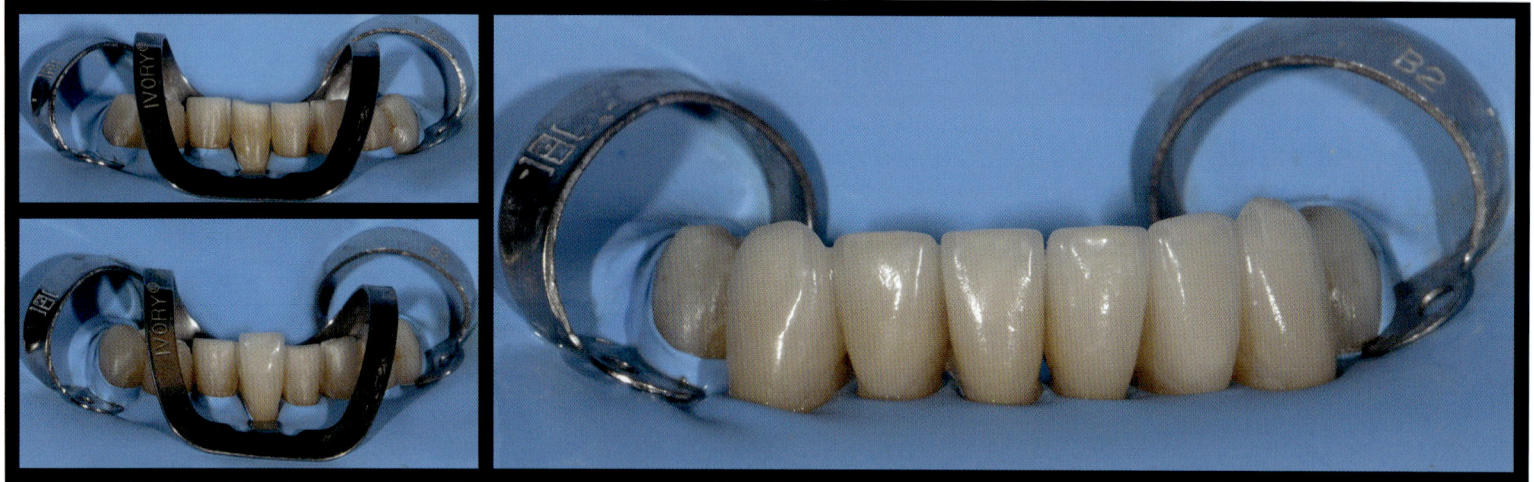

FIGURA 8.118 El cementado de las carillas se efectuó de forma independiente mediante el aislamiento absoluto con dique de goma.

Restauración de dientes anteriores superiores

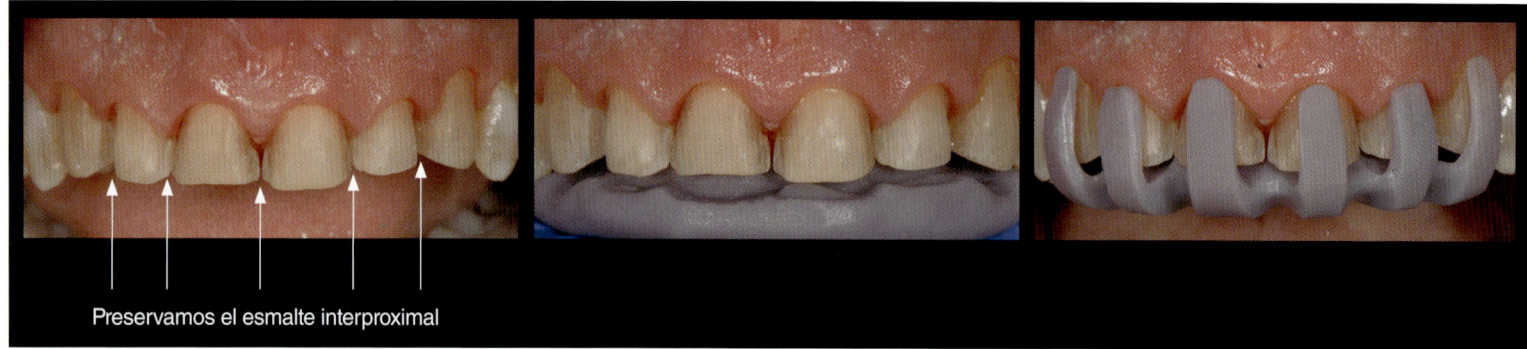

FIGURA 8.119 Se puede apreciar cómo en la preparación de los dientes anteriores para carillas en V por vestibular se respeta el esmalte interproximal. Mediante llaves impresas se evalúa el espacio restaurador vestibular e incisal disponible.

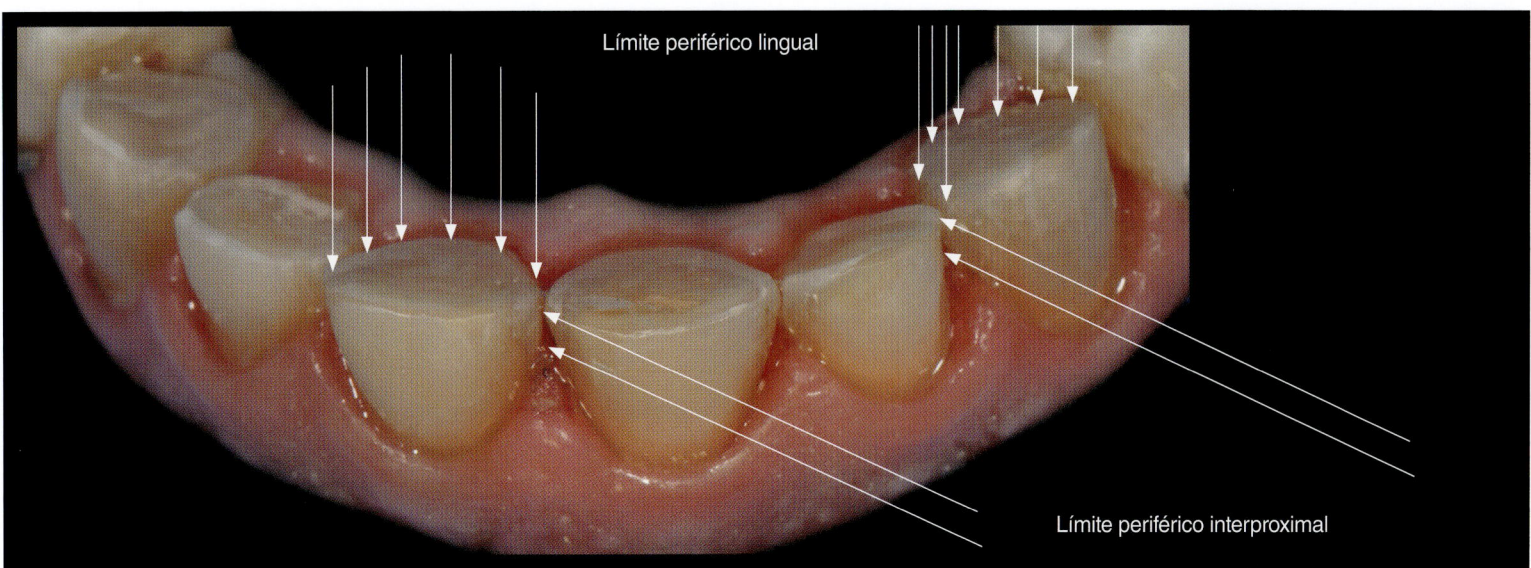

Límite periférico lingual

Límite periférico interproximal

FIGURA 8.120 Las flechas señalan los límites periféricos de la preparación para carillas en V, tanto por lingual como por interproximal, respetando el contacto interproximal.

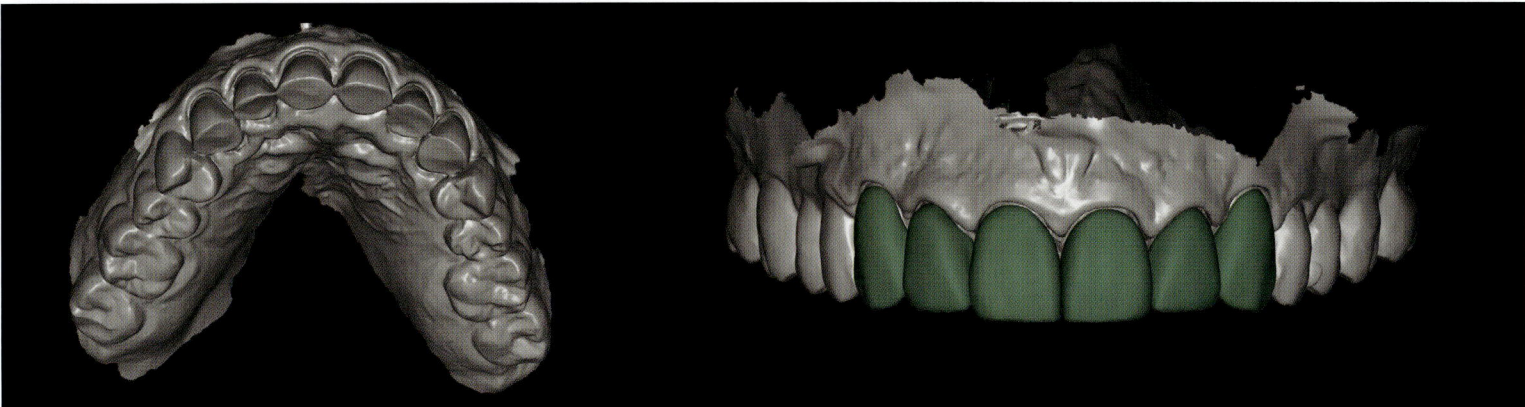

FIGURA 8.121 Encerado virtual de las carillas en V.

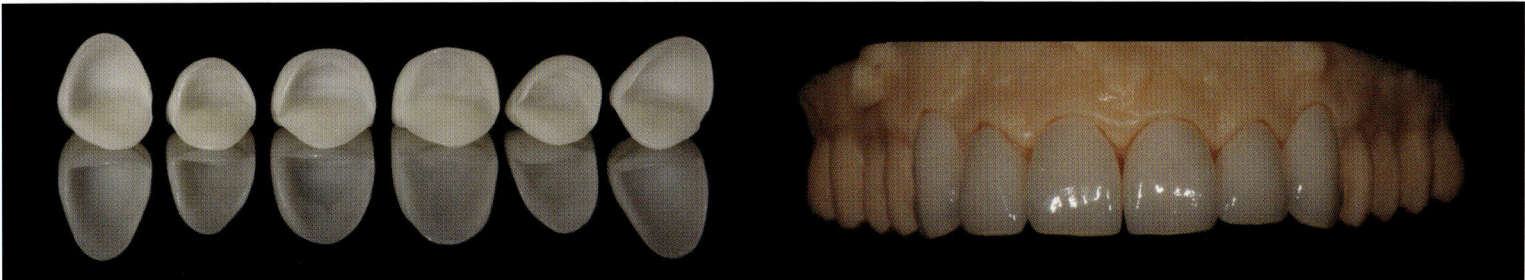

FIGURA 8.122 Vista interna y vestibular de las carillas en V de disilicato de litio monolítico fresadas.

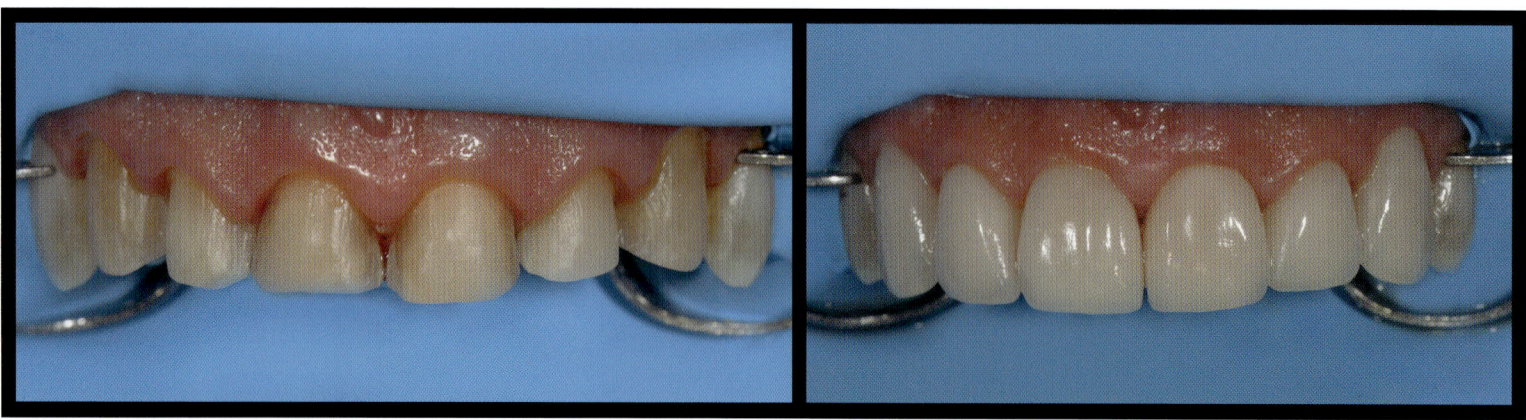

FIGURA 8.123 En este paciente el cementado se realizó mediante el aislamiento parcial con dique de goma.

Restauración de dientes posteriores inferiores y superiores

Debido a la presencia de obturaciones extensas de composite, la restauración de los dientes posteriores se llevó a cabo mediante una combinación de carillas oclusales y oclusovestibulares de disilicato de litio monolítico fresado. La inclusión o no de las caras proximales en la preparación dependió del grado de extensión de cada una de dichas obturaciones.

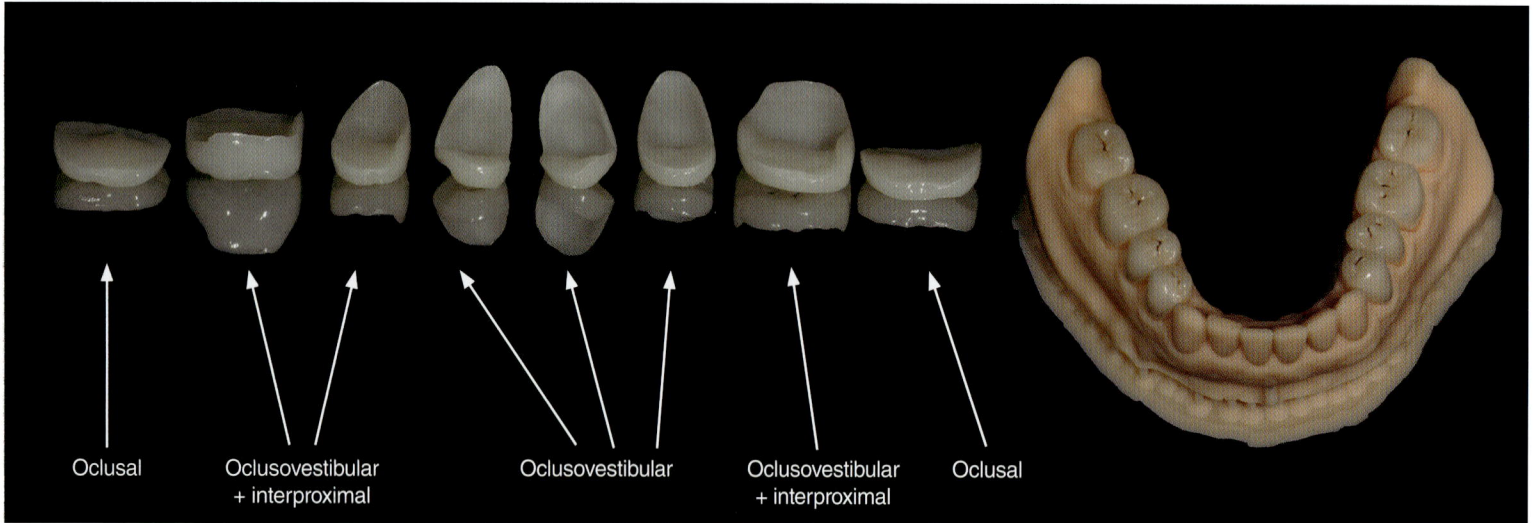

FIGURA 8.124 Diferentes tipos de carillas en función del grado de extensión de las obturaciones antiguas.

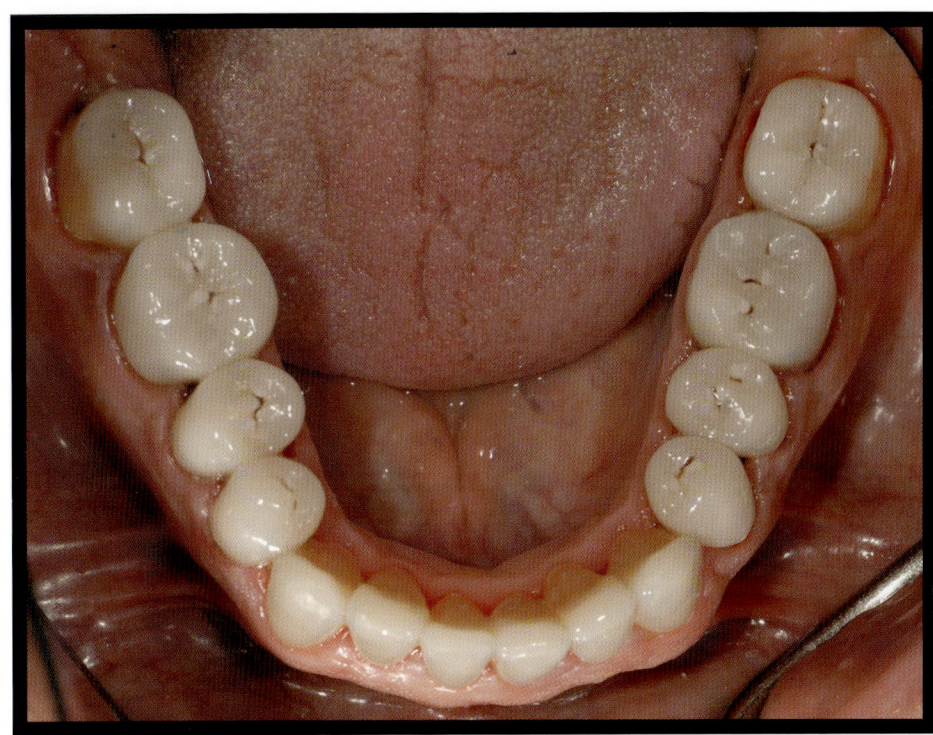

FIGURA 8.125 Aspecto de las restauraciones posteriores inferiores una vez finalizado el cementado, inmediatamente después de retirar el dique de goma.

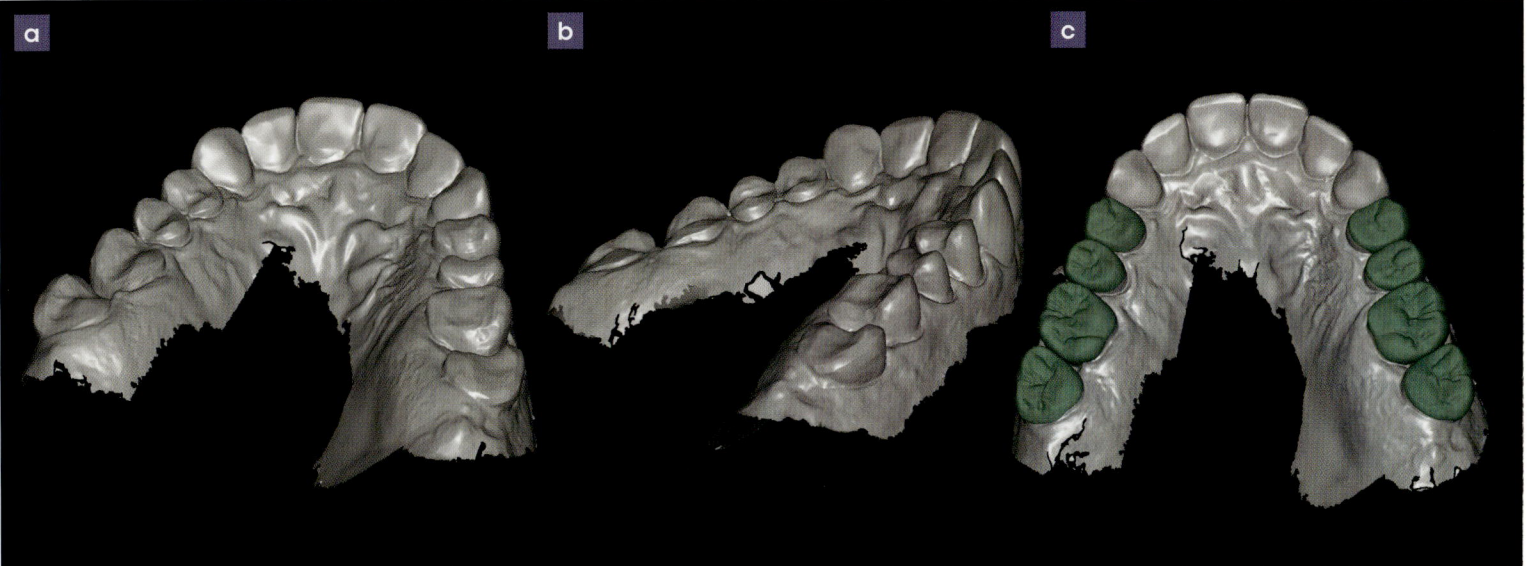

FIGURA 8.126 a,b) En los modelos virtuales se puede observar el diseño de las preparaciones. c) Encerado virtual de las restauraciones posteriores superiores.

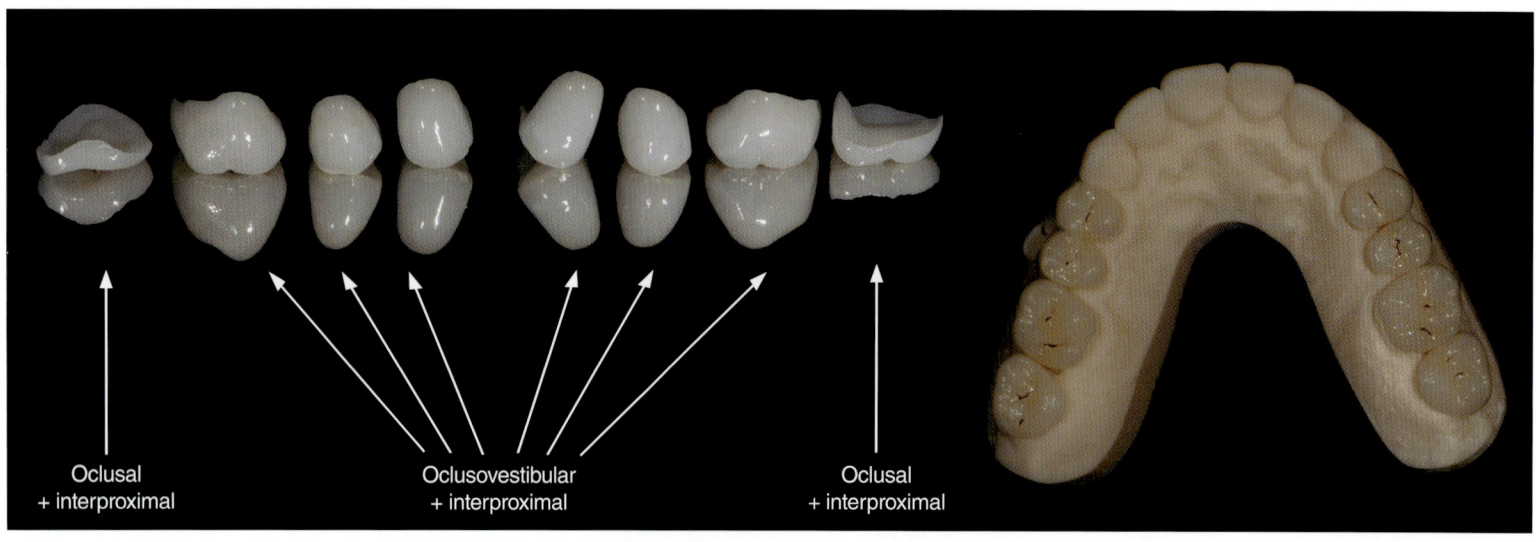

Oclusal
+ interproximal

Oclusovestibular
+ interproximal

Oclusal
+ interproximal

FIGURA 8.127 Diferentes tipos de carillas oclusales y oclusovestibulares en función del grado de preparación subyacente.

SERIE FOTOGRÁFICA COMPLETA AL MES DE HABER FINALIZADO EL TRATAMIENTO

Fotografías extraorales

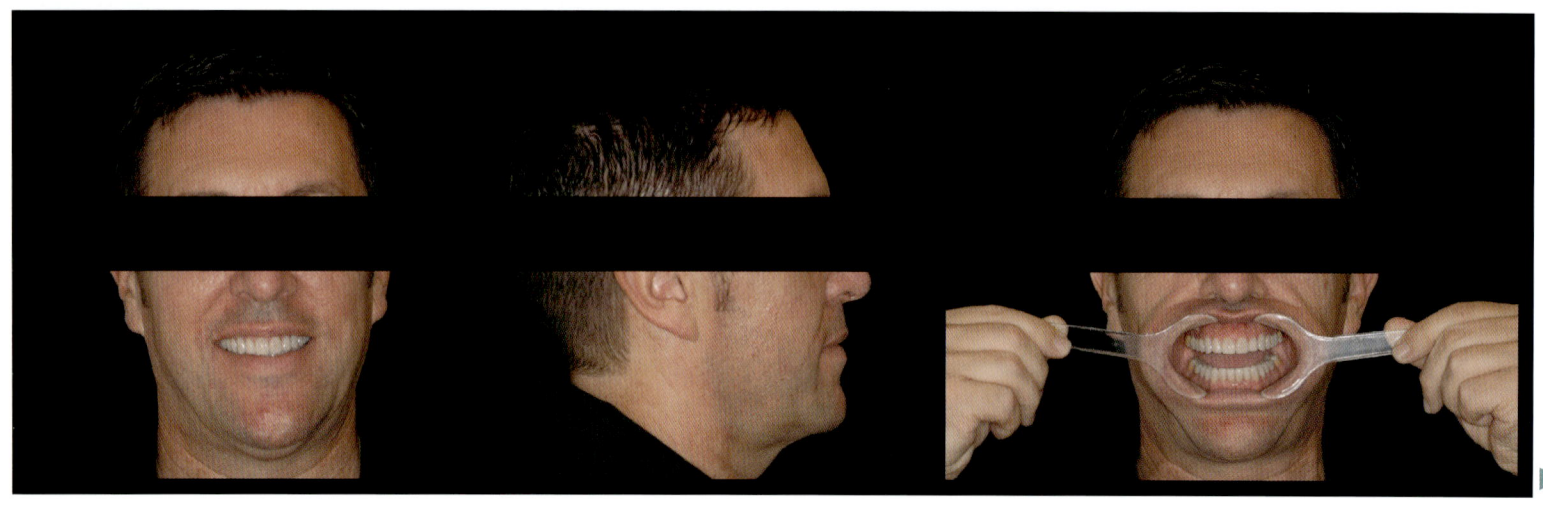

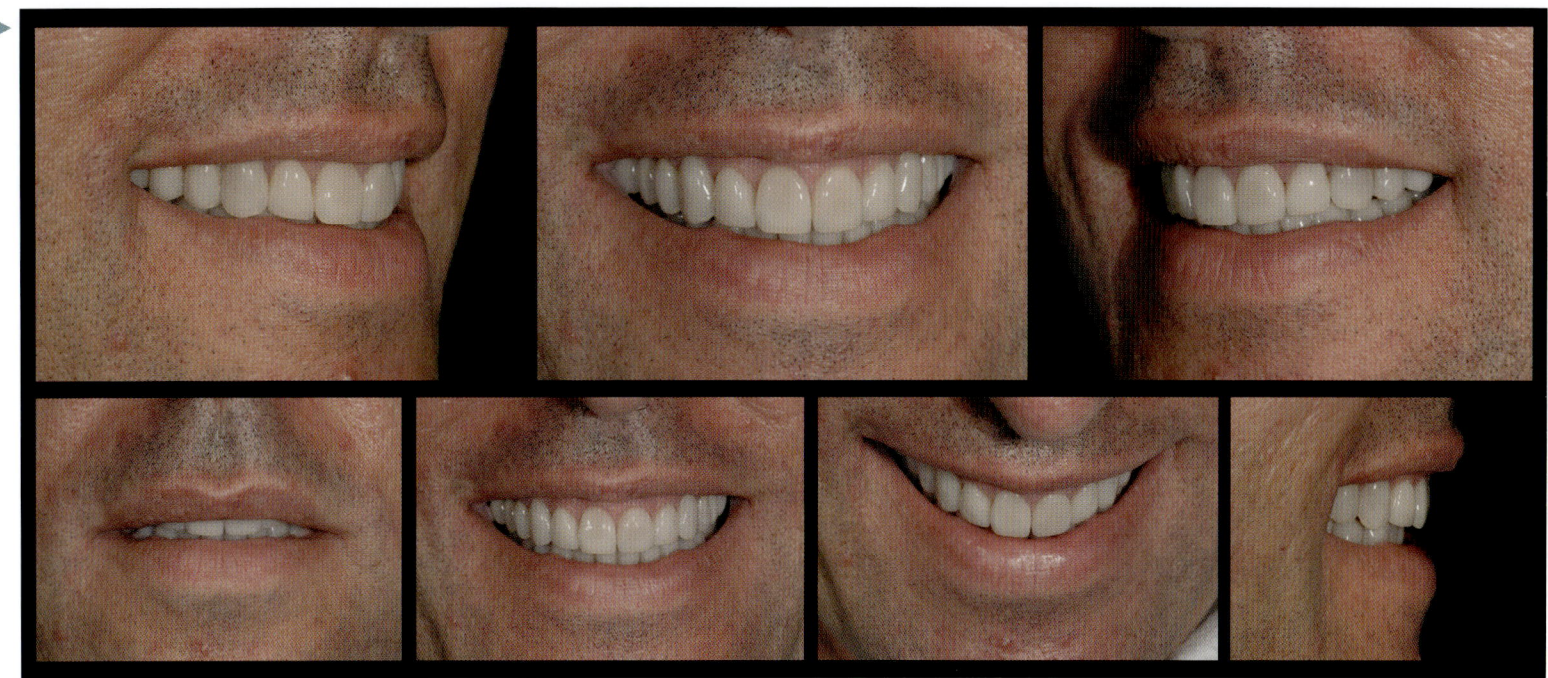

FIGURA 8.128 Las fotografías extraorales muestran la nueva posición de los bordes incisales y la armonía obtenida entre ambos corredores bucales y también entre la nueva posición del borde incisal superior y el borde interno del bermellón del labio inferior, tanto en sentido vertical como horizontal.

Fotografías intraorales

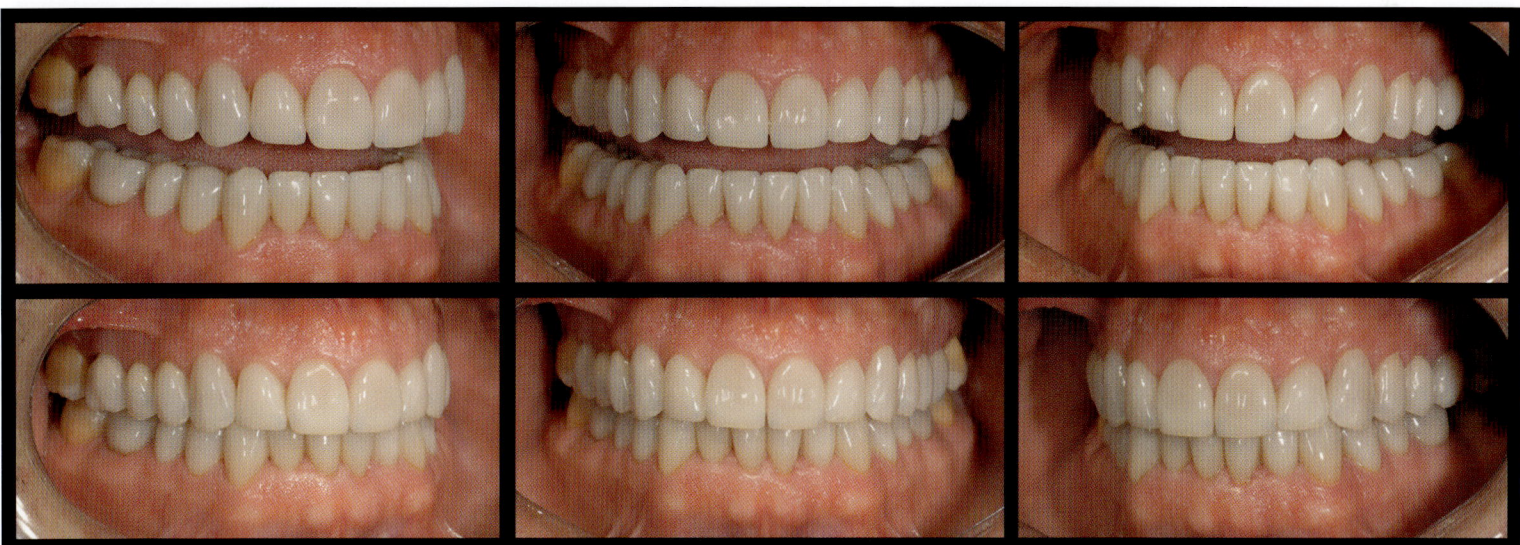

FIGURA 8.129 Las imágenes intraorales permiten apreciar la corrección del plano oclusal, así como el grado de sobremordida y resalte obtenido para disocluir los dientes posteriores y crear el espacio necesario para evitar interferir con el EOF. Restablecimiento de las troneras incisales.

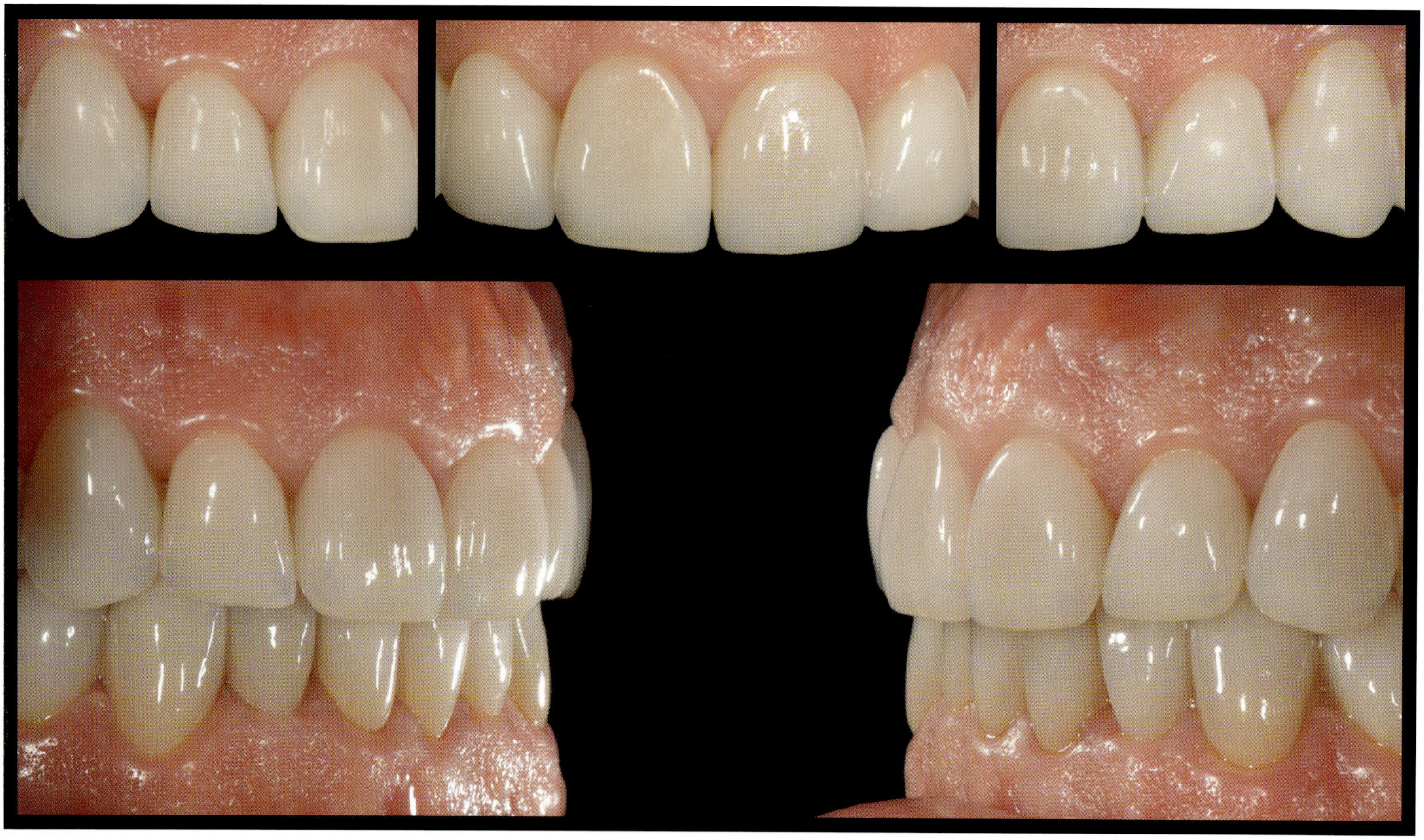

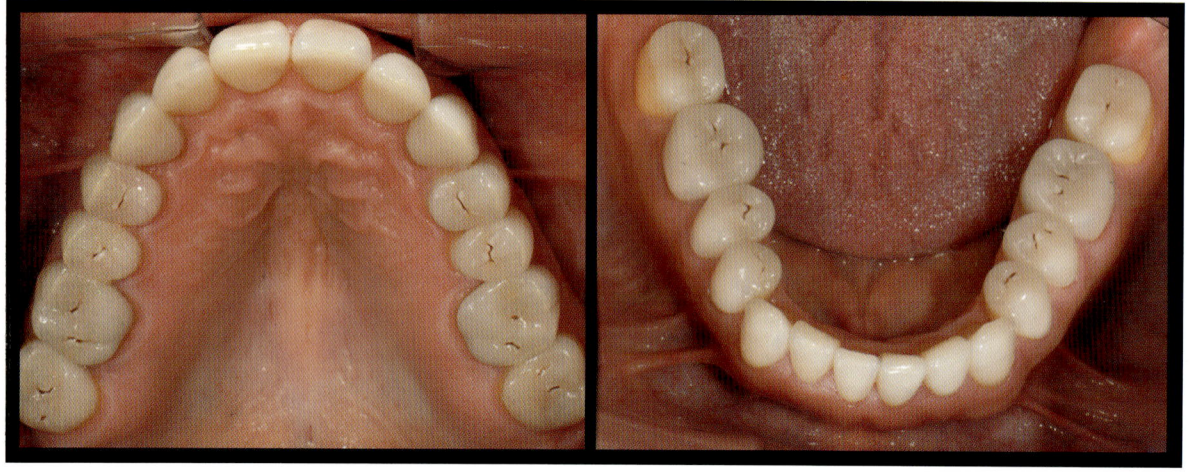

FIGURA 8.130 Las imágenes de los dientes anteriores muestran la nueva posición de los contornos gingivales, la respuesta de los tejidos blandos alrededor de las restauraciones, el restablecimiento de la proporción anchura-longitud y la creación de troneras incisales.

FIGURA 8.131 Se puede observar la corrección del apiñamiento inferior y la nueva forma de ambas arcadas una vez finalizado el tratamiento restaurador.

CONTROL A LOS 13 MESES

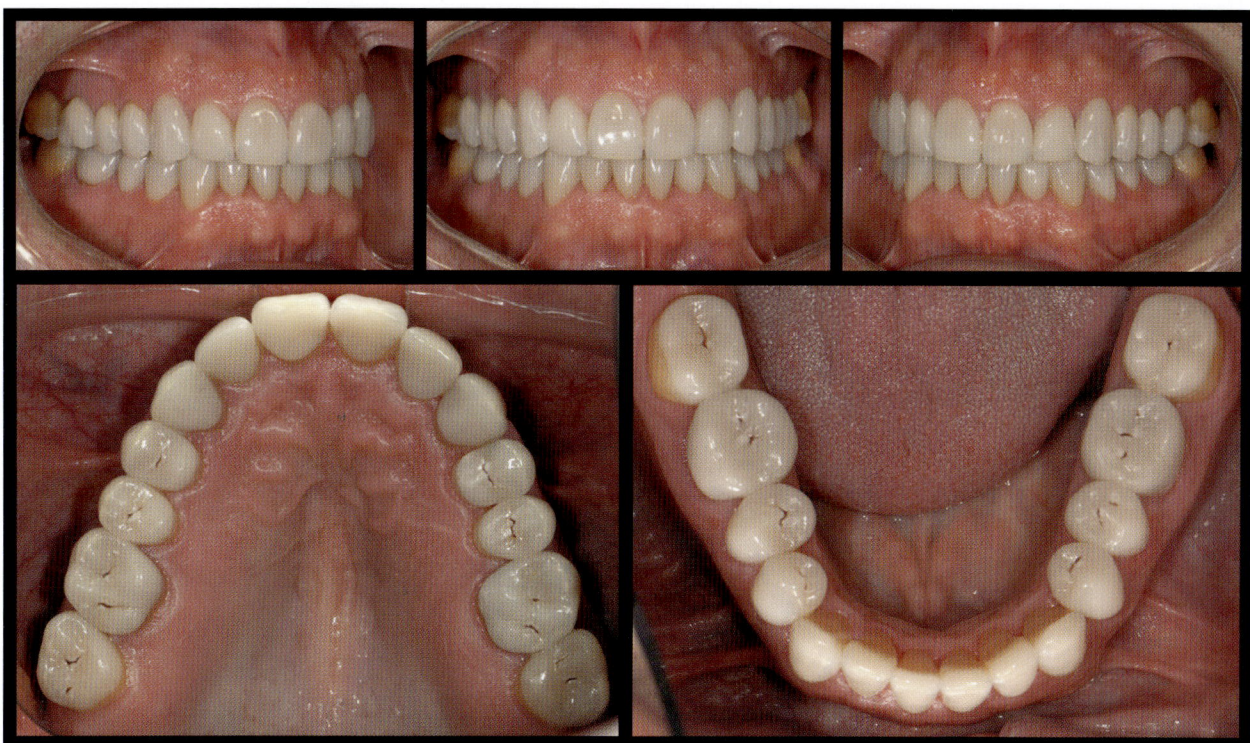

FIGURA 8.132 En términos generales, se puede observar la estabilidad biológica y funcional del tratamiento, aunque se puede apreciar una ligera recesión a nivel cervical en el 1.4 y el 1.5., debido posiblemente a su vestibulización durante el tratamiento de ortodoncia para ampliar la forma de arcada superior y así acomodar los cambios efectuados en la arcada inferior para corregir el apiñamiento (Figura 8.111a). También se descartó la presencia de interferencias oclusales en trabajo a ese nivel.

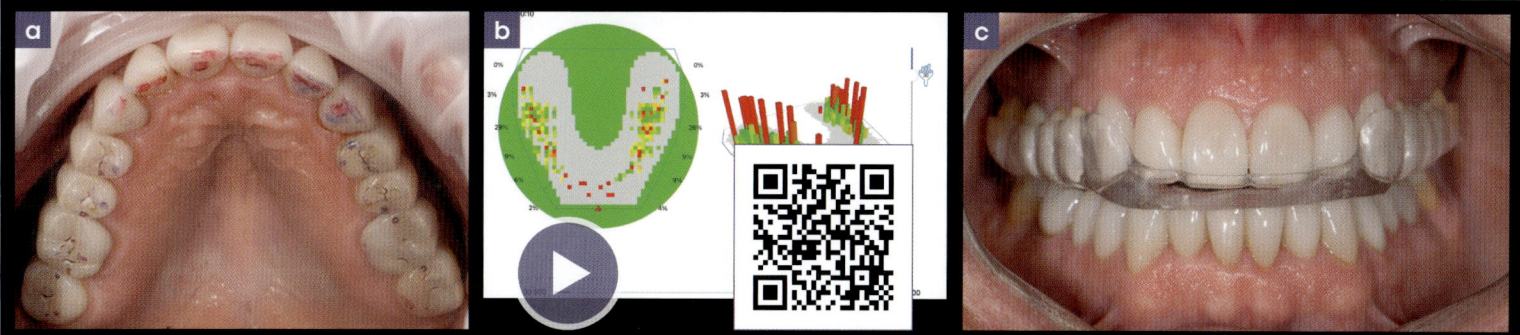

FIGURA 8.133 a) Las marcas de papel de articular muestran la distribución de los contactos y la guía anterior. b) Verificación de la oclusión mediante el registro digital con el OccluSense. c) Revisión de la placa oclusal que se le había entregado al paciente como elemento de retención del tratamiento ortodóncico y protección nocturna de las restauraciones.

■ Tratamiento restaurador: *Dr. José M.ª Suárez Feito* ■ Técnicos de laboratorio:
■ Tratamiento de ortodoncia: *Dr. Guillermo Ibaseta*   *Sr. Giovani Natile, PRODECAD, y Sr. Oscar Jiménez, Imagine Dental Lab*

CASO CLÍNICO 6

Edad: 45 años.

Motivo de la consulta: Preocupación de la paciente al observar que sus dientes se están rompiendo y desgastando. La exploración mostraba signos avanzados de desgaste dentario generalizado por erosión y atrición. La paciente era consciente de apretar sus dientes y refiere llevar una dieta rica en alimentos ácidos. Todos sus dientes han sido reconstruidos en varias ocasiones y ya le habían informado con anterioridad en otras consultas de la necesidad de un tratamiento de rehabilitación complejo.

Para poder efectuar el diagnóstico y plan de tratamiento se tomaron modelos y registros virtuales además de la serie fotográfica inicial completa.

SERIE FOTOGRÁFICA INICIAL COMPLETA

Análisis de las fotografías extraorales

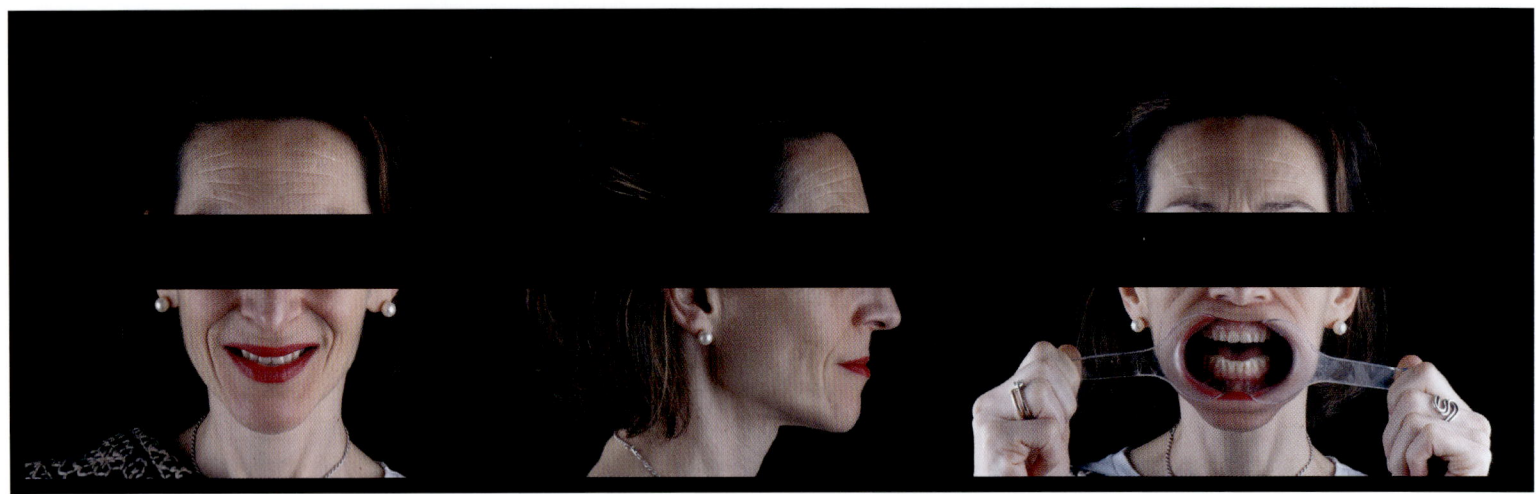

FIGURA 8.134 Bordes incisales superiores e inferiores invertidos.

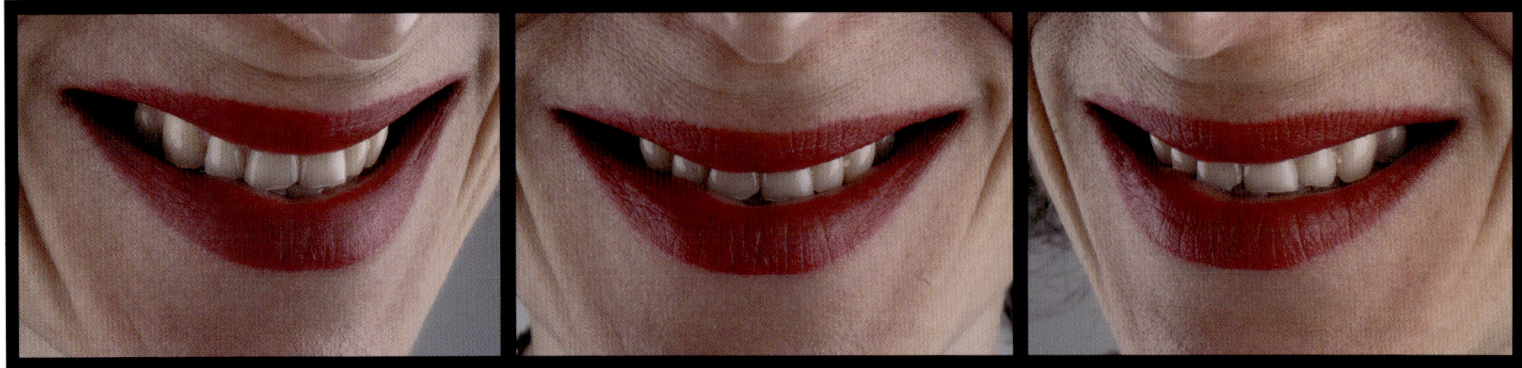

FIGURA 8.135 Sonrisa baja. Bordes incisales fracturados. Corredores bucales amplios.

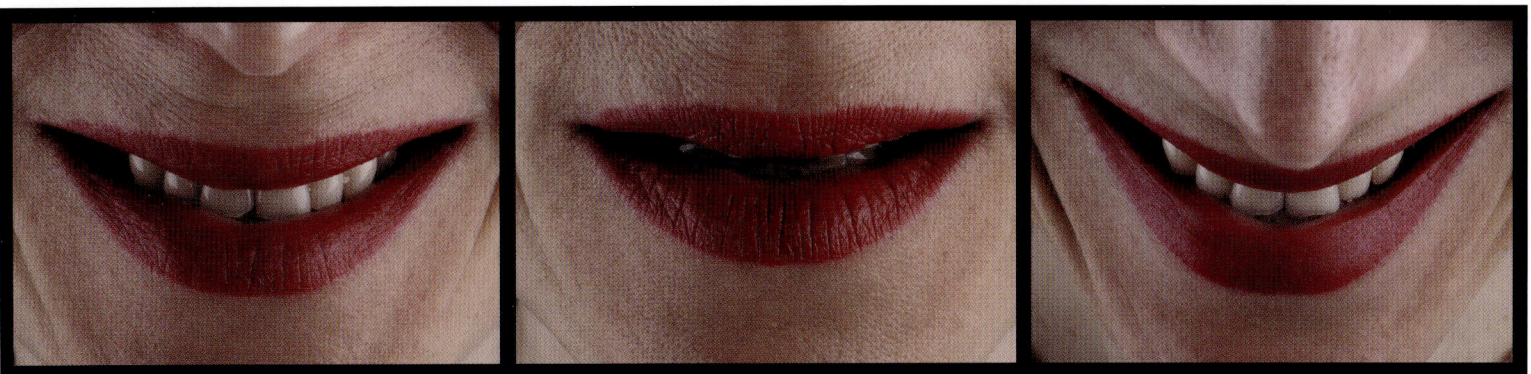

FIGURA 8.136 Ausencia de exposición del borde incisal superior con los labios en reposo. La posición del borde incisal superior no sigue la curvatura del borde superior del labio inferior.

Análisis de las fotografías intraorales

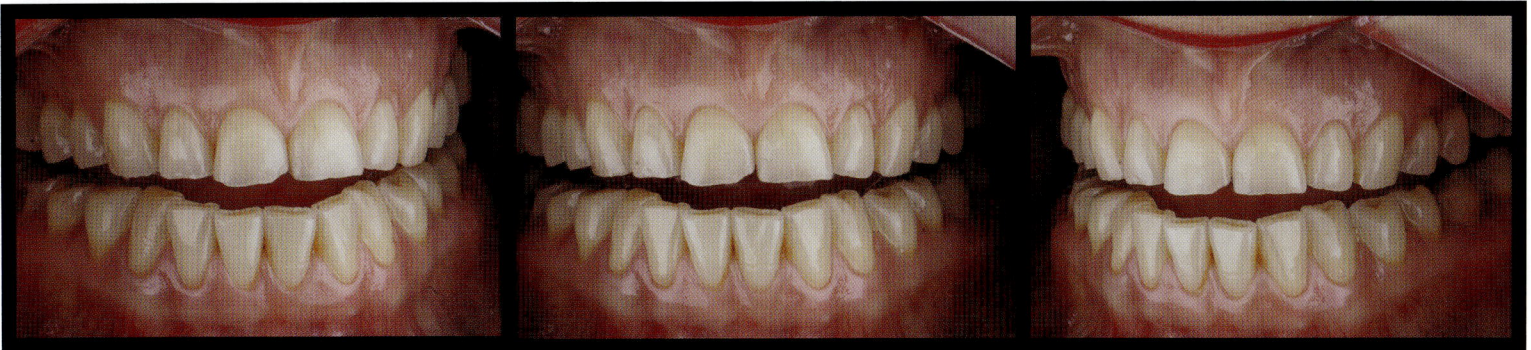

FIGURA 8.137 Se aprecia un desgaste generalizado muy marcado en los dientes anteriores superiores con bordes incisales transparentes debido a la presencia de esmalte sin soporte dentinario. Ausencia de troneras incisales.

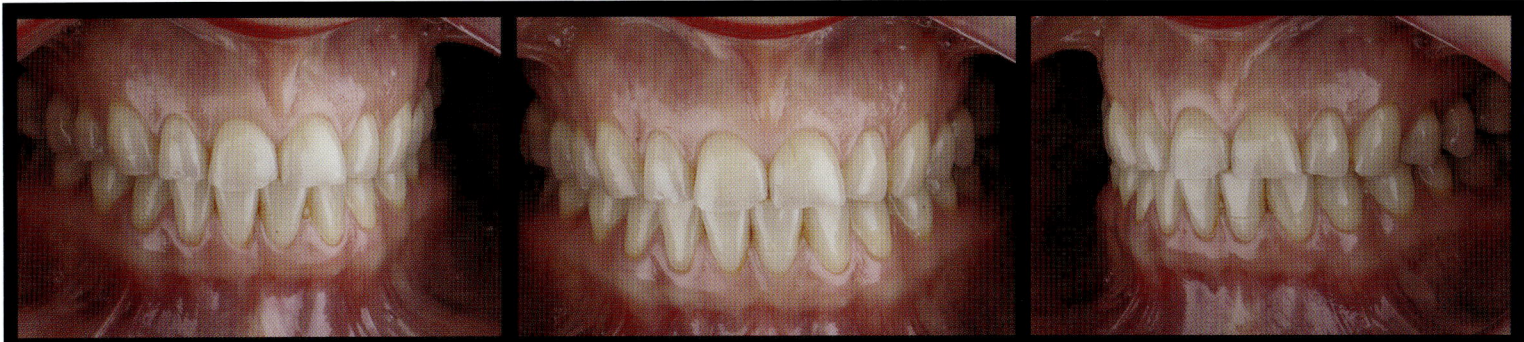

FIGURA 8.138 Desviación de la línea interincisal inferior hacia la derecha. Proporción anchura-longitud de los dientes anteriores superiores desfavorable. Resalte reducido debido al desplazamiento hacia lingual de los incisivos superiores como consecuencia del desgaste, lo que limita a su vez el espacio necesario para el EOF.

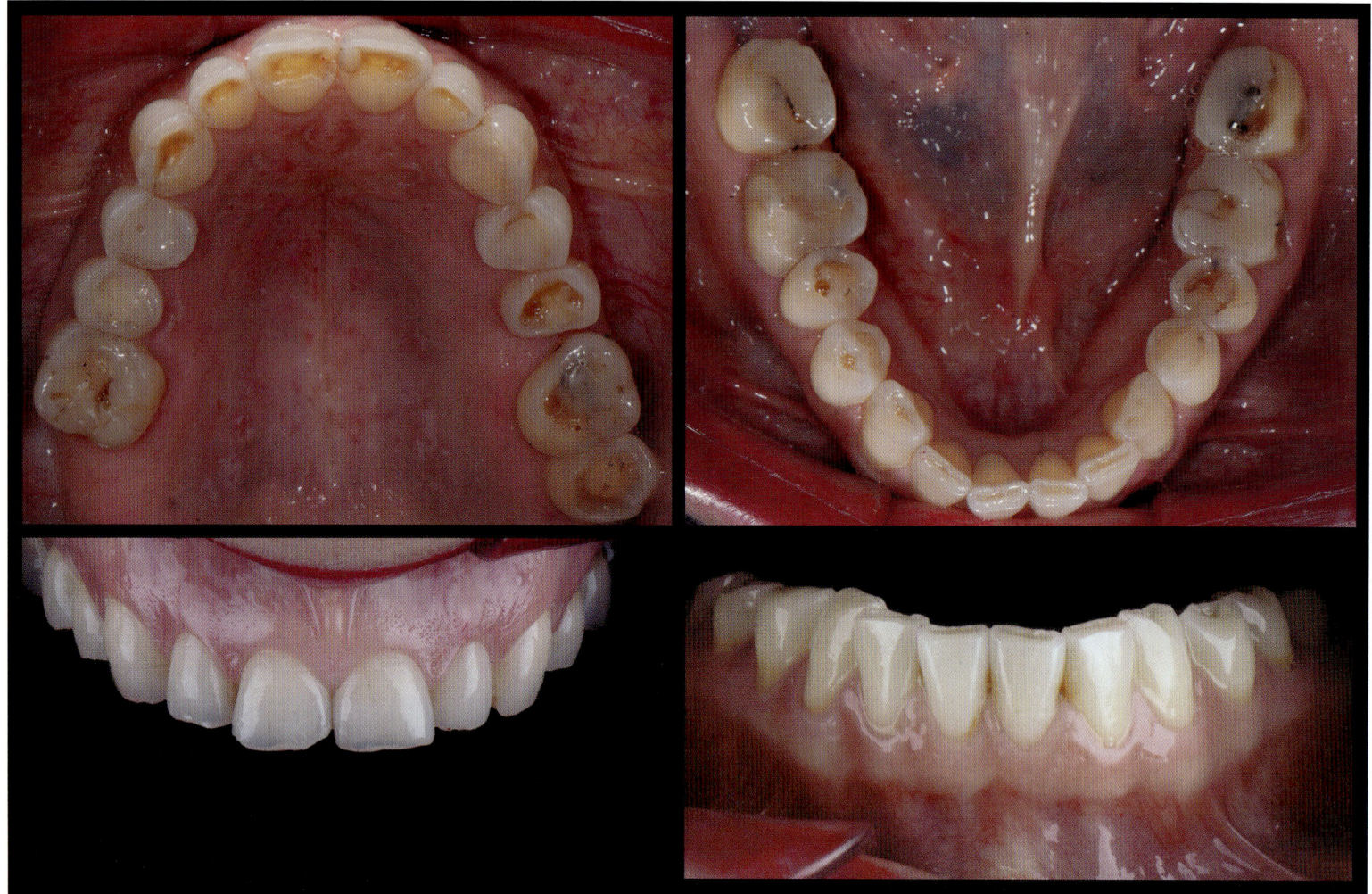

FIGURA 8.139 Se pueden observar las lesiones en copa en las caras oclusales y en los bordes incisales como consecuencia del componente de erosión, lo que da lugar a la transparencia de dichos bordes incisales. También se puede apreciar el deterioro de las restauraciones antiguas de composite. Ausencia del 1.7 y del 2.6 con mesialización del 2.7 y del 2.8

PLAN DE TRATAMIENTO

El plan de tratamiento establecido fue el siguiente:

1. *Mock up* emocional.
2. *Mock-up* de transición.
3. Colocación de implante en posición 1.7.
4. Restauración de dientes anteriores inferiores con carillas vestibulares de disilicato de litio.
5. Restauración de dientes anteriores superiores con carillas en V de disilicato de litio.
6. Restauración de dientes posteriores con carillas oclusovestibulares de disilicato de litio y restauración implantosoportada en posición del 1.7.

Mock-up emocional

El *mock-up* emocional se hizo a partir de un encerado virtual de 1.5 a 2.5 y de 3.3 a 4.3. con contacto entre 1.1 y 2.1 e incisivos inferiores de la forma descrita en el Capítulo 5.

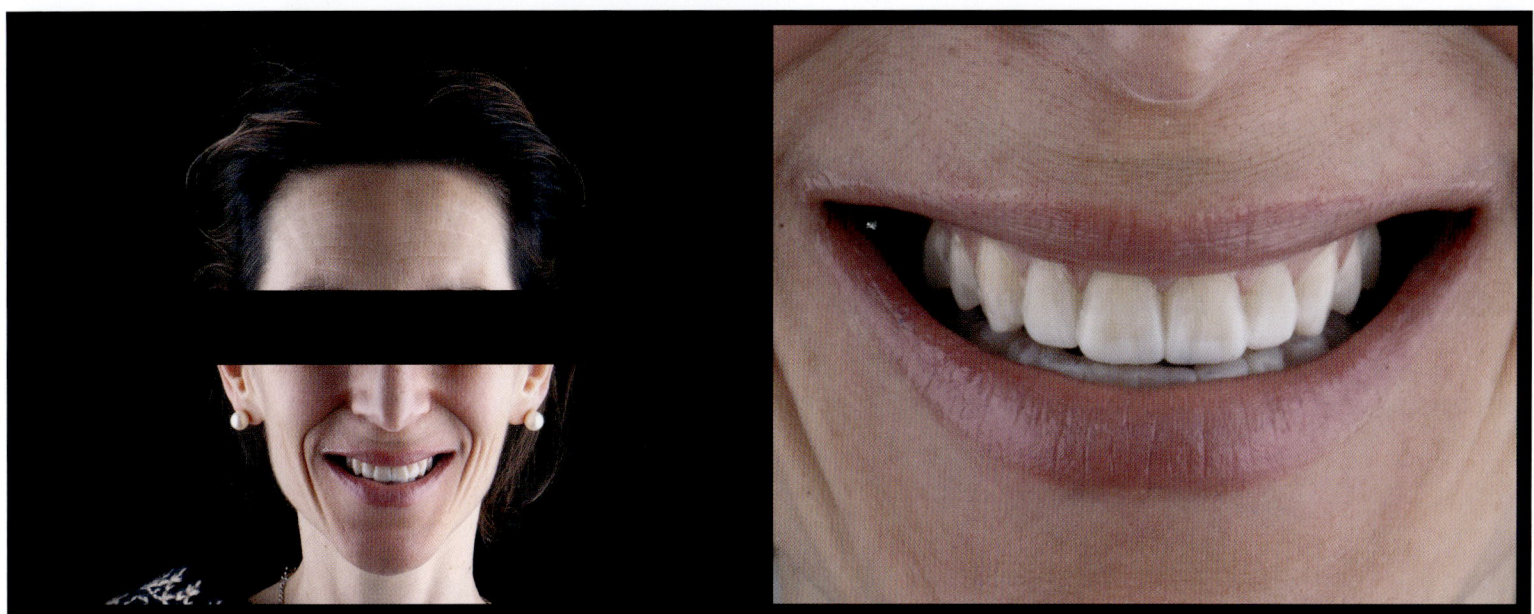

FIGURA 8.140 *Mock-up* emocional. Valoración estética.

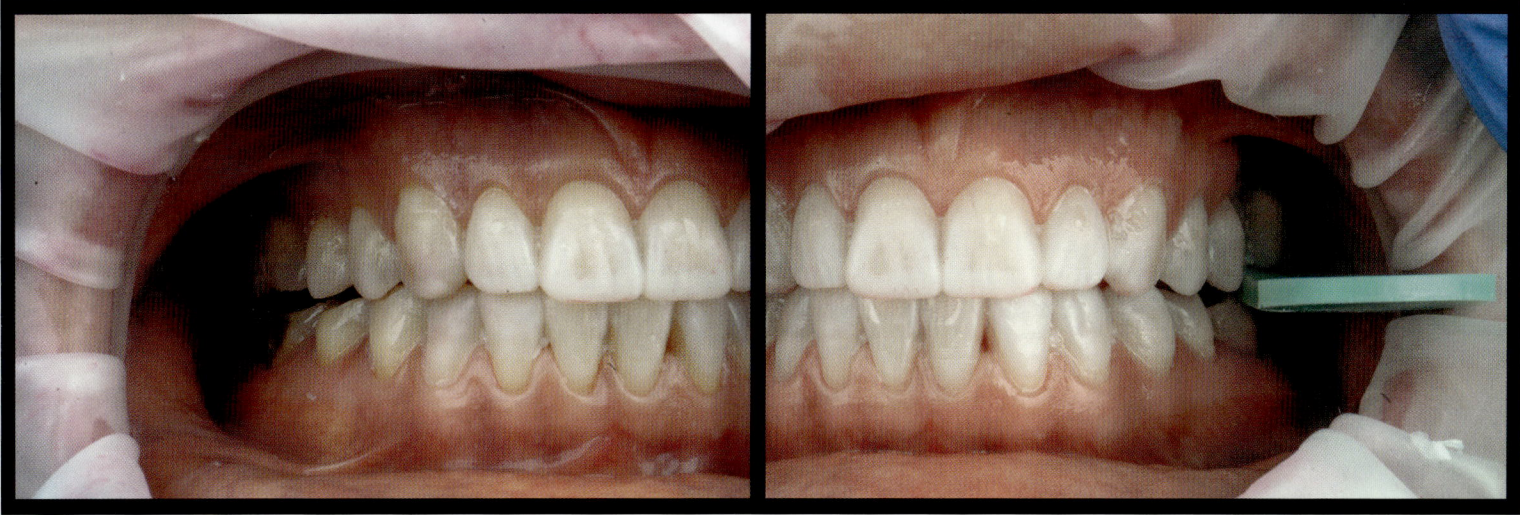

FIGURA 8.141 *Mock-up* emocional. Contacto anterior a la DV establecida en la posición intermaxilar de RC y valoración del espacio restaurador mediante el empleo de un calibrador de goma (Fleximeter® Strips, Bausch), como se puede observar en la imagen de la derecha.

Mock-up de transición

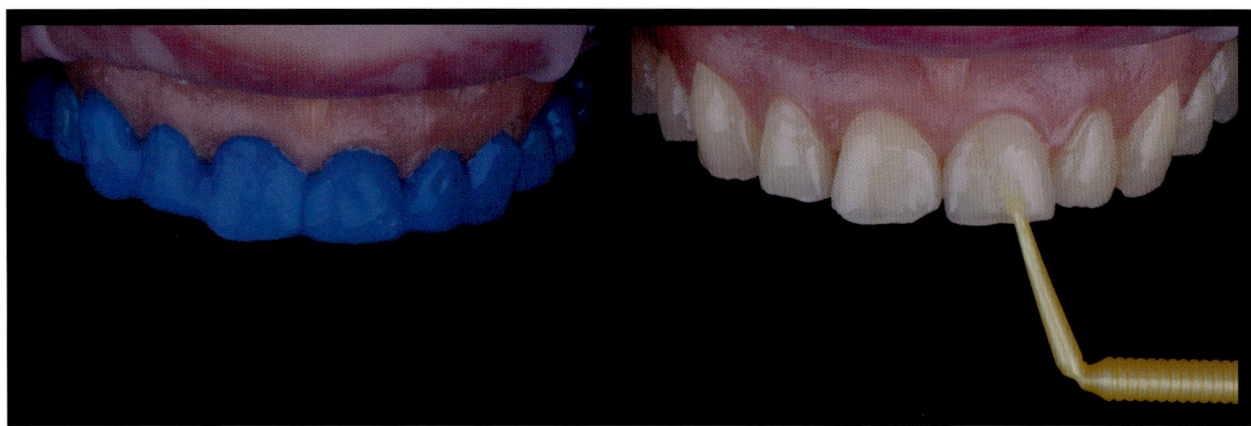

FIGURA 8.142 Grabado total y aplicación del adhesivo antes de colocar la llave de silicona con el material bisacrílico para hacer el *mock-up* de transición superior.

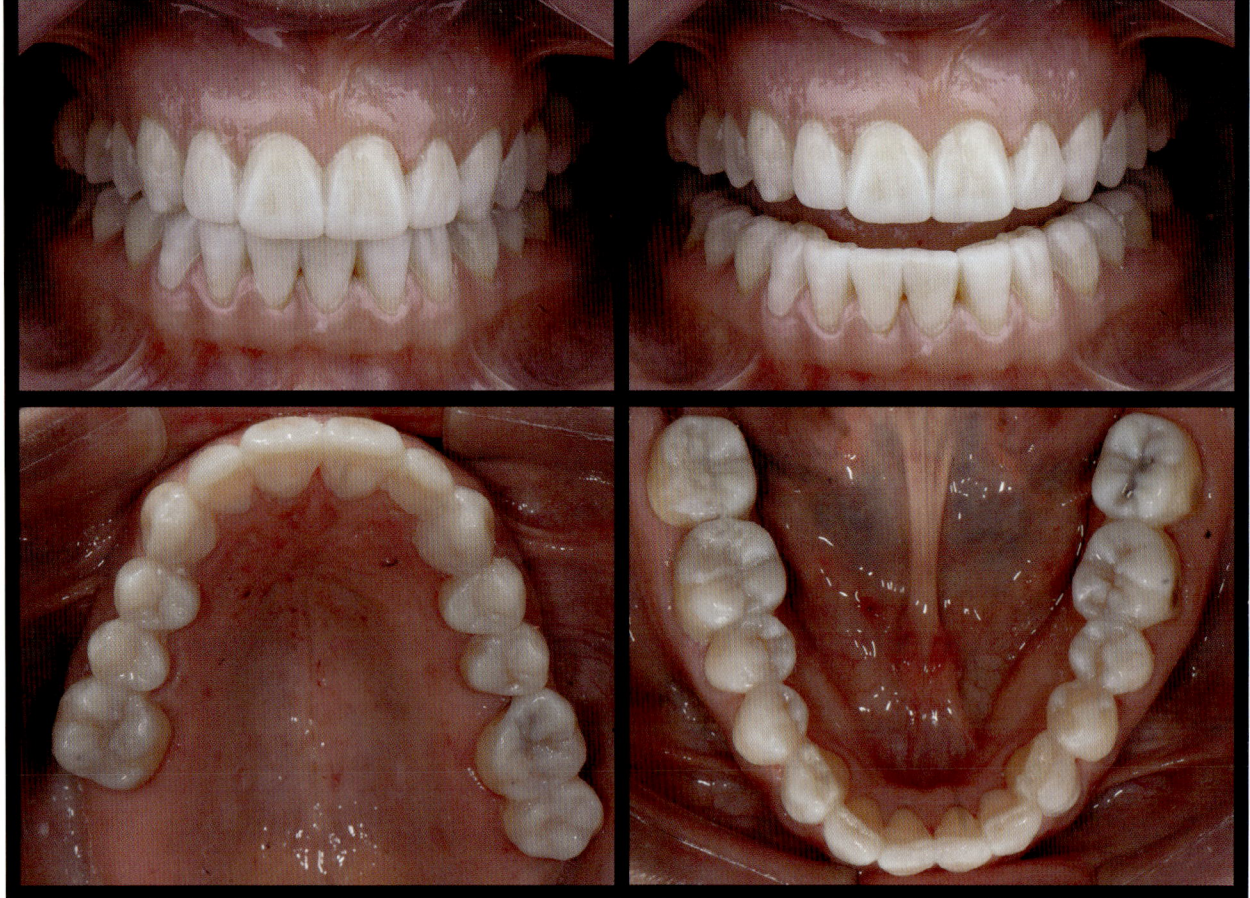

FIGURA 8.143 Vistas frontales y oclusales del *mock-up* de transición una vez adherido a la superficie dentaria.

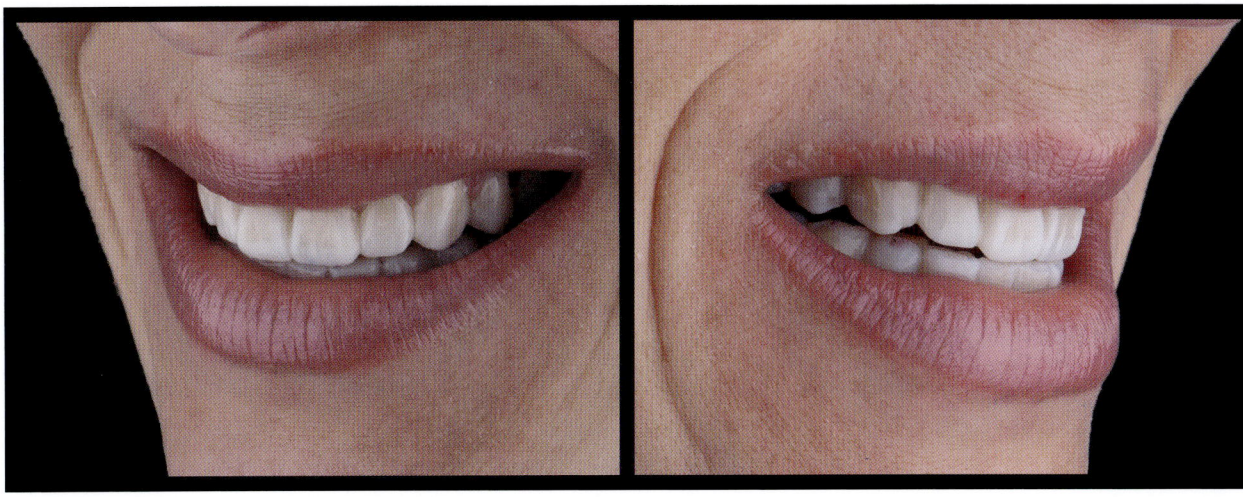

FIGURA 8.144 Visión lateral del *mock-up* de transición en máxima sonrisa en la que se puede apreciar la armonía alcanzada entre el nuevo borde incisal superior y el borde superior del labio inferior.

Restauración de los dientes anteriores inferiores

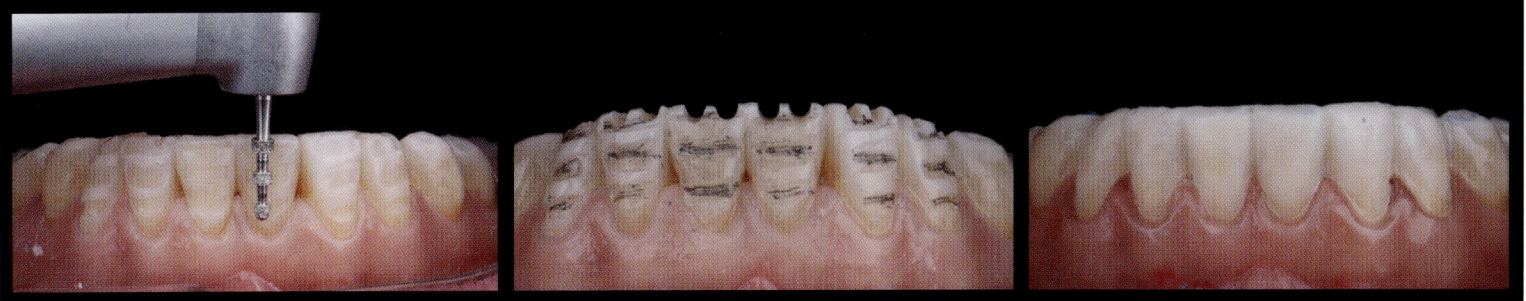

FIGURA 8.145 Tallado de los incisivos inferiores con fresas calibradas a través del *mock-up* y posterior colocación de las restauraciones provisionales.

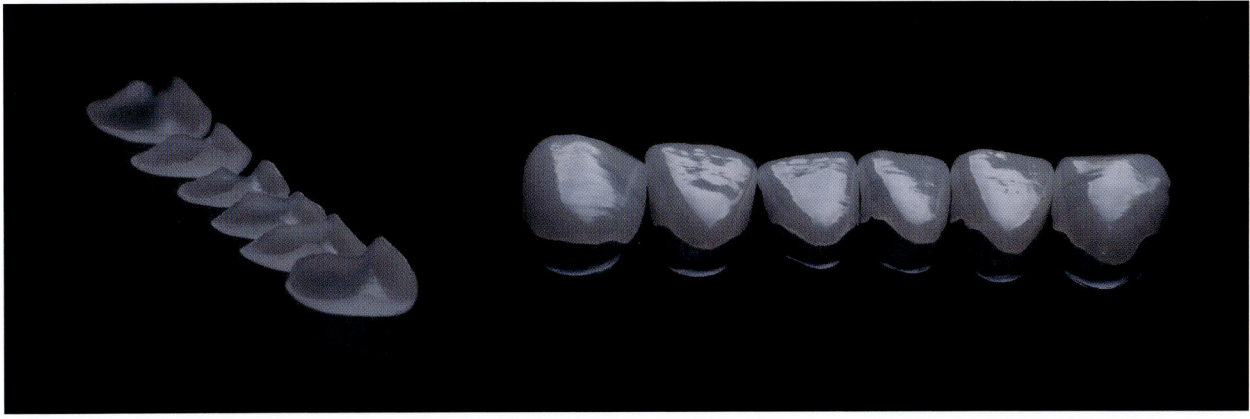

FIGURA 8.146 Carillas vestibulares de disilicato de litio monolítico inyectadas.

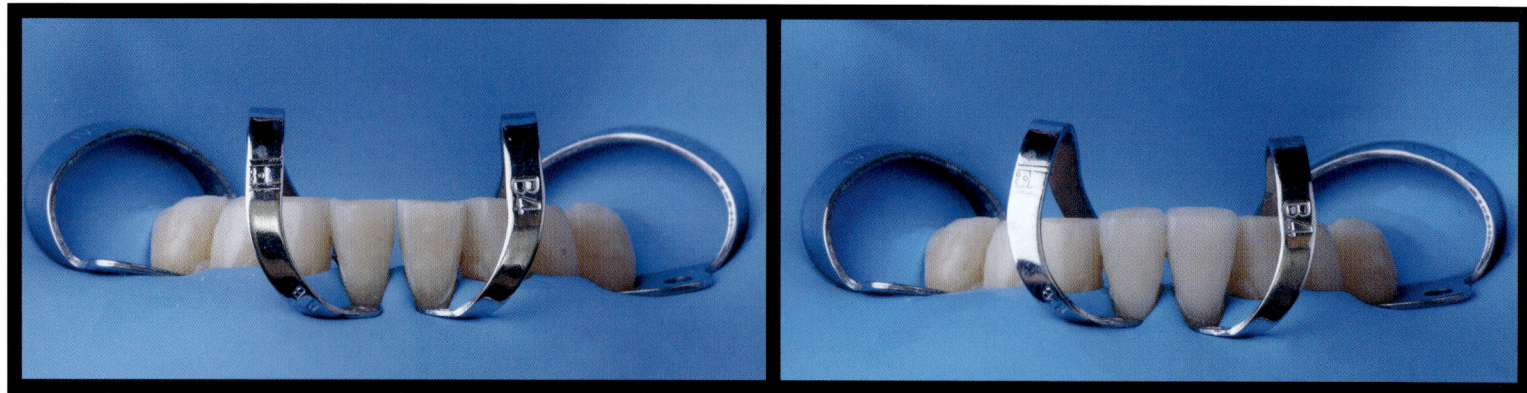

FIGURA 8.147 Cementado de los dos incisivos centrales inferiores simultáneamente con dique de goma, empleando dos *clamps* B4 (Brinker Coltene), para facilitar el proceso.

Restauración de los dientes anteriores superiores

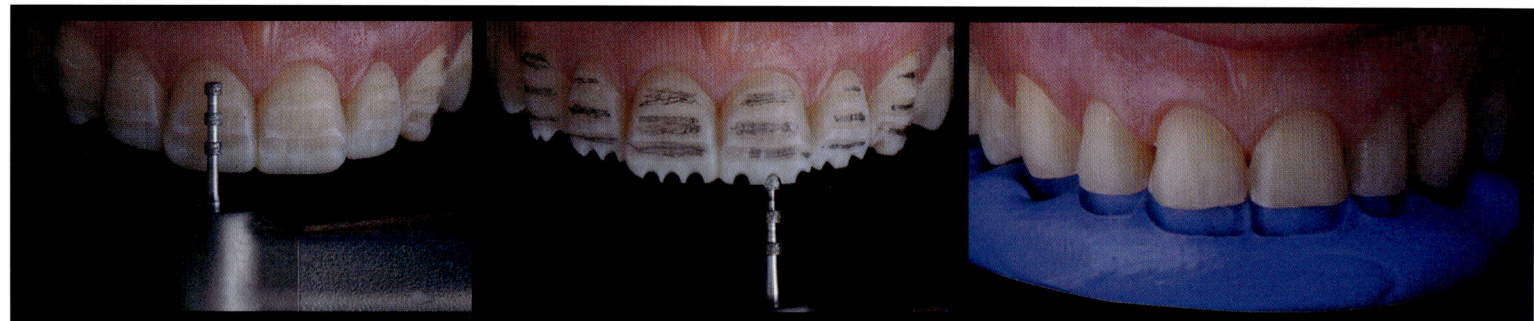

FIGURA 8.148 Tallado de las carillas en V superiores a través del *mock-up* de transición y valoración del espacio restaurador incisal con llave de silicona.

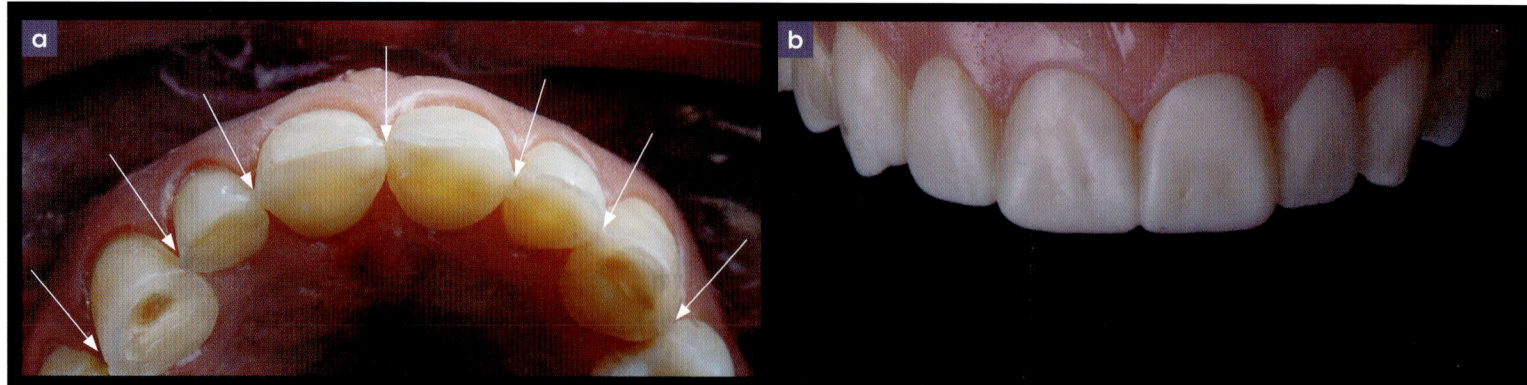

FIGURA 8.149 a) Vista incisal de las preparaciones para carillas en V. Las flechas señalan la estructura dentaria interproximal. b) Restauraciones provisionales a las 2 semanas.

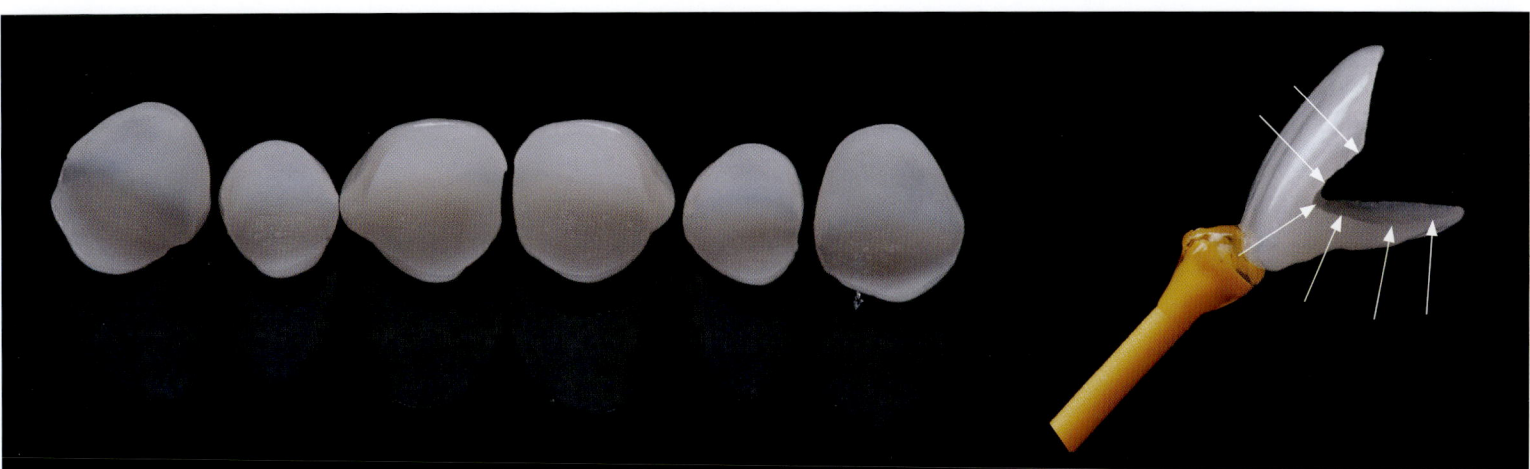

FIGURA 8.150 Carillas en V de disilicato de litio monolítico inyectadas. En la imagen de la derecha se puede apreciar cómo la permanencia de todo **el límite periférico de la carilla (flechas) indica la ausencia de eliminación de estructura dentaria por interproximal durante la preparación.**

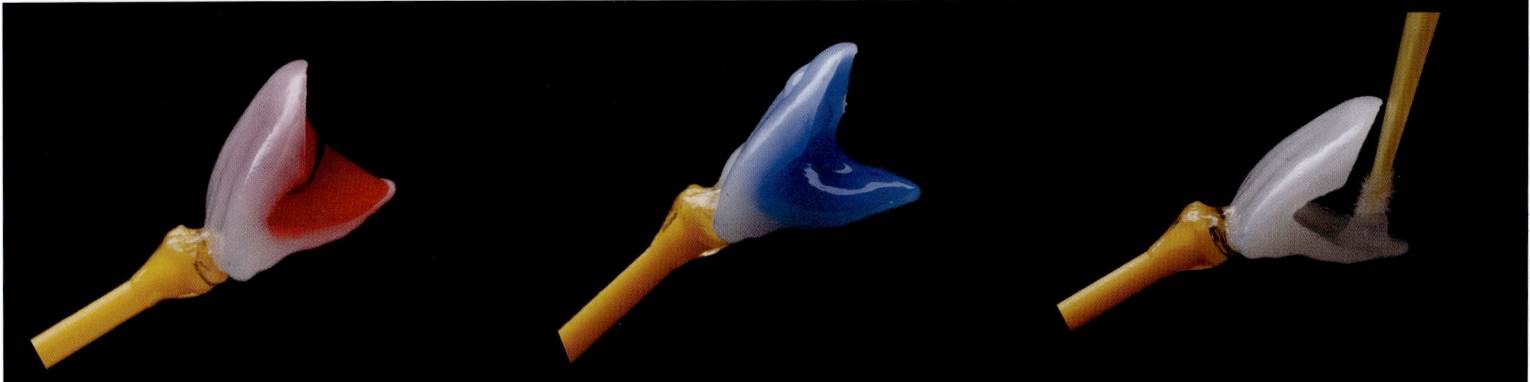

FIGURA 8.151 Acondicionamiento de las carillas con ácido fluorhídrico, ácido ortofosfórico y silano, respectivamente.

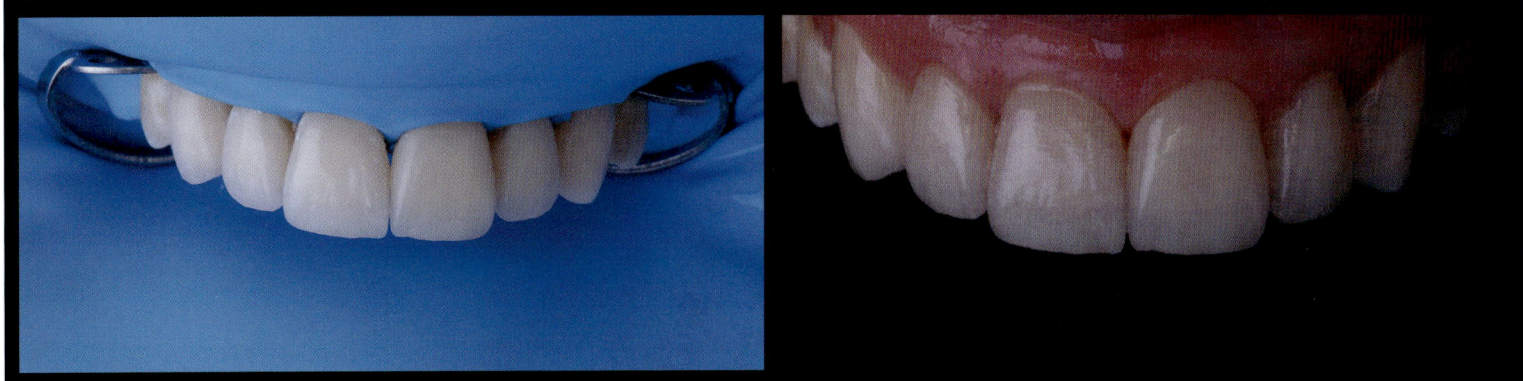

FIGURA 8.152 Una vez finalizado el cementado con el dique de goma y aspecto de las carillas inmediatamente después de su retirada.

Restauración de dientes posteriores inferiores

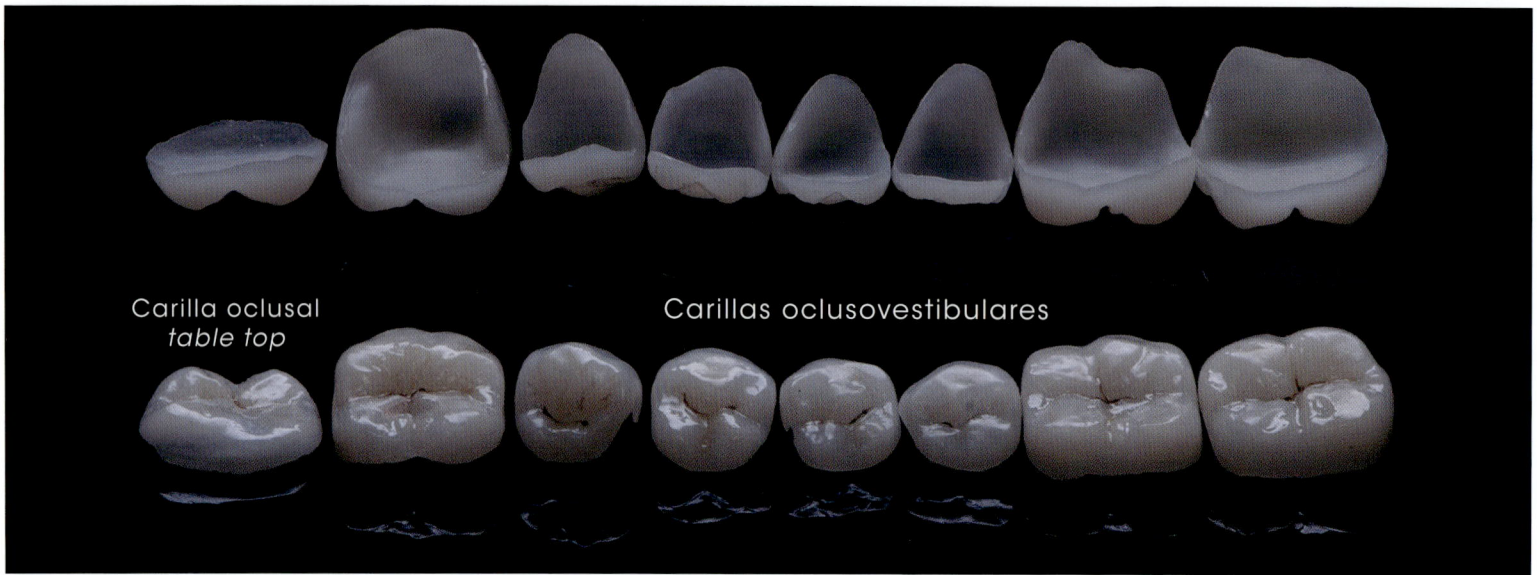

FIGURA 8.153 Carillas oclusovestibulares de disilicato de litio monolítico en todos los dientes posteriores inferiores excepto en el 3.7 que se colocó una carilla *table top*.

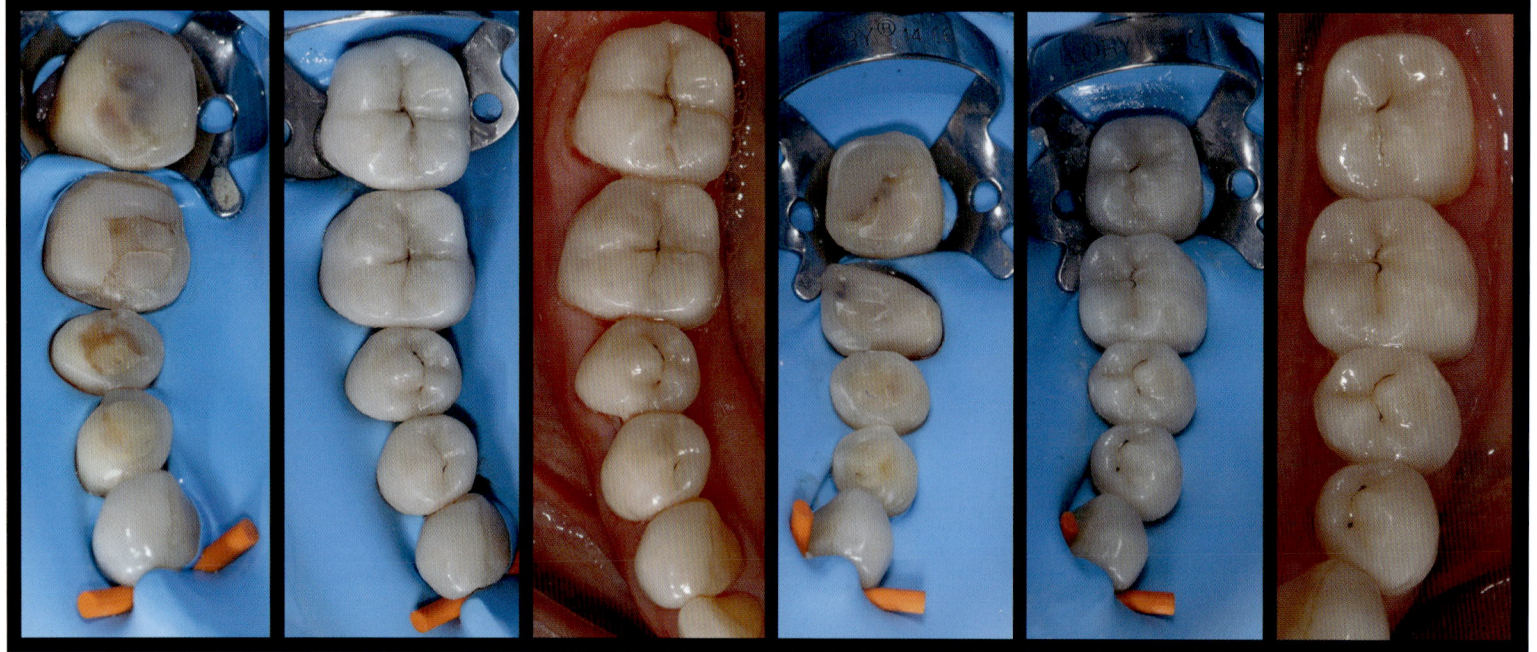

FIGURA 8.154 El cementado con dique de goma se efectuó en dos sextantes de manera independiente.

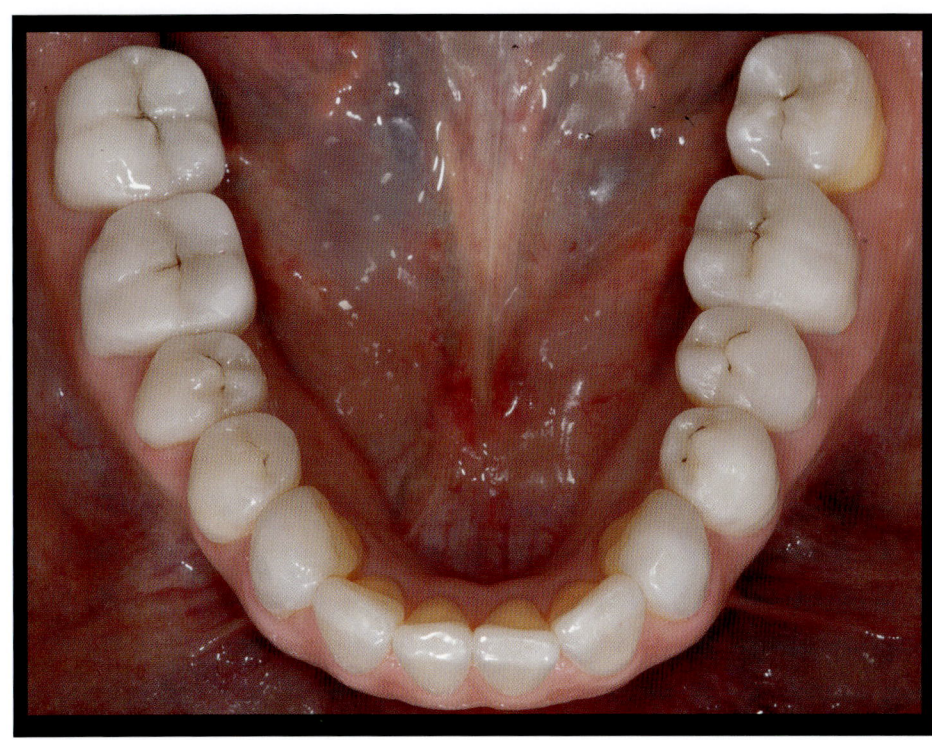

FIGURA 8.155 Restauración de la arcada inferior finalizada.

Restauración de dientes posteriores superiores

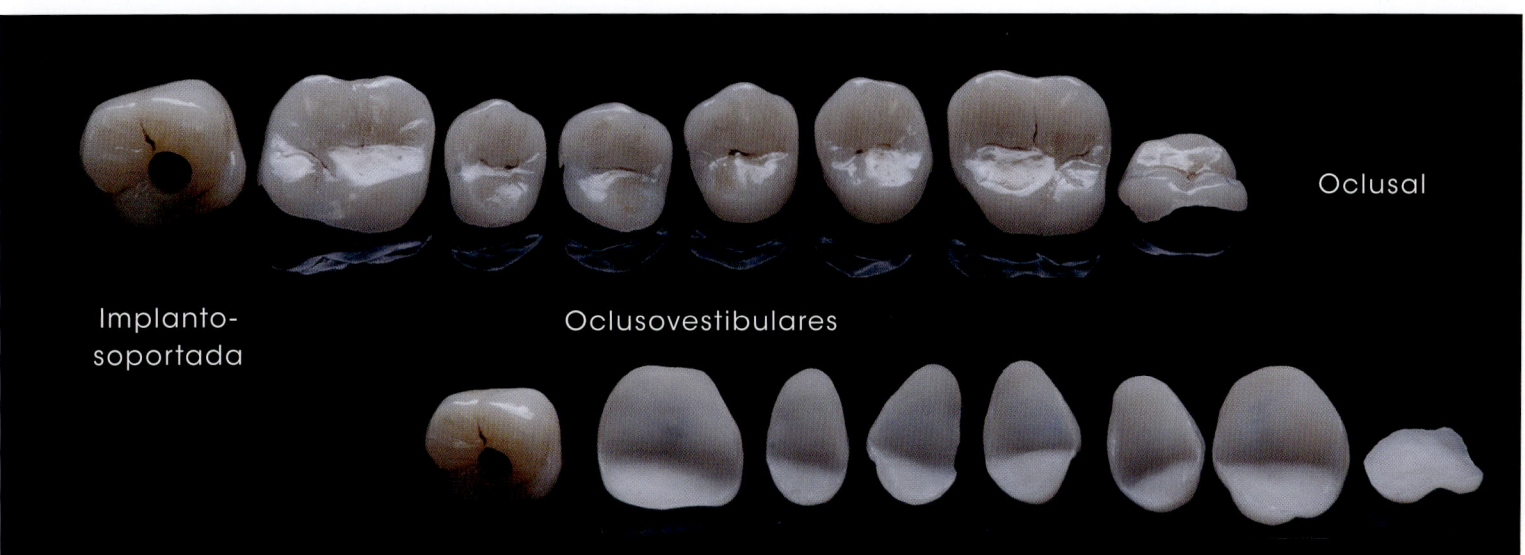

Implanto-soportada

Oclusovestibulares

Oclusal

FIGURA 8.156 Carillas oclusovestibulares de disilicato de litio monolítico en los dientes posteriores superiores excepto en el 2.7, donde se colocó una carilla *table top* y en el 1.7 una restauración implantosoportada atornillada de circonio.

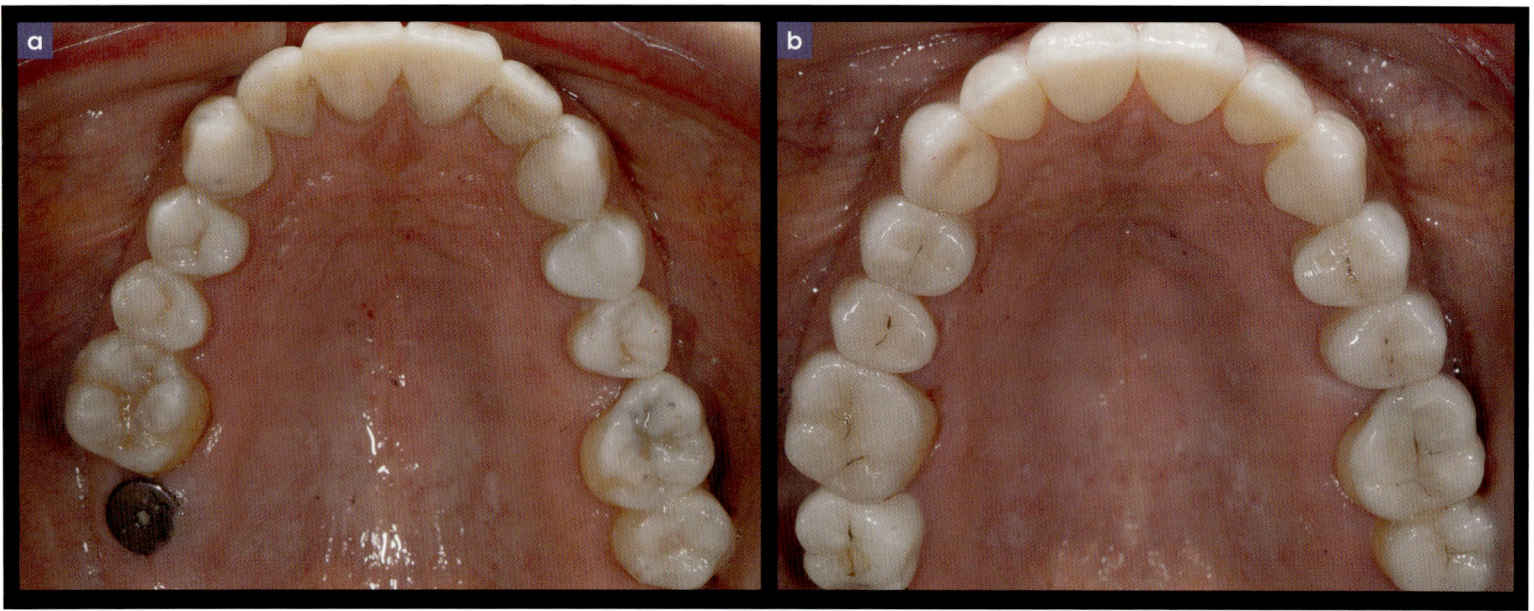

FIGURA 8.157 a) *Mock-up* de transición en el que se puede apreciar el tornillo de cicatrización del implante colocado en posición del 1.7. b) Restauración de la arcada superior finalizada.

FOTOS FINALES

Fotos extraorales

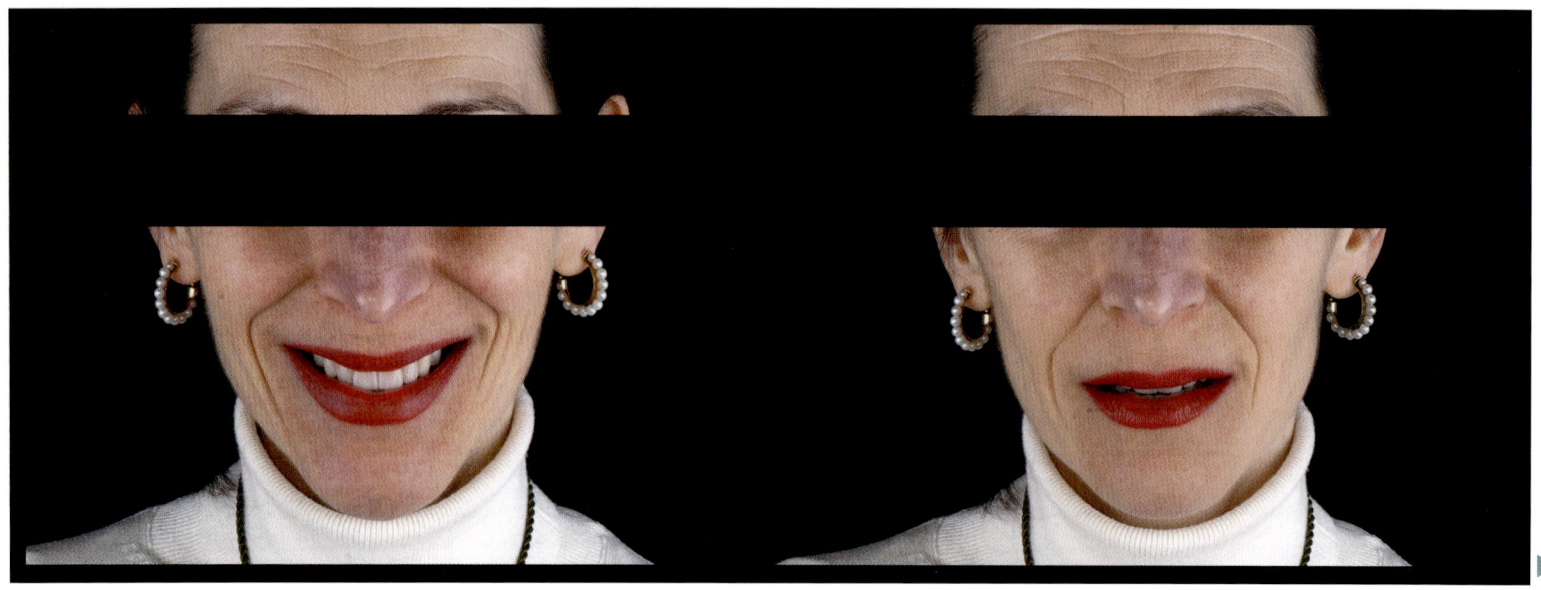

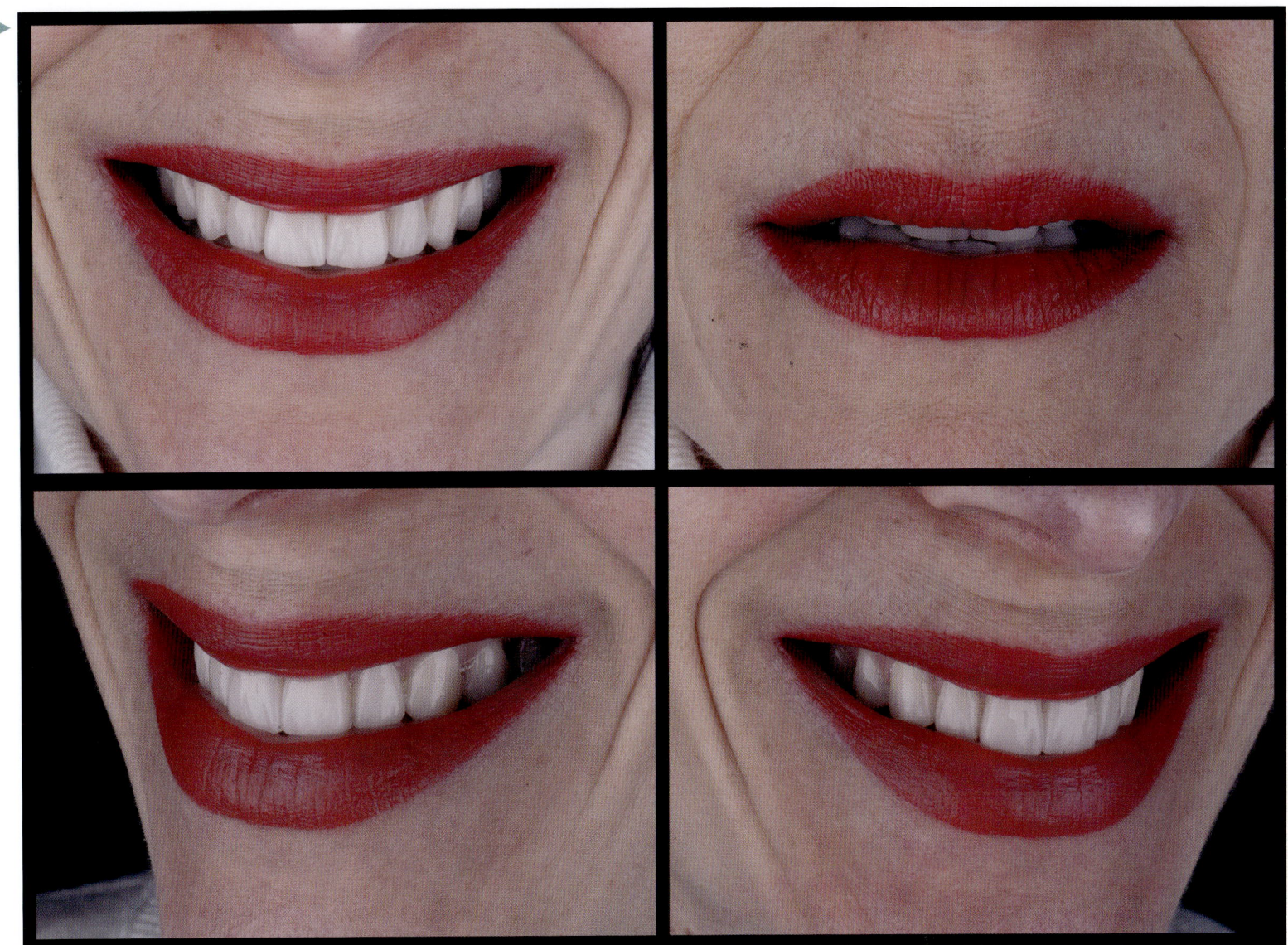

FIGURA 8.158 Las fotografías extraorales muestran la corrección de la posición del borde incisal superior y la recuperación de su armonía con el borde interno del bermellón del labio inferior. A su vez, también se puede observar cómo con las restauraciones se ha conseguido reducir el ancho del corredor bucal inicial que presentaba la paciente.

Fotos extraorales

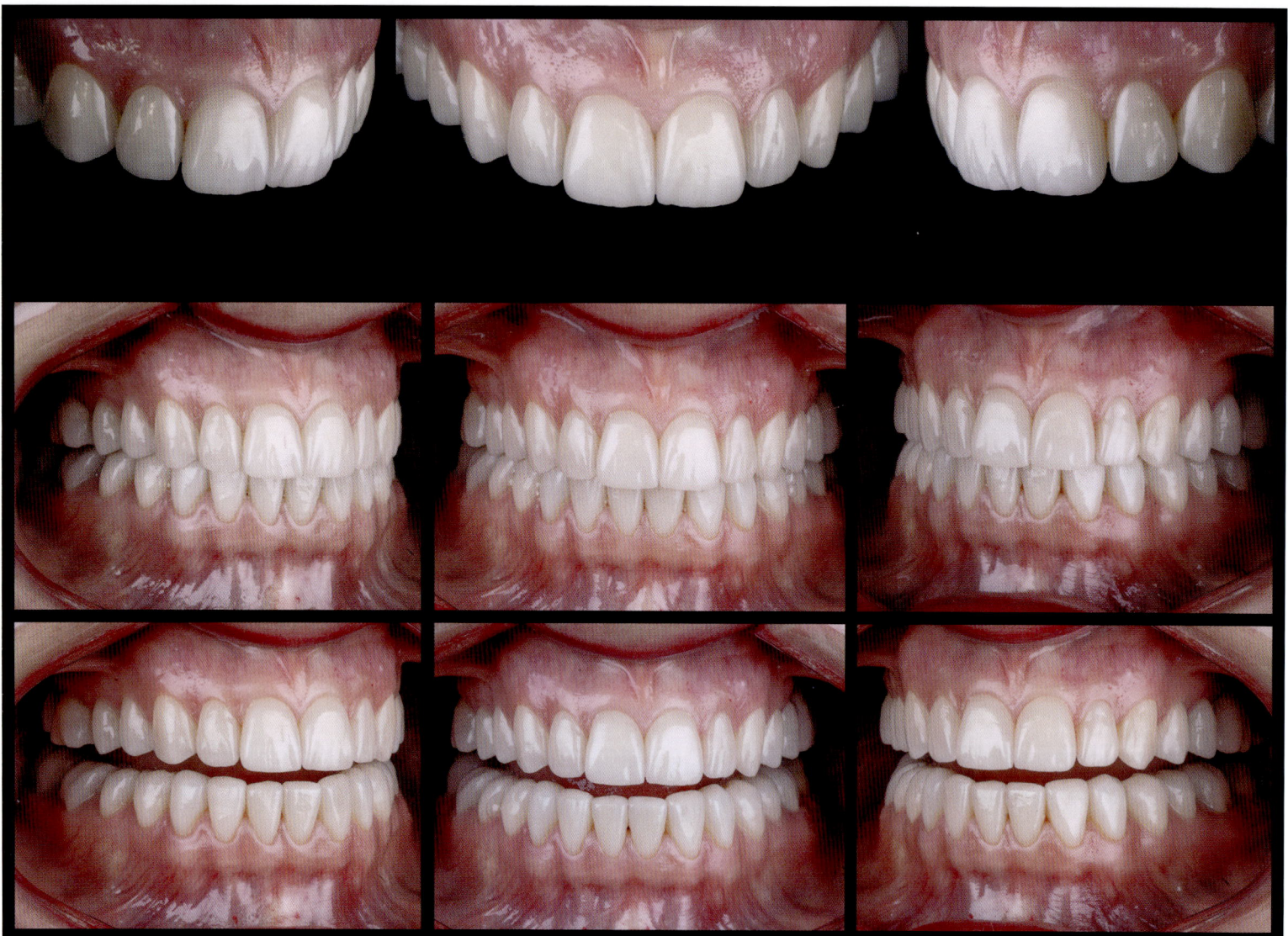

FIGURA 8.159 Las fotografías intraorales permiten apreciar la corrección de los bordes incisales superior e inferior. También se puede observar la nueva sobremordida y el resalte creado para permitir disocluir los dientes posteriores y crear el espacio necesario para evitar interferir con el EOF.

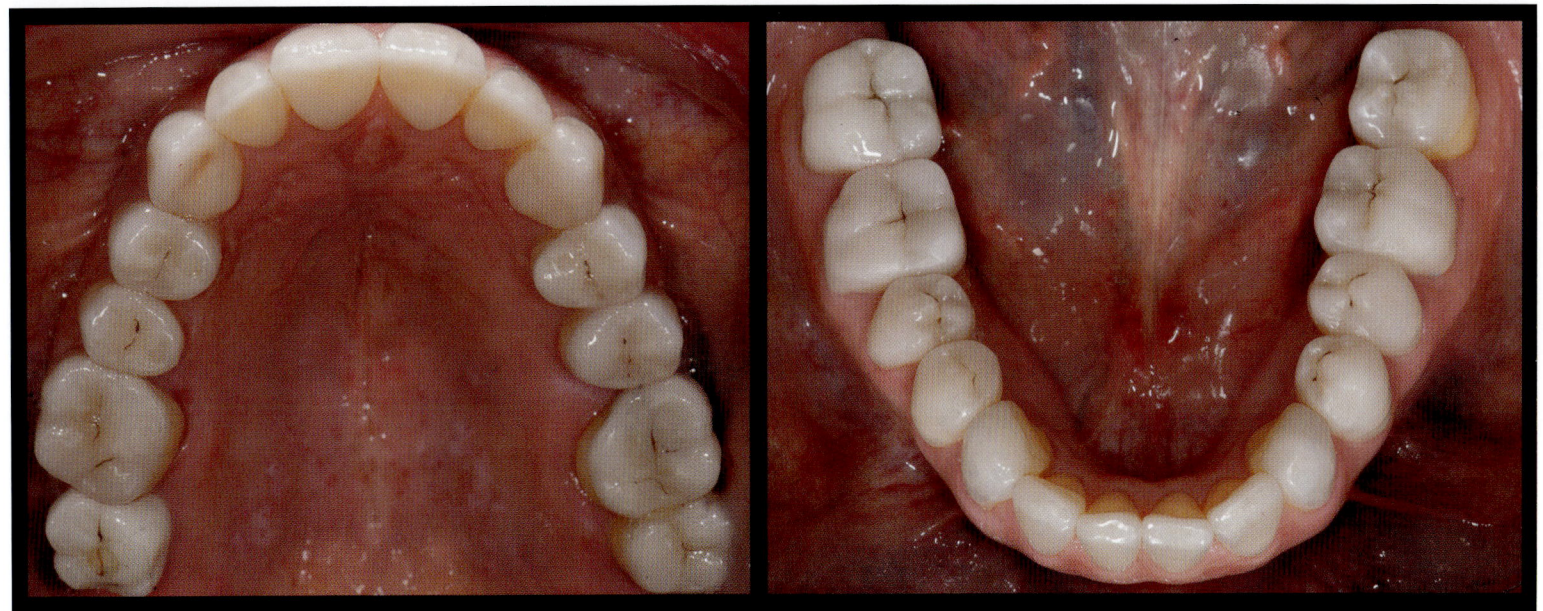

FIGURA 8.160 Las fotografías intraorales muestran la nueva anatomía oclusal y la mayor armonía de ambas arcadas.

CONTROL A LOS 7 MESES

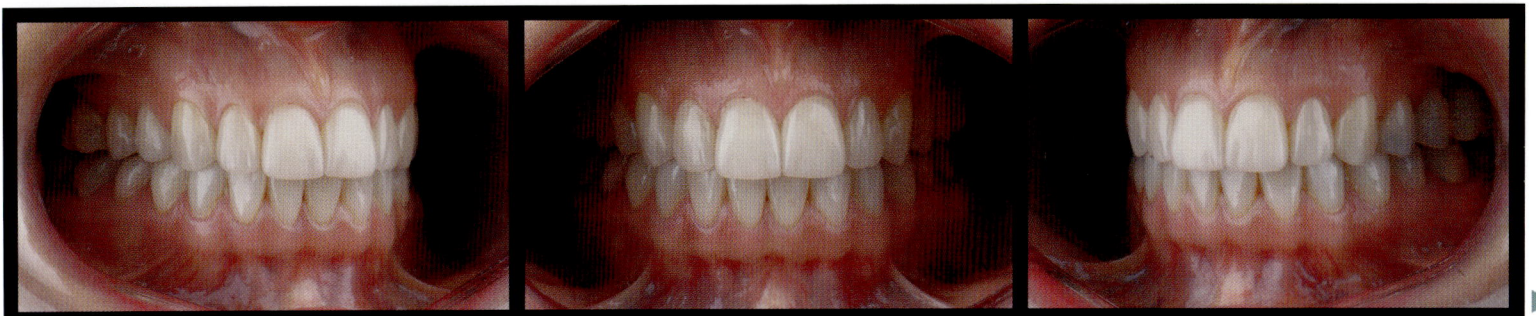

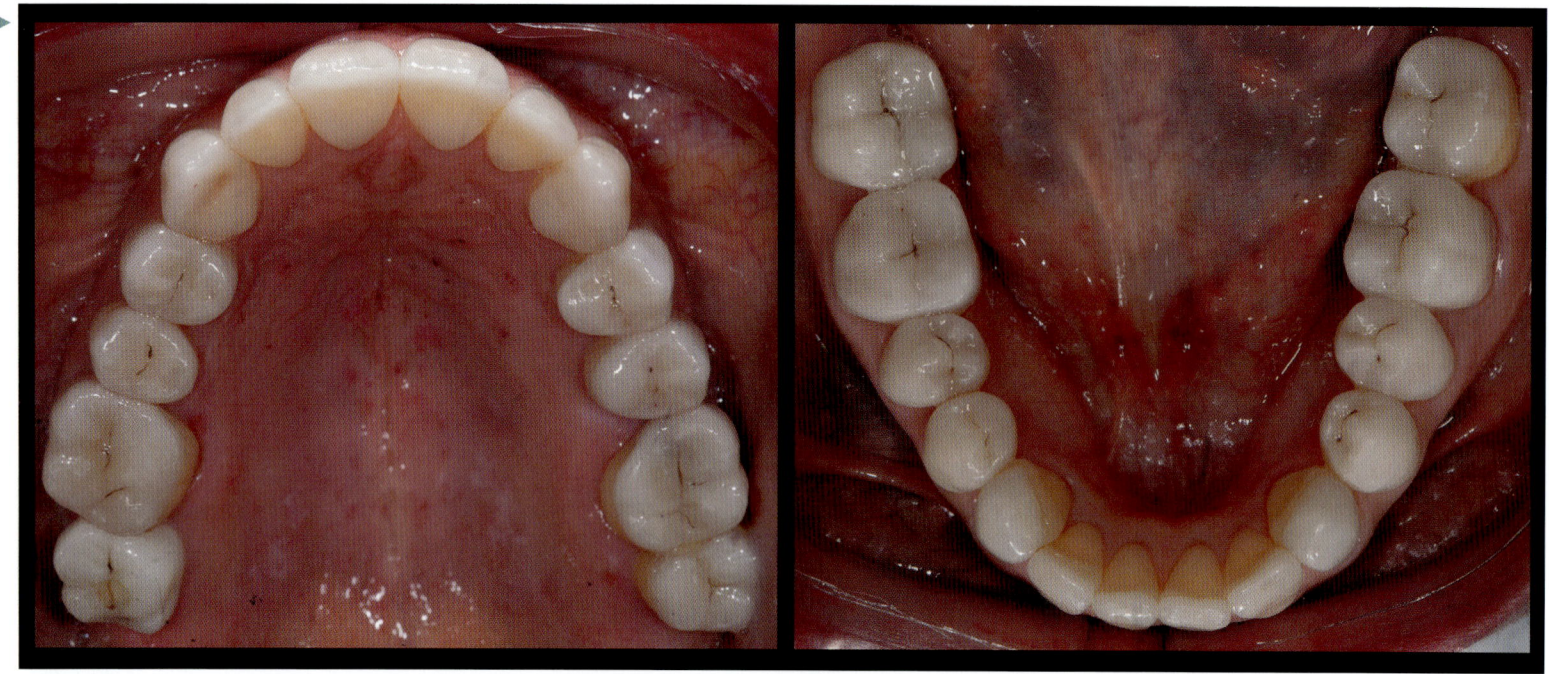

FIGURA 8.161 Se muestra la estabilidad biológica y funcional obtenida en el corto periodo de tiempo transcurrido desde la finalización del tratamiento restaurador.

FIGURA 8.162 a) Comprobación de los contactos oclusales en MI en protrusiva y lateralidades mediante papel de articular. b) Verificación de la oclusión mediante el registro digital con el OccluSense. c) Revisión de la placa oclusal.

■ Tratamiento restaurador: *Dra. Carlota Suárez-Feito Tuero*   ■ Técnico de laboratorio: *Sr. Alberto Díaz López, Custom Dental Technologies*
■ Tratamiento implantología: *Dr. Richard Ansong*

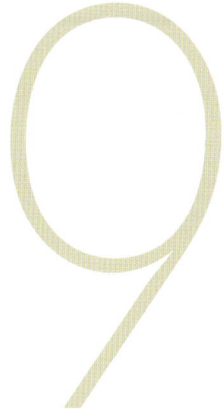

ANÁLISIS DIGITAL
DE LA OCLUSIÓN

UTILIZACIÓN SIMPLIFICADA DEL OCCLUSENSE EN LA REHABILITACIÓN ADHESIVA DE LOS PACIENTES CON DESGASTE DENTARIO

José María Suárez Feito, Richard Ansong

Según los libros de texto, la obtención de contactos bilaterales simultáneos y de la misma intensidad es sinónimo de oclusión ideal (Dawson, 2007), situación que vendría confirmada al observar la uniforme distribución e intensidad (de color) de las marcas de papel de articular entre los dientes de ambas arcadas dentarias. Sin embargo, es importante destacar que dichas marcas no representan más que la foto final del proceso de máximo engranaje dentario (intercuspidación máxima), ya que no permiten observar la secuencia entre el primer y último contacto a lo largo de dicho engranaje dentario (Fig. 9.1)[1]. Es decir, el concepto de simultaneidad no es más que una utopía, dado que **es prácticamente imposible obtener cero segundos entre el primer y segundo contacto** (Kerstein y Grundset, 2001).

Aunque el procedimiento habitualmente empleado para identificar la localización de los contactos oclusales es mediante la utilización del papel de articular, esto no nos permite visualizar la secuencia completa de intercuspidación ni medir las fuerzas generadas de forma precisa (Carey, 2007). Está demostrado que el margen de error en la interpretación de las marcas del papel de articular de forma subjetiva ocurre entre el 82,2 % y el 87,7 %de las ocasiones (Sutter, 2017).

La introducción de los analizadores digitales de oclusión, además de detectar los contactos oclusales y medir la intensidad de la fuerza relativa a cada uno de ellos, permiten también identificar la secuencia de los mismos a lo largo de todo el proceso de intercuspidación máxima (Jauregui *et al.*, 2023ab) (Fig. 9.2).

El primero de estos sistemas introducidos en el mercado fue el T-Scan (T-Scan®Tekscan Inc), del que se disponen numerosos estudios que permiten confirmar que la forma más precisa para identificar la secuencia de los contactos y las fuerzas generadas es mediante el empleo de sistemas de análisis digital de la oclusión (Qadeer, 2019).

[1] En este capítulo se utilizan iconos e imágenes cedidas gentilmente por Bausch.

Recientemente se ha introducido en el mercado el OccluSense by Bausch del fabricante alemán Dr. Jean Bausch (GmbH&Co.KG), dispositivo que permite alcanzar objetivos similares, pero a un coste inferior, lo que facilita el acceso a esta tecnología a un mayor número de odontólogos.

Sin lugar a duda, existen numerosos estudios que avalan la capacidad del T-scan para reproducir las fuerzas oclusales y la secuencia de los contactos (Kerstein *et al.*, 2006; Cerna *et al.*, 2015), así como protocolos bien definidos y con respaldo científico que permiten su utilización de forma predecible (Kerstein y Radke, 2017; Yiannios *et al.*, 2017).

En la actualidad, solamente hay un **estudio *in vitro*** publicado por Jauregui *et al.* (2023) en el que se compara el grado de precisión obtenido con el T-Scan y el OccluSense para medir la fuerza de los contactos oclusales a ambos lados de la línea media de la arcada. En este sentido, el T-Scan presenta una ligera ventaja al disponer de un dispositivo que contribuye a centrar su pieza de mano con relación a los incisivos centrales durante el registro. Para hacer frente a este inconveniente, Bausch diseñó un elemento para acoplar al OccluSense

que permitiera llevar a cabo los registros centrando su pieza de mano. En el estudio de Jauregui, compararon el T-Scan, el OccluSense sin modificación y este último con el nuevo elemento acoplado. Aunque la capacidad de reproducir los registros fue superior con el T-Scan, el dispositivo que centra la pieza de mano acoplado al OccluSense mejoró significativamente la precisión de los registros. Por ello, consideran que la utilización del OccluSense para llevar a cabo el análisis digital de la oclusión es más que aceptable, sobre todo teniendo en cuenta que su coste es mucho más reducido.

El propio fabricante del OccluSense (Bausch) ha desarrollado este elemento de adaptación para facilitar el centrado de la pieza de mano en la cavidad oral y será comercializado en breve con el nombre de CenterFix. En este capítulo mostraremos su utilización empleando un prototipo proporcionado por la casa comercial.

La utilización por parte de los autores del OccluSense de forma rutinaria desde prácticamente su aparición, así como del T-Scan, permite afirmar que el OccluSense es un dispositivo de análisis digital de la oclusión preciso, sencillo de utilizar y que permite analizar e interpretar fácilmente los datos obtenidos de forma intuitiva.

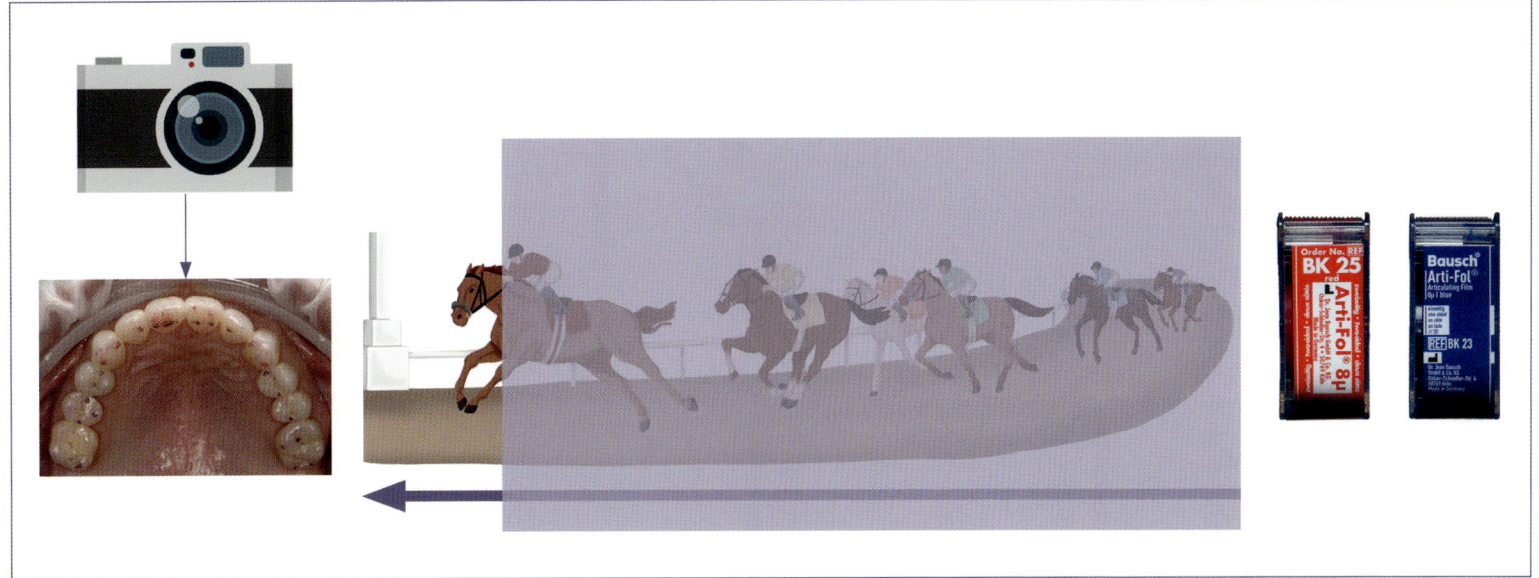

FIGURA 9.1 Los contactos oclusales que observamos cuando utilizamos únicamente papel de articular solamente nos proporcionan una foto final de la oclusión. Sería lo equivalente a una carrera de caballos en la que solamente oiríamos su galopar, sin ver la carrera, y solamente pudiésemos visualizar la foto final del caballo ganador. *Iconos cortesía de Bausch; ilustración modificada a partir de shutterstock.com; GoodStudio; id2364173717.*

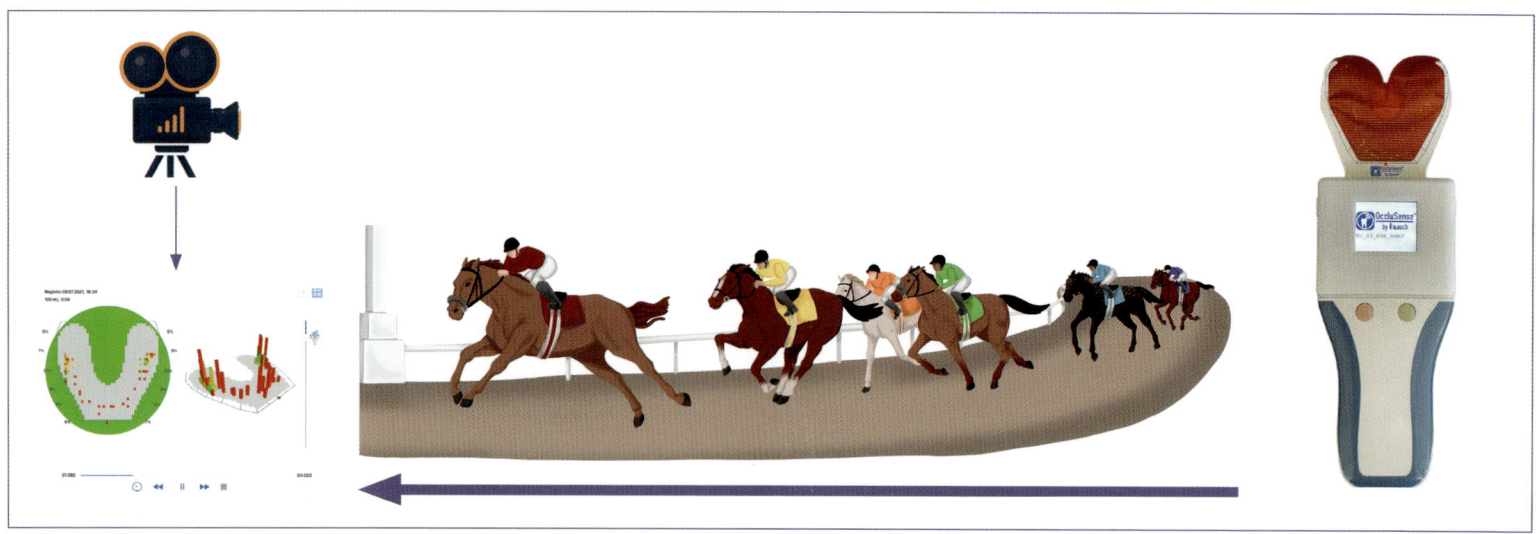

FIGURA 9.2 Cuando utilizamos dispositivos de análisis digital de la oclusión como el OccluSense o el T-Scan, obtenemos la película completa de la secuencia de los diferentes contactos a lo largo del proceso de intercuspidación y también la distribución relativa de fuerzas a cada uno de ellos. Siguiendo el ejemplo anterior, veríamos la carrera de caballos completa con todas las posibles incidencias que pudieran ocurrir a lo largo de la misma. *Iconos cortesía de Bausch; ilustración modificada a partir de shutterstoc.com; GoodStudio; id2364173717.*

DESCRIPCIÓN DEL SISTEMA OCCLUSENSE

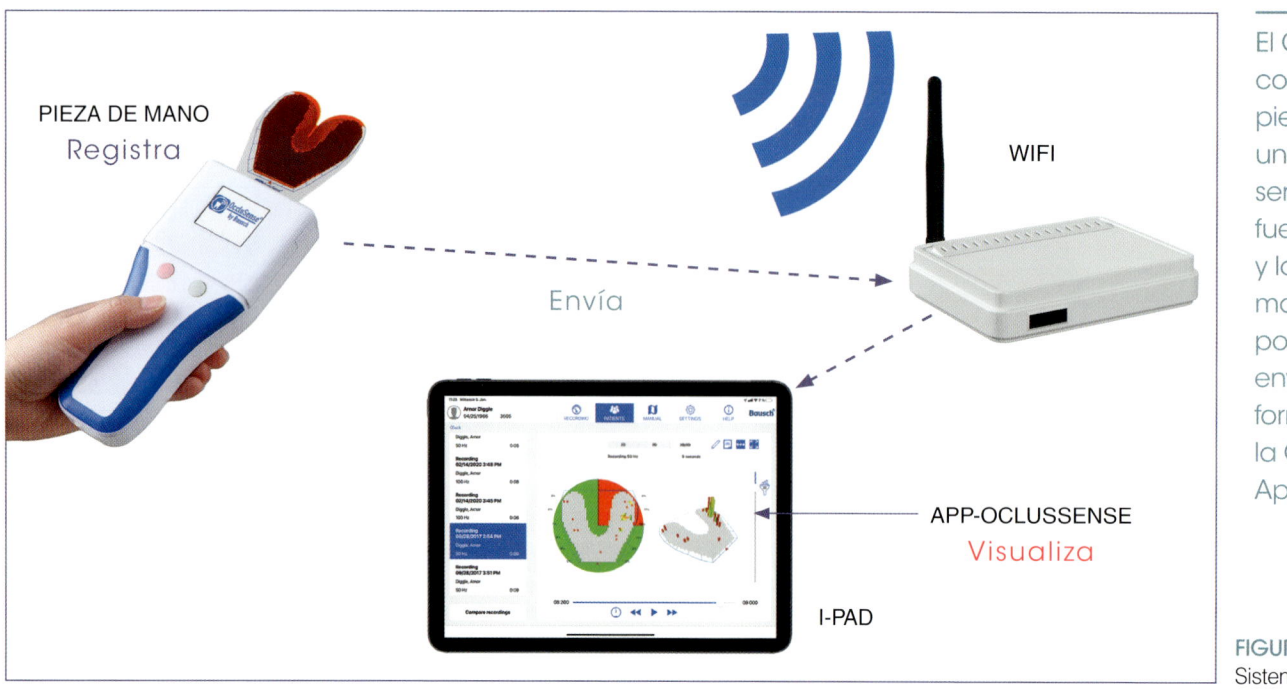

El OccluSense consta de una pieza de mano y un sensor. Dicho sensor captura las fuerzas masticatorias y la pieza de mano las registra; posteriormente, se envían los datos de forma inalámbrica a la OccluSense®-iPad-App (Fig. 9.3).

FIGURA 9.3
Sistema OccluSense.

Aunque en el manual de instrucciones se describen detalladamente, para una mejor comprensión de su utilización en la rehabilitación de los pacientes con desgaste dentario haremos una breve descripción de las características más destacadas de sus diferentes componentes.

LA PIEZA DE MANO Y EL SENSOR

Los componentes básicos de la **pieza de mano** son los siguientes (Fig. 9.4):

- La pantalla LED. Muestra el nivel de carga, la conexión wifi y toda la información relacionada con el proceso del registro desde su inicio hasta su finalización una vez que el paciente ocluye sobre el sensor.
- El botón de control rosa. Activa el comienzo del registro y el comienzo/final del registro en el modo *En Vivo*.
- El botón de control verde. Permite ajustar la velocidad (Hz).
- El botón de desbloqueo. Permite abrir la pieza de mano para colocar el sensor y, una vez cerrada, bloquearla para mantener fijado dicho sensor durante los procedimientos de registro.
- El cargador inductivo de la pieza de mano. Permite la transmisión inalámbrica de energía y cargar las baterías. Una vez cargadas, se puede utilizar el dispositivo durante un máximo de 4 horas.

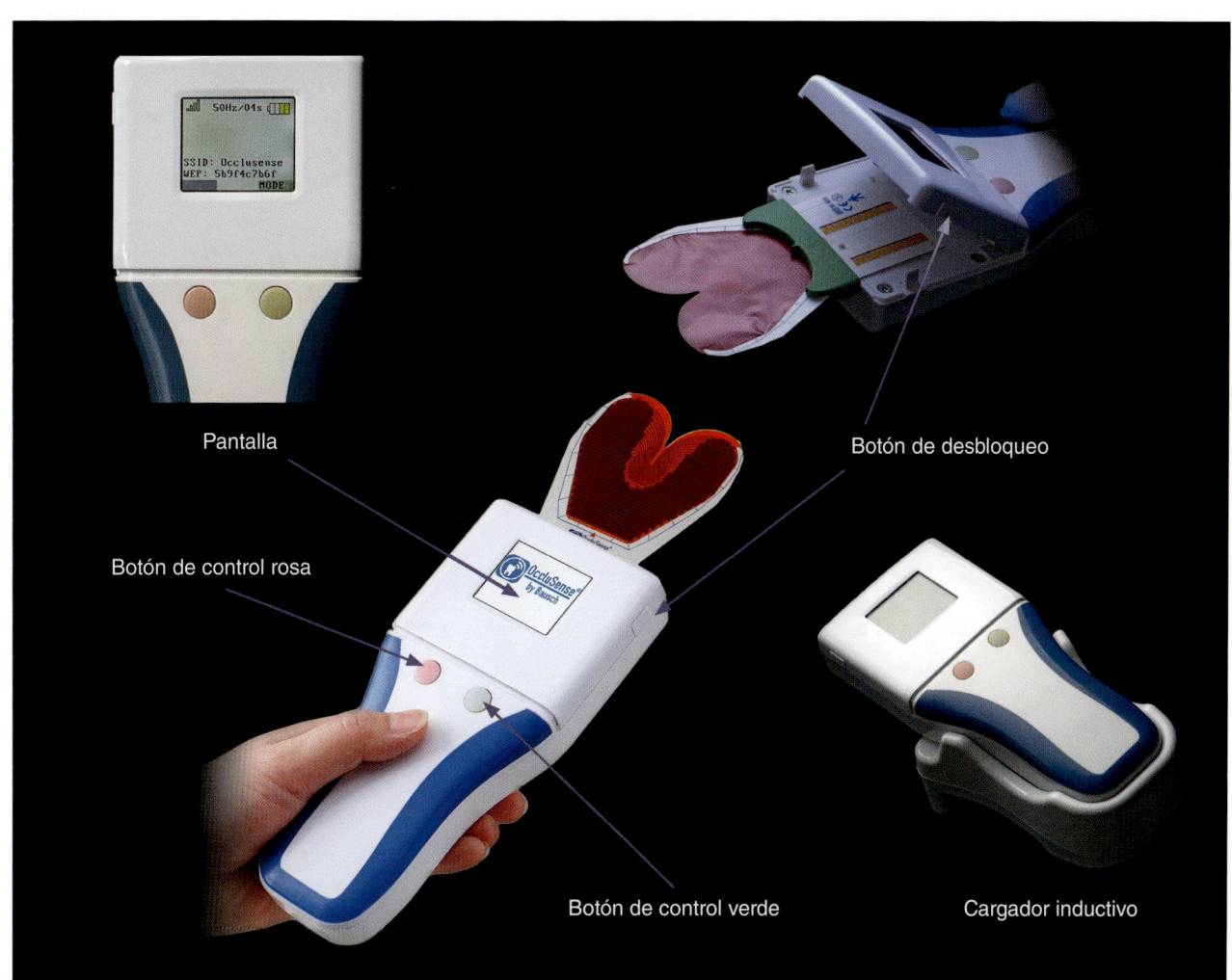

Pantalla

Botón de desbloqueo

Botón de control rosa

Botón de control verde

Cargador inductivo

FIGURA 9.4
Pieza de mano del OccluSense.

El sensor del OccluSense (Fig. 9.5) es un folio fino de **60 µm** de espesor, recubierto de color rojo y con un circuito impreso de **1018 píxeles** sensibles a la presión capaces de capturar hasta **256 niveles** de presión. Es importante destacar que **el sensor únicamente mide resistencia eléctrica,** no mide newtons o pascales, etc. Al ser delgado y flexible, permite registrar contactos oclusales de baja presión tanto en oclusión estática como en dinámica. Su recubrimiento rojo permite a su vez marcar los contactos oclusales. Existen dos tamaños de sensores, uno estándar de 71 mm y otro para arcadas más grandes (XL) de 77 mm, aunque ambos miden igualmente 115 mm de largo.

El CenterFix es un dispositivo de reciente creación por el fabricante del OccluSense que permite relacionar el sensor con la línea interincisal superior entre los dos incisivos centrales superiores y así facilitar la ubicación del sensor siempre en una posición similar en la cavidad oral durante la toma de los diferentes registros. Se coloca en el sensor antes de insertarlo en la pieza de mano (Fig. 9.6a-c).

Al facilitar el posicionamiento del sensor en la cavidad oral de forma similar cada vez que se toman los registros con el OccluSense, el Center-Fix permite relacionar de forma razonable las celdas correspondientes a cada diente durante el análisis del registro en la aplicación (*app*) en el IPad y así facilitar la interpretación de dicho registro (Fig. 9.6d).

LA *APP* OCCLUSENSE PARA IPAD

Se descarga de forma gratuita de Apple Store (Fig. 9.7) y permite visualizar los registros oclusales de una arcada completa en diferentes colores en 2D y 3D. En 3D, las barras muestran hasta 256 niveles de presión. A su vez, la distribución de la presión también se puede visualizar por cuadrantes y en porcentajes.

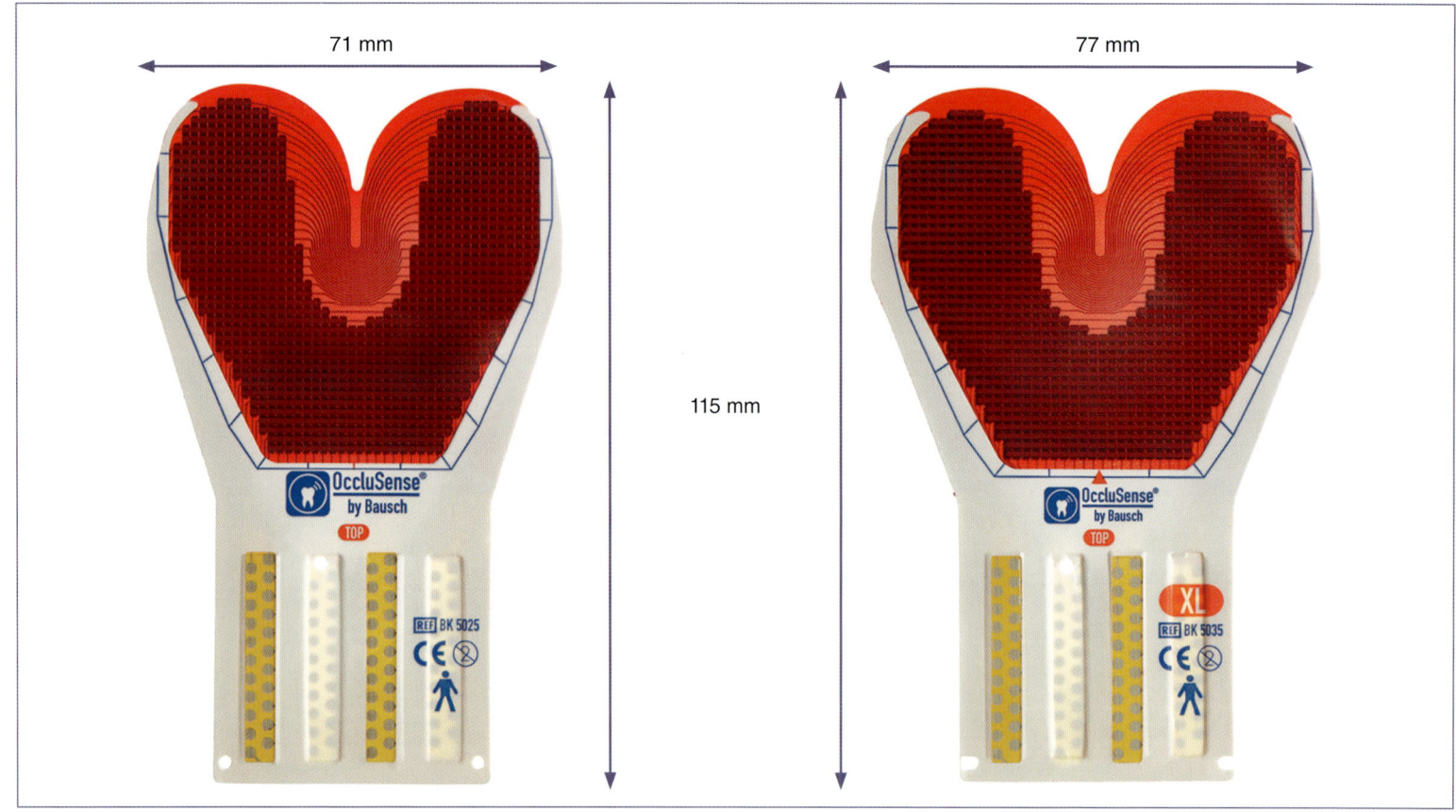

FIGURA 9.5 Se muestran los dos sensores, el estándar de 71 mm y el XL de 77 mm. La longitud en ambos es de 115 mm.

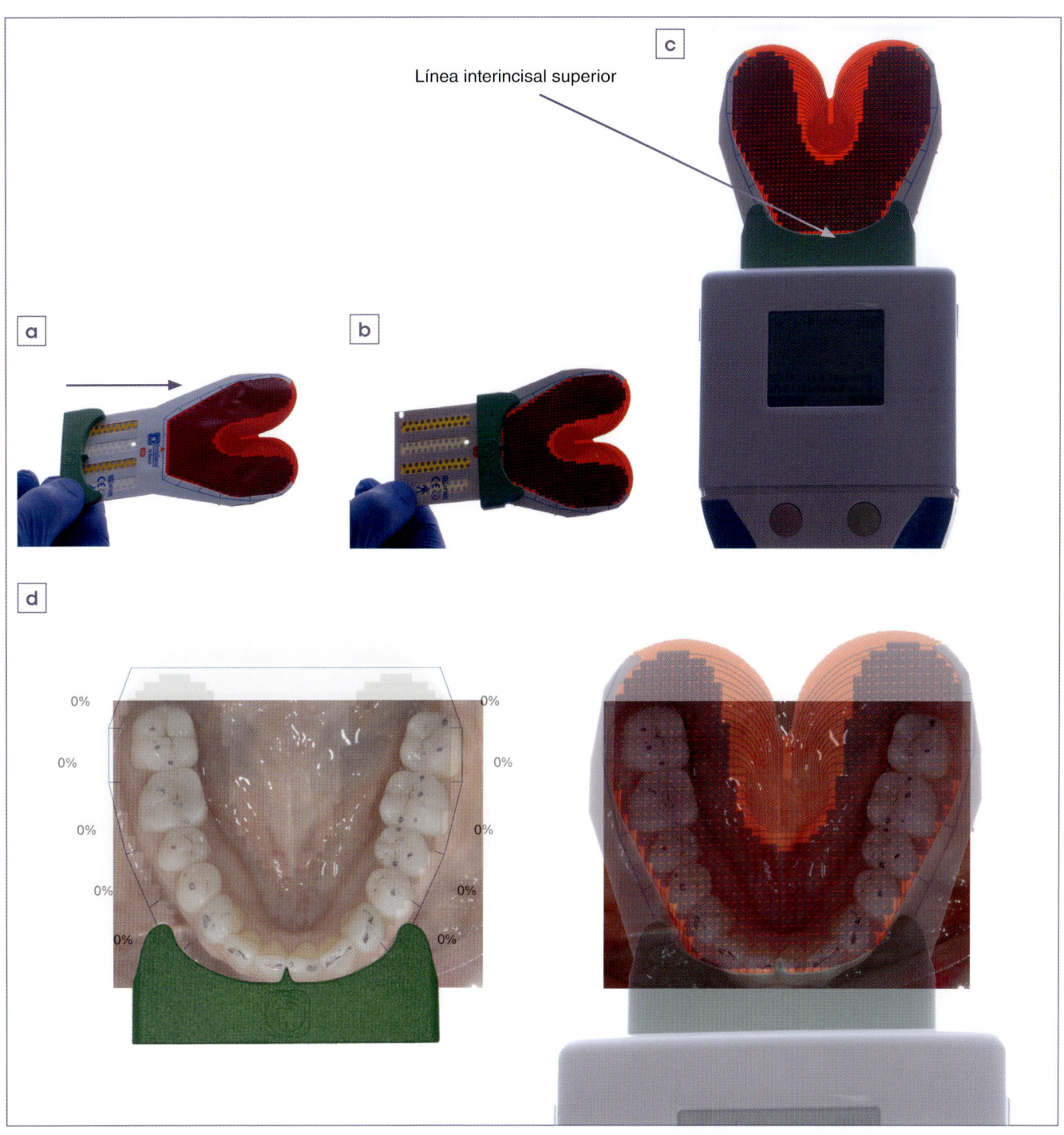

Línea interincisal superior

FIGURA 9.6 a,b) Inserción del CenterFix en el sensor antes de introducir éste en la pieza de mano. c) La flecha señala el elemento de dicho dispositivo que permite relacionar el sensor con la línea interincisal superior. d) El CenterFix facilita el posicionamiento del sensor de forma similar en la cavidad oral y relacionar las celdas del registro en la *app* con cada diente.

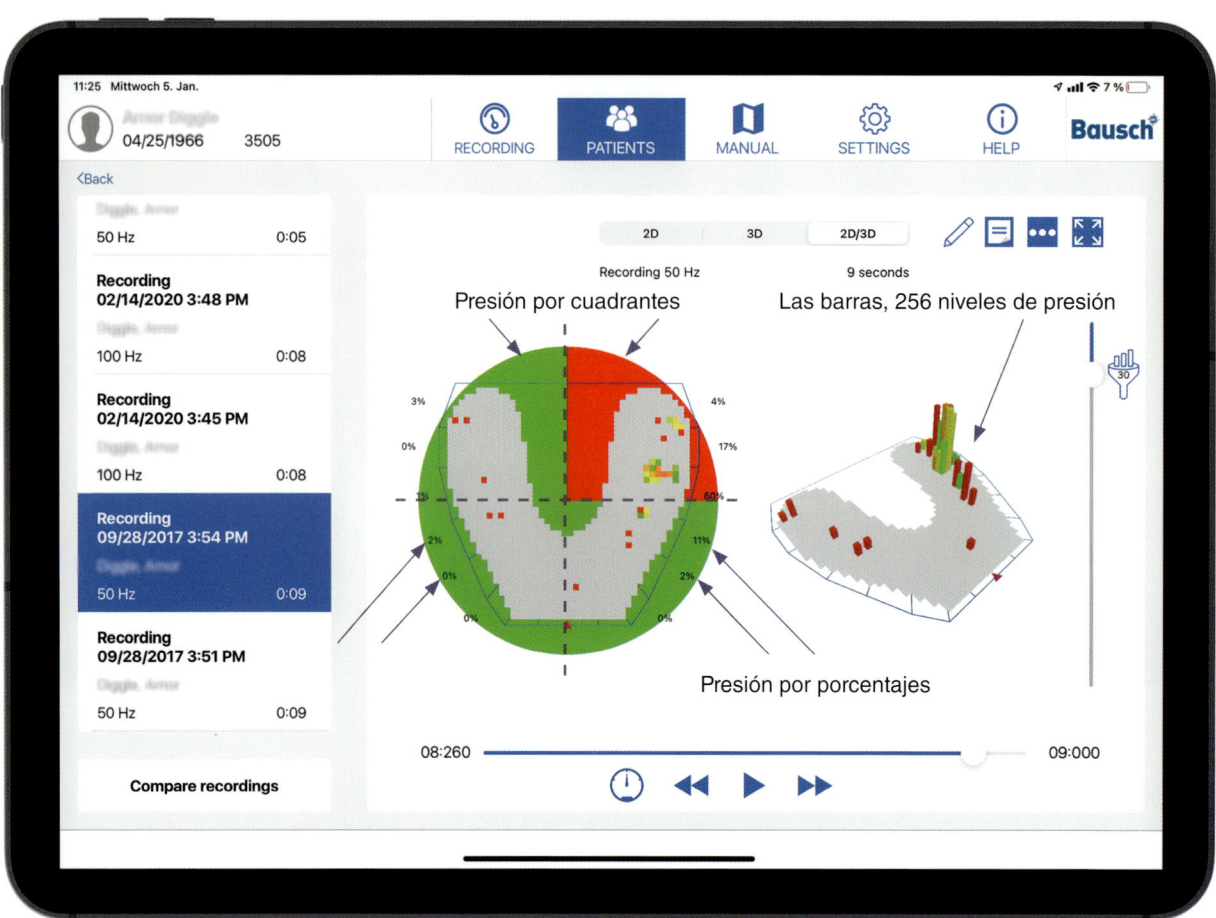

FIGURA 9.7 Visualización de la pantalla de la aplicación Occlu-Sense para iPad.

UTILIZACIÓN OPTIMIZADA DEL OCCLUSENSE

En la actualidad, además de los manuales de instalación y funcionamiento del OccluSense, existe también un servicio de atención directa al usuario disponible en varios idiomas. A su vez, también hay *webinars* disponibles para facilitar la formación del clínico en su utilización.

Asumiendo que se ha llevado a cabo la configuración inicial del OccluSense, se muestran a continuación los pasos que los autores siguen de manera rutinaria durante su utilización:

1. Encender la pieza de mano pulsando el botón de color rosa y abrir la *app* en el i-Pad (Fig. 9.8).

2. Verificar la conexión a WIFI (**las barras en el ángulo superior izquierdo tienen que estar en color verde**). Una de las quejas más frecuentes de los usuarios es el fallo en dicha conexión. Para garantizarla, **recomendamos la utilización de un *router* independiente (TP-Link) exclusivamente para el OccluSense** (Fig. 9.9).

3. Hacer el test de funcionamiento. Una vez abierta la pieza de mano, se coloca el sensor de prueba en la posición correcta. Debe realizarse de forma muy delicada para evitar la rotura de cualquiera de los componentes al cerrar la pieza de mano. **El test de funcionamiento debe realizarse todos los días antes de comenzar el uso del OccluSense**. En la Figura 9.10, se muestran los tres pasos del

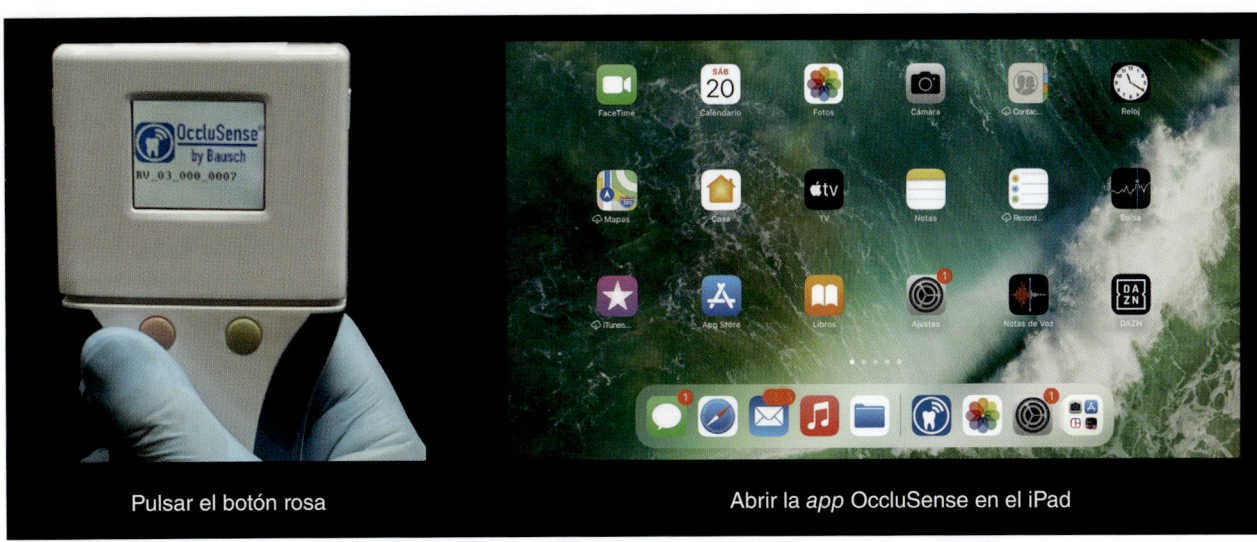

Pulsar el botón rosa

Abrir la *app* OccluSense en el iPad

FIGURA 9.8 Inicio del registro del paciente con OccluSense.

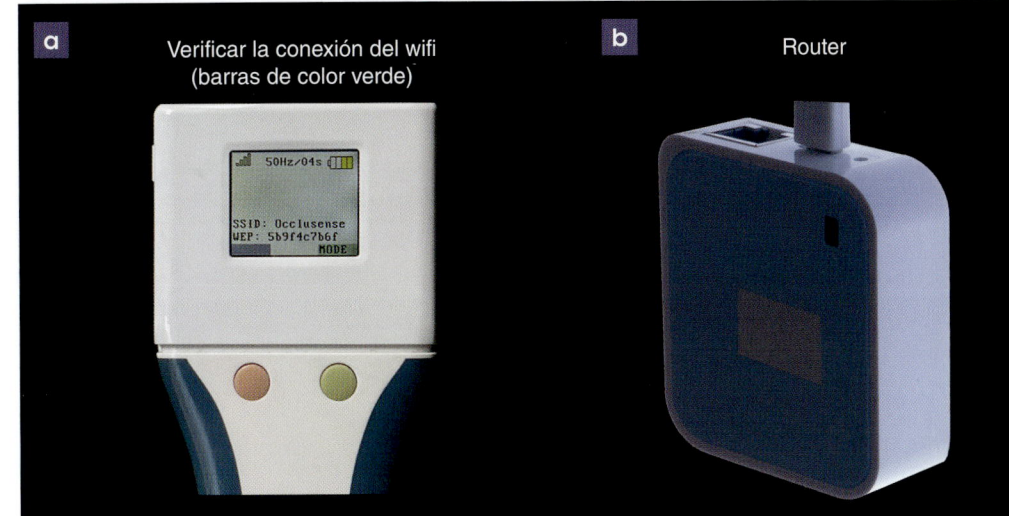

a Verificar la conexión del wifi (barras de color verde)

b Router

FIGURA 9.9 a) Las barras verdes indican la conexión a internet. b) *Router* independiente.

test. En caso de ser negativo, se debe consultar el libro de instrucciones y no utilizar el OccluSense. Una vez finalizado el test, es muy importante **guardar inmediatamente el sensor de prueba en su caja para evitar que pueda golpearse.**

4. Introducir el sensor en la pieza de mano con el CenterFix previamente adaptado y comprobar seguidamente en la pantalla si está correctamente insertado y listo para el registro, si no está insertado o si lo está, pero incorrectamente (Fig. 9.11).

5. **Seleccionar** *Paciente* y seguidamente **Activar** *Paciente*. Aparecerá en la pantalla de la pieza de mano el nombre del mismo (Fig. 9.12).
6. Seleccionar el modo, la frecuencia y el tiempo de registro.
7. Realizar la toma del registro.
8. Analizar los datos registrados en la aplicación.

Estos tres últimos puntos se desarrollan a continuación en sus apartados correspondientes.

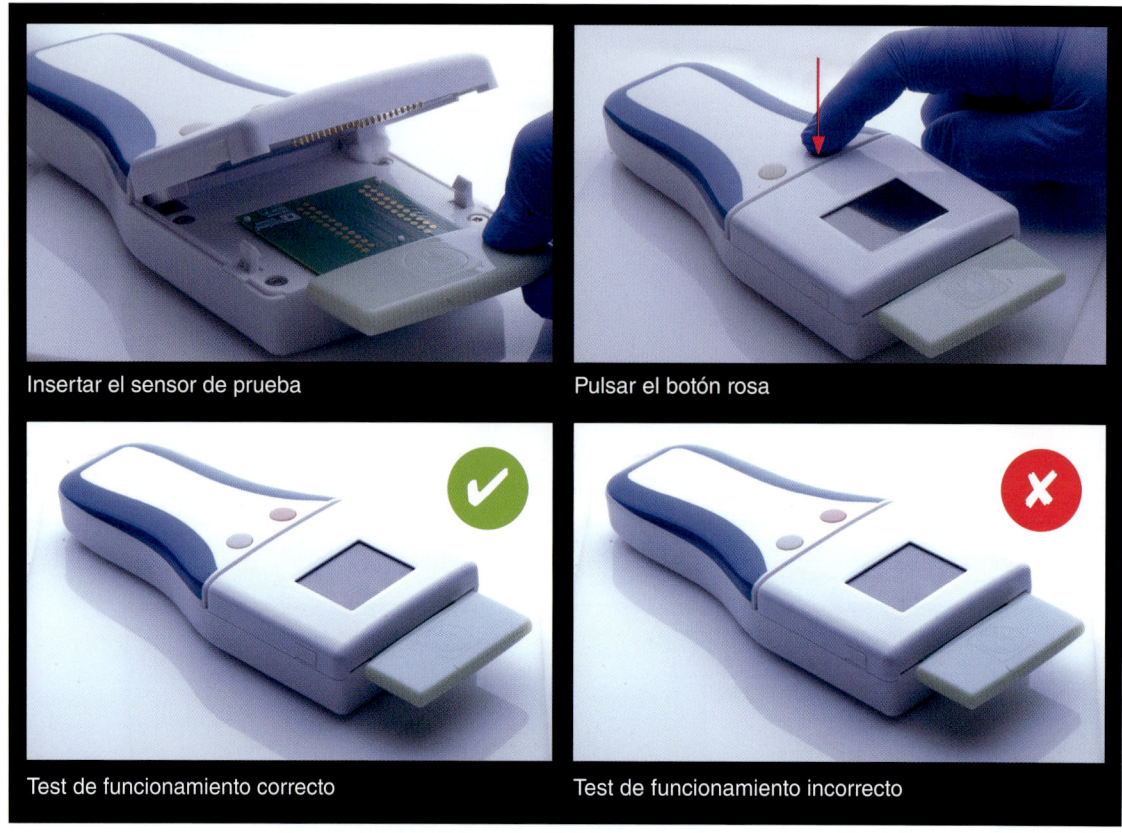

Insertar el sensor de prueba

Pulsar el botón rosa

Test de funcionamiento correcto

Test de funcionamiento incorrecto

FIGURA 9.10 Test de funcionamiento.

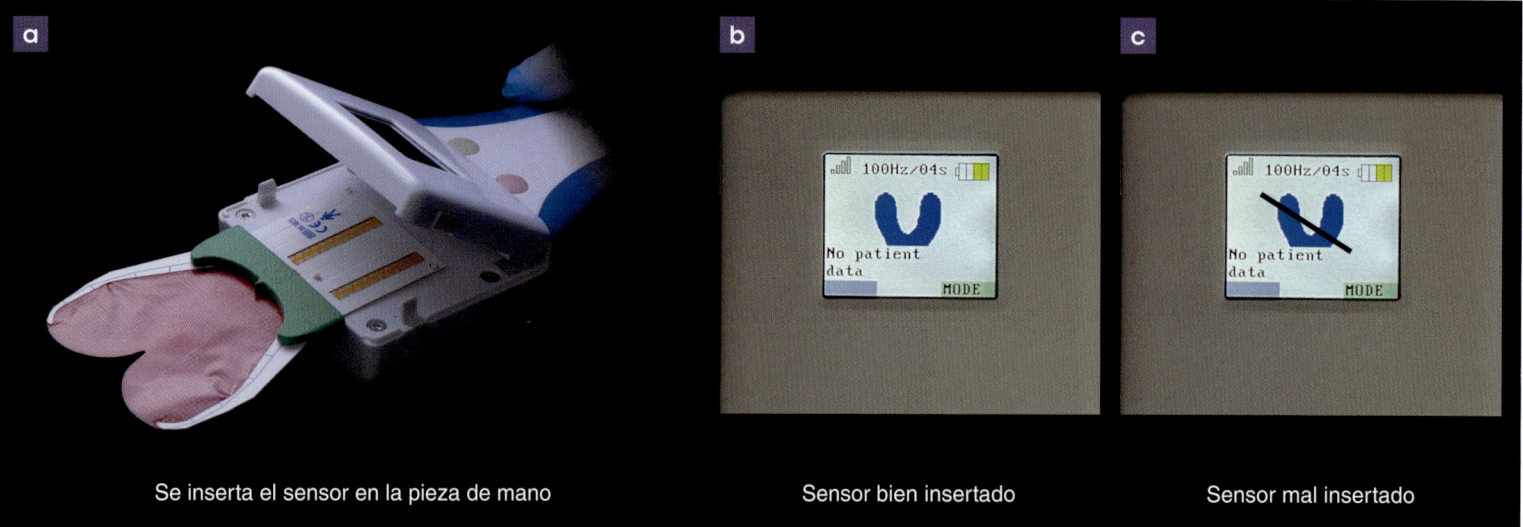

Se inserta el sensor en la pieza de mano

Sensor bien insertado

Sensor mal insertado

FIGURA 9.11 a) Inserción del sensor en la pieza de mano. b) Imagen que aparece en la pantalla si el sensor está correctamente insertado. c) Imagen si está mal insertado.

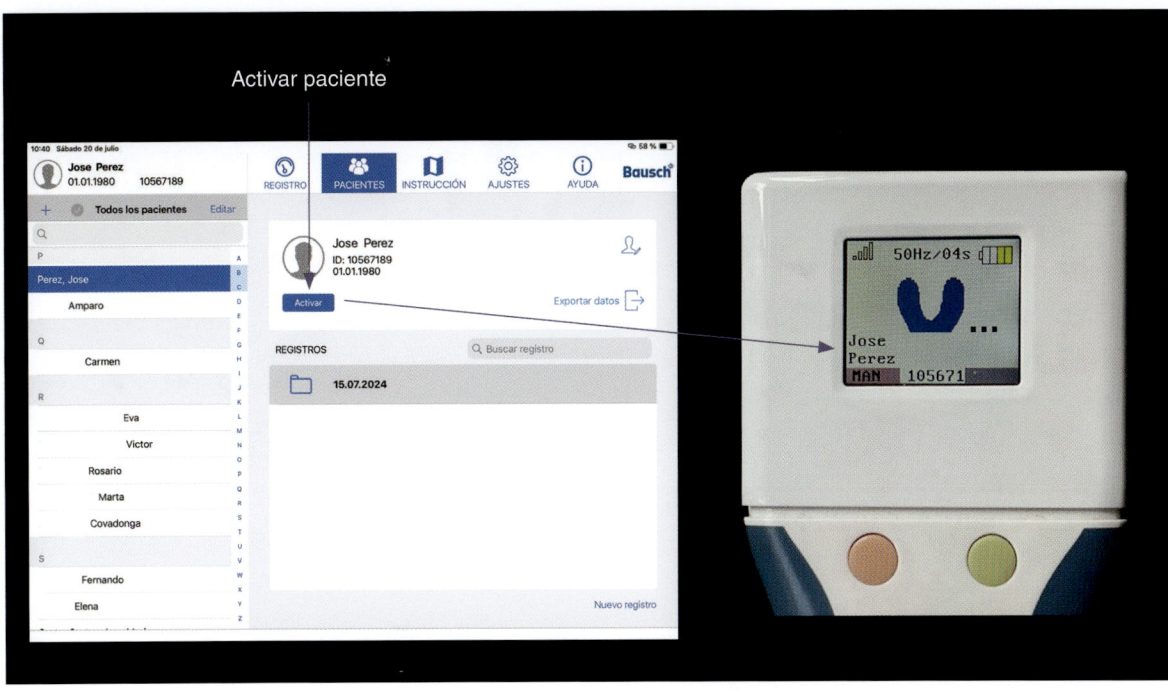

Activar paciente

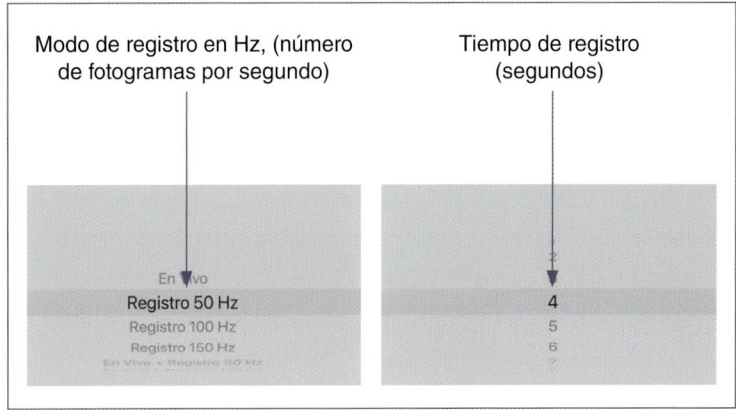

FIGURA 9.12 Una vez activado el paciente, su nombre ya aparece en la pantalla de la pieza de mano.

SELECCIÓN DEL MODO, FRECUENCIA Y TIEMPO DE REGISTRO

Vamos a **nuevo registro** y seleccionamos sobre la pantalla de la *app* el **modo, la frecuencia y el tiempo de registro** (Fig. 9.13).

De los tres **modos** de registro disponibles (*En vivo*, *Registro* y *En vivo + Registro*), seleccionamos por defecto y para simplificar el **modo de *Registro***, en el que los datos se recogen en la pieza de mano y se transfieren a la *app* OccluSense una vez completado dicho registro.

También tenemos que seleccionar **la frecuencia en Hz** (también se puede seleccionar pulsando sobre el botón verde). Los Hz representan el **número de fotogramas por segundo** y puede elegirse entre 50 Hz, 100 Hz y 150 Hz, de forma que **50 Hz** serían 50 fotogramas por segundo y **100 Hz** corresponderían a 100 fotogramas por segundo. Es importante saber que el OccluSense está diseñado para registrar **25 fotogramas por segundo**, por lo que si hiciésemos un **registro a 50 Hz a 10 segundos, en el registro aparecen estos 10 segundos, pero realmente son 20 segundos** porque el aparato lo está registrando a 25 fotogramas por segundo (es decir, a 50 Hz tarda el doble). Por lo tanto, para visualizar el tiempo en el vídeo en la *app* a **tiempo real**, tenemos que hacer la grabación a **50 Hz** y ajustar en el icono

Modo de registro en Hz, (número de fotogramas por segundo)	Tiempo de registro (segundos)
En vivo	
Registro 50 Hz	**4**
Registro 100 Hz	5
Registro 150 Hz	6
En Vivo + Registro 50 Hz	7

FIGURA 9.13 Modo registro, frecuencia de 50 Hz y tiempo de registro 4 s.

inferior el **modo** *fast* (Fig. 9.14); así, **si ajustamos el tiempo del registro a 10 segundos, el registro dura también 10 segundos:** a 50 Hz el registro sería a cámara lenta, pero al ponerlo en modo *fast* tendríamos el tiempo real. Por este motivo, para poder visualizar en la *app* el registro en tiempo real se puede poner el modo de registro en 50 Hz.

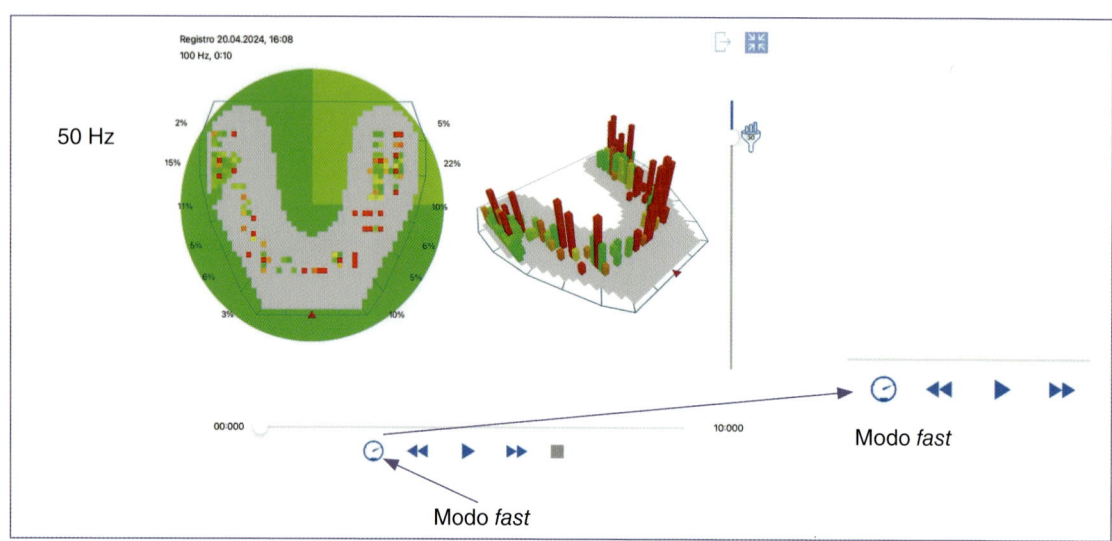

FIGURA 9.14 Se muestra el icono con el que se ajusta el modo *fast*.

La selección del **tiempo** dependerá del tipo de registro (se puede elegir un valor entre 1 y 60 segundos). Recomendamos hacer los registros de forma independiente; por ejemplo, para registrar la máxima intercuspidación es suficiente 4 segundos y para cada lateralidad y protrusiva, 8 segundos.

REALIZAR LA TOMA DEL REGISTRO
Registro de máxima intercuspidación

Con el paciente sentado en posición vertical, se introduce el sensor en la cavidad oral alineando la punta del CenterFix con la línea interincisal entre los dos incisivos centrales superiores. Seguidamente le indicamos que abra y cierre dos o tres veces ocluyendo sobre el mismo para que se familiarice con la situación y colabore correctamente en el momento de tomar el registro definitivo (Fig. 9.15). En el caso de tratarse de una **placa oclusal de uso nocturno, en lugar de colocar al paciente en posición vertical para tomar el registro lo haremos con este tumbado en posición horizontal.**

Para tomar el registro definitivo, en la parte inferior izquierda de la pantalla de la pieza de mano, debajo del nombre del paciente, podemos observar que pone *START*. Se presiona el botón rosa y a partir de ese momento la pieza de mano está preparada para que comience el registro una vez se produzca el primer contacto. Se le indica al paciente que muerda sobre el sensor **(suena una señal acústica)** y luego abra. La pieza de mano indica el final del tiempo de registro con **otra señal acústica**. Seguidamente cuando aparezca *OK* en el lugar donde estaba *START* se presiona nuevamente el botón rosa para que se produzca la transferencia de datos a la *app* Occlu-Sense (Fig. 9.16).

Registros de lateralidad y protrusiva

Los registros de lateralidad derecha, lateralidad izquierda y protrusiva se realizan de forma independiente partiendo del contacto en MI. Al igual que en la MI, en cada movimiento, mandamos morder al paciente sobre el sensor efectuando los diferentes movimientos de prueba sin efectuar el registro definitivo para que el paciente se familiarice.

En el registro de las **lateralidades**, en el caso de la lateralidad izquierda, por ejemplo, se introduce el sensor en la cavidad oral, **se le indica al paciente que ocluya sobre el sensor, se activa el *START* (botón rosa) y una vez que aparece en la pantalla el icono presente en la Figura 9.16b se le indica que realice el movimiento de lateralidad hacia el lado izquierdo**. Seguidamente, repetimos el mismo proceso para la lateralidad derecha. Por lo tanto, en la aplicación tendremos ambas lateralidades registradas de forma independiente.

Para el registro de **protrusiva** se sigue exactamente el mismo procedimiento descrito para las lateralidades. Una vez efectuado el movimiento de prueba, se realiza el registro definitivo de protrusiva, ocluyendo primeramente sobre el sensor en MI y activando seguidamente el *START* para efectuar el movimiento de protrusiva.

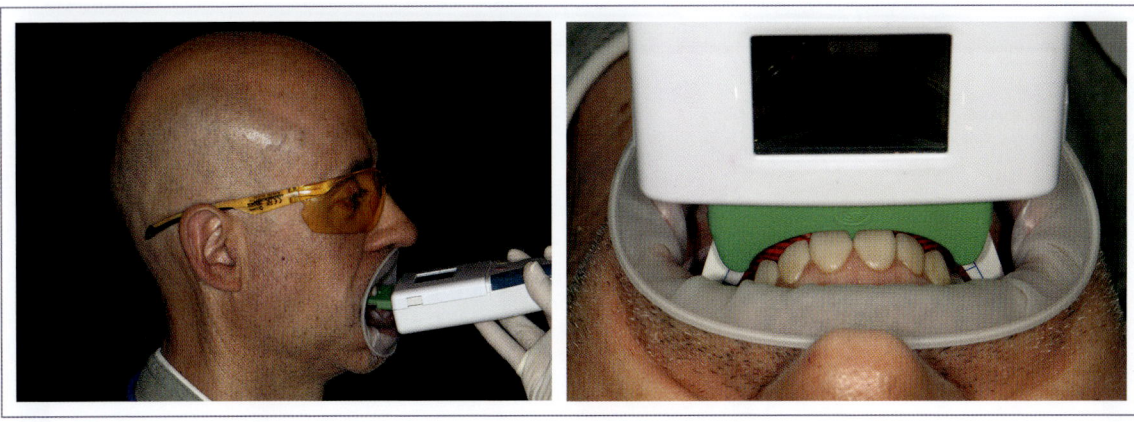

FIGURA 9.15 Se puede apreciar la correcta colocación de la punta del CenterFix en la línea interincisal entre los dos incisivos centrales superiores.

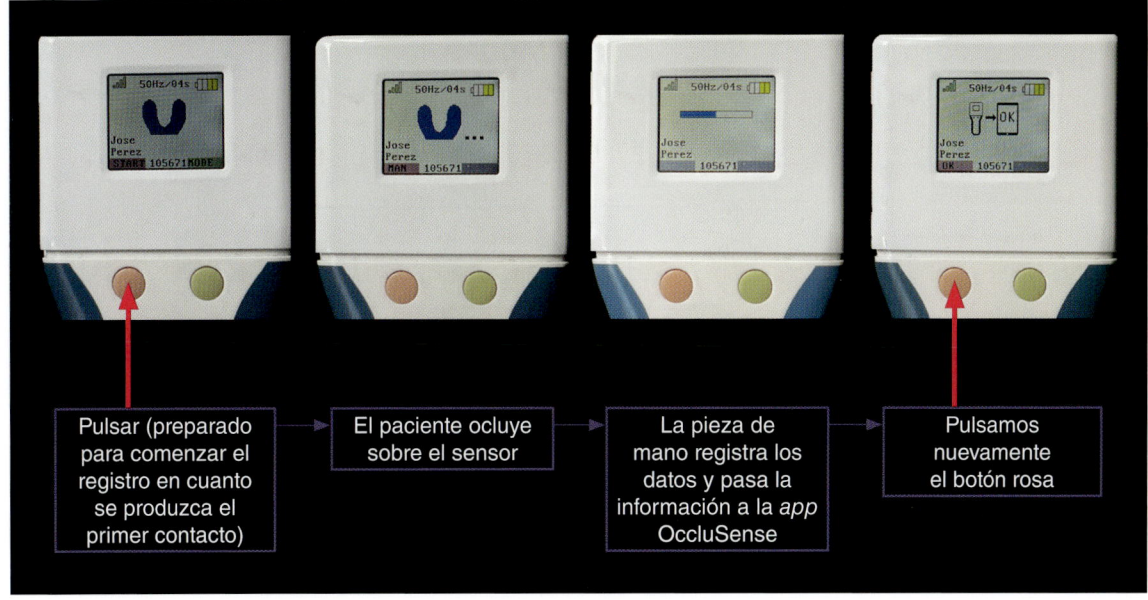

| Pulsar (preparado para comenzar el registro en cuanto se produzca el primer contacto) | El paciente ocluye sobre el sensor | La pieza de mano registra los datos y pasa la información a la *app* OccluSense | Pulsamos nuevamente el botón rosa |

FIGURA 9.16 Primero se pulsar el botón rosa, a continuación el paciente ya puede ocluir sobre el sensor. Transcurrido el tiempo de registro, la información pasa a la *app*. Pulsamos nuevamente el botón rosa para terminar el registro.

ANALIZAR LOS DATOS REGISTRADOS EN LA APLICACIÓN
Interpretación de los colores

El análisis de los datos registrados se efectúa tanto en 2D como en 3D al mismo tiempo. En 3D, **las barras muestran hasta 256 niveles de presión** y en 2D también podemos observar **la distribución de la presión por porcentajes y cuadrantes**.

En cuanto al color de las barras diferenciamos tres colores: **verde, naranja y rojo**. Es importante tener en consideración que el **color rojo** no se asocia siempre a malo y el verde a bueno; así, en el **análisis 2D, rojo significa mucha presión y verde presión equilibrada**. Sin embargo, en **3D** la altura de la barra es lo que nos indica la cantidad de presión, de forma que, **barra más alta significa más presión y barra más baja, menos presión** (Fig. 9.17). Por lo tanto, **independientemente del color**, la altura de las barras indicaría más alta o más baja presión. Sin embargo, **rojo indica que la presión está concentrada en un punto (más localizada) y verde en dos o más puntos (más distribuida)** (Fig. 9.18).

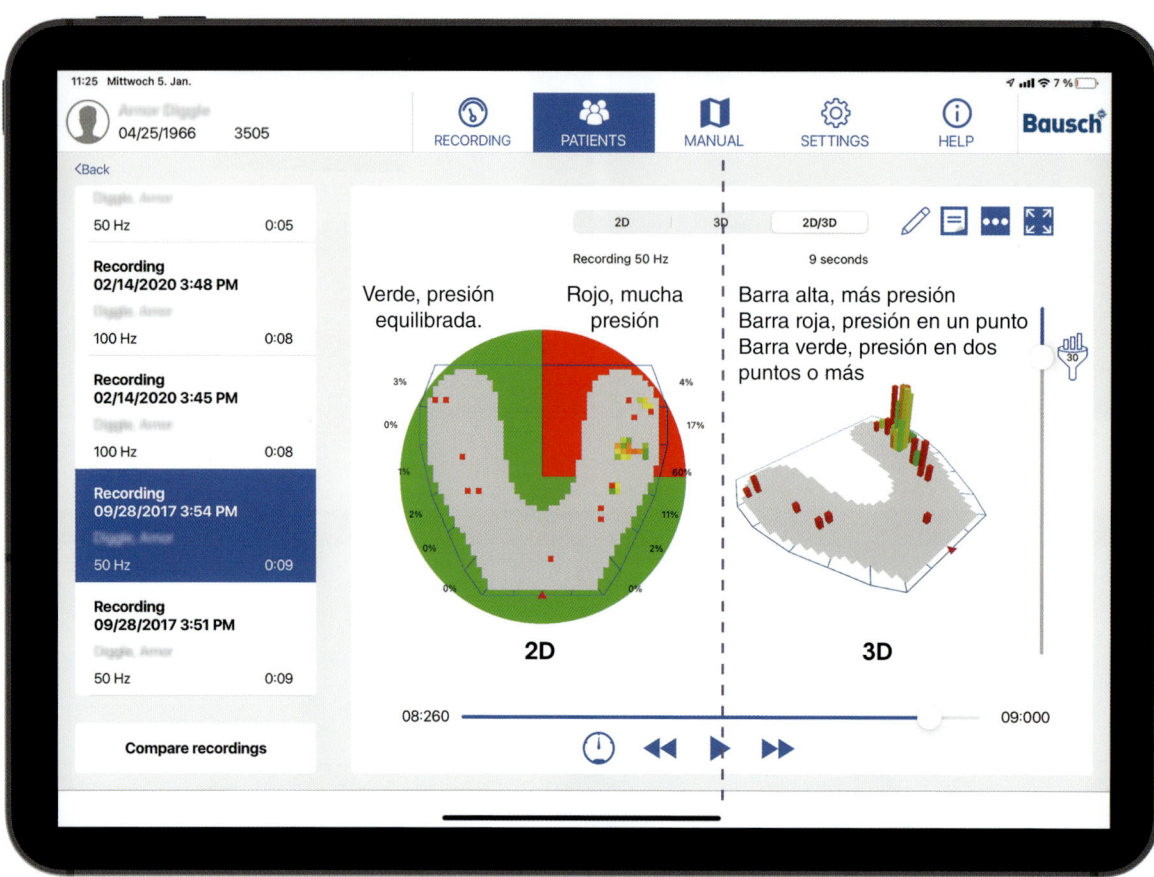

FIGURA 9.17 Análisis de los datos registrados en 2D y 3D.

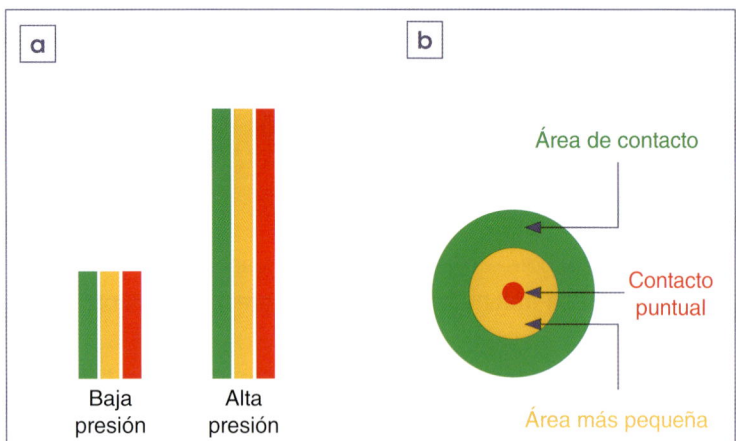

FIGURA 9.18 a) Las barras altas indican más presión (las barras bajas, menos presión). b) Cuanto más distribuida sea la presión, el color será verde; a medida que esta presión es menos distribuida será naranja y cuanto más concentrada en un punto el color será rojo.

Podríamos decir que, mientras en el análisis 2D el verde significa equilibrado y el rojo poco equilibrado, en el análisis en 3D, la presión la indica la altura de la barra y el color significa si la presión está solo en un punto (que sería rojo) o en dos o más puntos (que sería verde).

Si en el registro observamos una combinación de barras rojas y verdes (incluso también naranja y amarillas), indicaría que nos encontramos con una relación cúspide-fosa en la que se van a producir una combinación de contactos puntiformes y otros de mayor extensión. Del mismo modo podríamos decir que la presencia de muchas barras verdes indicaría que el contacto estaría distribuido en una zona amplia (Fig. 9.19).

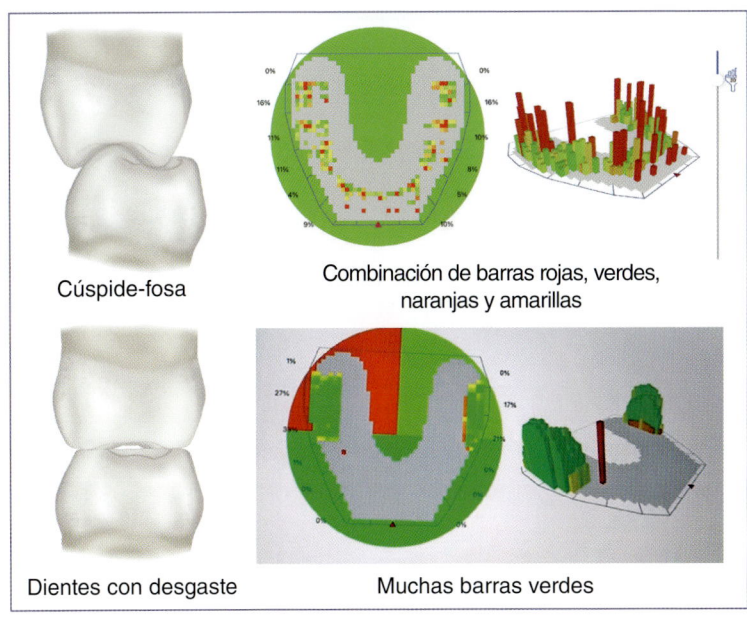

FIGURA 9.19 Patrón de barras en distintas situaciones.

Por otro lado, barras rojas altas indicarían que el contacto estaría concentrado en un punto; pongamos unos ejemplos para una mejor comprensión:

- **Contacto entre las puntas de las cúspides funcionales y la superficie plana de una placa oclusal:** en la Figura 9.20, la ilustración de la izquierda muestra los contactos en una placa oclusal superior y en la imagen de la derecha se muestran las barras rojas como consecuencia de los contactos puntiformes en 3D y la distribución uniforme de los porcentajes de presión y color verde de los cuatro cuadrantes en 2D.
- **Como consecuencia de un precontacto en MI o un primer contacto en RC** (Fig. 9.21).
- **Contacto que se produce como consecuencia de una guía de disoclusión (p. ej., canina)** (Fig. 9.22).
- **Como consecuencia de interferencias durante los movimientos de lateralidad y protrusiva** (Fig. 9.23).

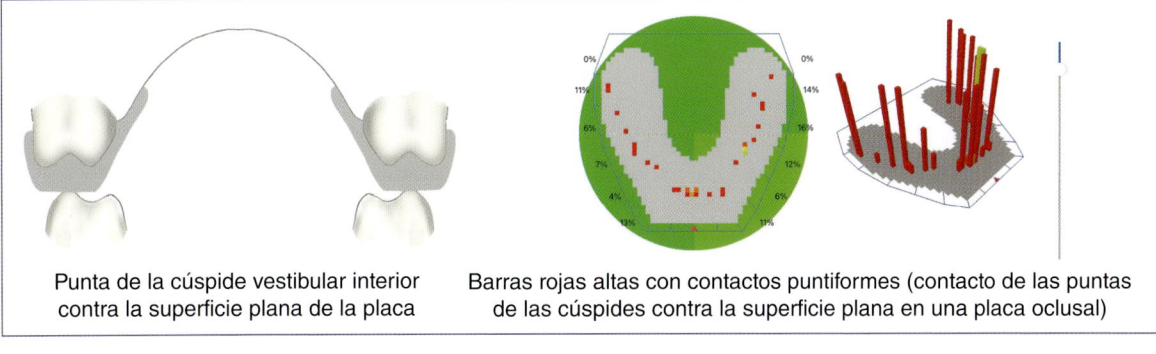

FIGURA 9.20 Contactos en una placa oclusal superior.

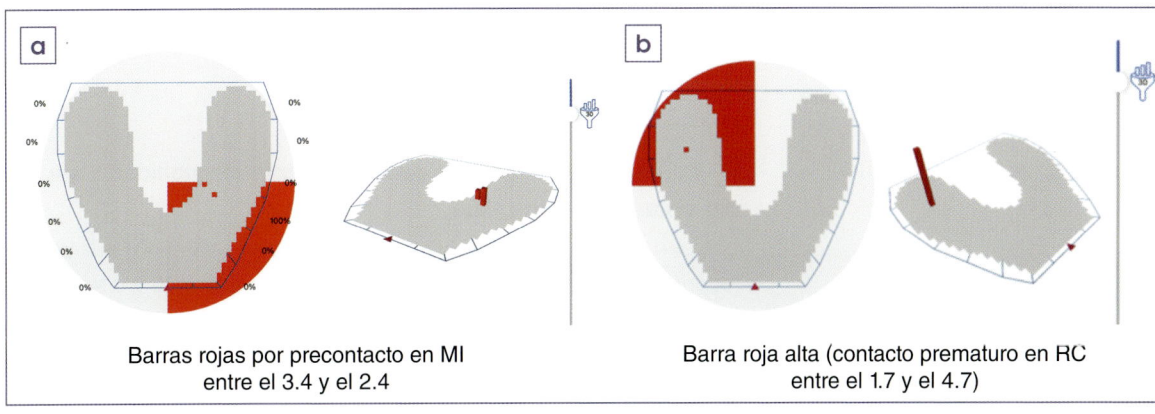

FIGURA 9.21 a) Los precontactos en MI se producen generalmente al principio del cierre antes de ocluir el resto de los dientes de ambas arcadas. b) El contacto en RC es el primero que aparecería una vez se desprograma el paciente.

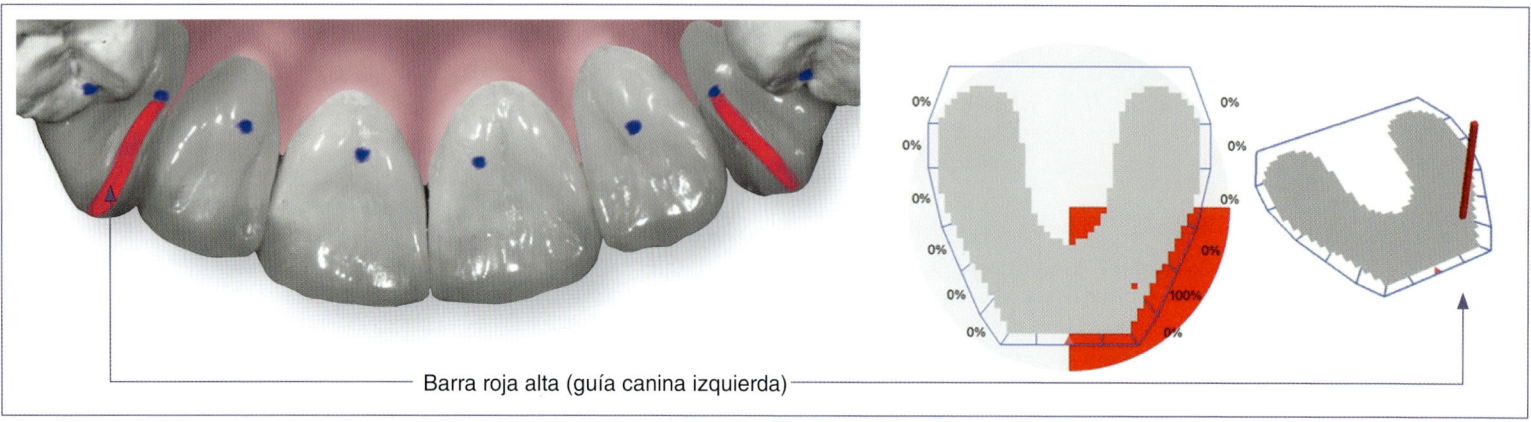

Barra roja alta (guía canina izquierda)

FIGURA 9.22 Ejemplo de disoclusión canina izquierda. **Se produce la concentración de la presión en un punto a lo largo de la trayectoria de disoclusión.**

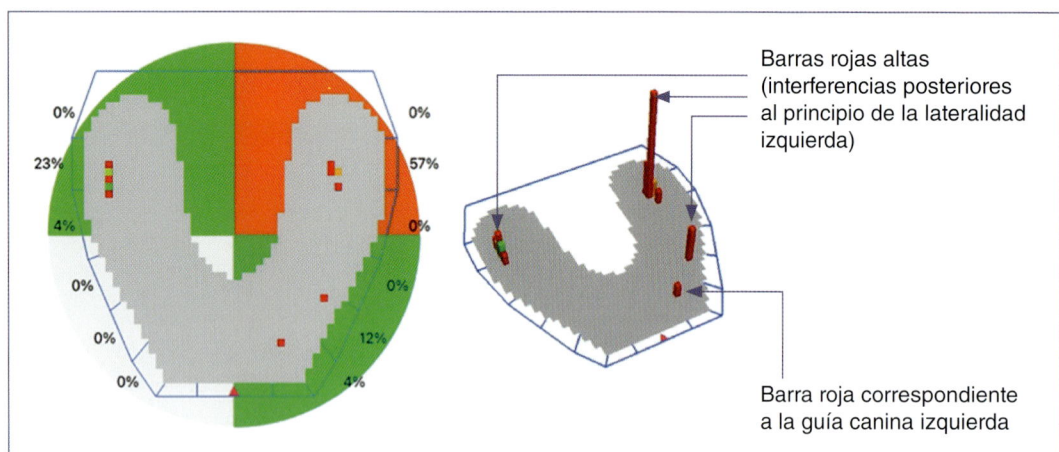

Barras rojas altas (interferencias posteriores al principio de la lateralidad izquierda)

Barra roja correspondiente a la guía canina izquierda

FIGURA 9.23 En términos generales, la presencia de barras rojas por detrás del diente que debería hacer la disoclusión indica la presencia de interferencias (en este ejemplo, izquierda: zona en trabajo; derecha: no trabajo).

El OccluSense **es capaz de registrar la secuencia en el tiempo (*timing*) del proceso de intercuspidación desde el primer contacto hasta el último**. Dicha secuencia **queda recogida como una película que puede ser pausada, rebobinada, adelantada y filtrada** permitiéndonos analizar en todo momento de la secuencia los diferentes cambios de los colores y porcentajes de presión en 2D y 3D.

Utilización de la barra horizontal inferior

Para la **reproducción de la grabación,** utilizamos la barra horizontal inferior. Los diferentes botones presentes en la misma permiten pausar, avanzar o retroceder y así visionar fotograma a fotograma la grabación (Fig. 9.24).

Utilización de la barra lateral

Se trata de un **filtro que nos permite bajar la sensibilidad y así poder aislar los puntos altos**.

El extremo superior de la barra lateral representa el límite 0 y el inferior el límite máximo (256 niveles de presión). **Entre 30 y 0 se considera ruido eléctrico**.

Si ponemos el botón de la barra en 30, estaremos viendo todos los puntos a partir de 30 niveles de presión; si lo pusiéramos por

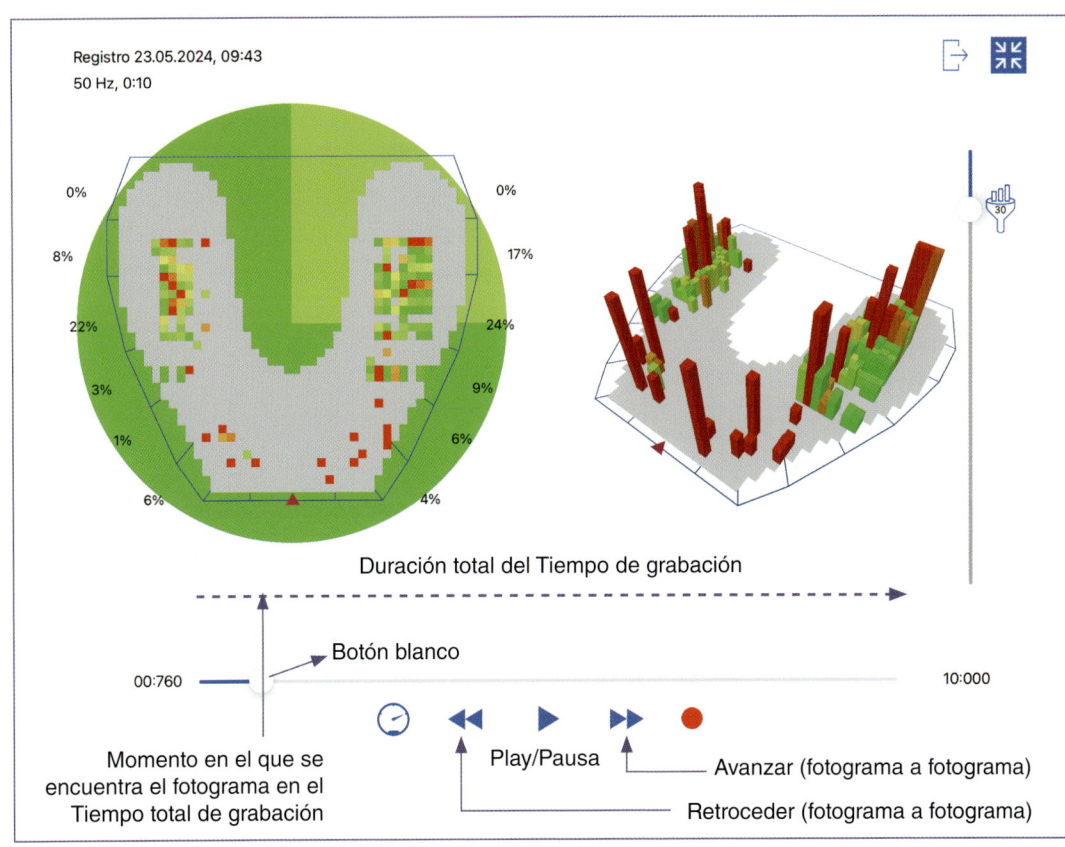

Registro 23.05.2024, 09:43
50 Hz, 0:10

Duración total del Tiempo de grabación

Botón blanco

00:760   10:000

Momento en el que se
encuentra el fotograma en el
Tiempo total de grabación

Play/Pausa

Avanzar (fotograma a fotograma)

Retroceder (fotograma a fotograma)

FIGURA 9.24 Mediante el *play*, podemos iniciar la película o detenerla. Moviendo el botón blanco, podemos **avanzar o retroceder la película**. Mediante los botones de doble flecha, podemos **avanzar o retroceder fotograma a fotograma** e identificar el momento exacto del registro que nos interesa.

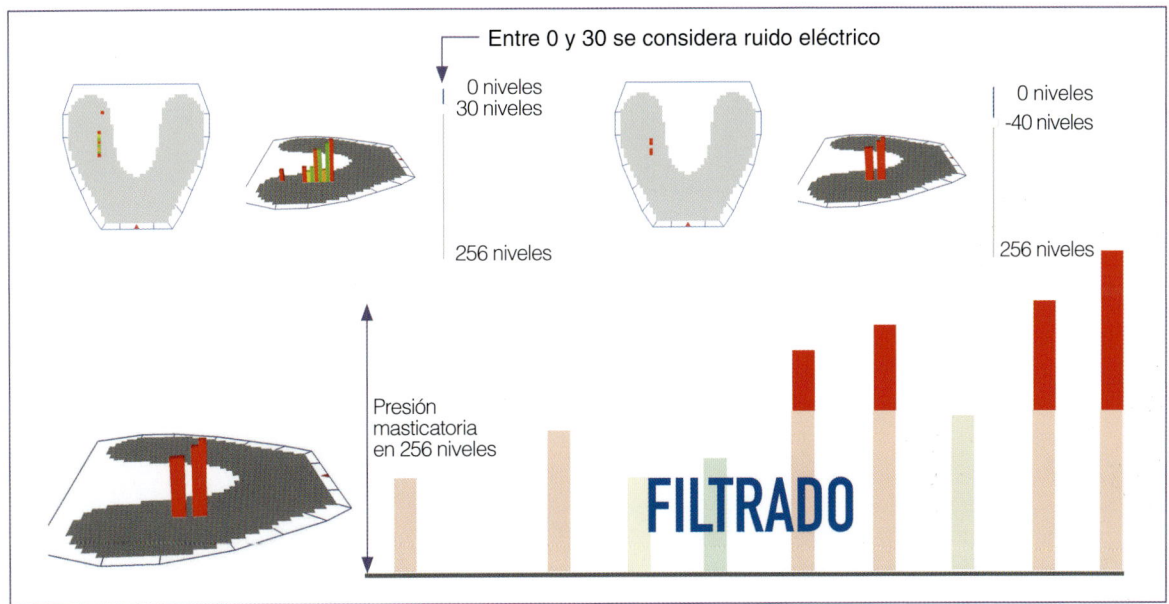

Entre 0 y 30 se considera ruido eléctrico

0 niveles
30 niveles

256 niveles

0 niveles
-40 niveles

256 niveles

Presión
masticatoria
en 256 niveles

FILTRADO

FIGURA 9.25 Mediante el filtrado estaremos viendo únicamente los puntos de máxima presión (la información de los colores se va recalculando de acuerdo al nivel numérico del filtrado).

ejemplo a 40, estaríamos viendo solamente los puntos de más de 40 (Fig. 9.25). Así, **cuanto más alto sea el valor numérico, estaremos viendo los puntos de máxima presión (es decir, se estarían borrando todos los anteriores). A su vez, la información de los colores se va recalculando de acuerdo al nivel numérico del filtrado.**

Por lo tanto, a la hora de hacer la interpretación del registro en la *app*, **si queremos ver los contactos más altos** subiremos el valor numérico de la barra lateral y a su vez en la barra horizontal inferior vamos pasando fotograma a fotograma desde el principio hasta el final. El objetivo es **identificar y confirmar el contacto o los contactos más altos que se repiten a lo largo de toda la secuencia del registro**.

En la Fig. 9.26, se muestra el registro de un paciente con una rehabilitación oclusal completa al que se le había realizado tratamiento previo de ortodoncia. A los tres meses de haber finalizado el tratamiento restaurador, refiere sensibilidad en los molares inferiores izquierdos. Aunque los contactos oclusales con el papel de articular indicaban aparente estabilidad, el análisis digital con el OccluSense (combinando la utilización de la barra horizontal y el filtrado de la barra lateral) permitió aislar e identificar la sobrecarga oclusal en dichos molares.

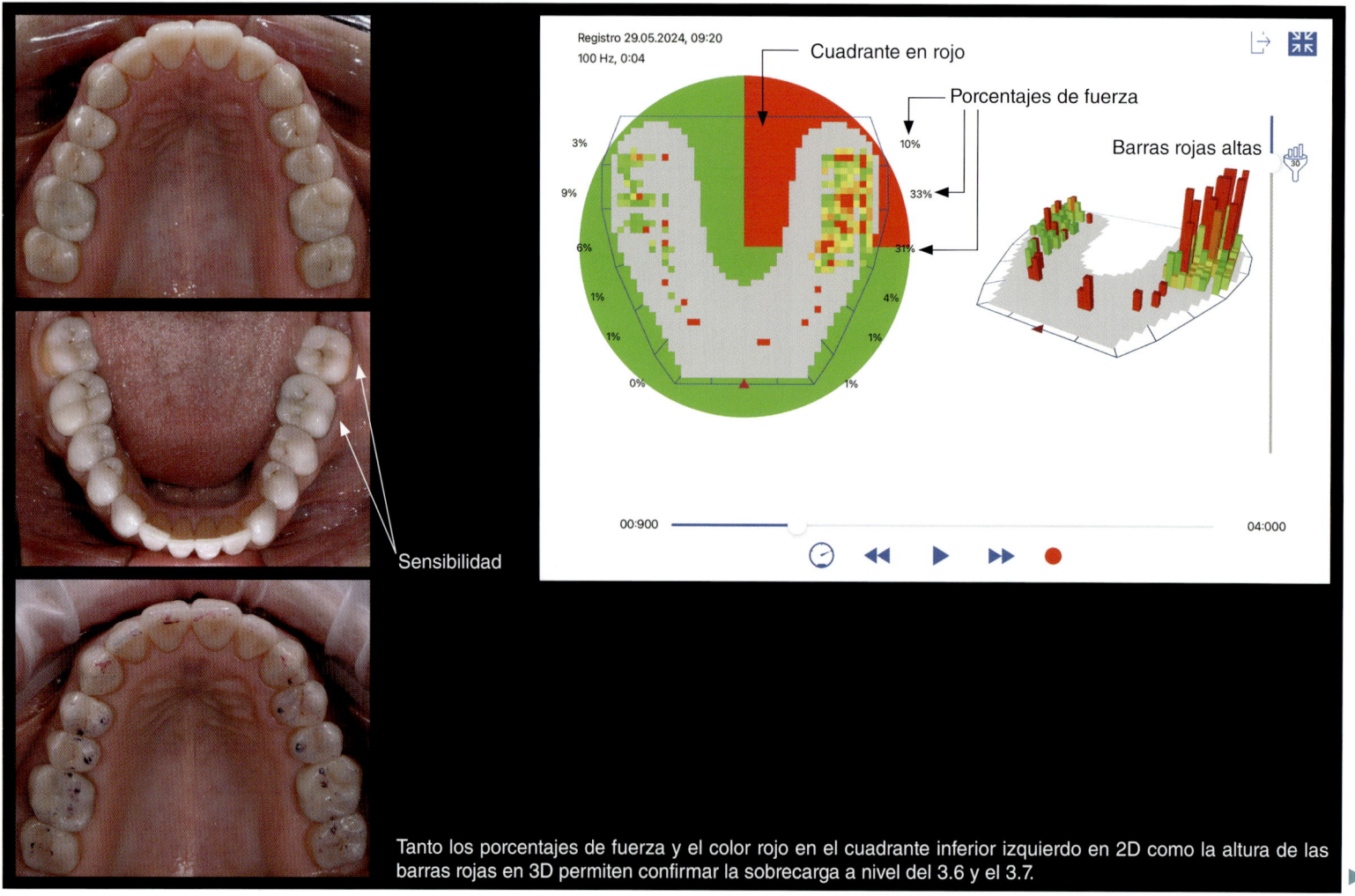

Tanto los porcentajes de fuerza y el color rojo en el cuadrante inferior izquierdo en 2D como la altura de las barras rojas en 3D permiten confirmar la sobrecarga a nivel del 3.6 y el 3.7.

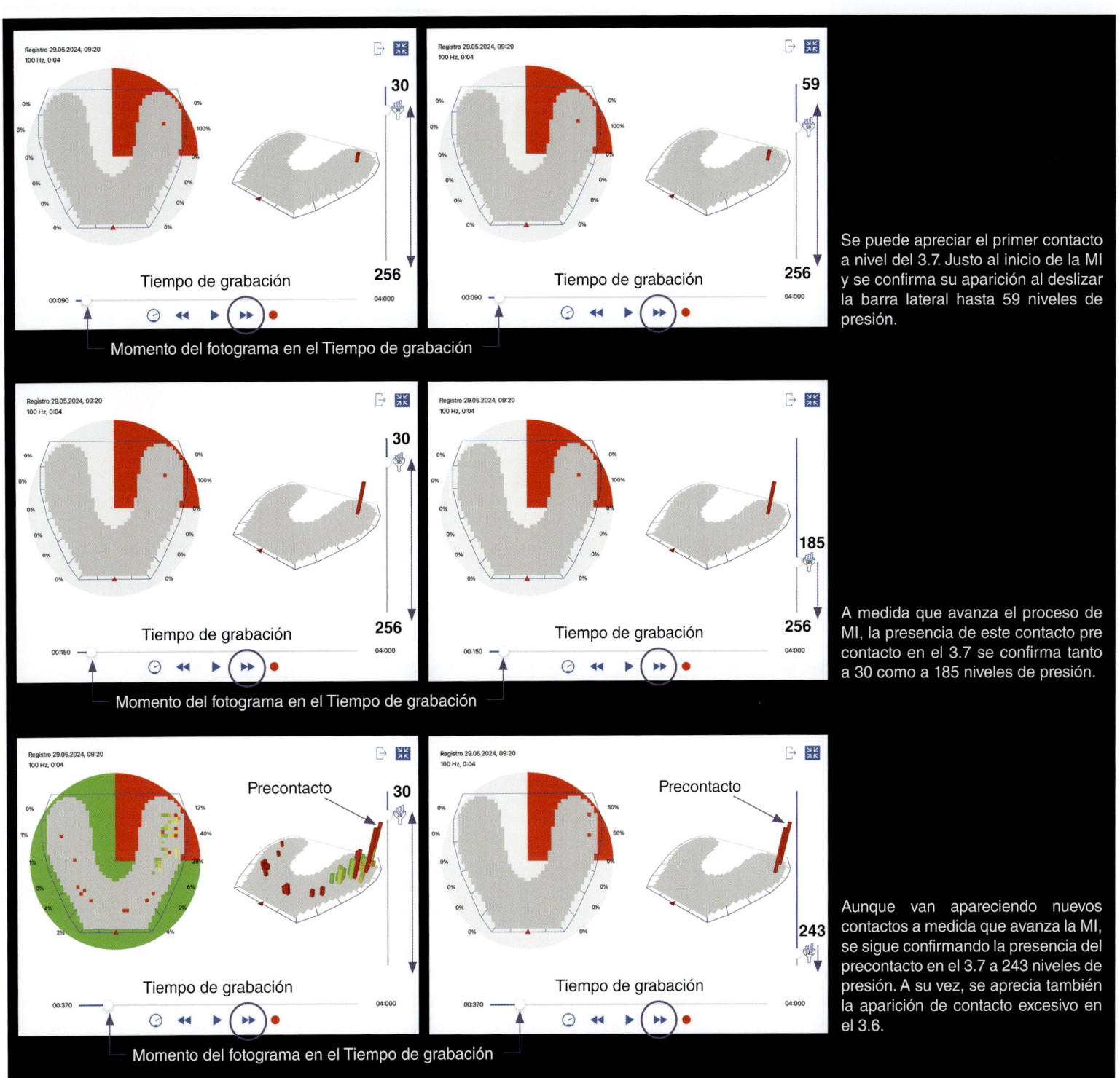

Se puede apreciar el primer contacto a nivel del 3.7. Justo al inicio de la MI y se confirma su aparición al deslizar la barra lateral hasta 59 niveles de presión.

A medida que avanza el proceso de MI, la presencia de este contacto pre contacto en el 3.7 se confirma tanto a 30 como a 185 niveles de presión.

Aunque van apareciendo nuevos contactos a medida que avanza la MI, se sigue confirmando la presencia del precontacto en el 3.7 a 243 niveles de presión. A su vez, se aprecia también la aparición de contacto excesivo en el 3.6.

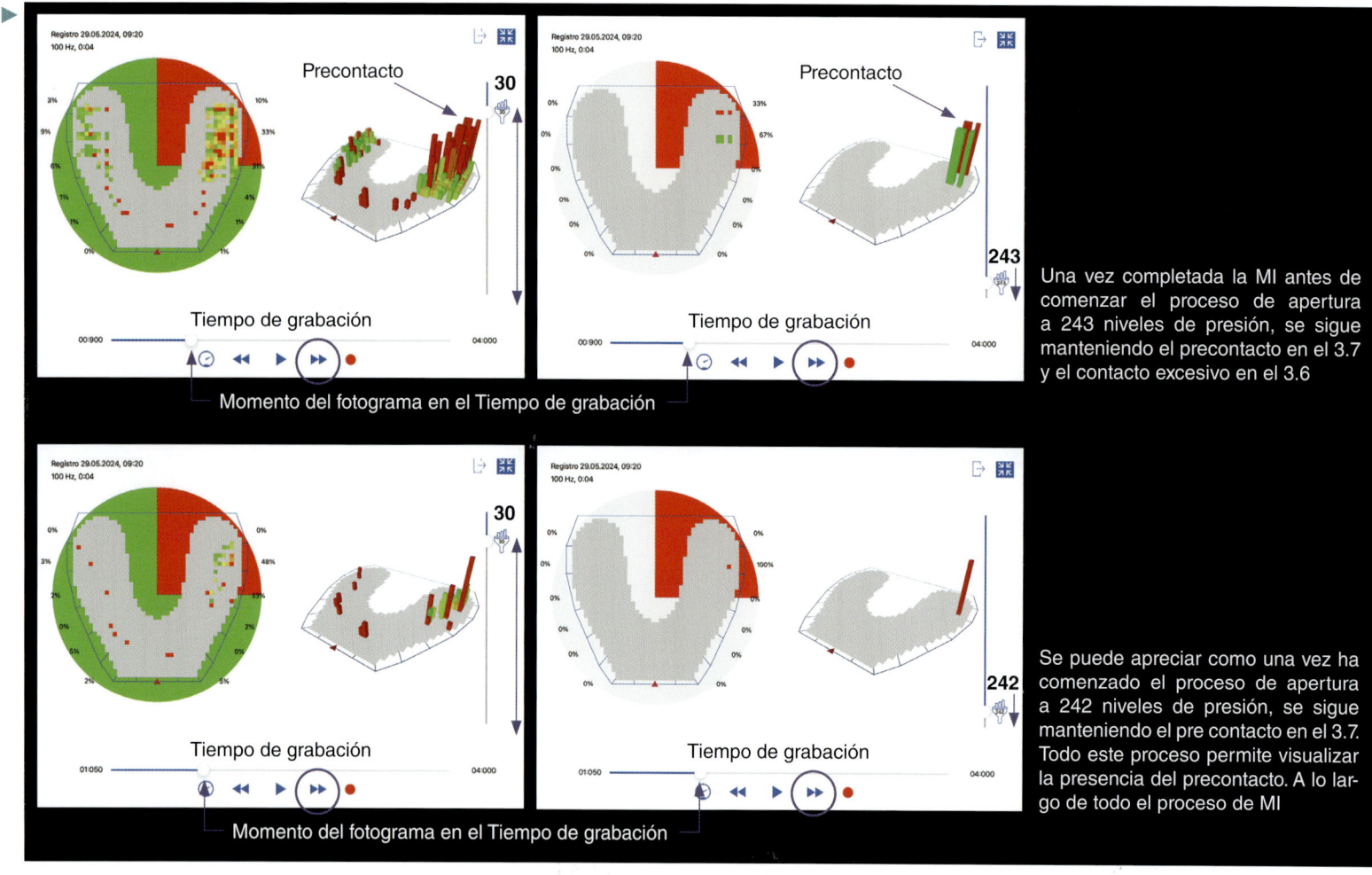

FIGURA 9.26 Registro de un paciente con una rehabilitación oclusal completa.

En ocasiones, **al principio del registro pueden aparecer falsos contactos** que se generan justo antes del comienzo de la MI; esto es debido a que los caninos inferiores o los incisivos contactan contra las caras palatinas de los caninos o los incisivos superiores, friccionando sobre el sensor antes de centrar la mandíbula para continuar con la MI. **En el registro suelen aparecer como contactos aislados (barra roja, un cuadrante rojo y el resto de los cuadrantes en blanco).** Además de analizar fotograma a fotograma en la barra horizontal para evaluar la presencia de dichos falsos contactos, podemos utilizar también el filtro de la barra lateral (Fig. 9.27).

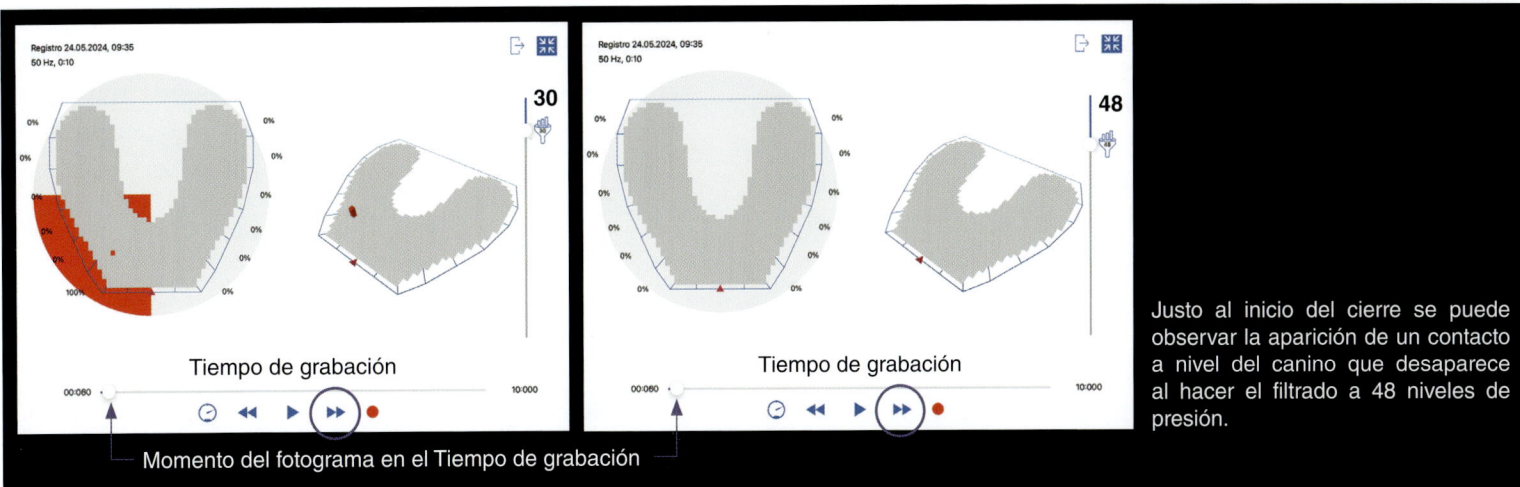

Justo al inicio del cierre se puede observar la aparición de un contacto a nivel del canino que desaparece al hacer el filtrado a 48 niveles de presión.

FIGURA 9.27 Uso de barra lateral.

INTERPRETACIÓN DE LOS REGISTROS OBTENIDOS EN LA *APP*

Los pasos para interpretar **los registros son los siguientes:**

- **Paso 1**. Pulsando el **botón del *Play*** visualizaremos primeramente la película completa del registro de MI analizando el color de los cuadrantes y porcentajes en 2D, y el color y altura de las barras en 3D (Fig. 9.28a).

- **Paso 2.** Deslizando el **botón blanco** reproduciremos lentamente la película para tener una visión más detallada (Fig. 9.28b).

- **Paso 3.** Utilizando el **botón de doble flecha de avance**, comenzaremos desde el principio de la grabación pasando y visualizando fotograma a fotograma y observando los contactos predominantes (barras más altas) (Fig. 9.29). Mediante el **botón de filtrado de la barra lateral,** vamos confirmando si dichos contactos se mantienen

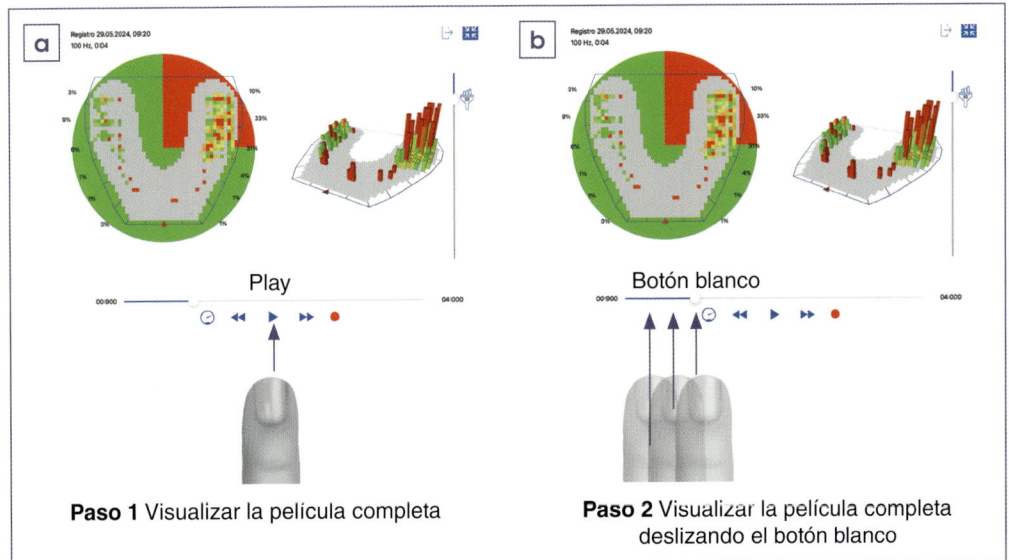

Paso 1 Visualizar la película completa

Paso 2 Visualizar la película completa deslizando el botón blanco

FIGURA 9.28 a) En el **paso 1**, visualizamos la película completa sin interrumpir para hacernos una idea general del registro. b) En el **paso 2**, vamos desplazando el botón blanco y viendo progresivamente la película fijándonos en aquellos contactos más fuertes (barras altas).

a lo largo los diferentes fotogramas. **Ello confirmaría la presencia de exceso de presión en esos puntos desde el principio hasta el final del proceso de máxima intercuspidación.**

- **Paso 4.** Ajustaremos el contacto o los contactos más altos mediante sustracción de acuerdo al registro de OccluSense y también a las marcas del papel de articular hasta conseguir obtener los cuatro cuadrantes en verde y una razonable distribución de los porcentajes de fuerza (Fig. 9.30).

Antes de conseguir una distribución razonable de los contactos oclusales y de los porcentajes de fuerza en cada diente, puede ser necesario realizar diversos ajustes y repetir los registros con el OccluSense varias veces.

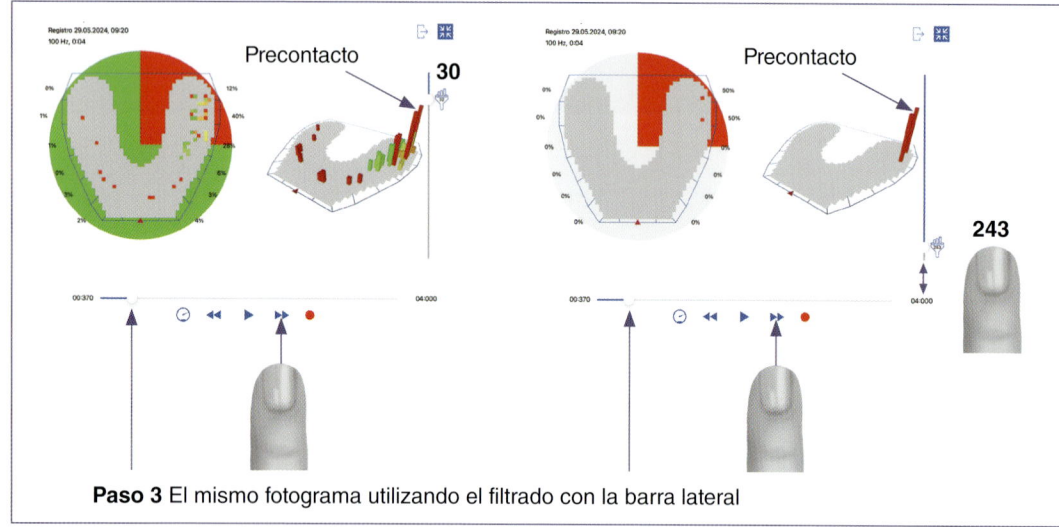

Paso 3 El mismo fotograma utilizando el filtrado con la barra lateral

FIGURA 9.29 En el **paso 3**, confirmamos si los contactos se mantienen a medida que se van pasando los fotogramas.

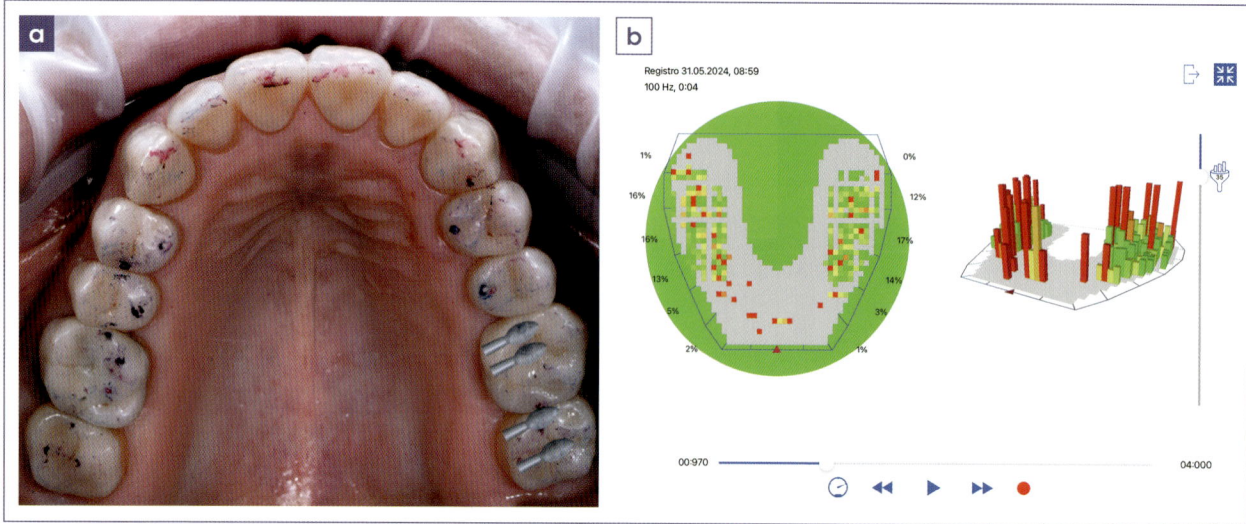

FIGURA 9.30 a) Se muestra el ajuste oclusal realizado especialmente a nivel del 3.7 y también en el 3.6. b) Después de varios ajustes y verificaciones con el OccluSense, confirmamos la correcta distribución de presiones como se pone de manifiesto en el fotograma del registro en MI.

UTILIZACIÓN DEL OCCLUSENSE PARA VERIFICAR EL AJUSTE DE LA PLACA OCLUSAL

Una vez finalizado el ajuste oclusal de la placa en máxima intercuspidación (en RC) de la forma descrita en el Capítulo 7, se verifica con el OccluSense. Seguidamente, se ajustan los movimientos de lateralidad y protrusiva y se comprueban nuevamente con el OccluSense. **Es importante tener en consideración que, al ser plana la superficie de la placa a nivel de premolares y molares, y dado que buscamos únicamente el contacto de las puntas de las cúspides vestibulares inferiores, la disoclusión posterior se consigue muy fácilmente ya durante el ajuste de la misma con el papel de articular**. Por lo

tanto, si se sigue escrupulosamente el protocolo de ajuste oclusal de la misma durante la comprobación de la oclusión durante los movimientos de lateralidad y protrusiva con el OccluSense, es raro que se puedan detectar interferencias posteriores.

Aunque el propio sensor del OccluSense está recubierto de tinte rojo, lo que permite también marcar los contactos oclusales, los autores utilizan simultáneamente los mismos papeles de articular descritos en el Capítulo 7.

UTILIZACIÓN DEL OCCLUSENSE UNA VEZ FINALIZADO EL AJUSTE OCLUSAL CON PAPEL DE ARTICULAR

VALORACIÓN EN MÁXIMA INTERCUSPIDACIÓN CON EL OCCLUSENSE
Se realiza el primer registro después de finalizar el ajuste oclusal con papel de articular (Fig. 9.31, Vídeo 9.1).

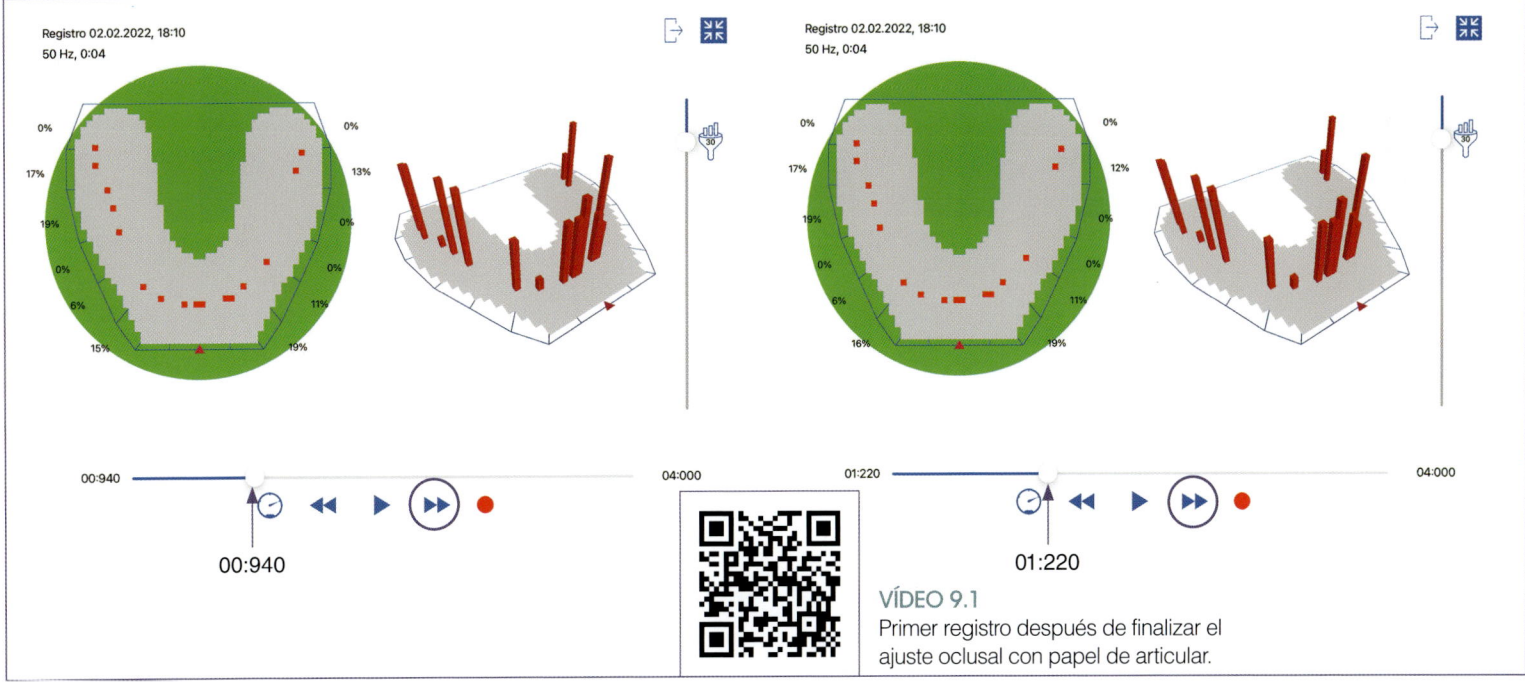

VÍDEO 9.1
Primer registro después de finalizar el ajuste oclusal con papel de articular.

FIGURA 9.31 Se muestra el primer registro después del ajuste oclusal con papel de articular. Se puede apreciar en ambos fotogramas que aunque los cuadrantes están en verde la ausencia de algunas barras rojas indican la falta de contacto en el 1.5, 2.5 y 2.6.

La Figura 9.32 muestra un ejemplo de cómo, durante el análisis de diferentes fotogramas a lo largo del tiempo de registro (desde el primer contacto hasta el máximo contacto durante la MI) se produce un contacto excesivo a nivel del 2.1 que se pone de manifiesto a lo largo de toda la película utilizando la barra lateral de filtrado. A su vez, utilizando también la barra lateral de filtrado, además del contacto en el 2.1, el siguiente contacto excesivo se produce a nivel del 2.4.

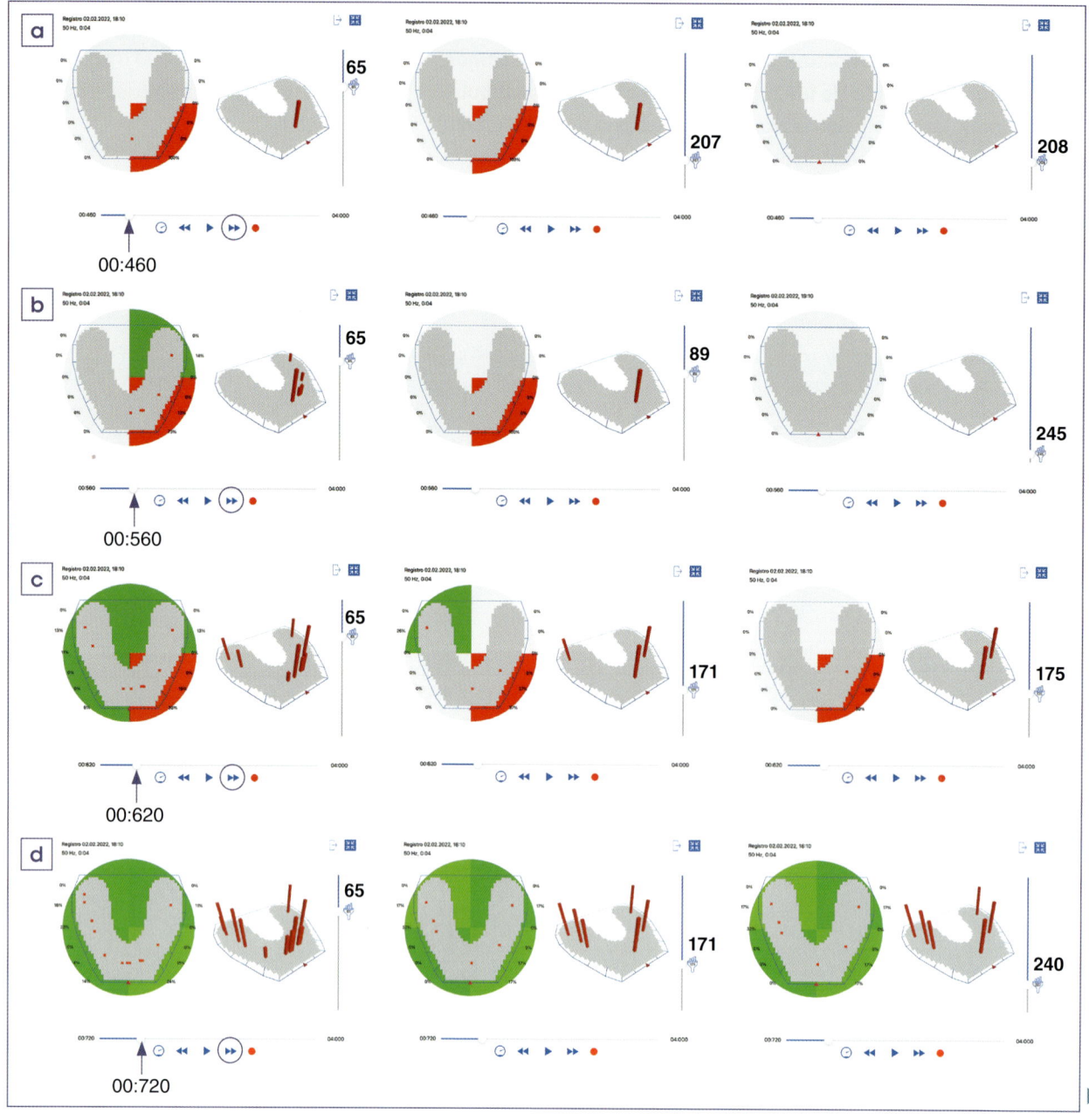

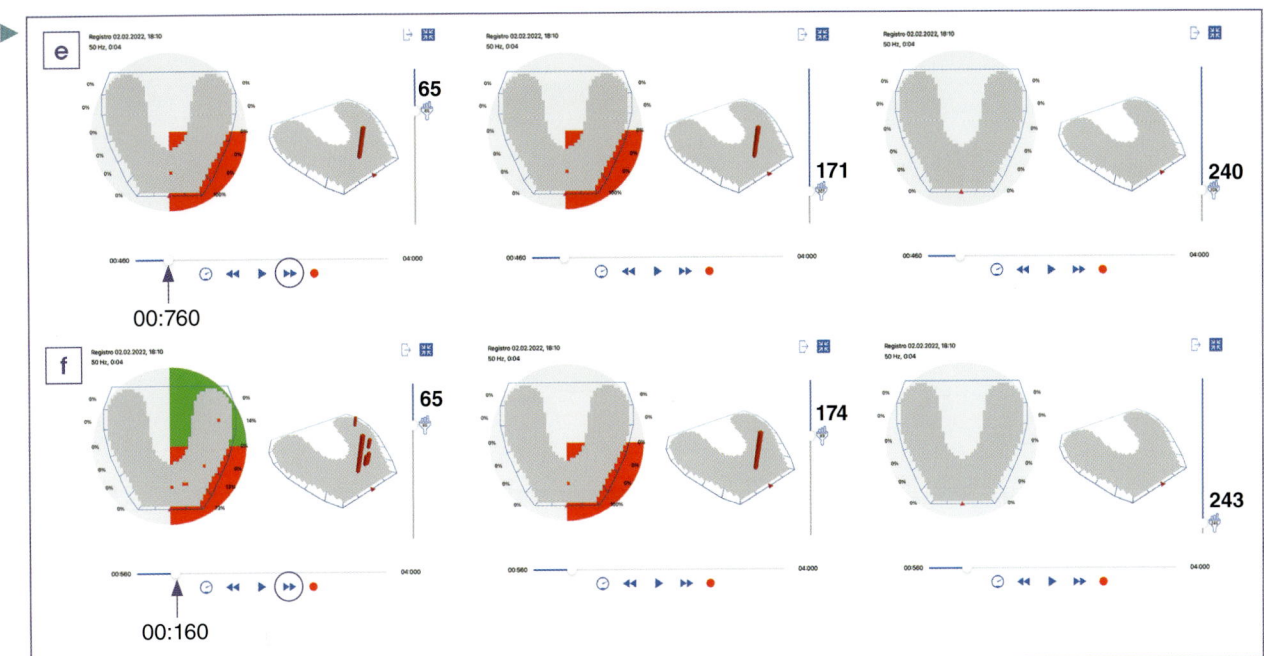

FIGURA 9.32 Análisis de los fotogramas. a,b) No hay hallazgos de interés. c) El filtrado en la barra lateral a **171 niveles de presión** indica que el exceso de contacto se concentra en el 2.1 y el 2.4 (cuadrante rojo). d-f) Se puede apreciar que, aunque la distribución de los contactos en los cuatro cuadrantes es razonable a **65** niveles de presión (color verde), filtrando en la barra lateral a **240 y 243** niveles de presión se siguen manteniendo los contactos excesivos en el 2.1 y 2.4.

Por lo tanto, para conseguir una mejor distribución de los contactos y presiones, se marca nuevamente con papel azul de articular de 8 μm (Artifol® Bausch, Troll Foil® Troll Dental) y se debería comenzar el reajuste oclusal sustractivo de la placa por los contactos en el 2.1 y en el 2.4. El número de ajustes requerido depende de cada caso y el grado de precisión que cada clínico desee alcanzar. Sin embargo, empleando el protocolo descrito en el Capítulo 7, una vez verificados los contactos con el OccluSense, el número de ajustes necesario suele ser reducido.

La Figura 9.33 y el Vídeo 9.2 muestran el registro final después de varios ajustes hasta conseguir una distribución más uniforme de los contactos. A su vez, si comparamos este registro con el inicial (Fig. 9.31, Vídeo 9.1), podemos apreciar la reducción del tiempo en el que aparece el máximo contacto dentario (inicial 00:940; final 00:840). También en la misma figura, se puede observar que la duración del máximo contacto dentario desde que este aparece hasta que comienza la pérdida de contacto dentario al principio de la apertura es más prolongado que en el registro inicial (inicial 00:940-01:220; final 00:840-01:400).

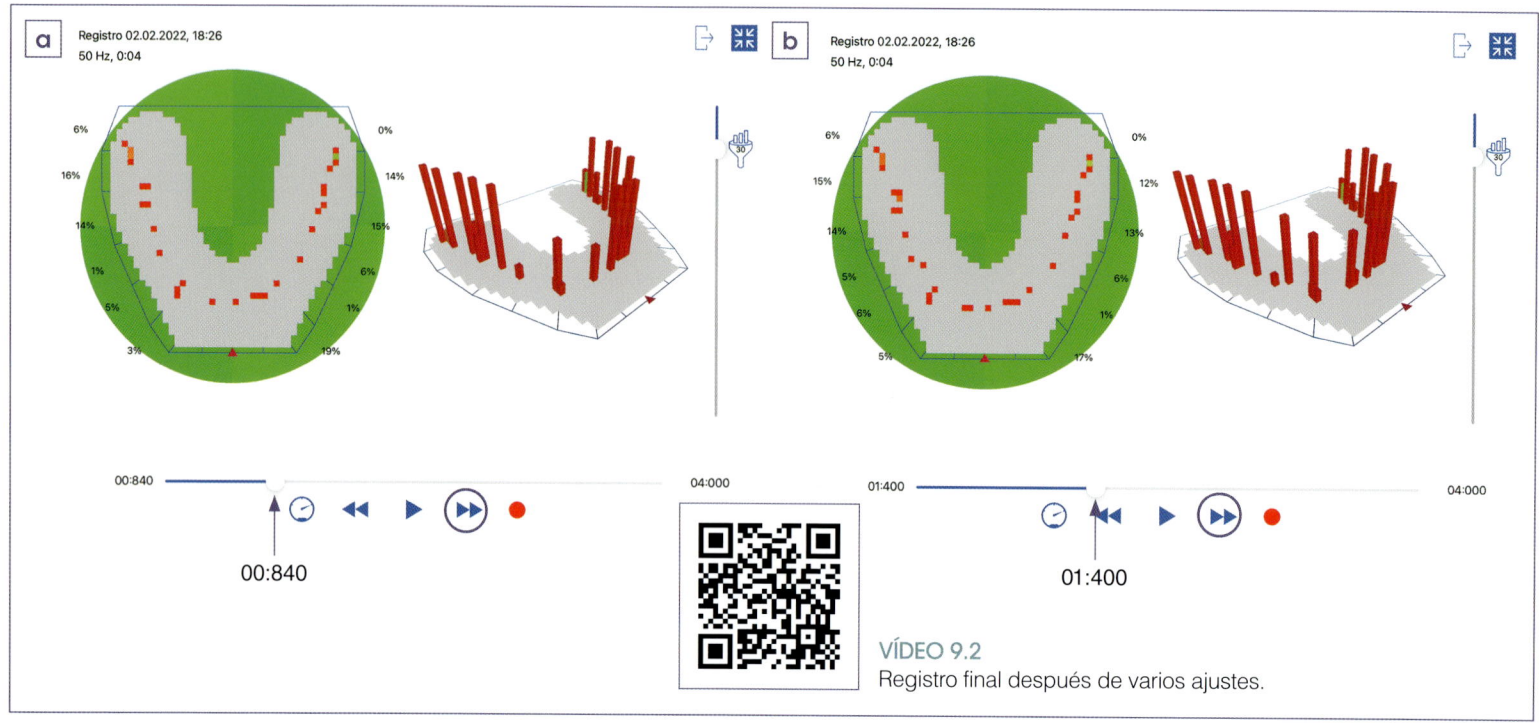

VÍDEO 9.2
Registro final después de varios ajustes.

FIGURA 9.33 Registro final del paciente que muestra una distribución más uniforme de los contactos. a) Momento en el tiempo en el que se produce el máximo contacto dentario. b) Momento en el que comienza la disoclusión al principio de la apertura. Por lo tanto, el tiempo que dura el máximo contacto dentario está comprendido entre 00:840 y 01:400.

VALORACIÓN DE LOS MOVIMIENTOS DE LATERALIDAD Y PROTRUSIVA CON EL OCCLUSENSE

Una vez verificados los contactos en MI con el OccluSense, se revisan nuevamente los movimientos de lateralidad y protrusiva con un papel rojo en forma de herradura (Progress 100 BK 54® Bausch) por si fuese necesario eliminar alguna interferencia. Sin embargo, recordemos que al ser la superficie de la placa plana es difícil que aparezcan interferencias posteriores (Fig. 9.34). En la Figura 9.35 y el Vídeo 9.3 mostramos los registros de lateralidad derecha, izquierda y de protrusiva de esta paciente.

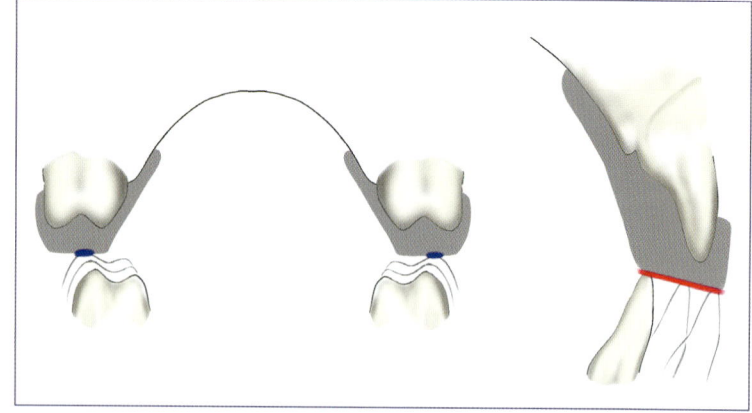

FIGURA 9.34 Ilustración que muestra cómo la superficie plana de la placa oclusal con una ligera inclinación a nivel anterior facilita la disoclusión de los sectores posteriores durante los movimientos de lateralidad y protrusiva.

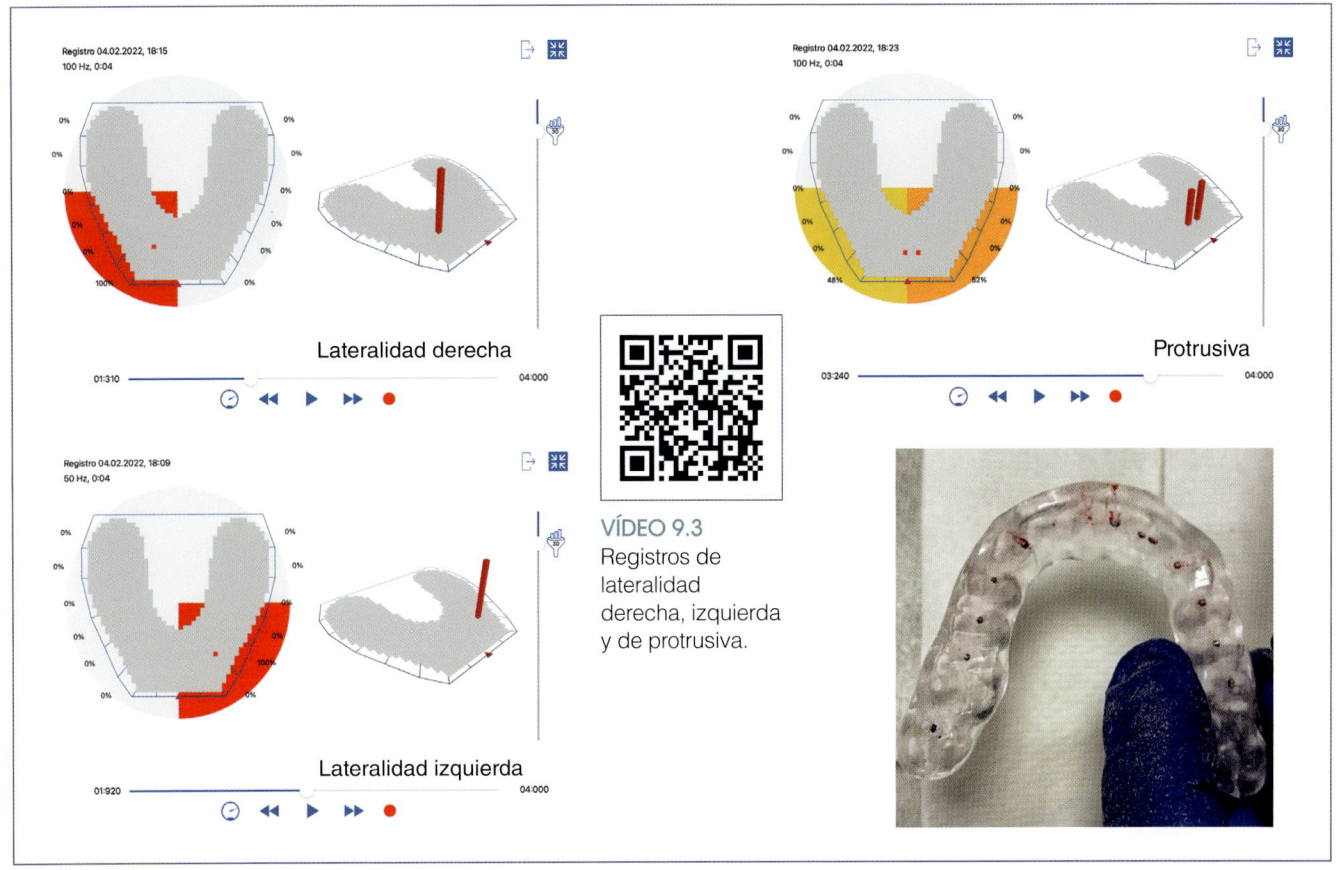

FIGURA 9.35 Registros de lateralidad derecha, izquierda y de protrusiva. Imagen de la placa oclusal una vez finalizado el ajuste.

UTILIZACIÓN DEL OCCLUSENSE PARA VERIFICAR EL AJUSTE FINAL DE UNA REHABILITACIÓN TOTAL ADHESIVA

Básicamente, el protocolo es exactamente el mismo que el empleado en el ajuste de una placa oclusal. Sin embargo, es necesario realizar algunas consideraciones:

- Los registros con el OccluSense se llevan a cabo con el paciente en posición vertical.
- En MI y a diferencia de una placa oclusal (punta de cúspide a superficie plana), al producirse los contactos posteriores en una relación cúspide-fosa con contactos en vertientes, además de las barras de presión rojas, aparecerán también barras de presión verdes (incluso amarillas y naranjas). Por lo tanto, cuanto más abiertas y menos profundas sean las fosas y menor sea el número de contactos, habrá más barras rojas y menos verdes. **Hay que tener en cuenta que el grosor del sensor es de 60 μm y que a mayor número de contactos y profundidad de fosas es mas fácil que aparezca ruido eléctrico y, por lo tanto, falsos contactos en el registro. Por ello, la utilización de la barra lateral de filtrado de niveles de presión desempeña en estos casos un papel importante a la hora de efectuar el análisis de los registros tanto en MI como durante los movimientos de lateralidad y protrusiva.** Así, un diseño oclusal como el descrito en los Capítulos 2 y 5 facilita el ajuste oclusal y el análisis de los registros.

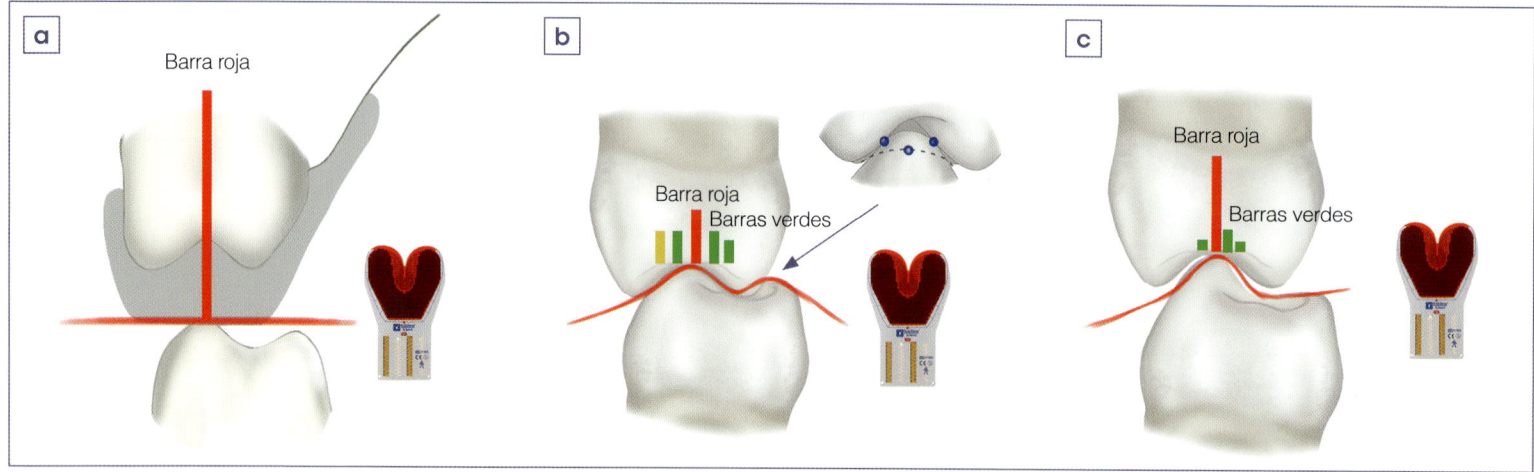

FIGURA 9.36 Ilustraciones para mostrar diferentes tipos de contactos oclusales posteriores. a) Placa oclusal (contacto en un punto). b) Relación cúspide-fosa con contacto en varios puntos en vertientes. c) Relación punta de cúspide a cresta marginal o triangular.

- Por el mismo motivo descrito en el párrafo anterior, el ajuste de la oclusión en los dientes posteriores durante los movimientos de lateralidad y protrusiva es más exigente que en una placa oclusal. **Los autores recomiendan ajustar los movimientos de lateralidad y protrusiva con papel de articular de forma meticulosa y seguidamente utilizar el registro con el OccluSense como control de calidad**. De acuerdo con lo descrito en el Capítulo 6, cuanto más inmediata sea la disoclusión posterior creada por los caninos, habrá menos posibilidades de interferencias en los dientes posteriores (Kerstein y Radke, 2012).

VALORACIÓN EN MÁXIMA INTERCUSPIDACIÓN CON EL OCCLUSENSE

En la Figura 9.37 y en el Vídeo 9.4 se muestra el análisis de varios fotogramas en diferentes momentos del registro de OccluSense en MI en un paciente de rehabilitación completa adhesiva después de finalizar el ajuste oclusal con papel de articular. **El ajuste oclusal sustractivo se llevará a cabo comenzando por aquellos contactos excesivos si observamos que mantienen su presencia durante la mayor parte de la secuencia del registro.**

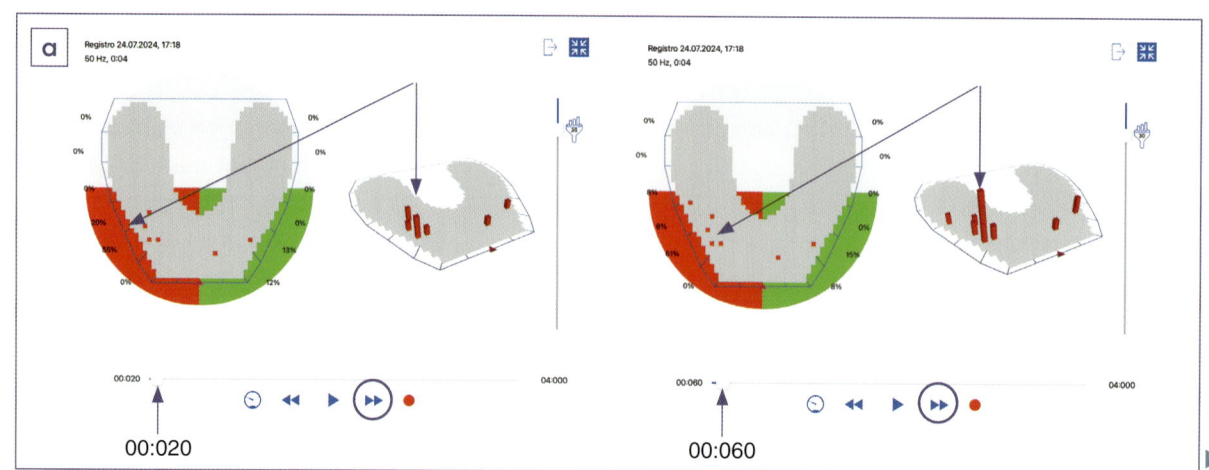

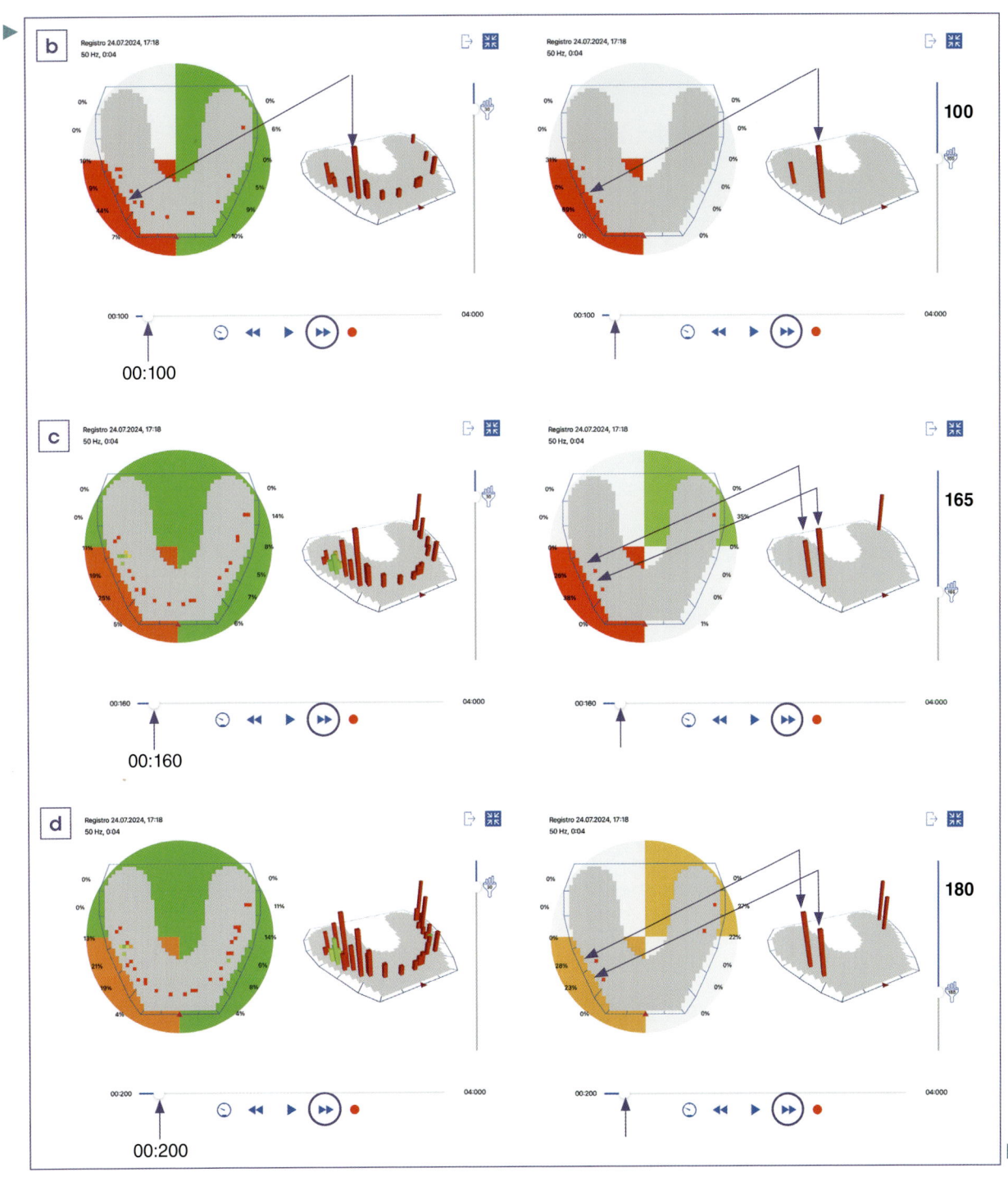

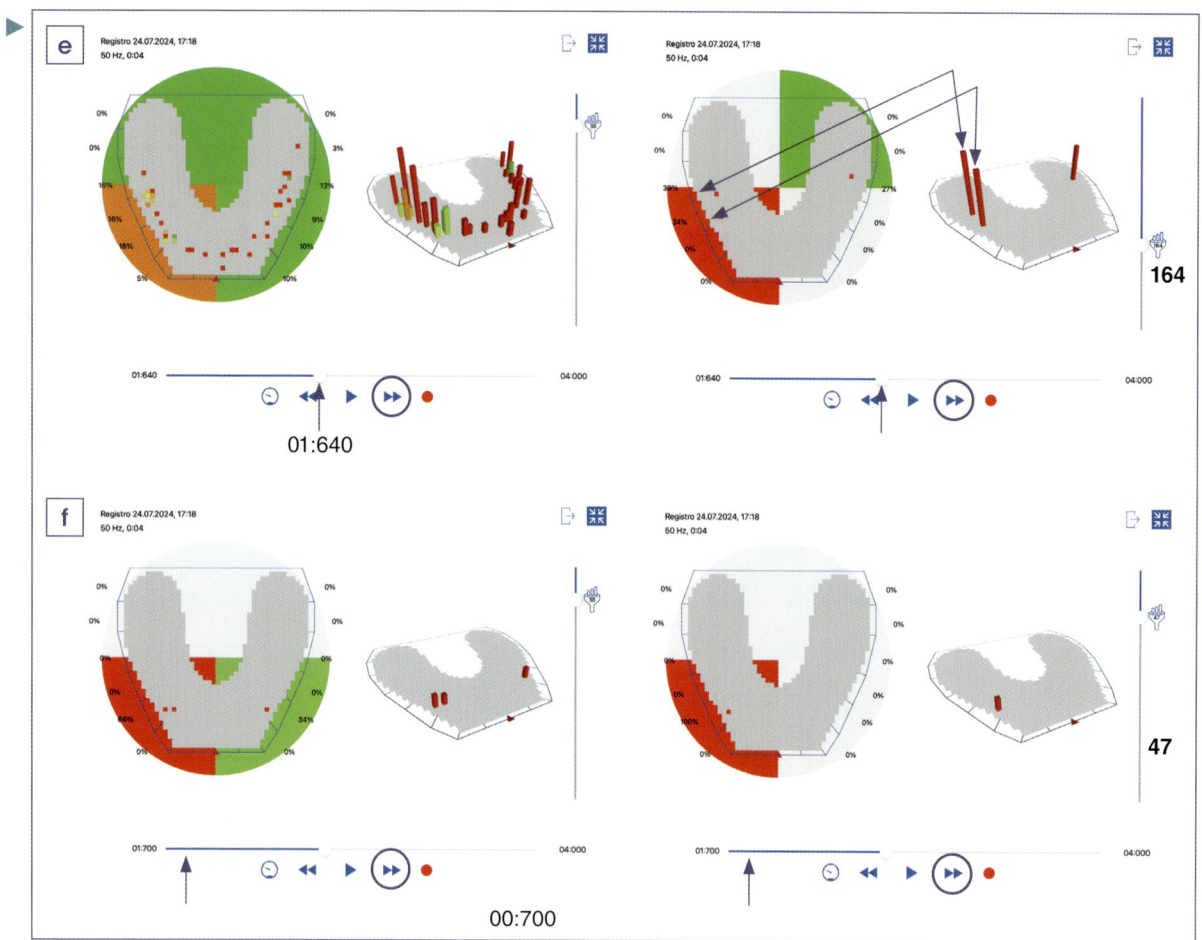

VÍDEO 9.4
Registro en MI.

FIGURA 9.37 Fotogramas en diferentes momentos del registro de OccluSense en MI en un paciente de rehabilitación completa adhesiva después de finalizar el ajuste oclusal con papel de articular. a) Se puede apreciar cómo al principio de la MI se concentra la fuerza especialmente en el 1.4 y 1.5. b) Además de aparecer nuevos contactos, se mantiene el exceso de fuerza, especialmente en el 1.4 y 1.5. Al ajustar la barra lateral a 100 niveles de presión, se mantiene el exceso de fuerza en el 1.4 y 1.5. c-e) Se sigue manteniendo el contacto en el 1.4 y 1.5 a 165, 180 y 164 niveles de presión respectivamente. f) Finalizando la apertura, se sigue observando la presencia del exceso de presión especialmente en el 1.4 a 47 niveles de presión. Al aparecer de manera consistente el exceso de contacto en el 1.4 y 1.5 a lo largo de todo el registro, estos serían los puntos por donde habría que comenzar el ajuste oclusal sustractivo.

La Figura 9.38 y el Vídeo 9.5 muestran el registro final después de haber realizado varios ajustes y verificaciones con el OccluSense; en ella se puede observar el corto periodo de tiempo en que se produce la razonable distribución de las presiones.

VALORACIÓN DE LOS MOVIMIENTOS DE LATERALIDAD Y PROTRUSIVA CON EL OCCLUSENSE

Los registros de lateralidad y protrusiva son los más difíciles de realizar por parte del paciente cuando tienen el sensor colocado en la cavidad oral, por lo que recomendamos entrenar cada movimiento antes de llevar a cabo cada registro. También insistimos en la importancia de efectuar de manera meticulosa todos los ajustes con papel de articular de la forma descrita en el Capítulo 6 y, simplemente, utilizar el registro con el OccluSense como control de calidad (Fig. 9.39).

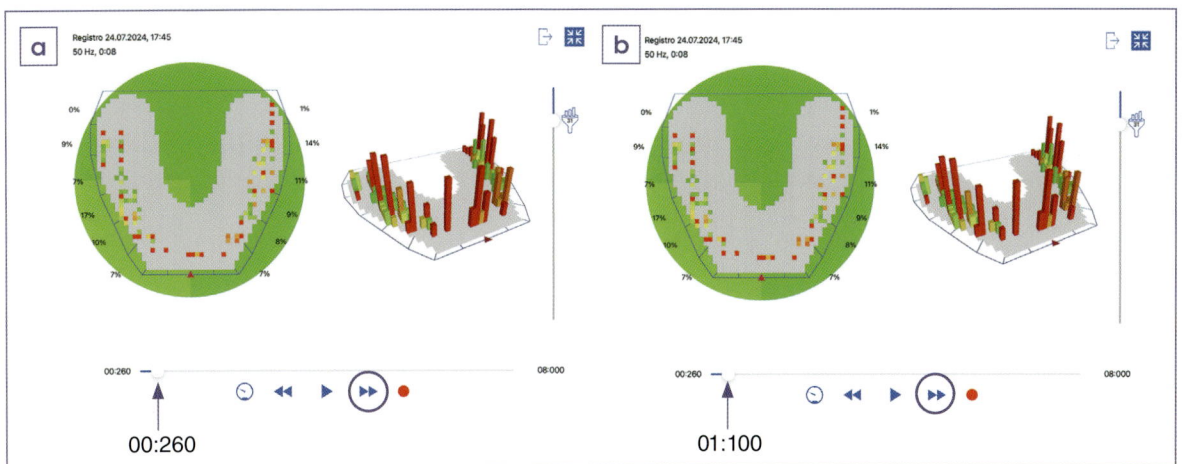

VÍDEO 9.5
Registro final.

FIGURA 9.38 a) Fotograma correspondiente al momento en el que comienza a producirse la distribución uniforme de presiones (00:260). b) Fotograma que corresponde justo al momento antes de producirse la apertura (01:100). En el tiempo que transcurre entre *a* y *b* (00:260-01:100), se completa y mantiene la uniforme distribución de presiones antes de comenzar la apertura.

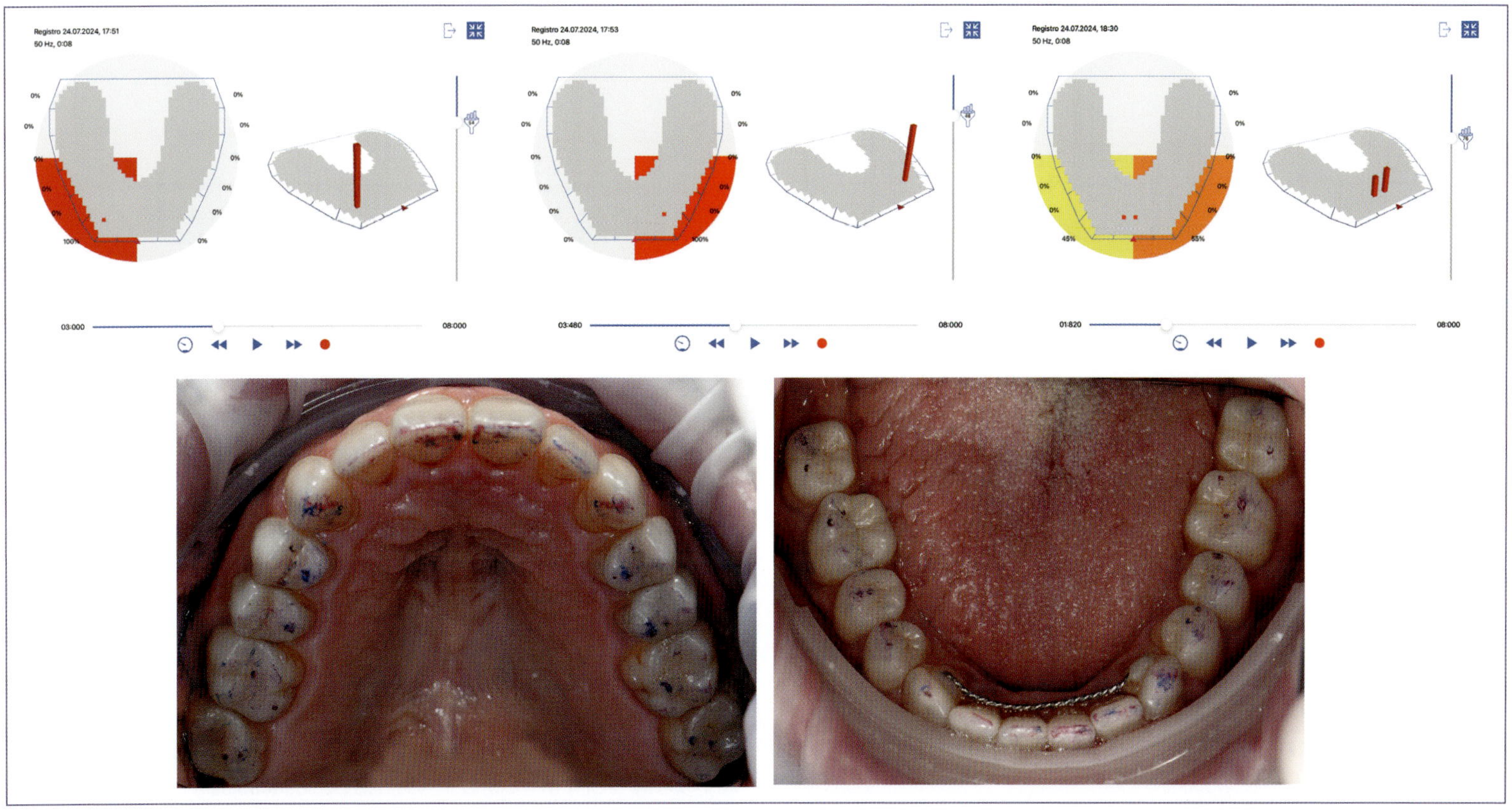

FIGURA 9.39 Se muestran los diferentes registros de lateralidad y protrusiva con el OccluSense y la foto *finish* con el papel de articular después de finalizar el ajuste oclusal.

La aplicación de los conceptos de oclusión y los protocolos de ajuste oclusal mostrados en este libro permiten alcanzar resultados altamente predecibles tanto durante el *mock-up* de transición como una vez colocadas las restauraciones definitivas en la rehabilitación adhesiva de los pacientes con desgaste dentario. Sin embargo, la utilización del OccluSense permite dar un paso más y confirmar de forma digital dichos resultados con un coste razonable.

Debido a la simplicidad del esquema oclusal de una placa oclusal, la utilización del OccluSense para verificar su ajuste con papel de articular es una manera sencilla de familiarizarse con su utilización.

BIBLIOGRAFÍA

1.   CAREY JP, CRAIG M, KERSTEIN RB, RADKE J. Determining a relationship between applied occlusal load and articulating paper mark area. Open Dent J. 2007; 1:1-7.

2.   CERNA M, FERREIRA R, ZAROR C, NAVARRO P, SANDOVAL P. Validity and reliability of the T-Scan(®) III for measuring force under laboratory conditions. J Oral Rehabil. 2015; 42:544-51.

3.   DAWSON, PE. Functional Occlusion: From TMJ to Smile Design. St. Louis, MO: CV Mosby, 2007.

4.   JAUREGI M, AMEZUA X, ITURRATE M, SOLABERRIETA E. Improving the precision of recordings acquired with digital occlusal analyzers: A dental technique. J Prosthet Dent. 2023a;1:S0022-3913.

5.   JAUREGI M, AMEZUA X, ITURRATE M, SOLABERRIETA E. Repeatability and reproducibility of 2 digital occlusal analyzers for measuring the right- and left-side balance of occlusal contact forces: An in vitro study. J Prosthet Dent. 2023b; 1:S0022-3913.

6.   KERSTEIN RB, GRUNDSET K. Obtaining measurable bilateral simultaneous occlusal contacts with computer-analyzed and guided occlusal adjustments. Quintessence Int 2001. 32:7-18.

7.   KERSTEIN RB, LOWE M, HARTY M, RADKE J. A force reproduction analysis of two recording sensors of a computerized occlusal analysis system. Cranio. 2006; 24:15-24.

8.   KERSTEIN RB, RADKE J. Masseter and temporalis hyperactivity decreased by measured anterior guidance development. Cranio 2012; 30:243-254.

9.   KERSTEIN RB, RADKE J. Average chewing pattern improvements following Disclusion Time reduction. Cranio. 2017; 35:135-151.

10. QADEER, S. Comparing the force and timing limitations of traditional non-digital occlusal indicators to the T-Scan computerized occlusal analysis system. In Kerstein RB, DMD. (2019). Handbook of Research on Clinical Applications of Computerized Occlusal Analysis in Dental Medicine (pp. 55-99). Hershey, PA: IGI Global.

11. SUTTER, BA. A digital poll of dentists testing the accuracy of paper mark subjective interpretation, Cranio 2017;36(6):396-403.

12. YIANNIOS N, KERSTEIN RB, RADKE J. Treatment of frictional dental hypersensitivity (FDH) with computer-guided occlusal adjustments. Cranio. 2017; 35(6):347-357.